中医古籍珍本集成

◎本书出版得到国家古籍整理出版专项经费资助

◎『十一五』、『十二五』国家重点图书出版规划

◎教育部、科技部、国家中医药管理局重点立项

总策划○王国强
总主编○周仲瑛 于文明
常务副总主编○王旭东

中医古籍珍本集成（续）

综合卷

医学正传 ㊤

主　编○虞　舜 王旭东
编　者○（按汉语拼音排序）
卞雅莉 黄晶晶 石历闻 王旭东 温雯婷
吴昌国 奚飞飞 衣兰杰 虞　舜 张雷强

湖南科学技术出版社
岳麓书社

《中医古籍珍本集成》编辑小组

组织单位○国家中医药管理局

总策划○王国强

编写单位

主编单位○南京中医药大学

编纂单位○（按汉语拼音排序）

安徽中医药大学　北京中医药大学　福建中医药大学　河南中医学院　湖南中医药大学

江西中医药大学　南阳理工学院　山东中医药大学　上海中医药大学　浙江中医药大学

顾问委员会

总顾问○裘沛然　张灿玾　马继兴　余瀛鳌　宋立人　钱超尘　王洪图

分卷顾问○（按汉语拼音排序）

杜　建　段逸山　干祖望　刘道清　彭怀仁　施　杞　唐汉均　田代华

王霞芳　吴贻谷　许敬生　张奇文

指导委员会

主　任○（按汉语拼音排序）高思华　苏钢强　吴勉华

副主任○（按汉语拼音排序）

范永升　李　昱　李灿东　王新陆　夏祖昌　谢建群　杨龙会　左铮云

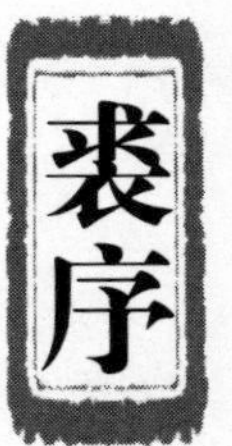

中医学术，薪火相传，古籍凝聚千年精华；华夏神州，时空更替，文献承载百世医方。珍本扶寿，岂奈束之深闳高阁；秘籍疗伤，不期藏于金匮玉函。古代藏家，视珍本医书为瑰宝；现代规章，纳传世典藏为文物——私藏密封，检阅殊难。祖国医学难以发扬光大，珍本难求，研习无由，亦为阻碍医学进步重要原因之一。

今有国医大师周仲瑛先生、国家中医药管理局于文明副局长，为现代中医研究和教学能有一手素材，为使当代中医学者能够更多地借鉴秘藏典籍，携王旭东、沈澍农诸后学百余人，倾力编纂《中医古籍珍本集成》，得到国内学界极大的欢迎和支持。此乃中国医学史上以古籍原貌面世的一部大型丛书，在中医学史上具有重要的学术传承价值。

随着时代的发展，当代中医文献学研究极为世人瞩目，珍贵版本更多地被发现，现代医学发展对中医学理论和技术有了新的要求。因此，取中医著作的最好版本进行加工整理，以当代优秀编辑出版技术印刷发行，使更多的读者欣赏到藏于秘室的各种中医珍本、善本图书的原貌，同时为古籍研究人员提供珍贵版本资料，为教学单位提供中医古籍原貌，为古文化研究提供医学史料，是中医历史上收集善本、珍本最多的医书集成。而编者所做的导读、校勘、训释，则辨章学术，考镜源流，是指导古籍阅读和利用的现代研究成果。故该书是连接历史、展示古代中医文献研究水平的大型医著。集千年珍贵古籍于一体，世人将在这部巨大的丛书中得以饱览历史的华彩。

《中医古籍珍本集成》补前贤之遗憾，传文明之大统。这种只有盛世才能完成的伟业，我辈能够担当，实属有幸。前人为民族之昌盛作出了不可磨灭的贡献，为后人留下丰厚的遗产。尽管编纂工作面临着种种困难和艰苦，但是，有仲瑛先生之学识和胆略，辅以后辈之勤勉，勇挑重担，披荆斩棘，定能开拓创新，奋发有为。

中医药事业之所以在海内外享有盛誉，其根本在于它代表着中医药学术的高度和中国人文精神的厚度。作为中医从业者，吾与仲瑛学兄一直在用自己的专业来体现自己对社会、国家和民族的热爱。编者诸君亦志存高远，固本强基，从古籍的保护、传承、传播开始，博采勤求，重视实践，必将为中医学之继承、发扬作出可贵的贡献。

国医大师
上海中医药大学教授
裘沛然

2010年1月

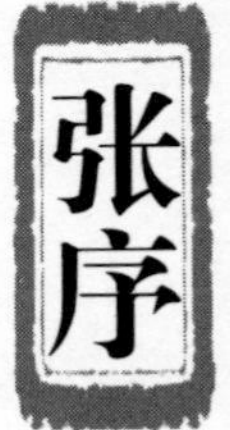

张序

伟哉！医学之道也，肇始于岐黄，繁衍于华夏，会寰宇之精英，铸仁术之宝典，为生生之具，备寿寿之方，历百代而不衰，继千秋而益盛者，赖载道之鸿编，传世之简册也。殆至满清以降，诚可谓汗牛充栋，兰台盈箧。然岁月沧桑，星移斗转，如此国宝佳篇，由于战火屡起，国运不振，藏弆不善，惨遭流散者，损失颇多。仅存种种，或束之高阁，或藏于秘府，世人难得一睹，不胜叹惋之至。

有鉴于此，二十世纪之初，浙省曹炳章先生，约集名贤，汇览群籍，精选其善本、孤本等三百余种，厘定圈点，历三十余载，始成巨著《中国医学大成》，堪为医界之盛举也。然事有未竟，遭逢国难，遂致中止。到二十世纪末，医事复兴，百废待举，岳麓书社及上海科学技术出版社，为适应杏林大业发展之需要，完成曹炳章先生未竟之事，继成《中国医学大成》续编及续集二书，亦颇为学界称道。

今逢盛世，中医药事业蓬勃发展，中医文献备受关注。尘封于馆阁之古籍善本时有新的发现，古籍善本的运用常有新的要求，古籍影印技术不断地提高。为了向中医药临床、科研、教学提供可靠的图书善本和原始数据，今有国医大师周仲瑛教授，携王旭东、沈澍农等百余人，在中医主政者王国强部长、于文明副局长策划襄助下，广泛收集善本、珍本三百余种，秉『辨章学术，考镜源流』之原则，进一步整理研究，续成曹炳章先生未竟之业，目之曰《中医古籍珍本集成》，历时数载，今将问世矣。

该书收国内现存宋、元、明、清等珍善本中医古籍三百余种，计有医经、伤寒金匮、温病、诊断、

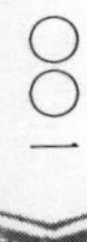

本草、方书、内科、外科、妇科、儿科、五官、针灸、养生、医案医话医论、综合等诸多门类，可谓详而备矣。每一种图书，均是在珍贵善本原样影印的基础上，复予校勘、注释、解读、研究。这既是一个宏大的善本再造工程，又是一个整理研究工程。而尤为重要的是，此项工程，不仅使诸多稀有珍善本古医籍得到了广泛的应用，而且又有利于珍善本的保存，诚可谓一举多得。将为中医药学术的继承发扬，为中医药事业的开拓发展，产生重大的影响。

此项工程如此宏大，其工作之辛劳，任务之繁重，不言而喻。然仲瑛兄具此学识与胆略，辅以编写诸君之勤勉精神，身置书山，足踏荆棘，奋勇有为，终克有成，吾谨为之一谢。

吾与仲瑛兄交谊甚厚，兄承杏林大业，弟虽不才，亦当一助，嘱为书序，谨遵是命，遂不计工拙，聊为此文，以赞以颂。

春风得意花千树，秋实荣登惠万家。

己丑冬至后十日于山左历下琴石书屋

齐东野老 張燦玾 谨序

（张灿玾先生为我国第一批国医大师）

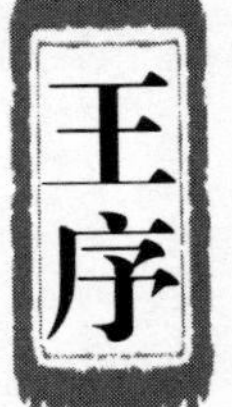

王序

中国传统文化的精华在中医，中医的精华在文献。中医古籍是我国古籍文献的重要组成部分，是中医药学传承数千年绵延至今的知识载体，是现代中医药科技创新和学术进步的源头和根基，是我国最具原创性知识产权的智慧宝库。

我国政府对古籍保护和抢救发掘工作一向高度重视。1981年7月，陈云同志对古籍整理做了重要批示，同年9月，中共中央发布《关于整理我国古籍的指示》，强调『整理古籍，把祖国宝贵的文化遗产继承下来，是一项十分重要的、关系到子孙后代的工作』。2007年，国务院办公厅下发了《关于进一步加强古籍保护工作的意见》(国办发〔2007〕6号)，对全国性古籍保护工作作出了整体部署。2009年国务院发布《关于扶持和促进中医药事业发展的若干意见》(国办发〔2009〕22号)，明确提出『要开展中医药古籍普查登记，建立综合信息数据库和珍贵古籍名录，加强整理、出版、研究和利用』，突出强调了要加强对中医古籍的普查、抢救、整理、研究、出版和利用工作。

由南京中医药大学牵头组织，新闻出版总署、教育部、国家中医药管理局立项的大型中医古籍整理研究项目《中医古籍珍本集成》的出版发行，是落实国务院《关于扶持和促进中医药事业发展的若干意见》的具体行动，标志着国家重视中医事业发展，行业注重强基固本，从学术源头出发振兴中医，具有重要意义。

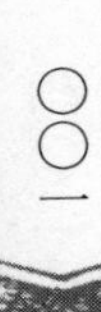

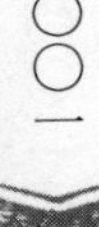

整理和研究中医珍本古籍，是弘扬优秀传统文化的必由之路。中医古籍是我国独具优势的卫生、科技、文化和产业资源，承载着中华民族特有的精神风貌、价值取向、思维方式、审美情趣。对中医古籍进行整理研究，是传承中国固有学术、延续中华民族优秀文化的专门之学和必由之路。

整理和研究中医珍本古籍，是造福子孙后代的千秋大计。中医古籍是中医世代传承发展的见证，是不可再生的珍贵知识资源。历代大规模的古籍整理都是在政府的主持下开展的，中医古籍珍本整理研究，将为中医可持续发展奠定坚实的基础。

整理和研究中医珍本古籍，是保持发挥中医特色优势，提高临床疗效的重要措施。中医学术体系是历代医家发皇古义，融会新知，与时俱进，不断创新而形成的。中医古籍中蕴含着大量防病治病的理论与经验，是临床防治工作取之不尽、用之不竭的宝库。整理和研究中医古籍，充分发挥其中蕴藏的巨大能量，为中医传承发展，保持和发挥中医特色与优势、提高临床疗效提供动力与资源。

整理和研究中医珍本古籍，有强大的政策导向和示范作用。国家对中医文献学科的重视，体现了国家和地方政府重视基础学科，重视学术积淀的高瞻远瞩，对中医药学界有强烈的激励作用。文献学科的研究成果，可以激励类似学科的建设发展。

整理和研究中医珍本古籍，可以更好地为中医教育、科研、产业、文化服务。除了临床医疗、养生保健功效之外，中医古籍还将为现代科学研究提供丰富的线索和素材，为教育、产业、文化提供系统的参考资料，促进中医医疗、保健、教育、科研、产业、文化事业『六位一体』全面、健康、协调发展。

随着时代的发展，当代中医文献学研究有了长足的进步，珍贵版本更多地被发现，现代医学发展也对中医学理论和技术有了新的要求。用中医著作的最好版本进行加工整理，以当代优秀编辑出版技术印

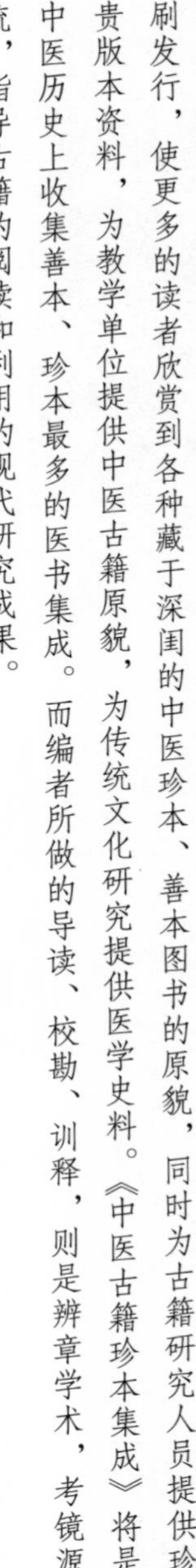

刷发行，使更多的读者欣赏到各种藏于深闺的中医珍本、善本图书的原貌，同时为古籍研究人员提供珍贵版本资料，为教学单位提供中医古籍原貌，为传统文化研究提供医学史料。《中医古籍珍本集成》将是中医历史上收集善本、珍本最多的医书集成。而编者所做的导读、校勘、训释，则是辨章学术，考镜源流，指导古籍的阅读和利用的现代研究成果。

南京中医药大学医史文献学科是我国中医古籍文献研究的重要高地，编著出版过《中医学概论》和首版全套中医药教材、《中药大辞典》、《中医方剂大辞典》、《中华本草》等大型中医文献和中医药工具书，学术功底深厚，治学态度严谨，甘于寂寞，乐于奉献。国医大师周仲瑛领衔挂帅，在两百多名学者的全力襄助下，目标鲜明，队伍强大，士气勃发，《中医古籍珍本集成》有望超越前人，为振兴中医奠定坚实的文献基础。

中华人民共和国卫生部副部长
国家中医药管理局局长
王国强

2010年1月

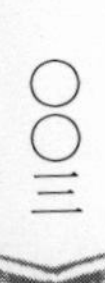

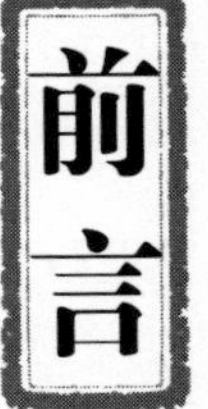

『龙欲飞腾，先阶尺木』，中医古籍历来被视作巨人的肩膀，成就了历代名医大家。我国医籍浩如烟海，其数量之多、影响之大、贡献之巨，堪称中国传统文化之瑰宝。但是，在历史长河中，大量古医籍或散落失传，或囊侵蛀蚀，或风黄霉变，或战火焚毁，或盗窃丢弃，存世医书已不是原貌，给准确理解和传承中医学术带来了很大困难。因此，历代医家莫不以阅读古籍原著为夙愿。

《中医古籍珍本集成》采用原版影印的形式以保存原貌，以校注批点的方式帮助阅读，以期完整保护中医文化遗产，力求真实反映中医古籍的初始面貌。在新闻出版总署、教育部、国家中医药管理局以及社会各界的关心、资助下，南京中医药大学医史文献学科精心组织，团结国内古籍整理专家，精诚合作，共同编纂这部重要的医学文献。

一、版本：本丛书的核心是中医古籍中的珍本，入编古籍版本的选取原则是在古籍善本、珍本标准的基础上，兼顾可读性。凡漫漶不清，缺损过度，影响阅读者，概不收取。

二、版权：鉴于古籍属于公共资源，是古人创造的知识财产，法理上没有权利主体，故不存在私有知识产权问题。对于古籍收藏单位提供的复印、扫描、摄影服务，除已经给付的费用外，在此再次表示衷心感谢。

三、风格：本丛书采用原文影印的方式出版，保留古籍原貌，是为继承；在影印图像的底本上加

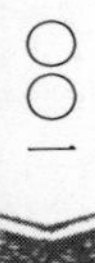

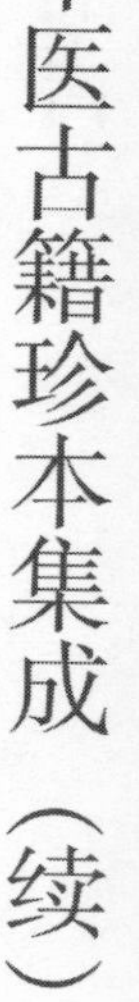

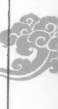

以简略校勘、训诂、点评，是为创新。

四、分类：按中医传统学科分类，丛书设十五卷，分别为：医经卷、伤寒金匮卷、温病卷、诊断卷、本草卷、方书卷、内科卷、外科卷、妇科卷、儿科卷、五官科卷、针灸卷、养生卷、医案医话医论卷、综合卷。

五、绪论：各卷分置『绪论』，介绍该学科概况、学术源流、古籍存量以及该卷选取书目及版本的理由，通论全卷概貌。

六、导读：每种古籍的整理研究者，对该古籍的背景、作者生平、学术背景、学术思想、学术经验和特色、历史贡献、临床价值和史料价值、版本源流和递嬗演变关系以及选择该版本的理由等进行论述，以钩玄提要，萃取精华，突出『法』、『术』，以达『审问』、『慎思』、『明辨』、『笃行』之效。

七、校勘：比照不同版本间的文字出入，加以标记，判别正误，提示取舍，在不改变底本原貌的前提下使读者正确理解古籍。

八、训诂：对古籍中疑难字词的音义进行简单训释，注音采用拼音加直音法；义训直接写出，不出书证，以节约篇幅。难认之草字、变形字，直接用现代汉字标注。

九、点评：点评形式多样，篇幅较长者，纳入导读内容；言简意赅者，出注说明。

十、序号：出注的校勘、训诂、点评，标注序号，放置于各卷末。

十一、补阙：整页缺失者，选取相近版本的相同内容补出，在导读中说明；重要句段或字词缺失者，在校注中予以说明。

我们希望通过对中医经典著作珍贵版本的整理研究，为现代读者提供原文资料和阅读引导，为传承

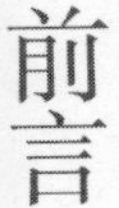

中医药珍贵遗产，弘扬中华传统文化，提高中医药从业者理论水平和临床技能，强化中医学子专业素质，挖掘中医药史料中的方药资源，研究中医前辈的学术思想，展示古代书法风采和雕版技术作出贡献，从而加强中医文献整理对现代科研、临床、教学的现实指导价值，促进中医药事业的快速发展。

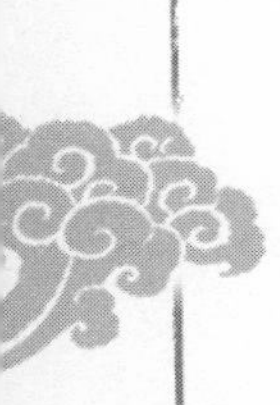

总主编：周仲瑛　于文明

2010年2月

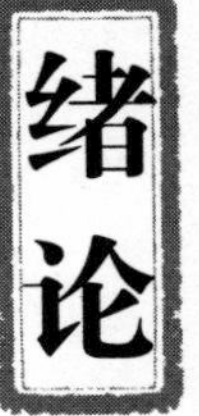

绪论

本卷收录者，主要为综合性医书，也包括对中医学某一专题进行系统性阐述的著述。综合性医书不论是成书于众手，还是一人所撰就，都是医学发展到一定阶段的产物，其内容往往是对当世医学最高水平或一门一派医学成就的总结，因此具有较高的理论价值和实用价值。

以下略述本卷所收各书之源流。

一、《诸病源候论》

本卷所收之《诸病源候论》，底本系元刻《重刊巢氏诸病源候总论》本，是国内现存的最早和最好版本。此本『恒』、『敦』阙笔，可知实为据南宋本重刊者，国内自元以后的刊本均源于此本。《诸病源候论》最早刻本是北宋天圣本，已佚。南宋时据天圣本重刊，刊本传于日本，有怀仙阁藏本与酌源堂藏本，均不全。

书志对本书的记载，始自唐人所编之《隋书·经籍志》，之后《旧唐书·经籍志》、《新唐书·艺文志》以及宋代诸家书志亦均有著录。各家所记书名、撰人、卷数等略有出入，根本原因或在于隋末兵燹作祸，成书相关背景资料毁落，使后人难知其详。

《诸病源候论》为隋朝大业六年（610）医官奉诏所撰。已知《诸病源候论》撰作者，有巢元方、吴

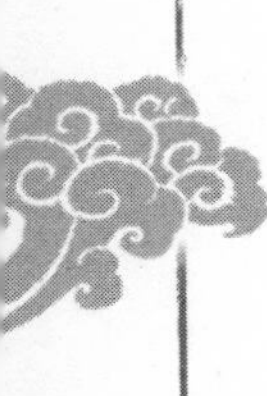

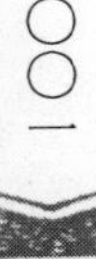

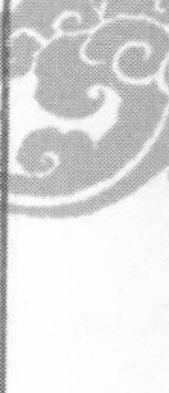

景贤，二人里籍无考。《全隋文》卷三十六收有『谢晋王为师智顗设周忌启』，谓『典签吴景贤至，奉教为先师亡日设斋』，此晋王（杨广）『典签吴景贤』未知与『医者吴景贤』是否为同一人。《宋史》卷四六一载有宋太宗命王怀隐等编辑《太平圣惠方》，『每部以随太医令巢元方《诸病源候论》冠其首』；晁公武《郡斋读书志》：『元方大业中被命与诸医共论众病所起之源』。是巢元方曾任太医令，奉命与众医共同讨论，集体编撰《诸病源候论》。

对于病因病机的认识，反映对疾病本质的把握。《神农本草经》指出『欲疗病，先察其源，先候病机』；《类经》释《黄帝内经》『治病必求于本』谓：『本，致病之原也。』《诸病源候论》是对隋及隋以前病因病机证候学的一次全面总结，全书五十卷，述及内、外、妇、儿、五官科等一千七百余候的证候记载、病因病机分析和相应的养生方、导引法。

《诸病源候论》前承《黄帝内经》、《太素》、《伤寒杂病论》、《难经》、《脉经》、《甲乙经》的学术成就，荟萃隋及隋以前医学精华，既有继承，亦有创新，成为后世病因病机研究的渊薮。唐代的《千金要方》、《外台秘要》，宋代的《太平圣惠方》等，皆以其为理论纲领。直至今日，《诸病源候论》所述仍极富临床指导意义。

二、《三因极一病证方论》

本卷所收之《三因极一病证方论》，底本系南宋刻本配补元刻本，是本书国内现存最早的版本。此本原为清代学者潘祖荫所收藏。叶昌炽为潘祖荫藏书所作之《滂喜斋藏书记》云：『此本卷一至九，卷十四至十六，精椠可爱，余六卷麻沙本，似元人覆刻，盖以二本合成者也。武林高氏、长洲汪氏，皆经收藏。卷末二叶补钞，墨笔记云：「雍正七年初夏影述古堂珍藏宋本补全」，不知谁笔。眉端有以别本校其异同，墨迹甚古，当是明以前人笔也。』观叶氏所谓元人覆刻部分，有不避宋讳处，如『丸』不尽作『圆』，知叶氏所言不为无因。

此书《医籍考》及《经籍访古志补遗》均称日本有医官河野氏藏宋刊本一种，今不知下落。除宋刊本外，本书尚有元刊本、日本诸刊本、《四库全书》本、清刊本存世。

书志对本书的记载，最早有南宋陈振孙《直斋书录解题》，谓：『《三因极一方》六卷，括苍陈言无择撰。』《宋史·艺文志》作：『陈言《三因病源方》六卷。』《四库全书总目提要》谓：『分为十八卷，盖何巨重录所分。第二卷中「太医习业」一条有「五经二十一史」之语，非南宋人所应见。』然本书陈言自序谓『余于绍兴辛巳为叶表弟桷（伯材）集方六卷……题曰《依源指治》。……淳熙甲午，复与友人汤致（德庆）、远（德夫）论及医事之要，无出三因……因编集应用诸方，类分一百八十门，得方一千五百余道，题曰《三因极一病源论粹》』，是陈言自名其书为『三因极一病源论粹』；此本及日本所藏宋本，均为十八卷，是宋时原为十八卷，非后人所分。诚如《医籍考》所言：『陈振孙以无择自序，有绍兴中集方六卷之语，误与是书相混，《宋志》遂承其谬也。宋本及通行本「太医习业」条作五经诸史，不载二十一史之语。』又知《四库全书》所录之本有误也。

陈言，字无择，宋时处州青田（今属浙江丽水）人。南宋《宝庆本草折衷》谓其道号鹤溪道人，而鹤溪今在浙江景宁县境。其生卒时间失记。因其《三因极一病证方论》自序中提及绍兴（1131—1162）、淳熙（1174—1189）两个年号，今多以1131—1189年为其生活年代。

《三因极一病证方论》谓：『凡治病，先须识因，不知其因，病源无目。其因有三，曰内，曰外，曰不内外。内则七情，外则六淫，不内不外，乃背经常，《金匮》之言，实为要道。《巢氏病源》，具列一千八百余件，盖为示病名也，以此三条，病源都尽，不亦反约乎。』又谓：『凡学医，必识五科七事。五科

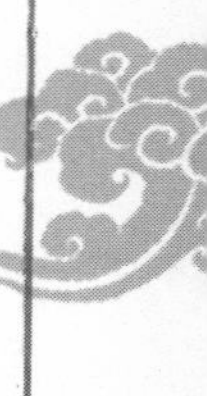

者，脉病证治，及其所因；七事者，所因复分为三。故因脉以识病，因病以辨证，随证以施治，则能事毕矣。故《经》曰：有是脉而无是诊者，非也。究明三因，内外不滥，参同脉证，尽善尽美。』又谓：『凡学医，既明五科，每科须识其要。脉有浮沉迟数，病有风劳气冷，证有虚实寒热，治有汗下补吐。若于三因推明，外曰寒热风湿，内曰喜怒忧思，不内外曰劳逸作强，各有证候，详而推之，若网在纲，有条不紊。』可知其以『三因学说』为纲，以察脉、识病、辨证、立法为目，建立了一个临床诊疗的方法体系。这是陈言对于中医学发展的杰出贡献。

三、《中藏经》

本卷所收之《中藏经》，底本系清孙星衍所辑『平津馆丛书』本。孙星衍乃清一代大学者，精校勘之学，『平津馆丛书』向以精刻精校著称。元以后传世之《中藏经》最早版本，乃元赵孟頫手抄本两种。『平津馆丛书』本即为孙氏以赵孟頫抄本为底本缀合而成，较之《中藏经》明刻本内容完整、文字少错。

《中藏经》宋时始面世，宋以前书志未有记载。至南宋，《通志·艺文略》记作『《华氏中藏经》一卷』，《遂初堂书目》记作『《华佗中藏经》』，《直斋书录解题》记作『《中藏经》一卷，汉谯郡华佗元化撰』。虽然将作者系于华佗，但原书前有自称华佗外孙的邓处中所作序，言书乃华佗得于异人，而邓氏又梦中得华佗授于石函，这种荒诞之事，反使世人因之疑此书与华佗无关，弄巧成拙，亦可笑矣。此书方药部分有明显后人羼入痕迹，如方有用『何首乌』、『山药』者，而『何首乌』乃唐时才入药，『山药』乃宋人避宋英宗讳而改『薯蓣』为之。然而，尽管后人有疑此书为六朝人、唐人、五代人、宋人伪作，却也多以为《中藏经》文义古奥，具有至理，不能排除与华佗之渊源。尤其医家，愈益重视其理论与临床价值。有学者谓其文字有与《脉经》记华佗文字合者，有与晋人、南北朝人合者，而认为该书当属南北朝时拾取华佗遗论，而结合当时有关医论及医方编辑而成。此说最为近理。

《中藏经》可分为医论和附方两部分。方剂部分有六十八方，皆为丸、散之剂，亦奇者。医论部分共四十九篇，最为后人看重。其论阴阳五行，则多有阐发，非简单重复《内经》之说；论疾病，则不但重辨病因病机，尤其重辨证纲领，以脏腑辨证为核心，提出『虚、实、寒、热、生、死、逆、顺』八纲。此脏腑辨证，若与唐时《千金要方》之脏腑辨证、金元时易水学派之脏腑辨证相参，则可明中医脏腑辨证学说之演变。

四、《卫生宝鉴》

本卷所收之《卫生宝鉴》，底本乃明刻明德堂本。《卫生宝鉴》元刻本早佚，明代有永乐十五年（1417）重刊本、弘治七年（1494）重刊本及嘉靖十四年（1535）明德堂重刊本，其中弘治刻本已不存，故明德堂本是《卫生宝鉴》全书现存较早的刻本。

《四库全书》所收之明代《文渊阁书目》记有『《卫生宝鉴》一部三册』；另，焦竑《国史经籍志》记有『《卫生宝鉴》二十四卷，罗谦甫』，此为本书在明代书志中的最早著录。

罗天益，字谦甫，乃李东垣之登堂入室弟子。元人砚坚所作《东垣老人传》谓：『一日，谓友人周都运德甫曰：「吾老，欲遗传后世，艰其人奈何？」德甫曰：「廉台罗天益谦甫，性行敦朴，尝恨所业未精，有志于学，君欲传道，斯人其可也。」他日，偕往拜之。君一见曰：「汝来学觅钱医人乎？学传道医人乎？」谦甫曰：「亦传道耳。」遂就学，日用饮食，仰给于君。学三年，嘉其久而不倦也，予之白金二十两，曰：「吾知汝活计甚难，恐汝动心，半途而止，可以此给妻子。」谦甫力辞不受。君曰：「吾大者不惜，何吝乎细？汝勿复辞。」君所期者可知矣。临终，平日所著书检勘卷帙，以类相从，列于几前，嘱谦甫曰：「此书付汝，非为李明之、罗谦甫，盖为天下后世，慎勿湮没，推而行之。」』

《卫生宝鉴》立足《内经》、《难经》，学承东垣，旁参诸说，从理论与实践的角度论药、论方、论临证宜忌，对临床富有启示性。其所载『名方类集』计七百六十六方，元人杜思敬曾将其中部分内容辑录入《济生拔萃》丛书；而《中医方剂大辞典》中以《卫生宝鉴》为『方源』的有二百五十六方（其中有九方为《卫生宝鉴》引同时代其他名医方），以其他方书引《卫生宝鉴》作『方源』的有三十二方，这意味着有二百八十八首方剂为《卫生宝鉴》原创方剂或首次记录。书中随处可见的医案，其证候鉴别、病因病机分析、立法选方用药思路皆明晰翔实，引人关注，近人裘庆元曾专门辑出《罗谦甫治验案》二卷，收入《历代中医珍本集成》丛书中。

五、《医学纲目》

本卷所收之《医学纲目》，底本为明嘉靖四十四年（1565）刊本，乃本书之初刊本。

《医学纲目》作者楼英，据1997年萧山市卫生局所撰之『楼英墓志』文，其生于元至顺三年（1334）三月十五日，卒于明建文三年（1401）十一月十九日。又据周明道『明代医学家楼英年表』，《医学纲目》于元至正二十二年（1362）始编纂，明洪武二十九年（1396）编成。可知本书乃楼英自壮年至老的心血所系。成书后以抄本流传，直至曹灼得到后与友人分工校雠，于明嘉靖四十四年刊行于世。

清《浙江通志·经籍志》有『运气类注四卷，医学纲目三十九卷，弘治绍兴府志楼英著』。明弘治《绍兴府志》乃戴冠撰于弘治十三年（1500），或为史志中最早著录《医学纲目》者。

《仙岩楼氏宗谱》所收之《医学纲目》楼氏『自序』较《医学纲目》刻本之楼氏『自序』文字略有不同，而更明确易懂，谓『是以不揣芜陋，掇拾经传方书，一以阴阳脏腑分病析法而类聚之。分病以立其门，析法以标其首。门立诸标之右而大纲著矣，首标各门之左而众目彰矣。病有合者，缀立以附之；法有同首者，细标以次之。凡经之衍文错简脱简者，一以理考而释正之；传失经旨，众论矛盾者，皆于其后明辨之。庶几诸家之同异得失，得以曲畅旁通，精粗相因，巨细毕举，同病异法，如指诸掌，名之曰《医学纲目》。藏之巾笥，以便考求，使夫临病之际，自然法度有归，不致误投汤剂，而害生乱医，获罪神明者矣』。所谓『之右』、『之左』者，不过是刻本竖行排版，书写阅读时自右及左，先以『病』立『门』，故在右；『病』后列『治法』，故在左。

《医学纲目》为明初有代表性的医学类书，其汇聚历代医家学术与经验，搜罗宏富，又条分缕析，辨证得失，至今具有研究及实用价值。

六、《医学正传》

本卷所收之《医学正传》，底本系明嘉靖十年（1531）刊本，是本书的最早刊本。有书志谓最早刊本为明正德十年（1515）刊本，残存卷一、卷二。然若『明正德十年』刊本，仅存卷一、卷二，无其他刊刻时间标识，只凭虞抟序是不能断定该刊本为『正德十年』刊本的，因有明一代公讳宽疏，单据讳字不能断年代。以嘉靖刻本而言，《医学正传》卷首有虞抟正德十年乙亥序，书末有嘉靖十年（1531）仲春之吉吴郡蒋诏『《医学正传》后叙』、嘉靖辛卯仲春之吉莆田史梧『《医学正传》

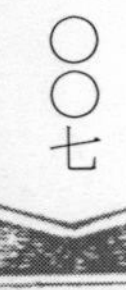

后再叙』，其他再无刻本时间标识。倘只有卷一、卷二，不见末卷之『后叙』，不足以定首刊时间。

据《中国中医古籍总目》，《医学正传》嘉靖刊本之后，又有明万历五年（1577）金陵三山街书肆松亭吴江刻本、明万历五年（1577）金陵周氏光霁堂刻本以及明万历六年（1578）边有猷刻本等。又有日本刊本九种和活字本一种。

《医学正传》作者虞抟，字天民，自号花溪恒德老人，浙江义乌人，《医学正传》云：『予故曾叔祖诚斋府君，幸与丹溪生同世、居同乡，于是获沾亲炙之化，亦以其术鸣世，故予祖父相承家传之学有所自来』。虞抟虽承家学，私淑丹溪，但并不偏执，云：『丹溪之书，不过发前人所未发，补前人所未备耳，若不参以诸贤所著，而互合为一，岂医道之大成哉。』全书八卷，首卷『医学或问』辨析医学源流、医经要旨及临床要点。余七卷则论病，内、外、妇、儿、五官各科咸备，每病首列总论，采摭《内经》要旨为提纲，继之以历代名医可法之语，间或附以己意；次述『脉法』，采摭王叔和《脉经》要语，及历代名医诸书可法之语；再述『方法』，其中伤寒一宗张仲景，内伤一宗李东垣，小儿科多本于钱乙，其余诸病悉以『丹溪要语』及所著诸方冠于其首，次以刘、张、李三家之方，选其精粹者继之于后，外有诸家名医有理妙方，又采附于其末；凡其祖父口传心授，及己历年经验方法，悉皆附于诸条之末，本病无者，则缺之；又于各病之末，附其积年验案。

七、《云林神彀》

本卷所收之《云林神彀》，底本为明万历二十五年（1597）刊本。《云林神彀》初刊本为明万历十九年（1591）刊本，是后来很多刊本的祖本。然而本卷所收之明万历丁酉刻本，与他本版式不同，且多一龚廷贤自序；书末『题医师龚云林先生一首』之落款为『赐进士第亚中大夫山东辽海参政永平王大用书』，其中的『山东』，诸本多误作『曲束』或『曲东』。此本诸家书志似均未著录。

龚廷贤出身医学世家，本人及其父、其弟均为御医。龚廷贤有多种著述，除本书外，影响较大的有《万病回春》、《寿世保元》、《古今医鉴》等。其学宗《内经》而旁参诸家，谓：『自《内经》以来，医书汗牛充栋，不谓不多。盖医之有《内经》，犹儒道之六经，无所不备。后贤著述，若仲景、东垣、河间、丹溪四子之说可谓医书之全备。犹《学》、《庸》、《论》、《孟》为六经之阶梯，不可缺者也。故曰外感法仲景，内伤法东垣，热病用河间，杂病用丹溪。然《素问》论病之因，《本草》著药之性，《脉诀》详证之原，《运气》法天之候，一以贯之于《内经》，斯医道之大成。』（见《寿世保元》）

《云林神彀》主要以歌诀体撰就，有益于记诵，内容涉及内、外、妇、儿、五官科一百余种临床常见病的辨证施治，有类似临床手册的作用。本书虽医家对之评述不多，然极受读者欢迎，多家多地反复刻印，至今仍存明清两代二十余种刻本。

八、《怪疴单》

本卷所收之《怪疴单》，底本为万历二十六年（1598）《夷门广牍》本。此为《夷门广牍》的初刊本，后世刻本均源于《夷门广牍》本。

此书题作『元朱丹溪著，明周履靖梓』，成书于万历三十五年（1607），《徐氏家藏书目》记有『《怪疴单》一卷，周履靖』；明《澹生堂藏书目》记作『《怪疴单》一卷，周履靖，《夷门广牍》本』；清《佳趣堂书目》记作『《怪疴单》一卷，朱丹溪，《广牍》本』。一般认为本书当是托名『朱丹溪』所作，实际辑录者应是周履靖。

本书辑录了验案七十一则，多以单方内服外用取效。虽以『怪疴』为名，却并不涉及神怪，不过是

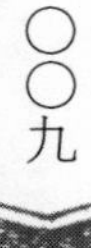

一些临床少见的疾病。书中所记病状虽『奇怪』，但处方治疗并依据医理、药性，施治有验亦在情理之中。此书所记，与元代危世林所著《世医得效方》、明代楼英所著《医学纲目》多同，可相互参看。

九、《先醒斋笔记》

本卷所收之《先醒斋笔记》，是广为人知的《先醒斋医学广笔记》的前身。乃明人丁元荐所录，『先醒斋』为丁元荐斋号。此本诸家书志多记作『明万历四十一年（1613）刻本』，当是根据书首丁元荐『自叙』的落款『癸丑春日曲肱道人丁元荐自题』而定。然书中有丁元荐记录的『乙卯春正月三日口角歪斜』缪希雍验案。此『乙卯』年最有可能是万历四十三年乙卯（1615），因上一个乙卯年为1555年，其时缪希雍年方十岁（缪氏约生于1546年），尚未学医。故今拟将此本刊刻年代定于万历四十三年乙卯（1615）。

《先醒斋笔记》原不分卷，诸家书志多以缪希雍为撰作者。如《医藏书目》便著录为『《先醒斋笔记》一卷，缪仲仁』。其实此书发端于丁元荐。丁元荐出身官宦之家，本人与其父皆是进士，亦均是医学爱好者，喜搜集医方。丁元荐与缪希雍皆是慷慨豪爽之辈，意气相投，两人结交后，丁氏耳濡目染缪氏的精妙医术，又搜集缪氏医案医方。明万历三十九年（1611），丁元荐告归后，将其搜集三十余年的医方中有效者请缪希雍去取裁断，并附上丁元荐搜集的医案，而成《先醒斋笔记》一书。因此《先醒斋笔记》主要内容是丁氏所记之验方、验案，这些验方验案经过缪希雍审订，其中尤多来自缪希雍的临证实录。此外，本书首载『炮制法』，书末还附『痘科异治』一卷，是缪希雍得之九江宋氏者。

《先醒斋笔记》刊刻后，流通不广。缪希雍因为交游中人多向其索取，又有金沙庄敛之请其增益内容以便再刻流传，于是缪氏又在《先醒斋笔记》基础上，增补医案，增入伤寒、温病、时疫治法要旨；

又将『炮制法』广为一卷，删去『痘科异治』而成《先醒斋广笔记》，又称《先醒斋医学广笔记》，刊刻行世。

崇祯十五年（1642）缪希雍弟子李枝又重刻《先醒斋广笔记》，并谓：『简阅故本，删其余论，附以臆说』。李枝所增附者，有待研究。

《四库全书总目》评曰：『希雍与张介宾同时，介宾守法度而希雍颇能变化，介宾尚温补而希雍颇用寒凉，亦若易水、河间各为门径，然实各有所得。』读者可披阅此书，以审然否。

十、《景岳全书》

本卷所收之《景岳全书》，其底本为乾隆三十三年（1768）越郡藜照楼刻本。《景岳全书》首刻于清康熙三十九年（1700），由时任广东布政使的鲁超主持刊刻，是为『鲁本』；再刻于康熙四十九年（1710），由两广转运使贾棠依照鲁本重新翻刻，是为『贾本』；三刻于康熙五十二年（1713），由查礼南据贾本翻刻，是为『查本』。后世多为这三个版本的重刻本。藜照楼本为鲁本的重刻本，保持了鲁本初刻本的原貌，且较鲁本错漏之处少。

张介宾（1563—1640），字会卿，号景岳，别号通一子，先世居四川绵竹县，明初以军功世授绍兴卫指挥，遂定居会稽（今浙江绍兴）。生颖异，读书不屑章句，于兵书与轩岐之学，尤所淹贯。壮岁从戎幕府，居数年无所就，而亲老家贫，遂解甲归隐，潜心于医道。所著除《景岳全书》外，还有《类经》、《类经图翼》、《类经附翼》、《质疑录》。

《景岳全书》以『入道需从性理，明心必贯天人，谟烈圣贤大德，图书宇宙长春』二十四字分二十四集，每集涵一、二、三、四卷不等，共六十四卷，包括传忠录、脉神章、伤寒典、杂证谟、妇人规、小儿则、痘疹诠、外科钤、本草正、新方八阵、古方八阵、妇人规古方、小儿则古方、痘疹诠古方、外科钤古方十五部分。其书融合宋明理学与医学，梳理历代医学成就，结合自身心得，而成一家之言，对临床极富指导价值。

世人多以张景岳倡『阳非有余阴亦不足』而为『温补派』代表，张景岳亦于《传忠录·论治篇》云：『凡临证治病，不必论其有虚证无虚证，但无实证可据而为病者，便当兼补，以调营卫精血之气；亦不必论其有火证无火证，但无热证可据而为病者，便当兼温，以培命门脾胃之气。』然景岳通晓阴阳五行之理，岂是偏执一隅之人？不过恶河间之『悉以实火言病』与丹溪之『阳常有余阴常不足』而为矫枉过正之言，如其所云：『凡今之医流，则无非刘朱之徒，动辄言火，莫可解救，多致伐人生气，败人元阳，杀人于冥冥之中而莫之觉也。』『天地阴阳之道，本自和平，一有不平，则灾害至矣。而余谓阳常不足，岂亦非一偏之见乎？盖以丹溪补阴之说谬，故不得不为此反言。』

十一、《石室秘录》

本卷所收之《石室秘录》，底本为清翰宝楼藏本。《石室秘录》首刻于康熙二十八年（1689）。本卷所收之本，避『玄』字而不避『贞』字，应系康熙年间刊本，也是此书的早期刊本。

成书于乾隆五十二年（1787）的《清朝文献通考·经籍考》已有著录，谓：『《石室秘录》六卷，陈士铎撰。士铎，字远公，山阴人。』清嘉庆八年《山阴县志》『陈士铎，邑诸生，治病多奇中，医药不受人谢，年八十余卒』。陈氏所著之书有多种，今惟《石室秘录》、《洞天奥旨》、《本草新编》、《辨证录》、《辨证玉函》、《脉诀阐微》、《外经微言》等数种存世。

《石室秘录》约成书于康熙二十六年（1687），托言天师岐伯传道，仲景、华佗、孙思邈等共相阐发。虽言涉诡诞，然书所载述皆有理据。本书是中医古籍中唯一一部系统论述疾病治法的著作。全书六卷，依次分为礼、乐、射、御、书、数六集，各集主要以治法为主线而又理法方药俱备，内容涵盖了内、外、妇、儿、五官科等近百种疾病的证治，所录古今成方及作者自定方五百余首中至少有三百一十三方为其首载。其书共计阐述一百二十八种治法，以具体病证为例，剖析治法，示人辨治思路，论述中医理论及疾病辨治多有创见。

《石室秘录》自清及今，多次刻印，影响广泛。清代《疡医大全》、《沈氏尊生书》多有称引。《石室秘录》中关于妇科、儿科的论述与傅山著述的相关内容基本相同。有学者以为《石室秘录》中的『岐伯天师』实为明末清初儒医兼道教『真人』身份的反清复明志士傅山之化名，《石室秘录》是为傅山代言。又有学者认为：傅山行医从不隐姓埋名，也不需伪托，《傅青主女科》是对《辨证录》稍加语句调整而成书的，其抄本又屡经增删改易，并曾用他名。事实如何，有待更多史料的出现。

十二、《医学心悟》

本卷所收之《医学心悟》，底本乃慎德堂刻本。此本避清乾隆帝偏讳，『弘』字作『宏』，不避道光帝偏讳『宁』，应系乾隆、嘉庆年间刻本。

《医学心悟》前有雍正十年（1732）孟春月吉旦作者自序，原系五卷。慎德堂本作六卷者，乃附入作者《华佗外科十法》一卷。《外科十法》前有作者雍正十年壬子冬所作序，云：前有《医学心悟》梓行于世，仅及内科，未及外科。恰壬子冬普陀寺修葺，寺僧及工人等数千，多有患广疮、疥癣者，投以膏散，收效甚速。于是聚精会神，参悟外科旨要，约以十法，撰成《外科十法》，与《医学心悟》并行于世。已知《外科十法》首刊于雍正十一年（1733），由新安人江耀舟捐资刊刻。慎德堂本系将《医学心悟》、《外科十法》两书合一，故有六卷。

《医学心悟》作者程国彭（1680—?），字钟龄，法号普明子，天都（今安徽歙县）人。初攻举子业，有声庠序。后以家贫，立志学医，晚年至天都普陀寺修行。潜心研究各家医著，博采诸长，融会贯通，医名大噪于康熙、雍正年间，其于医理，『凡书理有未贯彻者，则昼夜追思，恍然有悟即援笔而识之』。历三十年，作《医学心悟》五卷，『以教吾徒』。传授门生注重理论联系实际，该书详论内科杂病，兼及妇、儿、五官病证等。将伤寒诸证病理概括为表、里、寒、热，并引申为表寒、里寒，表热、里热，表里皆热、表里皆寒，表寒里热、表热里寒。又谓：病之原，有内伤、外感；病之情，有寒、热、虚、实、表、里、阴、阳；治病之方，则有汗、和、下、消、吐、清、温、补。程氏创立的八纲八法，为后世医家所遵循。自拟方剂如止嗽散、半夏白术天麻汤、益母胜金丹等沿用至今。

十三、《类证治裁》

本卷所收之《类证治裁》，底本为清咸丰元年（1851）丹阳林氏研经堂本，是《类证治裁》的初刻本。

林佩琴（1772—1839），字云和，号羲桐，江苏丹阳人，清嘉庆十三年（1808）恩科乡试举人。林氏博学通医，不以医为业，但常为人治病，起奇疾甚多。因思当时医家『学殖荒芜，心思肤浅，甚则治温疫以伤寒法，治血枯以通瘀法，与夫喜行温补，不顾留邪，动辄攻消，不知扶正』，乃『思矫而正之』。自嘉庆十四年（1809）赴京会试未中后，于课馆授徒之余，即开始搜辑资料，晚年请病人归还药方，选录医案，更网罗历代精粹，汇集古方验方，结合自己的临床心得，历三十年，于其临终之际，撰成《类证治裁》一书。

《类证治裁》内容涉及基础理论、内科、妇科、儿科、外科、五官科，理、法、方、药俱全，堪称中医学理论与临床结合的典范。其书宗经立论，又酌古参今，对后世医家的学术论点择善而从；分门别类，详列治要，每一病证下概要而明晰地论述了病因、病机、证候特点、脉象及治法和方药；重视辨证，脉证合参，其于每病症条目之后论治之前，专立的『脉候』一节，嘱人认证必以脉为据，强调脉法在辨证上的重要性。书中所录医案四百八十余例，从中可见林氏临证之圆机活法，巧思妙构。

十四、《血证论》

本卷所收之《血证论》，乃清光绪十六年（1890）唐氏家藏版刊本，除书志所载『清光绪十年（1884）刻本』外，是本书存世之最早刊本。作者生前曾对此书进行修订，修订后的最早版本是清光绪二十年（1894）申江袖海山房石印本，修订内容包括增加方解、增补剂量和炮制方法，以后的版本多由此而来，因此作为本次整理的主校本。

有书志载《血证论》最早刊本为『清光绪十年（1884）刻本』，然《中国中医古籍总目》并未著录此甲申本。又本书之『唐宗海自序』作于『光绪十年岁在甲申重九后一日』，未知该『首刊本』是否据此而定？

《血证论》作者唐宗海（1847—1897），字容川，四川彭县人，为清代著名医学家。清光绪十五年（1889）进士，授礼部主事。年少时因其父多病，兼习医学，广读《内经》、《伤寒》以及历代著名医著，后因其父罹患血证而病逝，从此专心医学，长于治疗内科杂证，于血证尤有心得，『用治血证，十愈七八』，遂积临证心得，发精微奥义，著成《血证论》一书。唐氏所处的时代西学东渐，他主张治学应『好古而不迷信古人，博学而能取长舍短』，医学研究应能『损益乎古今，参酌乎中外，以求尽善尽美之医学』，主张『不存疆域异同之见，但求折衷归于一是』，提出『中西医汇通』的口号，其观点对后世中西汇通医者影响深远。唐氏代表性的学术著作主要集中在《中西汇通医书五种》，包括《中西汇通医经精义》、《伤寒论浅注补正》、《金匮要略浅注补正》、《血证论》、《本草问答》等，其他尚有《医易通说》、《医学一见能》、《痢疾三字诀》等。

唐氏在《血证论》凡例中述及：『血证自古绝少名论，故是书条分缕析，务求精详。』该书卷一总论血证机理，余卷分述各种出血病证的病因病机、病状表现、辨证施治、方药运用等各部分内容。既总结前人经验，又有个人独到见解，对临床具有指导意义，后世研究血证亦多参考此书。

十五、《医学源流》

本卷所收之《医学源流》，底本是日本宽永九年（1632）刻本。

《医学源流》为熊宗立所著，书志或谓又名《历代名医考》、《原医图》。原附刻于《名方类证医书大全》之末。《万卷楼书目》曰：『《原医图》一册，熊宗立』，《故宫所藏观海堂书目》曰：『《医学源流》一卷，明熊宗立撰，日本抄本，一册』，是流传中，其又独立成册矣。

《医学源流》卷末有熊宗立跋语，落款『时景泰新元庚午岁也』，是成书于明景泰元年（1450）。

宽永刻本前有『新刊名方类证医书大全』吴尚志、熊宗立序，是以《名方类证医书大全》序代《医学源流》序。

此书《中国中医古籍总目》谓有明景泰元年（1450）刊本，藏于上海图书馆，可能是误记。今查《上海图书馆古籍书目数据库》，不惟无本书，且《名方类证医书大全》亦无藏。中华医学会上海分会图书馆藏有一部《名方类证医书大全》(书末附《医学源流》)，『明清中医珍善孤本精选十种』丛书曾据此影印出版，其目录卷末，有牌记曰『成化三年丁亥熊氏种德堂刊』。

《医学源流》为上起伏羲、神农、黄帝，下至朱丹溪的一百五十二位在医学上有突出贡献的人物立传，还立有『附遗』一节，以记载年代、出处不详医家的传记资料，亦有助于辨章学术、考镜源流者也。

十六、《古今医史》

本卷所收之《古今医史》，底本是清抄本。《古今医史》既往亦仅以清抄本一种存世，今有该抄本《续修四库全书》影印本。

《古今医史》由清王宏翰著，书成于康熙三十六年（1697）。书本七卷，后又续增二卷，并附录王宏翰医案一卷。

王宏翰乃清初名医，著述除《古今医史》外，还有《医学原始》、《四诊脉鉴大全》、《性原广嗣》、《古今医籍志》、《伤寒纂读》、《病机洞垣》、《女科机要》、《幼科机要》、《本草性能纲目》等多种。

《古今医史》以朝代为序，为自五帝至清代的四百五十七位在医学上有突出贡献的人物立传，被立传者上起伏羲、神农、有熊氏，下至清代医者缪松心，『凡史传所载，医籍所纪，合于圣贤之旨者则仍之；涉于怪诞之说者则辨而正误。或医庸而名振，胸次一无真学者不录之；或隐居好道，高尚其志而有著述者必采而入之』。

本卷所录皆为善本，存留迄今，洵可宝贵。本次整理，不过借他本以补述底本之漫漶处，稍作校注略省读者查核之劳。或学力不足，不免有错，尚祈博雅君子教正。

虞舜 王旭东

2014年12月

目录

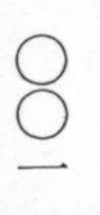

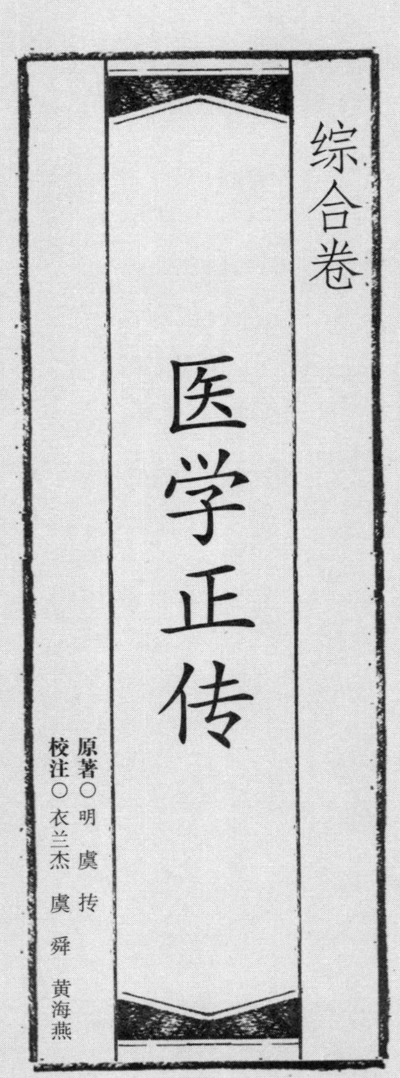

综合卷

医学正传

原著○明　虞抟

校注○衣兰杰　虞舜　黄海燕

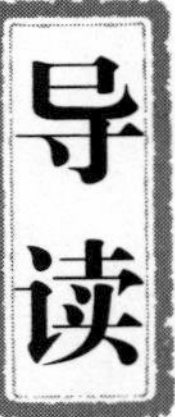

《医学正传》是一部中医综合性著作，为明虞抟所撰，成书于明正德十年（1515）。

一、作者生平

虞抟，字天民，号花溪恒德老人，浙江义乌人，明代著名医家。生于明正统三年（1438），卒于正德十二年（1517）。

虞抟家学渊源，其曾祖父虞诚斋受业于朱丹溪门下，父虞南轩、兄虞怀德同为良医，世代以震亨为宗。据《金华府志》载：『义乌以医名者，代不乏人，丹溪之后，唯抟为最。』可见虞抟在当地显赫的医学地位。虞抟一生著述甚丰，有《医学正传》八卷、《方脉发蒙》六卷，还有《证治真铨》、《苍生司命真复方》、《半斋稿》等传世。他的临床经验与医学理论不但遍传国内各地，而且闻名于海外，尤以日本为盛。其中，最具代表性且影响较大的即《医学正传》。该书集虞抟毕生精力，以《素问》、《难经》为经旨，参以历代诸贤之说，融入己意，于明正德十年写成。

二、主要内容

全书共八卷，内、外、妇、儿、口齿各科俱备。其中卷一为总论部分，主要阐发了对传统医学有关理论的独到认识和精辟见解；卷二至卷六为内科、外科、口齿、疮疡，卷七为妇科，卷八为儿科，论述病证近百种，以证分门，每门设有总论、脉法、方法三项，有理有法，有论有脉，有方有药，是一部论

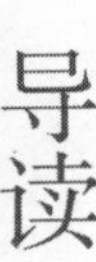

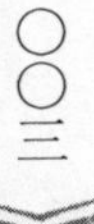

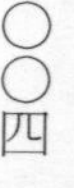

理宏富，颇具临床实用价值的医学专著。

三、学术特点

《医学正传》全书共计八卷，首列『医学或问』五十三则，其后分别论述内、外、妇、儿、五官、口腔等科病证。全书以总论为提纲，继之历代各家之言，并兼附己意，逐一对常见病证进行简明扼要的论述。全书载方千余首，列医案四十二则。该书融医论、治验、方药于一体，不仅裨益于后世医学临床辨治，且对日本汉方医学的发展也产生了重要而深远的影响。

（一）阐述医理，探幽发微

虞抟治学素以《内经》、《难经》为要旨，刻苦勤奋，力求精深，在旁征博引诸家之说的基础上，穷其医学之源，提出自己的独到见解。该书将『医学或问』列在卷首作为总论，以自问自答的形式对临床各类病证进行诠释，旨在对中医学之奥旨精义，探幽发微，溯本穷源，以启迪后学。其匠心独运、别具一格的治学方式令人耳目一新。『医学或问』五十三条，既是本书的核心，又体现了虞抟学术思想的精髓和灵魂。该书从医学源流、医门学派，到中医理论探讨；从内科杂病至用药法度、使用注意等，皆深入探究，议论宏博，独具见地，其目的在于『以申明先哲不尽意之义』。

值得一提的是，虞抟提出的『两肾命门说』，对明代医家张景岳的影响甚大，为其『命门为元气之根，为水火之宅，五脏之阴非此不能滋，五脏之阳非此不能发』之理论奠定了坚实的理论基础。

（二）治学严谨，师宗丹溪

虞抟家学渊源，私淑丹溪，勤奋刻苦，治学严谨。正如《医学正传·序》中所云：『愚承祖父之家学，私淑丹溪之遗风，其于《素》《难》靡不苦志钻研。』可见虞氏对丹溪之心法推崇备至，研究深刻，理解透彻。在书中所述的每个病证中，均列有『丹溪要语』『丹溪方法』『丹溪活套』几个方面，并将丹溪要语及所创诸方冠于其首，载录至详。此外，虞抟对丹溪『阳常有余，阴常不足』的论点亦独有心得，多有发挥，充分体现了其学术思想之渊源承自于丹溪之学。

（三）勘病审脉，尤为精细

虞抟生于明代，正值世医不重辨证之风盛行之时。如其所谓：『举世医者，但见恶寒发热、头目沉重之证，更不察内外虚实，便作伤寒模糊处治，辄用仲景汗下解利之法，治之多死』。虞抟痛心于世医不明究竟，生搬硬套经方之学，致使误诊漏诊众多，罔顾性命。故其临证尤为重视脉诊，审脉不仅细分左右、三部九候、人迎气口、浮取沉取等，尤其善于从纷繁疑似的脉象中审察证候。纵观全书，几乎每个病证之后均列有脉法一节，记录翔实，内容全面，对于充实和提高临床的脉诊辨治具有重要的参考价值。

（四）辨治灵活，善用名方

辨病有卓识，论治多机灵，择善而从，喜用名方，乃虞抟医案的重要特点。其中尤为推崇仲景方、东垣方，其次为《和剂局方》，孙思邈方、朱丹溪方、陶节庵方等亦多有选用。纵观之，书中辨证论治之宗旨皆有根有据，不外乎伤寒之治宗仲景，脉法取王叔和，内伤发热法东垣，小儿尊钱乙，肿胀痞满之证善用丹溪方。名方之用，每每切中肯綮，取得较为满意的临床疗效。全书以病证为纵轴，以名方为横轴，不仅对历代名方验方进行了系统梳理，对于后世医家研究名方论治亦提供了更为可靠的素材。

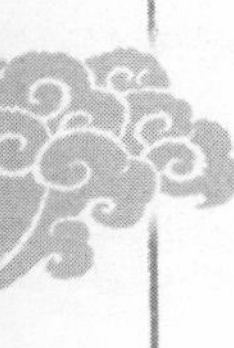

（五）新方疗法，巧妙施用

书中记载的虞抟自制新方不多，却弥足珍贵。如生血润肤饮即虞抟自创的治燥新方。据载，虞抟仲兄平素体弱血少，每逢秋深皮肤皲裂，搔之起屑出血，异常痛苦，于是虞抟自制生血润肤饮，疗效神奇。至今，本方在秋燥证及其他阴血亏虚所致的各类燥证的治疗中多有效用。生血润肤饮作为治燥专方，其临床运用远远早于喻嘉言之清燥救肺汤。此外，该书尚载录了颇多其祖父口传心授的秘方，积年历试，功效卓尔。

虞抟不拘泥于承袭宗师之法，沿袭名方之用，而是据证立法，灵活变通，辨证施治，紧合临床，并创制了多种疗法。如遇到证情复杂或迁延日久之病证，虞抟善用复方治疗，而且疗效卓然。

四、版本流传

《医学正传》成书于明正德十年（1515）。该书融医理、治法、方药于一体，载录丰富，具有较高的学术性和临床实用性，因此，本书不仅在国内流传很广，甚至远播日本。《中国中医古籍总目》著录的存世版本多达二十余种。现存主要版本有：明嘉靖十年（1531）刻本、明万历五年（1577）金陵三山街书肆松亭吴江刻本、明万历六年（1578）边有猷刻本、日本庆长九年（1604）活字本、日本元和八年（1622）平乐寺刻本、日本宽永十一年（1634）刻本、日本庆安元年（1648）刻本、日本承应三年（1654）村上平乐寺刻本、日本万治二年（1659）吉野屋权兵卫刻本、日本天明二年（1782）金屋丰右卫门、日本文久二年（1862）刻本及民国多种刻本及石印本等。

经对比考证，《医学正传》的版本虽多，但版本演变并不复杂。现存主要有两种刻本：最早的是明嘉靖刻本和明万历金陵三山街书肆松亭吴江刻本。经查，吴江本文字与嘉靖本并无不同，惟半页十三行，较嘉靖本多一行；每行二十三字与嘉靖本相同。吴江本每卷卷首较嘉靖本多一行『金陵三山街书肆松亭吴江绣梓』。而流传日本的多种版本均翻刻于明万历金陵三山街书肆松亭吴江刻本。

可见，《医学正传》存世版本虽多，但版本源流清楚、明晰。此次整理出版，即以收录于《续修四库全书》的明嘉靖十年刻本为底本。该版印刷精细，边栏清晰，字体工整，内容完整，书前著有作者序言。

五、校注说明

（一）本次整理以明嘉靖十年刻本为底本，以明万历五年金陵三山街书肆松亭吴江刻本（简称『吴江本』）为主校本，原书中所援引文字，医经古籍如《素问》、《灵枢》、《伤寒论》、《丹溪心法》等，选用传世通行版本进行校核。

（二）依照《中医古籍珍本集成》规定，此次整理采用底本原样影印出版，不另加标点。

（三）对于底本与参校文献互异，或义理难通，无法卒读的文句，于卷末、篇末出校注，写出相异之处。对于底本明显错误或校本义胜者，提出『可参』『可从』『义长』等倾向性意见。底本版蚀缺字，或印墨污损等导致的缺字，则据校本，出校注说明。

（四）注音采用汉语拼音法。生僻字词，稍加训释。注释只出义理，一般不出书证，避免繁琐考证。

（五）通假字以首次出现者出校说明之，余均不出校。

（六）校勘、注释以脚注形式统一编号，排于每卷之后。

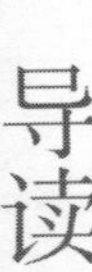

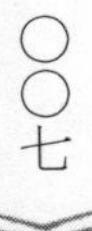

醫學正傳序

凡例　或問

夫醫之為道民命死生所繫其責不為不重矣或亦經儒術業擅偏之懵弊不知已通不及哉於操及以殺人乎粵自神農嘗百藥製本草軒岐著素問越人作難經皆所以發明天地人身陰陽五行之理卑為萬世醫家祖不可尚已厥後名醫代作躋聖門而探玄微者未易悉舉又若漢張仲景唐孫思邈

金之劉守真張子和李東垣輩諸賢繼作皆有著述而神巧之運用有非常人所可及也其所以辨内外異攻補而互相發明者一皆祖述素難而引伸觸類之尋其授受相承悉自三學中來也吾邑丹溪朱彥脩先生初從遊許文懿①公之門得考亭②之餘緒③爰自母病刻志於醫求師於武林羅太無而得劉張李之三家之秘極其學有源委術造精微所著格致餘

皆所以折衷前哲尤足以救偏門之弊偉然百世之宗師也東陽盧和氏類集丹溪之書為纂要俾醫者出入卷舒④之便其用心亦勤矣以愚觀之尤未足以盡丹溪之餘緒然丹溪之書不過發前人所未發補前人所未備耳若不參以諸賢所著而互合為一豈醫道之大成哉愚承祖父之家學私淑丹溪之遺風其於素難靡不苦志鑽研然義理玄微若望豐都⑤逮閲歷四紀⑥于茲始知蹊

經今年七旬有八矣桑榆⑦景迫精力日衰每憾醫多蹈偏門而民命之夭於醫者不少矣是以不揣荒拙數意編集以成全書一皆根據乎素難綜横乎諸說傍通己意而不鑿以孟浪⑧之空言總不離乎正學範圍之中非敢自以為是而付會以誤人也目之曰醫家正傳將使後學知所適從而不蹈偏門以殺人蓋亦端本澄⑨源之意耳高明之士幸毋誚焉旹

正德乙亥正月之望花溪恒德老人虞摶序

校注

①許文懿：即许谦（1270—1337），字益之，自号白云山人，浙江金华人，朱熹四传弟子，元代著名理学家。

②考亭：南宋理学家、教育家朱熹的代称。考亭位于今福建省建阳市西郊，朱熹晚年在此建沧洲精舍，为其著述讲学之地，南宋淳祐四年（1244）宋理宗赐名『考亭书院』，后人因以『考亭』代指朱熹。

③餘緒：留传给后世的部分。

④卷舒：卷起与展开。

⑤若坐豊蔀（bù）：喻义理深奥，无法参透。『豊蔀』，指遮蔽光明的事物。

⑥四紀：四十八年。一纪为十二年。

⑦桑榆：喻晚年。

⑧孟浪之空言：荒诞而无边际。

⑨端本澄源：从根本上加以整顿清理。

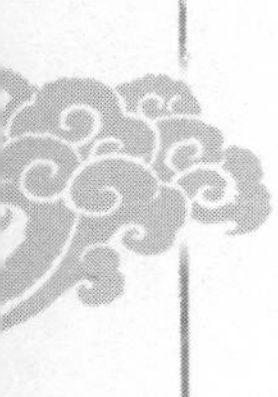

凡例

一凡諸病總論皆採摭内經要旨以為提綱繼之以歷代名醫可法之語間或附以己意以成篇段謹備列各病之首

一凡脉法皆採摭王叔和脉經要語本經缺者則於歷代名醫諸書採其可法之語以附録之

一凡方法備載於脉法之後其傷寒一宗張仲景内傷一宗李東垣小兒科多本於錢仲陽其餘諸病悉以丹溪要語及所著諸方冠於其首次以劉張李三家之方選其精粹者繼之於後外有諸家名醫有理妙方又採附於其末以備參攷

一凡祖父口傳心授及自己歷年經驗方法不敢私匿悉皆附於諸條之末與衆共施本病無者則缺之

一凡自己積年歷試四方之病或用心以變法取巧而治愈者

悉附於各條之末俾後人或有可採擇焉無者鈌之

一凡集録諸賢成方盖爲後學設繩墨耳學者不可固執古方以售今病故又以丹溪活套備録于各條之後欲使後學執中之有權耳

一凡丹溪諸方法見諸盧氏纂要者悉録之無遺但有增而無減耳惟丹溪醫按不録非爲厭繁將欲採歷代名醫治驗總成一書名爲古今諸賢醫按有志未暇姑俟諸歲月云

一凡古方分两重數太多難憑修合今悉改爲小劑且如一料十貼之數原方用藥一两一貼止該一錢從其輕重以十取

一惟效東垣都作一服之義庶使後學依方修合之便云

一凡古方云㕮咀者今悉改爲細切庶使後學之易曉也

一凡修製藥石不别立篇目就於各條藥下細注雖若繁瑣庶

免鹵莽者忽畧以誤人也

一凡云用水一盞即今之白茶盞也約計半斤之數餘倣此

一凡醫學或問五十條皆愚意設辭以申明先哲言不盡意之義是用書于卷首與賢者共議耳非敢自以爲是煩賢者斥正之勿誚愚之狂妄也幸甚

醫學正傳卷之一目録

醫學或問凡五十二條

目錄終

新編醫學正傳卷之一

花溪恒德老人虞摶天民編集

姪孫虞守愚惟明校正

醫學或問 凡五十三條

或問醫學源流自軒岐以來以醫術鳴世與夫著書立言俾後人之可法者幾何人哉請明以告我曰予嘗閱故學士宋公景濂之文而得其説矣請陳如左夫黃帝內經雖疑先秦之士依倣而作之其言深而要其旨邃以弘其攷辯信而有徵是當爲醫家之宗下此則秦越人和緩和緩無書可傳越人所著八十一難經則皆舉內經之要而推明者也又下此則淳于意華陀陀之熊經鴟顧①固亦導引家之一術至於刳②腹背湔③腸胃而去疾則涉於神怪矣意之醫狀司馬遷備志之

其所謂迴風者風者今人絶不知爲何病也况復求其治療之深旨乎文下此則張機之金匱玉函經及傷寒諸論誠千古不刊之妙典第詳於六氣所傷而於嗜慾食飲④罷勞之所致者畧而不議惠之文字錯簡亦未易以序次求之也又下此則王叔和叔和纂岐伯華佗等書爲脉經叙陰陽内外辯三部九候分人迎氣口條陳十二經絡洎⑤夫三焦五藏六府之病最爲著明惜乎爲妄男子括以膚陋之脉歌遂使其本書不盛行于世也又下此則巢元方其病源⑥後編似不爲無所見者但言風寒二氣而不著濕熱之文乃其失也又下此則王氷氷推五運六氣之變撰爲天元玉策周詳切密亦人之所難苟泥之則局滯而不通矣又下此則王燾孫思邈思邈以絶人之識操慈仁惻隱之心其叙千金方翼及粗⑦工害

人之禍至爲憤切後人稍闖其藩垣⑧亦足以其術鳴但不制僎巽之譏或不能無遺憾也其書雖闡明外臺秘要所言方證符禁灼灸之詳頗有所祖述⑨然謂鍼能殺生人而不能起死人者則一偏之見也又下此則錢乙龐安時許叔微叔微在準繩尺寸之中而無所發明安時雖能出奇應變而終未離於範圍二人皆得張機之粗者也惟乙深造機之閫⑩奧而擷其精華建爲五藏之方各隨所宜謂肝有相火則有瀉而無補腎爲真水則有補而無瀉皆啓內經之秘尤知者之所取法也世概以嬰孺醫目之何其知乙之淺哉其遺書散亡出於閻孝忠所集者多孝忠之意初非乙之本真也又下此則上谷張元素河間劉完素睢水張從政元素之與完素雖設爲奇夢異人以神其授受實闖乙之風而興起者焉若從正

則又宗乎完素者也元素以古方今病决不能相值治病一切不以方故其書亦不傳其有存於今者皆後人之所附會其學則東垣李杲深得之杲推明内外二傷而多注意於補脾土之說盖以土為一身之主土平則諸藏平矣從正以吐汗下三法風寒暑濕燥火六門爲醫之關鍵其治多攻利不善學者殺人完素論風火之病以内經病機氣宜一十九條著爲原病式闡奥粹微有非大觀官局諸醫所可髣髴究其設施則亦不越攻補二者之間也近代名醫若吴中羅益滄洲吕復皆承東垣之餘緒武林羅知悌丹谿朱彦脩各挹完素之流風又若台之朱佐越之滑壽咸有著述未易枚舉嗟乎自有内經以來醫書之藏有司者凡一百七十九家二百有九部一千二百五十九卷亦不爲不多矣若夫歷代名醫

今但舉其最著言之耳豈能悉具於斯乎 今但別本出處

或問醫學授受之原既得聞命矣未審吾子之學何所適從淳曰醫不三世不服其藥或謂祖父相承謂之三世或謂善讀三世之書則為三世之醫子讀三世之書歟為祖父相承之家學歟請明言其故可乎曰草莽之學其何云乎然醫不止於三世而其書又奚止於三代哉當取其可法者言之耳予同邑丹谿朱彥脩先生上承劉張李三家之學而得羅太無為之依歸以醫道大鳴于當世遐邇咸取法焉予故曾叔祖誠齋府君幸與丹谿生同世居同鄉於是獲沾親炙⑪之化亦以其術鳴世故予祖父相承家傳之學有所自來予惟愧夫才疎質鈍而不能奉揚箕⑫裘之業為憾耳奚足道哉

或問亢則害承迺制之義何如曰王安道論之詳矣其問猶有

未悉之旨請陳其畧如左黄帝曰願聞地理之應六節氣位何如岐伯曰顯明之右君火之位也君火之右退行一步相火治之復行一歩土氣治之復行一歩金氣治之復行一歩水氣治之復行一歩木氣治之復行一歩君火治之相火之下水氣承之水位之下土氣承之土位之下風氣承之風位之下金氣承之金位之下火氣承之君火之下陰精承之亢則害承廼制制也制則生化外列盛衰害則敗亂生化大病夫五行之木土金水各一惟火有二曰君火曰相火在地理分布六方在歳時分爲六氣初氣自丑至卯始於大寒而終於春分厥陰風木主之二氣自卯至巳始於春分而終於小滿少陰君火主之三氣自巳至未始於小滿而終於大暑少陽相火主之四氣自未至酉始於大暑而終於秋分太陰濕土

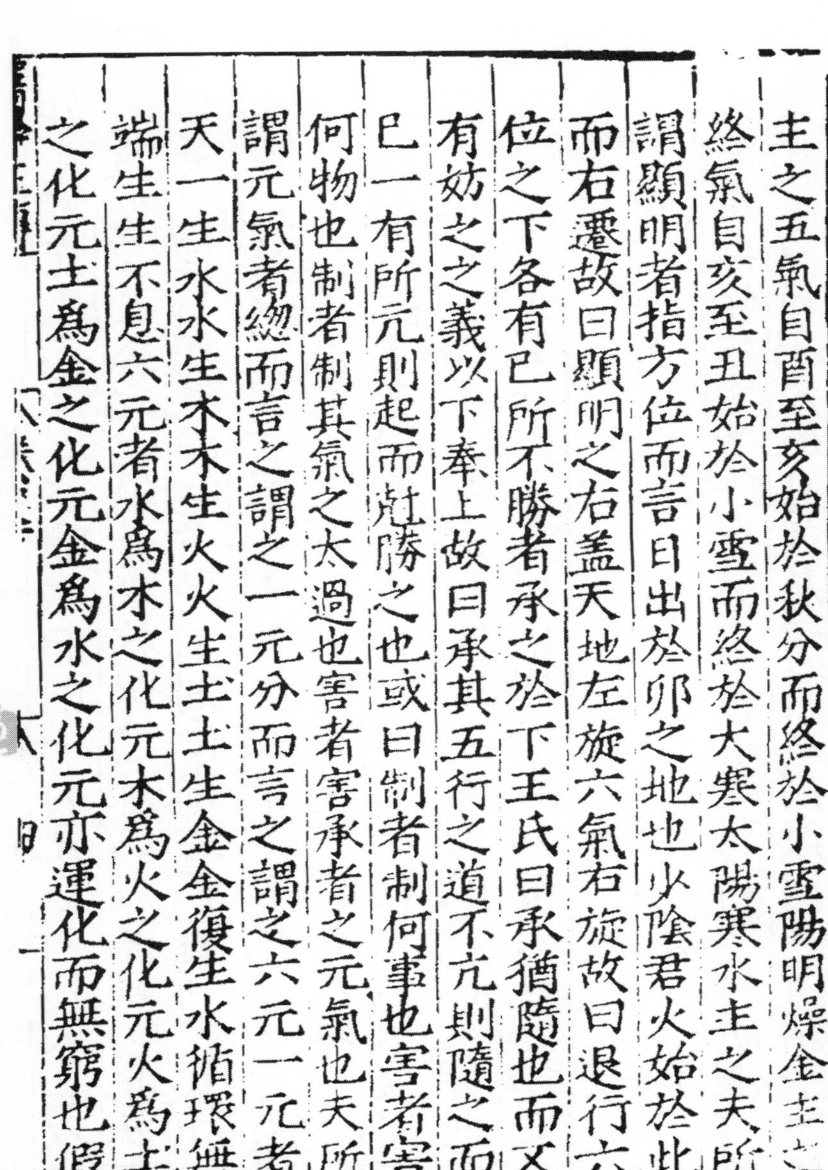

主之五氣自酉至亥始於秋分而終於小雪陽明燥金主之終氣自亥至丑始於小雪而終於大寒太陽寒水主之夫所謂顯明者指方位而言日出於卯之地也少陰君火始於此而右遷故曰顯明之右蓋天地左旋六氣右旋故曰退行六位之下各有己所不勝者承之於下王氏曰承猶隨也而又有妨之之義以下奉上故曰承其五行之道不亢則隨之而已一有所亢則起而勝之也或曰制者制何事也害者害何物也制者制其氣之太過也害者害承者之元氣也夫所謂元氣者總而言之謂之一元分而言之謂之六元一元者天一生水水生木木生火火生土土生金金復生水循環無端生生不息六元者水為木之化元木為火之化元火為土之化元土為金之化元金為水之化元亦運化而無窮也假

如火不亢則所承之水隨之而已一有亢極則其水起以平之蓋恐害吾金元之氣子來救母之意也六氣皆然此五行勝復之理不期然而然者矣制則生化者言有制之常如亢則制而生化不息何害之有外列盛衰者言所承者力衰而所亢者極盛制之不盡耳在天地則爲六淫在人身則爲六疾害則敗亂者言無制之變也所承者衰甚而無氣故所亢者其勢縱横而不可遏也在天地則大塊絶滅在人身則病真而死矣大畧如斯未盡詳也學者宜參考安道之論斯備矣

或問丹溪先生格致餘論云陽常有餘陰常不足氣常有餘血常不足然先生所著諸方每云有氣虚有血虚有陽虚有陰虚其所以自相矛盾有如是者其義何歟曰其所謂陰陽氣

血之虚實而以天地日月對待之優劣論之其理蘊奥難明非賢者莫能悞其旨也請陳其大畧焉夫陽常有餘陰常不足者在天地則該乎萬物而言在人身則該乎一體而論非直指氣爲陽而血爲陰也經曰陽中有陰陰中亦有陽正所謂獨陽不生獨陰不長是也姑以治法兼證論之曰氣虚者氣中之陰虚也治法用四君子湯以補氣中之陰曰血虚者血中之陰虚也治法用四物湯以補血中之陰曰陽虚者心經之元陽虚也其病多惡寒責其無火治法以補氣藥中加烏附等藥甚者三建湯正陽散之類曰陰虚者腎經之真陰虚也其病多壯熱責其無水治法以補血藥中加知母黄栢等藥或大補陰丸滋陰大補丸之類經曰諸寒之而熱者取之陰熱之而寒者取之陽所謂求其屬也王注曰此言益

火之源以消陰翳壯水之主以制陽光也夫真水衰極之候切不可服烏附等補陽之藥恐反助火邪而爍真陰元陽虚甚之軀亦不可投芎芩等辛散淡滲之劑恐反開腠理而泄真氣昧者謂氣虚即陽虚止可用四君子斷不可用芎辛之屬血虚即陰虚止可用四物決不可用參芪之類殊不知東垣有曰陽旺則能生陰血（此陰陽二字直指氣血言）又曰血脫益氣古聖人之法也血虚者須以參芪補之陽生陰長之理也惟真陰虚者將爲勞極參芪固不可用恐其不能抵當而反益其病耳非血虚者之所忌也如黄汝言之通達亦未明此理其所著明醫雜著謂近世治病但見虚證便用參芪屬氣虚者固宜若是血虚豈不助氣而反耗陰血耶是謂血病治氣則血愈虚耗又曰血虚誤服參芪等甘温之藥則病日增服之過

多則死不治蓋甘温助氣屬陽陽旺則陰愈消又曰婦人產後陰血虛陽無所依而浮散於外故多發熱止可用四物湯補陰血而以炙乾姜之苦温從治而收其浮散使歸依於陰亦戒勿用參芪也丹溪曰產後當以大補氣血爲主既曰陽無所依而浮散於外非參芪等藥何以收斂其散失之氣乎噫汝言之謬何其與東垣丹溪俱不合耶世之膠柱調瑟者比比皆是予不容不辯也

或問古有四診之法何謂也曰形聲色脉四者而已今人惟效脉法但知其一而遺其三焉請陳其理如左夫形診者觀其形以知其病也經曰形氣不足病氣有餘是邪勝也當瀉不當補形氣有餘病氣不足當補不當瀉形氣不足病氣不足此陰陽皆不足也急當補之不可刺刺之重不足重不足則

陰陽俱竭血氣皆盡五藏空虛筋骨髓枯老者絕滅壯者不復矣形氣有餘病氣有餘此陰陽皆有餘也急瀉其邪調其虛實故曰有餘者瀉之不足者補之此之謂也又曰形肉既脫九候雖調者死又曰頭者精明之府頭傾視深精神將奪矣背者胸中之府背曲肩垂府將壞矣腰者腎之府轉搖不能腎將憊矣骨者髓之府不能久立行則振掉骨將憊矣凡此之類皆形診之謂也夫聲診者聽其聲以驗其病也經曰聲如從室中言是中氣之濕也言而微終日廼復言者此奪氣也衣被不斂言語善惡不避親踈者此神明之亂也叔和云久病聲嘶者死小兒病忽作鴉聲者死東垣曰言語先輕後重高厲有力是爲外感有餘之證言語先重後輕沉困無力是爲內傷不足之證凡此之類皆聲診之謂也色診者視

其面之五色以察其病也。經曰：赤欲如帛裹硃，不欲如赭；白欲如鵝羽，不欲如鹽；青欲如蒼璧之澤，不欲如藍；黃欲如羅裹雄黃，不欲如黃土；黑欲如重漆色，不欲如地蒼。又曰：青如草茲者死，黃如枳實者死，黑如炲⑬者死，赤如衃⑭血者死，白如枯骨者死，此五色之見死也。青如翠羽者生，黃如蟹腹者生，赤如鷄冠者生，白如豕⑮膏者生，黑如烏羽者生，此五色之見生也。生於心如縞裹硃，生於肺如縞裹紅，生於肝如縞裹紺，生於脾如縞裹括蔞實，生於腎如縞裹紫，此五藏所生之外榮也。欲觀五藏之五邪，當辯四時之令色。經曰：從前來者爲實邪，子能令母實也；從後來者爲虛邪，母能令子虛也；從所勝來者爲微邪，妻乘夫位也；從所不勝來者爲賊邪，鬼賊爲害也；自病者爲正邪，本經自傷也。假如春令木旺，病者其色青而帶赤是爲實邪雖病易治法曰實者瀉其子其色青而帶黑是爲虛邪病亦易治法曰虛者補其母其色青而帶黃是爲微邪尤爲易治法曰微者逆之謂正治也其色青而帶白是爲賊邪難治故多死法曰甚者從之謂反治也若但青如蒼璧之澤廼是正邪本經自病勿藥而愈四時皆倣此而推又四時皆帶紅黃爲吉青黑爲凶若此之類皆色診之要訣學者其可忽乎

或問傷寒之邪中人固無定體然手足各有六經何故只傳足之六經而不及於手之六經乎劉草窗謂足六經屬水土木蓋水得寒則氷土得寒則坼木得寒則葉落枝枯手之六經惟屬金與火蓋火勝水而能敵寒金得寒而愈堅剛其理甚明將何以議之乎曰言似近理而實不然者也請陳一得如

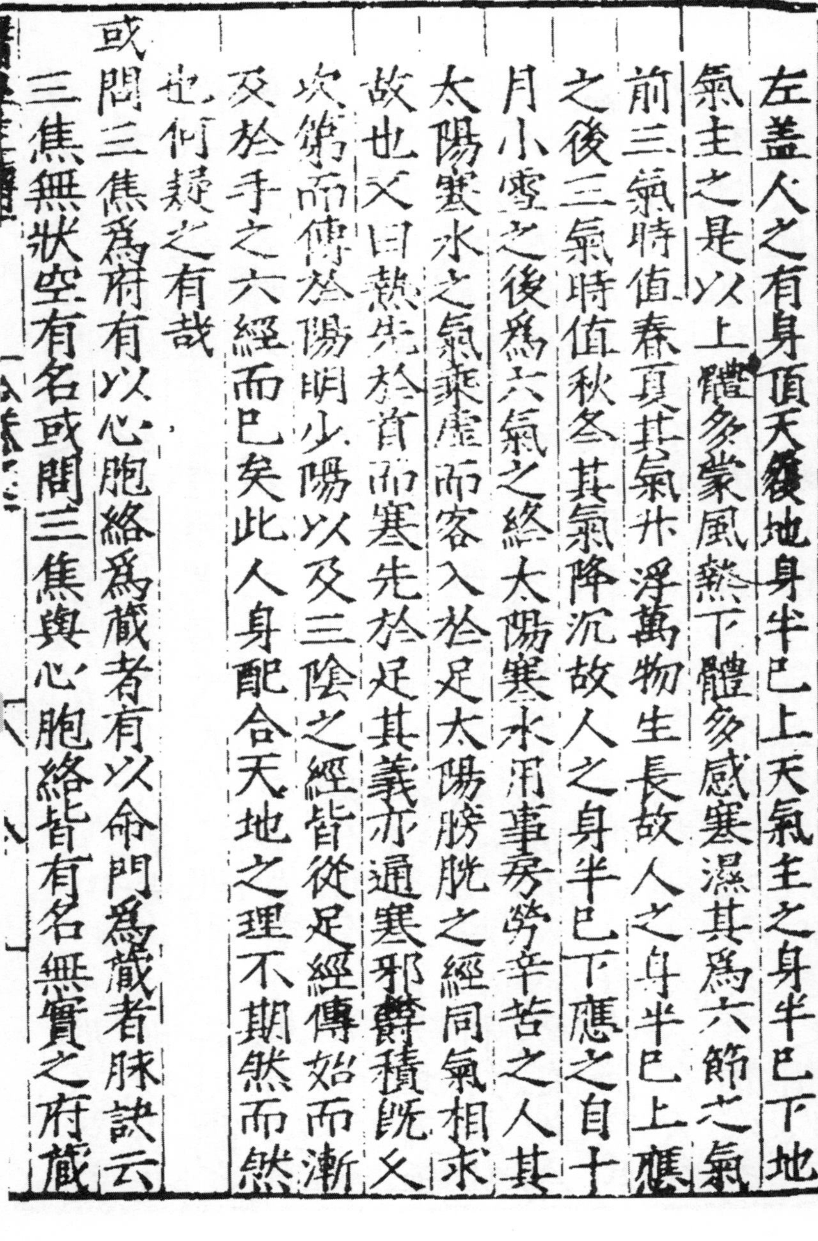

左盖人之有身頂天履地身半已上天氣主之身半已下地氣主之是以上體多蒙風熱下體多感寒濕其爲六節之氣前三氣時值春夏其氣升浮萬物生長故人之身半已上應之後三氣時值秋冬其氣降沉故人之身半已下應之自十月小雪之後爲六氣之終太陽寒水用事房勞辛苦之人其太陽寒水之氣乘虚而客入於足太陽膀胱之經同氣相求故也又曰熱先於首而寒先於足其義亦通寒邪鬱積既久次第而傳於陽明少陽以及三陰之經皆從足經傳始而漸及於手之六經而已矣此人身配合天地之理不期然而然也何疑之有哉

或問三焦爲府有以心胞絡爲藏者有以命門爲藏者脉訣云三焦無狀空有名或問三焦與心胞絡皆有名無實之府藏

而其位俱在膏膈之中或謂心胞絡乃膏中之脂膜又或謂之裹心之肉凡此議論不一其孰非而孰是歟請明以告我曰其理蘊奥甚矣難言雖然若夫天人之理不明其可謂之醫乎請畧陳其梗槩如左凡萬物之有形質著乎地者必有象以應乎天也且以五行之理論之如在地有木火土金水之五形在天則有風熱濕燥寒水之六氣蓋人肖天地其五藏六府之具於身者與天地造化生成之理若合符節是故在天爲風在地爲木在人藏府爲肝爲膽在天爲熱在地爲火在人藏府爲心爲小腸在天爲濕在地爲土在人藏府爲脾爲胃在天爲燥在地爲金在人藏府爲肺爲大腸在天爲寒在地爲水在人藏府爲腎爲膀胱五者之外又有相火遊行於天地上下氣交之中故合爲五運六氣人身之相火亦

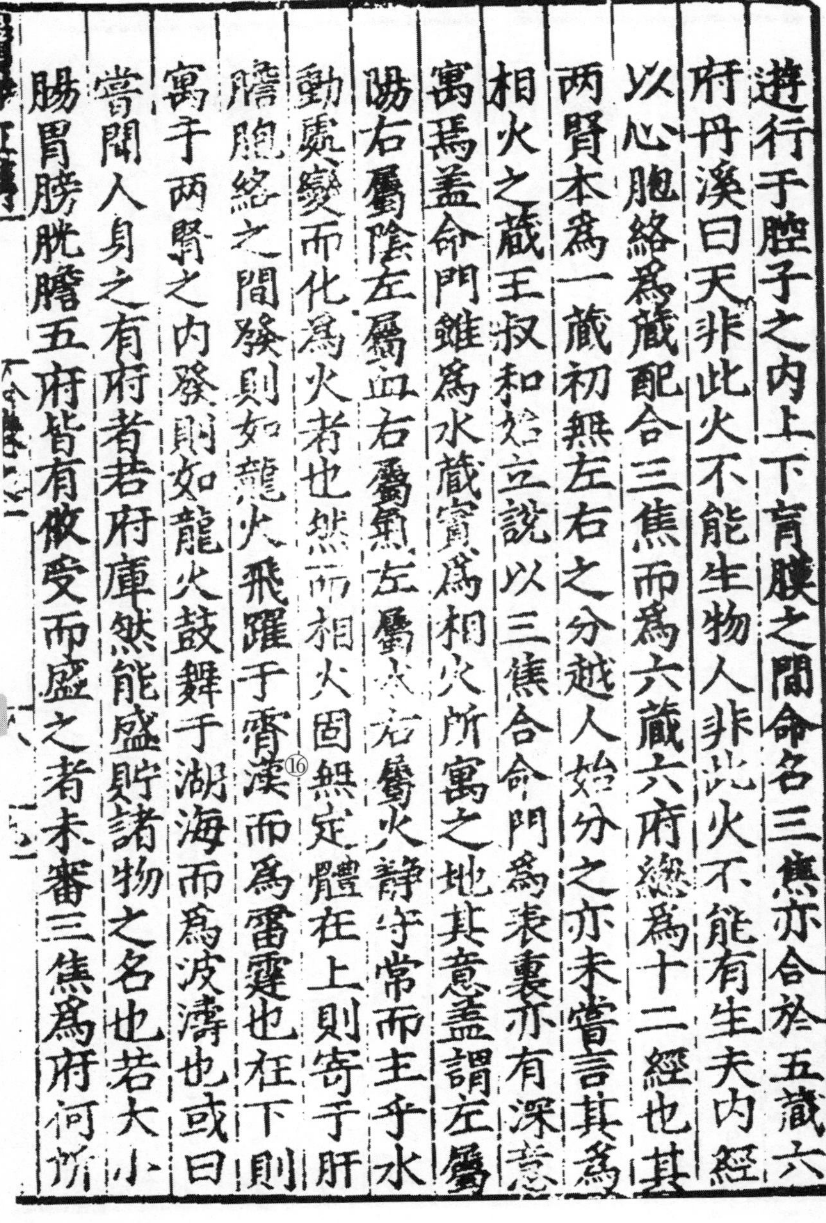

遊行于腔子之内上下肓膜之間命名三焦亦合於五藏六府丹溪曰天非此火不能生物人非此火不能有生夫内經以心胞絡爲藏配合三焦而爲六藏六府總爲十二經也其兩腎本爲一藏初無左右之分越人始分之亦未嘗言其爲相火之藏王叔和始立說以三焦合命門爲表裏亦有深意寓焉蓋命門雖爲水藏實爲相火所寓之地其意蓋謂左屬陽右屬陰左屬血右屬氣左屬水右屬火靜守常而主乎水動處變而化爲火者也然而相火固無定體在上則寄于肝

⑯

膽胞絡之間發則如龍火飛躍于霄漢而爲雷霆也在下則寓于兩腎之内發則如龍火鼓舞于湖海而爲波濤也或曰嘗聞人身之有府者若府庫然能盛貯諸物之名也若大小腸胃膀胱膽五府皆有攸受而盛之者未審三焦爲府何所

陽

盛乎曰三焦者指腔子而言包函乎腸胃之總司也胷中肓膜之上曰上焦肓膜之下臍之上曰中焦臍之下曰下焦總名曰三焦其可謂之無攸受乎其體有脂膜在腔子之内包羅乎六藏五府之外也其心胞絡實乃裹心之膜包于心外故曰心胞絡其系與三焦之系連屬故指相火之藏府皆寄于胷中此知始而未知終也其餘諸說皆展轉傳訛之語耳管見如斯顓俟知者再論⑰

或問東垣用藥多以升麻益胃目之而悉以升麻柴胡之類佐之何與曰夫天地四時之令春夏之氣溫而升浮則萬物發生秋冬之氣寒而降沉則萬物肅殺人肖天地常欲使胃氣溫而升浮而行春夏生發之令不欲使胃氣寒而降沉而行秋冬肅殺之令耳又升麻能令清氣從右而上還柴胡能使

達

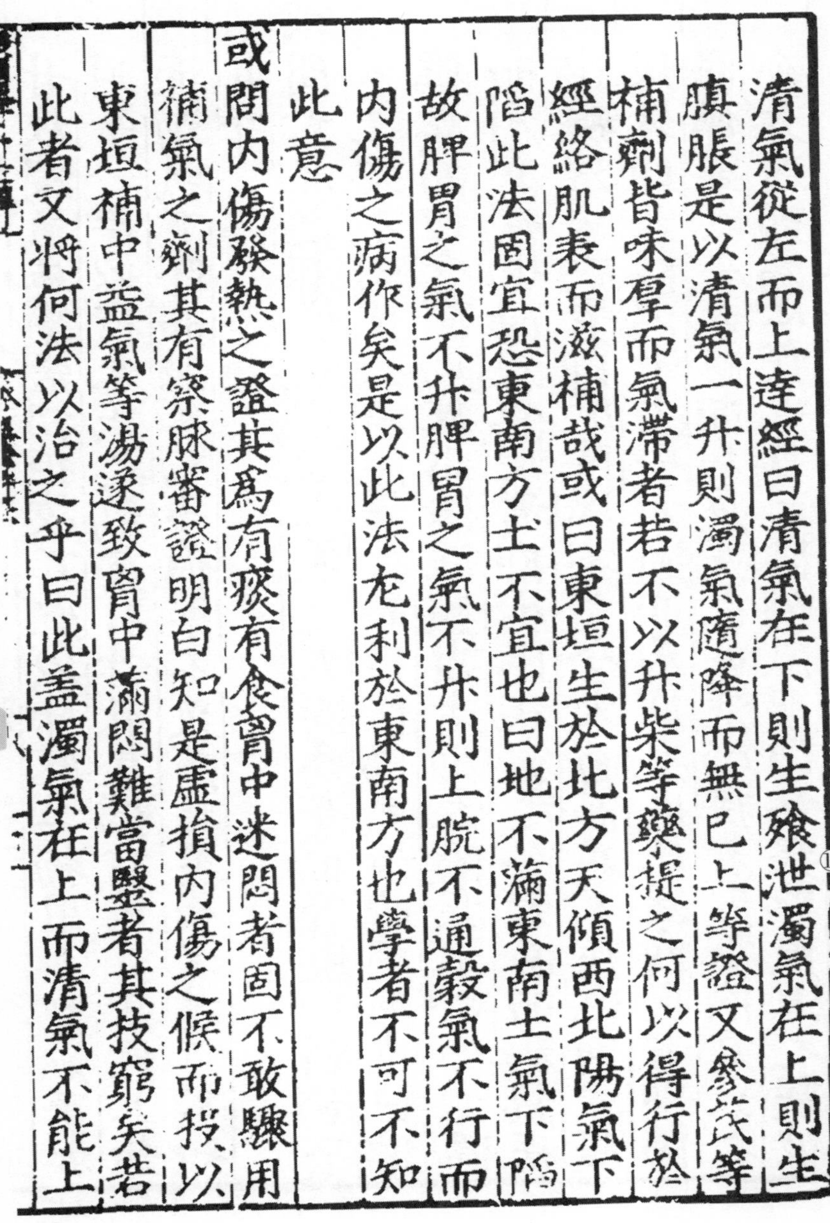

清氣從左而上達經曰清氣在下則生飧泄濁氣在上則生䐜脹是以清氣一升則濁氣隨降而無已上等證又參芪等補劑皆味厚而氣滯者若不以升柴等藥提之何以得行於經絡肌表而滋補哉或曰東垣生於北方天傾西北陽氣下陷此法固宜恐東南方土不宜也曰地不滿東南土氣下陷故脾胃之氣不升脾胃之氣不升則上脘不通穀氣不行而内傷之病作矣是以此法尤利於東南方也學者不可不知此意 ⑱

或問内傷發熱之證其爲有痰有食胸中迷悶者固不敢驟用補氣之劑其有察脉審證明白知是虛損内傷之候而投以東垣補中益氣等湯遂致胸中滿悶難當醫者其技窮矣若此者又將何法以治之乎曰此蓋濁氣在上而清氣不能上

升故濁氣與藥氣相拒故耳宜以升麻二物用酒製炒更加附子一片以行參芪之氣及引升麻直抵下焦引清氣上升而濁氣下降而服參芪等補藥不致滿悶矣學者其可不知此乎

或問六淫之邪當從内經六氣之太過爲是也昔醫和對晉平公之文不曰風寒暑濕燥火而曰陰陽風雨晦明何也曰辭雖異而理實同焉彼謂陰淫寒疾者即太陽寒水之令太過而爲寒疾也陽淫熱疾者即少陽相火之令太過而爲熱疾也風淫末疾者即厥陰風木之令太過而爲末疾也雨淫腹疾者即太陰濕土之令太過而爲腹疾也晦淫惑疾者即陽明燥金之令太過而爲瘈疾也明淫心疾者即少陰君火之令太過而爲心疾也或曰陰陽風雨即爲寒熱風濕之疾彼

此固胳合矣所謂晦淫惑疾與明淫心疾二者似不相符請明以告我曰歲金太過燥令大行久晴不雨黃[19]埃蔽空日月冐明當爲瘦癘之疾山嵐瘴氣是也惑當作瘦傳寫之誤耳君火太過熱令早行火爲離明之象故曰明淫如内經所謂天明則日月不明是也少陰君火司令故曰心疾春分至少滿時太熱也有釋明爲晝明晦爲夜晦惑爲蠱惑心志皆非也夫晝明夜晦天道自然之理何淫之有其蠱惑心志者亦非天地之淫邪也學者宜再思之

或問飲食同入於胃而水穀二者何如而分乎且如膀胱止有下口而無上口其水固可出不知從何而入乎又何其如是之清乎曰經曰飲食入胃游溢精氣上輸於脾脾氣散精上歸于肺通調水道下輸膀胱水精四布五經並行合於四時

五行[20]陰陽揆度[21]以爲常也夫胃爲倉廩之官無物不受全藉脾土轉輸而運化焉蓋水穀入胃其濁者爲柤滓下出幽門達大小腸而爲糞以出於穀道其清者倏焉而化爲氣依脾氣而上升於肺其至清而至精者由肺而灌溉乎四體而爲汗液津唾助血脉益氣力而爲生生不息之運用也其清中之濁者下入膀胱而爲溺以出乎小便耳其未入而在膀胱之外者尚爲濁氣既入而在膀胱之内者即化爲水是故東垣有曰飲者無形之氣正謂此也蓋肺屬金而覆乎脾胃之上即如天之覆於地之上也經曰清陽爲天濁陰爲地地氣上而爲雲天氣下而爲雨水入於胃輒化氣而上升亦猶天降霖雨於地倏焉化氣上騰而爲雲又復化爲霖雨而下降也或曰老人與壯年者飲水無異多寡壯年小便甚少而老

者小便甚多何也曰壯者如春夏之氣升者多而降者少老人如秋冬之氣降者多而升者少耳或曰降多即小便多升多者未見其爲何物而出於上竅焉曰經曰清陽出上竅濁陰出下竅清陽發腠理濁陰走五藏清陽實四肢濁陰歸六府各從其化也夫大塊之爲器不可論其涵容之量人之氣化亦猶是也讀者宜再思之

或問人之壽夭不齊何歟曰元氣盛衰不同耳夫人有生之初先生二腎號曰命門元氣之所司性命之所繫焉是故腎元盛則壽延腎元衰則壽夭此一定之理也或曰今見肥白之人多壽夭元氣反衰乎瘦黑之人多壽延元氣反盛乎曰丹溪謂白者肺氣弱黑者腎氣足又曰肥不如瘦白不如黑或曰四方之人皆同乎曰不同也內經五常政大論云陰精所

奉其人壽陽精所降其人夭又曰東南方陽也陽者其精降於下故右熱而左温西北方陰也陰者其精奉於上故左寒而右凉王註曰陰精所奉高之地也陽精所降下之地也陰方之地陽不妄泄寒氣外持邪不數中而正氣堅守故壽延陽方之地陽氣耗散發泄無度風濕數中其氣煩渴故夭折

或曰常聞天人之理同一揆也今見於天地之四方者既得聞命矣而具於人之五臟者未之聞也請申明其義可乎曰西北二方在人爲腎水肺金所居之地二臟常恐其不足東南二方在人爲肝木心火所處之位二臟常恐其有餘難經曰東方實西方虚瀉南方補北方等語即此之義也夫腎水既實則陰精時上奉於心肺故東方之木氣不實而西方之金氣不虚此子能令母實使金得以平木也是故水日以盛

而火日以虧此陰精所奉於上而令人壽延也若夫腎水一虛則無以制南方之心火故東方實而西方虛其命門與胞絡之相火皆挾心火之勢而來侮所不勝之水使水日虧而火日盛此陽精所降於下故令人夭折也大抵王冰主天地之四方言越人主人身之五藏論皆不失内經之旨同歸於一理也學者詳之

或問經謂清氣在下則生飧泄濁氣在上則生䐜脹夫病在上者法當用木香檳榔等藥以降之病在下者法當用升麻柴胡等藥以提之理宜然也其或泄痢脫肛後重大㉒孔痛不可忍是爲氣下陷也法當舉之以升麻柴胡和之以木香檳榔若夫四藥同劑不無升降混淆奚有歸一治病之功邪曰天生藥石治病各逞其能如張仲景制大柴胡湯用柴胡大黄

同劑以治傷寒表裏俱見之證然柴胡升而散外邪大黃降而泄內實使病者熱退氣和而愈今用升麻柴胡自能升清氣而上行木香檳榔自能逐邪氣而下降故使脫肛上舉而後重除故可同劑而成功矣何疑之有哉欲用藥者宜倣此而擴充之可也

或問人身之兩腎猶車之有兩輪其形同色亦無異不知王叔和何所見而獨謂左腎為水而右腎屬火又指右腎為命門以配三焦之經嘗聞有生之初胚胎未成之際先生二腎即造化天一生水之義今以水火歧之冰炭相反何歟曰予嘗私淑丹溪而得其說矣按內經以心胞絡為三焦相火之配而並行於經也其兩腎本為一臟初未嘗有左右之分而越人始分之亦不言其為相火之臟叔和立說以三焦合命門

爲表裏亦有深意存焉蓋謂腎屬陰而本主乎靜靜則[illegible][23]於其中陽既孕矣其能純乎靜而無生氣之動歟若無[illegible]謂[24]靜屬水受[26]五臟六府之[27]精而藏之是陽歸之陰而成孕者也[25]又謂腎爲作強之官伎巧出焉陽出之陰而化生者也是故腎爲一藏配五行而言者則屬之水矣以其兩腎之形有二象而言者亦得以左右分陰陽剛柔而命爲五藏之根元也以左爲陰右爲陽陰爲水陽爲火水爲血火爲氣於是左腎之陰水生肝木肝木生心火右腎之陽火生脾土脾土生肺金其四藏之於腎猶枝葉之出於根也雖然但不可獨指右腎爲命門耳經曰太衝之地名曰少陰少陰之上名曰太陽太陽根起於至陰結於命門按王註靈樞經云命門者目也抑考明堂銅人等經命門一穴在脊中行第十四椎下陷中

兩腎之間夫兩腎固爲真元之根本性命之所關雖爲水藏而實有相火寓乎其中象水中之龍火因其動而發也愚意當以兩腎總號爲命門其命門穴正象門中之㉘棖闑司開闔之象也惟其靜而闔涵養乎一陰之真水動而開鼓舞乎龍雷之相火夫水者常也火者變也若獨指乎右腎爲相火以爲三焦之配尚恐立言之未精也未知識者以爲何如

或問内經所謂壯火之氣衰少火之氣壯壯火食氣氣食少火壯火散氣少火生氣何謂也曰王太僕已有註文但未甚詳耳請陳一得如左夫壯火之氣衰少火之氣壯者言造化勝復之理少而壯壯而衰衰而復生循環無端生生不息經雖不言衰而復生其理實在其中矣壯火食氣者言元氣見食於壯火也氣食少火者言元氣見助於少火也壯火散氣謂

耗散元氣少火生氣謂滋生元氣此二句申明上文二句之言耳蓋火不可無亦可少而不可壯也少則滋助乎真陰壯則燒爍乎元氣陰陽造化之理無往不復夫火壯而亢極則燕水化以制之經曰亢則害承迺制也又曰制則生化故壯火衰而少火復生是以陰陽調和萬物生旺四時生長化收藏之道即此理也以人論之胚胎未成之初先生二腎以涵養真陰是故名為元氣天一生水之義焉然後肝心脾肺以及五府相繼而生五藏五府之外又有胞絡相火遊行於三焦之間故以三焦為配二者皆有名無實之府藏蓋相火無定位故也抑攷先哲有曰天非此火不能生物人非此火不能有生言其不可無也此非少火生氣之意乎又曰火與元氣不兩立一勝則一負言其不可亢也又非壯火散氣之謂

乎管見如斯未知是否

或問越人難經第一難中所謂十二經皆有動脉獨取寸口以決五藏六府死生吉凶之法又曰寸口者脉之大會手太陰之脉動也夫寸口一脉何以能決藏府死生吉凶乎鼇峯熊氏註爲右寸謂右寸之屬肺也四明張氏註爲兩寸謂脉會太淵穴也二說不同其孰非而孰是與請明以告我曰古聖立法以三部九候決人死生以六藏六府分配於六部之中故可以驗人藏府之吉凶也殊不知内經言寸口者頗多悉兼關尺而言也大槩古人以寸口爲六脉之總名耳不然内經何以言寸口之脉中手短者曰頭痛寸口脉中手長者曰足脛痛寸口脉中手促上擊者肩背痛若此之類莫能盡述先哲註謂中手爲醫者之中指也然非病者之關脉乎夫越

則

人之難經因内經而作故有是語今之註者皆以己意妄釋故與經旨不合學者其再思之

或問難經第八難曰寸口脉平而死者何謂也然諸十二經脉者皆係於生氣之源所謂生氣之源者十二經之根本也謂腎間動氣也此五藏六府之本十二經之根呼吸之門三焦之源一名守邪之神故氣者人之根本也根絶則莖葉枯矣寸口脉平而死者生氣獨絶於内也夫所謂腎間動氣者釋者皆指爲兩尺兩尺既絶何謂寸口脉平何不言尺中腎脉而言腎間動氣請明辯以釋吾疑幸甚曰此言寸口脉平而死者亦兼關尺而論也腎間動氣者臍下氣海丹田之地也或曰臍下中行乃任脉所屬與腎何相干哉曰各開寸半爲第二行皆屬足少陰腎經其臍與背後命門穴對各開寸半

腎腧穴也故丹田氣海與腎脉相通爲腎之根也又若有生之初先生二腎脆系在臍故氣海丹田實爲生氣之源十二經之根本也或曰寸口既平奚疑其死乎曰此爲病劇形脫者論耳内經曰形肉已脫九候雖調者死九見人之病劇者肌人形羸瘦大肉已脫雖六脉平和尤當診候足陽明之衝陽與足少陰之太谿二脉或絶更候臍下腎間之動氣其或動氣未絶猶有可生之理動氣如絶雖三部平和其死無疑矣醫者其可不詳察乎

或問内經有曰陽明病甚則棄衣而走登高而歌或不食數日而踰垣上屋所上之處皆非素所能也素非所能因病而不食反能登非常之處豈有是哉曰難經有云重陽者狂重陰者顛又曰顛多喜而狂多怒所謂重陽者三部陰陽脉皆洪

盛而牢故病強健而有力故名曰狂謂重陰者三部陰陽脉皆沉伏而細故病羸倦而無力故名曰顛嘗見東陽楼氏一少年病狂一日天風大作忽飛上于邑東之塔嶺且歌且哭其塔實無容步之階衆皆以爲恠予思龍乃純陽之物伏蟄于海内其身止有鱗甲且無羽翼遇陽氣升騰之日則借風雲之勢而能飛騰即此義也奚足爲恠哉

或問難經五十三難曰經言七傳者死間藏者生然七傳者傳其所勝也間藏者傳其子也何以言之假令心病傳肺肺病傳肝肝病傳脾脾病傳腎腎病傳心一藏不再傷故言七傳者死也間藏者傳其所生也假令心傳脾脾傳肺肺傳腎腎傳肝肝傳心是子母相傳周而復始如環無端故言生也夫經文所謂七傳者據其數止六傳而已謂一藏不再傷按其

數乃有四藏不再受傷且其間藏之理未聞有發明之旨釋者止是隨文解義而已請明辯以釋吾疑可乎曰夫此條言虛勞之證也其所謂七傳者心病上必脫腎病傳心一句其一藏不再傷當作三藏不再傷皆傳寫之誤耳蓋虛勞之證必始於腎經五藏從相尅而逆傳已盡又復傳於腎與心則水絕滅而火大旺欲死而不復再傳彼之三藏矣其有從相生而順傳者蓋腎水欲傳心火却被肝木潰叫而遂傳肝木然後傳心火次第的順行而及於彼之三藏而有生生不息之義故曰間藏者生也者其再思之

或問醫家以水烹煎藥石本草著名頗多而未詳其用曰長流水曰急流水曰順流水曰逆流水曰千里水曰半天河水曰春雨水曰秋露水曰雪花水曰井花水曰新汲水曰無根水

曰菊英水曰潦水曰甘爛水曰月窟水夫何一水之用而有許多之名必其能各有所長請逐一明言其故無吝曰請長流水者即千里水也但當取其流長而來遠耳不可泥於千里者以其性遠而通達歷科坎已多故取以煎煮手足四末之病道路遠之藥及通利大小便之用也曰急流水者湍上峻急之流水也以其性速急而達下故特取以煎熬通利二便及足脛以下之風藥也曰順流水者其性順而下流故亦取以治下焦腰膝之證及通利二便之用也曰逆流水者慢流洄瀾之水也以其性逆而倒流故取以調和發吐痰飲之劑也曰半天河水者即長桒君授扁鵲飲以上池之水乃竹籬藩頭管內之積水耳取其清潔自天而降未受下流汚濁之氣故可以為煉還丹調仙藥之用也曰春雨水者立春日

空中以器盛接之水也其性始得春升生發之氣故可以煑中氣不足清氣不升之藥也古方謂婦人無子者於立春日清晨以器盛空中之雨水或此日百草曉露之水夫妻各飲一杯還房當即有孕取其資始資生發育萬物之義耳曰秋露水者其性禀收斂肅殺之氣故可取以烹煎殺祟之藥及調付殺癩虫疥癬諸虫之劑也曰井花水者清晨井中第一汲者其天一真精之氣浮結于水面故可取以烹煎補陰之劑及修煉還丹之用今好清之士每日取以烹春茗而謂之利頭目最佳其性味同於雪水也曰菊英水者蜀中有長壽源其源多菊花而流水四季皆菊花香居人飲其水者壽皆二三百歲故陶靖節之流好植菊花日採其花英浸水烹茶期延壽也曰新汲水者井中新汲未入缸甕者取其清潔無

混雜之劑故用以烹煮藥劑也曰甘爛水者器盛於以物揚水躍使水珠沫液盈於水面其水與月窟水性同取其味甘温而性柔故可以烹傷寒陰證等藥也曰潦水者又名無根水山谷中無人跡去處新土科門中之水也取其性不動摇而有土氣內存故可以煎熬調脾進食以補益中氣之劑也夫本草雖有諸水之名而未詳言其用今故述之以為後學之矜式云㉙

或問丹谿治腫脹之証專主乎土敗木賊濕熱相乘為病東垣又多主乎寒言病機諸腹脹大皆屬於熱之語乃言傷寒陽明經大實大滿之證也又云熱脹少而寒脹多二說不同其孰非而孰是與曰東垣北方人也其地土高燥濕熱少而寒氣多故有是論我丹溪先生生長於東南之地故病此者盡

因脾虚受濕肝木大旺故言然也或曰二說不同之義既得聞命矣而丹溪治腫之大法曰必須養肺以制木使脾無賊邪之慮滋腎以制火使肺得清化之源斷妄想以保母氣卻鹽味以防助邪以大劑人參白朮補脾使脾氣得實自能健運升降此千載不易之定論萬舉萬全之妙法也活人多矣嘗用此法以治黃腫之證反加悶亂增劇不安改用香附蒼朮厚朴之劑反獲全功竊思水腫與黃腫皆是濕熱傷脾所致何治法之不同歟曰夫水腫之證蓋因脾土虛甚而肝木太過故水濕妄行其中雖有清痰留飲實無鬱積膠固故以參朮爲君而兼以利水清金去濕熱之藥此標本兼該之治故有十全之功也彼黃腫者或酒疸或穀疸沉積頑痰膠固鬱結於其中故或爲痞癖或爲積聚是以積于中而形于外

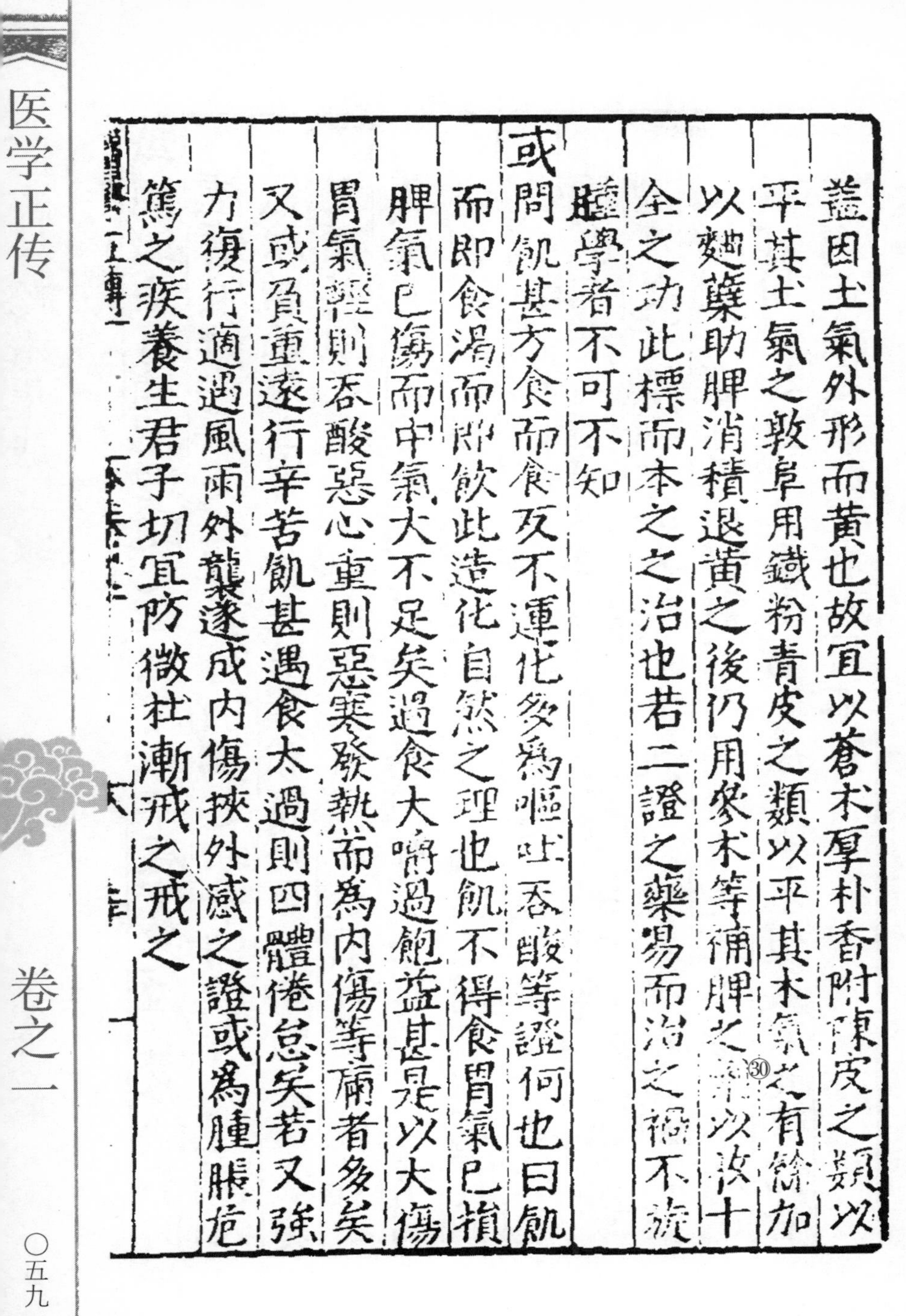

蓋因土氣外形而黃也，故宜以蒼朮厚朴香附陳皮之類以平其土氣之敦阜，用鐵粉青皮之類以平其木氣之有餘，加以麯蘖助脾消積。退黃之後，仍用參朮等補脾之劑以收十全之功。此標而本之之治也。若二證之藥湯而治之，猶不旋踵。學者不可不知。

或問：飢甚方食，而食反不運化，多為嘔吐吞酸等證，何也？曰：飢而即食，渴而即飲，此造化自然之理也。飢不得食，胃氣已損，脾氣已傷，而中氣大不足矣。過食大嚼，過飽益甚，是以大傷胃氣，輕則吞酸惡心，重則惡寒發熱，而為內傷等病者多矣。又或負重遠行，辛苦飢甚，遇食太過則四體倦怠矣。若又強力複行，適遇風雨外襲，遂成內傷挾外感之證，或為腫脹危篤之疾。養生君子切宜防微杜漸，戒之戒之。

或問鍼法有補瀉迎隨之理固可以平虛實之證其灸法不問虛實寒熱悉令灸之其亦有補瀉之功乎曰虛者灸之使火氣以助元陽也實者灸之使實邪隨火氣而發散也寒者灸之使其氣之復溫也熱者灸之引鬱熱之氣外發火就燥之義也其鍼刺雖有補瀉之法予恐但有瀉而無補焉經謂瀉者迎而奪之以鍼迎其經脉之來氣而出之固可以瀉實也謂補者隨而濟之以鍼隨其經脉之去氣而留之未必能補虛[31]也不然內經何以曰無刺熇熇[32]之熱無刺渾渾之脉無刺漉漉[33]之汗無刺大勞人無刺大飢人無刺大渴人無刺新飽人無刺大驚人又曰形氣不足病氣不足此陰陽皆不足也不可刺刺之重竭其氣老者絕滅壯者不復矣若此等語皆有瀉無補之謂也學者不可不知

或問虛損之疾世俗例用局方十全大補湯以補之其方實爲諸虛之關鍵也用參芪苓朮甘草以補氣虛用芎歸芍藥地黃肉桂以補血少吾子將何以議之曰此藥乃氣血兩虛之劑或血虛而氣尚實或氣虛而血尚充者其可一例施乎內經曰毒藥以治其病蓋藥性各有能毒然中病者借其能以獲安不中病者徒惹其毒以增病耳假如心脾二經虛損當以茯苓補之虛而無汗及小水短少者服之有功虛而小便數者多服則令人目盲虛而多汗者久服損其氣夭人天年以其味淡而利竅也又如肺氣弱及元陽虛者當以黃芪補之然肥白人及氣虛而多汗者服之有功若蒼黑人腎氣有餘而未甚虛者服之必滿悶不安以其性塞而閉氣也甘草爲健脾補中及瀉火除煩之良劑然嘔吐與中滿及嗜酒

防庵作記

之人多服必斂膈不行而嘔滿增劇以其氣味之升緩也川芎爲補血行血清利頭目之聖藥然骨蒸多汗及氣弱人㉟久服則真氣走散而陰愈虛甚以其氣味之辛散也生地黃能生血脉然胃氣弱者服之防損胃不食熟地黃補血養血然痰火盛者恐泥膈不行人參爲潤肺健脾之藥若元氣虛損者不可缺也然久嗽勞嗽咯血鬱火在肺分者服之必加嗽㊱增喘不寧以其氣味之甘溫滯氣然㊲也白芍藥爲涼血益血之劑若血虛腹痛者豈可缺㊳然其形瘦氣弱禀賦素虛寒者服之恐伐發生之氣以其氣味之酸寒也藥性能毒未易悉舉學者宜究本草之詳不可妄施以殺人也

或問脉經謂一息四至以上爲無病常人之脉今見無病之人或有一息五至有奇者有一息三至無餘者何如是之異耶

曰生成之脈豈無緩急遲數之殊歟經曰性急脈亦急性緩脈亦緩大抵脈緩而遲者多壽脈急而數者多夭經曰根于中者命曰神機神去則機息盖氣血者人身之神也脈急數者氣血易虧而神機易息故多夭脈遲緩者氣血和平而神機難損歟多壽先哲論江海之潮則天地之嘘㊴吸晝夜止二升二降而已人之呼吸晝夜一萬三千五百息故天地之壽攸久而無疆人之壽延者數亦不滿百也管見如斯未知是否

或問有人寸關尺三部之脈按之絶無形跡而移於手陽明經陽絡與合谷之地動者何歟曰手太陰經肺與手陽明大腸一藏一府相爲表裏其列缺穴乃二經之絡脈故脈從絡而出於陽明之經此爲妻乘夫位地天交㊵泰生成無病之脈耳

學者可不曉歟

或問婦人產後之證丹溪爲當以大補氣血爲主治雖有雜證以末治之又曰產後中風切不可作風治而用風藥然則產後不問諸證悉宜大補氣血乎曰詳主末二字其義自明若夫氣血大虛諸證雜揉但虛而無他證者合宜大補氣血自愈或因虛而感冒風寒者補氣血藥帶驅風之劑或因脾虛而食傷太陰者補氣血藥加消導之劑或因瘀血惡露未盡而惡寒發熱者必先逐去瘀血惡露然後大補經曰有本而標之者有標而本之者又曰急則治其標緩則治其本丹溪主末二字即標本之意耳臨證之際其於望聞問切之間豈不可辨乎若一例施之以補豈非刻舟求劍之術耶

或問妊娠之婦有按月行經而胎自長者有三五箇月間其血

大下而胎不墮者或及期而分娩或踰月而始生其理何歟

曰其按月行經而胎自長者名曰盛胎盖其婦血氣充盛養胎之外其血尤有餘故也其有數月之胎而血大下謂之漏胎盖因事觸動任脉故血下而未傷於子宫故也雖然孕中失血胎雖不墮其氣血亦虧多致踰月不產予曾見有十二三月或十七八月或二十四五箇月生者往往有之俱是氣血不足胚胎難長故耳九十月之後未産者當服大補氣血之藥以培養之庶分免之無憂也學者不可不知

或問丹溪所謂難産之婦皆是八九箇月內不能謹以致氣血虚故也請問其旨何歟曰盖婦人有娠大不宜與丈夫同寢令人未諳此理至於八九箇月內猶有房事夫情慾一動氣血隨耗盖胎孕全仗氣血培養氣血既虧則胎息羸弱日月

既足，子如夢覺，即欲分娩，遂能折胞求路而出。胞破之後，其胞中之漿水沛然下流，胎息強徒者即翻身隨漿而下，此為易產者也。胎息倦弱者猶如夢寐未醒，轉頭遲慢，不能隨漿而出，胞漿既乾，則污血閉塞其生路，是以子無所向，遂致橫生逆產。臨產之際，若見漿下而未分娩者，便當憂恐，急服催生之藥，如蜀葵子之類，逐去惡血，道路通達，庶有速產之功。醫者不可不知此意。

或問：山居野處之地，云有狸魅之患，誠有此歟？否歟？曰：妖祟為患，自古有之，非獨老狐成精，至於人家猫犬亦有善為妖者。大抵被其惑者，皆陰盛而氣血虛者也，故邪乘虛而入耳，未有正人君子血氣充實者而被其惑焉。治法必滋補其真陰以壯其正氣，安養其心神以禦其妖邪，房幃之內鋪陳不通邪何由而入焉？若以師巫降童等邪術治之，則神愈不安，决無可瘳之理。遇斯疾者，可不謹歟！

或問：中風之候，皆半身不遂，其有遷延歲月不死者，何也？曰：如木之根本未甚枯，而一邊之枝榦先萎耳。經曰：根于中者，命曰神機，神去則機息（言動物也）；根于外者，命曰氣立，氣止則化絕（言植物也）。夫神機未息，亦猶氣化之未絕耳。故半身雖不運用，然亦未至於機息而死也。古所謂癱瘓者，亦有深意存焉。言癱者，坦也，筋脉弛縱，坦然而不舉也；瘓者，渙也，血氣散慢，渙然而不用也。或曰：其為治之法，與諸痺同乎？曰：不同也。經謂風寒濕三氣合而成痺，故曰痛痺（筋骨掣痛），曰著痺（着而不行），曰行痺（走痛不定），曰周痺（周身疼痛），皆邪氣有餘之候也。其癱瘓者，或血虛，或氣虛，皆正氣不足之證，其治法故不同也。惟痿痺屬血虛，麻痺

屬氣虛與癰瘡治法大同而小異焉學者宜加詳察毋蹈乎實實虛虛之覆轍云

或問雀目之證遇晚則目不見物至曉復明此何病使然曰是則肝虛之候也或曰肝常患其有餘然亦有不足者乎曰邪氣盛則實正氣奪則虛其人素稟血虛適遇寅申二年少陽相火司天厥陰風木在泉火炎於上木鬱于下夫胞絡相火既盛則心血沸淖而乾涸經曰天明則日月不明邪害空竅蓋心出血肝納血心血既涸則肝無攸受經又曰目得血而能視緣肝開竅于目肝既無血則目昏而不明矣或曰目昏不明既得聞命矣其晚暗而曉復明者何也曰木生於亥旺於卯而絕於申至於酉戌之時木氣衰甚遇亥始生至日出於卯之地木氣稍盛而目復明矣雖然終不能瞭然如故或

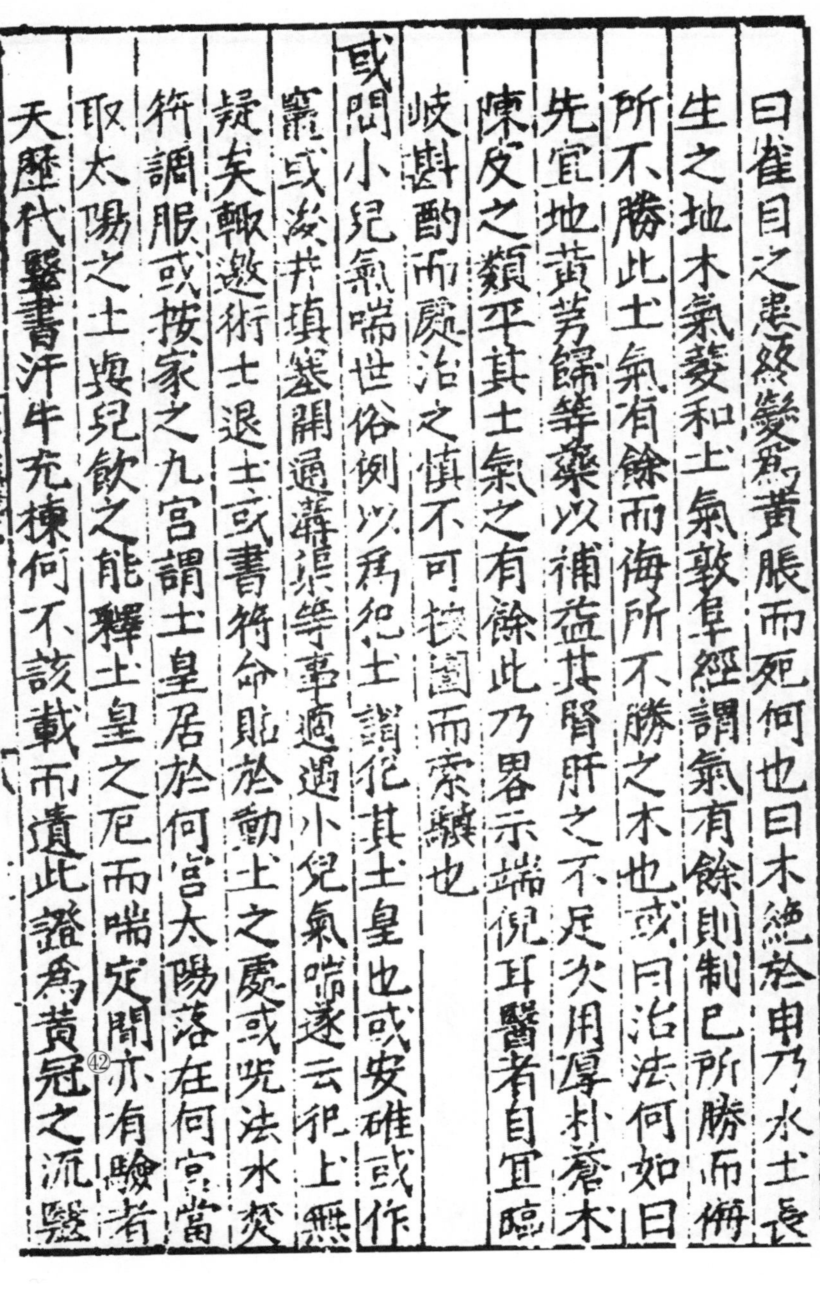

曰雀目之患終變爲黄脹而死何也曰木絶於申乃水土長生之地木氣萎和土氣敦阜經謂氣有餘則制己所勝而侮所不勝此土氣有餘而侮所不勝之木也或問治法何如曰先宜地黄芎歸等藥以補益其腎肝之不足次用厚朴蒼朮陳皮之類平其土氣之有餘此乃畧示端倪耳醫者自宜臨岐斟酌而處治之慎不可按圖而索驥也

或問小兒氣喘世俗例以爲犯土謂犯其土皇也或安碓或作竈或浚井填基開通溝渠等事適遇小兒氣喘遂云犯上無疑矣輒邀術士退土或書符命貼於動土之處或咒法水焚符調服或按家之九宫謂土皇居於何宫太陽落在何宫當取太陽之土與兒飲之能釋土皇之厄而喘定間亦有驗者天歷代醫書汗牛充棟何不該載而遺此證爲黄冠之流豎

治嗽請明以告我曰夫小兒發喘多由風寒外束腠理壅遏而肺氣不得宣通而爲病耳治法當用錢氏瀉白散或三拗湯等劑使腠理開通肺氣舒暢而喘自定矣或因吐瀉之後而中氣不足亦使短氣而喘治用錢氏益黄散東垣補中益氣湯或用伏龍肝湯泡放溫飲之其喘立定者有之蓋脾土大虚必借土氣以培益之其術士竊此意而巧立名色而謂太陽之土能安土也夫小兒之證不一或慢驚直視而喘或肺脹氣促而喘縱取太陽土盈盎以沃之亦莫能救其萬一醫者自宜檢方按法調治毋聽末流之俗以致惑焉

或問婦人孕鬼胎者何歟曰晝之所思爲夜之所見凡男女之性淫而虚者則肝腎之相火無時不起故勞怯之人多夢與鬼交夫所謂鬼胎者僞胎也非實有鬼神交接而成胎也古

方有云思想無窮所願不遂爲白淫白濁流於子宫結爲鬼胎乃本婦自己之血液摶精聚結成塊而胸腹脹滿儼若胎孕耳非僞胎而何或曰嘗閱滑伯仁醫驗謂仁孝廟廟祝楊天成一女薄暮遊廟廡見黄衣神覺心動是夕夢與之交腹漸大而若孕邀伯仁治診之曰此鬼胎也其母道其由與破血墜胎之藥下如科斗魚目者二升許遂安此非遇神交乎曰有是事而實無是理豈有土木爲形能與人交而有精成胚胎耶噫非神之惑於女乃女之惑於神耳臆度此女年長無夫正所謂思想無窮所願不遂也有道之士勿信乎邪説之惑焉

或問鼇峯熊氏纂集運氣全書及撰爲傷寒鈐法以病者之所生年月日時合得病之日期推筭五運六氣與傷寒六經證

候無不吻合謂某日當得某經某經當用某藥而以張仲景一百一十有三方按法施治如太陽無汗麻黃湯有汗桂枝湯之類使後學能推此法不須問證察脉但推算病在此經即用此經之藥實爲醫家之捷徑妙訣也吾子可不祖述乎曰此馬宗素無稽之術而以世之生靈爲戲玩耳竊謂上古聖人仰觀天文俯察地理以十干配而爲五運以十二支合而爲六氣天以六方寫之歲以六氣紀之以天之六氣加臨於歲之六節五行勝復盈虧之理無有不驗傳曰天之高也星辰之遠也苟求其故千歲之日至可坐而致也今草莽野人而以人之年命合病日而爲運氣鈐法取仲景之方以治之是蓋士師移情而就法也殺人多矣知理君子幸勿蹈其覆轍云

或問龐安常傷寒總病論所載時行瘟疫謂春有青筋牽證其候頸背雙筋牽急先寒後熱腰強急脚縮不伸胻中欲折或眼黃項背強直夏有赤脉攢證其候口乾舌裂咽塞戰掉驚動不定秋有白氣狸證其候經絡壅滯皮毛竪豎發泄體熱生班氣喘引飲冬有黑骨瘟證其候腰痛欲折胷脇如刀刺切痛心腹膨脹四季有黃肉隨證其候頸下結核頭重項直或皮肉強硬而隱隱發熱嘗聞醫有賢愚疾無今古近年以來未嘗有已上諸證何今古之不同歟請明言其故幸甚曰瘟疫之證素無定體或氣運之變遷或世情之不古愧予年踰八秩畧未見此異證或世有之而予未之見歟抑亦見之而予未之識歟安常稟出類拔萃之資爲一代名世之士著述方書以爲後學之矩範豈好爲異說以欺世罔俗哉姑録

之以俟達者再論

或問龐安常傷寒總病論所載聖散子方謂出於蘇子瞻尚書所傳又謂其方不知所從來而故人巢君穀世寶之以治瘟疫之疾百不失一安常讚曰自古論病惟傷寒至爲危急表裏虚實日數證候應汗應下之法差之毫釐輙至不救而用聖散子者一切不問陰陽二感或男女相易狀至危篤者連飲數劑則汗出氣通飲漸進神宇完復更不用諸藥連服取差其餘輕者心額微汗正爾無恙藥性小熱而陽毒發狂之類入口即覺清涼殆不可以常理詰也時疫流行平旦輙煮一釜不問老少良賤各飲一大盞則時氣不入其門平居無病能空腹一服則飲食甘美百疾不生真濟世衛家之寶也吾子何不遵其法多合以濟世之瘟疫豈非積德之一事乎

曰予閱其方殆與醫道不合蓋其藥味止是燥熱助火之劑別無祛邪除瘴之能如黑附子高良姜吳茱萸石菖蒲麻黃細辛半夏厚朴肉豆蔻防風藿香豈非辛烈燥熱之劑乎其有茯苓蒼白朮藁本猪苓澤瀉獨活甘草稍溫不熱雖有柴胡芍藥枳殻三味之凉恐一杯之水難救一車薪之火夫熱藥治熱病素問謂之從治又謂之反治又謂之劫劑然此方必當時適遇瘟疫之身熱無汗或日期已過邪氣欲去正氣將復之際偶投一服二服劫而散之者有之由是衆皆以為得神仙之法爭錄其方以傳于世政所謂訛上傳訛也豈可以大釜煎煑令一家俱飲乎又豈可令無病之人空腹服此熱藥乎用藥者若不執之以理而謂不殺人者予未之信也安常為一代之名醫而載此方於傷寒論中而謂能博施濟

猥亦賢者之過焉

或問發砂之證古方多不該載世有似寒非寒似熱非熱四體懈怠飲食不甘俗呼爲砂病其治或先用熱水蘸搭臂膊而以苧麻刮之甚者或以針刺十指出血或以香油燈照視身背有紅點處皆烙之已上諸法皆能使腠理開通血氣舒暢而愈此爲何病又何由而得之乎曰內經名爲觧㑊原其所因或傷酒或中濕或感冒風寒或房事過多或婦人經水不調血氣不和皆能爲觧㑊證與砂病相似實非真砂病也夫砂病者嶺南煙瘴之地多有之矣詩云爲鬼爲蜮則不可得註云蜮短狐也江淮閒多有之能含砂以射水中人影唐詩云射公巧俟遊人影亦謂此也人不見其形若被其毒輙爲寒熱而病一曰蜮如鱉有三足一名射影病瘡如疥埤雅曰

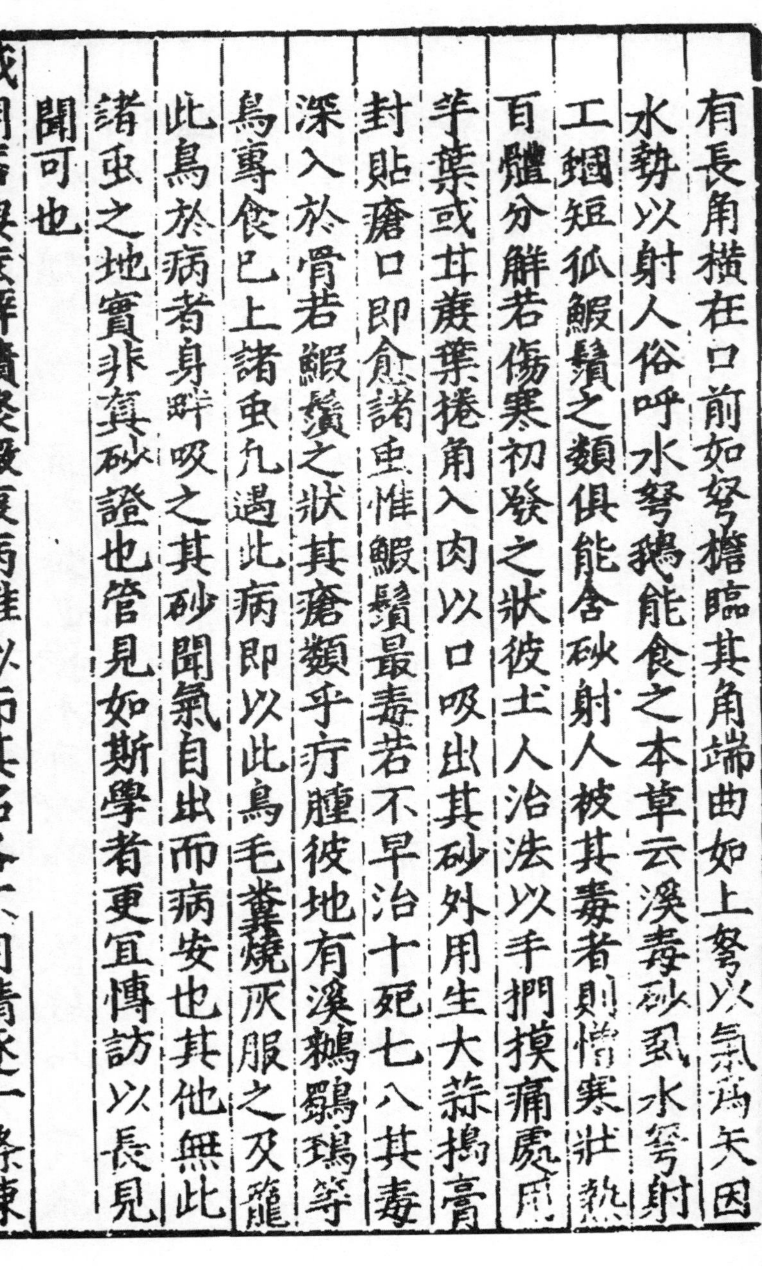

有長角横在口前如弩檐臨其角端曲如上弩以氣爲矢因水勢以射人俗呼水弩鵝能食之本草云溪毒砂虱水弩射工蜮短狐鰕鬚之類俱能含砂射人被其毒者則憎寒壯熱百體分觧若傷寒初發之狀彼土人治法以手捫摸痛處用芊葉或茸蕨葉捲角入肉以口吸出其砂外用生大蒜搗膏封貼瘡口即愈諸虫惟鰕鬚最毒若不早治十死七八其毒深入於骨若鰕鬚之狀其瘡類乎疔腫彼地有溪鶒鸀鳿等鳥專食已上諸虫凡遇此病即以此鳥毛糞燒灰服之及籠此鳥於病者身畔吸之其砂聞氣自出而病安也其他無此諸虫之地實非真砂證也管見如斯學者更宜博訪以長見聞可也

或問痞與痃癖積聚癥瘕病雖似而其名各不同請逐一條陳

其說以曉後學可乎曰痞者否也如易所謂天地不交之否内柔外剛萬物不通之義也物不可以終否故痞久則成脹滿而莫能療焉痃癖者懸絶隱僻又玄妙莫測之名也積者跡也挾痰血以成形跡亦鬱積至久之謂爾聚者緒也依元氣以爲端緒亦聚散不常之意云癥者徵也又精也以其有所徵驗及久而成精萃也瘕者假也又遐也以其假借氣血成形及歷年遐遠之謂也大抵痞與痃癖乃胸膈間之候積與聚爲肚腹内之疾其爲上中二焦之病故多見于男子其癥與瘕獨見于臍下是爲下焦之疾故常得于婦人大凡腹中有塊不問積聚癥瘕俱爲惡候切勿視爲尋常來宂而不求醫早治若待脹滿已成胸腹鼓急雖倉扁復生亦莫能救其萬一遘斯疾者可不懼乎

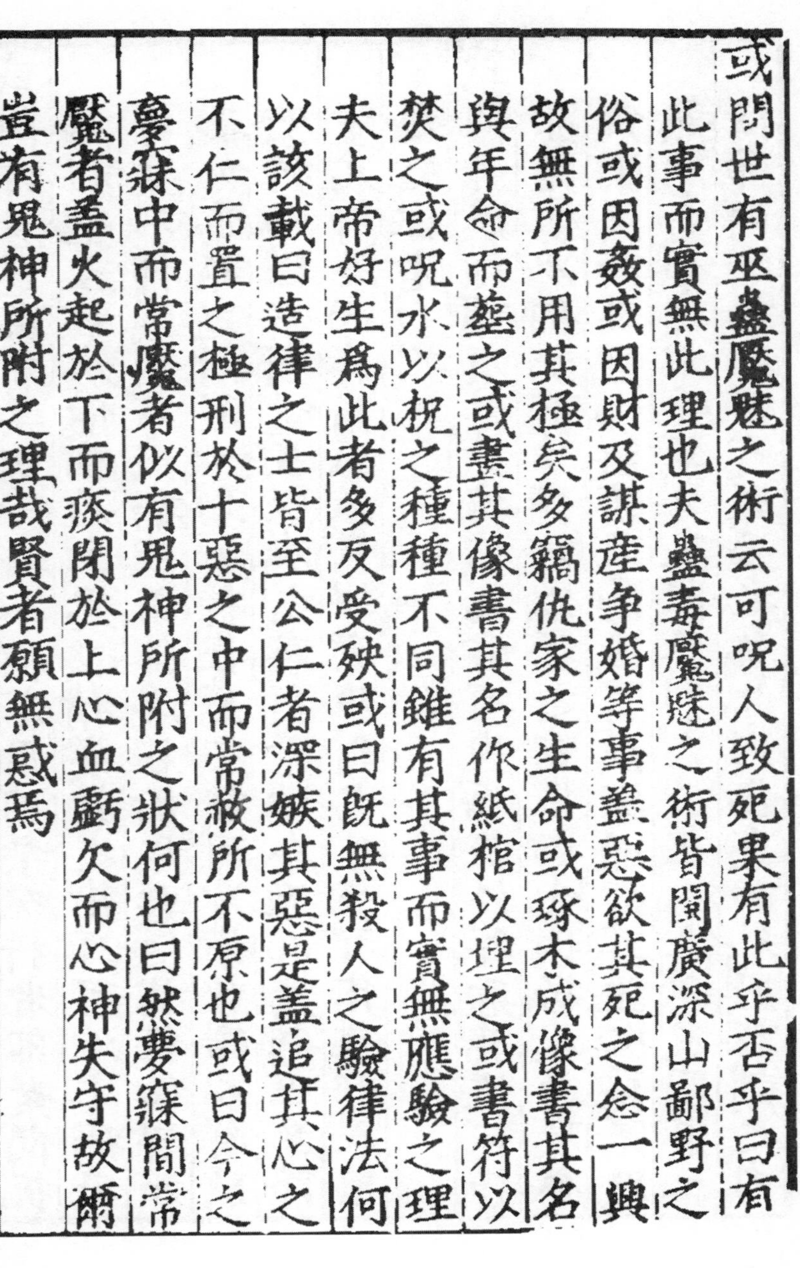

或問世有巫蠱魘魅之術云可呪人致死果有此乎否乎曰有此事而實無此理也夫蠱毒魘魅之術皆閩廣深山鄙野之俗或因姦或因財及謀産爭婚等事蓋惡欲其死之念一興故無所不用其極矣多竊仇家之生命或琢木成像書其名與年命而瘞之或畫其像書其名作紙棺以埋之或書符以焚之或呪水以祝之種種不同雖有其事而實無應驗之理夫上帝好生為此者多反受殃或曰既無殺人之驗律法何以該載曰造律之士皆至公仁者深嫉其惡是蓋追其心之不仁而置之極刑於十惡之中而常赦所不原也或曰今之夢寐中而常魘者似有鬼神所附之狀何也曰然夢寐間常魘者蓋火起於下而痰閉於上心血虧欠而心神失守故爾豈有鬼神所附之理哉賢者顧無惑焉

或問古者醫家有禁呪一科今何不用曰禁呪科者即素問祝繇科也立教於龍樹居士爲移精變氣之術耳可治小病或男女入神廟驚惑成病或山林溪谷衝斥惡氣其證如醉如痴如爲邪鬼所附一切心神惶惑之證可以借呪語以解惑安神而已古有龍樹呪法之書行于世今流而爲師巫爲降童爲師婆而爲扇惑人民哄嚇取財之術噫邪術惟邪人用之知理者勿用也

或問丹溪所謂有外感挾内傷者有内傷挾外邪者其證何如而見當以何法而治請詳以語之曰假如先因勞役過度飲食失節而其體已觧㑊又爲感冒風寒而作其證必惡寒發熱頭身俱痛右手氣口及關脉則大於左手人迎及關脉二倍而兩手陽脉俱有緊盛之勢此内傷重而外感輕謂之内

傷挾外邪也治法必以東垣補中益氣湯為主加以防風羌活柴胡之類或先因秋冬之月觸冒風寒鬱積已久欲發未發之間而加之飲食勞倦觸動而發其證必大惡風寒頭身大痛而大發熱左手人迎及關中脉則大於右手氣口及關脉一二倍而兩手脉亦各有緊盛之勢此外感重而內傷輕謂之外感挾內傷也治法必以仲景傷寒論六經見證之藥為主治少加以補中健脾之劑夫外感重者宜先攻而後補（攻者汗下之類）內傷重者宜先補而後攻二證俱重宜攻補兼施

或曰勞倦飲食二者俱甚而為大熱之證欲補則飲食填塞胷中恐愈增飽悶欲消導則恐元氣愈虛而病益甚其將何法以處治乎曰此正王安道所論不足中之有餘證也（必宜攻補兼施）以補中益氣湯間與丹溪導痰補脾飲加神麴麥

芽之屬甚者以東垣枳實導滯丸之類與補中益氣湯間而服之食去而虛證亦除是亦攻補兼施之法也醫者誠能斟酌權宜而處治之無有不安之理也

或問人之壽夭各有天命存焉凡人有生必有死自古皆然醫何益乎曰夫所謂天命者天地父母之元氣也父爲天母爲地父精母血盛衰不同故人之壽夭亦異其有生之初受氣之兩盛者（父母元氣皆壯盛也餘倣此）當得上中之壽受氣之偏盛者當得中下之壽受氣之兩衰者能保養僅得下壽不然多夭折雖然又不可以常理拘泥論也或風寒暑濕之感於外飢飽勞役之傷乎內豈能一一盡乎所稟之元氣耶故上古神農氏嘗百草製醫藥乃欲扶植乎生民各得盡乎天年也今野人有不信醫而信巫枉死者皆不得盡乎正命而與巖墻桎

梏死者何異焉或曰今之推命者皆以所生日時之天上星辰推筭其生死安危無不節節應驗予以父母之元氣爲天命恐非至當之語曰天人之理盛衰無不脗合如河出圖洛出書聖人取以畫八卦而成易書凡人之一動一静與夫吉凶消長之理進退存亡之道用之以卜筮[44]毫髪無差雖然[45]聖賢諄諄教誨必使盡人事以副天意則凶者化吉亡者得存未嘗令人委之於天命也傳曰脩身以俟命而已矣是故醫者可以通神明而權造化能使夭者壽而壽者仙醫道其可廢乎

或問先哲謂諸痛爲實諸痒爲虚丹溪亦曰諸痛不可用參芪蓋補其氣旺不通而痛愈甚然則凡病痛者例不可用參芪等藥乎曰以上所論諸痛特指其氣實者爲言耳如暴傷風

寒在表作痛或因七情九氣怫鬱不得宣通而作痛者固不可用補氣藥也若夫勞役傷形致身體解㑊而作痛者或大便後及大瀉痢後氣血虛弱身體疼痛及四肢麻痺而痛或婦人產後氣血俱虛致身體百節疼痛等病其可不用參芪等補氣藥乎學者毋執一也

或問寸關尺三脉部位既得聞命矣外有人迎氣口神門三脉其位安在請明以告我曰按活人書左手關前一分人迎是也右手關前一分氣口是也又按脉經謂左手人迎以前寸口脉即知人迎在病人左手關前寸後之位診者右手食指與中指兩岐之間是也又謂右手氣口以前寸口脉即知氣口在病人右手關前寸後之位診者左手食指與中指兩岐之間是也經又曰兩手神門以後尺中脉即知神門各在病

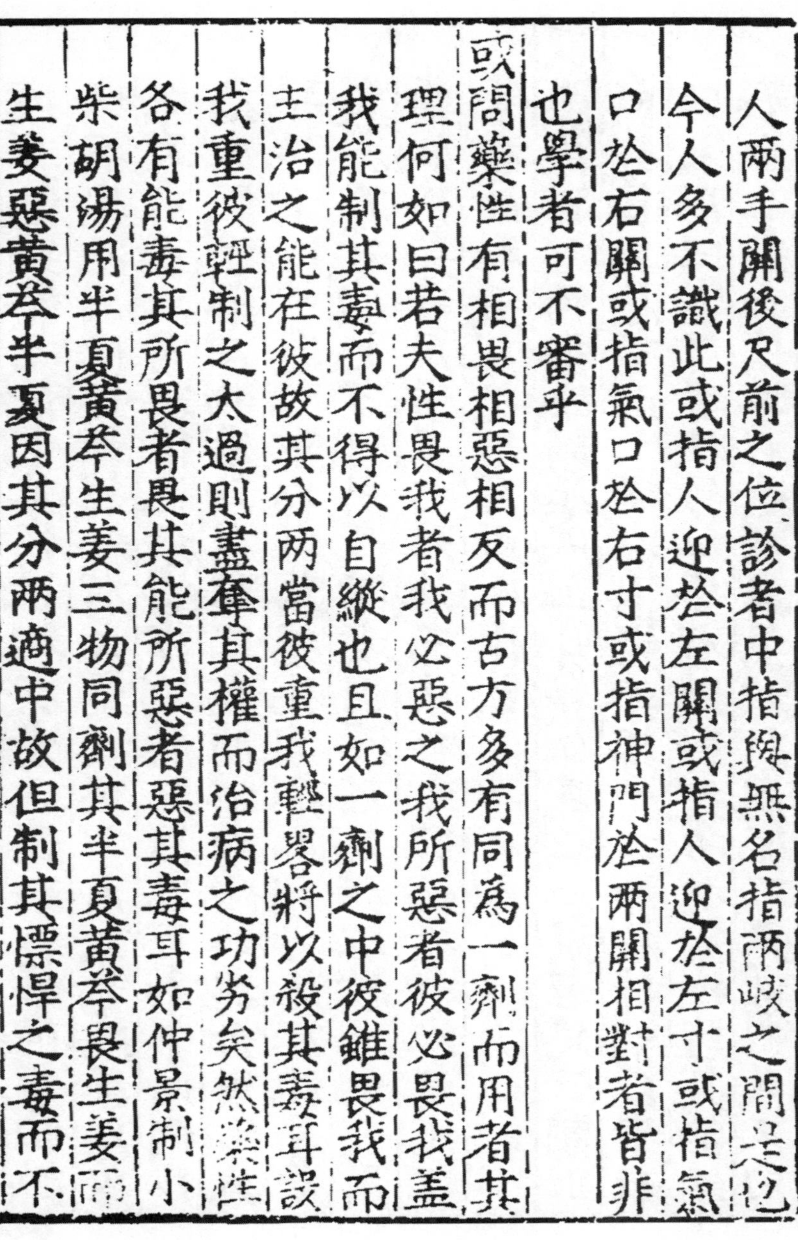
人兩手關後尺前之位診者中指與無名指兩岐之間是也今人多不識此或指人迎於左關或指人迎於左寸或指氣口於右關或指氣口於右寸或指神門於兩關相對者皆非也學者可不審乎

或問藥性有相畏相惡相反而古方多有同爲一劑而用者其理何如曰若夫性畏我者我必惡之我所惡者彼必畏我蓋我能制其毒而不得以自縱也且如一劑之中彼雖畏我而主治之能在彼故其分兩當彼重我輕畧將以殺其毒耳設我重彼輕制之太過則盡奪其權而治病之功劣矣然藥性各有能毒其所畏者畏其能所惡者惡其毒耳如仲景制小柴胡湯用半夏黃芩生姜三物同劑其半夏黃芩畏生姜而生姜惡黃芩半夏因其分兩適中故但制其慓悍之毒而不

臧其退寒熱之能也其爲性相反者各懷酷毒如兩讐相敵決不與之同隊也雖然外有大毒之疾必用大毒之藥以攻之又不可以常理論也如古方感應丸用巴豆牽牛同劑以爲攻堅積藥四物湯加人參五靈脂輩以治血塊丹溪治尸瘵二十四味莲心散以甘草芫花同劑而謂妙處在此是蓋賢者真知灼見方可用之昧者固不可妄試以殺人也夫用藥如用兵善用者置之死地而後存若韓信行背水陣也不善者徒取臧亡之禍耳可不愼哉

或問當歸一物雷公謂頭破血身和血尾止血東垣又云頭止血身養血尾破血二說不同豈無歸一之論乎請明以告我

曰東垣曰當歸者使氣血各有所歸之功之號也蓋其能逐瘀血生新血使血脉通暢與氣並行周流不息故云然又曰

㊻中半已上氣脉上行天氣主之中半已下氣脉下行地氣主之身則獨守乎中而不行也故人身之法象亦猶是焉予謂瘀血在上焦與上焦之血火則用去蘆上截瘀血在下焦與下焦之血虛則用下截之尾若欲行中焦之瘀與補中焦之血則用中一段之身非獨當歸然如黃芩用上截之虛者以降肺火用下截之實者以瀉大腸之火防風桔梗之類亦然此千古不易之定論也學者詳之

或問黃栢地黃之類俱忌鐵器蒸搗何歟曰夫地黃黃栢之類皆腎經藥也錢仲陽謂腎有補而無瀉又曰虛者補其母實者瀉其子蓋腎乃陰中之火陰為涵養真元之水藏其所以忌鐵器者防其伐木瀉肝恐子能令母虛也竟無他說

或問本草所載竹茹竹葉及烹竹瀝皆云用淡竹夫竹類頗多

未審何竹名爲淡竹耶曰東坡蘇公之方有云淡竹者對苦竹爲文除苦竹之外皆淡竹也我丹溪先生常用早筀俗名雷竹此淡中之淡者也此竹又名甜竹以其笋之味甜也別有一種水竹其笋味純淡故已上二竹皆可入藥用緑二笋俱無嶮辣之味故知其無毒故也如無二竹䈽筀竹亦可代用餘竹皆不可用也

或問嶺表烟瘴之地其俗平居無病之人朝夕常噬檳榔云可辟除山嵐瘴氣之疾吾儒有仕於彼地者亦隨其俗而噬之果有益乎否乎曰按本草檳榔味辛氣温爲純陽之物善驅逐滯氣散邪氣泄胷中至高之氣除痰癖下行以治後重脫疘之證如果有已上諸疾用之以佐木香芩术等藥無不應驗若無病冲和胃氣昕夕無故猛噬吾恐反泄真氣非徒無

益而又害之是也嗚呼因習之弊死而無悔者焉羅謙甫曰無病服藥如壁裏添柱誠哉是言也嘗聞用藥如用兵朝廷不得已而行之以禦寇耳若無寇可平而無故發兵不惟空廢粮餉抑且害及於無辜之良民也戒之戒之

或問婦人產後諸疾古方多用四物湯加減調治我丹谿先生獨謂芍藥酸寒能伐發生之氣禁而不用何歟曰新產之婦血氣俱虛之甚如天地不交之否有降無升但存秋冬肅殺之令而春夏生發之氣未復故產後諸證多不利乎寒涼之藥大宜溫熱之劑以助其資始資生之化源也蓋先哲制四物湯方以川芎當歸之溫佐以芍藥地黃之寒是以寒溫適中爲婦人諸疾之妙劑也若或用於產後必取白芍藥以酒重複製炒去其酸寒之毒但存生血活血之能胡爲其不可

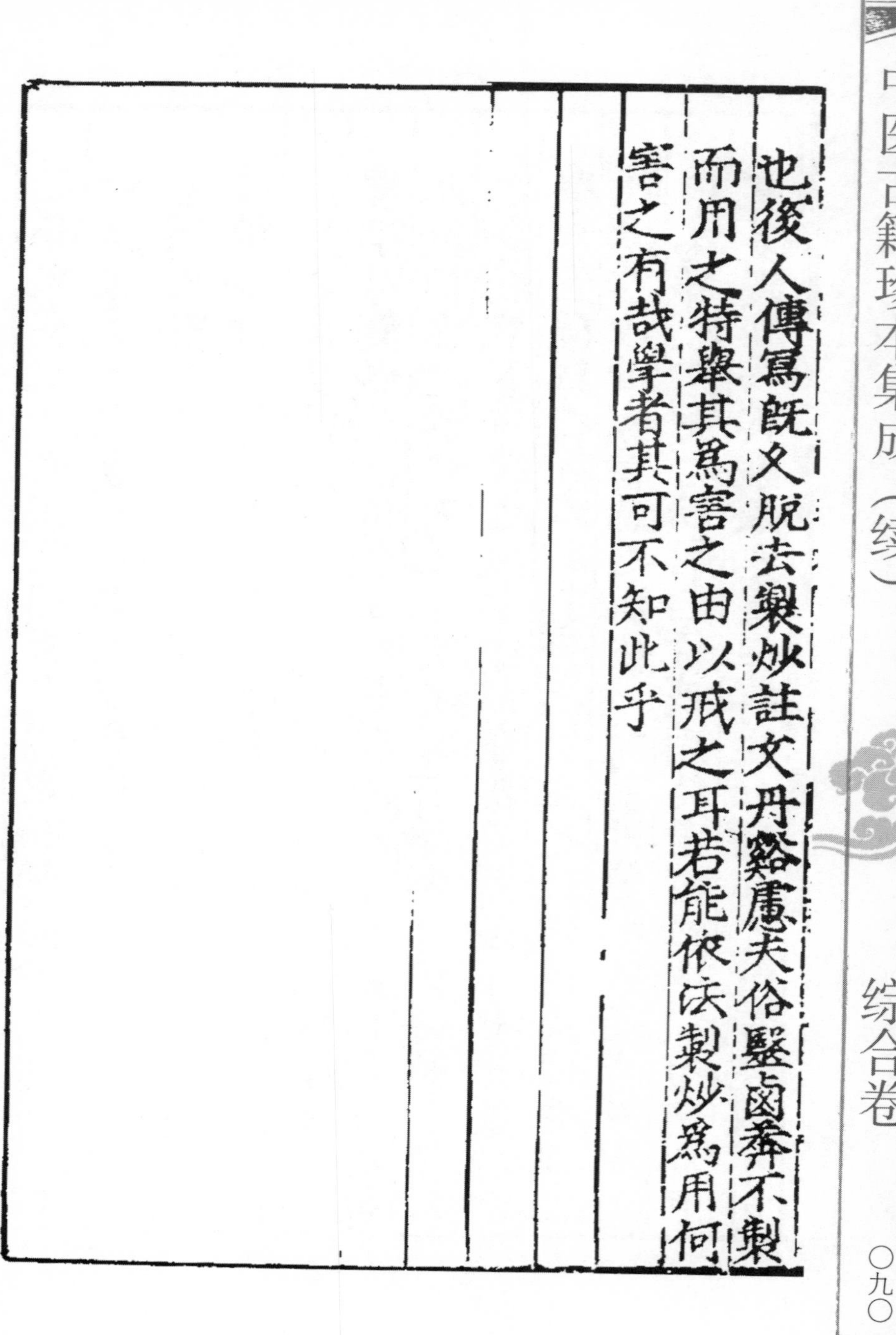

也後人傳寫既久脱去製炒註文丹谿慮夫俗醫鹵莽不製
而用之特舉其爲害之由以戒之耳若能依法製炒爲用何
害之有哉學者其可不知此乎

論

中風一

内經曰風之傷人也或爲寒熱或爲熱中或爲寒中或爲癘風或爲偏枯又曰風者百病之長也至其變化乃爲他病無常方又曰諸風掉眩皆屬肝木千金云岐伯所謂中風大法有四一曰偏枯謂半身不遂也二曰風痱謂身無疼痛四肢不收也三曰風懿謂奄忽不知人也四曰風痺謂諸痺類風狀也是以古之名醫皆以外中風邪立方處治惟河間劉守真氏所謂中風癱瘓者非爲肝木之風實甚而卒中之亦非外中於風良由將息失宜心火暴甚腎水虚衰不能制之則陰虚陽實而熱氣怫鬱心神昏冒筋骨不用而卒倒無所知也亦有因喜怒思悲恐五志有所過極而卒中者夫五志過

極皆爲熱甚俗云風者言末而忘其本也東垣李之明氏亦謂中風者非外來風邪乃本氣自病也凡人年逾四旬氣衰之際或因憂喜忿怒傷其氣者多有此證壯歲之時無有也若肥盛者則間而有之亦是形盛氣衰故如此耳丹溪先生亦曰有氣虛有血虛有痰盛又曰西北二方真爲風所中者有之東南之人皆是濕土生痰痰生熱熱生風也夫上古之論中風一以爲外感風邪之候及乎三先生之論一出皆以風爲虛象而謂內傷正氣爲病然三先生又別各有外感之論而使後學狐疑不決故王安道有論三子主氣主火主濕之不同而與昔人主風之不合而立真中類中之目歧爲二途愚竊疑焉曰卒中曰暴仆曰暴瘖曰蒙昧曰喎僻曰癱瘓曰不省人事曰語言蹇澁曰痰涎壅盛其爲中風之候不過

如此無此候者非中風之病也夫外候既若是之相侔而病因又何其若彼之異耶欲求歸一之論終不可得於是積年歷試四方之病此者若千人盡因風濕痰火挾虛而作何常見其有真中類中二者之分哉是以一旦豁然有所感悟未知是否請陳梗槩如左與明達者共議夫中風之證蓋因先傷於内而後感於外之候也但有標本輕重之不同耳假如百病皆有因有證因則爲本證則爲標古人論中風者言其證也三先生論中風者言其因也知乎此則中風之候可得而詳論矣其所謂真中風邪者未必不由氣體虛弱榮衛失調然後感於外邪也若非體虛所致則西北二方風寒大盛之地而中風者比比皆是何暇爲他證哉其所謂因火因氣因濕者亦未必絶無外邪侵侮而作也若無外邪侵侮則因

氣因火因濕各自爲他證豈有歪僻癱瘓暴仆暴瘖之候乎經曰邪之所凑其氣必虛是也豈可以一中風之證歧爲二途哉治之之法重於外感者先驅外邪而後補中氣重於内傷者先補中氣而後驅外邪或以散風藥爲君而以補損藥爲臣使或以滋補藥爲君而以散邪藥爲臣使全在活法量輕重而處治之也内經曰有取本而得者有取標而得者有本而標之者有標而本之者又曰急則治其標緩則治其本若夫初病暴仆昏悶不省人事或痰涎壅盛舌强不語兩寸脉浮大而實者急宜以瓜蒂藜蘆等藥吐之以遏其勢或人迎脉緊盛或六脉俱浮弦者急宜以小續命湯表之蓋風氣大盛心火暴升而痰涎壅遏於經絡之中於斯時也豈尋常藥餌而能通達於上下哉故本方用附子以其禀雄壯之資

治

而有斬關奪將之勢能引人參歸並行於十二經以追復其散失之元陽又能引麻黄防風杏仁輩發表開腠理以驅散其在表之風寒引當歸芍藥川芎輩入血分行血養血以滋養其虧損之真陰或加石膏知母以降胃火或加黄芩以清肺金看所挾見證與夫時月寒温加減施治病勢稍退精神稍復輒當改用丹溪之法而以補氣補血清痰之劑以調養其本氣而安此急則治其標與夫標而本之之治也凡人手足漸覺不隨或臂膊及髀股指節麻痺不仁或口眼歪斜語言蹇澁或胷膈迷悶吐痰相續或六脉弦滑而虚軟無力雖未致於倒仆其爲中風暈厥之候可指日而定矣早當從丹溪之法調其左手脉不足及左半身不遂者以四物湯補血之劑爲主治右手脉不足及右半身不遂者以四君子湯

補氣之劑爲主治痰盛者二陳導痰等湯兼用氣血兩虛而挾痰者八物湯加南星半夏枳實竹瀝姜汁之類若夫真元漸復痰飲漸消或覺有風邪未退者仍以羌活愈風湯防風通聖散之類出入加減調治而安此緩則治其本與夫本而標之之治也抑考先哲有云其證有中藏中府之分證各不同中府者多着四肢故面加五色脉浮而悪風寒四肢拘急不仁或中身之前或中身之側皆曰中府也其治多易中藏者多滯九竅故唇緩失音耳聾鼻塞目瞀大小便秘結皆曰中藏也其治多難大法中府者小續命等湯以發其表中藏者三化等湯以通其裏府藏兼見者又不可以拘泥或一氣之微汗或一旬之通利又曰治須少汗亦須少下多汗則虛其衛多下則損其榮斯又不可不謹或外無六經之形證内

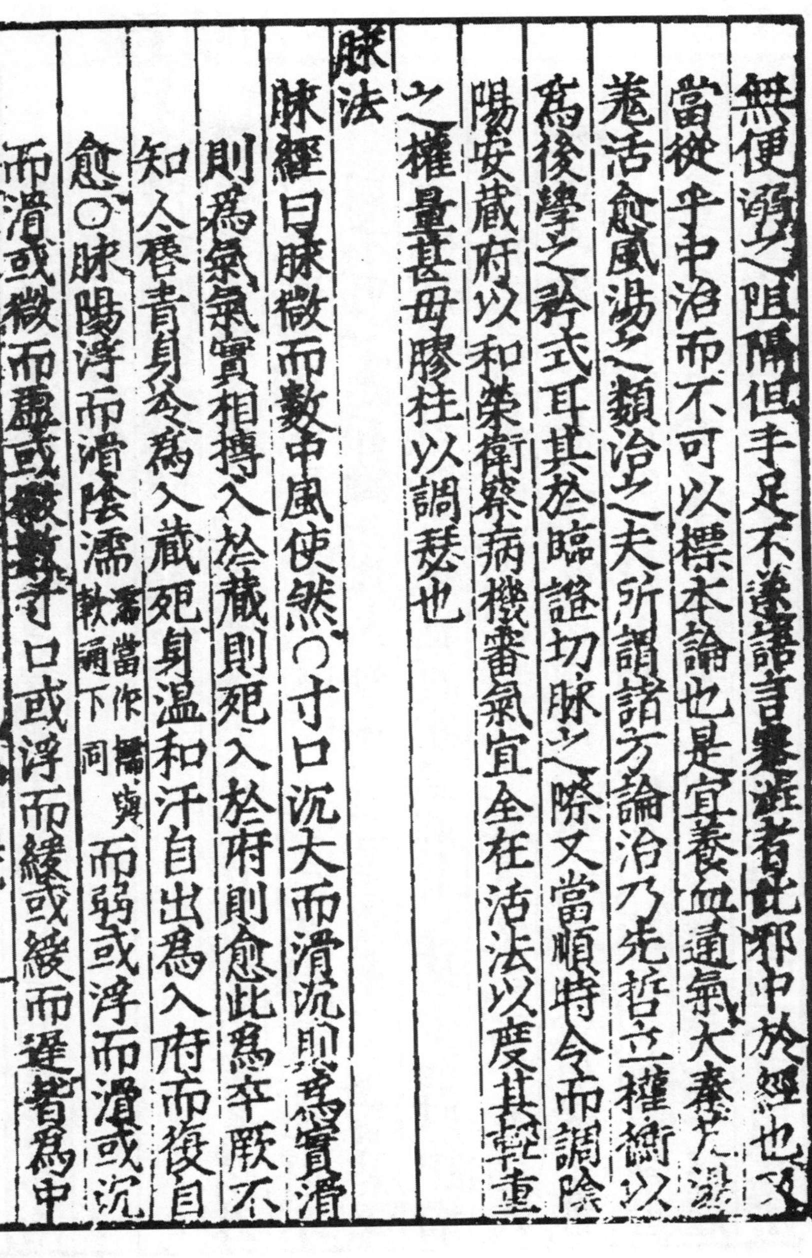

無便溺之阻隔但手足不遂語言蹇澁者此邪中於經也又當從乎中治而不可以標本論也是宜養血通氣大秦艽湯羌活愈風湯之類治之夫所謂諸方論治乃先哲立權衡以爲後學之矜式耳其於臨證切脉之際又當順時令而調陰陽安藏府以和榮衛察病機審氣宜全在活法以度其輕重之權量甚毋膠柱以調瑟也

脉法

脉經曰脉微而數中風使然○寸口沉大而滑沉則爲實滑則爲氣氣實相搏入於藏則死入於府則愈此爲卒厥不知人唇青身冷爲入藏死身溫和汗自出爲入府而復自愈○脉陽浮而滑陰濡（濡當作耎耎與軟通下同）而弱或浮而滑或沉而滑或微而虛或微數寸口或浮而緩或緩而遲皆爲中

風之證大法浮遲者吉急疾者凶又曰脉浮而遲者易治大數而急者死

方法先哲有云方者法之體法者方之用故二者不可偏廢也

丹溪曰中風大率主血虛有痰或挾火與濕諸方書皆謂外中風邪惟劉河間作將息失宜水不制火極是然地有不同不可一途而論西北人外中者亦有東南之人皆是濕土生痰痰生熱熱生風也真中風邪者東垣中血脉中府中藏之說甚好治法以治痰為先補養次之初中急掐人中令省○子和三法亦可用痰壅盛者口眼歪斜者不能言語者皆當用吐法輕者用瓜蒂散或鰕汁或稀涎散吐之或重而口禁者用藜蘆末少加射香或半錢或一錢灌入鼻內吐之一吐不已再吐亦有氣血虛而不可用吐法

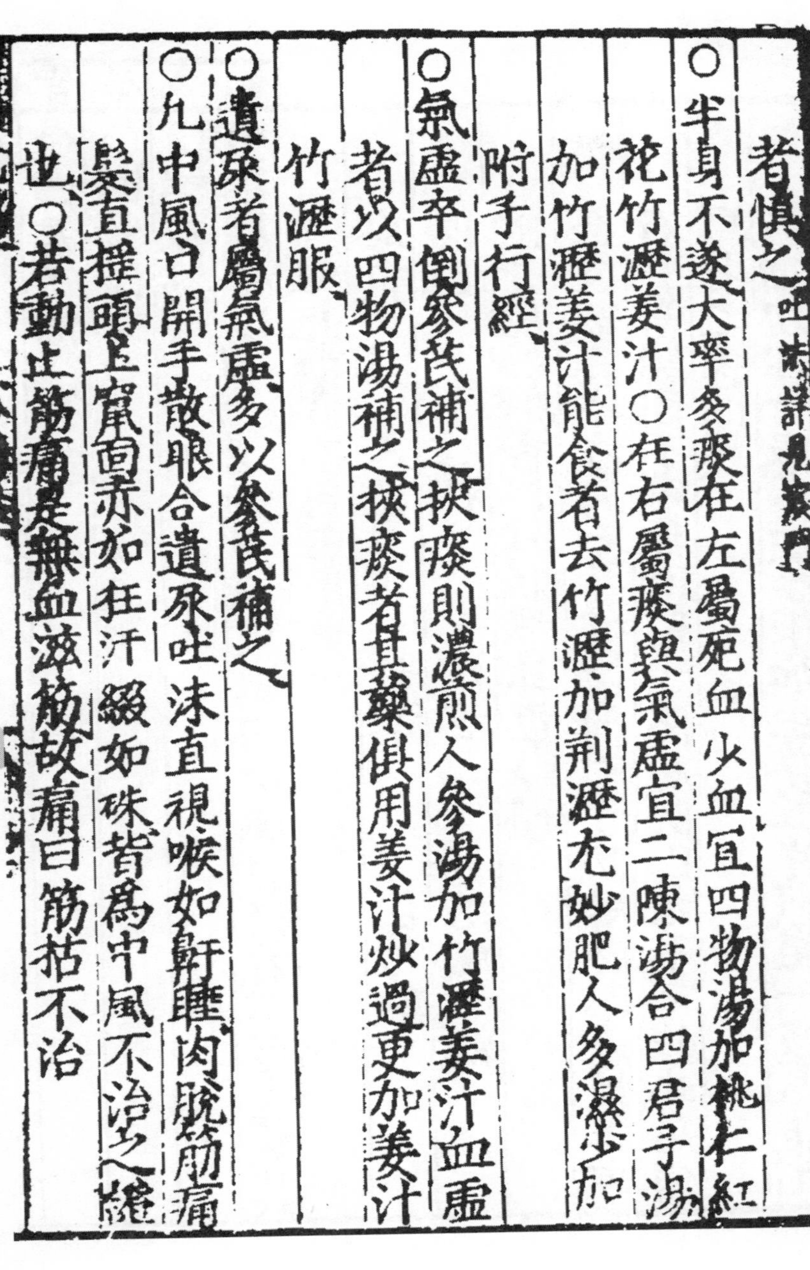
者慎之（此詳見痰門）

○半身不遂大率多痰在左屬死血少血宜四物湯加桃仁紅花竹瀝姜汁○在右屬痰與氣虛宜二陳湯合四君子湯加竹瀝姜汁能食者去竹瀝加荊瀝尤妙肥人多濕少加附子行經

○氣虛卒倒參芪補之挾痰則濃煎人參湯加竹瀝姜汁血虛者以四物湯補之挾痰者且藥俱用姜汁炒過更加姜汁竹瀝服

○遺尿者屬氣虛多以參芪補之

○凡中風口開手撒眼合遺尿吐沫直視喉如鼾睡肉脫筋痛髮直搖頭上竄面赤如妝汗綴如珠皆為中風不治之證也○若動止筋痛是無血滋筋故痛曰筋枯不治

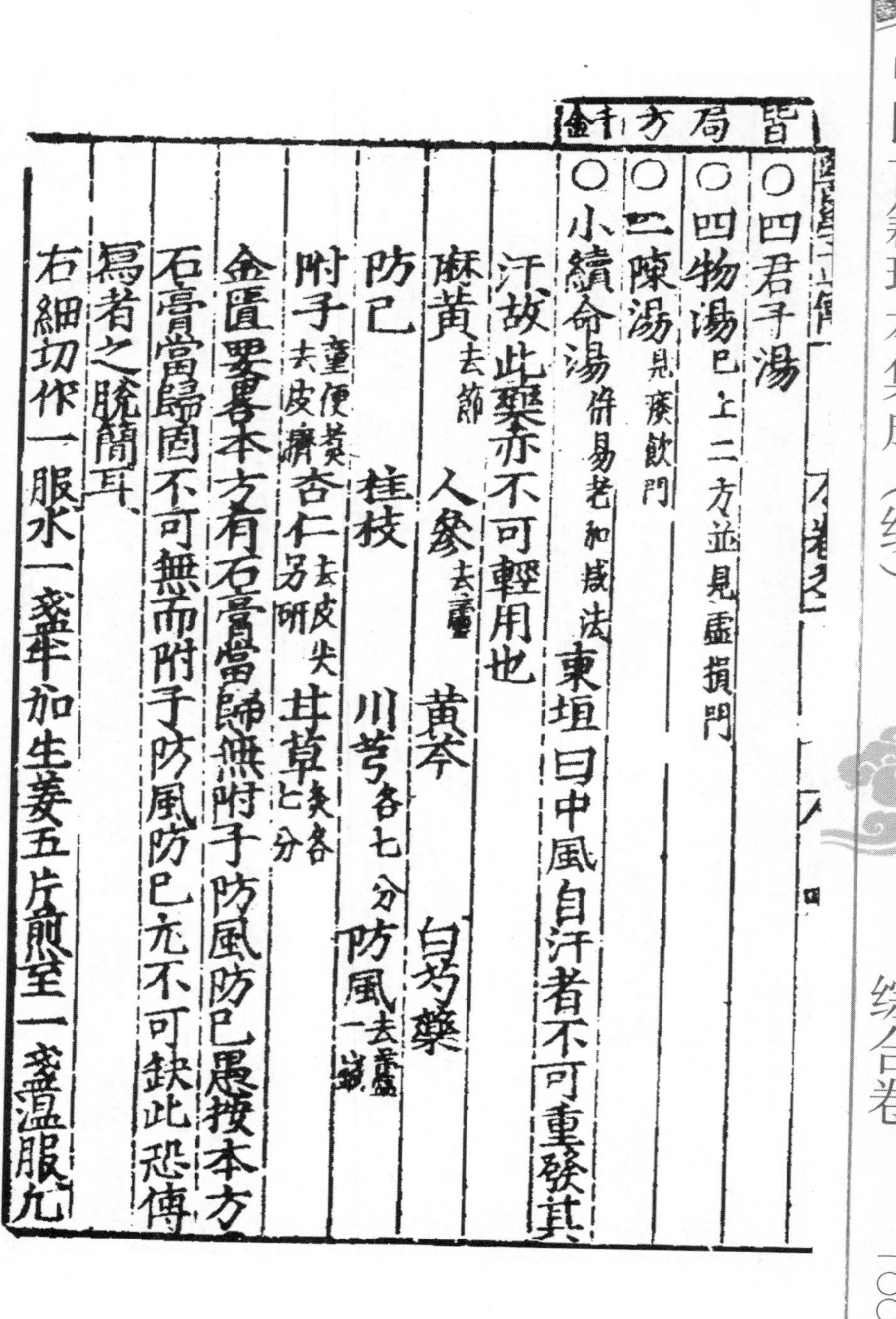

局方　千金

○四君子湯

○四物湯已上二方並見虛損門

○二陳湯見痰飲門

○小續命湯併易老加減法　東垣曰中風自汗者不可重發其汗故此藥亦不可輕用也

麻黃去節　人參去蘆　黃芩　白芍藥

防己　桂枝　川芎各七分　防風去蘆一錢

附子童便煑去皮臍　杏仁去皮尖另研　甘草炙各七分

金匱要畧本方有石膏當歸無附子防風防己愚按本方石膏當歸固不可無而附子防風防己亦不可缺此恐傳寫者之脫簡耳

右細切作一服水一盞半加生姜五片煎至一盞溫服凢

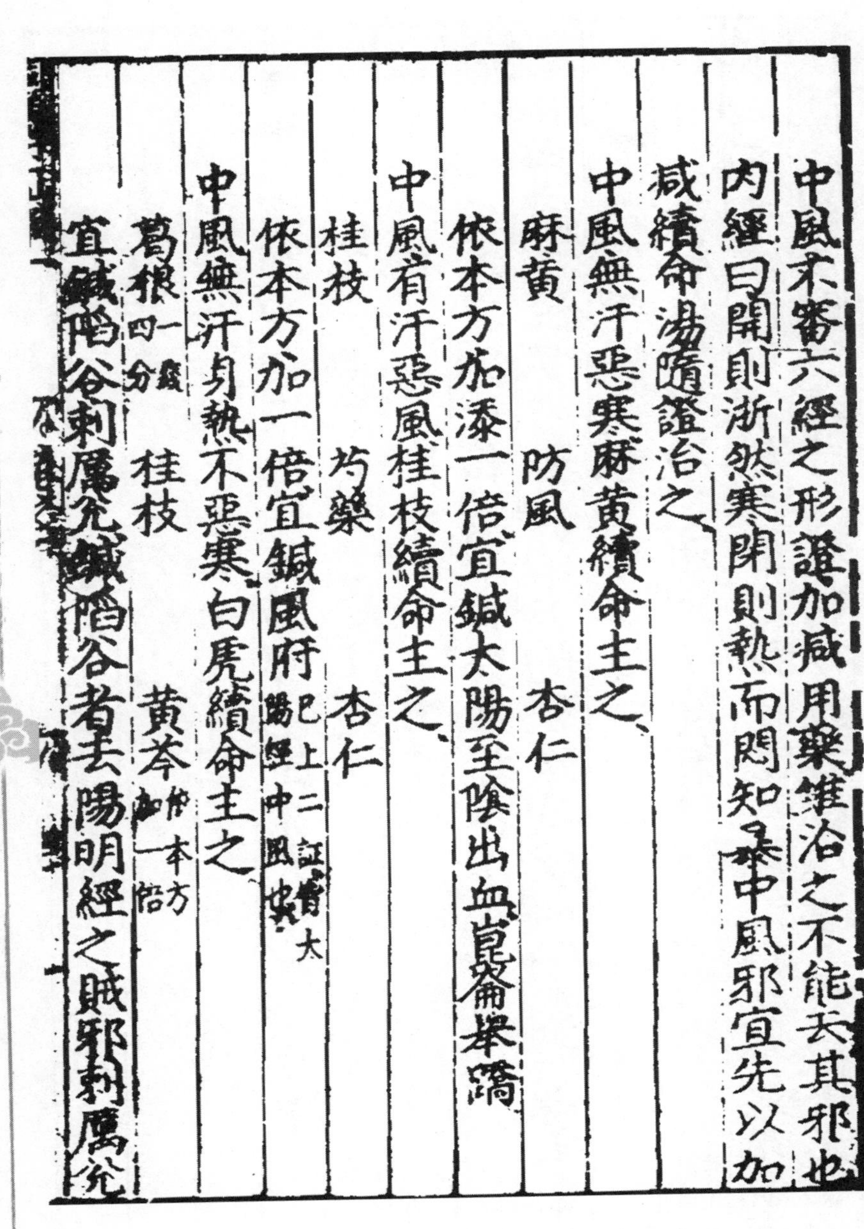

中風不審六經之形證加減用藥雖治之不能去其邪也

內經曰開則淅然寒閉則熱而悶知其中風邪宜先以加減續命湯隨證治之

中風無汗惡寒麻黃續命主之

麻黃 防風 杏仁

依本方加添一倍宜鍼太陽至陰出血崑崙舉蹻

中風有汗惡風桂枝續命主之

桂枝 芍藥 杏仁

依本方加一倍宜鍼風府已上二證皆太陽經中風也

中風無汗身熱不惡寒白虎續命主之

葛根一錢四分 桂枝 黃芩依本方加一倍

宜鍼陷谷刺厲兌鍼陷谷者去陽明經之賊邪刺厲兌

者瀉陽明經之實也已上二證陽明經之中風也

中風無汗身涼附子續命主之

附子加一倍 乾姜加七分 甘草加二錢一分

宜刺隱白去太陰之賊邪也此證太陰經中風也

中風有汗無熱桂枝續命主之

桂枝 附子炮 甘草炙

依本方加一倍宜鍼太谿此證少陰經中風也

中風六經混淆繫之於少陽厥陰或肢節攣痛或麻木不仁宜羗活連翹續命主之

小續命八錢加羗活四錢 連翹六錢

古之續命混淆無六經之別今各分經治療又分經鍼刺法厥陰之井大敦刺以通其經少陽之經絶骨灸以

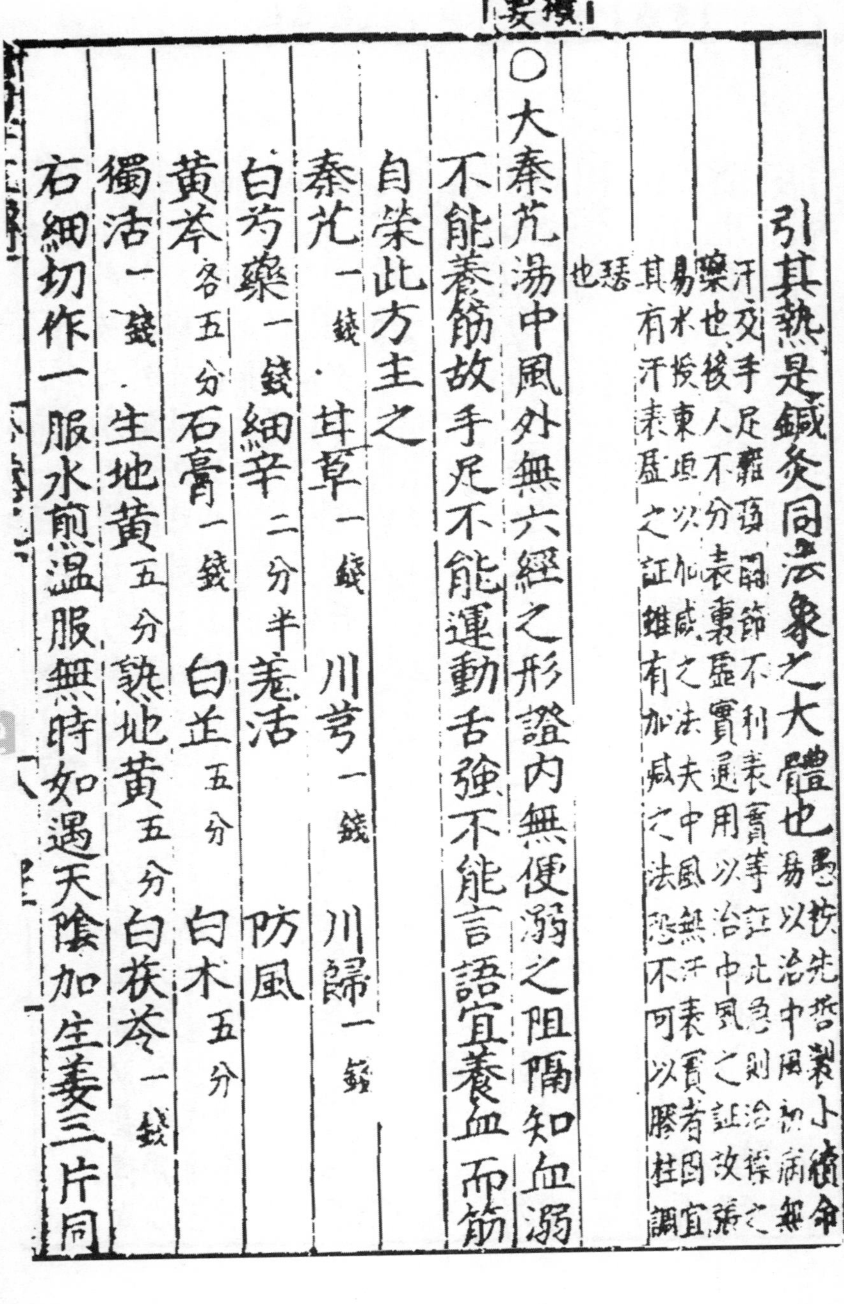

擷要

引其熱，是鍼灸同法象之大體也。愚按先哲製小續命湯以治中風初病無汗交手足癱瘓關節不利表實等証，此急則治標之藥也。後人不分表裏虛實，通用以治中風之証，故張易水按東垣以加減之法。夫中風無汗表實者固宜，其有汗表虛之証，雖有加減之法，恐不可以膠柱調瑟也。

○大秦艽湯　中風外無六經之形證，內無便溺之阻隔，知血溺不能養筋，故手足不能運動，舌強不能言語，宜養血而筋自榮，此方主之。

秦艽一錢　甘草一錢　川芎一錢　川歸一錢

白芍藥一錢　細辛二分半　羌活　防風

黃芩各五分　石膏一錢　白芷五分　白朮五分

獨活一錢　生地黃五分　熟地黃五分　白茯苓一錢

右細切，作一服，水煎溫服，無時。如遇天陰，加生薑三片同

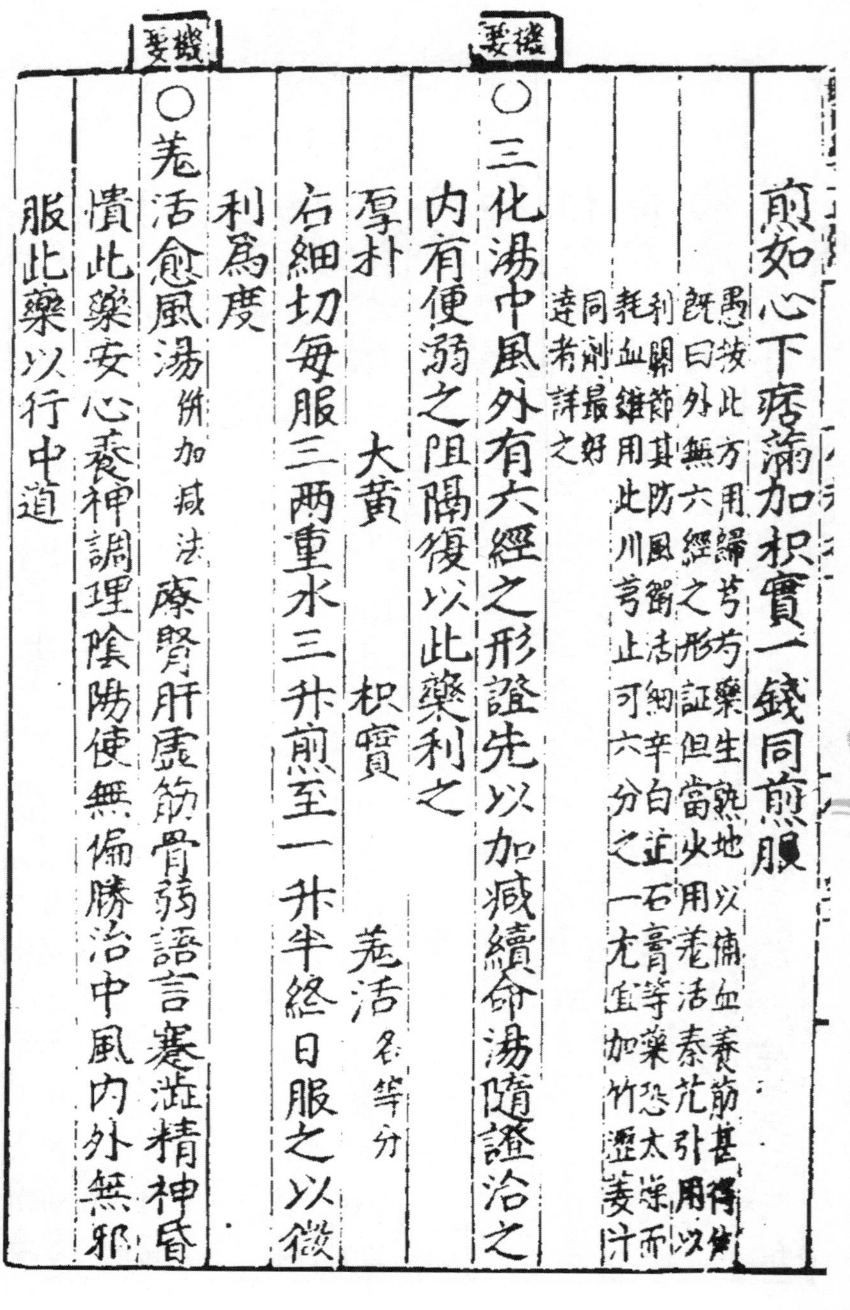

煎如心下痞滿加枳實一錢同煎服

愚按此方用歸芎芍藥生熟地以備血養筋甚得体既曰外無六經之形証但當少用羌活秦艽引用以利關節其防風獨活細辛白芷石膏等藥恐太燥而耗血雖用此川芎止可六分之一尤宜加竹瀝姜汁同劑最好達者詳之

機要

○三化湯　中風外有六經之形證先以加減續命湯隨證治之內有便溺之阻隔復以此藥利之

厚朴　大黄　枳實　羌活各等分

右細切每服三兩重水三升煎至一升半終日服之以微利爲度

機要

○羌活愈風湯 併加減法 療腎肝虚筋骨弱語言蹇澁精神昏憒此藥安心養神調理陰陽使無偏勝治中風内外無邪服此藥以行中道

羌活　甘草　防風　蔓荊子

川芎　細辛　枳殼　熟地黄

人參　麻黄　薄荷　甘菊花

當歸　知母　黄芪　地骨皮

獨活　白芷　杜仲　枸杞子

秦艽　柴胡　半夏　厚朴

前胡　防己（已上各三分）　黄芩　白茯苓

芍藥（已上各四分半）　石膏　蒼术　生地黄（已上各六分）

桂枝（一分半）　天陰雨加生姜三片

右細切作一服水二大盞煎至一盞去柤温服○空心一服嚥下二參丹○臨卧一服嚥下四白丹動以安神静以清肺假令一氣之微汗本方藥一劑加麻黄一錢生姜五

片空心服以熱羮粥投之得微汗則佳如一旬之通利本方藥一劑加大黃三錢如前煎臨卧服得利爲度如望春大寒之後加半夏三分人參三分柴胡三分謂迎而奪少陽之氣也望夏之月加石膏三分黃芩三分知母三分謂迎而奪陽明之氣也季夏之月加防己三分白朮三分茯苓三分謂勝脾土之濕也初秋大暑之後加厚朴三分藿香三分桂一分半謂迎而奪太陰之氣也霜降之後望冬之月加附子一分半桂一分半當歸三分謂勝少陰之氣也此雖立四時加減之法更宜臨證審察虚實寒熱土地之宜邪氣之多少可也

○四白丹能消肺氣養魄謂中風者多昏冒氣不清利此藥主之

白芷一两　白檀一錢半　白茯苓半两　白术半两

羌活一錢半 知母二錢 縮砂仁半两 人參半两

獨活一錢半 防風半两 甜竹葉二两 薄荷三錢半

細辛二錢 甘草半两 香附子半两炒 川芎半两

射香一字另研 牛黄半錢另研 藿香一錢半 龍腦半錢另研

右爲細末，煉蜜爲丸，每两作十丸，臨卧嚼一丸，分五七次嚼，以余風湯送下。上清肺氣，下強骨髓。

愚按此方多經湯走竄之味，雖有參术茯苓甘草之補，益而寡固，不可以敵衆也。若用之於風痰壅盛昏憒不省人事者，固宜其爲血氣虛衰神不守舍而昏迷者，則促其死耳。學者宜知此意。

○二丹丹 治健忘，養精神，定志和血，内安心神，外華腠理。

丹參一两半 丹砂五錢另研 遠志五錢去心 熟地黄一两半

茯神一两 人參五錢 菖蒲五錢 炙甘草一两

天門冬一两半 麥門冬一两去心

味

右爲細末煉蜜丸如梧桐子大每服五十丸至一百丸空心以愈風湯送下

○防風通聖散（併加減法）治中風及諸風等證

防風　川芎　川歸　白芍藥

大黃　芒硝　連翹　薄荷葉

麻黃（不用節各四分）　石膏　桔梗　黃芩（去朽各八分）

白术　梔子　荊芥穗（各二分）　滑石（二錢四分）

甘草（炙一錢）

右細切作一服加生姜三片水二盞煎至一盞温服日再服勞汗當風汗出爲皶鬱乃痤去芒硝倍加芍藥當歸或生癮疹或赤或白倍加去節麻黃塩豉葱白發汗罷依前方加四物湯黃連解毒三藥合而飲之日二服小便淋閟日

去麻黃加活石連翹煎調木香末一錢匕腰脇走注疼痛加硝石當歸甘草煎調車前子末海金砂末各一錢匕破傷風者如在表則辛以散之在裏則苦以泄之用此以萬散之汗下後通利血氣驅逐風邪加荊芥穗大黃煎調全蝎末一錢匕羌活末一錢匕諸風潮搐小兒急慢驚風大便秘結邪熱暴甚腸胃乾燥寢汗咬牙目睛上竄睡語不安轉筋驚悸倍大黃梔子煎調茯苓末一錢匕如肌肉蠕動者調羌活末一錢匕風傷於肺咳嗽喘急加半夏桔梗紫菀如打撲傷損肢節疼痛腰中惡血留滯不下加當歸大黃煎調乳香没藥各一錢匕解利四時傷寒加益元散半兩加葱白盐豉生姜水一大碗煎至五七沸温服一半以鵝翎探之即吐吐後更服一半汗出立解如飲酒中風

身熱頭痛如破加黃連葱白煎服立愈頭旋腦熱鼻塞濁涕時下加薄苛黃連煎服內經曰膽移熱於腦則辛頞鼻淵鼻淵者濁涕下不已也如氣逆者本方煎調木香末一錢七此方最治痢後鶴膝風良驗

○大防風湯去風順氣活血壯筋又治痢後脚弱緩痛不能行履名曰痢風或兩脚腫痛足脛枯腊名曰鶴膝風一切麻痺痿軟風濕挾虛之候服之其効如神

熟地黃一錢　白朮一錢半　羌活半錢　人參半錢

川芎七分半　附子七分半炮去皮　防風一錢　川牛膝去蘆酒浸半錢

當歸去蘆酒浸一錢　黃芪一錢　甘草炙半錢　白芍藥一錢

杜仲去麄皮細切姜汁拌炒絲斷一錢

右細切作一服水二盞姜五片棗一枚煎至一盞空心溫

滕

愚按此方用歸芎芍藥熟地以補血用參芪以補氣用羌活防風散風濕以利關節用牛膝杜仲以補腰膝用附子以行參芪之氣而走周身脉絡蓋治氣血兩虛挾風濕而成痿痹不能行者之聖藥也觀其治痢後風可見矣然可以治不足之虛弱而不可以治有餘之風痹也

中和方

○稀涎散　治中風痰涎壅盛口眼歪斜隔塞不通等證

明白礬一两半生用半枯　猪牙皂角四莢去皮弦炙黄

右爲細末每服一二錢温水調下以吐爲度

中和方

○獨聖散　治諸風膈實痰盛及諸癎痰飲壅溢等證

甜瓜蒂一两炒黄色瓜黄熟就落者佳

右爲細末每服半錢或一錢量人虛實用之以酸虀汁調下以吐爲度凡行吐法宜於天氣清朗之日行之晦日難得吐病暴急者不拘先令病者隔宿不食如服藥不吐再用熱虀水投之如吐風癎病者加全蝎半錢微炒如有虫

者加楮油五七點雄黄末一錢甚者加芫花末半錢立吐其蟲如濕腫滿者加赤小豆末一錢故此藥不可常用大要辨其虛實實則可用虛則不可用吐罷可服降火利氣安神定志之藥

附胃風證

丹溪曰胃風為病初飲食訖乘風涼而致其證食飲不下形瘦腹大惡風頭多汗膈塞不通脉右關弦而緩帶浮胃風湯主之

機要

○胃風湯

人參 茯苓 川芎 川歸

桂心 白术 白芍藥各等分

右細切每服八錢入粟米一小撮煎服如腹痛加木香錢

○丹溪活套

凡中風證悉以二陳湯加姜汁竹瀝爲主○風痰壅喉如拽鋸者加南星枳殼皂角防風栝蔞仁○如血虚者加川歸川芎白芍藥生地黄有瘀血加桃仁紅花○如氣虚加人參白术黄芪自汗者以黄芪爲君少用茯苓半夏或佐以附子○如風邪盛自汗身體痛者加防風羌活薄桂○頭目不利或頭痛如破加川芎白芷荆芥穗細辛蔓荆子頂痛者去川芎加藁本或加酒炒片芩○如無汗身體痛脉浮緩有力或浮緊或浮弦皆風寒在表之證本方加羌活防風川芎白芷蒼术秦艽之類或只用小續命湯倍麻黄以表之○如大便秘結不行四物三化湯以微利之三五日一去可也○心血虧欠致心神恍惚本方加黄連遠

志石菖蒲或心動搐驚悸者更加酸棗仁茯神側柏葉竹
茹連翹共作一劑煎服○凡中風小便不利者不可利小
便熱退自能利也凡中風年老虛弱者不可吐氣虛卒倒
者不可吐○肥人中風口喎手足麻木不分左右皆屬痰
用貝母瓜蔞子南星半夏陳皮白术黃連黃芩黃栢羗活
防風荊芥威靈仙薄桂甘草天花粉因怒者加附子竹瀝
姜汁入酒一匙行經行火○瘦人中風屬陰虛火熱四物
湯加牛膝黃芩黃栢有痰加痰藥入竹瀝姜汁服○遺尿
者屬氣虛以參芪大劑補之○右癱者酒芩酒栢酒連防
風各半兩半夏一兩羗活半兩人參蒼术各一兩川歸川
芎各半兩麻黃三錢甘草半兩南星一兩附子三片丸如
㊾梧子大酒化下○肥人憂思氣鬱右手癱口渴補中益氣

仲

湯有痰加半夏竹瀝姜汁○中風證口眼歪斜語言不正口角流涎半身不遂或全體不能舉動因元氣虛弱兼酒色之過而更挾外邪用人參防風麻黄羌活升麻桔梗石膏黄芩荆芥天麻南星薄荷葛根芍藥杏仁川歸川芎白术細辛皂角等分加姜煎更入竹瀝半盃服外以艾灸治風穴道得微汗而愈○或有因寒而中宜姜附湯每服三錢挾痰挾氣攻刺加芍藥半錢手足不仁加防風挾濕加白术筋脉牽急加木瓜肢節痛不可忍加薄桂一錢加姜棗水煎服之

○祖傳經驗秘方蠲風飲子治中風癱瘓口眼歪斜及一切手足走注疼痛肢節攣急麻痹不仁等證

防風去蘆　杜仲去粗皮薑汁炒　羌活　白芷

川歸去蘆頭酒浸洗　川芎　生地黄酒浸洗　白芍藥
川牛膝去蘆酒洗　秦艽去蘆　何首烏　草薢
蒼术米泔浸一二宿　白术　木通去皮　大風子肉
葳靈仙　血藤即過山龍也　防巳　丁公藤各一兩
荊芥穗　海桐皮去麄皮　五加皮　天南星煨裂
半夏湯泡七次　橘紅去白　赤茯苓去皮　桑寄生
天麻　殭蚕炒　鈎鈎藤各半兩　薄桂去麄皮
草烏頭去皮尖　甘草節　川烏去皮臍　猪牙皂角各二錢半
兩頭尖　陰地蕨一名地茶　大薊　小薊
理省藤　桑絡藤已上各一兩半　生姜一兩另杵細
右各切細用無灰好酒二斗五升以磁罐一箇盛酒浸藥
以皮紙十數重包封罐口冬半月夏七日秋春十日每日

清晨午前午後臨卧各服一大白盞忌鷄猪魚羊驢馬飛禽蝦蟹等肉味及煎煿油膩水菓生冷花麥熱麪一切動氣發風之物其効如神萬舉萬全之藥也

○如神救苦散治癱瘓手足走痛不止俳脯御米殼一錢蜜炒陳皮五錢壁虎炙黄即蝘蜓也乳香沒藥甘草各二錢半爲末每服三錢煎服

○予長嫂何氏年五十七身肥白春初得中風暴仆不省人事身僵直口噤不語喉如拽鋸水飲不能入六脉浮大弦滑右甚於左以藜蘆末一錢加射香少許灌入鼻竅吐痰一升許始知人事身體略能舉動急煎小續命湯倍麻黄連進二服覆以衣被得汗漸甦省能轉側但右手足不遂語言蹇澁後以二陳湯加芎歸芍藥防風羗活等藥合竹瀝姜汁日進二三服若三四日大便不去則不能言語即以

東垣導滯丸或潤腸丸微利之則語言復正如此調理至六十四歲得他病而卒

傷寒二

論

內經曰人之傷於寒也則為病熱熱雖甚不死若兩感於寒者則不免於死矣蓋傷寒之證非若雜病之易知也惟漢張仲景深達是理而為立法之祖著傷寒論一書載三百九十七法一百一十有三方以為後學之矜式惜乎其書一變於王叔和之撰次再變於成無已之詮註傳之愈久而愈失其真也考其法與方也何嘗合其數焉且三陰寒證之用熱藥者十居七八其內經所謂傳經之傷寒自三陽而傳入於三陰之經但一於熱耳何由而為寒哉是以不能不使人之致

疑也故後人紛紛之論俱未得其旨要愚竊憾焉有至人傳云傷寒大法有四曰傳經曰專經曰即病曰鬱病夫即病者多爲專經鬱病者多爲傳經蓋寒邪之中人無有定體或中於陽或中於陰或但中於太陽未及鬱熱而即發首尾只在本經而不傳變者治宜麻黃桂枝等湯驅散表邪而愈或有從太陽未及鬱熱不從陽明少陽過而遂入於三陰之經者亦有初不曾入於陽經而直傷於三陰之經而即病者因其未曾鬱熱是以一切爲寒證焉故多自霜降後至春分前發者是也爲其無頭疼無大熱脉沉遲而微故古方又出中寒一條實此證也治宜四逆真武等湯温中逼脉而愈若夫始從太陽鬱熱以次而傳至於陽明少陽次第傳變於三陰之經者則爲傳經之熱證明矣經曰一日巨陽受之其脉尺寸俱[illegible]其証頭項痛腰脊强故宜

發汗二日陽明受之其脉尺寸俱長其証身熱目痛鼻乾不得卧故宜解肌三日少陽受之其脉尺寸俱弦其
証胷脇痛而耳聾往來寒熱故宜和解四日太陰受之其脉尺寸俱沉細其証腹滿咽乾自利故宜分利五日
少陰受之其脉尺寸俱微緩其証口燥舌乾而渴故宜清之六日厥陰受之其脉尺寸俱沉濇其証煩滿而囊
縮故宜下之自此以後病日以衰至十三日乃愈故多自春分後至夏至前發
者是也夫春夏固無即病專經之寒證而秋冬豈無欝病傳
經之熱證與惟寒邪之傳注經絡實無定體故東垣有曰太
陽者巨陽也為諸陽之首膀胱經病若渴者自入於本也名
曰傳本太陽傳陽明胃土者名曰巡經傳為發汗不徹利小
便餘邪不盡透入于裏也太陽傳少陽膽木者名曰越經傳
為元受病脉浮宜汗當用麻黄而不用之故也太陽傳少陰
腎水者名曰表裏傳為表病急當發汗而反下所以傳也太
陽傳太陰脾土者名曰誤下傳為受病脉緩有汗當用桂枝

而反下之所致也當臍腹痛四肢沉重太陽傳厥陰肝木者爲三陰不至於首惟厥陰與督脉上行與太陽相接名曰巡經得度傳也夫經所謂兩感傷寒者日傳二經之候也一日太陽與少陰俱病二日陽明與太陰俱病三日少陽與厥陰俱病張仲景無治法惟東垣有治兩感大羗活湯云十可救其一二未能試其驗否愚按仲景傷寒論曰中而即病者名曰傷寒不即病者寒毒藏於肌膚至春變爲溫病至夏變爲暑病暑病者熱極重於溫也故之内經有曰春傷於風夏爲飧泄夏傷於暑秋爲痎瘧秋傷於濕冬必咳嗽冬傷於寒春必病溫此四時之正病也遍閱内經中但有六經傳變之傷寒而無三陰直傷即病之寒證焉大抵内經以春三月及夏至前發者爲真傷寒張仲景以秋分後至冬三月發者爲真

傷寒抑未敢議其熱非而孰是也若夫春爲温病夏爲熱病皆冬受寒邪鬱積之久之重病也外有四時感冒新受風寒之輕證亦有頭疼體痛惡寒發熱等候自當作感冒處治非冬傷寒邪過時而發之重病比也今人因借仲景治傷寒法治之獲効遂通謂之四時傷寒實非仲景立法之本意也夫欲治傷寒者切宜潛心洞察不可苟且輕試且如不當汗而汗者爲亡陽爲畜血爲鼻衄爲筋惕肉瞤爲下厥上竭爲咽乾爲小便淋閉不當下而下者爲結胸爲痞氣爲懊憹爲失血爲復熱又陰盛陽虛汗之即愈下之即死陽盛陰虛下之即愈汗之即死又曰桂枝下咽陽盛即斃承氣入胃陰盛乃亡醫者其可輕視之乎

脉法

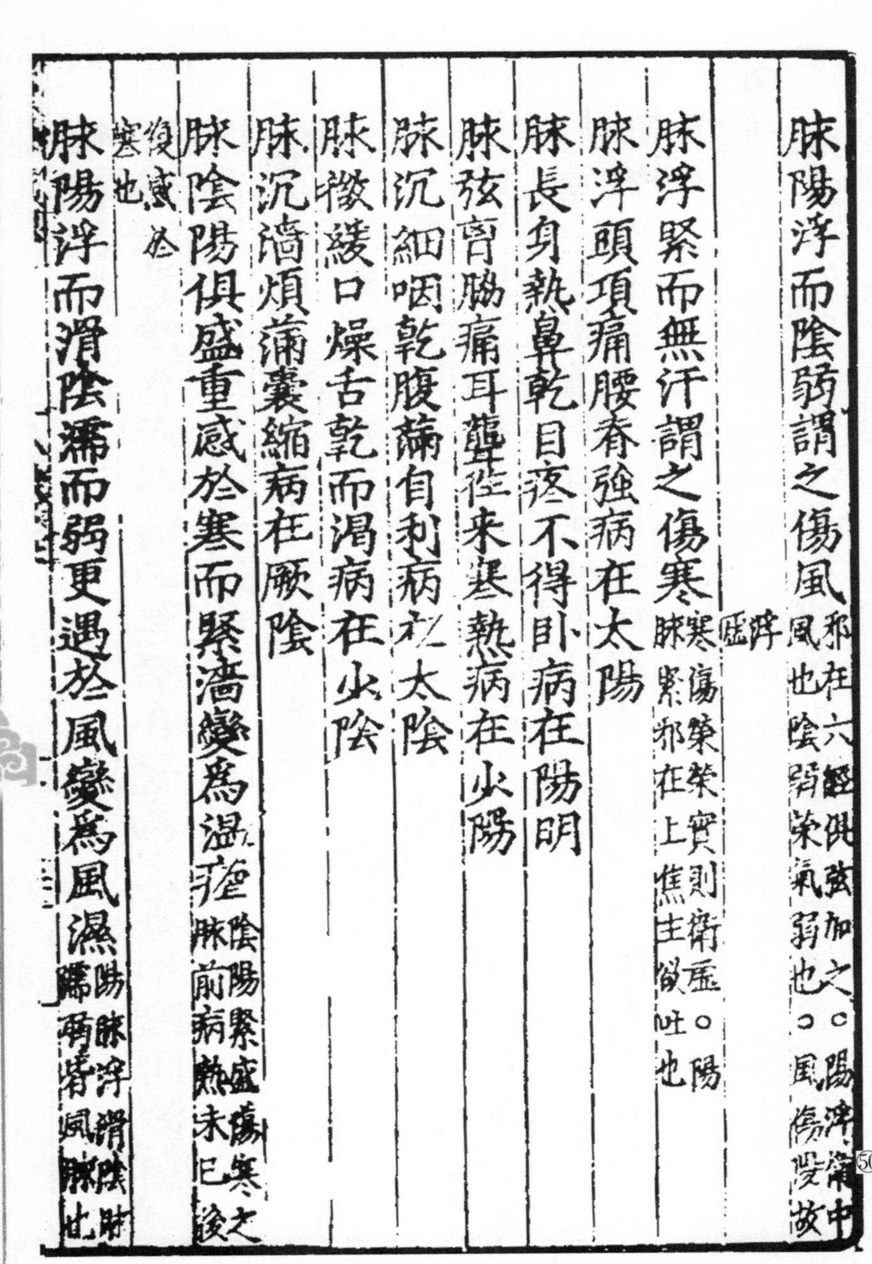

脉陽浮而陰弱謂之傷風邪在六經俱弦加之○陽浮當中風也陰弱榮氣弱也○風傷衛故浮虛

脉浮緊而無汗謂之傷寒寒傷榮榮實則衛虛○陽脉緊邪在上焦主欲吐也

脉浮頭項痛腰脊強病在太陽

脉長身熱鼻乾目疼不得卧病在陽明

脉弦胸脇痛耳聾往來寒熱病在少陽

脉沉細咽乾腹滿自利病在太陰

脉微緩口燥舌乾而渴病在少陰

脉沉濇煩滿囊縮病在厥陰

脉陰陽俱盛重感於寒而緊濇變為濕瘧陰陽緊盛傷寒之脉前病熱未已後復感於寒也

脉陽浮而滑陰濡而弱更遇於風變為風濕陽脉浮滑陰脉濡弱皆風脉也

前脉未除風木乘熱也

脉陽洪數陰實大太過溫熱兩合變爲溫毒洪數實大者熱兩熱相合也

脉陽濡弱陰弦緊更遇溫氣變爲瘟疫

病發熱脉沉細表得太陽名曰痓病

病太陽關節疼痛而煩脉沉細名曰濕痺

病太陽身熱疼痛脉微弱弦芤名曰中暍

若發汗已身灼熱名曰風溫風溫爲病脉陰陽俱浮自汗出身重多眠睡鼾語難小便不利更被其下若被火者微發黃色劇者則驚癇時瘈瘲色如火薰則死

脉沉細而疾身涼四肢冷煩躁不欲飲水狂悶名曰陽厥傷

寒熱盛脉浮大者生沉小者死已汗沉小者生脉浮大者死

方法

丹溪曰外感無内傷者用仲景法傷寒挾内傷者十居八九

經曰：邪之所湊，其氣必虚。補中益氣湯從六經所見之證加減用之，氣虚甚者少加附子以行參芪之氣。○東垣謂內傷者極多，外傷者間而有之，此發前人所未發，後人徇俗，不見真切，雷同指爲外傷，極謬。其或可者，蓋亦因其不敢放肆而多用平和之藥散之耳。若粗率者必致殺人。有感冒輕病，不可便認爲傷寒。西北二方極寒肅殺之氣，外傷者甚多；東南二方温和之地，外傷甚少，所謂千百而一二也。

○桂枝湯（併加減法）　治太陽經中風，發熱自汗，鼻鳴乾嘔。

桂枝（二錢半）　芍藥（一錢半）　甘草（一錢）

右細切，作一服，加生姜三片、大棗二枚，水一盞半，煎至一盞，去柤，温服。本方惟冬及春初可行。○春末及夏至前加黃芩一錢○夏至後加知母一錢石膏一錢或加升麻半錢若病人素虛寒者不用加減小便數其素飲酒人不喜甘者切不可行桂枝也○如發汗過多心下悸而欲按者去芍藥姜棗煎服○如傷風項背強有汗不惡風而變爲柔痓者本方中加乾葛一錢○如汗後身痛脉沉本方中加人參一錢○如風溫身痛脉浮虛濇多汗本方中加附子半錢○如關脉沉實大便秘而腹痛者本方中加大黃一錢半芍藥一錢減甘草半錢○如太陽下之太早成協熱利不止心下痞表裏不觧者本方中去芍藥加白朮人參乾姜各一錢○如太陽汗多成柔痓者本方中加乾葛桂枝芍藥各半錢栝蔞根甘草各一錢○如太陽脉浮腹痛本方中加芍藥一錢餳糖一匙名小建中湯○如傷寒

汗後身痛脉遲弱本方中加黃芪一錢餳糖一錢名黃芪建中湯○如太陽發熱無汗惡寒脉微弱者本方中加麻黃石膏各等分名桂枝二越婢一湯○如服桂枝後形似瘧日再發或身痒而汗不出者得汗必解本方中加麻黃一錢半杏仁十箇名桂枝麻黃各半湯

○麻黃湯併加減法治太陽證脉浮頭及身體疼痛惡寒發熱無汗而喘

麻黃去根節二錢　桂枝一錢三分　甘草六分　杏仁十箇

右細切作一服水一盞半先下麻黃煎一沸掠去上沫下餘藥煎八分去柤温服覆取汗蓋麻黃湯性熱惟冬及春初無病人素有寒者乃用正方夏至後服必發斑黃狂悶

○如夏月得太陽證惡寒發熱頭痛脉浮洪盛無汗以子

和六神通解散代之○如太陽發熱無汗惡寒漸變爲剛痓者本方中加赤芍藥六分葛根一錢荳豉二錢入葱白同煎○如傷寒中濕身體痛身目俱黄本方中去桂枝加連軺一錢生梓白皮赤小荳各二錢入生姜大棗同煎○傷寒即病少陰經脉沉微身體痛得汗則已本方中去桂枝杏仁甘草加細辛一錢二分附子一錢○傷寒大下後脉沉遲尺脉不至咽喉不利唾膿血厥逆泄利不止者雖曰難治本方中去杏仁加升麻當歸各一錢知母黄芩萎蕤各半錢石膏白术芍藥天門冬茯苓乾姜各七分次第取微汗而愈○即病少陰經無表裏證本方中去桂枝杏仁倍甘草加附子一錢二三服後得微汗而愈○如風濕相搏脉浮一身盡痛本方中去桂枝加薏苡仁一錢得微

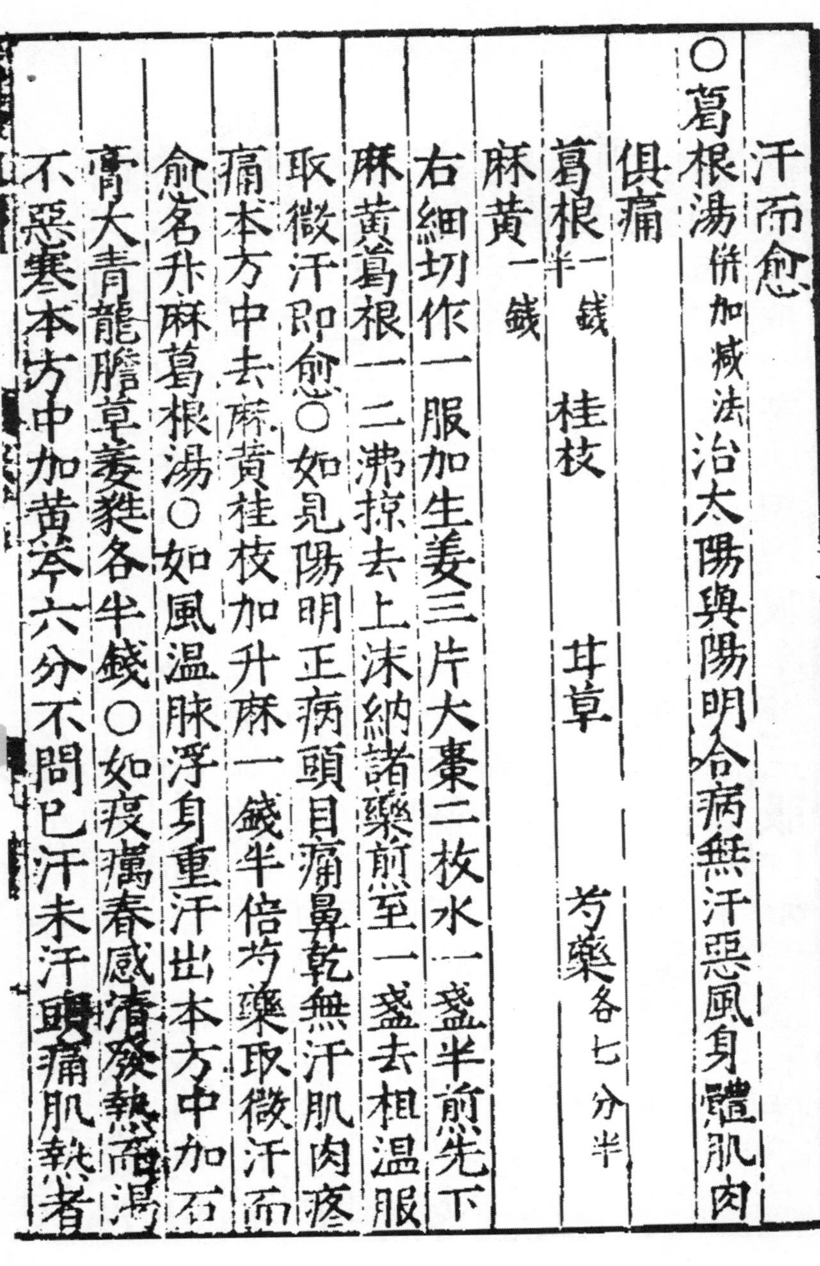

汗而愈

○葛根湯併加減法 治太陽與陽明合病無汗惡風身體肌肉俱痛

葛根一錢半 桂枝 甘草 芍藥各七分半 麻黃一錢

右細切作一服加生姜三片大棗二枚水一盞半煎先下麻黃葛根一二沸掠去上沫納諸藥煎至一盞去柤温服取微汗即愈○如見陽明正病頭目痛鼻乾無汗肌肉疼痛本方中去麻黃桂枝加升麻一錢半倍芍藥取微汗而愈名升麻葛根湯○如風温脉浮身重汗出本方中加石膏大青龍膽草萎蕤各半錢○如瘧癘春感清發熱而渴不惡寒本方中加黃芩六分不問已汗未汗頭痛肌熱者

本方中去麻黄甘草桂枝加知母川芎各六分入生姜葱白同煎○如温毒發班心煩嘔逆本方中去桂枝芍藥加橘紅杏仁知母黄芩各六分○如太陽誤下之成脇熱利不止本方中去麻黄桂枝芍藥加黄連黄芩各三分甘草只用二分　如太陽與陽明合病不下利但嘔者本方中加製半夏五分

○小青龍湯（併加减法）治太陽表證未解心下有水氣乾嘔發熱而咳

麻黄　芍藥各二錢　細辛　乾姜

甘草　桂枝各一錢五分　五味子　半夏各二錢

右細切作一服用水三盞先煮麻黄减半盞掠去上沫納諸藥煮取一盞去柤温服連進三服○如表證未解而渴

甚者本方中去半夏加括蔞根一錢○如嘔而微利熱而欬本方中加羌花龍眼大○如太陽汗後飲水多欬而喘本方中去麻黄加杏仁泥一錢重○如太陽咳嗽表未解心下有水氣而小便不利者本方中去麻黄加茯苓一錢半○如水寒相搏咳逆不止者本方中去麻黄加附子一錢

大青龍湯治傷寒見風或傷風見寒太陽無汗脉浮緊煩躁可服脉弱汗自出不可服

麻黄三錢　桂枝　甘草炙各一錢半　杏仁七箇去皮尖另研

石膏三錢

右細切作一服加生姜三片大棗二枚水二盞先下麻黄煎一二沸掠去上沫納諸藥煎至一盞去柤服如一服得汗則止後服未汗再投一服或二服得汗為度○如太陽

無汗惡風煩躁夏月於本方中加黃芩二錢

○小柴胡湯幷加減法　治傷寒四五日往來寒熱胷滿脇痛心煩喜嘔風濕身熱邪在少陽經病

柴胡去蘆二錢半　黃芩　人參各一錢　甘草半錢

半夏八分

右細切作一服加生姜三片大棗二枚水二盞煎至一盞去柤溫服○如小便難潮熱腹滿本方中加茯苓一盞○如下後陰虛生熱脈微惡寒本方中去黃芩加芍藥二錢○如嘔而發熱胷脇滿小便不利本方中去黃芩加茯苓一錢半○如飲水過多成水結胷本方中去大棗加牡蠣一錢半○如少陽往來寒熱咳嗽胷脇痛者本方中去人參大棗加五味子乾姜各半錢○如往來寒熱而渴甚者

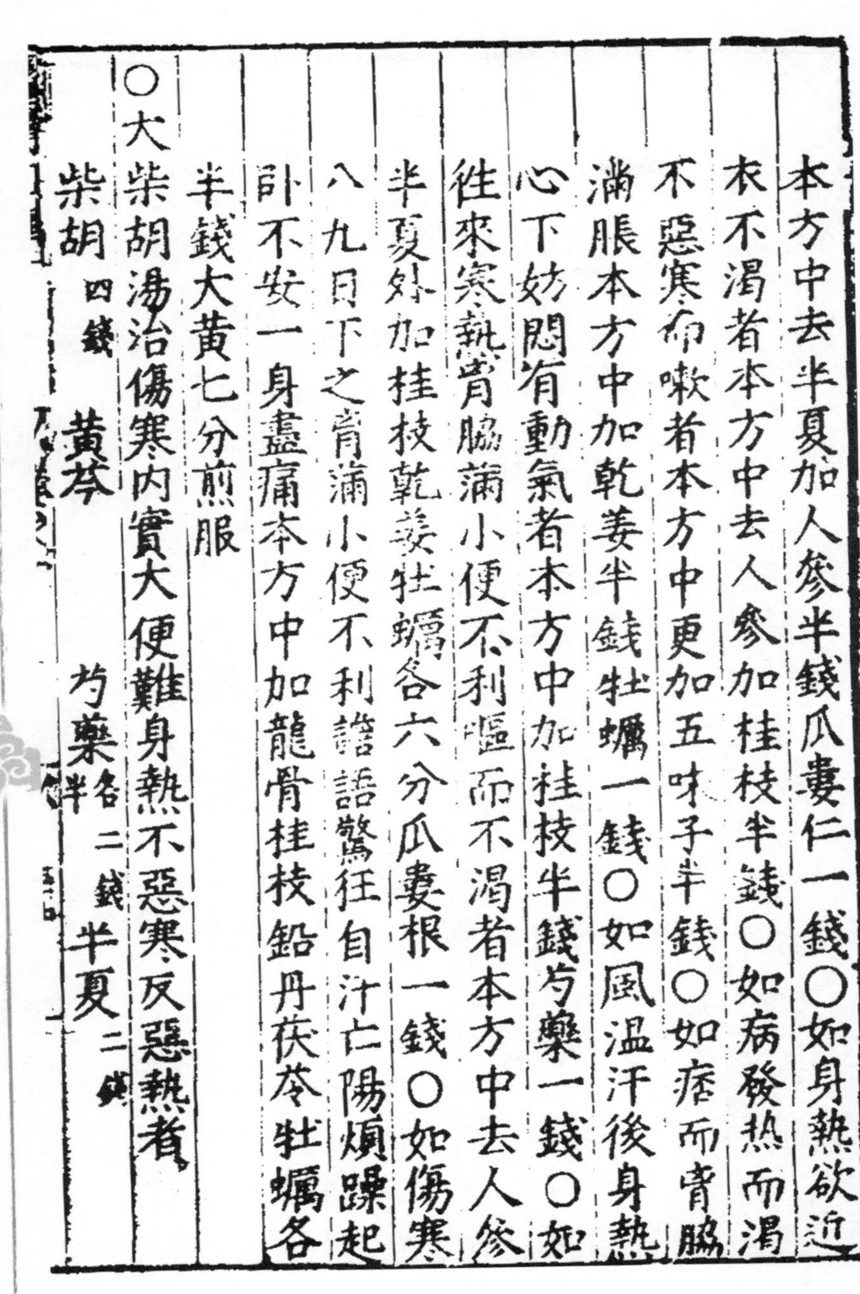

本方中去半夏加人參半錢瓜蔞仁一錢○如身熱欲近衣不渴者本方中去人參加桂枝半錢○如病發熱而渴不惡寒而嗽者本方中更加五味子半錢○如痞而胷脇滿脹本方中加乾姜半錢牡蠣一錢○如風温汗後身熱心下妨悶有動氣者本方中加桂枝半錢芍藥一錢○如往來寒熱胷脇滿小便不利嘔而不渴者本方中去人參半夏外加桂枝乾姜牡蠣各六分瓜蔞根一錢○如傷寒八九日下之胷滿小便不利譫語驚狂自汗亡陽煩躁起卧不安一身盡痛本方中加龍骨桂枝鉛丹茯苓牡蠣各半錢大黄七分煎服

○大柴胡湯治傷寒内實大便難身熱不惡寒反惡熱者

柴胡四錢　黄芩　芍藥各二錢半　半夏二錢

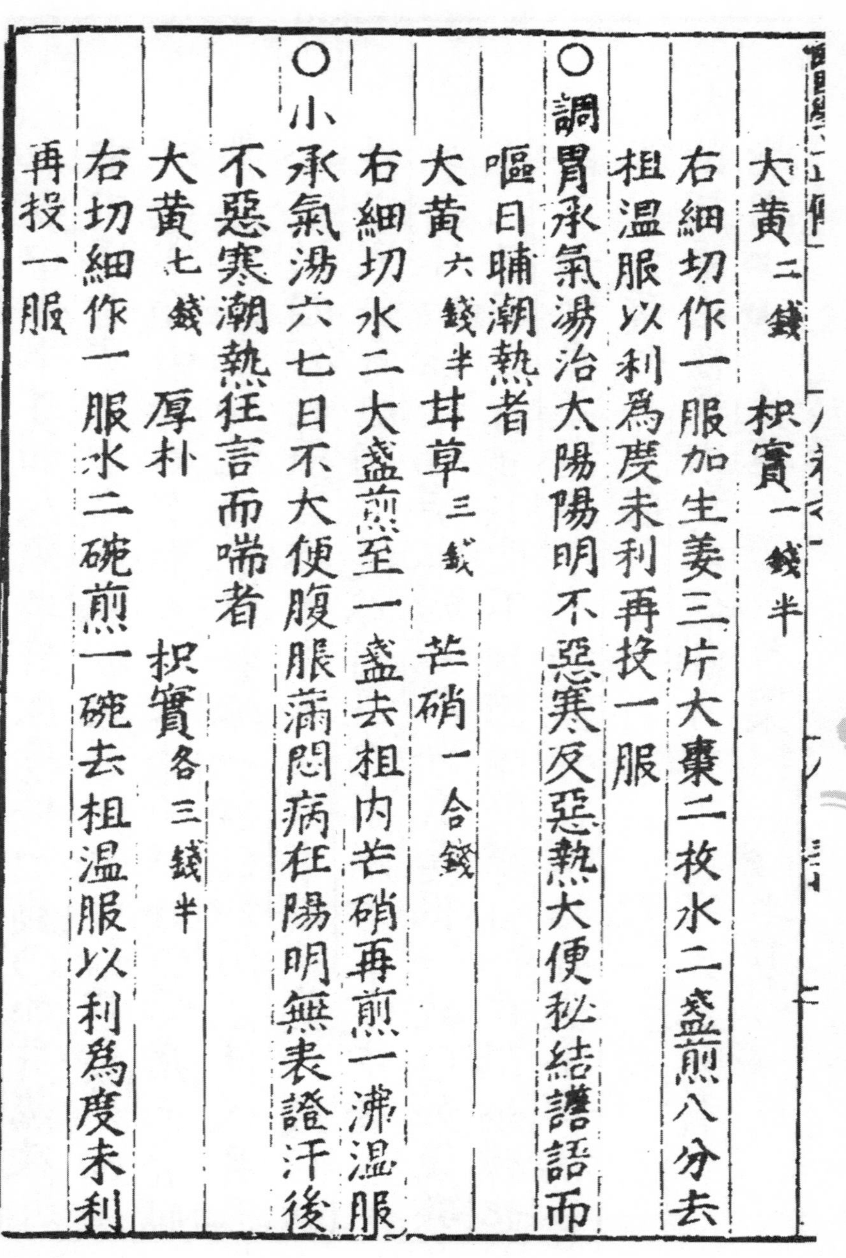

大黃二錢　枳實一錢半

右細切作一服加生姜三片大棗二枚水二盞煎八分去柤溫服以利爲度未利再投一服

○調胃承氣湯治太陽陽明不惡寒反惡熱大便秘結譫語而嘔日晡潮熱者

大黃六錢半　甘草三錢　芒硝一合錢

右細切水二大盞煎至一盞去柤內芒硝再煎一沸溫服

○小承氣湯六七日不大便腹脹滿悶病在陽明無表證汗後不惡寒潮熱狂言而喘者

大黃七錢　厚朴　枳實各三錢半

右切細作一服水二碗煎一碗去柤溫服以利爲度未利再投一服

○大承氣湯治胃實譫語五六日不大便腹滿煩渴併少陰舌乾口燥日晡發熱脉沉實者

大黄七錢半　厚朴　枳實各一兩　芒硝半合

右切細水二碗先煎枳朴二物取一碗半去柤内大黄再煎至一碗去柤納芒硝更煎一二沸温服以利爲度未利再授一服

○桃仁承氣湯外證已解小腹急大便黑小便不利爲瘀血證此藥主之

大黄三錢　桃仁十箇去皮尖研　桂心去藤皮　芒硝各一錢半

甘草一錢

右細切水一盞半煎至一盞去柤納芒硝再煎一二沸温服血盡爲度未盡再服

○白虎湯併加減法治陽明證汗後脉洪大而渴及虛煩中暍等證

知母六錢　甘草二錢　石膏一兩二錢　粳米五勺

右細切作一服水二盞煎待米熟去柤溫服○如口燥煩渴或發赤斑本方中加人參二錢名化斑湯又名人參白虎湯○如秋感熱之疫癘或陽明下後大便不固熱不退者或濕溫證熱不退而大便溏者本方中加蒼朮六錢添水煎名蒼白虎湯

○理中湯併加減法治即病太陰自利不渴寒多而嘔腹痛下利鴨溏蚘厥霍亂等證

人參　甘草　乾姜　白朮各二錢半

右切細作一服水二盞煎八分去柤溫服○如臍氣動者

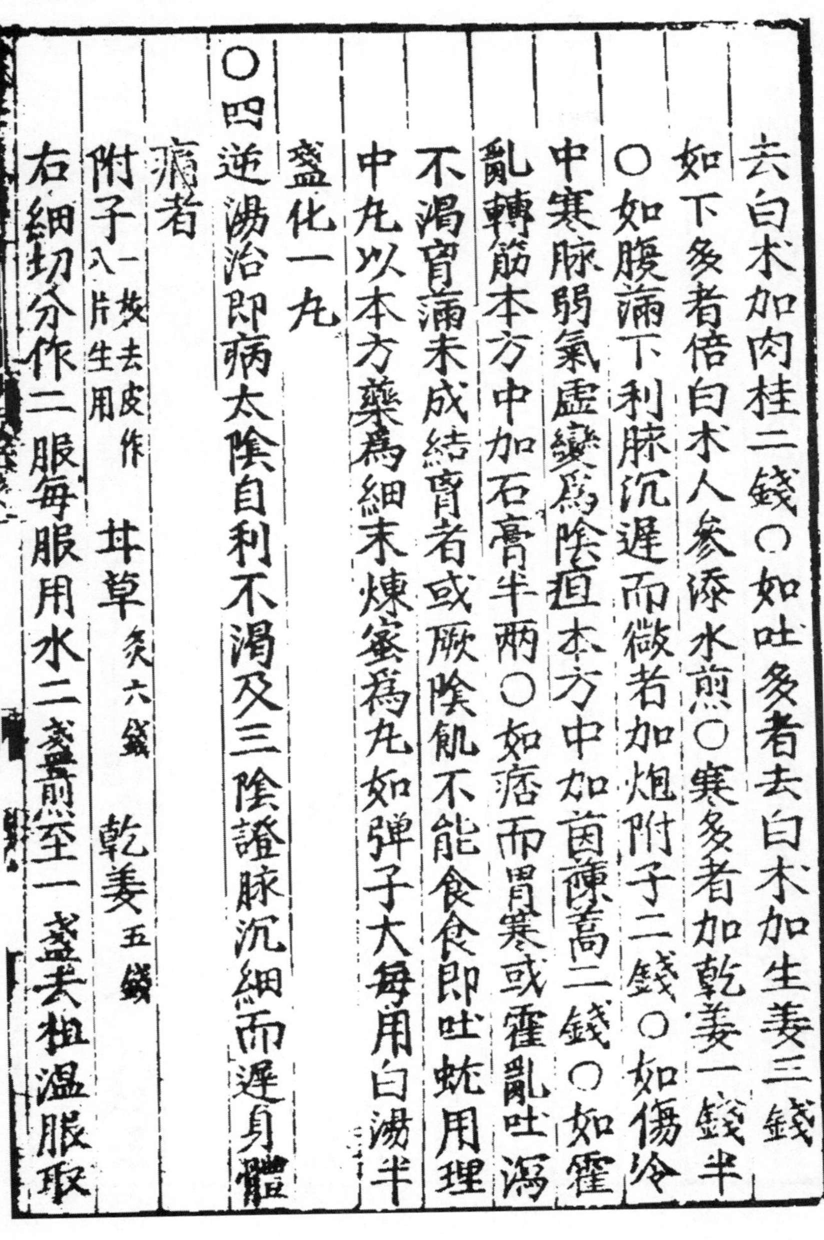

去白朮加肉桂二錢○如吐多者去白朮加生姜三錢如下多者倍白朮人參添水煎○寒多者加乾姜一錢半○如腹滿下利脉沉遲而微者加炮附子二錢○如傷冷中寒脉弱氣虚變爲陰疸本方中加茵蔯蒿二錢○如霍亂轉筋本方中加石膏半兩○如痞而胃寒或霍亂吐瀉不渴胷滿未成結胷者或厥陰飢不能食食即吐蚘用理中丸以本方藥爲細末煉蜜爲丸如彈子大每用白湯半盞化一丸

○四逆湯治即病太陰自利不渴及三陰證脉沉細而遲身體痛者

附子一枚去皮作八片生用　甘草炙六錢　乾姜五錢

右細切分作二服每服用水二盞煎至一盞去柤温服取

少汗乃愈

○真武湯治即病陰證傷寒脉沉細身體痛或發少陰汗致筋惕肉瞤等證

茯苓　芍藥　生姜　附子炮去皮各三錢

白朮二錢

右細切作一服水二盞煎至一盞去柤服○如刻者加五味子乾姜細辛各一錢○如小便利者去茯苓○如下利者去芍藥加乾姜二錢○如嘔者去附子倍生姜

○朮附湯治風濕小便自利及濕溫身痛等症

白朮三錢　甘草二錢　附子炮　生姜各二錢半

右細切作一服水二盞大棗二枚煎至一盞去柤溫服

○小陷胸湯治小結胸陽證傷寒下之太早變爲結胸胸中作

欬

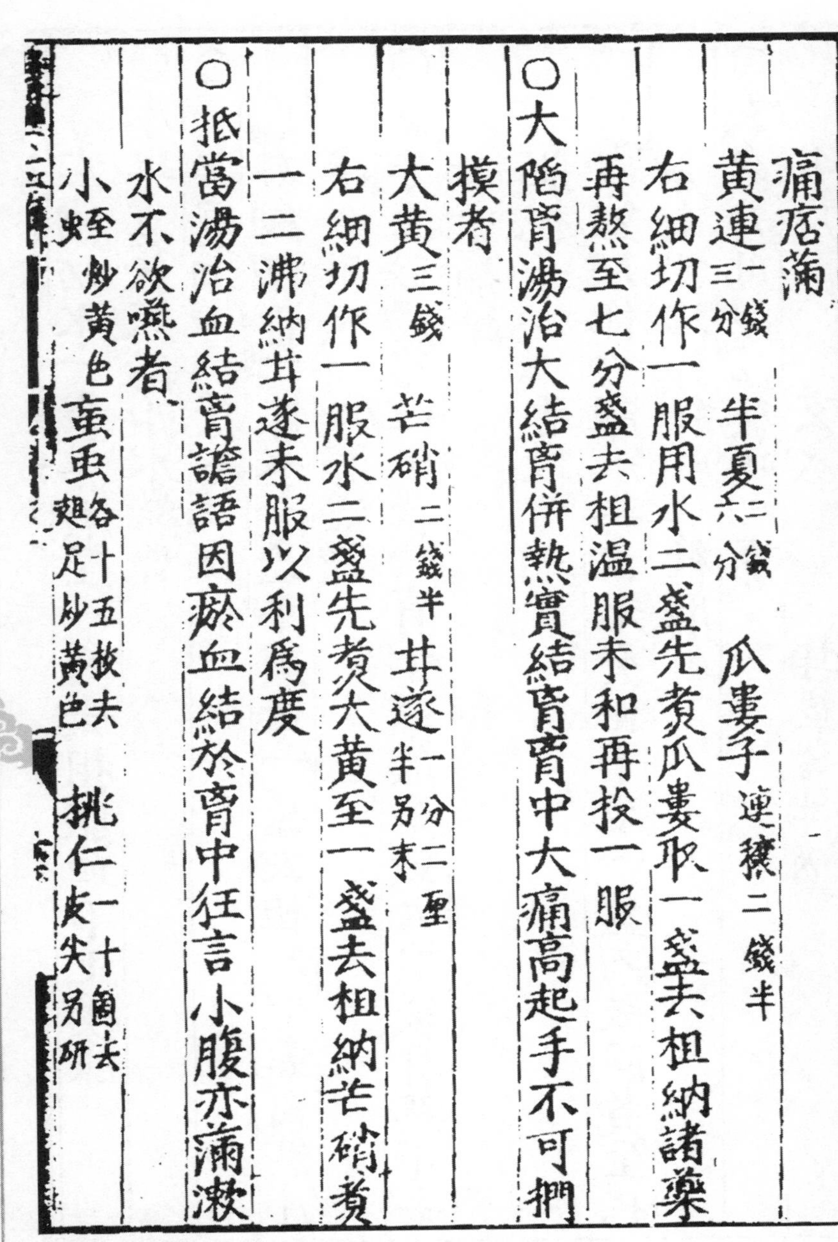

痛痞滿

黃連一錢三分　半夏一錢六分　瓜蔞子連穰二錢半

右細切作一服用水二盞先煑瓜蔞取一盞去柤納諸藥再熬至七分盞去柤溫服未和再投一服

○大陷胷湯治大結胷併熱實結胷胷中大痛高起手不可捫摸者

大黃三錢　芒硝二錢半　甘遂一分二厘半另末

右細切作一服水二盞先煑大黃至一盞去柤納芒硝煑一二沸納甘遂末服以利爲度

○抵當湯治血結胷譫語因瘀血結於胷中狂言小腹亦滿漱水不欲嚥者

小蛭炒至黃色　蝱虫各十五枚去翅足炒黃色　桃仁一十個去皮尖另研

右細切水一盞半煎至一盞去柤服血下止後服

○小半夏茯苓湯治水結胷

半夏四錢　茯苓三錢

右細切作一服水一盞半煎至一盞去柤入生姜自然汁半合再煎一二沸溫服

○梔子豆豉湯治吐下後心胷懊憹無柰或大下後身熱不去心中痛結

肥梔子四枚　香豉半兩

右細切作一服水二盞先煮梔子至一盞內豉同煮至七分去柤溫服得吐止後服

○玄參升麻湯治發斑咽痛

玄參　升麻　甘草各半兩

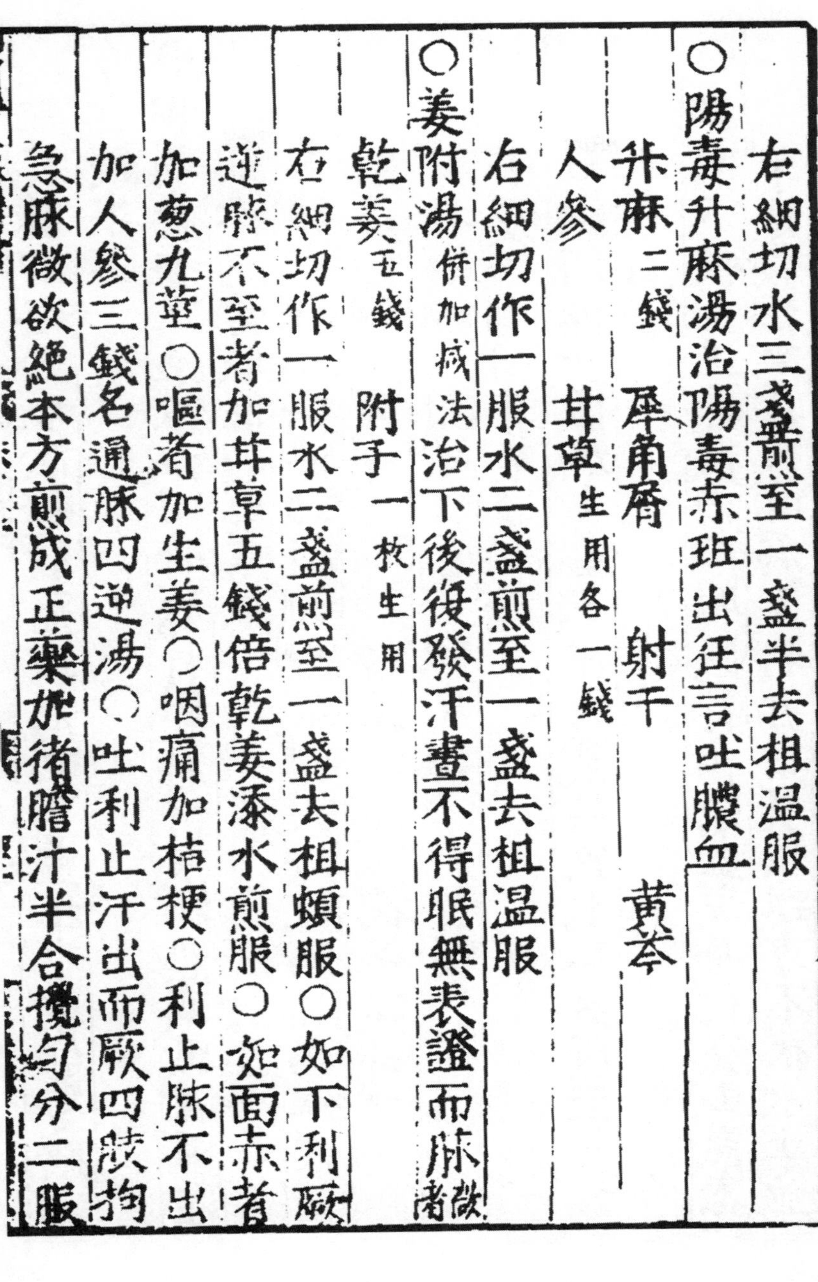

右細切水三盞煎至一盞半去柤温服

○陽毒升麻湯治陽毒赤班出狂言吐膿血

升麻二錢　犀角屑　射干　黄芩

人參　甘草生用各一錢

右細切作一服水二盞煎至一盞去柤温服

○姜附湯併加減法治下後復發汗晝不得眠無表證而脉微者

乾姜五錢　附子一枚生用

右細切作一服水二盞煎至一盞去柤頓服○如下利厥逆脉不至者加甘草五錢倍乾姜添水煎服○如面赤者加葱九莖○嘔者加生姜○咽痛加桔梗○利止脉不出加人參三錢名通脉四逆湯○吐利止汗出而厥四肢拘急脉微欲絶本方煎成正藥加猪膽汁半合攪匀分二服

其脉即起○少陰證腹痛或泄利下重本方中加芍藥二錢半

○和劑藿香正氣散治四時感冒頭痛憎寒壯熱或風濕氣霍亂吐瀉常服除山嵐瘴氣

大腹皮先以手抄按净用清酒洗净曬乾再用烏豆煮汁洗净用益此物恐有鴆鳥糞毒不制即殺人

紫蘇連莖葉用　藿香　白芷　茯苓各六分

厚朴薑汁製炒　白朮　陳皮去白　苦梗

半夏各四分　甘草炙二分

右細切作一服加生姜三片大棗二枚水二盞煎至一盞三分溫服

○和劑不換金正氣散治四時感冒傷寒瘟疫時行及山嵐瘴氣寒熱往來霍亂吐瀉下利赤白及出遠方不伏水土並

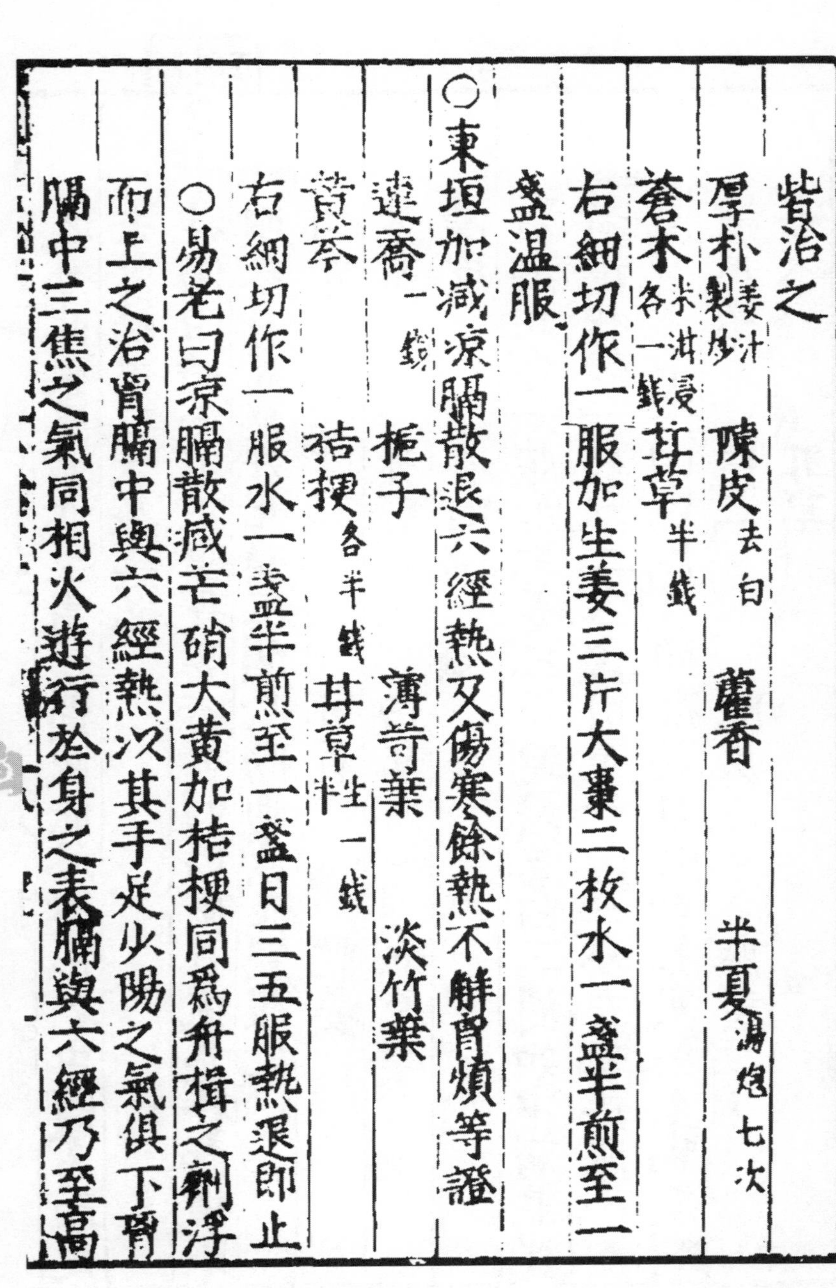
皆治之

厚朴姜汁製炒　陳皮去白　藿香　半夏湯泡七次

蒼术米泔浸各一錢　甘草半錢

右細切作一服加生姜三片大棗二枚水一盞半煎至一盞溫服

○東垣加減涼膈散　退六經熱又傷寒餘熱不觧胷煩等證

連翹一錢　梔子　薄荷葉　淡竹葉

黄芩　桔梗各半錢　甘草生一錢半

右細切作一服水一盞半煎至一盞日三五服熱退即止

○易老曰涼膈散減芒硝大黄加桔梗同爲舟楫之劑浮而上之治胷膈中與六經熱以其手足少陽之氣俱下胷膈中三焦之氣同相火遊行於身之表膈與六經乃至高

之分此藥浮載亦至高之劑故能於無形之中隨高而走

去胷膈中及六經熱也

○十神湯治時令不正瘟疫妄行或四時感冒風熱發熱憎寒頭疼身痛無汗此藥不問陰陽兩感並宜服之

川芎　甘草　麻黃　乾姜

紫蘇　升麻　白芷　赤芍藥

陳皮　香附各一錢

右細切作一服加生姜三片連鬚葱白三箇如中滿氣實者加枳殼一錢水二大盞煎至一盞三分去柤熱服

○消風百解散治四時感冒頭疼發熱咳嗽鼻塞聲重喘急等證

荆芥穗　白芷　陳皮　麻黃去節

蒼术各一錢　甘草半錢

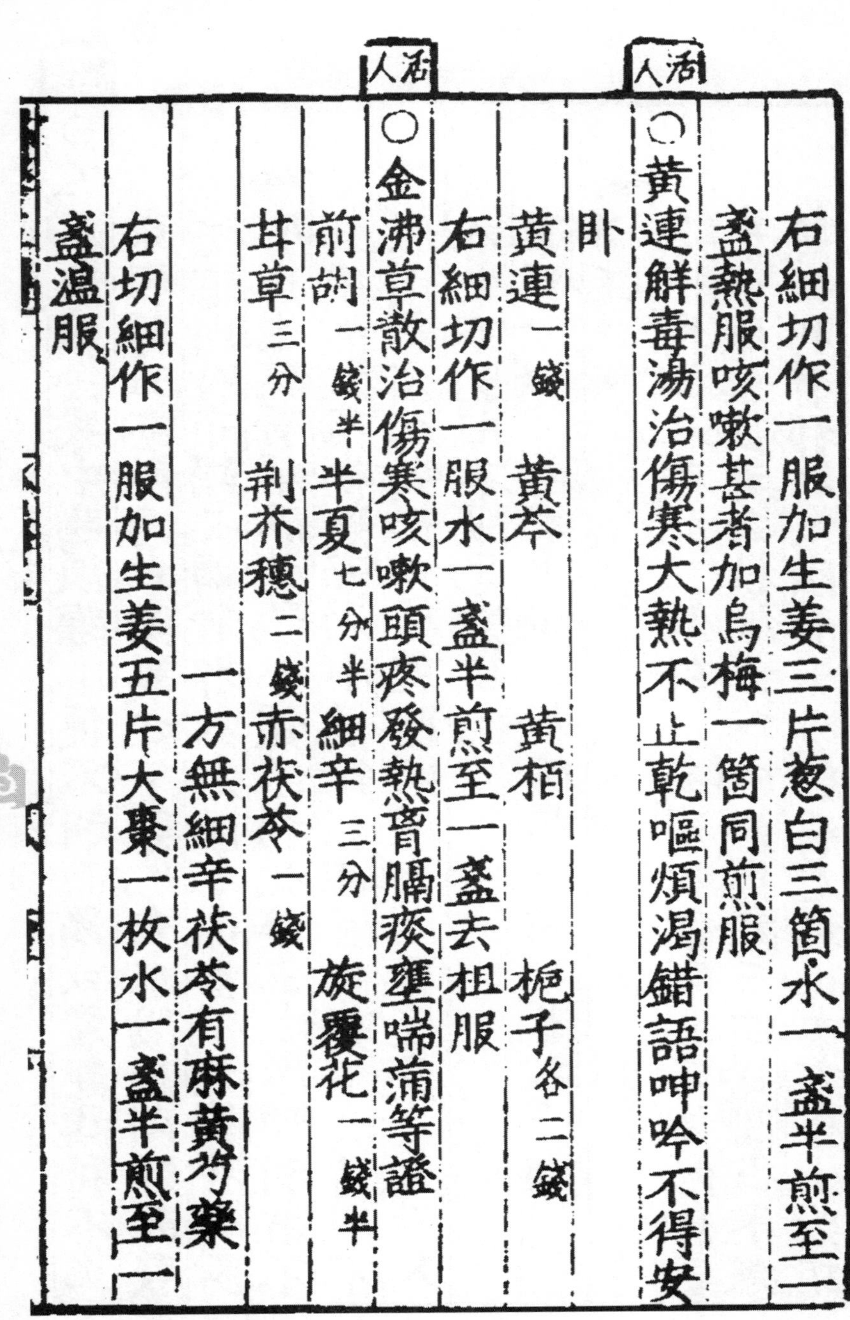

右細切作一服加生姜三片葱白三箇水一盞半煎至一盞熱服咳嗽甚者加烏梅一箇同煎服

活人　〇黄連觧毒湯治傷寒大熱不止乾嘔煩渴錯語呻吟不得安卧

黄連一錢　黄芩　黄栢　梔子各二錢

右細切作一服水一盞半煎至一盞去柤服

活人　〇金沸草散治傷寒咳嗽頭疼發熱胷膈痰壅喘滿等證

前胡一錢半　半夏七分半　細辛三分　旋覆花一錢半

甘草三分　荊芥穗二錢　赤茯苓一錢

一方無細辛茯苓有麻黄芍藥

右切細作一服加生姜五片大棗一枚水一盞半煎至一盞溫服

和劑

○五苓散治傷寒中暍煩躁小便不利而渴或霍亂吐利不止

東垣曰五苓散乃太陽裏之下藥也夫太陽高則汗而發之下則引而竭之渴者邪入太陽本也當下之使邪從膀胱出也其胃燥膀胱熱小便不利此藥主之小便利者不宜用然太陽病熱而渴小便雖利亦宜此藥下之當服不服則穀消水去形亡必就陽明燥火戊胃發黃此太陽入本失下也由不服此藥故也

澤瀉一兩半　白术一兩　赤茯苓一兩　豬苓一兩

肉桂半兩

右研為細末每服三錢白湯或清米飲調服或細切加姜棗煎服熱甚者去桂加黃芩○如傷寒三四日間往來寒熱自利者邪入太陰而少陽經病尤在也本方合小柴胡

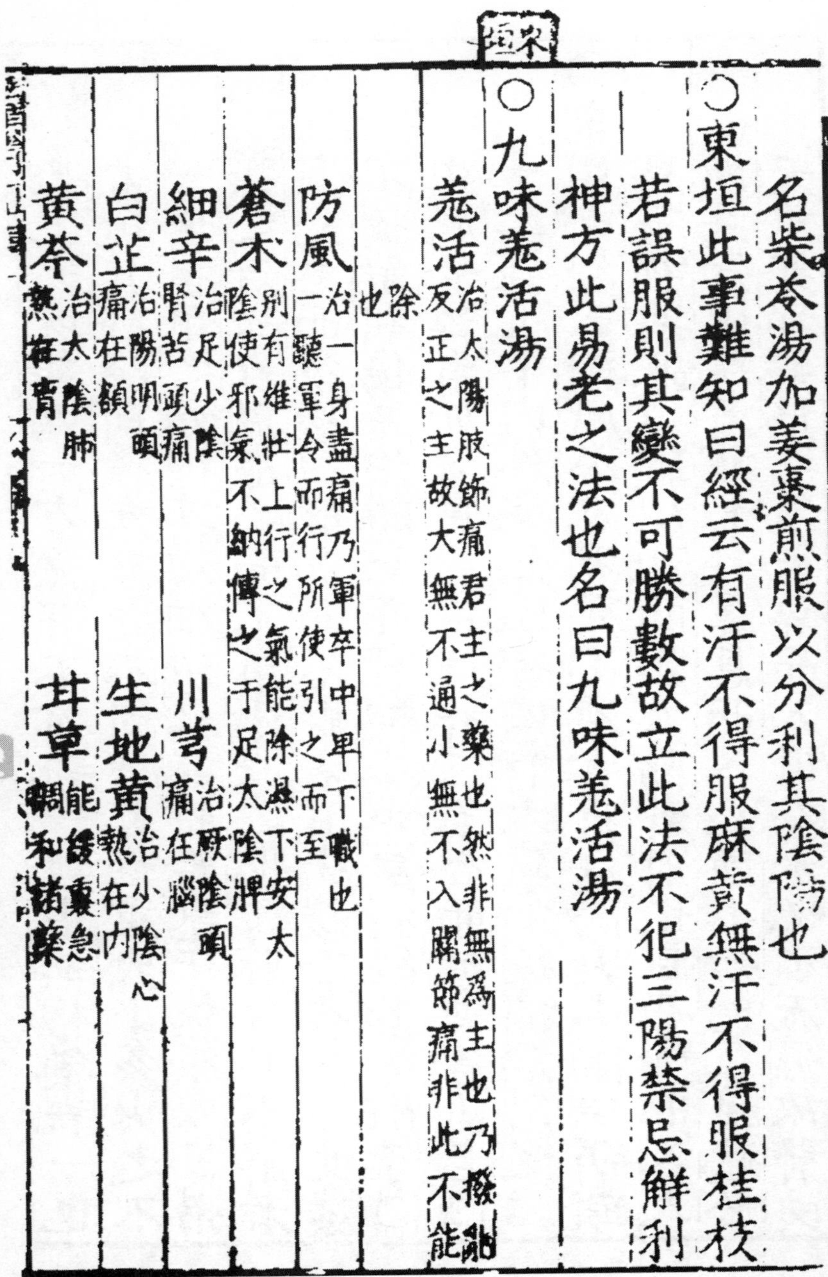

名柴苓湯加姜棗煎服以分利其陰陽也

○東垣此事難知曰經云有汗不得服麻黄無汗不得服桂枝若誤服則其變不可勝數故立此法不犯三陽禁忌解利神方此易老之法也名曰九味羌活湯

○九味羌活湯

羌活 治太陽肢節痛君主之藥也然非無為主也乃撥亂反正之主故大無不通小無不入關節痛非此不能除也

防風 治一身盡痛乃軍卒中卑下職也一聽軍令而行所使引之而至

蒼术 別有雄壯上行之氣能除濕下安太陰使邪氣不納傳之于足太陰脾

細辛 治足少陰腎苦頭痛

川芎 治厥陰頭痛在腦

白芷 治陽明頭痛在額

生地黄 治少陰心熱在內

黄芩 治太陰肺熱在胸

甘草 能緩裏急調和諸藥

已上九味雖為一方然亦不可執一執中無權猶執一也當視其經絡前後左右之不同從其輕重大小多少之不一增損用之如神其効細切水煎服若急汗熱服以羹粥投之若緩汗温服之而不用湯投之也○脉浮而不解者宜先急而後緩○脉沉而不解者宜先緩而後急○此藥不獨解利傷寒治雜病亦有神○中風行經者加附子○中風秘澁者加大黃○中風并三氣合而成痹等證各隨十二經上下内外寒熱温凉四時六氣加減補瀉用之

○東垣曰經云兩感於寒者死不治一日太陽與少陰俱病頭痛發熱惡寒口乾煩滿而渴太陽者府也自背腧而入人所共知少陰者藏也自鼻息而入人所不知也鼻氣通於天故寒邪無形之氣從鼻而入腎為水也水流濕故腎受

之經曰傷于濕者下先受之同氣相求耳又云天之邪氣感則害人五藏以是知内外兩感藏府俱病欲表之則有裏欲下之則有表表裏既不能一治故死矣然所禀有虚實所感有淺深虚而感之深者必死實而感之淺者猶或可治治之而不愈者有矣未有不治而復生者也予嘗用此間有生者十得二三故立此方以待好生君子用之名曰解利兩感神方大羌活湯

○解利兩感神方大羌活湯

防風　羌活　獨活　防己

黄芩　黄連　蒼朮　白朮

甘草炙　細辛各三分　知母　川芎

地黄各一錢

已下皆河間方

右細切作一服水二盞煎至一盞半去柤熱飲之未解再服三四劑病愈則止若有餘證並依仲景法如証治

○張子和六神通解散治夏月傷寒得太陽陽明二經病汗不出頭項痛腰脊強目疼鼻乾不得卧代麻黄葛根等湯發表藥也

蒼朮三錢　石膏　滑石　黄芩各一錢半

麻黄七分半　甘草半錢

右細切作一服水二盞煎七分服春加防風一錢

○劉河間守真治傷寒直格要訣

傷寒前三日在表法當汗可用雙解散連進數服必愈

○雙解散即後二方

○防風通聖散方見中風門

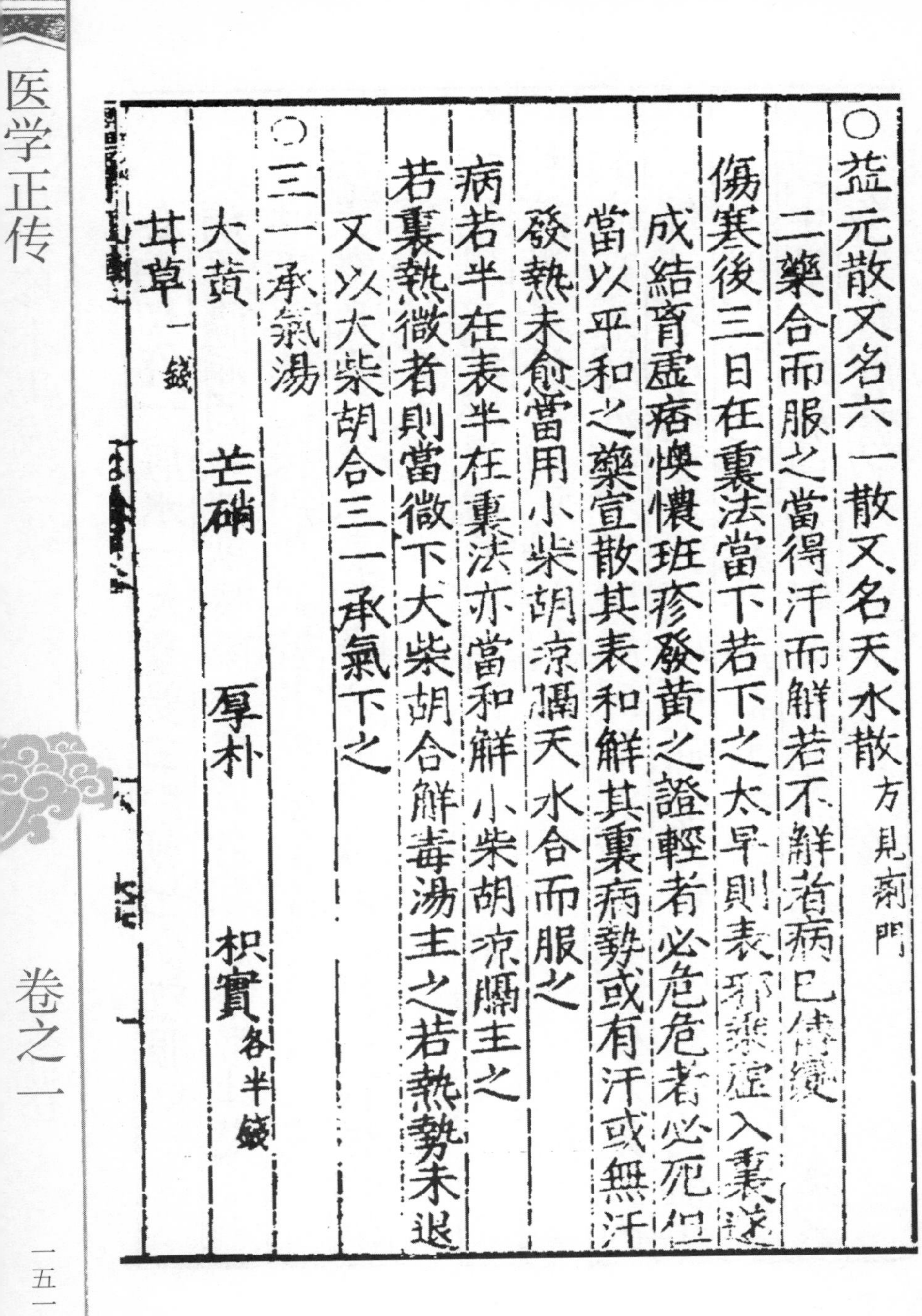

○益元散又名六一散又名天水散 方見痢門

二藥合而服之當得汗而解若不解者病已傳變

傷寒後三日在裏法當下若下之太早則表邪乘虛入裏遂

成結胸虛痞懊憹斑疹發黃之證輕者必危危者必死但

當以平和之藥宣散其表和解其裏病勢或有汗或無汗

發熱未愈當用小柴胡涼膈天水合而服之

病若半在表半在裏法亦當和解小柴胡涼膈主之

若裏熱微者則當微下大柴胡合解毒湯主之若熱勢未退

又以大柴胡合三一承氣下之

○三一承氣湯

大黃　芒硝　厚朴　枳實各半錢

甘草一錢

右細切作一服水一大盞姜三片煎七分熱服

其病胷膈滿悶或喘或嘔陽脉緊盛者宜瓜蔕散吐之

汗吐下三法之後别無異證者凉膈散調之

病大熱已去微熱未盡除者以益元散服之無令再病此傷

寒治法之大要也

或傷風自汗脉浮緩者雙解散去麻黄以解利之

其病半表半裏白虎湯和解之

其病在裏脉沉細者無問風寒暑濕或表裏證俱不見或内

外諸邪所傷有汗無汗心腹痛滿譫語煩躁畜熱内盛俱

是脉沉者並用承氣合解毒下之

或中暑自汗以白虎湯解之白虎解後以五苓合天水調之

多進數服無妨

或腹脹痛脉沉者亦當以承氣合解毒微下之
或發汗之後熱不解脉尚浮者白虎加蒼术再解之
或裏熱内盛陽厥極深皆因失下而成此證以致身冷脉微昏憒將死切不得以寒藥下之誤下即死有一輩庸醫妄言是陰厥便欲投玄武四逆温熱之劑下咽必死殊不知此證乃陰耗陽竭陰氣極弱謂之耗陽厥極深謂之竭畜熱沸鬱將欲絶者當此之際寒劑熱劑俱不可投但進凉膈解毒以養陰退陽宣散畜熱脉氣漸生得大汗而愈亦有無汗氣和而愈者未愈却用解毒合承氣下之次以解毒凉膈天水三藥合而爲一調和陰陽洗滌藏府則其餘别證自不生矣
有大下之後熱不退再三下之熱愈盛若下之不愈脉微氣虚力弱不加以法則無可生之理若輟而不下則邪熱極盛

陰氣極衰，脉息漸絶，必不可救。似此之證，是下之亦死，不下亦死。醫者到此，殺人活人一弾指間，其不至手足失措者幾希。吳云：傷寒汗後，汗出不解，或反不汗，脉尚浮，白虎加蒼术湯再解之。又按論云：傷寒下後，自汗，虛熱不已，白虎加蒼术人參，一服如神，汗止身凉，此通仙之法也。如此則汗下之後熱不退，不問有汗無汗，並宜白虎加蒼术解之，又加人參亦妙，仍服凉膈解毒調之。

經云：三下而熱不退者即死。後人有四五次下而生及十數次下而生者，此偶然誤中耳，活者得一二，死者已千百，後學切不可以此為法。但當依前法，用解毒合凉膈調之，使陽熱除退，陰脉漸生，庶不失人命也。

若傷飲不解，散成結胷之證，臨時擇用大小陷胷湯丸累下之。若脉浮者不可下，是表證未出，小柴胡合小陷胷湯投之。脉雖浮而熱大極者，承氣徐徐疎利之。

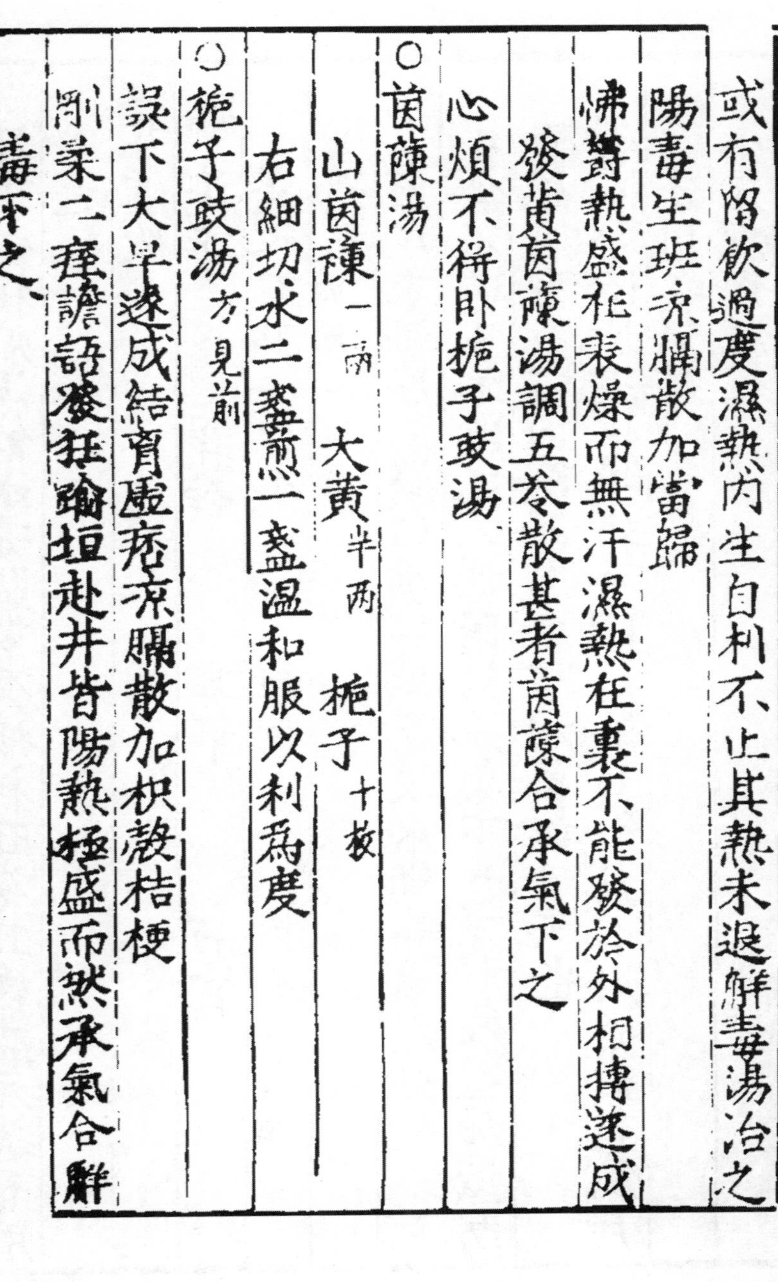
或有留飲過度濕熱内生白利不止其熱未退觧毒湯治之陽毒生斑凉膈散加當歸

怫鬱熱盛在表燥而無汗濕熱在裏不能發於外相搏遂成發黄茵蔯湯調五苓散甚者茵蔯合承氣下之

心煩不得卧梔子豉湯

○茵蔯湯

山茵蔯一兩　大黄半兩　梔子十枚

右細切水二盞煎一盞温和服以利為度

○梔子豉湯方見前

誤下大早遂成結胸虚痞凉膈散加枳殻桔梗

剛柔二痓譫語發狂踰垣赴井皆陽熱極盛而然承氣合觧毒下之

汗下之後煩渴飲水凉膈散及減桂五苓甘露益元選而用之

○甘露飲

茯苓　澤瀉　甘草　石膏

寒水石各二兩　白术　桂枝　猪苓各半兩

滑石四兩

右爲末每服三錢白湯調或新汲水調姜湯尤妙

小便不通五苓泄之大便閉結承氣下之更有外證加減防風通聖散方内隨證用藥屢治萬無一失也

婦人證治皆然惟孕婦三四月併七八月不用硝黄其餘月分用之無妨

小兒減劑服之

併

此中有古人治傷寒不傳之妙後之學者宜慎寶之

愚按河間巳上治傷寒法宜用於春三月及夏至前後温病及中暑熱傳經之證能按法施治無有不安

○丹溪活套

凡傷寒傳經之証初得太陽經病惡寒發熱頭項強腰脊痛無汗急用東垣九味羌活湯表之而愈或諸痛悉除亦不惡寒但發熱不解或微汗濈濈然出此爲挾虛證宜用補中益氣湯爲主治有汗加桂枝芍藥汗未透脈尚浮緊加羌活蒼朮防風葛根倍升麻柴胡滿悶者去黃芪人參仍頭痛未去加川芎白芷薄荷荊芥細辛葛根如渴加五味子麥門冬天花粉三四日間不宜前藥則以小柴胡湯驗證加减如寒熱脇痛少陽外證悉具只以本方服之若

兼腹滿自利已見太陰證而少陽證尤未除者本方中加五苓散名柴苓湯熱甚者去桂倍黃芩渴甚者本方去半夏加五味子天花粉五六日不大便潮熱引飲本方中去人參甘草加芍藥枳殼厚朴大黃甚者加芒硝或用河間三一承氣湯七八日過經不解熱不退或黃連解毒湯涼膈散選而用之或仍以小柴胡隨證調治而愈或愈後因勞役復熱者仍用補中益氣湯多服數貼自安雖因食復病切不可輕用大黃芒硝之類下之蓋病後氣血大虛若復下之必死慎之慎之

又傷寒下後譫語切能認人三五日後妄言不休此神不守舍慎勿復下脉多沉細足冷氣促面青褐色口乾燥宜用補中益氣湯倍人參加竹葉二三十片○內外本弱得

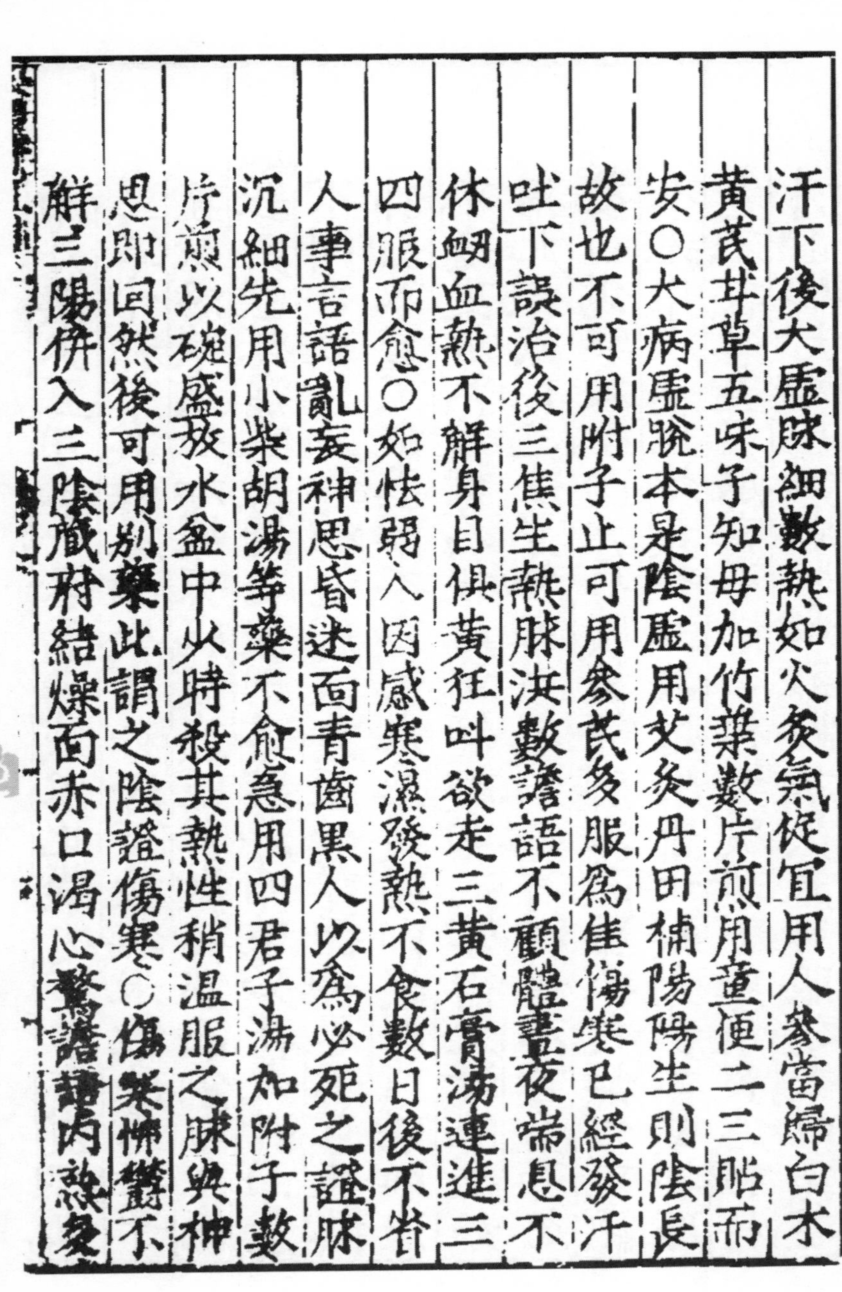

汗下後大虛脉細數熱如火灸氣促宜用人參當歸白术黄芪甘草五味子知母加竹葉數片煎用童便二三盃而安○大病虛脱本是陰虛用艾灸丹田補陽陽生則陰長故也不可用附子止可用參芪多服爲佳傷寒已經發汗吐下設治後三焦生熱脉洪數譫語不顧體晝夜喘息不休衄血熱不解身目俱黄狂叫欲走三黄石膏湯連進三四服而愈○如怯弱人因感寒濕發熱不食數日後不省人事言語亂妄神思昏迷面青齒黑人以爲必死之證脉沉細先用小柴胡湯等藥不愈急用四君子湯加附子數片煎以碗盛放水盆中以時殺其熱性稍温服之脉與神思即回然後可用别藥此謂之陰證傷寒○傷寒怫鬱不解三陽併入三陰藏府結燥面赤口渴心驚譫語内熱多

而外熱少宜用三一承氣湯或以此藥送下木香檳榔丸三五十粒下其燥屎而安〇如汗下後熱未能除用梔子豆豉湯或東垣加減涼膈散煎服以徹其邪而愈〇凡傷寒身體疼痛惡風寒過幾則喜脉浮而數必得大汗而愈不問日數皆以六神通解散煎服如譫語神昏不寧蓋熱邪已入裏不能盡解本方加人參黃連即安服煎藥如汗不透更加紫蘇葉葛根白芷等藥助之當得大汗而病如掃此張戴人之法藥雖輕微不知自有神妙不可易而忽之〇傷寒發斑面赤昏憒譫語脉洪而虛按之無力或絶不見用人參生地黃各五錢炮附子一錢大黃二錢半服之不甚瀉夏月服亦不妨〇傷寒發斑生熟用黃瓜根杵汁（黃瓜即藤蔓生小瓜蔞兒如龍眼大四月黃瓜生此救治）調伏龍肝服之去紅點甚

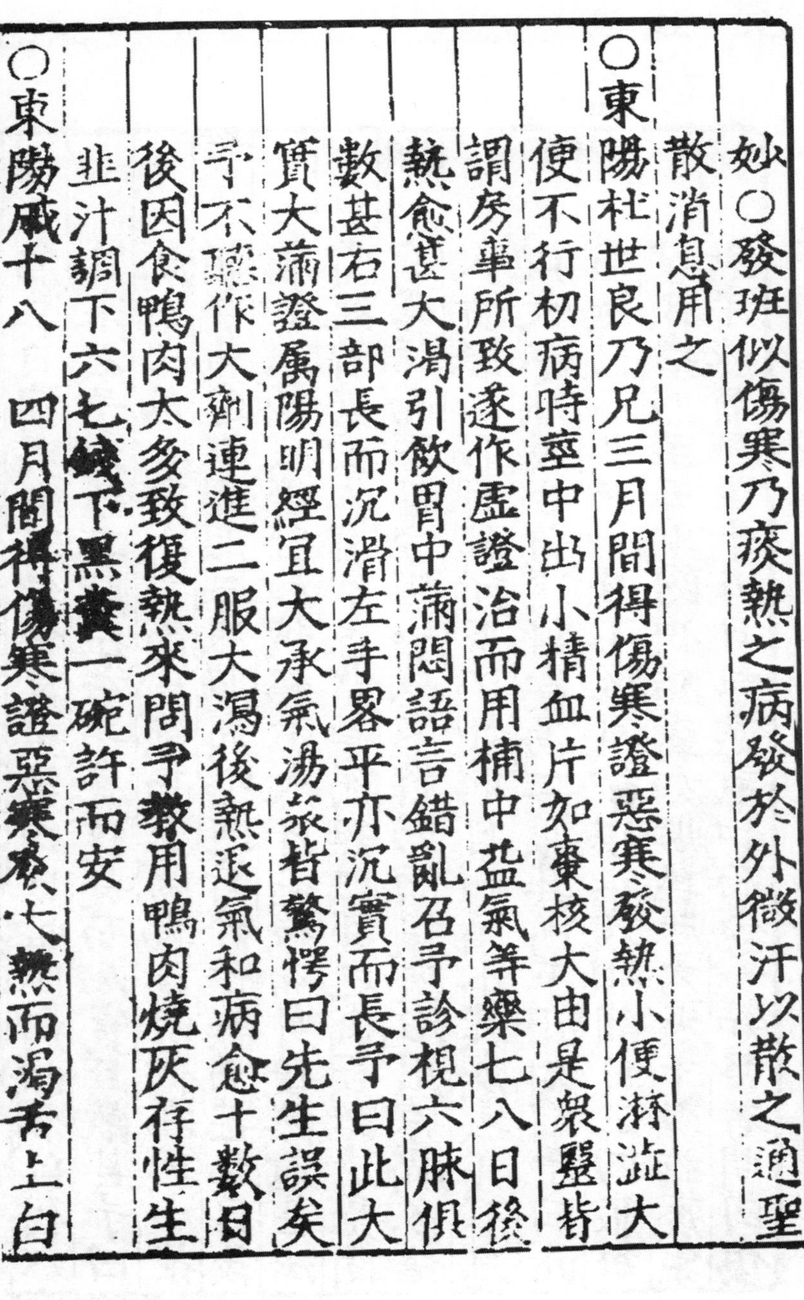

妙○發斑似傷寒乃痰熱之病發於外微汗以散之適聖散消息用之

○東陽杜世良乃兄三月間得傷寒證惡寒發熱小便淋澁大便不行初病時莖中出小精血片如棗核大由是衆醫皆謂房事所致遂作虛證治而用補中益氣等藥七八日後熱愈甚大渴引飲胃中滿悶語言錯亂召予診視六脉俱數甚右三部長而沉滑左手略平亦沉實而長予曰此大實大滿證屬陽明經宜大承氣湯衆皆驚愕曰先生誤矣予不聽作大劑連進二服大瀉後熱退氣和病愈十數日後因食鴨肉太多致復熱來問予教用鴨肉燒灰存性生韭汁調下六七錢下黑糞一碗許而安

○東陽戚十八　四月間得傷寒證惡寒發熱而渴舌上白

類案如
近始
根

胎三日前身脊百節俱痛至第四日臍腹痛而嘔自利六日來召予治診其脉左右手皆弦長而沉實且數甚予曰此本三陽合病今太陽已罷而少陽與陽明仍在與小柴胡合黃連解毒服三服脇痛嘔逆皆除惟熱猶甚九日後漸加氣築痰響聲如拽鋸出大汗退後而身復熱愈甚法當死看其面上有紅色潔淨而無賊邪之氣言語清亮間有譫語而不甚含胡予故不辭去而復與治用涼膈散倍大黃服二服視其所下仍如前自利清水其痰氣亦不息與大承氣湯合黃連解毒湯二服其所下亦如前予曰此蓋熱結不開而燥屎不來耳後以二方相間日三四服每藥又各服至五貼得結糞如肥皂子大者十數枚痰氣漸平熱漸減至十五日熱退氣和而愈一 知醫者問曰傷

寒論謂下後不可再下連日用此峻劑而獲安者何也曰燥屎未下而脉尚實胡爲不可再下是故爲醫者不可膠柱而調瑟也

醫學正傳卷之一終

校注

①熊經鴟（chī）顧：古代一种导引养生之法。状如熊之攀枝，鸱之回顾。

②刳（kū）：挖。

③湔（jiān）：洗。

④罷（pí）：通『疲』。疲惫。

⑤洎（jì）夫：至于。

⑥病源後編：『病源』指《诸病源候论》。按：《诸病源候论》并无『前编』、『后编』之制，疑『后编』乃『候论』之讹。

⑦粗工：指医道粗疏的医生。

⑧藩垣：藩篱和垣墙。泛指屏障，又喻藩国、藩镇，此喻领地。

⑨祖述：阐述，发扬。

⑩閫（kǔn）奥：深邃的内室，喻学问或事理的精微深奥所在。

⑪親炙：亲近而接受熏陶，指直接得到传授或教导。

⑫箕裘：指祖传的事业。《礼记·学记》：『良冶之子必学为裘，良弓之子必学为箕。』谓善冶金者之子弟，耳濡目染，至少能效父兄之熔铸金铁而能为袍裘；善为弓者之子弟，至少能学父兄之制弓而能制箕。后以『箕裘』比喻祖上的事业。

⑬炲（tái）：同『炱』，燃烧产生的烟气凝积而成的黑灰。

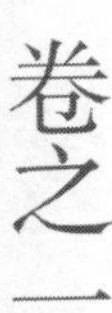

⑭衃（pēi）血：黑紫色的淤血。
⑮豕膏：猪油。
⑯霄漢：指天空。
⑰顒（yóng）俟：恭敬地等待。
⑱飧泄：指大便泄泻清稀，并伴有不消化的食物残渣。
⑲黄埃：黄色的尘埃。
⑳行：《素问·经脉别论》作『脏』。
㉑揆（kuí）度：推测，估量。
㉒大孔：此指肛门。
㉓□□：底本此处模糊不清，据吴江本当作『阳孕』。
㉔若□□謂：底本此处模糊不清，据吴江本当作『若经所谓』。
㉕□□□□□：底本此处模糊不清，据吴江本当作『阴而成孕者』。
㉖作強：指产生强劲之力。
㉗伎巧：技术，技艺。
㉘棖闑（chéng niè）：古时门两旁所竖的木柱和门中间的竖木。
㉙矜式：示范。
㉚□：底本此处模糊不清，据吴江本当作『剂』。
㉛□：底本此处模糊不清，据吴江本当作『虚』。
㉜熇（hè）熇：形容火势旺盛的样子。
㉝漉漉：汗不断地渗流貌。

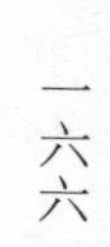

㉞□：底本此处模糊不清，据吴江本当作『嗜』。

㉟□□□：底本此处模糊不清，据吴江本当作『及气弱』。

㊱□：底本此处模糊不清，据吴江本当作『嗽』。

㊲□□□□：底本此处模糊不清，据吴江本当作『滞气然也』。

㊳□：底本此处模糊不清，据吴江本当作『欤』。

㊴嘘吸：吐纳呼吸。

㊵交泰：指天地之气和祥，万物通泰。

㊶目瞀：眼睛昏花。

㊷黄冠：指道士。

㊸解㑊（yì）：肢体困倦，筋骨懈怠，肌肉涣散无力。

㊹卜噬：『噬』，当为『筮』。古时预测吉凶，用龟甲称卜，用蓍草称筮，合称卜筮。

㊺□：底本此处模糊不清，据吴江本当作『圣』。

㊻中：《素问·至真要大论》作『身』。

㊼肝术：《素问·至真要大论》作『于肝』。

㊽□□□□：底本此处模糊不清，据吴江本当作『白术甘草』。

㊾□：底本此处模糊不清，据吴江本当作『弹』。

㊿□：底本此处模糊不清，据吴江本当作『卫』。

新編醫學正傳卷之二目録

醫學正傳目錄卷之二終

新編醫學正傳卷之二

花谿恒德老人虞摶天民編集
姪孫虞守愚惟明校正

瘟疫 附大頭天行病 蝦蟇瘟

論

內經曰蒼天之氣清淨則志意治順之則陽氣固雖有賊邪弗能害也又曰冬不藏精者春必病瘟是以多感於房勞辛苦之人安樂者未之有也俗名瘟病醫書曰疫癘曰黄病嶺南閩廣等處曰瘴氣蓋指山嵐霧露煙瘴溫熱惡氣而名之也一皆觸冒四時不正之氣而爲病焉傷寒論曰春應溫而反清夏應熱而反寒秋應涼而反熱冬應寒而反溫龐安常曰疫氣之發大則流行天下次則一方次則一鄉次則偏着

一家悉由氣運鬱發有勝有伏遷正退位之所致也視斯疾者其可不推運氣而治之乎陶氏曰夫疫氣之中人輕重不一仲景無治法後人用敗毒散治甚得理然亦有愈不愈者蓋疫氣有淺深資禀有壯怯怯而受癘氣之深者雖智者尚不能治況庸劣之士乎若資禀壯實所感又淺則庶幾可愈切不可作傷寒正治而大汗大下也但當從乎中治而用少陽陽明二經藥（少陽小柴胡湯陽明升麻葛根湯也）看所中陰陽經絡脉証而以二方加減和治之殊爲切當學者宜詳察之毋忽

脉法

脉陽濡弱陰弦緊更遇温氣變爲瘟疫

温病二三日體熱腹滿頭痛食飲如故脉直而疾八日死

温病四五日頭痛腹滿而吐脉來細而強十二日死

温病八九日頭身不疼目不赤色不變而反利脉来牒牒按之不鼓手特大心下堅十七日死

温病汗不出出不至足者死厥逆汗自出脉堅強急者生虚軟者死

温病下利腹中痛甚者死

方法

丹溪曰衆人病一般者此天行時疫也治有三法宜補宜散宜降用大黄黄芩黄連人參桔梗蒼术防風活石香附人中黄神麯糊為丸每服五七十九氣虚以四君子湯下血虚以四物湯下痰多以二陳湯下熱甚者加童便謂人中黄者人糞也令人多有以糞缸中磨汁頓飲一二碗病隨愈然凶恐畏其臭穢不能下咽耳故丹溪所取人中黄法於冬月以竹截筒刮去青兩頭留節一頭打通一竅以大甘草納入筒内以竹釘塞其竅投[3]糞缸中二三箇月取出晒乾用

○陶尚文治瘟疫法

若病只在少陽經者小柴胡加防風羌活微發之而愈若病兼陽明經者柴葛二方合服之（小柴胡對升麻葛根湯也）若見太陽證便大便泄者以本方（小柴胡也）去黄芩對五苓散

尤當看脉寒熱若無寒去桂留苓

若小便不利是膀胱本病本方加去桂五苓散

若入太陰經無熱證見者用理中湯此證必須腹痛而瀉

明日瀉止痛止仍用小柴胡和之

若入少陰經及厥陰經用陰證傷寒傳經法治之

若初看未端的且先以敗毒散治之看歸在何經再隨經

施治無不效者

若發黄小柴胡合去桂五苓散未退茯苓滲濕湯

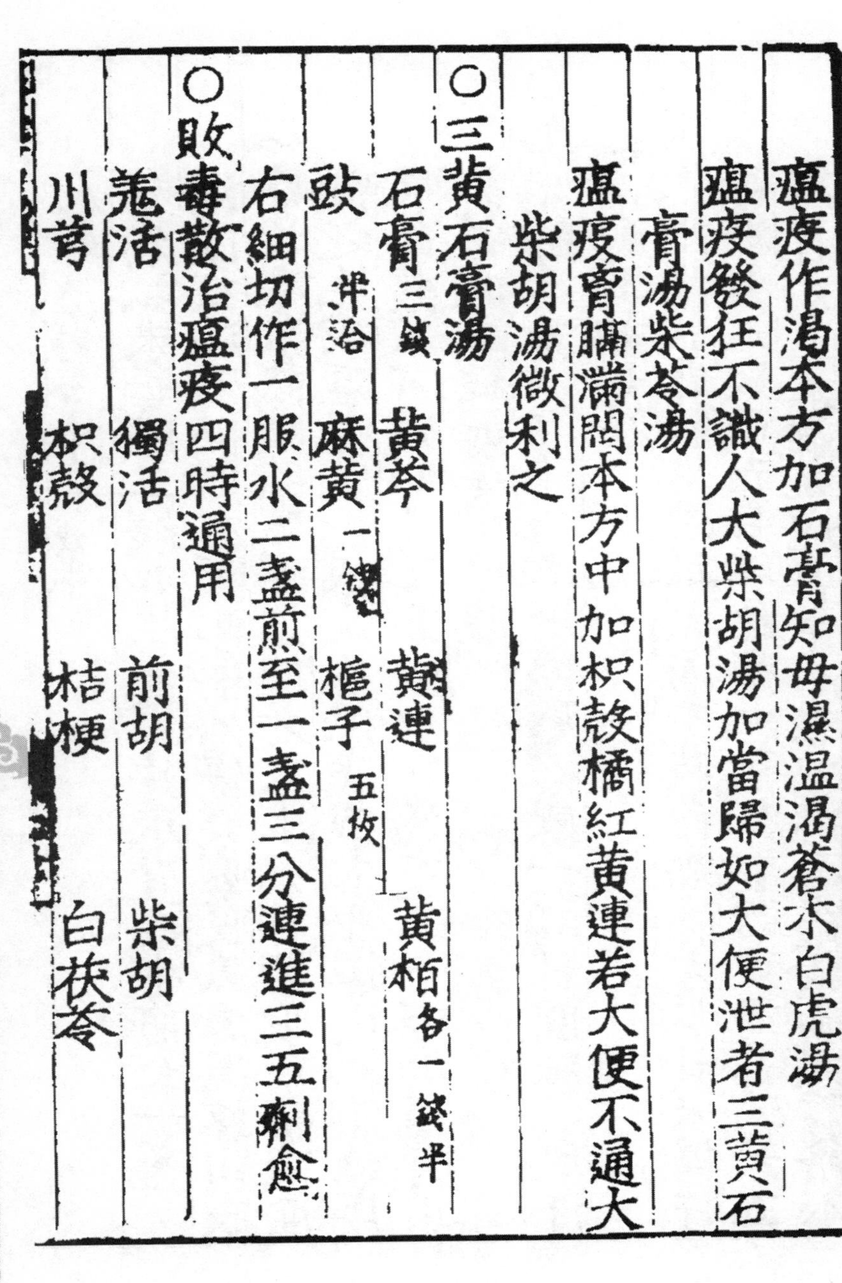

瘟疫作渴，本方加石膏、知母。濕溫渴，蒼朮白虎湯。

瘟疫發狂不識人，大柴胡湯加當歸。如大便泄者，三黃石膏湯、柴苓湯。

瘟疫胸膈滿悶，本方中加枳殼、橘紅、黃連。若大便不通，大柴胡湯微利之。

○三黃石膏湯

石膏三錢　黃芩　黃連　黃栢各一錢半

豉半合　麻黃一錢　梔子五枚

右細切，作一服，水二盞，煎至一盞三分，連進三五劑，愈。

○敗毒散　治瘟疫四時通用

羌活　獨活　前胡　柴胡

川芎　枳殼　桔梗　白茯苓

人參 各等分　甘草 減半

右爲細末每服三錢加生姜三片水壹盞半煎至一盞溫服或沸湯點服亦可此藥治傷寒瘟疫風濕風眩四肢痛憎寒壯熱項強睛疼不問老人小兒皆可服或嶺南煙瘴之地或瘟疫時行或人多風痰或處卑濕之地脚氣痿弱此藥不可缺也日三五服以知爲度　一方加薄荷少許每服五錢加姜水煎服

○九味羌活湯 方見傷寒門　治瘟疫初感一二日間服之取汗而愈其效如神

○黑奴丸治溫毒發斑煩躁大渴及時行熱病六七日未得汗脉洪大或數面赤目眩身痛大熱狂言欲走渴甚又云五六日已上不解熱在胸中口噤不能言爲壞傷寒醫所不

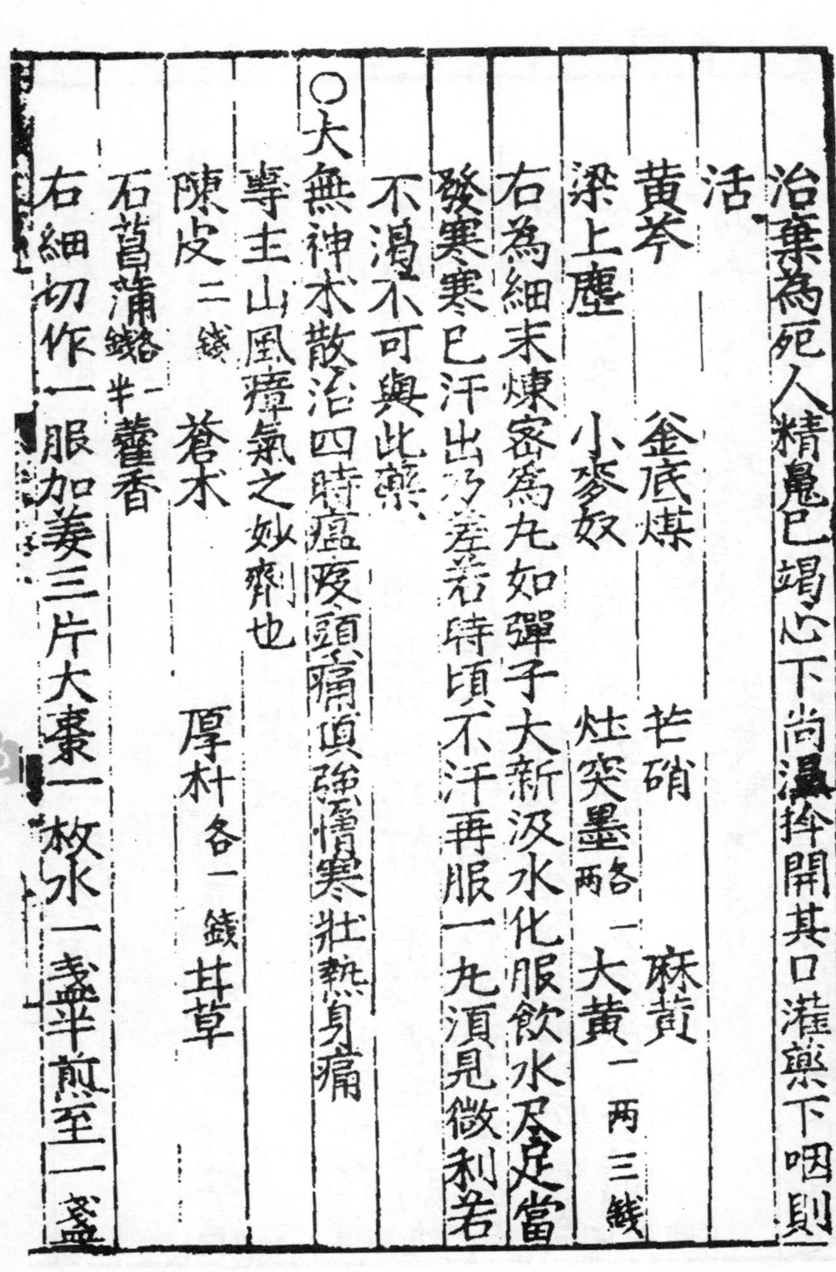

治棄為死人精魂已竭心下尚溫拚開其口灌藥下咽則活

黄芩　釜底煤　芒硝　麻黄

梁上塵　小麥奴　灶突墨各一兩　大黄一兩三錢

右為細末煉蜜為丸如彈子大新汲水化服飲水不足當發寒寒已汗出乃瘥若時頃不汗再服一丸須見微利若不渴不可與此藥

○大無神术散　治四時瘟疫頭痛項強憎寒壯熱身痛導主山風瘴氣之妙劑也

陳皮二錢　蒼术　厚朴各一錢　甘草

石菖蒲一錢半　藿香

右細切作一服加姜三片大棗一枚水一盞半煎至一盞

東垣

去柤温服一方無菖蒲有香附一錢名神术散氣散

附大頭天行病

○丹溪曰大頭病乃濕熱在高巔之上用羌活及酒炒黄芩酒蒸大黄隨病加减切不可用降藥

○東垣曰陽明邪熱太甚資實少陽相火而為之也濕熱為腫木盛為痛此邪見于頭多在兩耳前後先出皆主其病也治法大不宜藥速速則過其病所謂上熱未除中寒復生必傷人命宜用緩藥緩服徐徐少與當視其腫勢在何部分隨經處治之陽明為邪首大腫少陽為邪出於耳前後也

○二黄湯治大頭天行疫病

黄芩酒製炒　黄連酒製炒　生甘草各等分

右細切每服三錢水一盞煎七分温服徐徐呷之○如未退

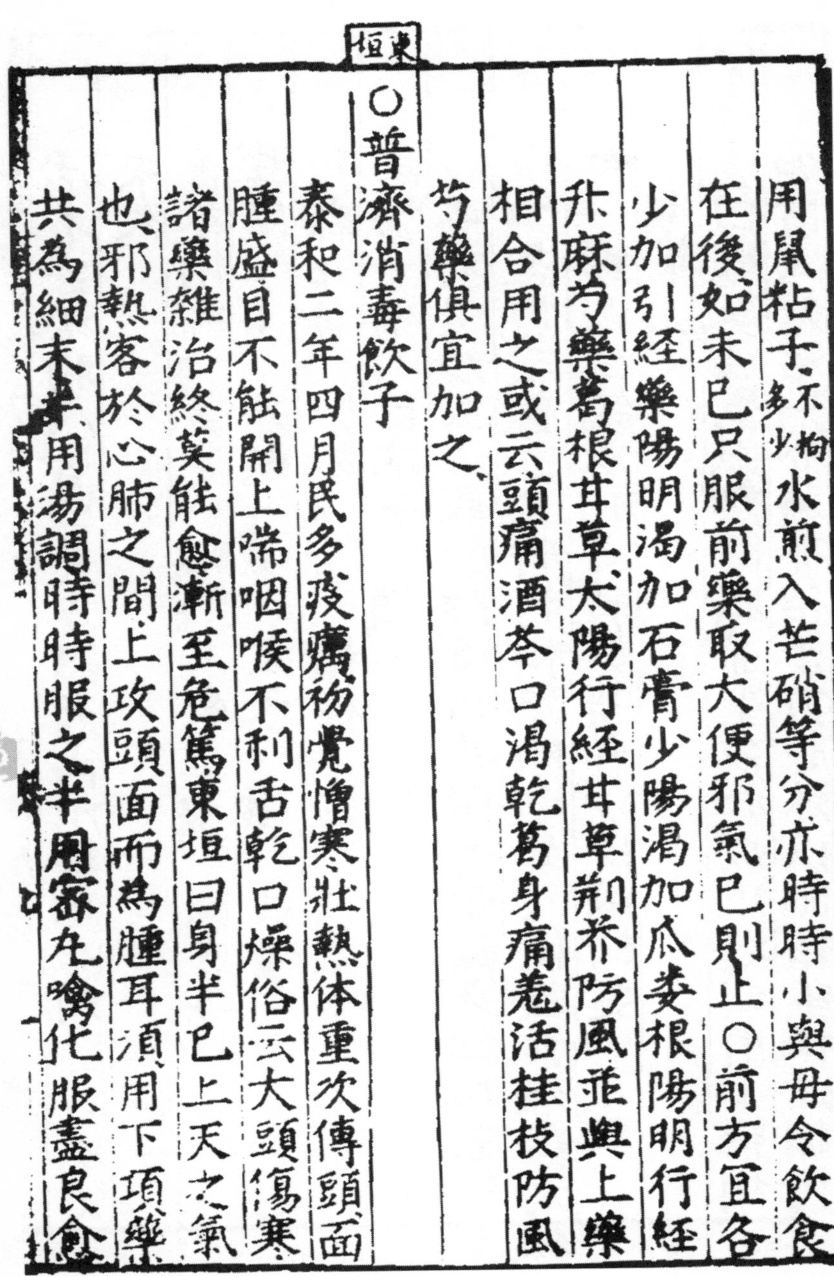

用鼠粘子（不拘多少）水煎入芒硝等分亦時時小與毋令飲食在後如未已只服前藥取大便邪氣已則止○前方宜各少加引經藥陽明渴加石膏少陽渴加瓜蔞根陽明行經升麻芍藥葛根甘草太陽行經甘草荊芥防風並與上藥相合用之或云頭痛酒芩口渴乾葛身痛羗活桂枝防風芍藥俱宜加之

○普濟消毒飲子

泰和二年四月民多疫癘初覺憎寒壯熱体重次傳頭面腫盛目不能開上喘咽喉不利舌乾口燥俗云大頭傷寒諸藥雜治終莫能愈漸至危篤東垣曰身半已上天之氣也邪熱客於心肺之間上攻頭面而為腫耳須用下項藥共為細末半用湯調時時服之半用蜜丸噙化服盡良愈

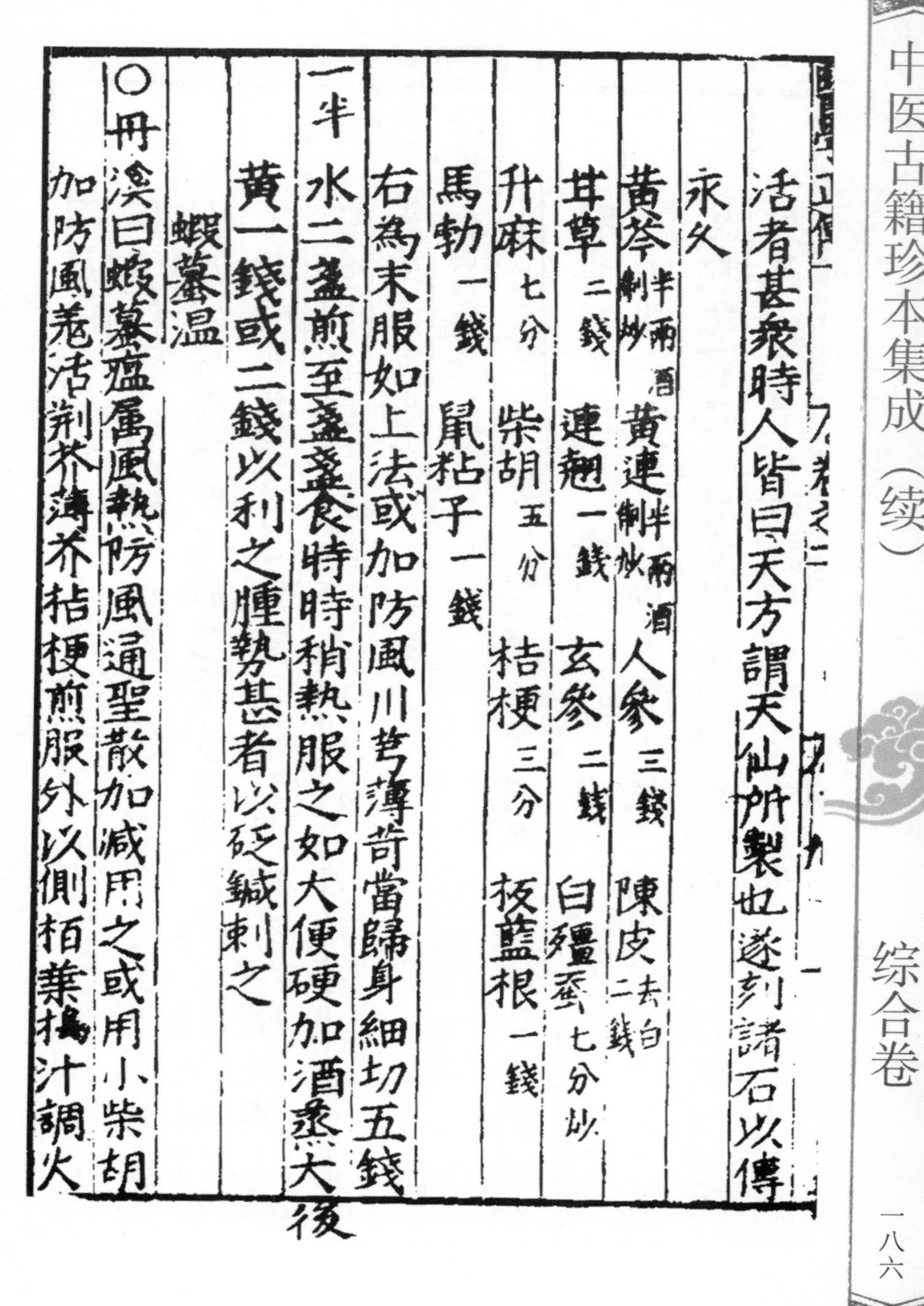

活者甚衆時人皆曰天方謂天仙所製也遂刻諸石以傳

永久

黄芩半兩酒製炒　黄連半兩酒製炒　人參三錢　陳皮去白二錢

甘草二錢　連翹一錢　玄參二錢　白殭蚕七分炒

升麻七分　柴胡五分　桔梗三分　板藍根一錢

馬勃一錢　鼠粘子一錢

右為末服如上法或加防風川芎薄荷當歸身細切五錢

一半水二盞煎至盞食特時稍熱服之如大便硬加酒煮大後

黄一錢或二錢以利之腫勢甚者以砭鍼刺之

蝦蟇瘟

○丹溪曰蝦蟇瘟屬風熱防風通聖散加减用之或用小柴胡

加防風羌活荆芥薄荷桔梗煎服外以側栢葉搗汁調火

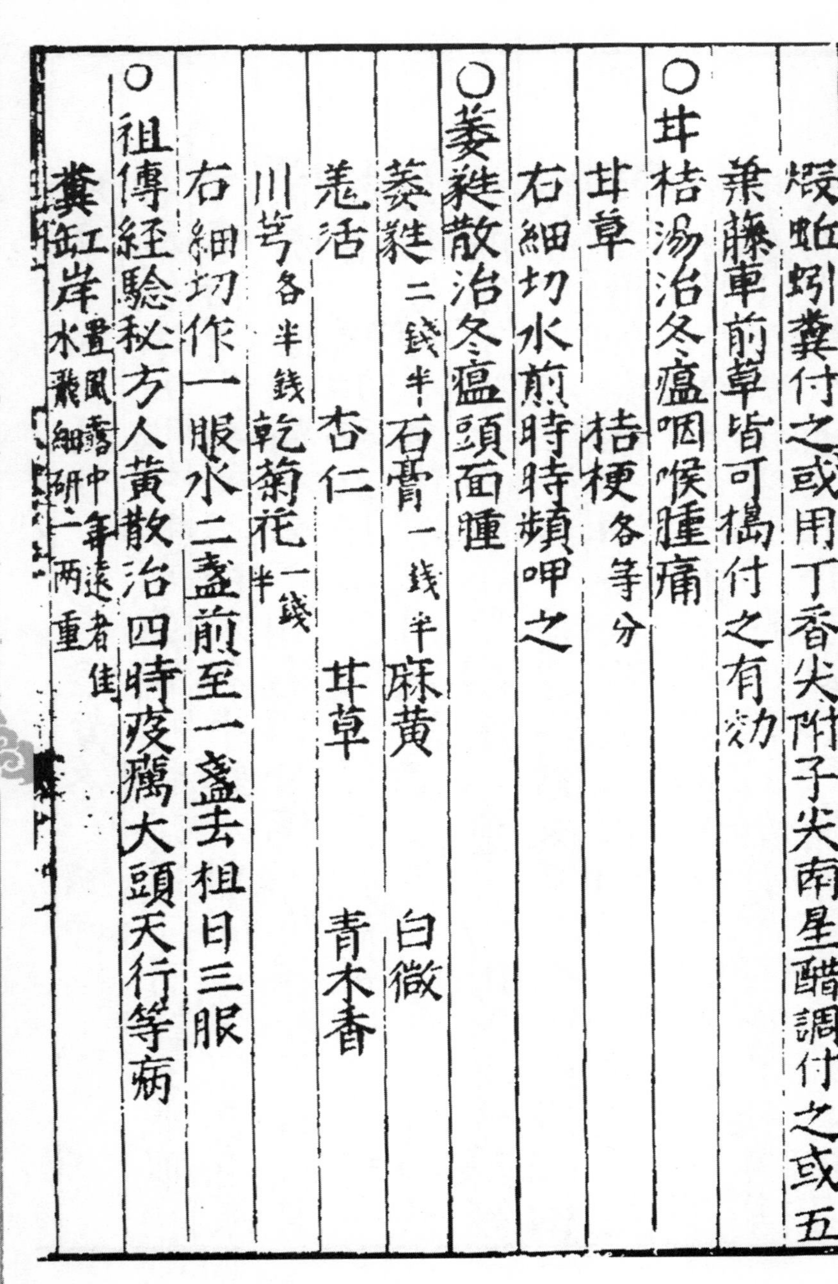

煅蚯蚓糞付之或用丁香尖附子尖南星醋調付之或五葉藤車前草皆可搗付之有效

○甘桔湯治冬瘟咽喉腫痛

甘草　桔梗各等分

右細切水煎時時頻呷之

○萎蕤散治冬瘟頭面腫

萎蕤二錢半　石膏一錢半　麻黃　白薇

羌活　杏仁　甘草　青木香

川芎各半錢　乾菊花一錢半

右細切作一服水二盞煎至一盞去柤日三服

○祖傳經驗秘方人黃散治四時疫癘大頭天行等病

糞缸岸工置風露中年遠者佳水飛細研一兩重

甘草三錢　辰砂　雄黃各一錢半

右為細末每服三錢煎薄荷桔梗湯送下日三五服煎藥甘草桔梗茯苓藁本白朮各半錢水煎服○瘖瘂夏感寒伏於小陰咽痛次必下利名曰腎傷寒宜用半夏桔梗甘草各一錢加姜五片煎服○大頭天行病從顛頷腫熱者又名顛頷瘟東垣有方用羌活酒炒黃芩酒蒸大黃加減水煎服十五六日服小柴胡湯不愈者仍用陳皮紫蘇發散而愈又法酒炒黃芩黃連為君炙甘草為佐水煎細細呷之再加黍粘子酒蒸大黃煎入芒硝亦細細頻與服之微利為度睡減後去後三味只服煎藥如渴屬陽明加石膏屬少陽加瓜蔞根若陽明行經加升麻芍藥葛根甘草太陽行經加羌活荊芥防風如頭痛加黃芩渴加葛根身

痛加羌活防風荊芥桂枝芍藥隨宜用之入上藥相合煎服或時疫腫毒瘡瘍或藏府積熱發于頭項咽嗌堵塞水漿不下或面赤脉浮洪熱甚漏蘆湯治之升麻黃芩大黃各一兩藍葉即大青黛玄參各二兩煎服

○丹溪活套云衆人病一般者乃天行時疫蓋冬月閉藏之時反行春令濕勝於寒而發泄眞陰土勝水虧矣所勝者妄行土有餘也所生者受病所勝者侮之火土相合濕熱相聚取故春來木長之時無水滋生化源故人病瘟治有三法觀春感清氣無汗惡寒爲疫癘通用升麻葛根湯○春感清氣發熱而渴不惡寒宜解肌湯葛根黃芩芍藥各一錢麻黃一錢半甘草桂枝各七分半大棗一枚水煎服○春溫發熱咳嗽身疼口燥渴脉浮洪熱甚宜小柴胡湯加桂

枝治之咳嗽加五味子渴去半夏加瓜蒌根人參脉實渴宜大柴胡湯下之渴加知母石膏○九溫病脉尺寸俱浮素傷於風因而傷熱風熱相搏其證四肢不收身熱自汗頭痛喘息發渴昏睡或體重不仁慎勿發汗汗之則譫語煩躁目昧無睛光病在少陰厥陰二經宜萎蕤湯人參敗毒散葛根龍膽湯小柴胡湯甚者栝蒌葛根湯脉浮身腫汗出漢防巳湯誤汗者防巳黃芪湯○四時傷寒瘧癘或傷風有汗或風溫身腫體痛惡風口乾日晡潮熱脉實並

參

用人三敗毒散○夏應熱而反寒夏及秋初而為暴寒折於盛暑熱結四肢則壯熱頭痛或寒傷於胃下利膿血或水瀉脉實者宜下之安調中湯大黃三錢葛根黃芩等藥各二錢

東陽李文會內子陳氏年二十九三月間得瘟疫証病三日經水適來發熱愈甚至七八日病劇胷中氣築作痛莫能臥衆醫伎窮辭去黑夜來迎予診治病者以綿花袋盛托背而坐于床令婢磨胷不息手六脉俱微數極而無倫次又若鰕遊狀予問曰恐下早成結胷耳主人曰未曾下予再思之三日而經水適来致中氣虛與下同用黃龍湯四物湯小陷胷湯共合一劑加姜棗煎服主人曰此藥何名予曰三合湯也一服而諸病悉減遂能卧再服熱退而病全安愈後又因食粥太多而病復熱又作內傷處治而用補中益氣湯出入加減調理而愈

班疹四 附令丹

論

內經曰少陰所致為瘍疹夫少陰所至者言君火有餘熱令大行戊子戊午之歲也在人則心主之心火太過則制已所勝而燒爍肺金蓋肺主皮毛故紅點如蚤之狀見於皮膚之間心火侮而乘之之色也名曰癮疹或傷寒溫熱病而發班班如錦文者名曰發班皆熱毒之所致也其證有陽毒有陰毒是皆冬應寒而反溫人受不正之氣故至春夏而發為班爛夫陽脈浮數而陰脈實大者名為溫毒或為內外結熱極深舌卷焦黑鼻若烟煤狂言見鬼面赤而班爛者名為陽毒如溫病下之太早熱氣乘虛入胃或下之太遲熱氣欝積胃中或醫者誤用熱藥過多胃氣熱甚及內傷熱病虛火燔灼肺之間皆能成發班也是故發赤班者半生半死發黑班者九死一生治法用化班湯（即人參白虎湯）升麻葛根湯去參升麻湯

黑膏黑奴丸之類是皆正治之法也學者宜詳察而用之

脉法

脉陽浮而數陰實而大（火盛而表故陽脉浮數下焦實熱故陰脉實大）

脉多沉伏或細而散或絶無（滑伯仁曰脉者血之波瀾故發斑者血散於肌膚故脉伏）

方法（丹溪方法凡七條）

丹溪曰發斑屬風熱挾痰而作自裏而發于外通聖散中消息用當微汗以散之下之理理也非

○戴氏曰有色點而無顆粒者曰斑一云發斑似傷寒痰熱之病發于外也

○有屬裏者因胃熱助手少陰火入手太陽陰肺也故紅點如斑生於皮毛間耳白虎瀉心調胃承氣從長選用之

○內傷發斑者胃氣極虛一身之火游行於外所致宜補以降

之

○疹屬熱與痰在肺清肺火降痰或解散出汗亦有可下者

戴氏曰浮小有顆粒者是也隨出即没而又出一云主乎解散汗之即愈通聖散中消息用之是也

○丹疹皆是惡毒熱血蘊畜於命門遇君相二火合起即發也如遇熱時以通聖辛京之劑解之寒月以升麻葛根等辛温之劑解之九丹診先從四肢起而後入腹者死

○有乳孩因胎毒兩腋生瘀後腹脹發赤診如霞片取剪刀草杵汁調原蚕沙付之而愈

○冷丹屬血風血熱用通聖散有痰血相搏用蟬退殭蚕荊芥南星治之

○消風散

荊芥穗 甘草炙 陳皮去白 厚朴

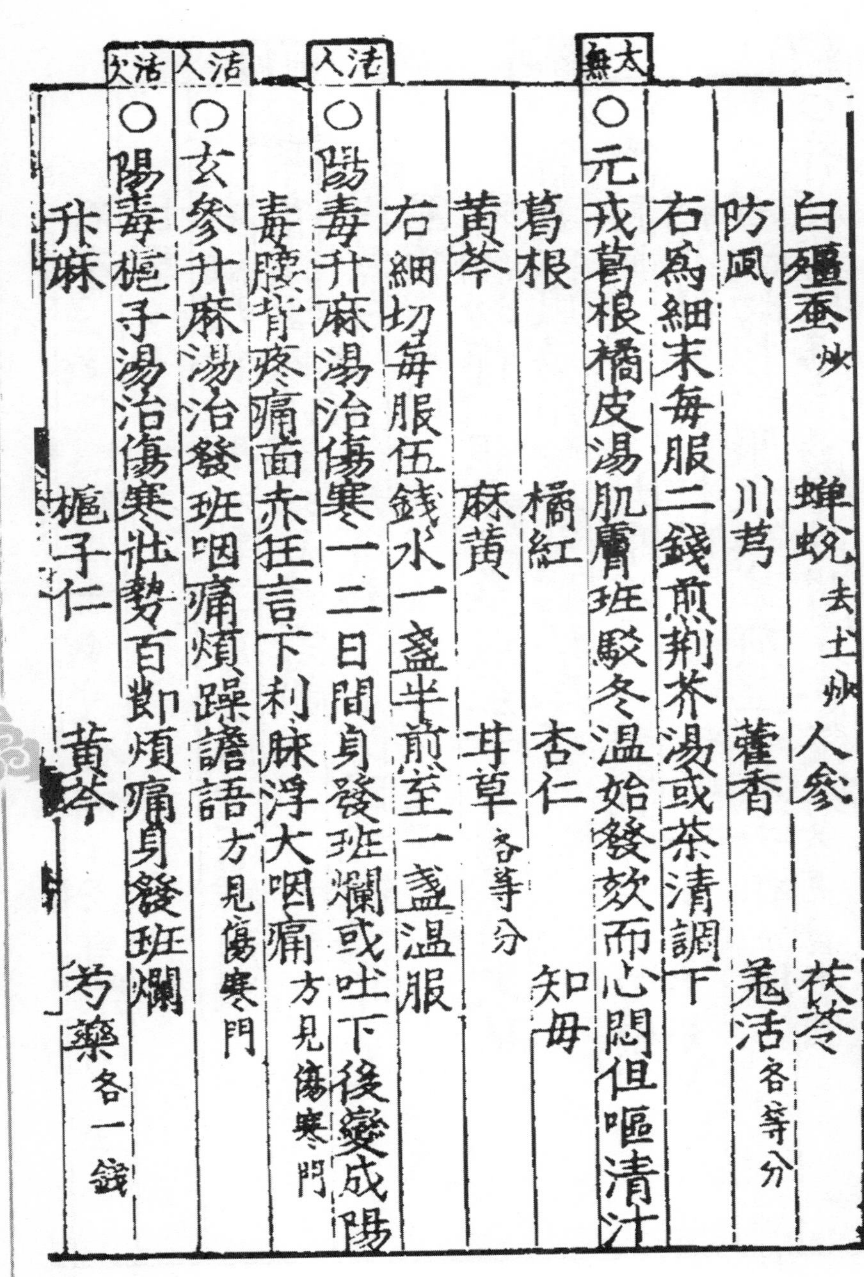

白殭蚕炒　蟬蛻去土炒　人參　茯苓
防風　川芎　藿香　羌活各等分
右為細末每服二錢煎荆芥湯或茶清調下

太無
○元戎葛根橘皮湯　肌膚班駁冬温始發欬而心悶但嘔清汁
葛根　橘紅　杏仁　知母
黄芩　麻黄　甘草各等分
右細切每服伍錢水一盞半煎至一盞温服

活人
○陽毒升麻湯　治傷寒一二日間身發班爛或吐下後變成陽毒腰背疼痛面赤狂言下利脉浮大咽痛方見傷寒門

活人
○玄參升麻湯　治發班咽痛煩躁譫語方見傷寒門

活人
○陽毒梔子湯　治傷寒壯熱百節煩痛身發班爛
升麻　梔子仁　黄芩　芍藥各一錢

石膏二錢 知母一錢半 杏仁七分半 柴胡一錢

甘草五分

右細切作一服入姜三片香豉一百粒煎服

和劑 ○犀角消毒飲治發斑癮疹等證

牛蒡子四錢 荆芥穗 防風去芦各二錢 甘草一錢

犀角一錢半另鎊為細末不入湯煎

右細切作一服水二盞煎至一盞調犀角末服

和劑 ○解毒防風湯治發斑及癮疹痒痛

防風一錢半 地骨皮 黄芪 芍藥

荆芥穗 枳殼 牛蒡子炒各七分半

右細切作一服水二盞煎至一盞去柤溫服

[illegible] ○升麻葛根湯治傷寒陽明實熱發斑方見傷寒門

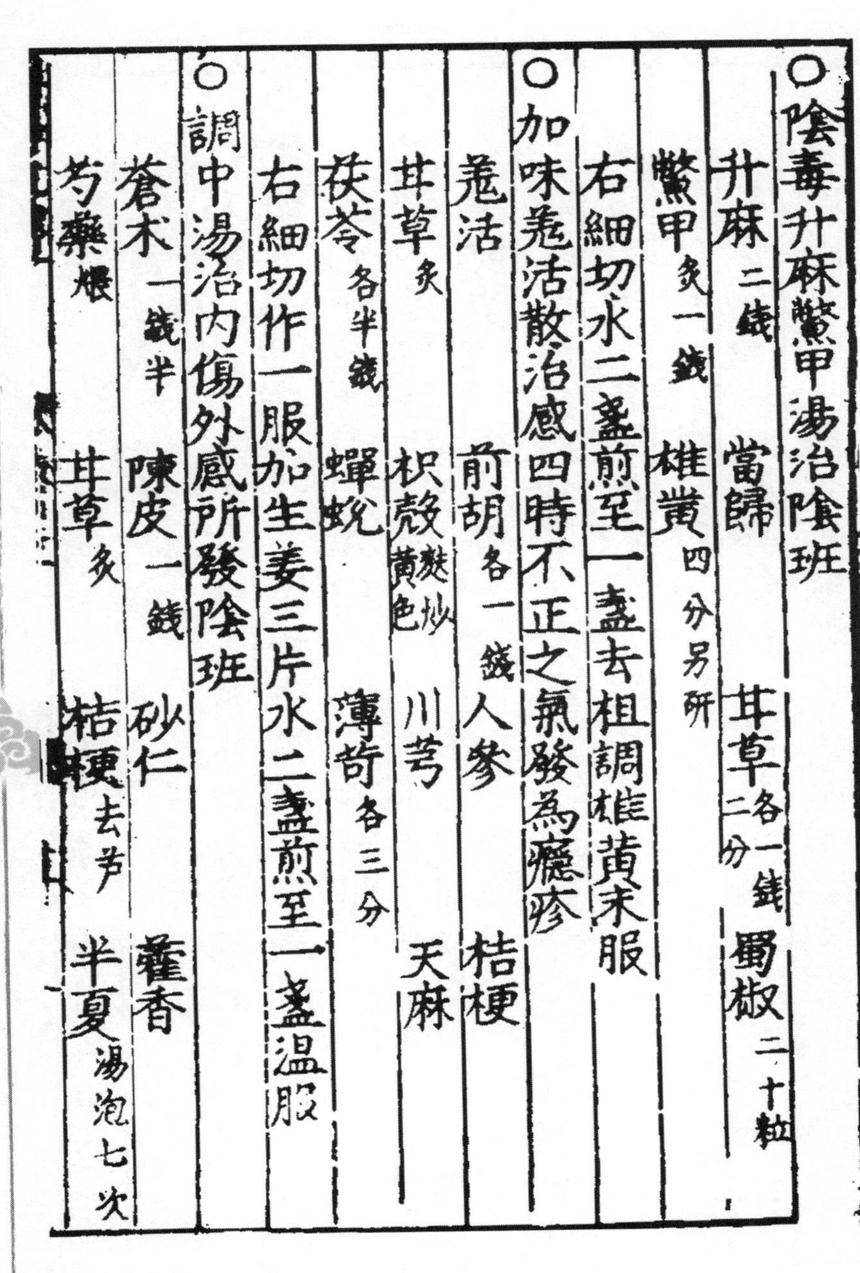

○陰毒升麻鱉甲湯治陰班

升麻二錢　當歸　甘草各一錢二分　蜀椒二十粒

鱉甲炙一錢　雄黃四分另研

右細切水二盞煎至一盞去柤調雄黃末服

○加味羌活散治感四時不正之氣發為癮疹

羌活　前胡各一錢　人參　桔梗

甘草炙　枳殼麩炒黃色　川芎　天麻

茯苓各半錢　蟬蛻　薄荷各三分

右細切作一服加生姜三片水二盞煎至一盞温服

○調中湯治內傷外感所發陰班

蒼朮一錢半　陳皮一錢　砂仁　藿香

芍藥煨　甘草炙　桔梗去芦　半夏湯泡七次

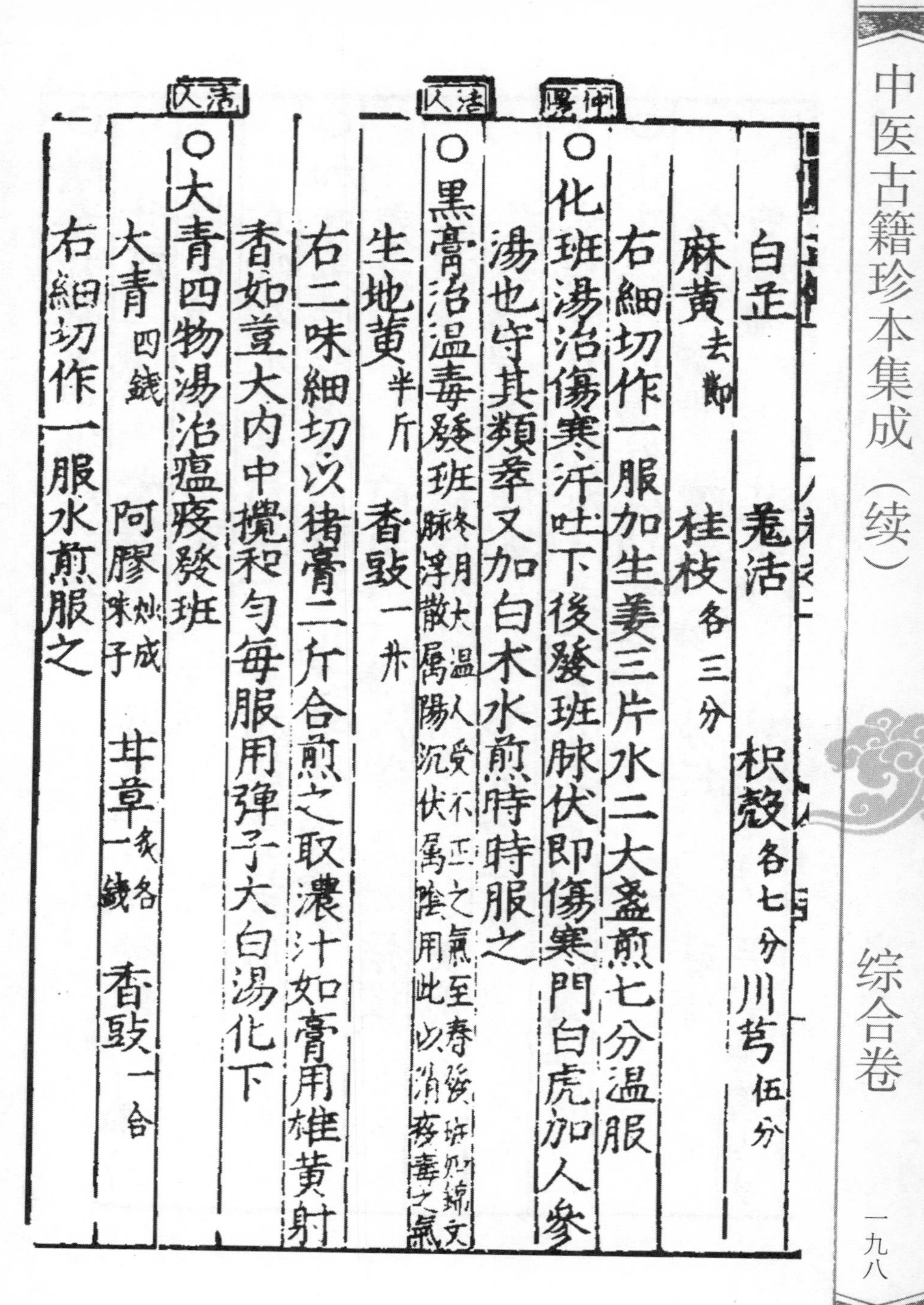
白芷　羌活　枳殼各七分　川芎伍分
麻黄去節　桂枝各三分
右細切作一服加生姜三片水二大盞煎七分溫服
仲景　○化班湯治傷寒汗吐下後發班脉伏即傷寒門白虎加人參湯也守其類舉又加白术水煎時時服之
活人　○黑膏治溫毒發班冬月大溫人受不正之氣至春發班如錦文脉浮散屬陽沉伏屬陰用此以消毒之氣
生地黄半斤　香豉一升
右二味細切以猪膏二斤合煎之取濃汁如膏用雄黄射香如豆大内中攪和勻每服用弾子大白湯化下
活人　○大青四物湯治瘟疫發班
大青四錢　阿膠炒成珠子　甘草炙各一錢　香豉一合
右細切作一服水煎服之

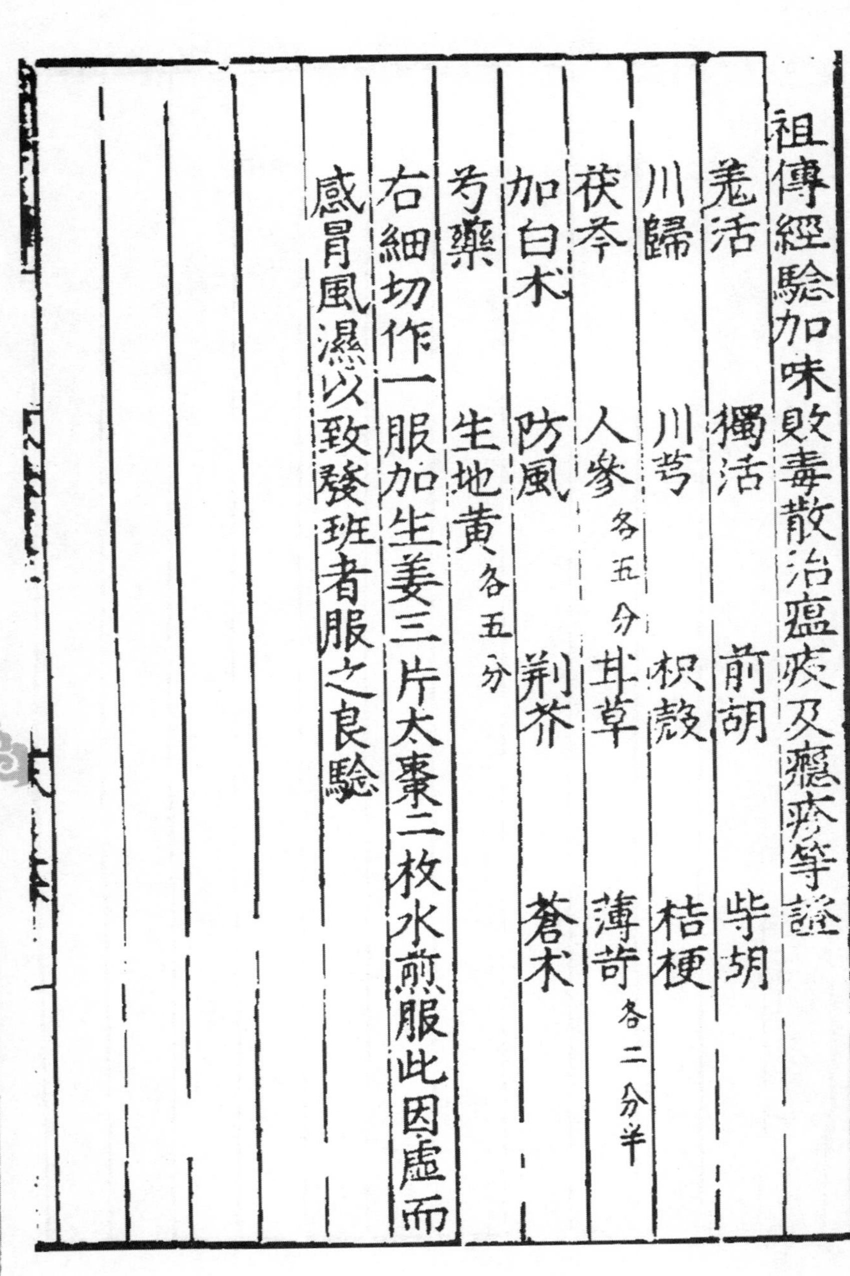

祖傳經驗加味敗毒散治瘟疫及瘋疹等證

羌活　獨活　前胡　柴胡

川歸　川芎　枳殼　桔梗

茯苓　人參各五分　甘草　薄荷各二分半

加白术　防風　荊芥　蒼术

芍藥　生地黄各五分

右細切作一服，加生姜三片，大棗二枚，水煎服。此因虚而感冒風濕以致發班者服之良驗。

新編醫學正傳卷之二

花溪恒德老人虞摶天民編集
姪孫虞守愚惟明校正

内傷五

論

内經曰陽者天氣也主外陰者地氣也主内故陽道實陰道虚犯賊風虚邪者陽受之食飲不節起居不時者陰受之是故陽受之則入六府陰受之則入五藏此内外陰陽府藏虚實之不同也舉世醫者但見惡寒發熱頭目沉重之證更不察内外虚實便作傷寒模糊處治輒用仲景汗下解利之法治之多死良可嘆哉我東垣先生憫生靈之夭枉著内外傷辨惑論脾胃論等書一皆以扶植胃氣爲本誠萬世不刊之

熱

妙典也其諄諄告誡之意屢以飲食失節勞役過傷爲言而立補中益氣等湯爲主治若能確守其法而行之無有不驗惜乎今之醫者多承因習之弊憒然不識機變聛[④]脫其書而不視間有讀者不明脉候虛實不偏於此則偏於彼或遇內傷挾痰與食清氣怫鬱于下濁氣填塞胷中之候驟以補中益氣等藥一試則氣滿痞塞遂謂補藥不宜於此證也決意改用汗下解利之法醫死而不之悔故王安道有內傷不足中有有餘之議此發東垣之所未發者耳學者宜潛心究察其虛實似是之非庶不夭人之天年也東垣辨內外虛實之法學者宜熟玩於胷中臨證之際庶無魯魚亥豕之訛爲抑考辨惑論曰夫外傷風寒有餘之證其發熱惡寒寒熱併作其熱也拂拂發熱發於皮毛之上如羽毛之拂明其熱在表

良以久远里
劃也直破
也又戶蓄反
音同惡義同

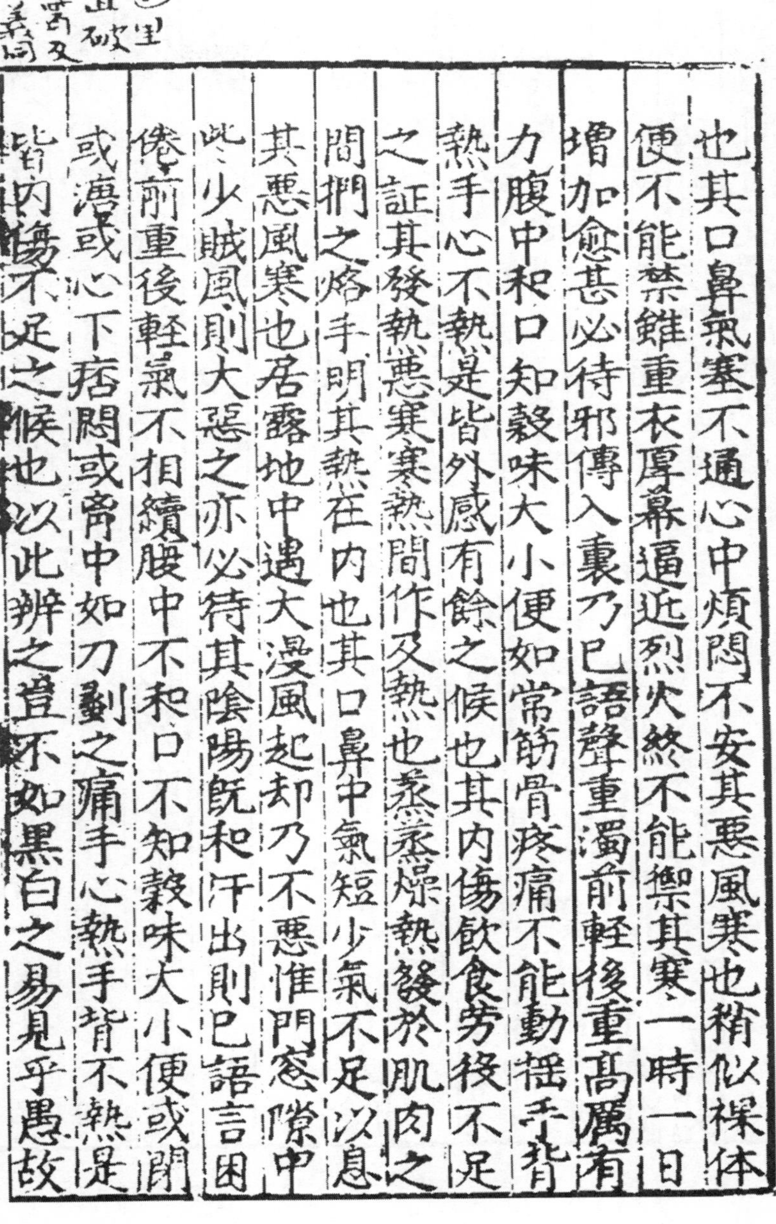

也其口鼻氣塞不通心中煩悶不安其惡風寒也稍似裸体便不能禁雖重衣厚幕逼近烈火終不能禦其寒一時一日增加愈甚必待邪傳入裏乃已語聲重濁前輕後重高厲有力腹中和口知穀味大小便如常筋骨疼痛不能動揺手背熱手心不熱是皆外感有餘之候也其內傷飲食勞役不足之証其發熱惡寒寒熱間作又熱也蒸蒸燥熱發於肌肉之間捫之烙手明其熱在內也其口鼻中氣短少氣不足以息其惡風寒也居露地中遇大漫風起却乃不惡惟門窓隙中些少賊風則大惡之亦必待其陰陽既和汗出則已語言困倦前重後輕氣不相續腹中不和口不知穀味大小便或閉或溏或心下痞悶或臍中如刀劃之痛手心熱手背不熱是皆內傷不足之候也以此辨之豈不如黑白之易見乎愚故

畧述東垣之言以為後學之矜或耳臨證又當參孜其脉候求其有餘中之不足或不足中之有餘或外感挾內傷或內傷挾外感視其輕重而權宜用藥以施治之庶幾登東垣之堂而為當世之司命矣

脉法

東垣曰右寸氣口脉大於人迎一倍過在少陰則二倍太陰則三倍右手三部屬三陰少陰在關主脾太陰在寸主肺肌膚大熱故脾肺二藏之脉皆緊盛也右寸氣口脉急大而數時一代而澁澁者肺之本脉代者元氣不相接續此飲食失節勞役過甚太虛之脉也○右關脾脉大而數謂獨大於五脉也數中顯緩時一大也此不甚勞役之脉也○右關胃脉損弱甚則隱而不見但內顯脾脉之大數微緩時一代此飲食不節寒温失所之脉也○右關脉沉而滑此宿食不消不肺也之

方法

丹溪曰：東垣内外傷辨甚詳，世之病此者爲多。但有挾痰者，有挾外邪者，有熱鬱于内而發者，皆當以補元氣爲主，看所挾而兼用藥。氣虛甚者，必少加附子以行參芪之氣。挾痰者，補中益氣加半夏，更以竹瀝、姜汁傳送。

戴氏曰：凡内外兼証，或内傷重而外感輕者，爲内傷挾外感証，治法宜先補益而後散邪，或以補中益氣爲主治，加散邪藥，當以六經脉証參究，各加本經藥治之。或外感重而内傷輕者，爲外感挾内傷証，治法宜先散邪而後補益，或以辛涼等解散藥爲君，而以參、术、茯苓、芎、歸等藥爲臣使，是其治也。

○補中益氣湯

黄芪一錢　甘草炙五分或七分　人參病甚者一錢　白术

當歸各七分　陳皮五分　升麻　柴胡各三分

右細切作一服水二盞煎至一盞去租温服　脾胃一虛肺氣先絶故用黄芪以益皮毛而閉腠理不令自汗也上喘氣短損其元氣用人參以補之心火乘脾用炙甘草之甘温以瀉火熱而補胃中元氣若脾胃急痛腹中急縮者宜多用之此三味除濕熱煩熱之聖藥也白术苦甘温除胃中熱利腰臍間血升麻柴胡苦平味之薄者升胃中之清氣又引黄芪甘草甘温之氣味上升能補衛氣之散解而實其表又緩帶脉之縮急用當歸以和血脉橘紅以理胷中之氣又能助陽氣上升以散滯氣助諸甘辛為用或少加黄栢以救腎水而瀉陰中之伏火也表熱者一二服

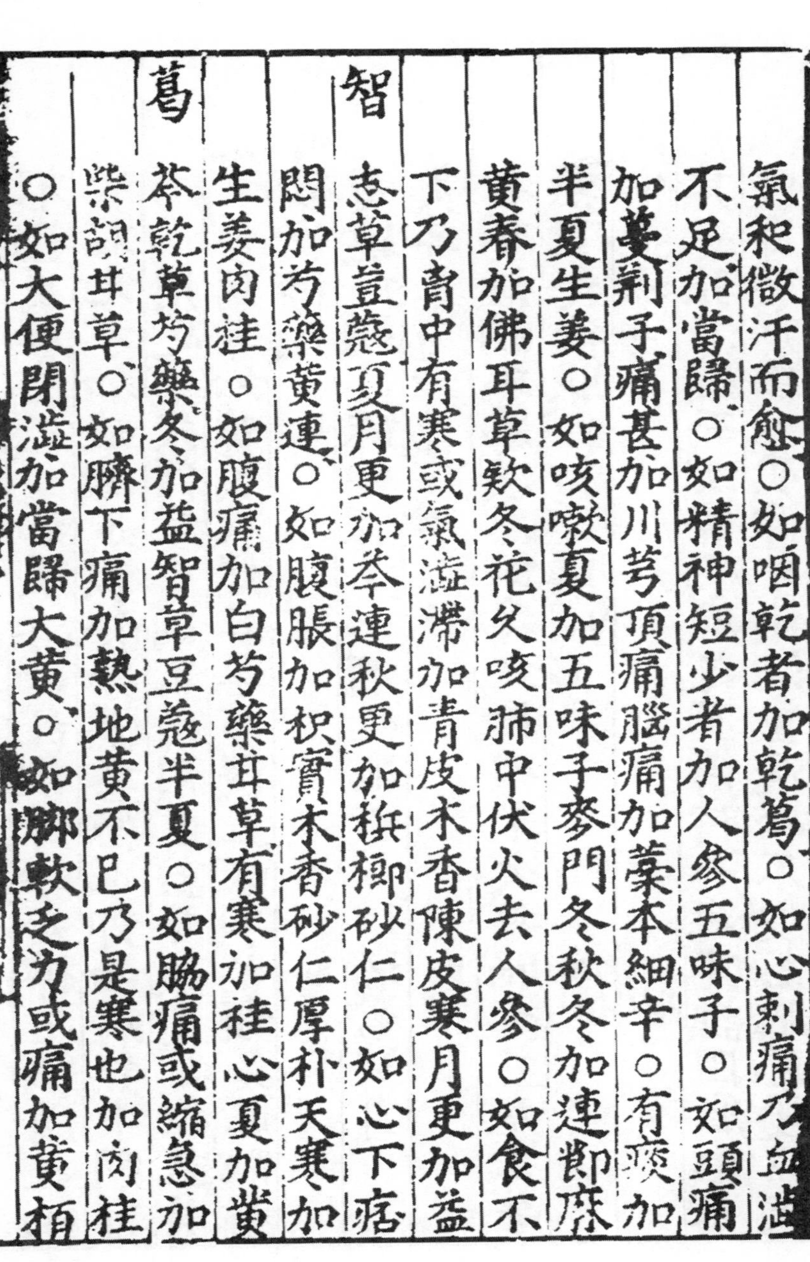

氣秘微汗而愈○如咽乾者加乾葛○如心刺痛乃血澁不足加當歸○如精神短少者加人參五味子○如頭痛加蔓荆子痛甚加川芎頂痛腦痛加藁本細辛○有痰加半夏生姜○如咳嗽夏加五味子麥門冬秋冬加連節麻黄春加佛耳草欵冬花久咳肺中伏火去人參○如食不下乃胸中有寒或氣澁滞加青皮木香陳皮寒月更加益智恵草荳蔻夏月更加芩連秋更加檳榔砂仁○如心下痞悶加芍藥黄連○如腹脹加枳實木香砂仁厚朴天寒加生姜肉桂○如腹痛加白芍藥甘草有寒加桂心夏加黄葛芩乾葛芍藥冬加益智草豆蔻半夏○如脇痛或縮急加柴胡甘草○如臍下痛加熟地黄不已乃是寒也加肉桂○如大便閉澁加當歸大黄○如脚軟乏力或痛加黄栢

不已更加防巳。如氣浮心乱以硃砂安神丸鎮固之則愈

右此方加減法是飲食勞倦喜怒不節如病熱中則可用之若末傳寒中則不可用也盖甘酸適足以益其病耳如黄芪人參甘草芍藥五味子之類是也脾胃論

○硃砂安神丸

黄連一錢五分　硃砂一錢　酒生地黄　酒當歸身

炙甘草已上各五分

右爲極細末湯浸蒸餅爲丸如黍米大每服十五丸津唾嚥下食後服一方無地黄歸身用生甘草

○調中益氣湯

其脉弦洪緩而沉按之中之下得時一澁其証四肢倦息肢節煩疼難以屈伸身体沉重煩心不安忽肥忽瘦口失

滋味䐜難舒伸太小便清利而数或上飲下便或大便澁
滯治不行二二日一見夏月飧滯米穀不化或便後見血或
見白膿胸滿短氣膈噎不通或痰嗽稠粘口中沃沫食入
反出耳鳴耳聾目中溜火視物昏花努肉紅絲熱壅頭目
不得安卧嗜卧無力不思飲食此藥主之

黄芪一錢　人參　甘草　蒼术各五分
柴胡此味爲上氣不足胃氣與脾氣下溜乃補從陰養陽也
橘紅如腹中氣不得運轉更加一分　升麻各二分　木香一分或二分

右細切作一服水二盞煎至一盞去柤空心温服寧心絶
思藥必神效盖病在四肢血脉空心在旦是也○如時顯
熱躁乃下元陰火蒸蒸發也加生地黄二分黄柏三分○
大便虚坐不得或了而不了腹中逼迫血虚血澁也加當

歸身三分○如身體沉重雖小便數多亦加茯苓二分蒼朮一錢澤瀉五分黃栢三分○如胃氣不和加半夏五分生姜三片有欬加生地黄二分以制半夏之毒○如痰厥頭痛非半夏不能除此足太陰脾經所作也○如燕燥熱加黄栢生地黄各二分如無已上證只服前藥○如春夏腹痛加白芍藥三分○如惡熱而渴或腹痛者更加白芍藥五分生黄芩二分○如惡寒腹中痛加桂心三分去黄芩名桂枝芍藥湯○如冬月腹痛不可用芍藥蓋其性之大寒也只加乾姜二分或加半夏五七分以生姜制之○如秋冬之月胃脉四道爲衝脉所逆併脇下少陽脉二道而反上行病名厥逆内經曰逆氣上行滿脉去形明七神昏絶離去其形而死矣其正氣上衝咽不得息而喘息有

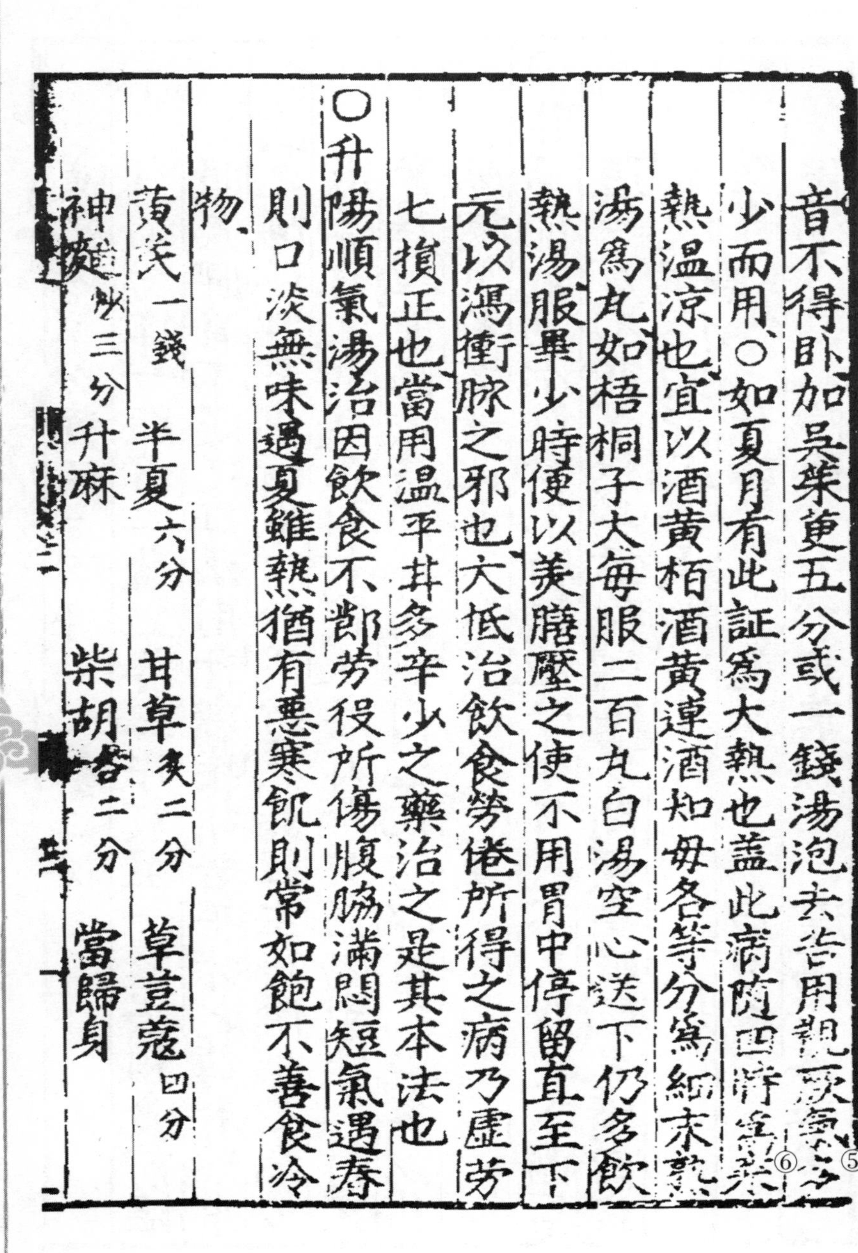

音不得卧加吴茱萸五分或一錢湯泡去苦用視元氣多⑤少而用。○如夏月有此証爲大熱也蓋此病隨四時爲寒⑥熱温涼也宜以酒黄栢酒黄連酒知母各等分爲細末熟湯爲丸如梧桐子大每服二百丸白湯空心送下仍多飲熱湯服畢少時便以美膳壓之使不用胃中停留直至下元以瀉衝脉之邪也大低治飲食勞倦所得之病乃虚勞七損正也當用温平甘多辛少之藥治之是其本法也

○升陽順氣湯治因飲食不節劳役所傷腹脇滿悶短氣遇春則口淡無味遇夏雖熱猶有悪寒飢則常如飽不善食冷物。

黄芪一錢　半夏六分　甘草炙二分　草豆蔻四分

神麯炒三分　升麻　柴胡各二分　當歸身

陳皮各三分 黄栢一分半 人參三分

右細切作一服水二盞生姜三片煎至一盞去柤食前温服夫脾胃不足之証須用升麻柴胡苦平味之薄者陰中之陽引脾胃中清氣行於陽道及諸經生發陰陽之氣以滋春氣之和也又引黄芪人參甘草甘温之氣味上行充實腠理使陽氣得衛外而爲固也凡治脾胃之藥多以升陽補氣名之者此也

○升陽補氣湯治飲食不時饑飽勞役胃氣不足脾氣下溜氣短無力不能寒熱早飯後轉增昏悶頻要眠睡怠惰四肢不收懶倦動作五心煩熱

厚朴姜制三分 升麻 羌活 白芍藥

獨活 防風 甘草炙 澤瀉各五分

柴胡一錢二分 生地黄七分半

右細切作一服生姜三片大棗二枚水二盞煎至一盞去柤食前大温服 如腹脹及腹中窄狹加厚朴一倍 如腹中似硬加砂仁三分

○當歸補血湯治肌熱燥熱困渴引飲目赤面紅晝夜不息其脉洪大而虛重按全無内經曰脉虛血虛又云血虛發熱証像白虎惟脉不長實為辨耳誤服白虎湯必死此病得之於飢困勞役

黄芪一兩 當歸酒洗二錢

右細切作一服水二盞煎至一盞 食前温服

○木香化滯湯治因憂食温麵結於中脘腹皮抵痛心下痞滿不思飲食食之不散常常痞氣或胃脘當心而痛並皆治之

半夏一錢半湯泡洗 草豆蔻濕紙裹煨杵碎 甘草炙各七分半 柴胡去芦六分

木香 橘紅各四分半 枳實麩炒黄色 當歸各三分

酒紅花一分

右細切作一服水二盞生姜五片煎至一盞去柤熱服

○升陽益胃湯肺及脾胃虛則怠惰嗜卧四肢不收時值秋燥令行濕熱少退体重節痛口燥舌乾飲食無味大便不調小便頻数不欲食食不消兼見肺病洒淅惡寒惨惨不樂面色悪而不和乃陽氣不伸故也當升陽益氣此藥主之

黄芪一錢 半夏 人參去芦 甘草炙各五分

獨活三分 防風三分因秋旺故少辛温潟之 白术二分

白芍藥何故秋旺用人參白术芍藥之類反補肺盖為脾胃虛則肺最受邪故因時而補易為力也

羌活各三分 橘紅二分半 茯苓小便利兒不渴者勿用

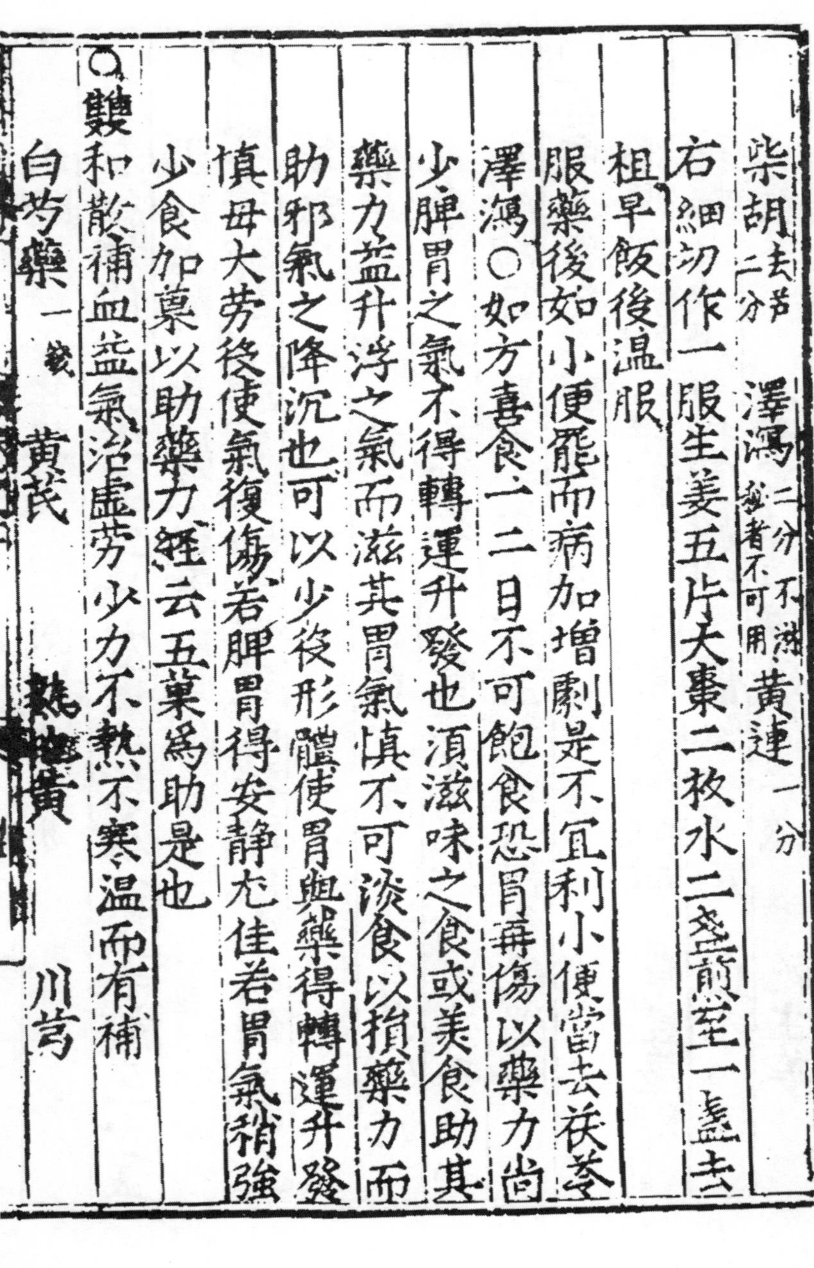

柴胡去芦二分　澤瀉二分不渴者不可用　黄連一分

右細切作一服生姜五片大棗二枚水二盞煎至一盞去柤早飯後温服

服藥後如小便罷而病加增劇是不宜利小便當去茯苓澤瀉○如方喜食一二日不可飽食恐胃再傷以藥力尚少脾胃之氣不得轉運升發也須滋味之食或美食助其藥力益升浮之氣而滋其胃氣慎不可淡食以損藥力而助邪氣之降沉也可以少役形體使胃與藥得轉運升發慎毋大劳役使氣復傷若脾胃得安靜尤佳若胃氣稍強少食加菓以助藥力經云五菓爲助是也

○雙和散補血益氣治虛劳少力不熱不寒温而有補

白芍藥一錢　黄芪　熟地黄　川芎

川歸各六分 甘草炙 肉桂各四分

右細切作一服生姜三片大棗二枚水一盞半煎至一盞温服大病後血虛氣乏者以此調治

○門冬清肺飲治脾胃虛弱氣促氣常精神短少或衄血吐血等証

紫菀茸一錢 黄芪 白芍藥 甘草炙各七分

人參 麥門冬 當歸身各五分 五味子九粒

右細切作一服水一盞半煎至一盞去柤食後温服

○寬中進食丸滋形氣喜飲食

麥糵麪炒黄一兩 半夏 猪苓去黑皮各七錢 草荳蔻温紙裹煨

神麯各伍錢炒 枳實麩炒黄色 橘紅各三錢 白朮五錢

白茯苓 澤瀉各三錢 砂仁二錢 乾生姜

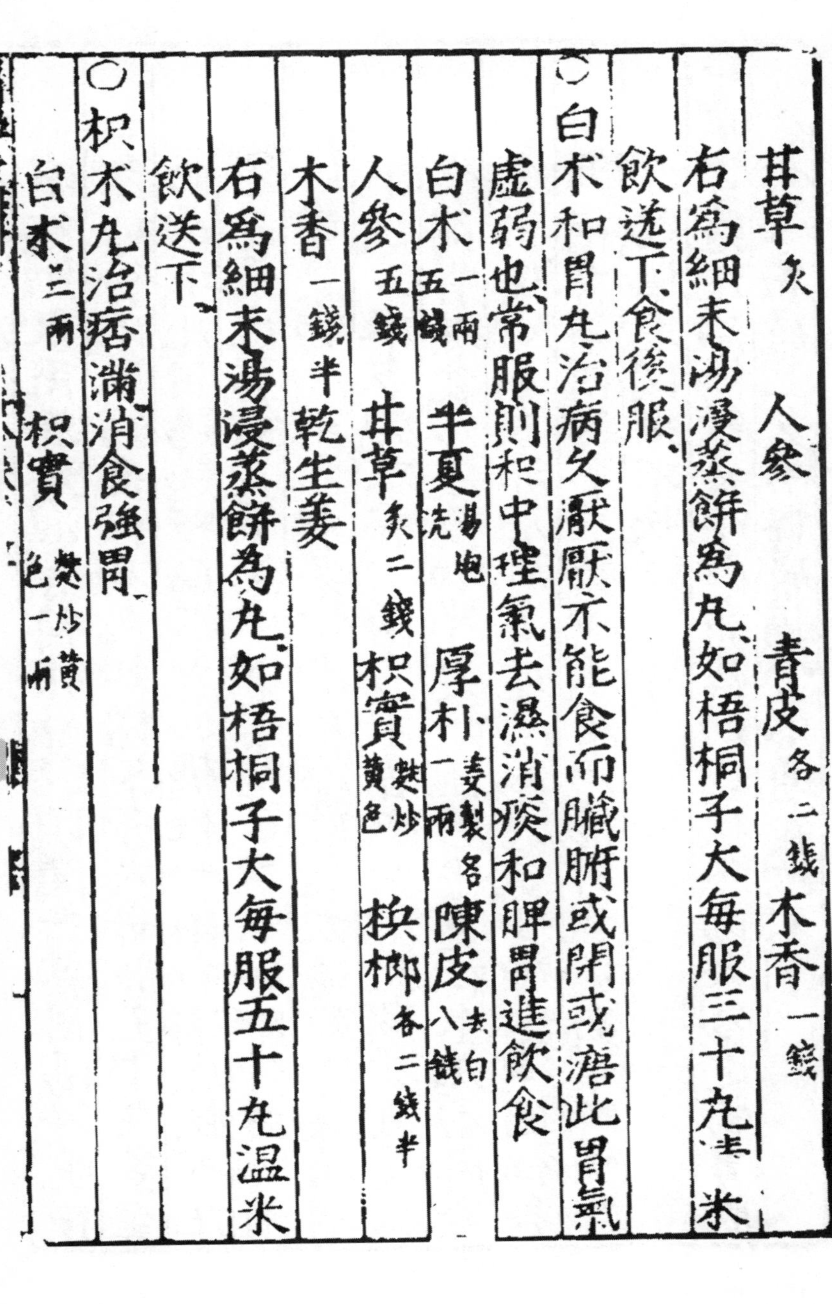
甘草炙　人參　青皮各二錢　木香一錢

右爲細末，湯浸蒸餅爲丸，如梧桐子大，每服三十丸，温米飲送下，食後服。

○白术和胃丸　治病久厭厭不能食，而臟腑或閉或溏，此胃氣虛弱也。常服則和中理氣，去濕消痰，和脾胃，進飲食。

白术一兩五錢　半夏湯泡洗　厚朴姜製，各一兩　陳皮去白，八錢

人參五錢　甘草炙，二錢　枳實麩炒黃色　檳榔各二錢半

木香一錢半　乾生姜

右爲細末，湯浸蒸餅爲丸，如梧桐子大，每服五十丸，温米飲送下。

○枳术丸　治痞滿，消食強胃。

白术二兩　枳實麩炒黃色，一兩

右爲細末用沸湯泡青荷葉乾者亦可頃間去葉用湯浸脫粳米杵粉以原湯煑糊爲丸如梧桐子大每服五十丸多至七八十丸白湯送下○本方加橘紅一兩名橘皮枳朮丸治元氣虛弱飲食不消心下痞悶○本方加炒神曲一兩炒麥蘖麪一兩名曲蘖枳朮丸治飲食太過致心腹滿悶不快○本方加木香一兩名木香枳朮丸能破滯氣消飲食開胃進食○本方加半夏一兩名半夏枳朮丸治因冷食内傷○本方加酒炒黄連酒蒸大黄炒神麴淨橘紅各二兩黄芩四兩名三黄枳朮丸治傷肉食濕麪辛辣味厚之物填塞悶亂不快

○草豆蔻丸治傷飲食卒心痛甚効或秋冬傷寒冷之物胃脘當心而痛上支兩脇痛膈噎不通食飲不下

草荳蔻麵裹煨 枳實麸炒黄色 白术各一兩 麥蘖麫炒黄色
半夏湯泡洗 黄芩去朽 神麯炒黄色各五錢 乾生姜
橘紅 青皮各二錢 炒塩五分
右為細末，湯浸蒸餅為丸，如菉荳大，每服五十丸，白湯送下。如冬月不可用黄芩，歲火不及，又傷冷物，加以温劑，是其治也。然亦有熱物傷者，從權以寒藥治之，隨時之宜，不可不知也。

○枳實導滯丸 治傷濕熱之物，不得施化，而作痞滿，悶亂不安。
大黄一兩 枳實去穰，麸炒 神麯炒，各半兩 茯苓去皮
黄芩去朽 黄連 白术各三錢 澤瀉二錢
甘草一錢
或加木香、檳榔各二錢，名木香導滞丸。
右為細末，湯浸蒸餅為丸，如梧桐子大，每服七八十丸，温

水送下食遠量強弱加減丸數以利爲度

○白术丸 治傷豆粉濕麪油膩之物

白术六兩 枳實炒 半夏泡洗 神麯炒各一兩

橘紅七錢 黄芩五錢 白礬枯三分

右爲細末湯浸蒸餅爲丸如菉豆大每服六七十丸白湯送下量所傷加減丸數因素食多用椒姜故用黄芩以之

○木香見晛丸 治傷生冷硬物心腹滿悶疼痛

神麯炒 京三稜煨各一兩 石三稜去皮煨 草豆蔻麪裹煨

香附子各五錢 升麻 柴胡各三錢 木香一錢

巴豆霜五分

右爲細末湯浸蒸餅爲丸如梧桐子大每服三十丸白湯送下量所傷多少服之

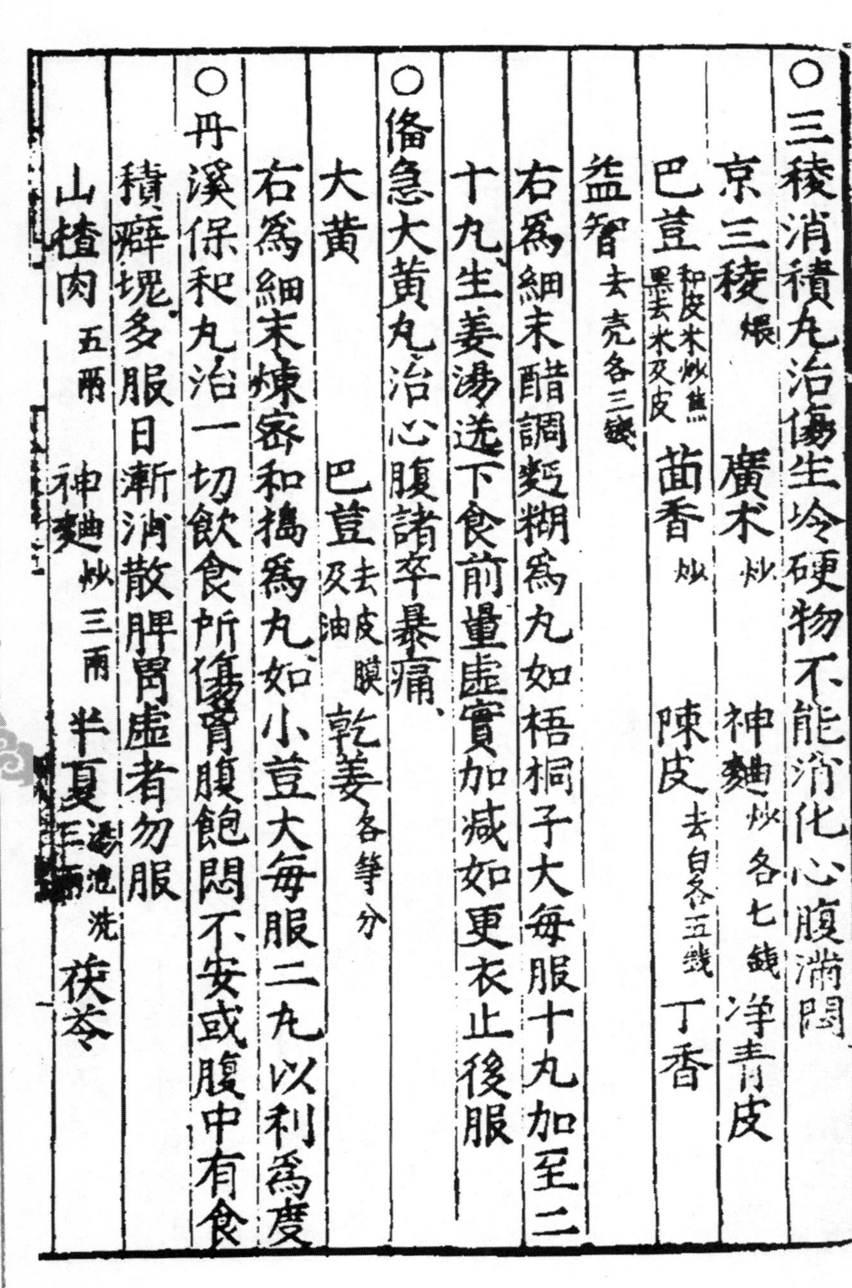

○三稜消積丸治傷生冷硬物不能消化心腹滿悶

京三稜煨 廣术炒 神麯炒各七錢 淨青皮

巴荳和皮米炒焦黑去米及皮 茴香炒 陳皮去白各五錢 丁香

益智去殼各三錢

右爲細末醋調麪糊爲丸如梧桐子大每服十丸加至二十丸生姜湯送下食前量虛實加減如更衣止後服

○備急大黃丸治心腹諸卒暴痛

大黃 巴荳去皮膜及油 乾姜各等分

右爲細末煉蜜和搗爲丸如小荳大每服二丸以利爲度

○丹溪保和丸治一切飲食所傷胸腹飽悶不安或腹中有食積癖塊多服日漸消散脾胃虛者勿服

山楂肉五兩 神麯炒三兩 半夏湯泡洗三兩 茯苓

陳皮去白各一兩 蘿菔子炒 連翹各一兩 麥糵麪炒一兩

右為細末，別用生神麯五兩，入生姜汁一小盞，水調打糊為丸，如梧桐子大，每服三五十丸，白湯或清米飲送下。○一方如麥糵麪，有白术二兩，名大安丸，徤脾胃，消食積，最効。○一云：脾虚者服之，虚虚之禍，疾如反掌，或以四君子等作湯使送下。盖山查一物，大能尅化食物，若胃中無食，脾虚不運，不思食者服之，則尅伐脾胃之氣，故云然也。

○丹溪加味二陳湯 導痰補脾，消食行氣

橘紅 茯苓各七分 半夏一錢，湯泡洗 甘草炙，三分

川芎 蒼术 白术各八分 山查肉一錢五分

砂仁五分 神麯炒，七分 香附子一錢 麥糵麪炒，五分

右件除神麯、麥糵麪細研炒另包，餘細切，作一服，加生姜

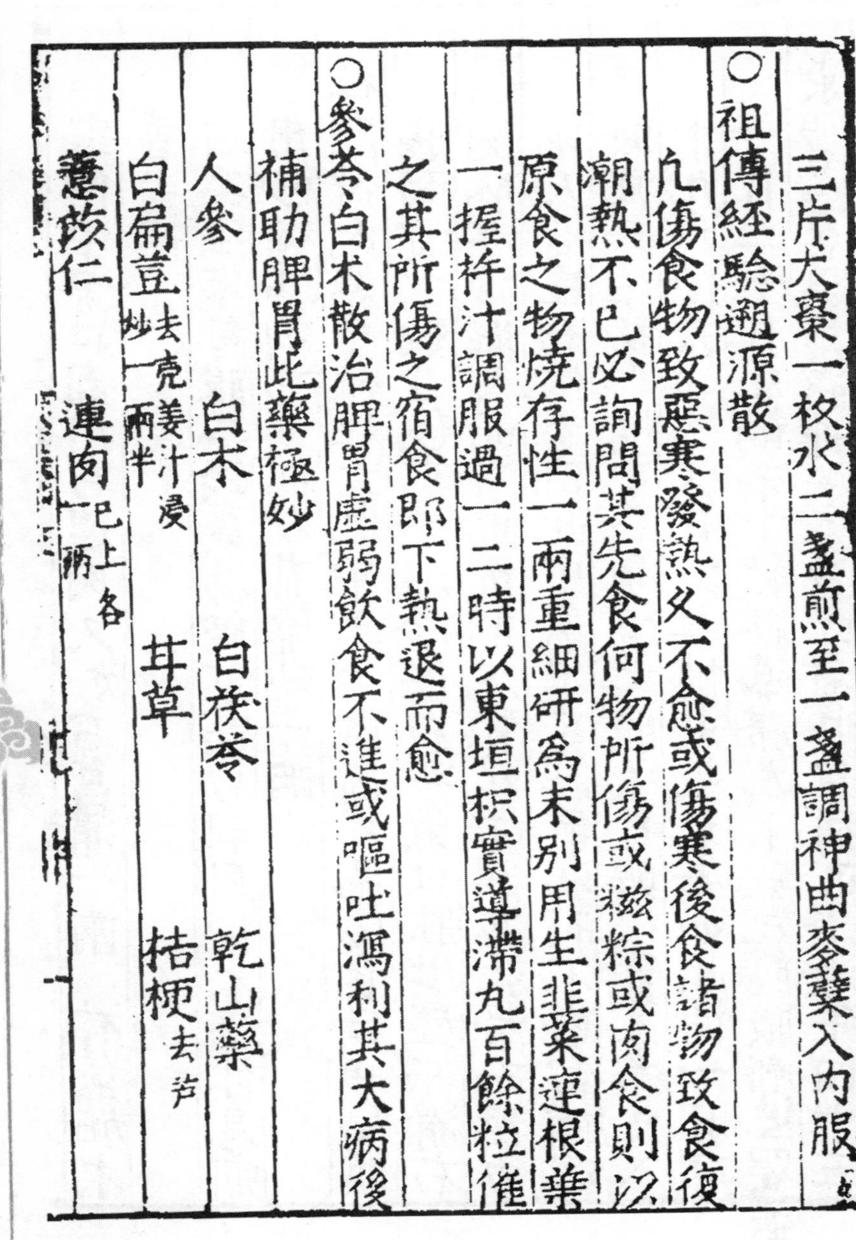

三片大棗一枚水二盞煎至一盞調神曲麥糵入内服

○祖傳經驗遡源散

凡傷食物致惡寒發熱久不愈或傷寒後食諸物致食復潮熱不已必詢問其先食何物所傷或糍粽或肉食則以原食之物燒存性一兩重細研爲末別用生韭菜連根葉一握杵汁調服過一二時以東垣枳實導滯丸百餘粒催之其所傷之宿食即下熱退而愈

○參苓白术散治脾胃虚弱飲食不進或嘔吐瀉利其大病後補助脾胃此藥極妙

人參　白术　白茯苓　乾山藥

白扁豆去殼姜汁浸炒一兩半　甘草　桔梗去芦

薏苡仁　連肉已上各一兩

家傳治噤口痢用石連肉又加石菖蒲一兩　有氣加木香半兩

右爲細末每服二錢棗湯調下噤口痢用粳米湯休息痢用砂糖湯調下　別方有縮砂一兩

杜門付氏婦乃族姪女也年三十歲因勞倦傷食致腹痛膜脹面黄十數日後求予治診得右手氣口脉洪盛而滑右関脉浮診虚大而滑重按則沉實左寸關亦弦滑而無力兩尺皆虚而伏予曰此中氣不足脾氣弱而不磨當補瀉兼施而治初與補中益氣湯二服次日與枳實導滯丸八十丸大便去二次次日又與補中益氣湯如此補一日瀉一日二十日服補藥十數貼導滯丸千數丸腹脹漸進而退

東陽盧廉夫善推明丹溪之醫學者也自且病亦誤治年四十五

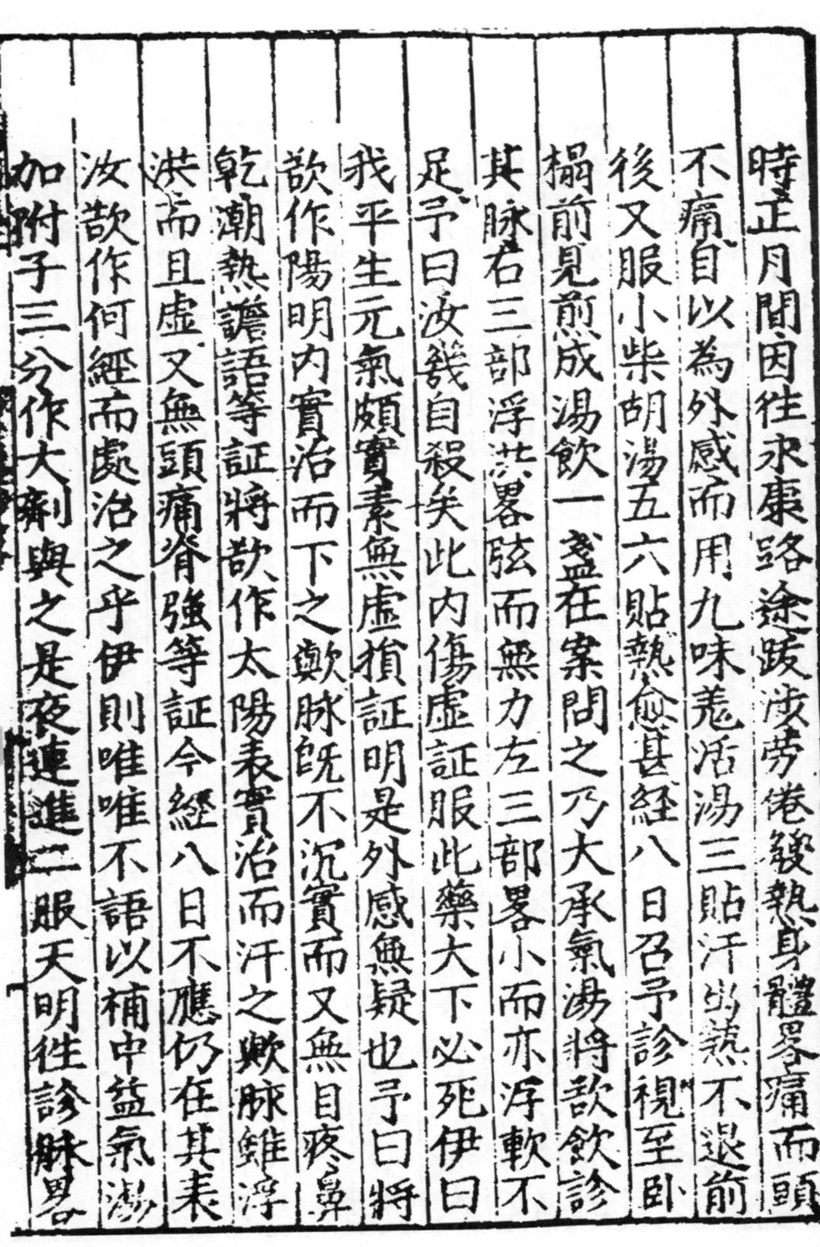

時正月間因往求康路途跋涉勞倦發熱身體略痛而頭不痛自以為外感而用九味羌活湯三貼汗出熱不退前後又服小柴胡湯五六貼熱愈甚經八日召予診視至卧榻前見煎成湯飲一盞在案間之乃大承氣湯將欲飲診其脉右三部浮洪略弦而無力左三部略小而亦浮軟不足予曰汝幾自殺矣此內傷虛証服此藥大下必死伊曰我平生元氣頗實素無虛損証明是外感無疑也予曰將欲作陽明內實治而下之歟脉既不沉實而又無目疼鼻乾潮熱譫語等証將欲作太陽表實治而汗之歟脉雖浮洪而且虛又無頭痛脊強等証今經八日不應仍在其表汝欲作何經而處治之乎伊則唯唯不語以補中益氣湯加附子三分作大劑與之是夜連進二服天明往診脉略

平和伊言尚未服仍謂前藥無効欲易外感退熱之藥予曰再飲前藥二服不効當罪我又如前二服脉証俱减乃伊始曰我幾誤矣去附子再煎二服與之得熱退氣和而愈予則告回其熱雖退體猶困倦伊如前自合二十餘貼服後方得強健復元而安

上湖呂氏子年三十餘九月間因勞倦發熱醫作外感治用小柴胡黄連觧毒白虎等湯反加痰氣上壅狂言不識人目赤上視身熱如火衆醫技窮八日後召予診視六脉數疾七八至又三部豁大無力左畧弦而芤予曰此病先因中氣不足又内傷寒凉之物致内虚發熱因與苦寒藥太多為陰盛隔陽之証幸元氣稍充未死耳以補中益氣加制附子二錢乾姜一錢又加大棗生姜煎服衆醫笑曰此

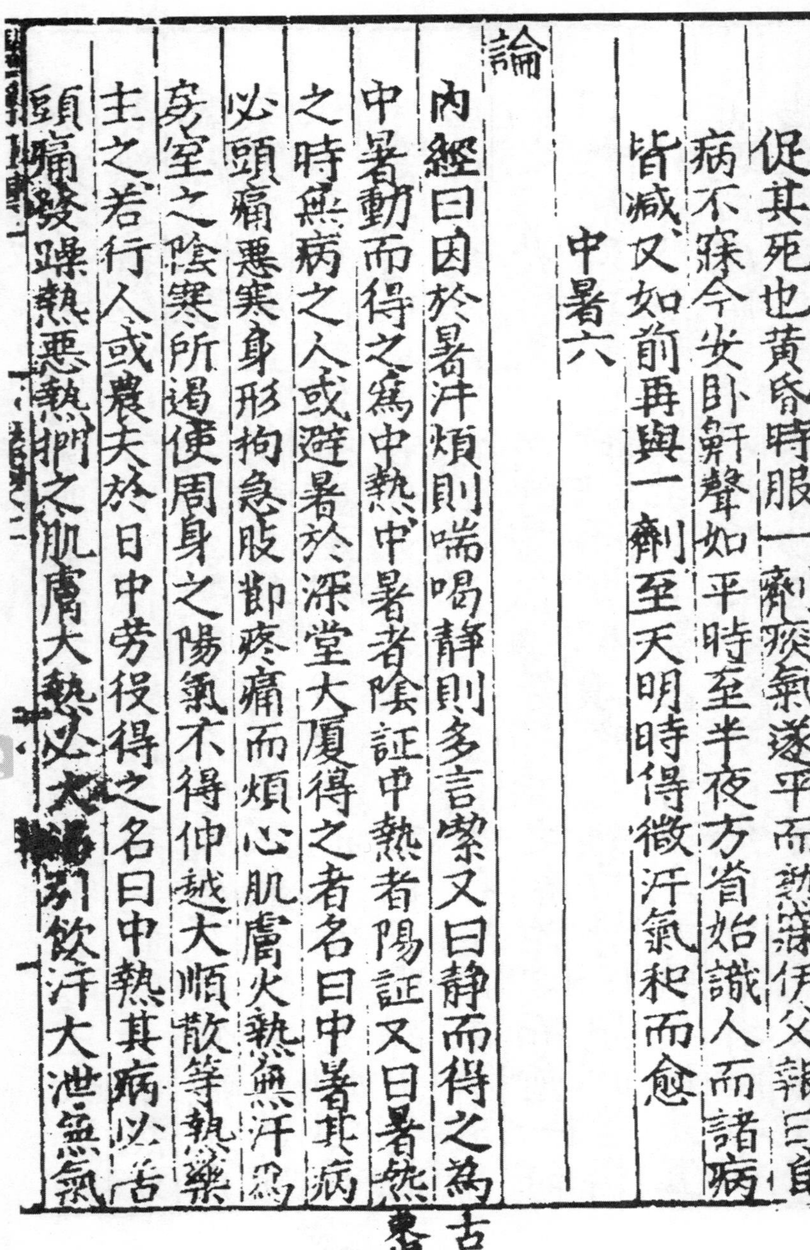

促其死也黄昏時服一劑痰氣遂平而熱寐伊父報曰自病不寐今安卧鼾聲如平時至半夜方省始識人而諸病皆減又如前再與一劑至天明時得微汗氣和而愈

中暑六

論

内經曰因於暑汗煩則喘喝靜則多言絮又曰靜而得之為中暑動而得之為中熱中暑者陰証中熱者陽証又曰暑熱之時無病之人或避暑於深堂大厦得之者名曰中暑其病必頭痛惡寒身形拘急肢節疼痛而煩心肌膚火熱無汗為房室之陰寒所遏使周身之陽氣不得伸越大順散等熱藥主之若行人或農夫於日中勞役得之名曰中熱其病必苦頭痛發躁熱惡熱捫之肌膚大熱必大渴引飲汗大泄無氣

古　東垣

以動乃為天熱外傷肺氣蒼朮白虎等涼劑主之王安道曰暑熱之氣一也皆夏月中傷其邪而爲病烏豈以一暑熱分爲陰陽二証而名之耶其避暑於深堂大厦及恣食藏冰瓜菓寒涼之物正經所謂口得寒物身犯寒氣之病耳自當同秋冬即病陰証傷寒處治不可名中暑也此論固是抑亦有未悉之旨也與愚按仲景傷寒論中一証曰中暍即中暑也虛而微弱煩渴引飲體熱自汗此盖得勞役體虛而暑邪干衛之候是宜東垣清暑益氣湯等補益之劑治之而愈一証曰熱病即中熱也脉洪而緊盛頭疼身熱口燥心煩此盖得之於冬感寒邪鬱積至夏而發乃挾暑而成大熱之候是宜黃連白虎解毒等湯清涼之劑調之而愈曰中暑者陰証內傷之為病也曰中熱者陽証外感之為病也曰陰曰陽豈不

論

於斯而明辨之乎？學者宜再思之。

脉法

經曰：脉虛身熱，得之傷暑。

脉弦細芤遲。許學士云：傷暑其脉弦細芤遲，何也？内經曰：寒傷形，熱傷氣。盖傷氣而不傷形，則氣消而脉虛。所謂弦細芤遲，皆虛脉也。仲景以弦爲陰，朱肱亦曰中暑脉虛細弱，暑脉虛可知矣。

脉虛而微弱，或浮大而散，或隱不見。微弱隱伏，皆虛類也。

方法 丹溪方法凡二條

丹溪曰：夏月陽氣盡出於地，人之腹屬地氣，陽氣於此時浮於肌表，腹中之陰虛矣。夏月伏陰在内，此陰字有虛之義，若作陰冷看，誤矣。古人治暑有用大順散等劑，盖以凉亭水閣寒凉氷雪之傷，不用温劑，病何由安？非爲伏陰而用也。火令之時，流金爍石，何陰冷之有？孫真人製⑦生脉散，令人夏月服

之、非虚而何、

○暑證用黄連香薷飲清暑益氣湯五苓散等藥有、挾痰者加南星半夏之類挾虚者加人參黄芪之類

戴氏曰暑有冒有傷有中三者輕重之分或腹痛水瀉者胃與大腸受之惡心者胃口有痰飲二者冒暑也可用黄連香薷飲黄連退熱香薷消暑氣或身熱頭疼躁亂不寧者或身如針刺者此爲熱傷在肉分也當以解毒白虎等湯加柴胡氣虚、加人參或咳嗽發寒熱盗汗出不止脉微者熱在肺經火乘金也、此爲中暑宜用清肺湯柴胡天水散之類急治則可

○清暑益氣湯治長夏濕熱大勝人感之多四肢困倦精神短少懶於動作胷滿氣促肢節疼或氣高而短身熱而煩心下痞滿小便黄而數大便溏而頻或泄黄如糜或如泔色或

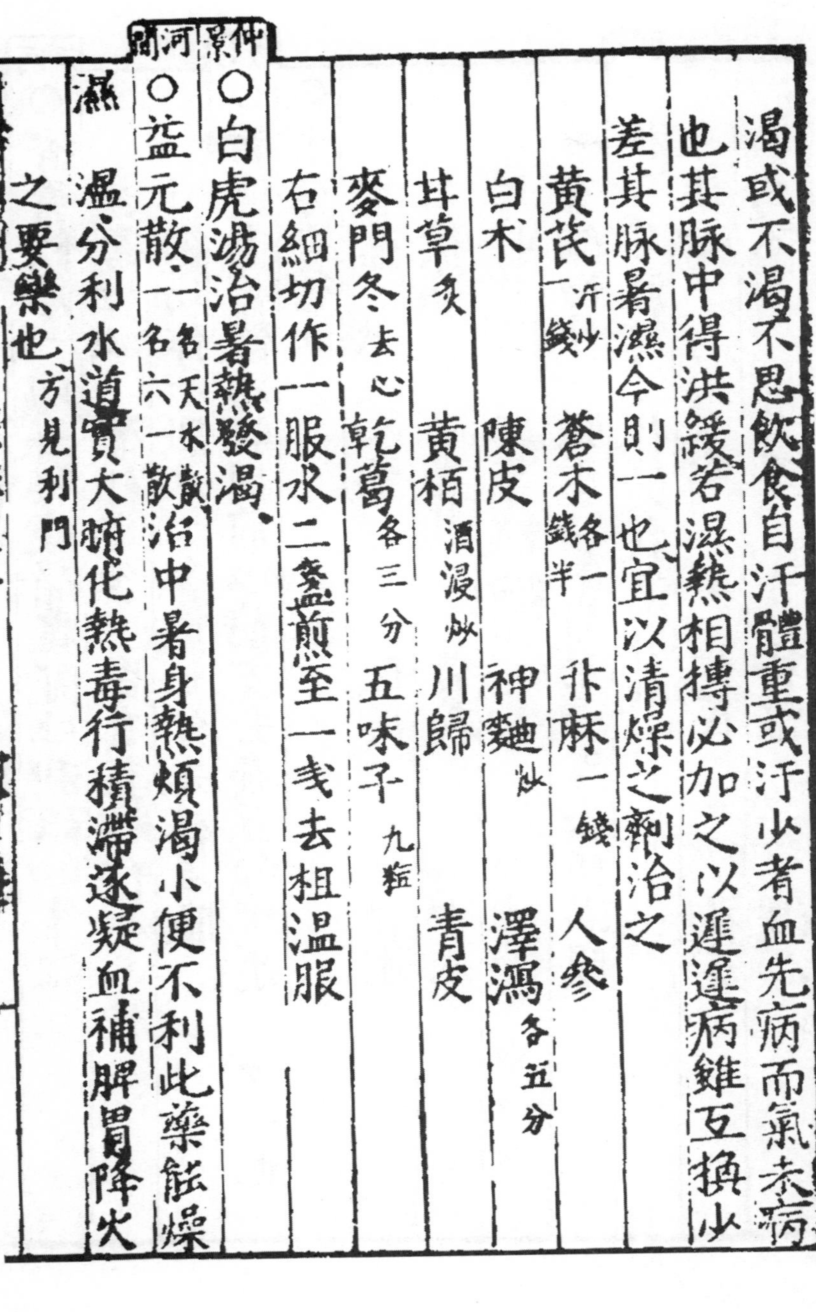

渴或不渴不思飲食自汗體重或汗少者血先病而氣未病也其脉中得洪緩若濕熱相搏必加之以遲遲病雖互換少差其脉暑濕令則一也宜以清燥之劑治之

黃芪（汗少一錢）　蒼朮（各一錢半）　升麻（一錢）　人參

白朮　陳皮　神麯（炒）　澤瀉（各五分）

甘草（炙）　黃栢（酒浸炒）　川歸　青皮

麥門冬（去心）　乾葛（各三分）　五味子（九粒）

右細切作一服水二盞煎至一盞去柤溫服

仲景　○白虎湯治暑熱發渴

河間　○益元散（一名天水散一名六一散）治中暑身熱煩渴小便不利此藥能燥

濕

濕分利水道實大腑化熱毒行積滯逐凝血補脾胃降火之要藥也（方見利門）

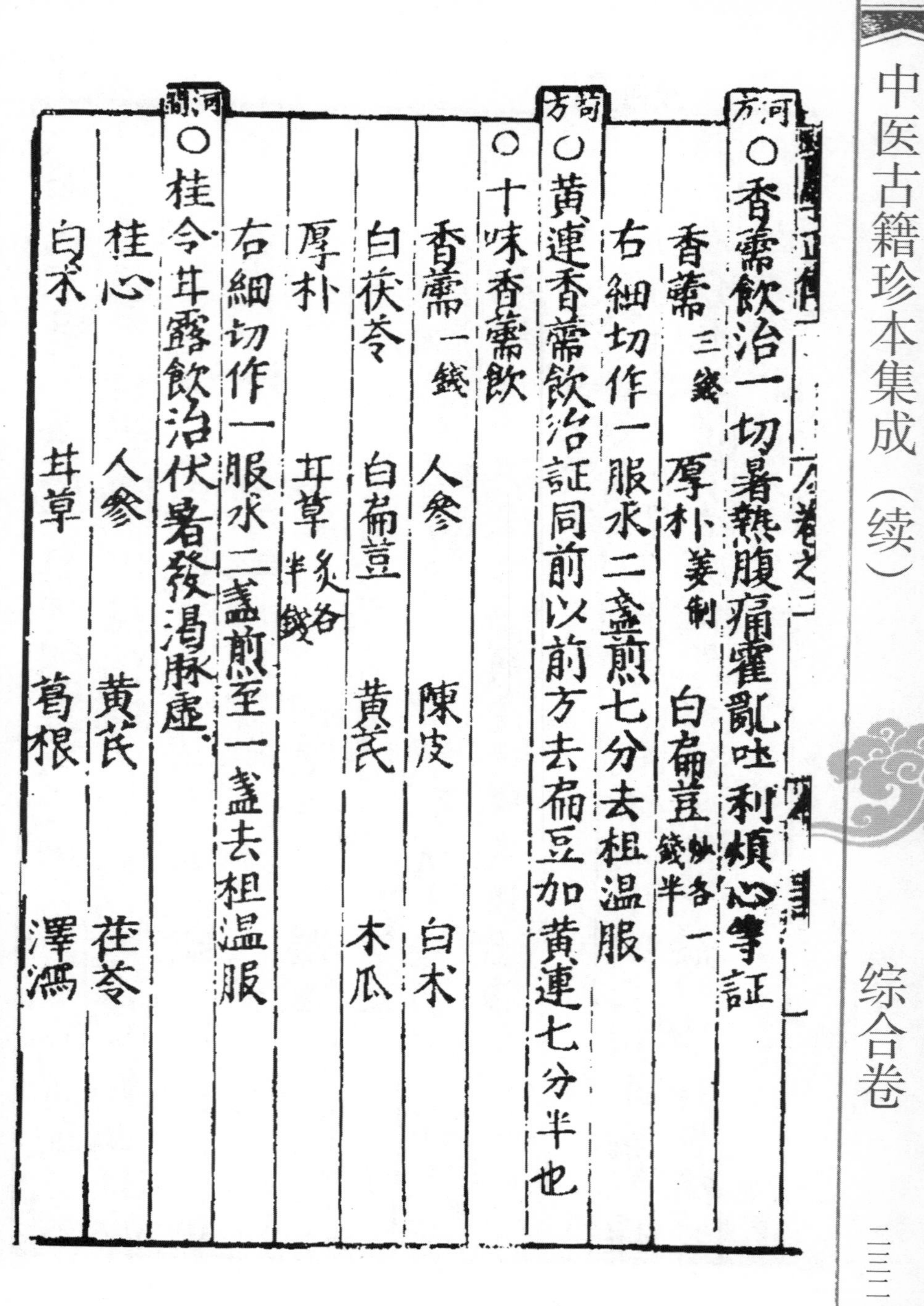

河方　○香薷飲治一切暑熱腹痛霍亂吐利煩心等証

香薷三錢　厚朴姜制　白扁豆炒各一錢半

右細切作一服水二盞煎七分去柤温服

河方　○黄連香薷飲治証同前以前方去扁豆加黄連七分半也

○十味香薷飲

香薷一錢　人參　陳皮　白术

白茯苓　白扁豆　黄芪　木瓜

厚朴　甘草炙各半錢

右細切作一服水二盞煎至一盞去柤温服

河間　○桂苓甘露飲治伏暑發渴脉虚

桂心　人參　黄芪　茯苓

白术　甘草　葛根　澤瀉

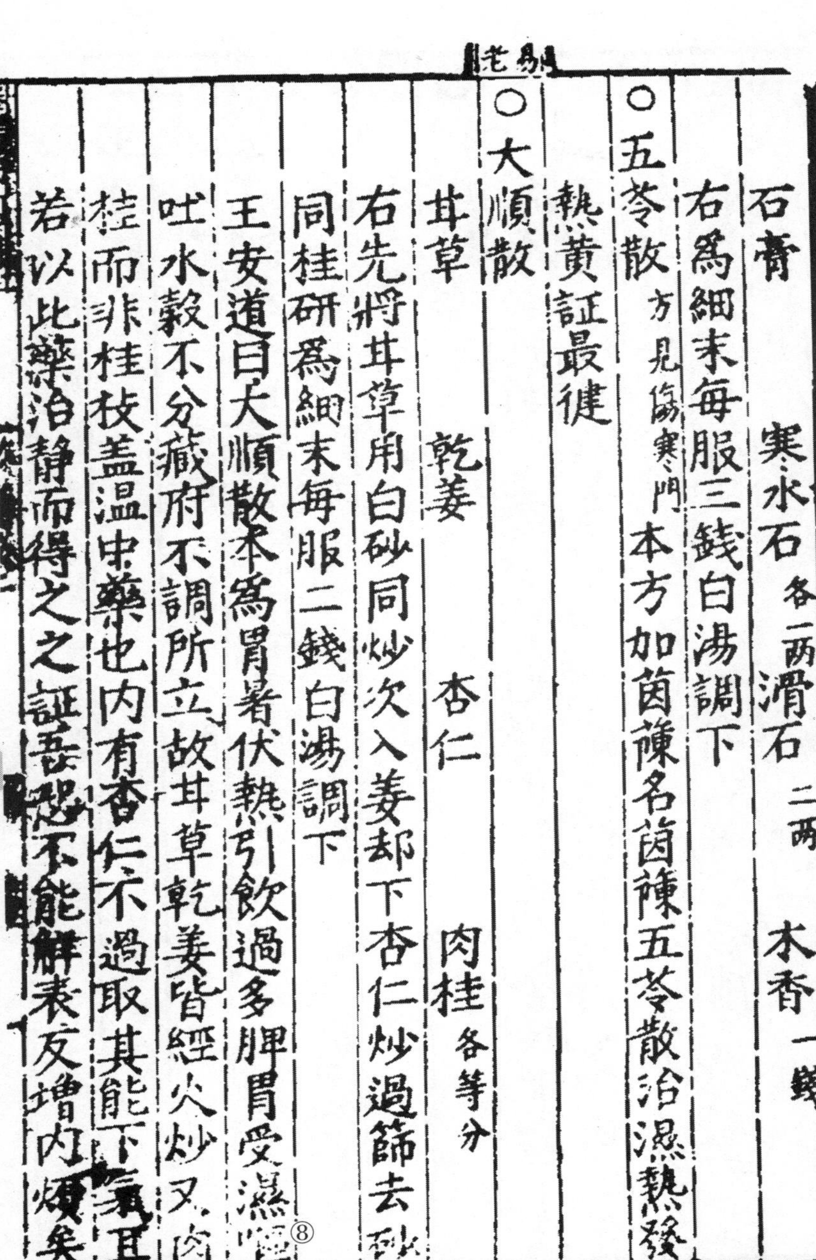

石膏 寒水石各一两 滑石二两 木香一錢

右為細末每服三錢白湯調下

○五苓散方見傷寒門 本方加茵蔯名茵蔯五苓散治濕熱發熱黄証最徤

○大順散

甘草 乾姜 杏仁 肉桂各等分

右先將甘草用白砂同炒次入姜却下杏仁炒過篩去砂同桂研為細末每服二錢白湯調下

王安道曰大順散本為冒暑伏熱引飲過多脾胃受濕嘔⑧吐水穀不分藏府不調所立故甘草乾姜皆經火炒又肉桂而非桂枝蓋温中藥也内有杏仁不過取其能下氣耳若以此藥治静而得之之証吾恐不能解表反增内煩矣

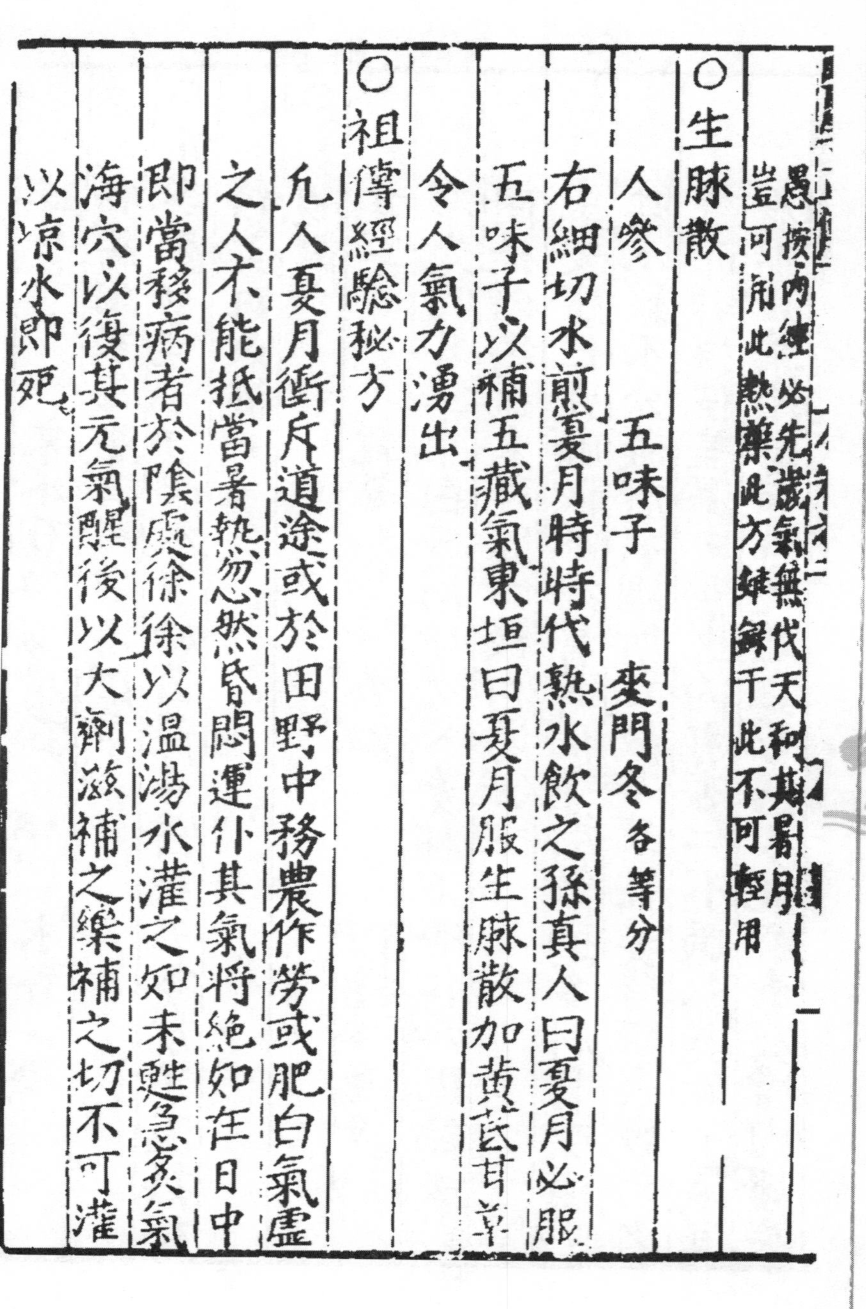

愚按內經必先歲氣無伐天和其暑月豈可用此熱藥此方雖録于此不可輕用

○生脉散

人參　五味子　麥門冬各等分

右細切水煎夏月時時代熟水飲之孫真人曰夏月必服五味子以補五藏氣東垣曰夏月服生脉散加黄芪甘草令人氣力湧出

○祖傳經驗秘方

凡人夏月衝斥道途或於田野中務農作勞或肥白氣虛之人不能抵當暑熱忽然昏悶運仆其氣將絶如在日中即當移病者於陰處徐徐以溫湯水灌之如未甦急灸氣海穴以復其元氣醒後以大劑滋補之藥補之切不可灌以涼水即死。

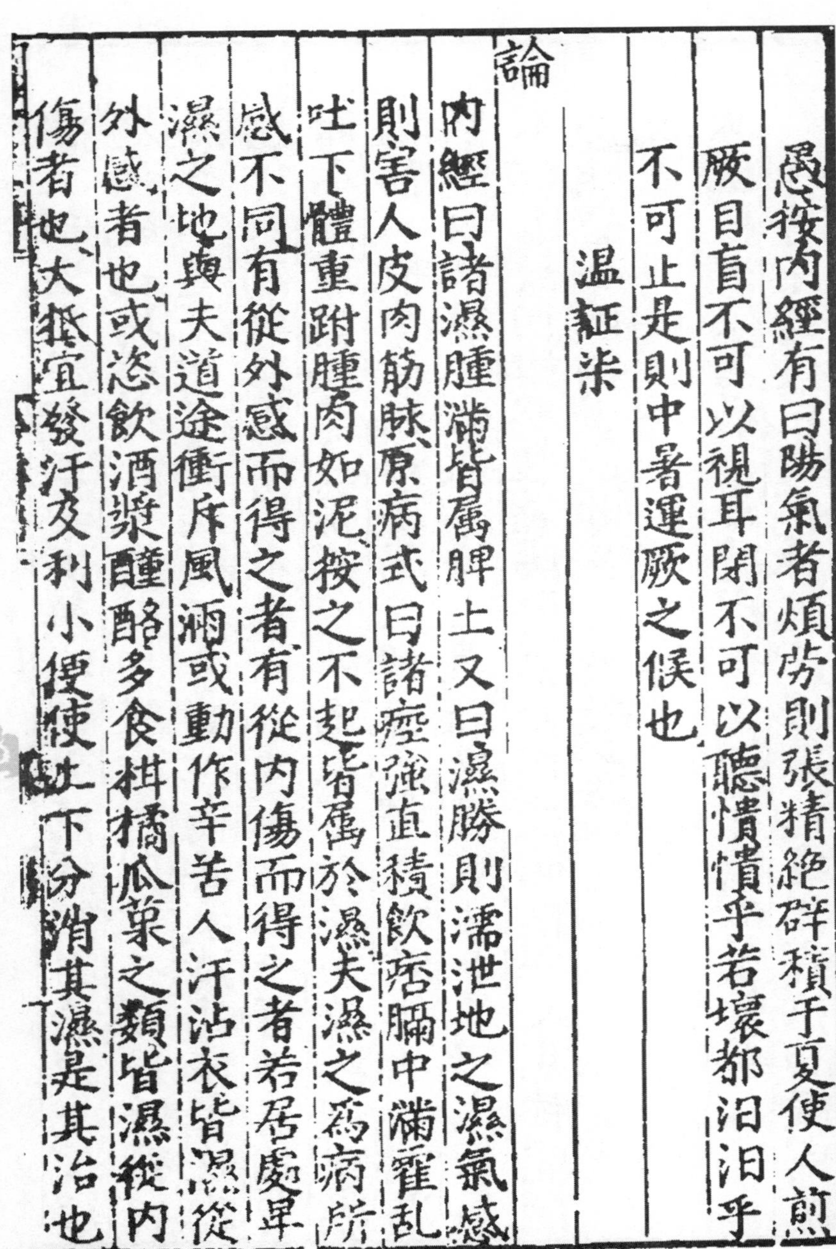

愚按內經有曰陽氣者煩勞則張精絕辟積于夏使人煎厥目盲不可以視耳閉不可以聽憒憒乎若壞都汩汩乎不可止是則中暑運厥之候也

温証柒

論

內經曰諸濕腫滿皆屬脾土又曰濕勝則濡泄地之濕氣感則害人皮肉筋脉原病式曰諸痓強直積飲痞膈中滿霍乱吐下體重跗腫肉如泥按之不起皆屬於濕夫濕之為病所感不同有從外感而得之者有從內傷而得之者若居處卑濕之地與夫道途衝斥風雨或動作辛苦人汗沾衣皆濕從外感者也或恣飲酒漿湩酪多食柑橘瓜菓之類皆濕從內傷者也大抵宜發汗及利小便使上下分消其濕是其治也

經又曰因如濕首如裹濕熱不攘大筋緛短小筋弛長緛短爲拘弛長爲痿因於氣爲腫四維相代陽氣乃竭丹溪釋曰濕者土之濁氣首爲諸陽之會其位高其氣清其体虛故聰明係焉濁氣薰蒸清道不通故沉重不利似乎有物蒙之失而不治濕欝爲熱熱留不下熱傷血不能養筋故爲拘攣濕傷筋不能束骨故爲痿弱王註曰素嘗氣疾濕熱加之氣濕熱爭故爲腫也邪氣漸盛正氣漸微陽氣衰少致邪代正氣不宣通故四維發腫諸陽受氣於四肢也但今人見膝間關節腫痛全以爲風治者多誤矣學者詳之

脉法

脉經曰濕家爲病一身盡疼發熱而身色似薰黄也

脉浮而緩濕在表也脉沉而緩濕在裏也或弦而緩或緩

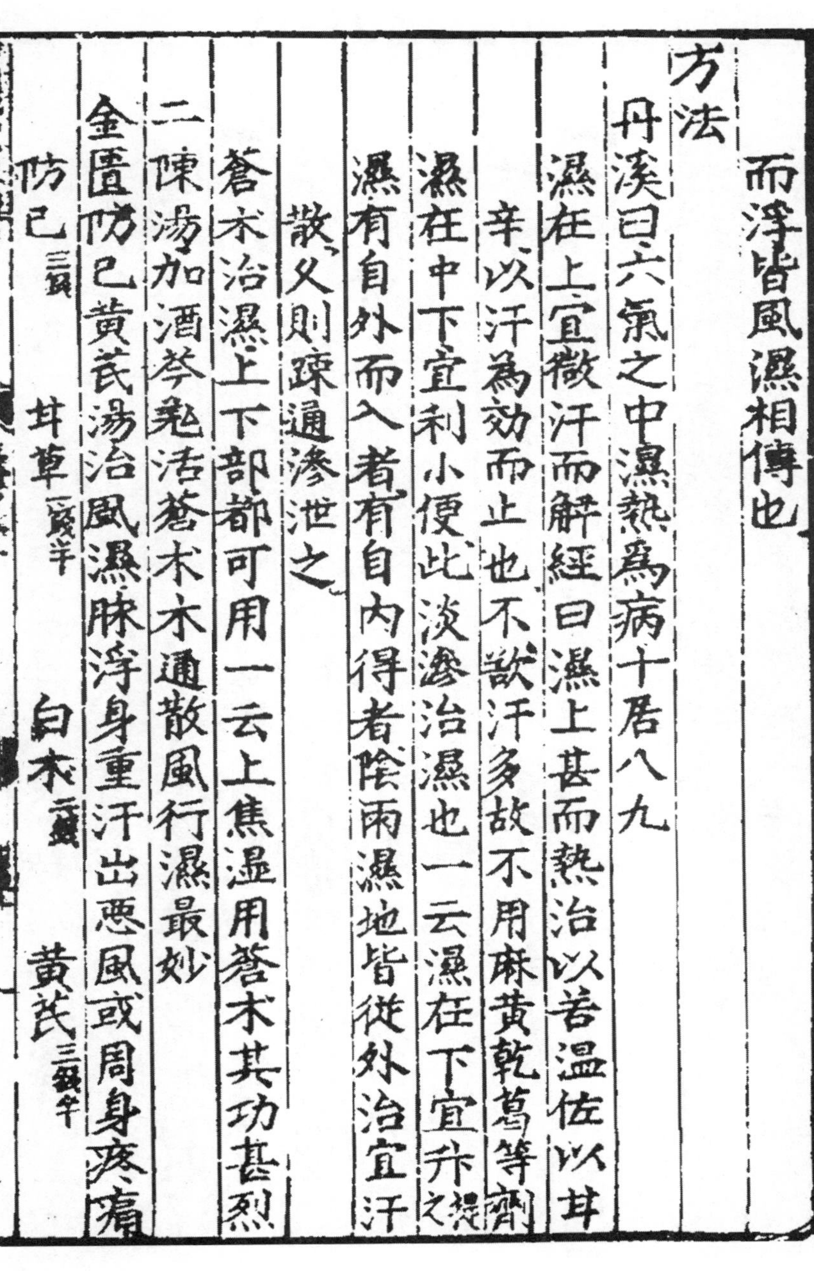

而浮皆風濕相傳也

方法

丹溪曰六氣之中濕熱爲病十居八九

濕在上宜微汗而解經曰濕上甚而熱治以苦温佐以甘辛以汗為効而止也不欲汗多故不用麻黄乾葛等劑

濕在中下宜利小便此淡滲治濕也一云濕在下宜升之提之

濕有自外而入者有自内得者陰雨濕地皆從外治宜汗散久則疎通滲泄之

蒼朮治濕上下部都可用一云上焦濕用蒼朮其功甚烈

二陳湯加酒芩羌活蒼朮木通散風行濕最妙

金匱防己黄芪湯治風濕脉浮身重汗出惡風或周身疼痛

防己三錢　甘草一錢半　白朮二錢　黄芪三錢半

仲景

右細切作一服加生姜三片大棗二枚水二大盞煎至一盞去租溫服○喘者加麻黃○胃氣不和加芍藥○氣上衝加桂枝○下有寒加細辛○濕勝身重陽微中風則汗出惡風故用黃芪炙甘草以實表防己白朮以勝濕

○甘草附子湯治風濕相搏骨節煩疼掣痛不得屈伸近之則痛劇汗出短氣小便不利惡風不欲去衣或身微腫而痛者

甘草炙二錢　附子半一錢　白朮二錢　桂枝四錢

右細切作一服水煎金匱方桂枝加生姜大棗名白朮附子湯

無

○加味五苓散治濕勝身痛小便不利體重發渴者

本方中加羌活一倍是也

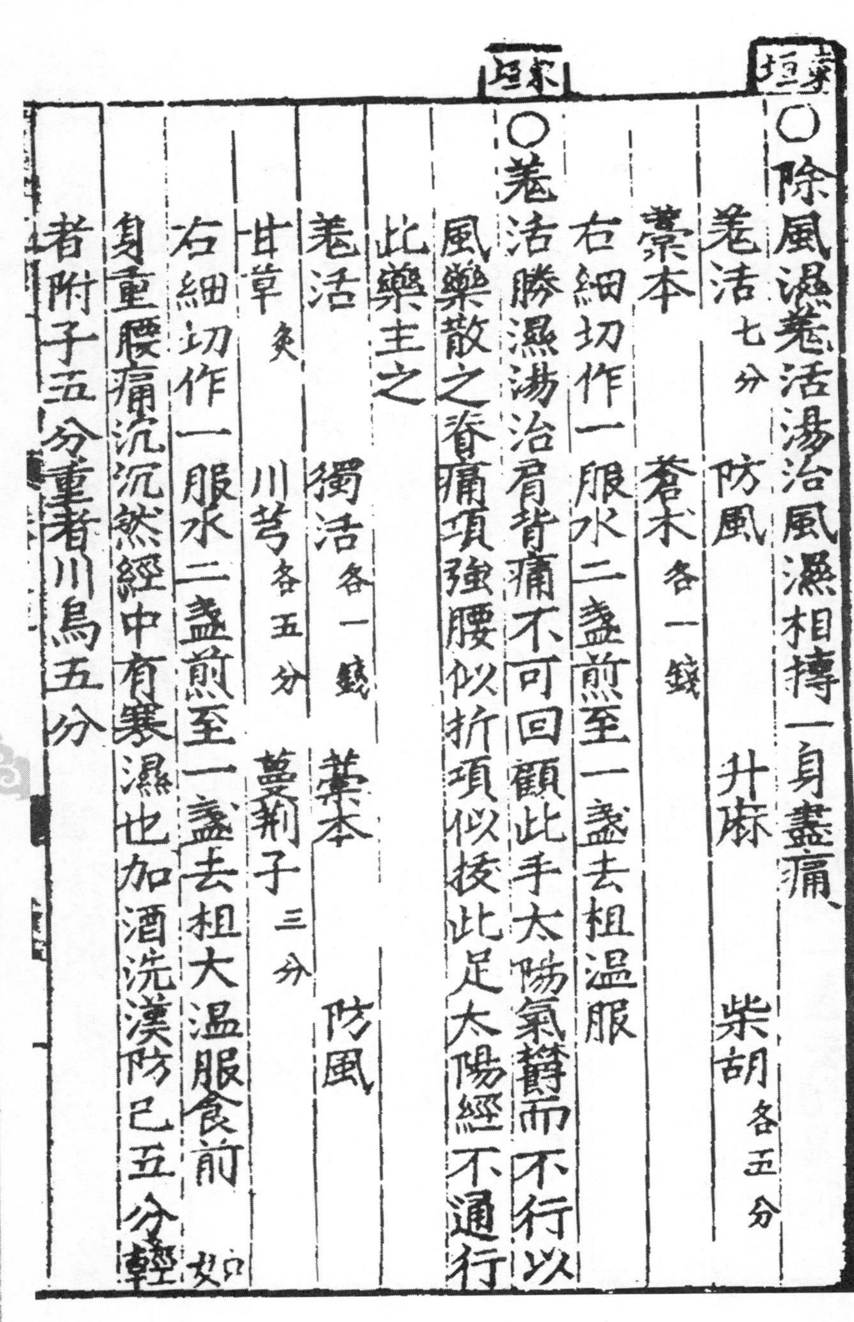

東垣

○除風濕羌活湯治風濕相搏一身盡痛

羌活七分　防風　升麻　柴胡各五分

藁本　蒼朮各一錢

右細切作一服水二盞煎至一盞去粗温服

東垣

○羌活勝濕湯治肩背痛不可回顧此手太陽氣鬱而不行以風藥散之脊痛項強腰似折項似拔此足太陽經不通行此藥主之

羌活　獨活各一錢　藁本　防風

甘草炙　川芎各五分　蔓荊子三分

右細切作一服水二盞煎至一盞去粗大温服食前如身重腰痛沉沉然經中有寒濕也加酒洗漢防己五分輕者附子五分重者川烏五分

家[illegible]
○茯苓滲濕湯治濕鬱成黄疸寒熱嘔吐而渴身體面目俱黄小便不利不思飲食莫能安卧

黄芩　黄連　梔子　防巳

白朮　蒼朮　陳皮　青皮

枳實各四分　赤茯苓　澤瀉各五分　茵蔯六分

猪苓去黑皮一錢

右細切作一服水二盞煎至一盞去柤温服

局方
○茵蔯五苓散治濕熱大勝黄疸發熱五苓散内加茵蔯一倍即是也

家傳
○經驗白朮酒治中濕遍身疼痛不能轉側及皮肉痛難着席

白朮一兩

右細切作一服無灰老酒一盞半煎至一盞去柤温服

丹溪活套云：濕本爲土氣，火熱則能生濕土。故夏熱則萬物濕潤，秋凉則萬物乾燥。夫熱而怫鬱則生濕也，因濕生痰，故用二陳湯加酒芩、羌活、防風，去風行濕，盖風藥能勝濕也。大抵治濕宜利小便爲上策，故曰治濕不利小便非其治也。〇如一身盡痛或無汗，是濕流關節，邪氣在表，宜五苓散加姜活、蒼术，以微汗之，不可太汗，恐汗去而虚，濕仍在也。若自汗多者，宜白术甘草湯。〇若小便自利清白，大便泄瀉，身痛自汗，此爲寒濕，宜五苓散加生附、蒼术、木瓜。〇如風濕身痛微腫惡風，宜杏仁湯：官桂五錢，天門冬、芍藥、麻黄各二錢半，杏仁七箇，水三盞，姜十片，煎分二服。〇又治濕消腫脹，利小便，健脾胃，葶藶木香散：葶藶子、茯苓、猪苓、白术各一两，木香、澤瀉、木通、甘草、桂枝各半两，滑石三兩爲末湯調服○然已上諸方乃畧示其端倪耳全在活法加减而用之不可執一論也夫治濕者固當以三术二爲君以補脾爲主治然亦有濕盛氣滿臌脝者又當以利水行氣爲先補脾藥又未可遽用或以三术爲君而利水藥爲臣使或以木通澤瀉葶力車前子等利水藥爲君而歷以茯苓白术人參等補脾藥爲臣使有本而標之者亦有標而本之者看緩急而施治則萬舉萬全之功可立而待也

燥証八

論

內經曰諸澁枯涸乾勁皴揭皆屬於燥原病式曰經云風熱火同陽也寒燥濕同陰也又燥濕小異也然燥金雖屬秋陰肺

而異乎寒濕故反同其風熱也故火熱勝則金衰而風生緣風能勝濕熱能耗液而反寒陽實陰虛則風熱勝于水濕而爲燥也凡人風病多因熱甚而風燥者爲其兼化以熱爲其主也蓋肝主于筋而風氣自甚又燥熱加之則筋大燥也燥金主於收斂其脉緊濇故爲病勁強緊急而口噤也或病燥熱太甚而脾胃乾涸成消渴者或風熱燥甚怫鬱在表而裏氣平者或善伸數欠筋脉拘急或時惡寒筋惕而搐又或風熱燥併而鬱甚于裏故煩滿而或秘結也及風癇之發作者由熱甚而風燥爲其兼化涎溢胸膈燥爍而瘛瘲昏冒僵仆也凡此諸證皆由熱甚而生風燥病各有異者由風熱燥各微甚不等故也所謂中風筋緩者因其風熱勝濕而爲燥之甚也然筋緩不收而痿痺故諸膹鬱病痿皆屬於肺金乃燥

已下皆臞仙方

之化也如秋深燥甚則草木萎落而不收病之象也是以掌得血而能持足得血而能歩夫燥之為病者血液衰少不能榮養百骸故着是也學者不可不知

脉法

脉緊而澁　或浮而弦　或芤而虛

方法

丹溪曰皮膚皴揭折裂血出大痛或肌膚燥痒皆火爍肺金燥之甚也宜以四物湯去川芎加麥門冬人參天花粉黄栢五味子之類治之

○瓊脂膏治血虛皮膚枯燥及消渴等証

生地黄二十斤洗凈細搗取真汁去粗　鹿角膠一斤

白沙蜜二斤煎一二沸掠去面上沫　真酥油一斤　生姜二兩搗取真汁

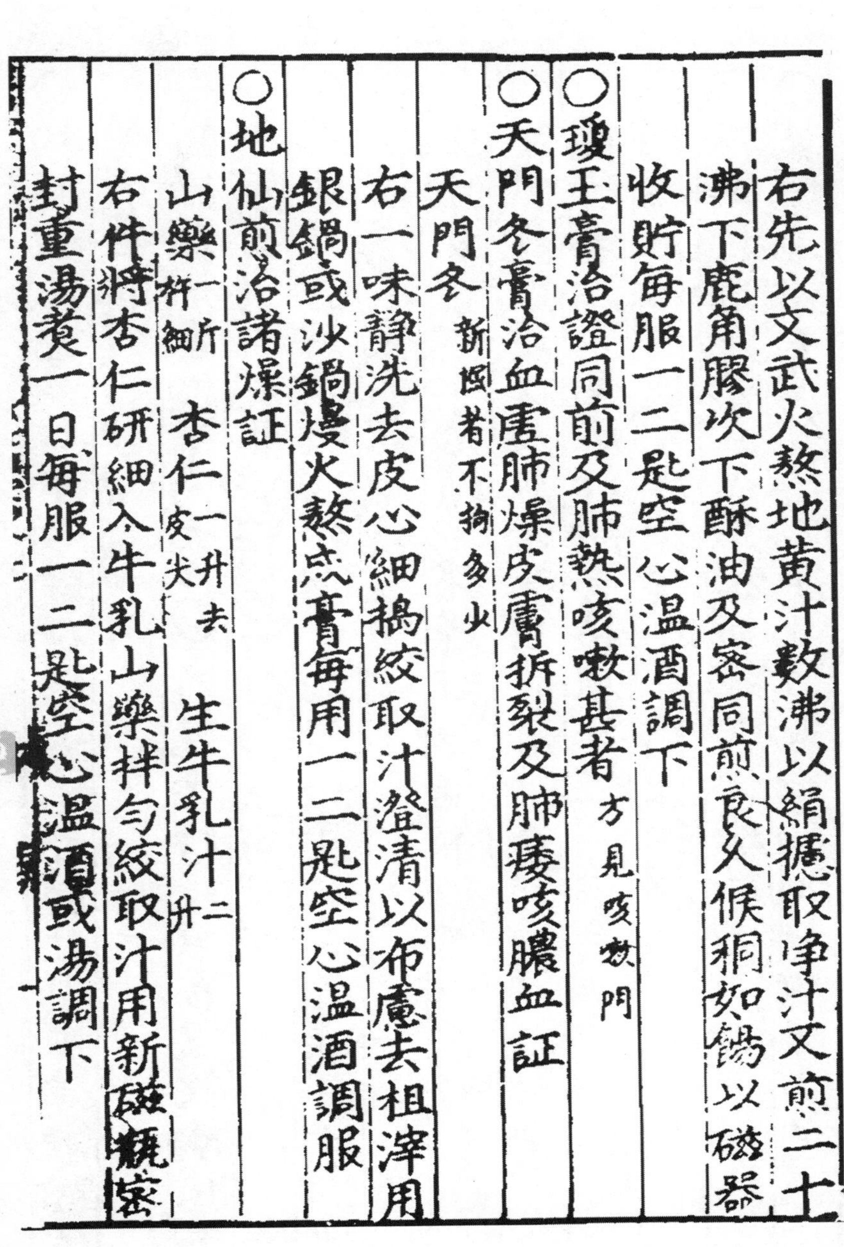

右先以文武火熬地黃汁數沸以絹濾取淨汁又煎二十沸下鹿角膠次下酥油及蜜同煎良久候稠如餳以磁器收貯每服一二匙空心溫酒調下

○瓊玉膏治證同前及肺熱咳嗽甚者 方見咳嗽門

○天門冬膏治血虛肺燥皮膚拆裂及肺痿咳膿血証

天門冬 新掘者不拘多少

右一味靜洗去皮心細搗絞取汁澄清以布濾去粗滓用銀鍋或沙鍋慢火熬成膏每用一二匙空心溫酒調服

○地仙煎治諸燥証

山藥一斤 杵細　杏仁一升 去皮尖　生牛乳汁二升

右件將杏仁研細入牛乳山藥拌勻絞取汁用新磁瓶密封重湯煮一日每服一二匙空心溫酒或湯調下

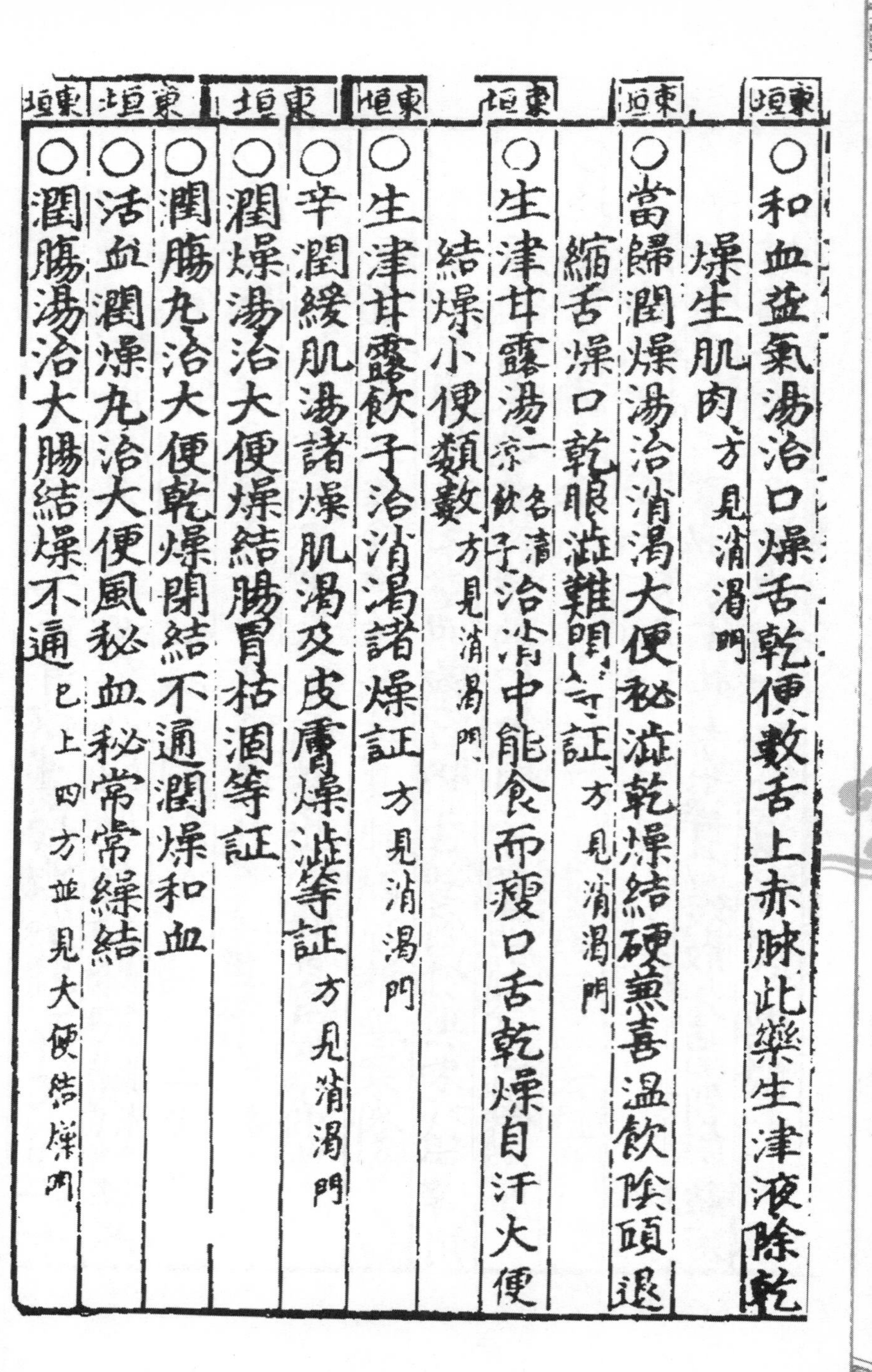

東垣 ○和血益氣湯治口燥舌乾便數舌上赤脉此藥生津液除乾燥生肌肉 方見消渴門

東垣 ○當歸潤燥湯治消渴大便秘澁乾燥結硬兼喜温飲陰頭退縮舌燥口乾眼澁難開等證 方見消渴門

東垣 ○生津甘露湯一名清涼飲子治消中能食而瘦口舌乾燥自汗大便結燥小便頻數 方見消渴門

東垣 ○生津甘露飲子治消渴諸燥證 方見消渴門

東垣 ○辛潤緩肌湯治諸燥肌渴及皮膚燥澁等證 方見消渴門

東垣 ○潤燥湯治大便燥結腸胃枯涸等證

東垣 ○潤腸丸治大便乾燥閉結不通潤燥和血

東垣 ○活血潤燥丸治大便風秘血秘常常燥結

東垣 ○潤腸湯治大腸結燥不通 已上四方並見大便結燥門

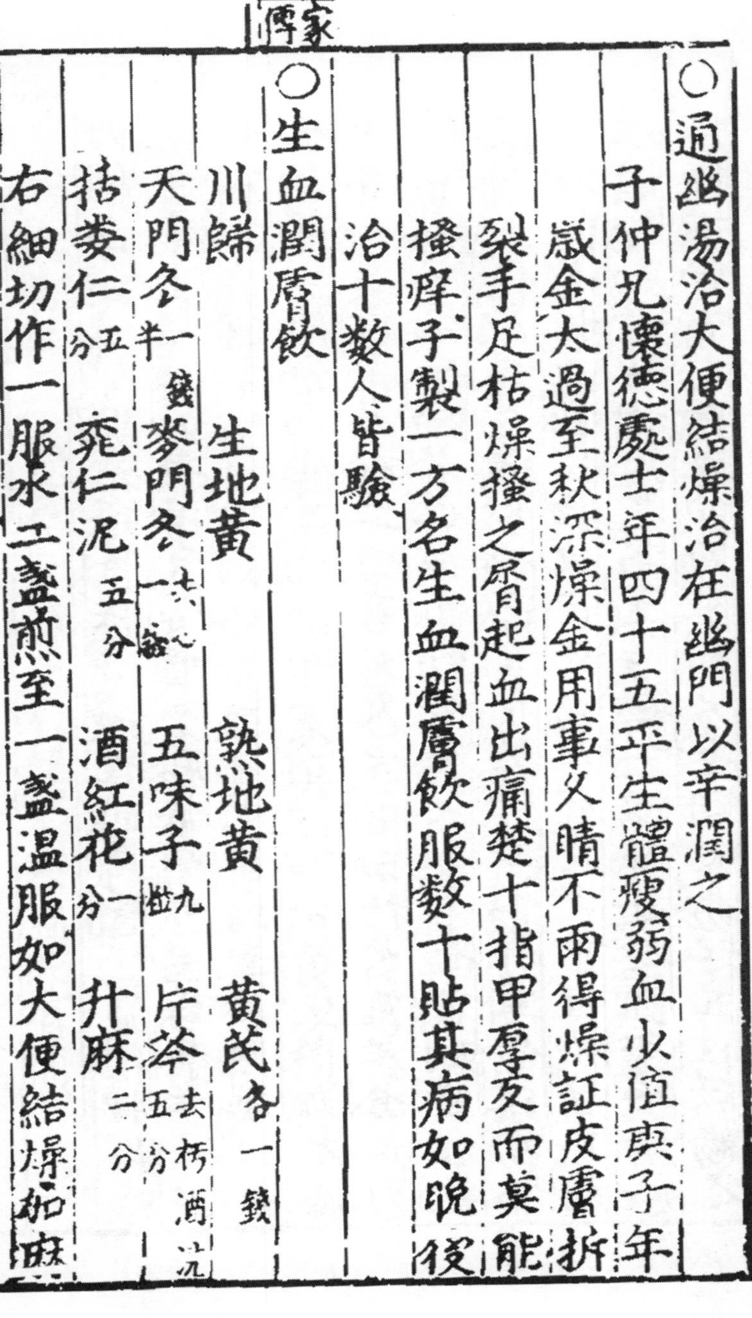

家傳

○通幽湯治大便結燥治在幽門以辛潤之

子仲凡懷德處士年四十五平生體瘦弱血少值庚子年歲金太過至秋深燥金用事久晴不雨得燥証皮膚折裂手足枯燥搔之屑起血出痛楚十指甲厚反而莫能搔痒予製一方名生血潤膚飲服數十貼其病如脫後治十數人皆驗

○生血潤膚飲

川歸　生地黃　熟地黃　黃芪各一錢

天門冬一錢半　麥門冬一錢去心　五味子九粒　片芩五分去朽酒洗

栝蔞仁五分　桃仁泥五分　酒紅花一分　升麻二分

右細切作一服水二盞煎至一盞溫服如大便結燥加麻子仁郁李仁各一錢

火熱九

論

內經曰諸熱瞀瘛⑨暴瘖冒昧燥擾狂越罵詈⑩驚駭胕腫疼酸氣逆衝上禁慄如喪神守[illegible]嘔瘡瘍喉閉耳鳴耳聾嘔湧溢食不下目昧不明暴注瞤瘛暴病暴死皆屬于火丹溪曰太極動而生陽靜而生陰陽動而變陰靜而合而生水火木金土各一其性惟火有二曰君火人火也曰相火天火也火內陰而外陽主乎動者也故凡動皆屬火以名而言形質相生配於五行故謂之君以位而言生於虛無守位禀命因動而見故謂之相天主生物故恒於動人有此生亦恒於動其所以恒於動者皆相火之為也云

云又曰五者之性為物所感不能不動謂之動者即內經五火也相火易起五性厥陽之

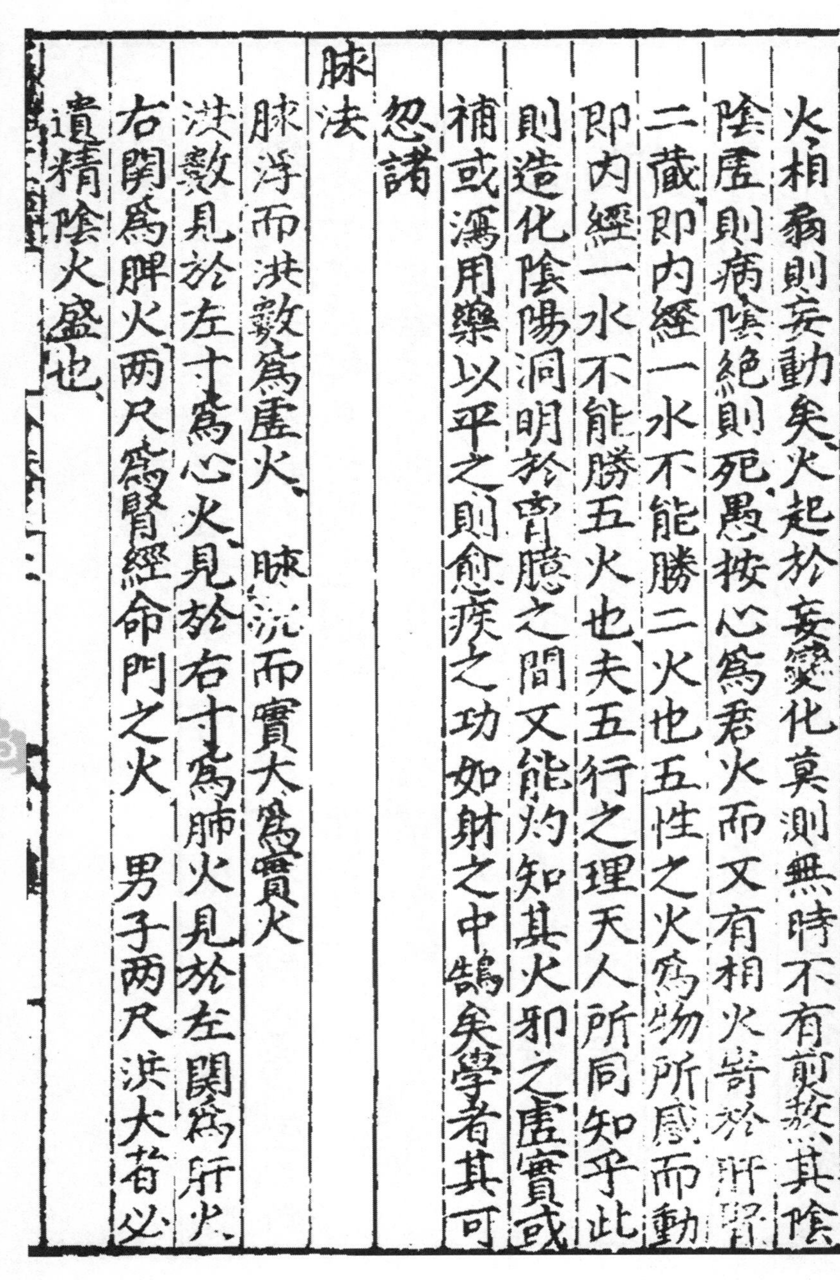

火相扇則妄動矣，火起於妄，變化莫測，無時不有，煎熬真陰，陰虛則病，陰絶則死。愚按：心爲君火，而又有相火寄於肝腎二藏，即内經一水不能勝二火也。五性之火，爲物所感而動，即内經一水不能勝五火也。夫五行之理，天人所同，知乎此，則造化陰陽洞明於胸臆之間，又能灼知其火邪之虛實，或補或瀉，用藥以平之，則愈疾之功如射之中鵠矣。學者其可忽諸！

脉法

脉浮而洪數爲虛火，脉沉而實大爲實火。

洪數見於左寸爲心火，見於右寸爲肺火，見於左關爲肝火，右關爲脾火，兩尺爲腎經命門之火。男子兩尺洪大者，必遺精，陰火盛也。

方法二十一條

丹溪曰陰虛火動者難治

實火可瀉黃連解毒之類○虛火可補參术生甘草之類（謂之實者邪氣實也　謂之虛者正氣虛也）○鬱火可發當看在何經○風寒外束者可發輕者可降重則從其性而升之

凡火盛者不可驟用寒涼必須温散

火急甚者必緩之生甘草兼瀉兼緩參术亦可

人壯氣實火盛顛狂者可用正治硝黃冰水之類

人虛火盛狂者以生姜湯與之若投以冰水之類正治立死

有補陰則火自降炒黃栢熟地黃之類

凡氣有餘便是火氣從左邊發者肝火也氣從臍下起者

陰火也愚按氣有余者非真氣也五志厥陽之火動而爲邪氣也

飲酒人發熱者難治不飲酒人因酒發熱者亦難治

輕手按之熱甚重手按之不甚此熱在肌表宜清之地骨皮麥門冬竹茹之類

重手按之熱甚而烙手輕手按之不覺熱此病在肌肉之内宜發之東垣升陽散火湯火鬱湯之類

煩燥者氣隨火升也

木通下行瀉小腸火　人中白瀉肝火尿缸岸也秋石亦是

黄芩黄連以猪膽汁拌炒能瀉肝膽之火

黄柏加細辛瀉膀胱之火

青代能瀉五藏之鬱火　玄參能瀉無根之游火

小便降火極速山梔子能降火從小便中泄去其性能屈

曲下行人所不知

人有氣如火從脚下起入腹者此虛極也蓋火起於九泉之下也此病十不救一治法以四物湯加降火藥服之外以附子末津調貼足心湧泉穴以引火不行（愚按此條言猶有未悉者如果勞怯陰虛之人有此固當作陰虛治若壯實之人有此則是濕鬱成熱之候也愚嘗冒雨徒行衣濕得此證以蒼术黄栢加牛膝防已等藥作丸服之而愈後累驗数人皆驗若誤作陰虛治即成痿證劇矣）

○左金丸（一名回令丸）治肝火

黄連（六兩） 吳茱萸（一兩湯泡浸半時許焙乾用）

右爲細末粥丸煎白术陳皮湯下

○大補丸治陰火

黄栢（去皮細切用新瓦盛鹽酒炒褐色）

右爲細末粥丸或水丸煎四物湯送下文云氣虛四君子湯

湯血虛四物湯送下

○抑青丸治肝火

黃連不拘多少為細末粥丸白湯送下

○石膏丸瀉胃火併食積痰火

石膏煅為細末醋丸菉荳大清米飲送下

○四物湯加白馬脛骨降陰火代芩連用

○陰虛發熱四物湯加炒黃柏酒知母乃降火補陰之妙劑甚者加龜板兼氣虛加參芪白朮

○手心熱屬熱鬱當用火鬱湯或用梔子香附白芷半夏川芎麯糊為丸服

○火鬱湯治四肢熱及五心煩熱因熱伏土中或血虛得之或胃虛多食冷物抑遏陽氣於脾土之中

羌活　升麻　葛根　芍藥
人參各七分　柴胡　甘草生各三分　防風
葱白五莖
右細切作一服水一盞半煎至一盞稍熱服

東垣○升陽散火湯治男子婦人四肢發困熱筋骨間熱肌表熱如火燎捫之烙手此病多因血虛而得之或胃虛過食冷物鬱遏陽氣於脾土之中火鬱則發之

升麻　葛根　獨活　羌活
白芍藥　人參各六分　炙甘草一分　柴胡三分
防風三分半　生甘草二分
右細切作一服加生姜三片水一盞半煎至一盞熱服忌生冷等物

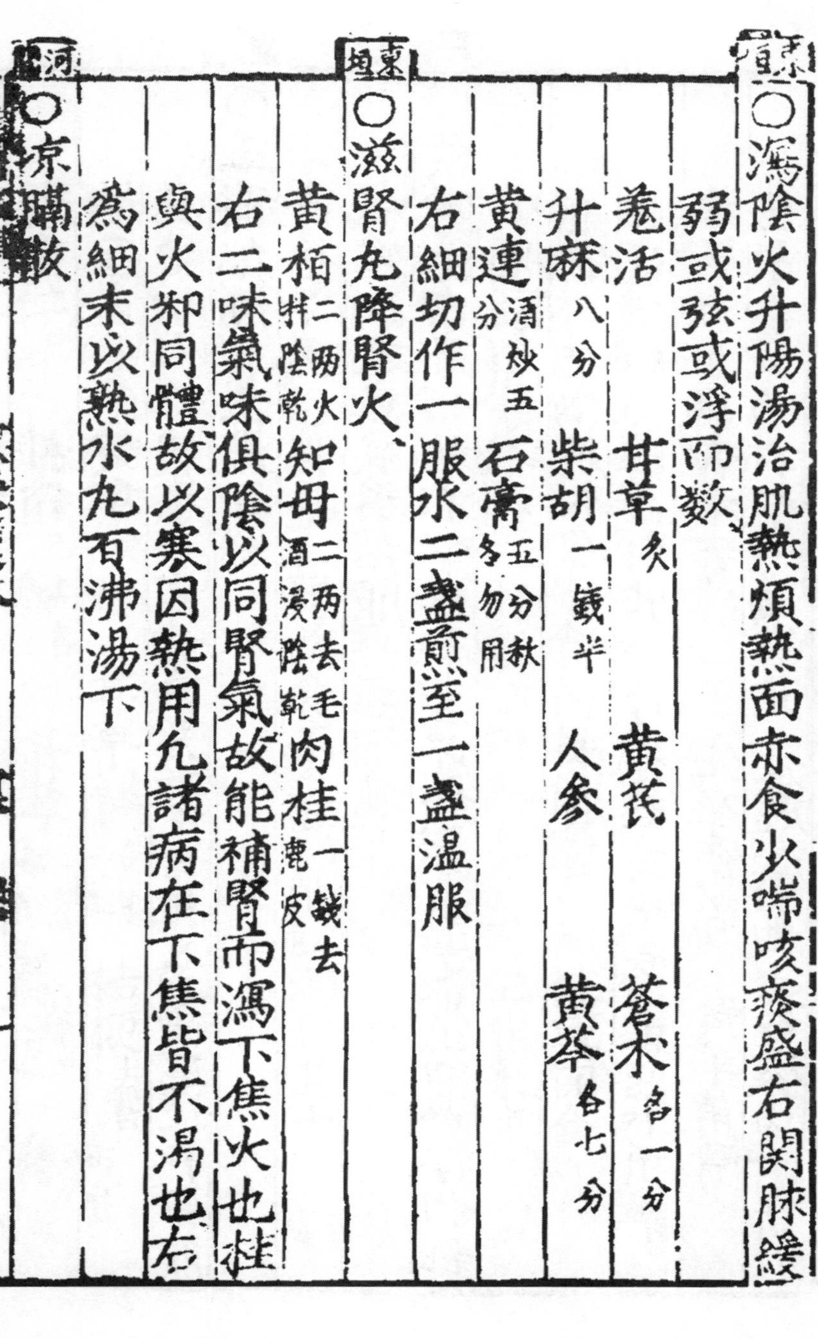

東垣○瀉陰火升陽湯治肌熱煩熱面赤食少喘咳痰盛右關脉緩弱或弦或浮而數

羌活　甘草炙　黄芪　蒼术各一分

升麻八分　柴胡一錢半　人參　黄芩各七分

黄連酒炒五分　石膏五分秋冬勿用

右細切作一服水二盞煎至一盞温服

東垣○滋腎丸降腎火、

黄栢二兩火拌陰乾　知母二兩去毛酒浸陰乾　肉桂一錢去麄皮

右二味氣味俱陰以同腎氣故能補腎而瀉下焦火也桂與火邪同體故以寒因熱用凡諸病在下焦皆不渴也右為細末以熱水丸百沸湯下

河間○涼膈散

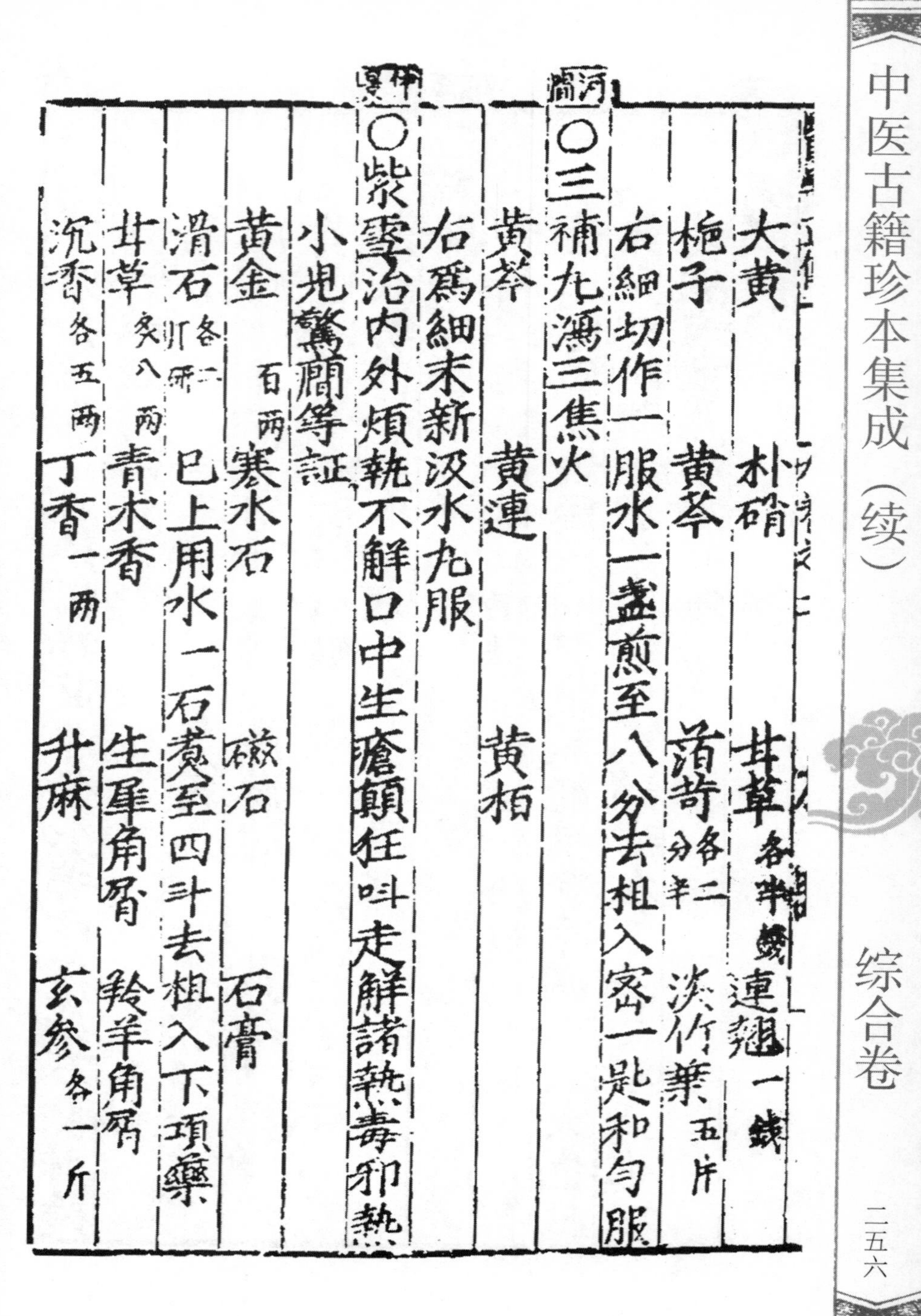

大黄　朴硝　甘草各半錢　連翹一錢
梔子　黄芩　薄荷各二分半　淡竹葉五片
右細切作一服水一盞煎至八分去柤入蜜一匙和勻服

河間○三補丸瀉三焦火
黄芩　黄連　黄柏
右為細末新汲水丸服

仲景○紫雪治内外煩熱不解口中生瘡顛狂叫走解諸熱毒邪熱小兒驚癇等証
黄金百兩　寒水石　磁石　石膏
滑石各二斤研　巳上用水一石煮至四斗去柤入下項藥
甘草炙八兩　青木香　生犀角屑　羚羊角屑
沉香各五兩　丁香一兩　升麻　玄參各一斤

已上再煮至一斗五升入下項藥
硝石二斤半硝亦可　朴硝十斤擇淨者
已上入前藥汁中微火煎柳枝不住手攪候有七斤投放水盆中半日入下項藥攪令勻
硃砂三兩　當門子即射香一兩二錢半
右煎成霜雪紫色每服一錢或二錢涼水調下大人小兒臨時以意斟酌加減多寡服之並食後服
○妙香丸治時疫傷寒解五毒潮熱積熱及小兒驚癇等證
癇
巴豆取淨三百五十粒　牛黃　片腦　膩粉
射香各七錢五分　辰砂九兩　金箔九十片
右研極細煉黃蠟六兩入蜜七錢半同煉令勻每兩作三十

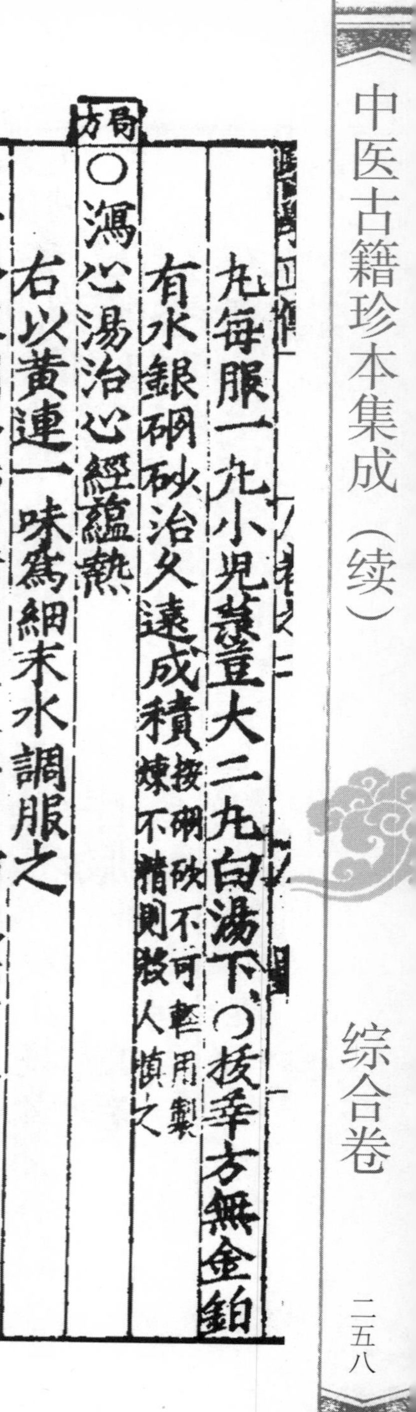

丸每服一丸小兒菉荳大二丸白湯下○按本方無金箔有水銀硇砂治久遠成積（按硇砂不可輕用製煉不精則殺人慎之）

局方○瀉心湯治心經蘊熱

右以黃連一味爲細末水調服之

○千金麥門冬湯治諸病後火熱乘肺欬唾有血胷脇脹滿上氣喘急羸瘦五心煩熱渴而煩悶

麥門冬　桑白皮　生地黃（各七分）　半夏

紫菀茸　桔梗　淡竹葉　麻黃（各五分）

五味子　甘草（各三分）

右細切作一服加生姜三片水一盞半煎至一盞溫服

愚按此方曰病後火熱乘肺麻黃其可用乎曰渴而煩悶半夏亦不可用也宜去此二味加貝母天門冬方爲穩當也

○梔子仁湯 治發熱潮熱，發狂煩躁，面赤咽痛。長

梔子仁　赤芍藥　大青　知母各五分

升麻　黄芩　石膏各一錢　杏仁七分半

柴胡一錢二分　生甘草一錢　豆豉五十粒

右切，水二盞，煎八分，去柤，温服。

○當歸龍薈丸 治腎水陰虚，風熱藴積，時發驚悸，筋惕搐搦，神昏不寧，榮衛壅滞，頭目昏眩，肌肉瞤瘈，胷膈咽嗌不利，腸胃燥澁，躁擾狂越，罵詈驚駭，火熱等証。河間

當歸　草龍膽　梔子　黄連

黄栢　黄芩各一兩　大黄　青代

蘆薈各半兩　木香一錢　射香五分

右爲細末，煉蜜丸如小荳大，每服二十丸，姜湯送下。

○三黃丸治三焦火盛消渴不生肌肉

大黃　黃連　黃芩

右爲細末煉蜜丸如小豆大每服五丸漸加至十丸白湯送下服至一月行及奔馬

丹溪活套云凡去上焦濕熱須酒洗黃芩以瀉肺火如肺有實熱宜用如虛熱而用黃芩則傷肺氣須先用天門冬保定肺氣然後用之○如去中焦濕熱與痛須用黃連以瀉心火若中焦有實熱宜用若脾胃氣虛不得轉運及中焦有鬱熱者當用茯苓白朮黃芩葛根代之○如胷中煩熱須用梔子實熱者切當若虛煩須用補藥爲主人參白朮黃芩芍藥茯苓麥門冬大棗之類如下焦有濕熱腫痛并膀胱有火邪者須用酒洗防己草龍膽黃柏知母之類固

是捷藥若肥白人氣虛者宜用白术蒼术南星滑石茯苓之類○如黑瘦之人下焦有濕熱腫痛者必用當歸紅花桃仁牛膝檳榔等藥○柴胡瀉肝火須用片芩佐之片芩又能瀉肺火須用桑白皮佐之若鼠尾者能瀉大腸之火○黃連瀉心火若用猪膽汁拌炒更以草龍膽佐之大能瀉膽中之火○白芍藥瀉脾火若冬月用必以酒浸炒蓋其性之酸寒也○知母黃栢瀉腎火又瀉膀胱之火○梔子瀉三焦之火在上中二焦連殼用在下焦須去殼水洗去黃漿炒焦色研細用之人中白非獨瀉肝火又能瀉三焦火及膀胱之火從小便中出蓋膀胱乃此物之故道也

○祖傳經驗秘方人中白散治陰虛火盛其五心煩熱等証

人中白二兩 黃栢鹽酒拌炒褐色 生甘草 青代各五錢

右爲細末每服二錢童子小便調服

○駱氏婦年四十餘夜間發熱早晨退五心煩熱無休止時半年後求予治六脉皆數伏而且牢浮取全不應予與東垣升陽散火湯四貼而熱減太半胷中覺清快勝前再與二貼熱悉退後以四物湯加知母黄栢少佐以炒乾姜服二十餘貼全安

鬱証 十

論

内經曰木鬱達之火鬱發之土鬱奪之金鬱泄之水鬱折之張子和曰木鬱達之謂吐之令其條達也火鬱發之謂汗之令其踈散也土鬱奪之謂下之令無壅礙也金鬱泄之謂滲泄解表利小便也水鬱折之謂抑之制其衝逆也此治五鬱

奪

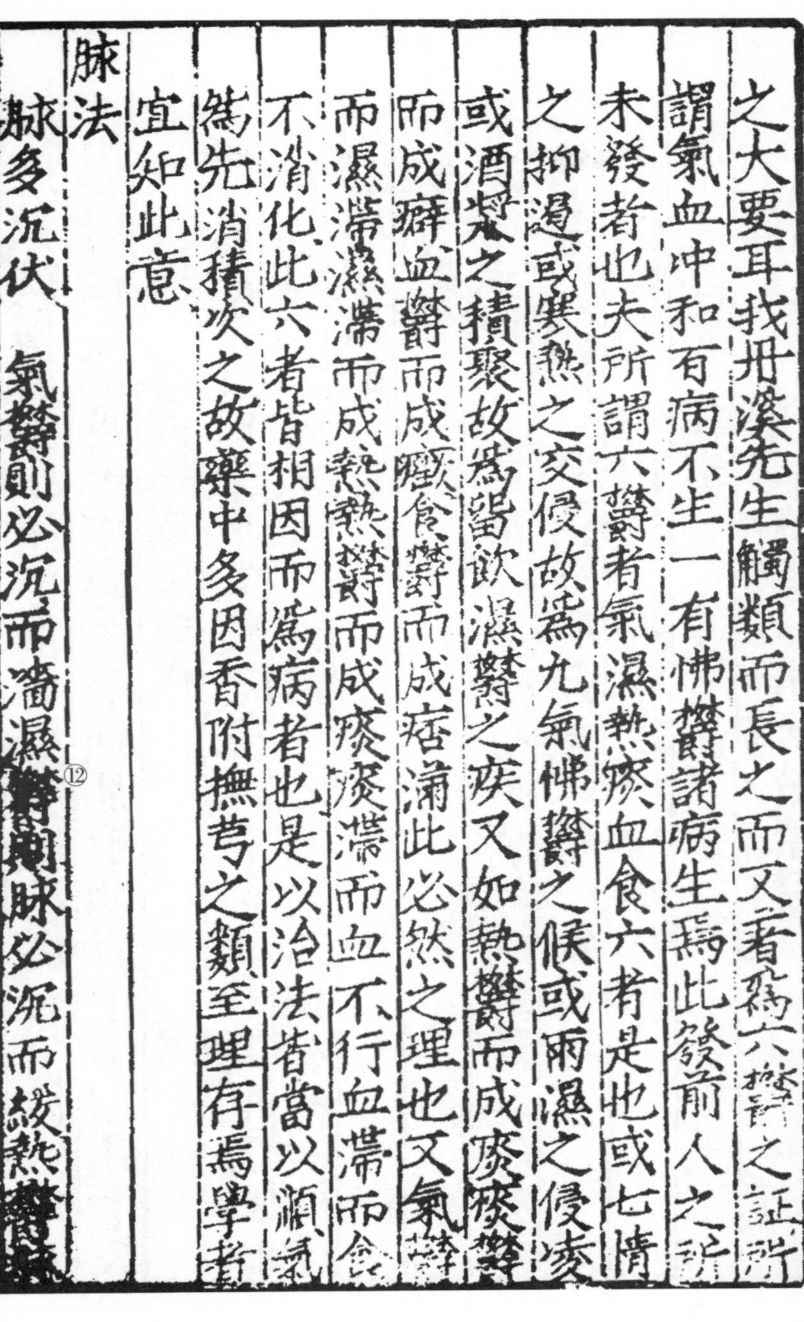

之大要耳我丹溪先生觸類而長之而又著爲六鬱之證所謂氣血中和百病不生一有怫鬱諸病生焉此發前人之所未發者也夫所謂六鬱者氣濕熱痰血食六者是也或七情之抑遏或寒熱之交侵故爲九氣怫鬱之候或雨濕之侵凌或酒漿之積聚故爲留飲濕鬱之疾又如熱鬱而成痰痰鬱而成癖血鬱而成癥食鬱而成痞滿此必然之理也又氣鬱而濕滯濕滯而成熱熱鬱而成痰痰滯而血不行血滯而食不消化此六者皆相因而爲病者也是以治法皆當以順氣爲先消積次之故藥中多因香附撫芎之類至理存焉學者宜知此意

脉法

脉多沉伏　氣鬱則必沉而濇濕鬱⑫則脉必沉而緩熱鬱

必沉数痰鬱脉必弦滑血鬱脉必芤而結促食鬱脉必滑而緊盛鬱在上則見于寸鬱在中則見于關鬱在下則見于尺左右亦然　脉或結或促或代

滑氏診家樞要曰氣血食積痰飲一有留滯於其間脉必因之而止節矣但當求其有神何害之有夫所謂有神者即經所謂有中氣也

方法　丹溪方法　凡九條

丹溪曰氣血冲和百病不生一有怫鬱諸病生焉其証有六曰氣鬱曰濕鬱曰熱鬱曰痰鬱曰血鬱曰食鬱

氣鬱　?氏曰鬱胸脇痛脉沉　香附　此味能横行胸臆間必用童便浸焙乾用否則燥

蒼朮

撫芎　即蘼蕪芎藭番頭小塊也氣脉上行故能散鬱也

濕鬱 戴氏曰周身走痛或關節痛遇陰寒則發脉沉

蒼术 白芷 川芎 茯苓

熱鬱 戴氏曰目瞀小便赤脉沉數

梔子 青代 香附 蒼术 撫芎

痰鬱 戴氏曰動則喘寸口脉沉滑

海石 香附 南星 瓜蔞子

血鬱 戴氏曰四肢無力能食便紅脉沉

桃仁 紅花 青代 川芎 香附

食鬱 戴氏曰噯酸腹飽不能食左寸脉平和右寸脉緊盛⑬

香附 蒼术 山查 神麯 針砂 或保和丸

諸鬱藥⑭春加防風夏加苦參秋冬加吳茱萸⑮

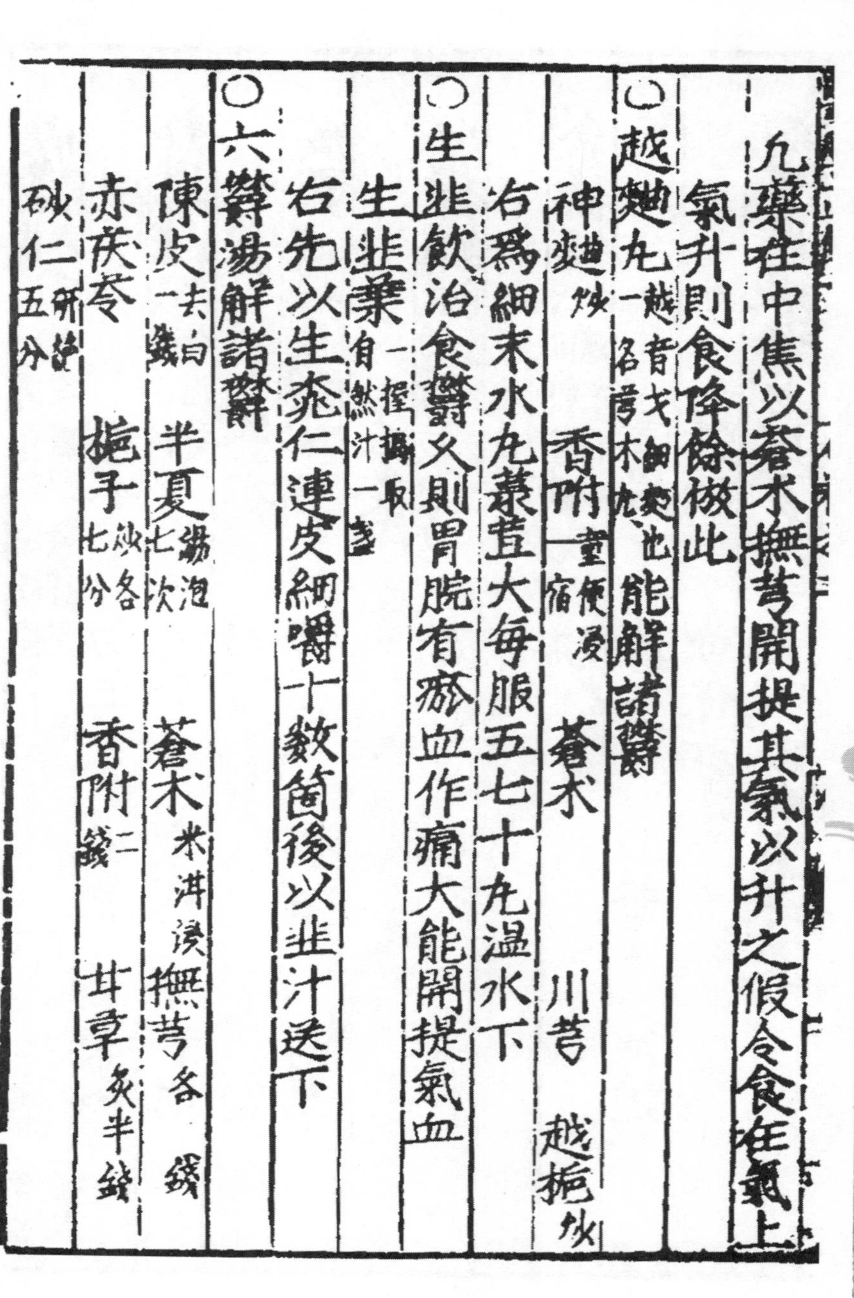

九藥在中焦以蒼术撫芎開提其氣以升之假令食在氣上氣升則食降餘倣此

○越麴丸一名芎术丸越者戈鞠之變也能解諸鬱

神麴炒　香附童便浸一宿　蒼术　川芎　越梔炒

右爲細末水丸菉豆大每服五七十丸溫水下

○生韭飲治食鬱久則胃脘有瘀血作痛大能開提氣血

生韭菜一握搗取自然汁一盞

右先以生桃仁連皮細嚼十數箇後以韭汁送下

○六鬱湯解諸鬱

陳皮去白一錢　半夏湯泡七次　蒼术米泔浸　撫芎各錢

赤茯苓　梔子炒各七分　香附二錢　甘草炙半錢

砂仁研碎五分

右細切作一服加生姜三片水二盞煎至一盞溫服○如氣鬱加烏藥木香檳榔紫蘇乾姜倍香附砂仁○如濕鬱加白朮倍蒼朮○如熱鬱加黃連倍梔子○如痰鬱加南星枳殼小皂莢○如血鬱加桃仁紅花牡丹皮○如食鬱加山查神麴麥芽炒

丹溪 ○升發二陳湯治痰鬱火邪在下焦大小便不利此藥能使大便潤兒小便長

陳皮去白一錢 半夏一錢半 茯苓一錢 甘草半錢

撫芎一錢 升麻 防風 柴胡各半錢

右細切作一服加生姜三片水一盞半煎至一盞溫服

東垣 ○升陽散火湯治熱鬱

東垣 ○火鬱湯三方並見火門

一男子年二十九三月間務事後騎馬度溪遇深淵沉溺幸得馬健無事連濕衣行十五里抵家次日憎寒壯熱肢節煩疼似癱瘓之狀一醫作虛証治而用補氣血藥服月餘不効又易一醫作勞瘵治用四物湯加知栢地骨皮之類及丹溪大補陰丸倍加紫河車服至九月反加滿悶不食乃顧倩有乳婦人在家止吃人乳汁四五杯不吃米粒召予診視六脈皆洪緩重按若牢右手爲甚予作濕鬱處治用平胃散倍蒼术加半夏茯苓白术川芎香附木通砂仁防風羌活加姜煎服黃昏服一貼一更時又進一貼至半夜遍身發紅丹如癮疹片時遂没而大汗索粥與稀粥二碗由是諸病皆減能食仍與前方服三貼後以茯苓滲濕湯倍加白术服二十餘貼平安

痰飲 十一

論

内經曰諸氣膹鬱皆屬肺金盖肺氣鬱則成熱熱盛則生痰丹溪曰自然成積自積成痰痰挾瘀血遂成窠囊此爲痞爲痛爲噎膈翻胃之次第也王隱君曰痰證古今未詳方書雖有懸飲留飲支飲痰飲諸飲之異而莫知其爲病之源或頭風目昏眩運耳鳴或口眼蠕動眉稜耳輪瘙痒或四肢遊風腫硬似痛非痛或爲齒頰痒痛牙床浮腫而痛痒不一或噯氣吞酸嘈雜嘔噦或咽嗌不利咯之不出嚥之不下色似煤炲形如破絮桃膠蜆肉之類或心下如停水雪心頭冷痛時作或夢寐奇怪鬼魅之狀或足腕痠軟腰背卒痛或四肢骨節煩疼並無常所乃至手麻臂痛狀若挫閃或脊中每有一掌

如水凍之寒痛者或渾身習習如虫行者或眼沿滋痒口糜舌爛甚爲喉閉等証又或遶項結核似瘰非瘰或胸腹間如有二氣交紐噎塞煩悶有如煙氣上衝頭面烘熱或爲失忘顛狂或爲中風癱瘓或爲勞瘵荏苒之疾或爲風痺及脚氣之候或心下怔忡驚悸如畏人將捕或喘嗽嘔吐或嘔冷涎綠水黑汁甚爲肺癰腸毒便膿攣跛其爲内外疾病非止百端皆痰之所致也盖津液既凝爲痰爲飲而洶湧上焦故口燥咽乾流而之下則大小便閉塞面如枯骨毛髮焦乾婦人則經閉不通小兒則驚癇搐搦治法宜先逐去敗痰然後看虛實調理故製沉香滚痰丸爲通治三焦痰飲之要藥也愚竊以其論証固詳不問虛實而以一峻藥攻之恐未中乎肯綮也與盖資稟有厚薄病邪有浅深一或失手何以收救故册

溪有曰治痰用利藥過多致脾氣虚則痰反易生而多矣又曰中焦有食積與痰而生病者胃氣亦賴所養卒不可便攻攻盡則愈虚而病劇夫滚痰丸止可投之於形氣壯實痰積膠固爲病者若氣體虚弱之人决不可輕用也慎之慎之

脉法

要畧云脉雙弦者寒飲也或大下後善虚

其脉偏弦者飲也○肺飲不弦但若喘短氣

又云脉浮而細滑者傷飲○脉弦数有寒飲春夏難治

脉沉而弦者懸飲内痛

其人短氣四肢歷節走痛脉沉者有留飲

陳無擇云飲脉皆弦微沉滑　上

或云左右手關前脉浮弦大而實者膈上有稠痰也宜吐之

而愈

病人百藥不効關上脉伏而大者痰也眼胞及眼下如炭煙薰黑者亦痰也

丹溪曰久得濇脉痰飲膠固脉道阻澁也卒難得開必費調理

方法 丹溪方法凡十六條

丹溪曰有熱痰有濕痰有酒痰有食積痰有風痰有寒痰有老痰

○熱痰用青黛黄連及用青礞石丸最捷

○濕痰身多軟而重用蒼术白术又曰濕痰用黄芩香附半夏貝母熱痰加瓜蔞青黛

○酒痰用瓜蔞青黛蜜噙化

○食積痰用神麯麥芽山查或化痰丸消積藥攻之

○風痰用南星白附子

○寒痰用半夏盧氏註曰凝結清冷其狀若寒非熱也然亦有用温藥者蓋寒因熱用使引導之得路也

○老痰用海石香附半夏瓜蔞五倍子一云五倍子佐他藥大治頑痰

○痰結核在咽喉嗽而不能出化痰藥加鹹能軟堅之味瓜蔞仁杏仁海石桔梗連翹少佐以朴硝姜汁蜜丸噙化

○痰在脇下非白芥子不能達痰在四肢非竹瀝不行痰在腸胃間可下而愈痰之為物隨氣升降故無處不到

○脉浮當吐痰在膈上必用吐膠固稠濁必用吐痰在經絡中非吐不可吐中就有發散之義

○凡吐法宜先升提其氣用防風山梔川芎桔梗芽茶生姜之類或就以此藥探吐吐時須先以布勒腰腹而於不通風

處行之

○吐法用蘿蔔子半升擂和以漿水一碗去柤入少油與蜜溫服或用鰕半斤入醬葱姜等物料水煮先吃鰕後飲汁少時以鵝翎探吐其鵝翎須先以桐油浸而以皂角水洗晒乾待用如服瓜蒂藜蘆等藥不用探法自吐

○凡虛弱人中焦有痰胃氣亦賴所養卒不可便攻攻盡則愈虛治痰用利藥過多致脾氣虛則痰反易生而多

○許學士用蒼朮治痰挾瘀血成窠囊行痰極效即神朮丸也

○油炒半夏大治濕痰又治喘心痛粥丸生姜湯下

○燥濕痰星下丸

南星　半夏各一兩　海蛤粉三兩

右爲細末姜汁浸蒸餅爲丸青黛爲衣如梧桐子大每服

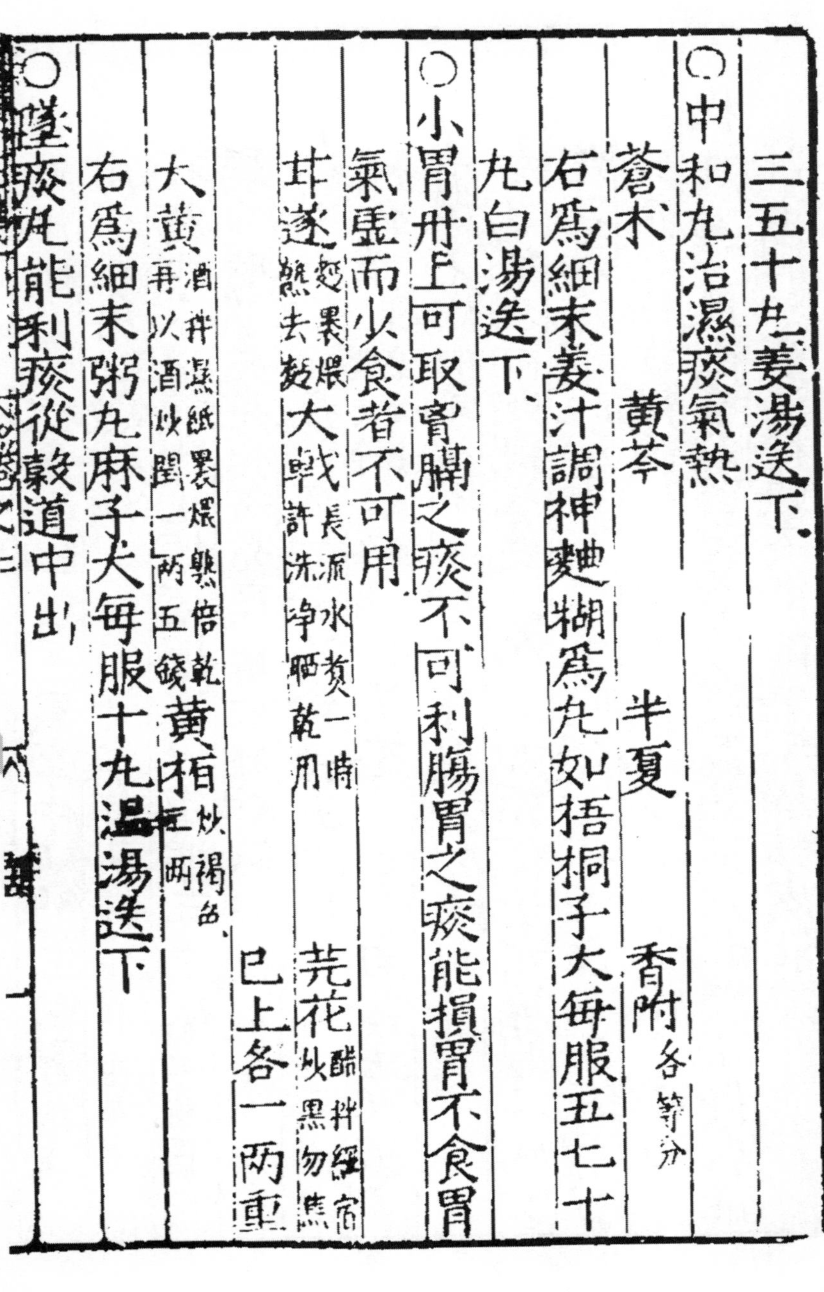

三五十丸姜湯送下

○中和丸 治濕痰氣熱

蒼朮　黃芩　半夏　香附各等分

右為細末姜汁調神麴糊為丸如梧桐子大每服五七十丸白湯送下

○小胃丹 上可取胸膈之痰下可利腸胃之痰能損胃不食胃氣虛而少食者不可用

甘遂 麪裹煨熟去麪　大戟 長流水煮一時許洗淨曬乾用　芫花 醋拌經宿炒黑勿焦

已上各一兩重

大黃 酒拌濕紙裹煨熟再以酒炒倍乾一兩五錢　黃柏 炒褐色二兩

右為細末粥丸麻子大每服十丸溫湯送下

○墜痰丸 能利痰從穀道中出

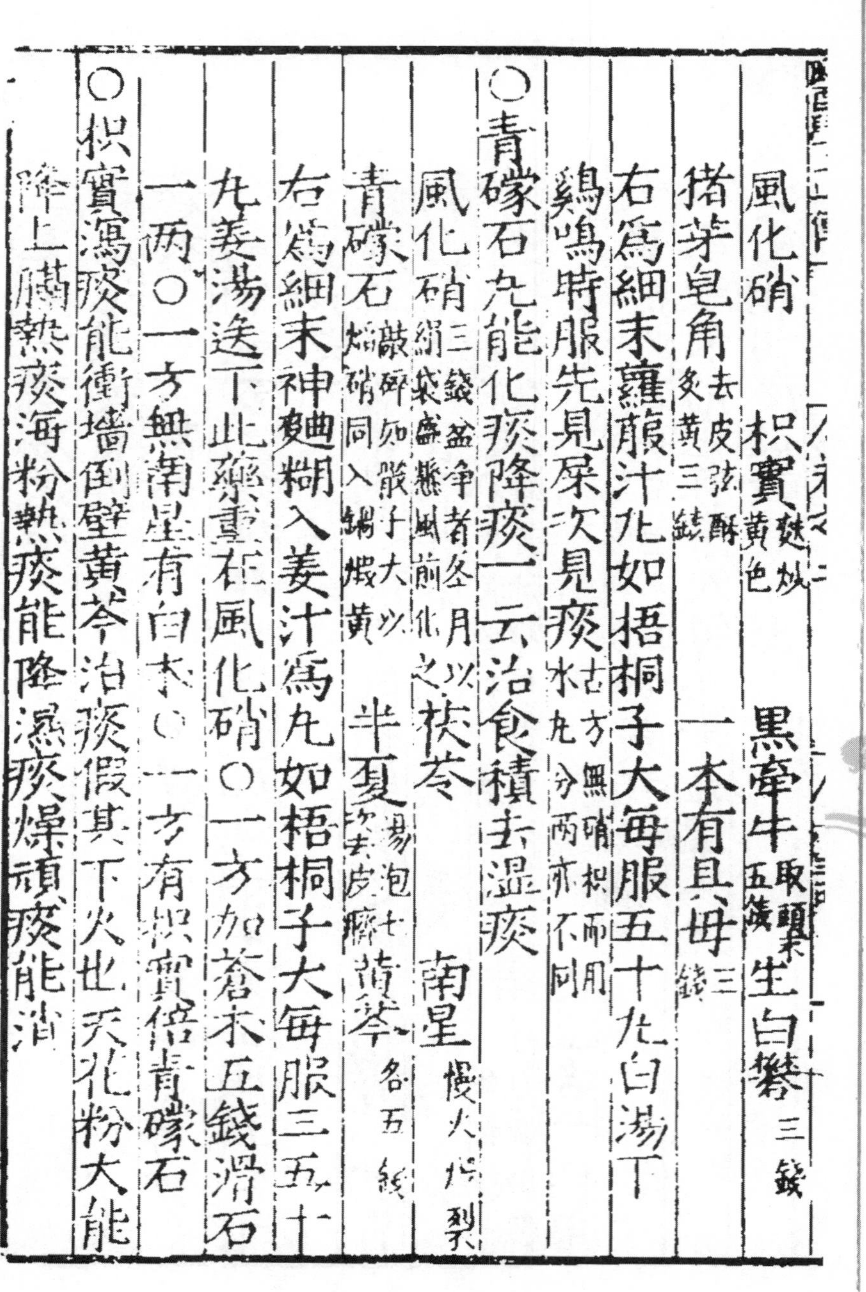

風化硝　枳實麩炒黃色　黑牽牛取頭末五錢　生白礬三錢
猪牙皂角去皮弦酥炙黃三錢　一本有貝母三錢
右爲細末蘿蔔汁丸如梧桐子大每服五十丸白湯下
鷄鳴時服先見屎次見痰古方無硝枳而用水丸分兩亦不同
○青礞石丸能化痰降痰一云治食積去濕痰
風化硝三錢盆淨者冬月以絹袋盛懸風前化之　茯苓　南星慢火炮裂
青礞石敲碎如豆子大以焰硝同入鍋煆黃　半夏湯泡七次去皮臍　黃芩各五錢
右爲細末神麯糊入姜汁爲丸如梧桐子大每服三五十
丸姜湯送下此藥重在風化硝○一方加蒼术五錢滑石
一兩○一方無南星有白术○一方有枳實倍青礞石
○枳實瀉痰能衝墻倒壁黃芩治痰假其下火也天花粉大能
降上膈熱痰海粉熱痰能降濕痰燥頑痰能消

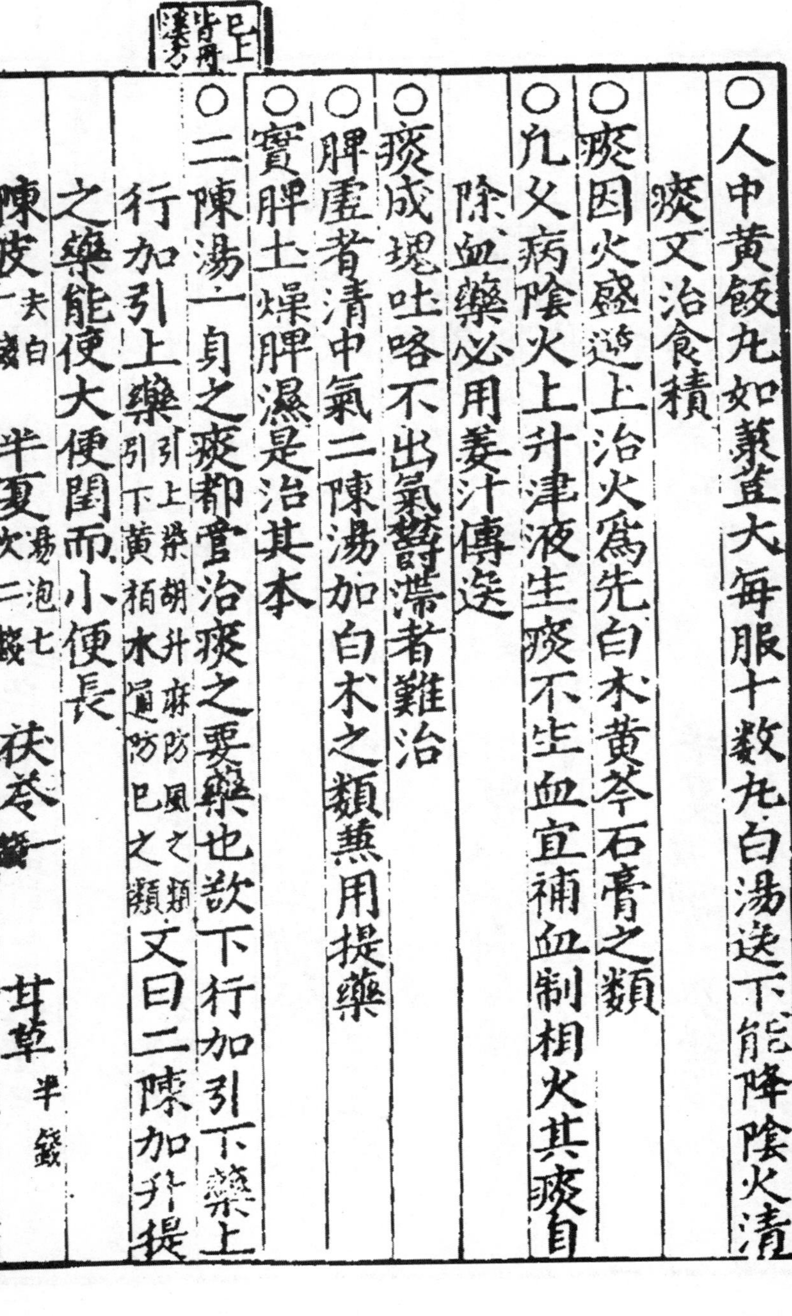
已上皆丹溪方

○人中黄飯丸如菉荳大每服十數丸白湯送下能降陰火清痰又治食積

○痰因火盛逆上治火爲先白术黄芩石膏之類

○凡久病陰火上升津液生痰不生血宜補血制相火其痰自除血藥必用姜汁傳送

○痰成塊吐咯不出氣鬱滯者難治

○脾虛者清中氣二陳湯加白术之類兼用提藥

○實脾土燥脾濕是治其本

○二陳湯一身之痰都管治痰之要藥也欲下行加引下藥上行加引上藥引上柴胡升麻防風之類引下黄柏木通防巳之類又曰二陳加升提之藥能使大便潤而小便長

陳皮去白一錢　半夏湯泡七次二錢　茯苓一錢　甘草半錢

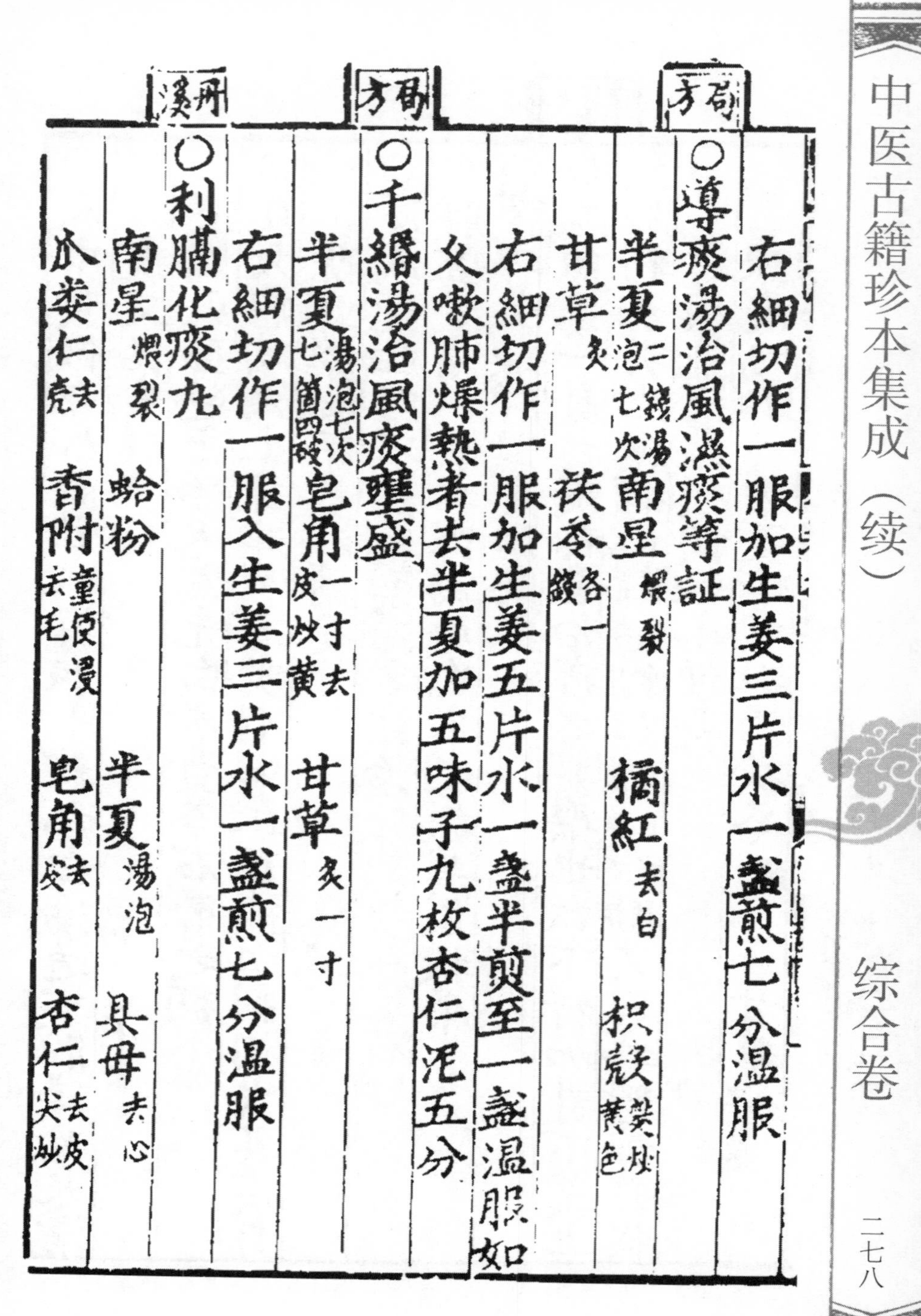

右細切作一服加生姜三片水一盞煎七分溫服

局方

○導痰湯治風濕痰等証

半夏二錢湯泡七次　南星煨裂　橘紅去白　枳殼麸炒黃色

甘草炙　茯苓各一錢

右細切作一服加生姜五片水一盞半煎至一盞溫服如久嗽肺燥熱者去半夏加五味子九枚杏仁泥五分

局方

○千緡湯治風痰壅盛

半夏七箇四破湯泡七次　皂角一寸去皮炒黃　甘草炙一寸

右細切作一服入生姜三片水一盞煎七分溫服

丹溪

○利膈化痰丸

南星煨裂　蛤粉　半夏湯泡　貝母去心

瓜蔞仁去殼　香附童便浸去毛　皂角去皮　杏仁去皮尖炒

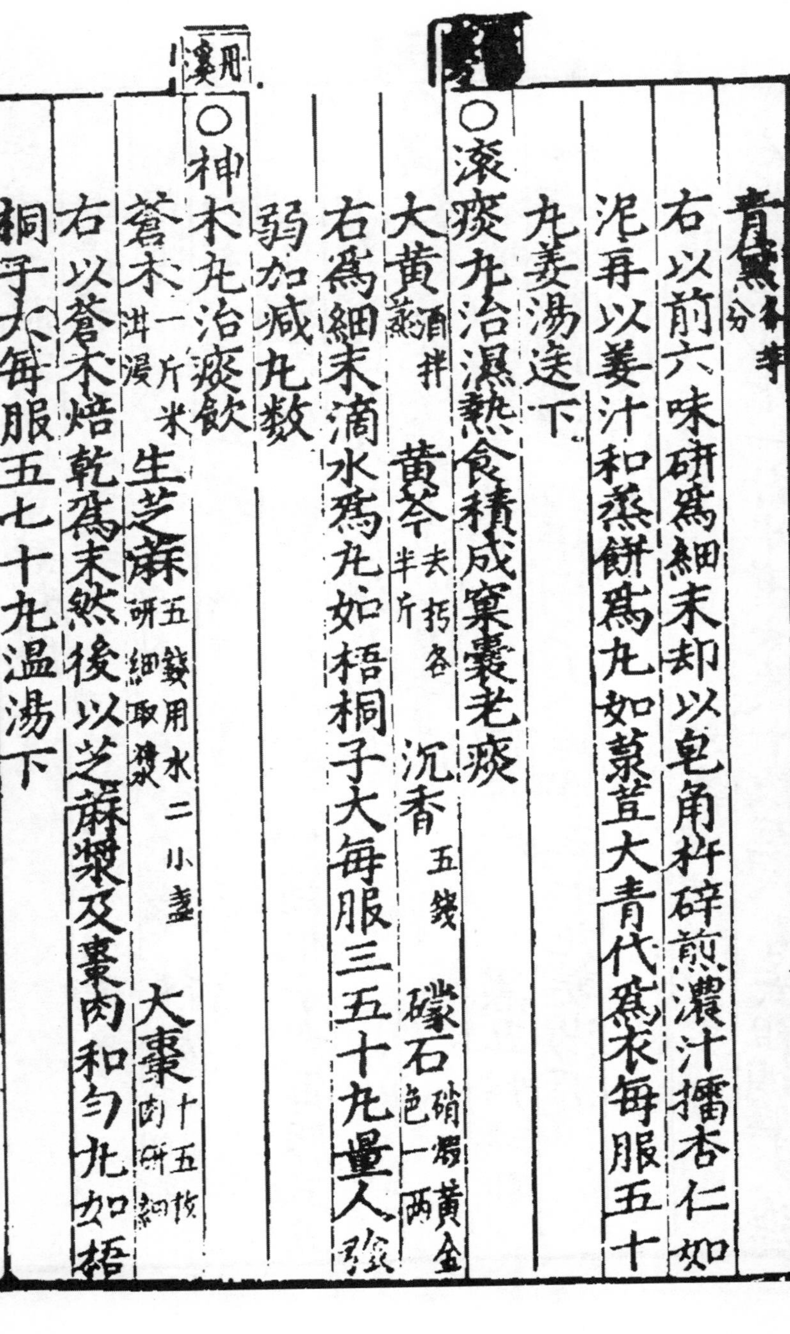

青黛各等分

右以前六味研爲細末却以皂角杵碎煎濃汁擂杏仁如泥再以姜汁和蒸餅爲丸如菉荳大青代爲衣每服五十丸姜湯送下

○滚痰丸治濕熱食積成窠囊老痰

大黄酒拌蒸　黄芩去朽各半斤　沉香五錢　礞石硝煆黄金色一两

右爲細末滴水爲丸如梧桐子大每服三五十丸量人强弱加减丸数

○神术丸治痰飲

蒼术一斤米泔浸　生芝麻五錢用水二小盏研細取漿　大棗十五枚肉研細

右以蒼术焙乾爲末然後以芝麻漿及棗肉和匀丸如梧桐子大每服五七十丸溫湯下

東垣

○黄芩利膈丸　除胷中熱利膈上痰

生黄芩　炒黄芩各一两　半夏　澤瀉

黄連各五分　天南星煨裂　枳殻麸炒　陳皮去白各三錢

白术二錢　白礬分　為

右為細末湯浸蒸餅入姜汁如丸如梧桐子大每服三五十丸食遠温水下忌酒及濕麪

丹溪

○蠲飲枳實丸　逐飲消痰導滯清膈

枳實麸炒　半夏泡　陳皮去白　黑丑半取頭味三两

右為麪糊為丸如梧桐子大每服五十丸姜湯下

河間

○十棗湯　治懸飲内痛

芫花　甘遂　大戟各等分

右為細末以水一升半煮大棗十枚至八合去祖調藥末強

人一錢弱人半錢平旦服之不下更加五分下後以糜粥調養之河間曰芫花之心以散飲二物之苦以泄水其甘遂直達水氣所結之處乃泄水之聖藥也然亦有大毒人虛者不可輕用

河間

○三花神祐丸治一切濕熱沉積痰飲變生諸病或風熱燥鬱支體麻痺走注疼痛風痰涎嗽氣血壅滯不得宣通等証人壯氣實者可服

甘遂　大戟　芫花（醋拌濕炒各半兩）　黑丑（二兩取頭味）

大黃（一兩）　輕粉（一錢）

右爲細末滴水爲丸如小荳大枌服五丸每服加五丸溫水下日三服加至快利利後須服至病根盡除爲度痞悶極甚者若便多服則頓攻不開轉加痛悶則當初服二丸

每服加二丸至快利即止　　骨章

○控涎丹治患胷背髀頸項及手足腰胯隱痛不忍筋攣引釣痛時時走易乃是痰涎在胷膈間隨氣升降於經絡中作●而然或手足冷痺氣脉不通誤認爲癱瘓者

甘遂去心　大戟去皮　白芥子主上氣發汗胷膈有冷痰

右件各等分爲細末糊丸如梧桐子大每服五十丸淡姜湯下食後卧服量病人虛實加減丸数一方名妙應丸治驚痰加硃砂爲衣痛甚者加全蝎酒痰加椎黃全蝎驚氣痰成塊者加穿山甲鱉甲玄胡索蓬莪朮臂痛加木鱉子霜桂心熱痰加盆硝寒痰加丁香胡椒肉桂

半夏丸治肺熱痰嗽

瓜蒌仁研另　半夏湯泡七次去皮略焙乾各一兩

右爲細末和勻姜汁打糊爲丸服　大治熱痰及能養血清熱有痰厥不省人事幾死者得竹瀝灌之遂甦誠起死回生藥也

丹溪

○取竹瀝法

用水竹旱筆竹俗名雷竹蘇東坡曰淡竹苦竹爲文耳除苦竹之外皆淡竹也我丹溪先生存日只用此二竹盖取其爲諸竹中之最淡者以其笋味之甘淡也

截長二尺許每段劈作四片以澊磚二塊排定將竹片架於磚上兩頭露一二寸下以烈火逼之兩頭以盆盛瀝六分中加姜汁一分服之痰熱甚者止可加半分耳

丹溪

○取荊瀝法能治熱痰功勝竹瀝但不補耳

丹溪

○丹溪活套云二陳湯一身之痰無所不治但在上加引上藥在下加引下藥如偏頭痛在右本方加川芎白芷防風荊

芥薄荷升麻之類在左本方合四物湯亦加防風荊芥薄荷細辛蔓荊子柴胡酒片芩之類頂痛者本方加川芎槀本升麻柴胡蔓荊子細辛薄荷等藥如痰在腰膀膝下腫痛本方加蒼朮防巳木通黃栢軍薢川牛膝之類○如痰在胷腹中作痛或痞滿本方加白朮神麯麥芽砂仁之類○如痰在脇下作痛或漉漉有聲本方加柴胡青皮川芎芍藥之類○如痰在經絡中或胷背手足臂膊作痛者在上加防風羌活葳灵仙在下加防牛膝木通之類冬月加烏附行經○如風痰壅盛喘急咳嗽不寧本方加防風羌活南星枳殼皂角之類○如熱痰為病腹脹喘滿本方加黃芩黃連梔子瓜蔞子滑石石膏竹瀝之類○如濕痰身重倦怠本方加蒼朮白朮南星之類○如酒痰本方加葛根

草 巳

枳殼砂仁神麯麥芽之類○寒痰本方加乾姜附子益智草荳蔻之類○氣痰本方加木香檳榔砂仁枳殼烏藥香附之類○燥痰本方加瓜蔞仁杏仁貝母五味子之類○陰虛咯血痰嗽本方加天門冬麥門冬知母黄栢貝母款冬花紫菀馬兜鈴之類○如痰在中焦作噯氣吞酸胃脘當心而痛或嘔清水惡心等証本方多加白朮蒼朮神麯麥芽川芎砂仁草荳蔻枳實豬苓澤瀉黄連吴茱萸梔子仁木香檳榔之類作丸服之　梅

○予姪婦何氏在室時四月間因多食青毒得痰飲病日間胃脘中大痛如刀錐至晚胸中痛止而膝䯒大痛蓋痰飲隨氣升降故也一醫作胃寒治用乾姜良姜官桂烏附丁沉輩及煮胡椒粥間與病日劇加之口渴小水淋澁求予治

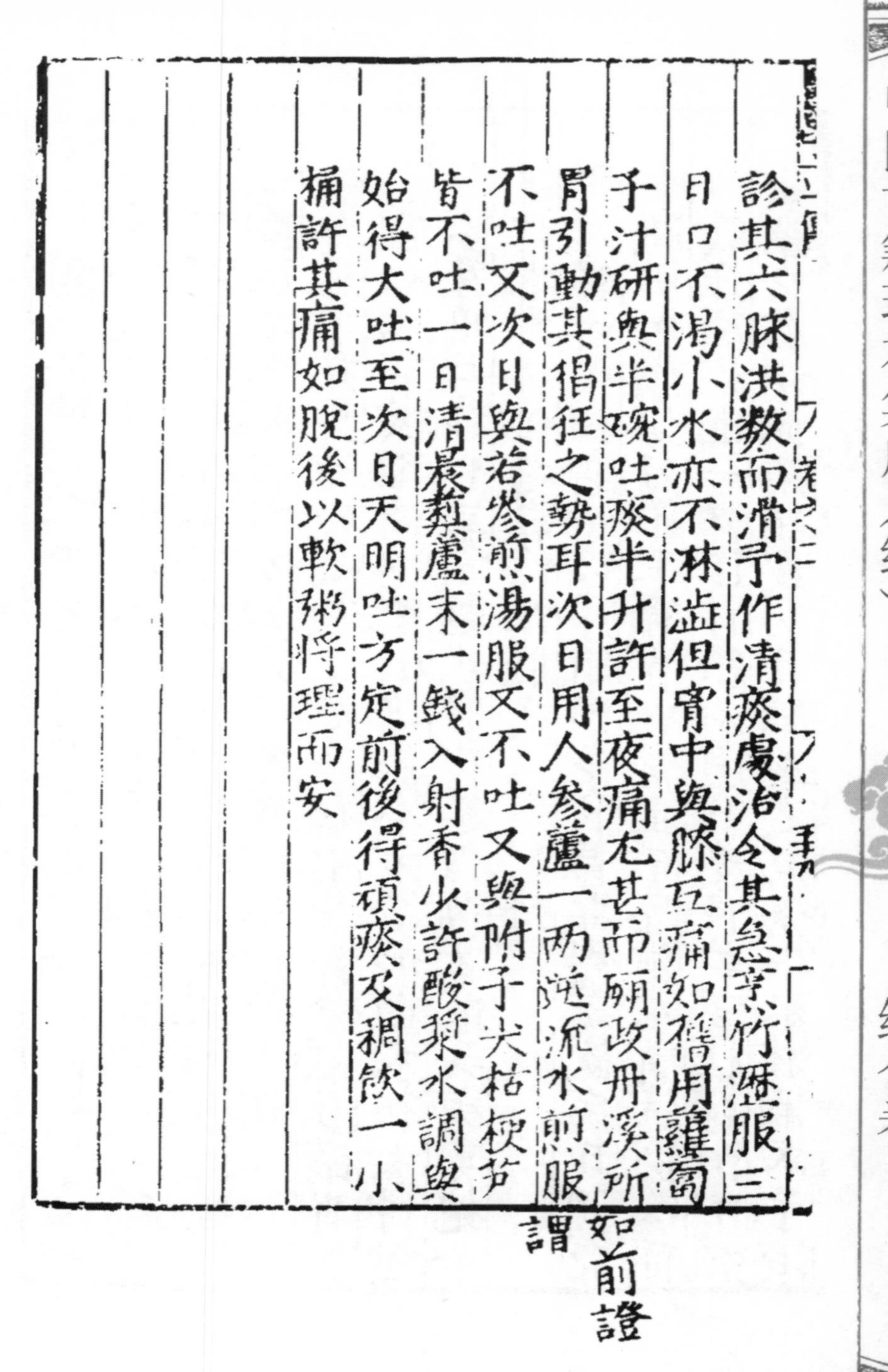

診其六脉洪数而滑予作清痰處治令其急烹竹瀝服三日口不渴小水亦不淋澁但胃中與臍互痛如舊用蘿蔔子汁研與半碗吐痰半升許至夜痛尤甚而硏政丹溪所胃引動其猖狂之勢耳次日用人參蘆一两逆流水煎服不吐又次日與苦参煎湯服又不吐又與附子尖桔梗芦皆不吐一日清晨熬蘆末一錢入射香少許酸漿水調與始得大吐至次日天明吐方定前後得碩痰及稠飲一小桶許其痛如脫後以軟粥將理而安

如前證

謂

河

咳嗽十二

論

內經曰五藏六腑皆令人欬非獨肺也皮毛者肺之合也皮毛先受邪氣邪氣以從其合也五藏之欬河久乃移於六府嗽間曰欬謂無痰而有聲肺氣傷而不清也嗽謂無聲而有痰脾濕動而生痰也咳嗽謂有痰而有聲蓋因傷于肺氣動于脾濕欬而爲嗽也脾濕者秋傷于濕積于脾也故內經又曰秋傷于濕冬必欬嗽大抵素秋之氣宜清肅反動之氣必上衝而爲欬甚則動于脾濕發而爲痰焉又曰寒暑燥濕風火六氣皆令人欬惟濕病痰飲入胃留之而不行止入于肺則爲咳嗽假令濕在心經謂之熱痰濕在肝經謂之風痰濕在肺經謂之氣痰濕在腎經謂之寒痰焉患不同宜隨證而治

之是故欬而無痰者以辛甘潤其肺夫欲治欬嗽者當以治痰爲先治痰者必以順氣爲主是以南星半夏勝其痰而咳嗽自愈枳殼橘紅利其氣而痰飲自降痰盛而能食者小承氣湯微下之痰盛而不能食者厚朴湯疏導之夏月嗽而發熱者謂之熱嗽小柴胡加石膏知母冬月嗽而發寒熱謂之寒嗽小青龍湯加杏仁此治法之大要也學者不可不知

脉法

關上脉微爲欬　　肺脉微急爲欬而唾血

脉弦濇而欬爲少血　　脉緊者爲肺寒　雙弦者寒

脉浮而緊者爲虛寒　　脉浮而緩者傷風　脉細者濕

脉數爲熱　　脉沉數爲實熱　脉弦爲水

偏弦爲飲　　脉沉爲留飲　洪滑多痰

欬脉浮直者生　脉浮濡者生　脉緊者死

沉小伏匿者死　欬而羸瘦脉堅大者死

欬而脱形發熱脉小堅急者死

凡肌瘦脱形熱不去欬嘔腹脹且泄脉弦急者皆死証也

方法 凡六條 丹溪方法

丹溪曰欬嗽有風寒有火有労有痰有肺脹

○風寒者臯發散行痰二陳湯加麻黄杏仁桔梗之類 戴氏曰風寒者鼻塞声重惡寒是也

○風寒鬱熱于肺夜嗽者三拗湯加知母脉大而浮有熱加黄芩生姜

○寒嗽古方有以生姜切作薄片焙乾爲末糯米糊爲丸如芥子大空心清米飲下三十丸

○聲嘔爲寒寒包熱也此言咸寒而欬者宜細辛半夏生姜辛以散之

○風入肺久嗽者用鵝管石雄黃蔚金欵冬花爲末以生姜一片置舌上以藥末拌艾於姜上灸之取烟入喉中愈

一方有南星佛耳草無蔚金此即炮筒法小異

○冷嗽煙筒用鵝管石雄黃欵花拂耳草爲末以鷄子清刷紙上捲藥末作筒燒煙以口御吸煙入喉姜湯送下

○喘嗽遇冬則發此寒包熱也解表熱自除

枳殼　桔梗各一錢　麻黃　防風

甘草　陳皮　紫蘇　木通

黃芩各等分

如嚴寒去黃芩加杏仁半錢

○感冷則欬嗽上有痰二陳湯加炒殼黃芩桔梗蒼术麻黃枳

木通生姜

○火者主降火清金化痰黄芩海石瓜蒌青黛桔梗半夏香附訶子青皮之類（戴氏曰有声痰火面赤是也）蜜丸噙化

○乾咳嗽者係火鬱之甚難治乃痰鬱火邪在肺中用苦梗以開之下用補陰降火不已則成勞須行倒倉法此証不得志者有之

○有痰因火逆上者必先治火然亦看痰火孰急若痰急先治痰而後降火也

○勞者主補陰清金四物湯加竹瀝姜汁（戴氏曰盜汗出兼痰多作寒熱是也）

○陰虛火動而嗽四物合二陳順而下之（加炒黃柏知母佐之）

○陰虛喘嗽或吐紅者四物湯加知母黃柏五味子人參麥門冬桑白皮地骨皮

○好色之人元氣虚弱咳嗽不愈瓊玉膏最捷

○肺虚甚者人參膏以生姜陳皮佐之有痰加痰藥此好色腎虚者有之

○久嗽勞嗽用貝母知母各一两以巴豆同炒黄色去巴豆再用白礬白芨各一两為末以生姜一片蘸藥噍時噙化藥盡嚼姜嚥之麥門冬陳皮阿膠珠各等分蜜丸噙化又方有人參五味子

○咳嗽聲嘶者乃血虚受熱用青代蛤粉蜜調服之

○醫說内一方治痰嗽用蚌粉新瓦上炒通紅拌入青代少許以淡虀水滴入麻油數點調服

○痰者主豁痰 戴氏曰嗽動便有痰、聲痰出嗽止是也

○痰嗽用半夏瓜蔞子各五两貝母桔梗各二两知母一两枳

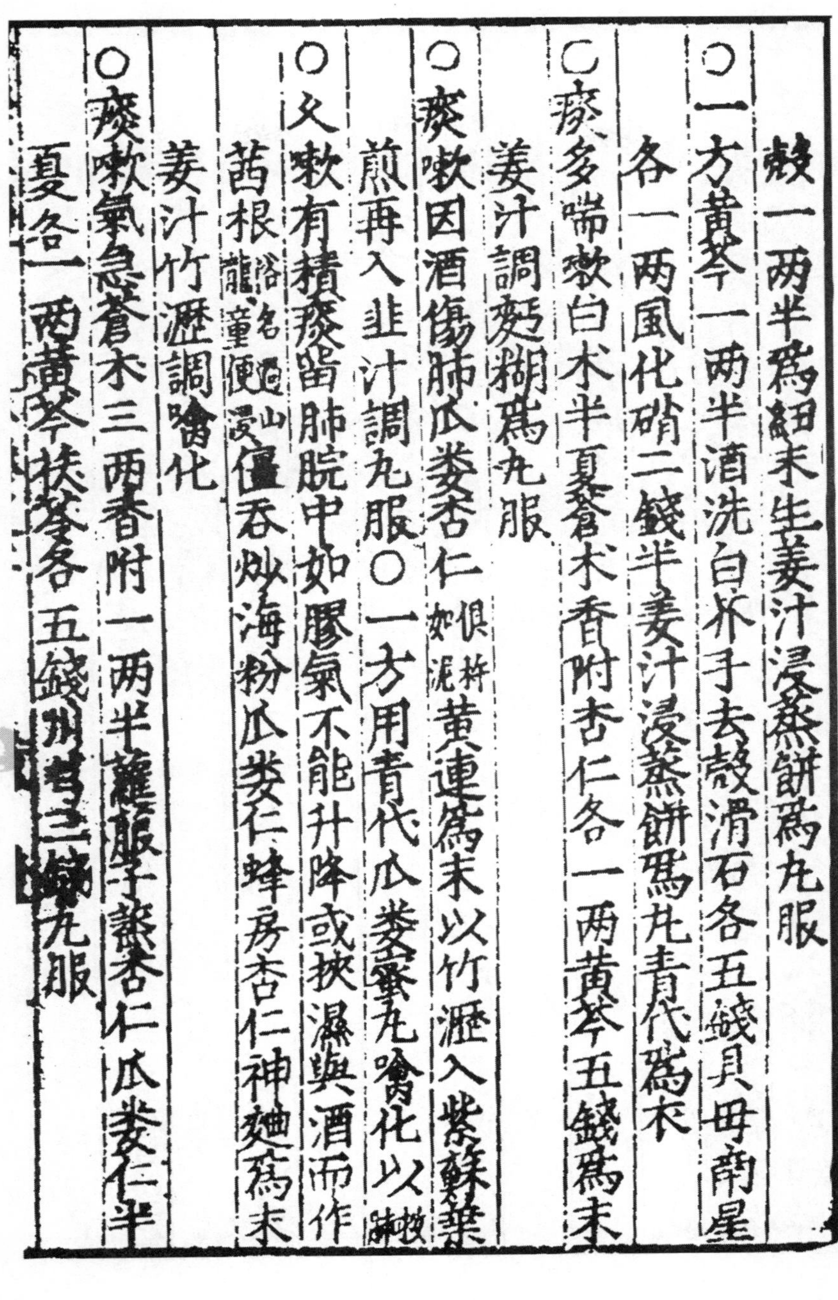

殼一两半爲細末生姜汁浸蒸餅爲丸服

○一方黄芩一两半酒洗白芥子去殻滑石各五錢貝母南星

各一两風化硝二錢半姜汁浸蒸餅爲丸青代爲衣

○痰多喘嗽白术半夏蒼术香附杏仁各一两黄芩五錢爲末

姜汁調麪糊爲丸服

○痰嗽因酒傷肺瓜蔞杏仁(俱杵如泥)黄連爲末以竹瀝入紫蘇葉

煎再入韭汁調丸服○一方用青代瓜蔞蜜丸噙化以(救肺)

○久嗽有積痰留肺脘中如膠氣不能升降或挾濕與酒而作

茜根(俗名過山龍童便浸)僵吞炒海粉瓜蔞仁蜂房杏仁神麴爲末

姜汁竹瀝調噙化

○痰嗽氣急蒼术三两香附一两半蘿蔔子蒸杏仁瓜蔞仁半

夏各一两黄芩茯苓各五錢[illegible]九服

○嗽而有痰宜灸天突穴肺俞穴以泄火熱瀉肺氣

○食積痰嗽發熱半夏南星爲君瓜蔞蘿蔔子爲臣青代海石石礞爲使姜汁浸蒸餅丸服

○食積痰嗽三補加二母炒以爲末丸如椒核大以竹瀝藕汁吞之三補芩連柏也二母知其母也貝

○肺脹者主收斂戴氏曰動則喘滿氣急自重者是也

肺因火傷極遂成鬱遏脹滿用訶子爲君佐以海粉香附青代杏仁之類

○肺脹抑遏不得眠者難治

○九嗽春是春升之氣夏是火炎於上秋是濕熱傷肺冬是風寒外束用藥發散之後必以半夏等藥遂去其痰庶不再作

○早晨嗽多者此胃中有食積至此時火氣流入肺中以知母

地骨皮降肺火上半日嗽多者胃中有火知母石膏降之午後嗽多者屬陰虛四物湯加知母黃栢先降其火黃昏

乘　嗽多者火氣浮爲肺不宜用凉劑以五味五倍斂而降之

○嗽而脇痛宜以青皮疏肝氣後以二陳湯加南星香附青代姜汁○一云實者白芥子之類

○嗽而心煩不安六一散加辰砂服

丹溪 ○嗽而失聲潤肺散

訶子肉　五倍子　五味子　黃芩　甘草各等分

右爲細末蜜丸噙化

河間 ○嗽而無聲有痰

半夏　白术　五味子　防風　枳殼　甘草

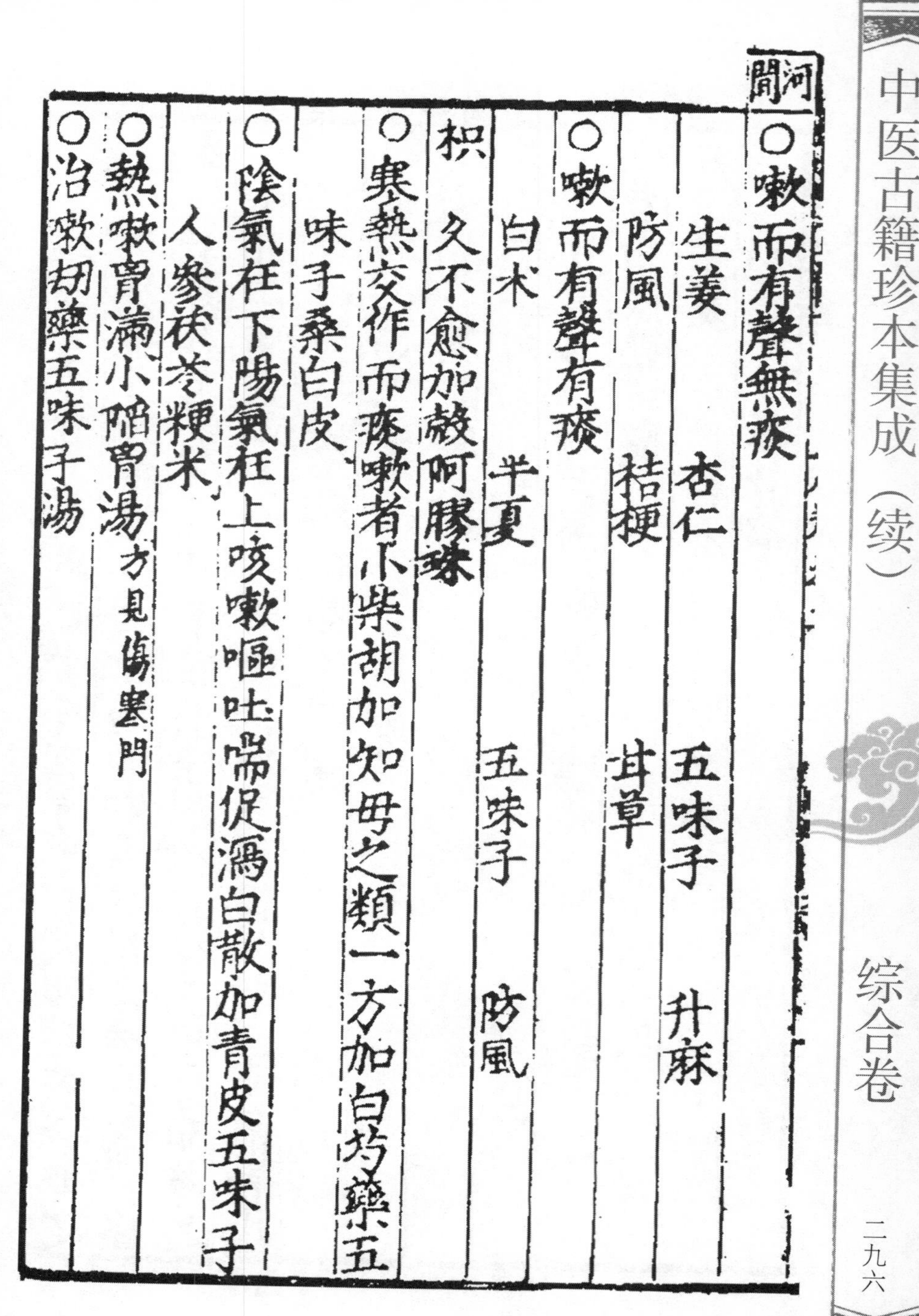

河間

○嗽而有聲無痰

生姜　杏仁　五味子　升麻

防風　桔梗　甘草

○嗽而有聲有痰

白术　半夏　五味子　防風

枳　久不愈加殼阿膠珠

○寒熱交作而痰嗽者小柴胡加知母之類一方加白芍藥五味子桑白皮

○陰氣在下陽氣在上咳嗽嘔吐喘促瀉白散加青皮五味子人參茯苓粳米

○熱嗽胷滿小陷胷湯方見傷寒門

○治嗽劫藥五味子湯

五味子五錢　甘草三錢半　五倍子　風化硝各一錢

右爲末蜜丸噙化或用訶子百藥煎荊芥穗蜜丸噙化

○治嗽最要分肺虛肺實若肺虛久嗽宜五味子款冬花紫菀馬兜鈴之類補之若肺實有火邪宜黄芩天花粉桑白皮杏仁之類以瀉之

○東垣曰治嗽必用五味子爲君然有外邪者驟用之恐閉住其邪氣必先發散之而後用之可也

○治嗽用訶子味酸者有收斂降火之功五味子收肺氣乃火熱必用之劑杏仁散肺氣風熱然肺實有熱因於寒者爲宜桑白皮瀉肺氣然性不純良用之多者當戒或用馬兜鈴以其去肺熱補肺也多用生姜以其辛能發散也瓜蔞子甘能補肺潤能降氣胷中有痰者以肺受火

逼失降下之令令得其緩潤下之助則痰自降宜其爲治嗽之要藥也

○瓊玉膏治虚勞乾咳嗽

人參十二兩 白茯苓二十五兩去皮淨者 白砂蜜五斤煎滴去沫

生地黃十六斤去芦淨者十斤洗淨銀石器内杵細取自然汁大忌鐵器 沉香五錢

琥珀五錢 臞仙曰今予所製此方加沉香琥珀二味其功效異於世傳之方

右以人參茯苓沉香琥珀俱爲細末先將地黃汁與白沙蜜攪勻用密絹濾去細粗入藥末攪勻入好磁瓶或銀瓶内用綿紙十數層外加箬葉包封扎瓶口入砂鍋内或銅鍋内以長流水浸沒瓶頸用桑柴文武火煮三晝夜取出換蠟紙數重包扎瓶口浸沒井中半日以出火毒提起仍入前鍋內煮

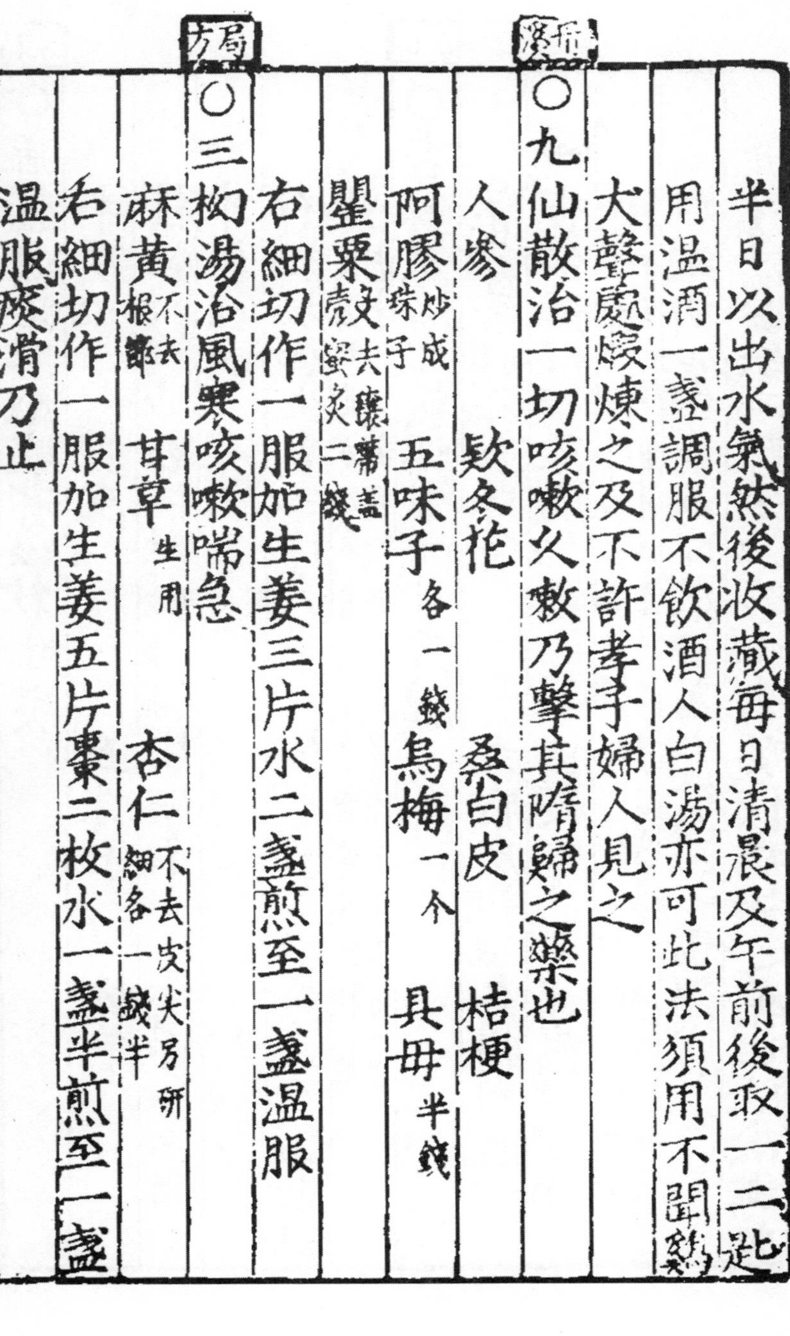

半日以出水氣然後收藏每日清晨及午前後取一二匙用温酒一盞調服不飲酒人白湯亦可此法須用不聞雞犬聲處煅煉之及不許孝子婦人見之

【拔粹】○九仙散治一切咳嗽久嗽乃擊其惰歸之藥也

人參　款冬花　桑白皮　桔梗

阿膠炒成珠子　五味子各一錢　烏梅一个　貝母半錢

罌粟殼去穰蒂蓋蜜炙二錢

右細切作一服加生姜三片水二盞煎至一盞温服

【局方】○三拗湯治風寒咳嗽喘急

麻黄不去根節　甘草生用　杏仁不去皮尖另研細各一錢半

右細切作一服加生姜五片棗二枚水一盞半煎至一盞温服痰消乃止

局方 ○温肺湯治肺感寒邪咳嗽吐痰

半夏泡　陳皮去白　五味子　乾姜

桂心各五分　杏仁去皮炒研伍分　北細辛　阿膠炒成珠

甘草炙各二分半

右細切加生姜三片大棗二枚水一盞半煎至一盞去柤

温服愚按此方乃冬月寒冷之時獨冒寒邪而未辯熱者極効如久欬鬱熱者切不可用

局方 ○杏蘇飲治上氣喘嗽面目浮腫

紫蘇葉七分　五味子　大腹皮酒洗淨　烏梅肉

杏仁泥各五分　陳皮去白　桔梗　麻黄去根節

桑白皮蜜炙　阿膠珠各二分半　紫菀茸三分半　甘草炙二分

右細切加生姜五片水一盞半煎至一盞温服

丹溪活套云二陳湯治咳嗽去痰伐病根之藥也除陰虛血

虚火盛乾咳嗽者勿用○如血虚有痰者本方合四物湯加五味子麥門冬瓜蔞仁之類○如傷風邪咳嗽本方加南星枳殼防風荊芥前胡細辛全覆花之類○如傷寒邪咳嗽本方加麻黄杏仁桔梗乾姜桂枝之類○如傷熱邪咳嗽本方加黄芩薄荷知母石膏桔梗之類○如先傷風寒鬱熱久嗽不已欲成勞者本方加知母貝母款花紫菀五味子天麥二門冬馬兜鈴當歸生地黄之類○如傷風寒喘嗽並作本方加麻黄杏仁防風荊芥枳殼桑白皮桔梗地骨皮紫蘇之類○如咳嗽聲嘶引兩脇痛不可忍者本方加芎歸芍藥青皮柴胡草龍胆黄芩竹茹之類○如年久喘嗽遇風寒則發作者本方加紫菀款花桑白皮杏仁五味子知母石膏之類○不問風寒鬱熱勞嗽久嗽曾先服麻黄杏仁防風

等藥病雖退減而病根未除者本方加粟殼烏梅阿膠五味子瓜蔞仁之類可一服而愈○凡諸嗽須分氣虛氣實新久用藥如新咳嗽挾虛者可用人參風寒邪盛者亦不可用如久嗽已鬱熱者切不可用人參反增喘滿嗽劇如肺虛久嗽加五味子欵冬花紫菀茸馬兜鈴之類以補之若肺實而有火邪者宜桑白皮片黃芩天花粉杏仁枳殼桔梗之類以瀉之

○祖傳經驗潤肺除嗽飲治遠年咳嗽如神

人參 杏仁 生甘草 薄荷各三分

五味子九粒 欵花 紫菀茸 麻黃

陳皮去白 石膏六分 桔梗 半夏

桑白皮蜜炙 枳殼麸炒 烏梅 粟殼去穰蜜炙各五分

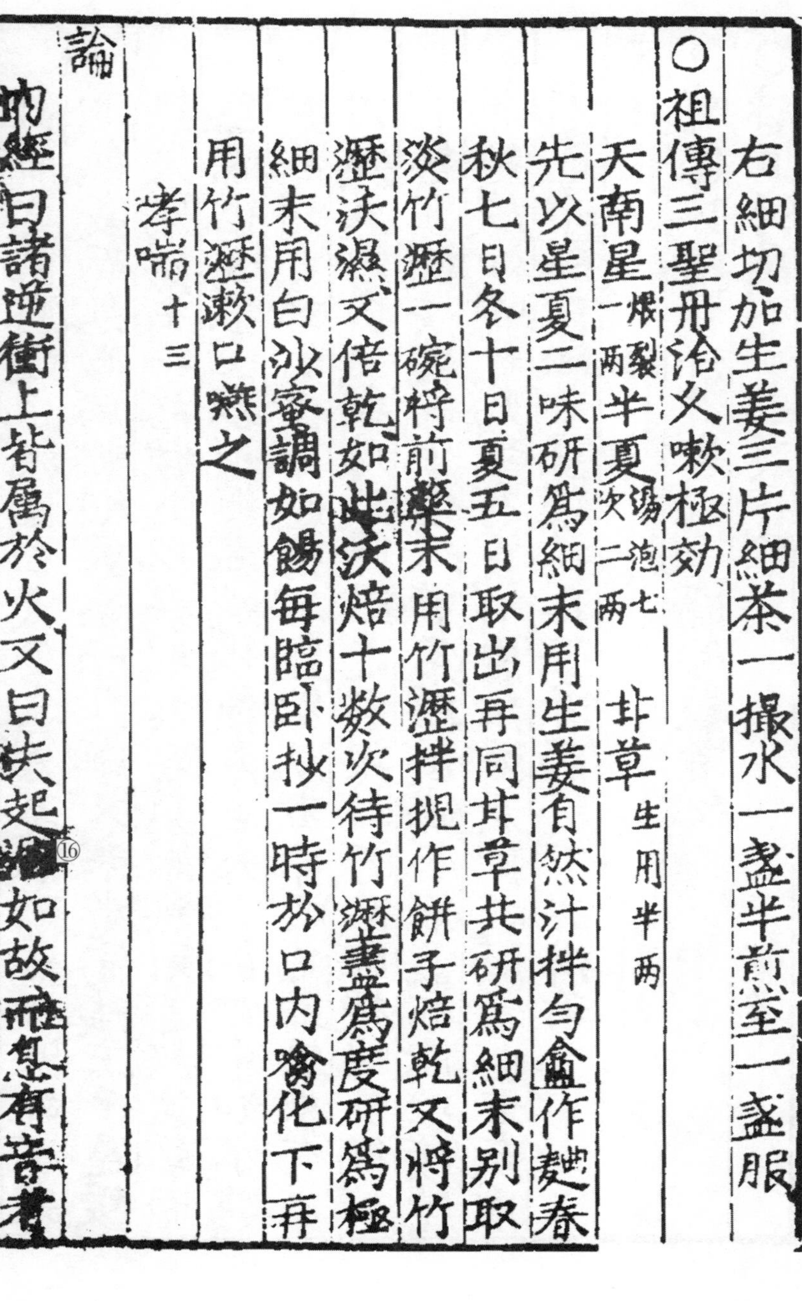

右細切加生姜三片細茶一撮水一盞半煎至一盞服

○祖傳三聖丹治久嗽極效

天南星炮裂一兩　半夏湯泡七次二兩　甘草生用半兩

先以星夏二味研爲細末用生姜自然汁拌勻盦作麯春秋七日冬十日夏五日取出再同甘草共研爲細末別取淡竹瀝一碗將前藥末用竹瀝拌捏作餅子焙乾又將竹瀝浸濕又焙乾如此浸焙十數次待竹瀝盡爲度研爲極細末用白沙蜜調如餳每臨臥抄一時於口內噙化下再用竹瀝漱口飲之

哮喘十三

論

內經曰諸逆衝上皆屬於火又曰胅起⑯如故而息有音者

此肺之絡脉逆也河間曰火氣甚爲夏熱衰爲冬寒故病寒則氣衰而息微病熱則氣盛而息麤又寒水爲陰主乎遲緩熱火爲陽主乎急數是以寒則息遲氣微熱則息數氣麤而爲喘也大抵哮以聲響名喘以氣息言夫喘促喉中如水鷄聲者謂之哮氣促而連屬不能以息者謂之喘雖然未有不由痰火内欝風寒外束而致之者與外有陰虛發喘氣從臍下起直衝清道而上者又有氣虛發喘而短氣不能以接續者是故知喘之爲証有實有虛治法天淵之隔者也若夫損不足而益有餘者醫殺之耳學者不可不詳辨焉

脉法

○喘急脉滑而浮者生　濇而數者死

○脉宜浮遲不宜急疾數

脉數有熱喘咳吐血上氣不得卧者死

上氣面浮腫肩息脉浮大不治又加剌尤甚

上氣躁而喘者爲肺脹欲作風水發汗則愈一云欬而上氣

肺脹其脉沉心下有水氣也 要畧千金外臺沉作浮

寸口伏胷中有逆氣尺寸俱沉關上無有者苦心下喘

方法 丹溪方法九十四條 綱

丹溪曰喘急者氣爲火所欝而罰痰在肺胃也有痰者有火炎者有陰虛自小腹下火起而上逆者有氣虛而致氣短而喘者

○哮專主於痰宜用吐法亦有虛而不可吐者謹之

○治哮必使薄滋味不可純用寒凉藥必兼散表

戴氏曰痰者凡喘便有痰聲火炎者乍進乍退得食則[illegible]⑰已則喘大槩胃中有實火膈上有稠痰得食墜下其[illegible]上

暫止稍久食已入胃反助其火痰再升上喘反大作俗不知此作胃虛治以燥熱之藥以火濟火也昔葉都督患此証諸醫作胃虛治之不愈後以導水丸利五六次而安氣短喘息者呼吸急促而無痰声又有胃虛喘者擡肩擷肚喘而不休者是也

○痰者降痰化氣為主　火炎者降心火清肺金　陰虛痰喘者補陰降火四物湯加枳殼半夏一云陰虛氣喘四物湯加陳皮甘草些少以降氣補陰白芍藥須以酒浸日乾熜

○氣虛發喘以參芪補之而愈

○凡人喘未發時以扶正氣為主已發以攻邪為主

○火急甚者不可用苦寒藥火盛故也宜溫劫之劫藥用椒目五七錢研為極細末生姜湯調服喘止之後因痰治痰因火治火

○千緡湯治痰喘不得卧人扶而坐數日一服而安方見痰門

○一方用導痰湯合千緡湯服

○一方用蘿蔔子二兩蒸熟皂角五錢燒存性瓜蔞仁海粉南星（用白礬一錢半研細入水浸一宿曬乾）各一兩為末煉蜜為丸噙化（一方無南星瓜蔞海粉）

○一方治喘而嗽用南星瓜蔞半夏香附橘紅蘿蔔子青代皂角為末神麴丸姜湯送下（一方有杏仁）

丹溪

○喘用阿膠須分虛實若久病發喘必是肺虛故用阿膠人參五味子之類補之若新病肺實而發喘者宜桑白皮葶力子麻黃杏仁之類瀉之（東垣曰久嗽肺虛熱在肺不用人參新病未成虛熱者用人參未知孰是）

○氣實人因服黃芪過多而喘者宜服三拗湯以瀉氣

河間

○三拗湯治肺感風寒喘急不已（一方見咳嗽門）

○葶藶大棗瀉肺湯治肺癰脹胸膈滿悶上氣喘急身体面目浮腫等證

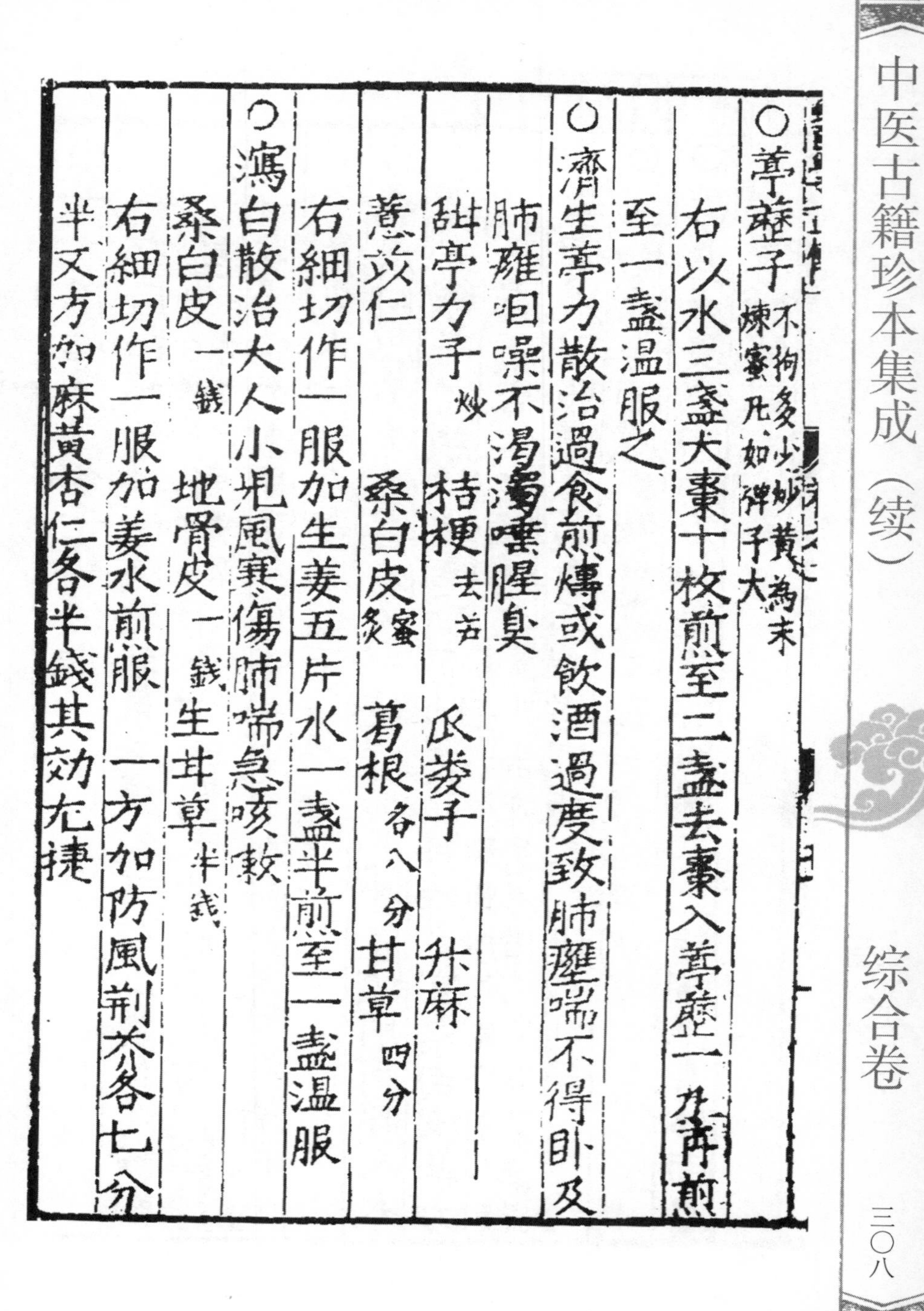

○葶藶子不拘多少炒黄為末煉蜜丸如彈子大

右以水三盞大棗十枚煎至二盞去棗入葶藶一丸再煎至一盞温服之

○濟生葶力散治過食煎煿或飲酒過度致肺壅喘不得卧及肺癰咽燥不渴濁唾腥臭

甜葶力子炒　桔梗去芦　瓜蔞子　升麻

薏苡仁　桑白皮蜜炙　葛根各八分　甘草四分

右細切作一服加生姜五片水一盞半煎至一盞温服

○瀉白散治大人小兒風寒傷肺喘急咳嗽

桑白皮一錢　地骨皮一錢　生甘草半錢

右細切作一服加姜水煎服　一方加防風荊芥各七分半又方加麻黄杏仁各半錢其効尤捷

〇祖傳經驗秘方治遠年喘急

桑木內蠹蟲糞一升炒 蘿蔔子半升炒

杏仁半升不去皮尖炒 甘草二兩生

共爲極細末湯浸蒸餅爲丸如梧桐子大每服五七十丸淡姜湯送下

〇又方治哮喘用苧麻根和砂糖爛煑時時嚼嚥下求絕病根神効

〇又方用猫兒頭骨燒灰酒調二三錢一服便止

〇又方用郭公毎刺根煎服即止而不發

〇東陽一羽士年五拾餘素有喘病九月間得發熱惡寒證喘甚脉洪盛而似實一醫作傷寒治而用小柴胡湯加枳殼陳皮等藥六日後欲行大承氣一醫曰不可當作傷食治

宜用枳實導滞丸爭不决召予視之二醫皆曰脉實氣盛當瀉予爲疹後饒之曰此火盛之脉非眞實也觀其短氣不足以息當作虚治而用補中益氣湯加麥門冬五味子入附子三分煎服二貼脉收斂四貼而病輕減六貼病痊安

瘧証十四

論

内經曰夏傷於暑秋爲痎瘧又曰先寒而後熱者名曰寒瘧先熱而後寒者名曰温瘧其但熱而不寒者名曰癉瘧丹溪曰痎瘧皆生於風痎瘧者老瘧也以其隔二日一作纏綿不去古方多用峻劑恐非禀受怯弱與居養所移者所宜始悟常山烏梅砒丹劫劑或誤投之輕病變重重者必危夫三日一作者邪入於三陰經也作於子午卯酉日者少陰瘧也作於寅申巳亥日者厥陰瘧也作於辰戌丑未日者太陰瘧也瘧得於暑當以汗解或因取凉太過汗鬱成痰其初感也弱者即病胃氣强者伏而未動至於再感復因内傷其病乃作⑲宜其難差夫感暑與風皆外邪也故非汗多不解今之醫⑳

疾者已經再三切試胃氣重傷何由得愈欲治此証必先與參朮等補劑爲君加柴葛等發散藥漸而收汗得汗而虛又行補養下體屬陰最難得汗補藥力到汗出至足方是佳兆又有感病極深邪氣必自藏傳出至府其發無時若發於午之後寅之前者血受病也爲難愈須漸趲早亦佳兆也治斯疾者春夏爲易秋冬爲難大忌飽食遇發日食飽病愈加重尤當以汗之難易較輕重也內經又曰瘧之且發也陰陽之且移也必從四末始陽已傷陰從之故先其時堅束其處令邪氣不得入陰氣不得出審候見之在孫絡盛堅而血者皆取之（謂用三稜針視孫絡出血）此直往而未得併者也故今人多以諸般草藥於臂膊內縛之即此遺意耳外有陰虛証每日午後惡寒發熱至晚亦得微汗而解脉必虛濡而數且瘧脉弦而虛

脉不大弦，為辨耳。若誤作瘧治而用常山砒丹及柴胡乾葛等藥，多至不救。醫者宜以脉証參驗其虛實而療之，毋縱巨膽以殺人也。

脉法

要畧曰：瘧脉自弦，弦數多熱，弦遲多寒。弦而小緊者下之瘥，弦遲者宜溫，弦緊者可發汗針灸，浮大者可吐之，弦數者風發也，以飲食消息止之。

脉經云：瘧脉自弦，微則為虛，代散則死。

方法 丹溪方法凡十六條

丹溪曰：有暑瘧，有風瘧，有濕瘧，有痰瘧，有食瘧。三日一發者受病一年，間日一發者受病半年，一日一發者受病一月，連發二日住一日者，氣血俱受病，俗名脾寒，乃因名[illegible][illegible]㉑

其實也苟因飲食所傷而得之未必是寒況其他乎

○暑瘧宜人參白虎湯之類

○有痰者二陳湯加常山草菓柴胡黃芩

○不能食者必於飲食上得之當從食治

○虛者必用參朮一二貼托住其氣不使下陷後用他藥若無汗要有汗散邪為主帶補若有汗要無汗正氣為主帶散

○數發之後便宜截而除之久則發得中氣虛弱病邪已深而難治世有砒丹等截藥有大毒不可輕用

○大渴大熱用小柴胡去半夏加知母麥門冬黃連黃柏梔子天花粉

○瘧渴用生地黃麥門冬天花粉牛膝知母炒黃柏乾葛生甘草

○久瘧二陳湯加川芎蒼朮柴胡葛根白朮一補一發藥也

凉

○甚者發寒熱頭痛如破渴而飲水多汗可以參芪芩連梔子川芎蒼白朮之類治之

○痰滯胃滿熱多寒少大便燥實大柴胡利之愈

○久瘧不得汗以二陳湯倍加蒼朮白朮少加檳榔

○小兒瘧疾者有痞塊生地黃芍藥各一錢半陳皮川芎炒黃芩半夏各一錢甘草二分加生姜煎調醋炙鱉甲末

○瘧母用丸藥消導之醋鱉甲為君三稜蓬朮香附海粉青皮桃仁紅花神麯麥芽隨証加減為丸醋湯送下

○老瘧係風暑入在陰分宜用血藥引出陽分而散川芎撫芎當歸紅花蒼朮白芷黃柏甘草煎露一宿服之

○痎瘧老瘧也三日一發陰經受病也夫瘧得於暑當以汗解或取風涼汗不得泄鬱而成痰又復嗜慾縱飲及經試

劫藥胃氣大傷其病難愈必先與參术陳皮芍藥等劑佐以本經引用之藥若得汗而躰虛又須重補候汗通身不過委中方是佳兆仍節飲食避風寒遠房勞無不愈者

○截瘧常山飲

川常山　草菓　檳榔　知母

炙甘草　烏梅　穿山甲灒火煨胖

右各等分細切每服五錢水酒各半盞煎至八分露星月一宿清晨冷服之欲吐則順之忌熱湯一日然常山性暴悍善驅逐痰飲大傷真氣病人稍虛弱者戒勿輕用

○截瘧七寶飲

常山一錢　厚朴　青皮　陳皮

炙甘草　檳榔　草菓仁各半錢

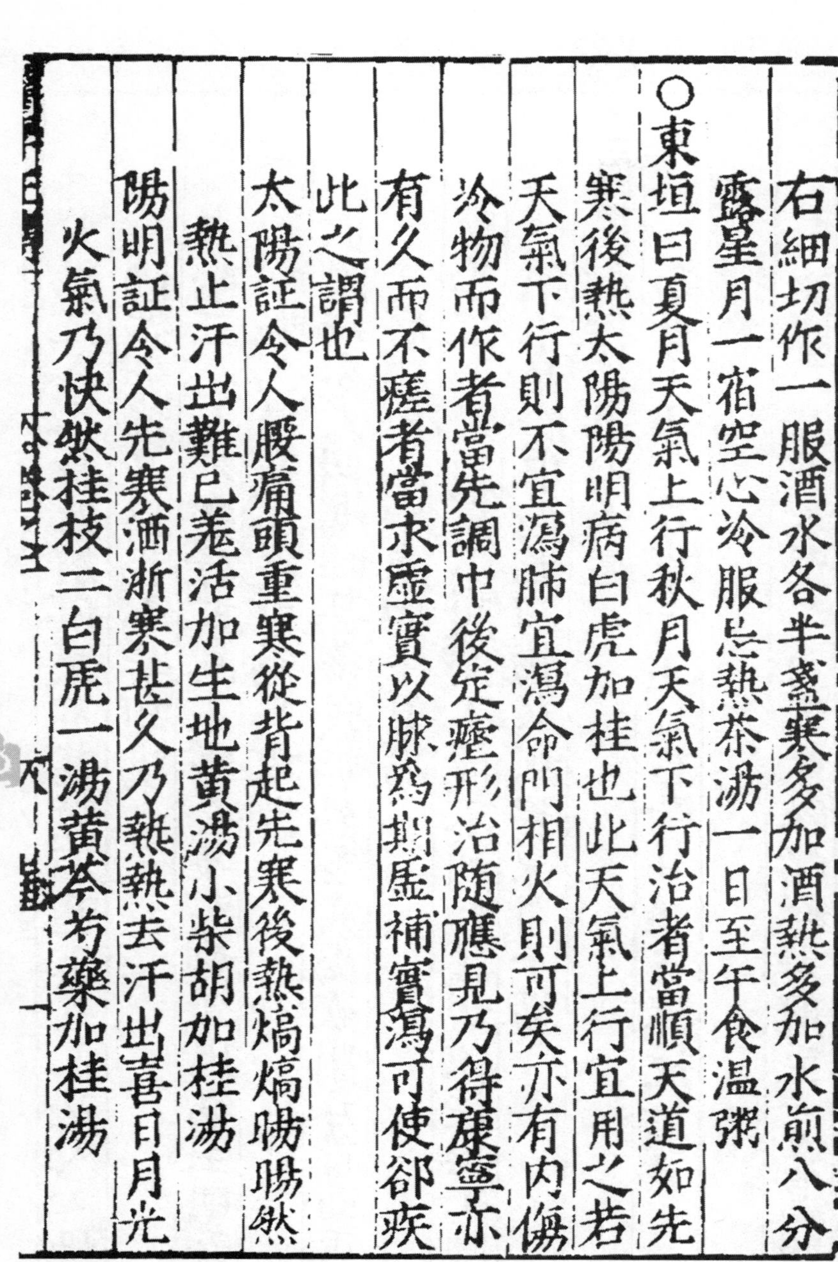
右細切作一服酒水各半盞寒多加酒熱多加水煎八分露星月一宿空心冷服忌熱茶湯一日至午食温粥

○東垣曰夏月天氣上行秋月天氣下行治者當順天道如先寒後熱太陽陽明病白虎加桂也此天氣上行宜用之若天氣下行則不宜瀉肺宜瀉命門相火則可矣亦有内傷冷物而作者當先調中後定瘧形治隨應見乃得康寧亦有久而不瘥者當求虚實以脉爲期虚補實瀉可使卻疾此之謂也

太陽証令人腰痛頭重寒從背起先寒後熱熇熇暍暍然熱止汗出難已羌活加生地黄湯小柴胡加桂湯

陽明証令人先寒洒淅寒甚久乃熱熱去汗出喜日月光火氣乃快然桂枝二白虎一湯黄芩芍藥加桂湯

少陽証令人身躰解㑊寒不甚熱不甚惡見人見人心惕惕然熱多汗出甚小柴胡湯

太陰証令人不樂好太息不嗜食多寒熱汗出病至則善嘔嘔已乃衰小建中湯異攻散

少陰証令人悶嘔吐甚多寒熱多寒少欲閉戶牖而處其病難已小柴胡加半夏湯

厥陰証令人腰痛小腹滿小便不利如癃狀数便思恐懼氣不足腹中悒悒四物玄胡苦練附子湯

活人 ○白虎加桂枝湯治溫瘧

知母四錢　甘草一錢　石膏五錢　桂枝一錢

粳米一合

右以水三盞煎米至二盞去米入諸藥再煎至一盞溫服

三服汗出愈

○溫脾散治久瘧不愈

紫河車俗名金線重樓 菉豆各一兩 甘草半兩

信砒一兩半研細

右爲細末入砒一處研勻每服半錢新汲水少許調下須於發日隔夜夜深服藥忌葷酒瓜菓生冷魚腥鷄肉等物三日孕婦勿服但至誠合此藥與人並不吐此雖有砒一味而有河車菉豆甘草三味及新汲水皆能觧毒不妨

按已上二方刼病之捷勝於仙方但虛弱或久病羸瘦之人終不可輕用如服上藥吐不止者以生菉豆細研新汲水調飲多即止

○丹溪活套云凡瘧證或連日或間日發作惡寒發熱腰背頭

項俱痛此屬太陽經瘧也宜二陳湯加麻黄羌活藁本防風之類○如連日或間日發作先寒後熱或寒少熱多或但熱不寒目痛鼻孔燥此屬陽明經瘧也宜用二陳湯加乾葛升麻石膏知母白芷之類○如連日或間發作或先寒後熱或寒熱間作脇痛口苦或嘔吐惡心此少陽經瘧也○宜二陳湯倍加柴胡及黄芩人參青皮之類○如於子午卯酉日發寒熱嘔吐舌乾口燥此少陰經瘧也宜二陳湯加川歸川芎黄柏黄連柴胡之類○如辰戌丑未日發寒熱嘔吐不嗜食或腹滿自利此太陰經瘧也宜二陳湯加蒼白术柴胡芍藥之類○如於寅申巳亥日發惡寒發熱寒多熱少或腹痛引陰如淋狀善恐此厥陰經瘧也宜用二陳湯加桂枝附子乾姜之類大抵瘧屬三陽宜汗

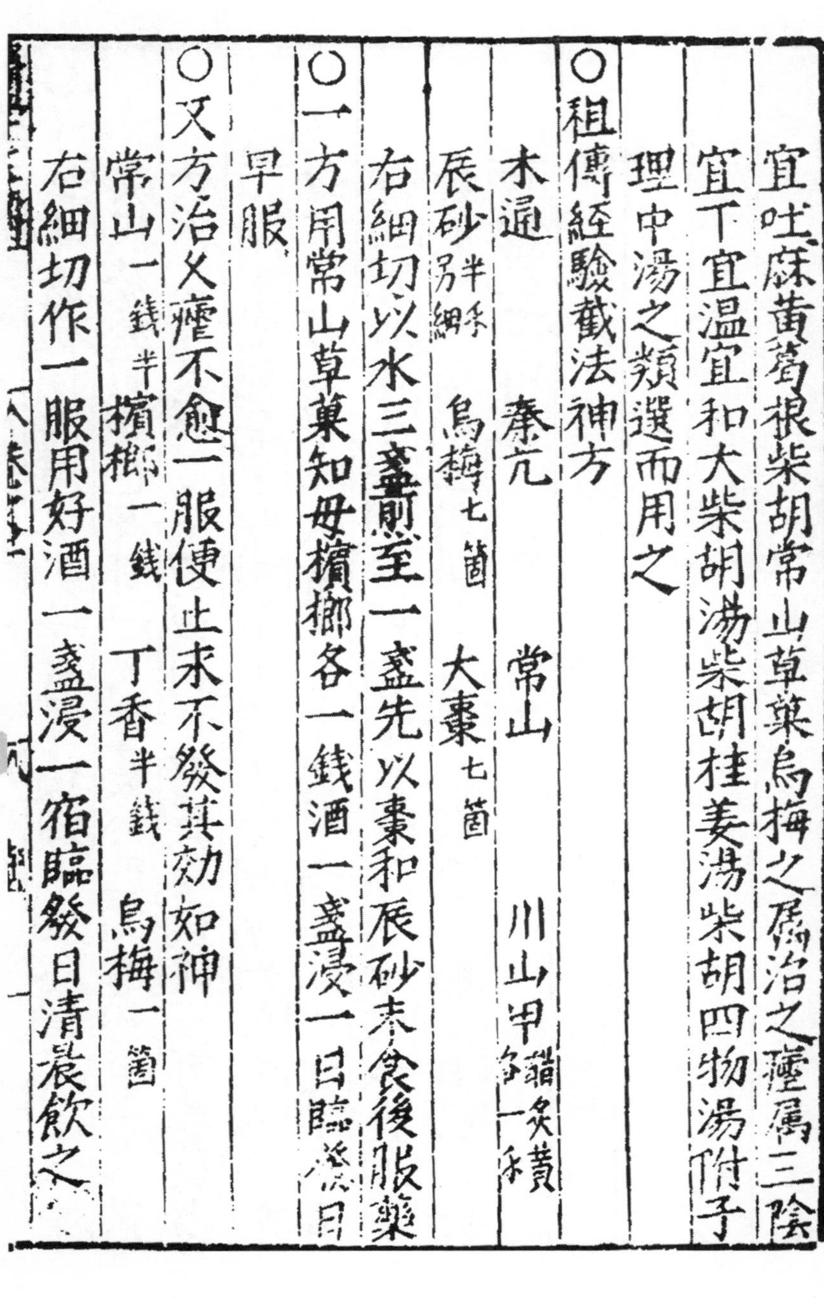

宜吐麻黄葛根柴胡常山草菓烏梅之屬治之瘧屬三陰宜下宜温宜和大柴胡湯柴胡桂姜湯柴胡四物湯附子理中湯之類選而用之

○祖傳經驗截法神方

木通　秦艽　常山　川山甲（蛤炙黄　各一兩）

辰砂（半兩　另細）　烏梅七箇　大棗七箇

右細切以水三盞煎至一盞先以棗和辰砂末食後服藥

○一方用常山草菓知母檳榔各一錢酒一盞浸一日臨發日早服

○又方治久瘧不愈一服便止永不發其効如神

常山一錢半　檳榔一錢　丁香半錢　烏梅一箇

右細切作一服用好酒一盞浸一宿臨發日清晨飲之

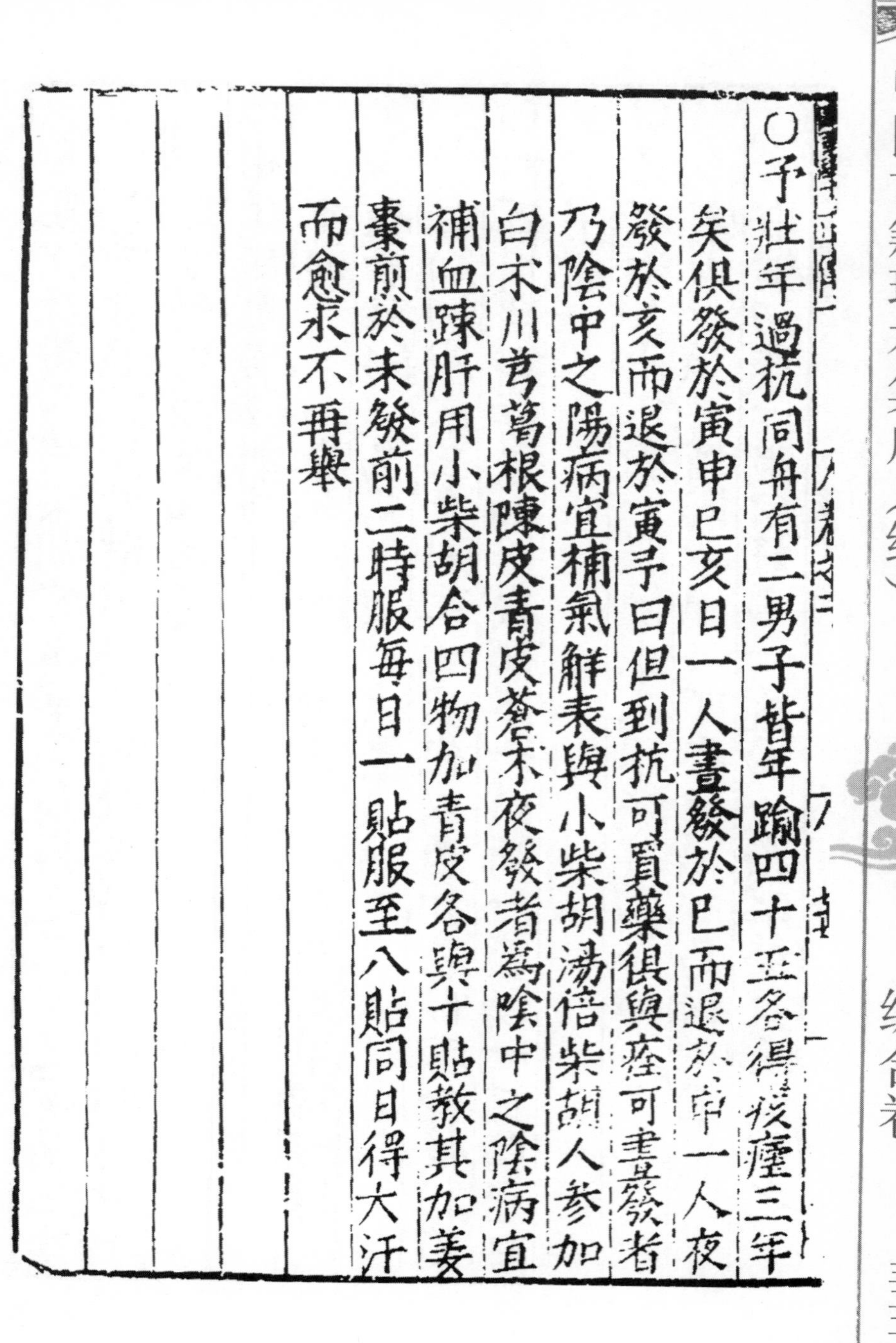

〇予壯年過杭同舟有二男子皆年踰四十五各得痎瘧三年矣俱發於寅申巳亥日一人晝發於巳而退於申一人夜發於亥而退於寅予曰但到杭可買藥俱與痊可晝發者乃陰中之陽病宜補氣解表與小柴胡湯倍柴胡人參加白朮川芎葛根陳皮青皮蒼朮夜發者爲陰中之陰病宜補血疎肝用小柴胡合四物加青皮各與十貼敎其加姜棗煎於未發前二時服每日一貼服至八貼同日得大汗而愈永不再舉

霍亂十五

論

内經曰歲土不及風乃大行民病飧泄霍亂体重腹痛筋骨繇併陳無擇曰霍亂者心腹卒痛嘔吐下利憎寒壯熱頭痛眩暈先心痛則先吐先腹痛則先利心腹齊痛吐利並作甚則轉火入腹即死蓋陰陽反戾清濁相干陽氣暴升陰氣頓墜陰陽否隔上下奔越河間曰吐瀉不止者其本在於中焦或因渴而大飲飲而過量或因飢而始食食而過飽以致濕熱内甚故陰陽交錯而不和是爲吐瀉仲景曰邪在上焦則吐邪在下焦則瀉邪在中焦則既吐且瀉此爲急病也然吐利爲急十死其一二如揮霍撩亂而不得吐瀉者此名乾霍亂也多死法曰既有其入必有所出今有其入而不得其出

者否塞也故轉筋吐瀉者其氣有三一曰火二曰風三曰濕大抵霍亂吐瀉之証皆風木濕熱之爲害耳治法宜分利陰陽散風行濕而降火也又當引清氣上升使濁氣下降無有不安仲景又曰熱多欲飲水五苓散寒多不飲水理中丸河間亦曰凡覺此証急用五苓益元散桂苓甘露飲乃吐瀉之聖藥也慎勿與粟米粥湯入胃必死丹溪曰内有所積外有所感陽不升陰不降乖隔而成非因鬼邪皆飲食所致此先哲確論也切勿與穀食雖米湯一呷下咽立死必待吐瀉止過半日飢甚方可與稀粥少食以漸而將息也學者詳之

脉法

脉微而澁　或代而散　或隱而伏　或大而虛

脉右關滑爲霍亂吐瀉　脉結促代皆不可斷以死

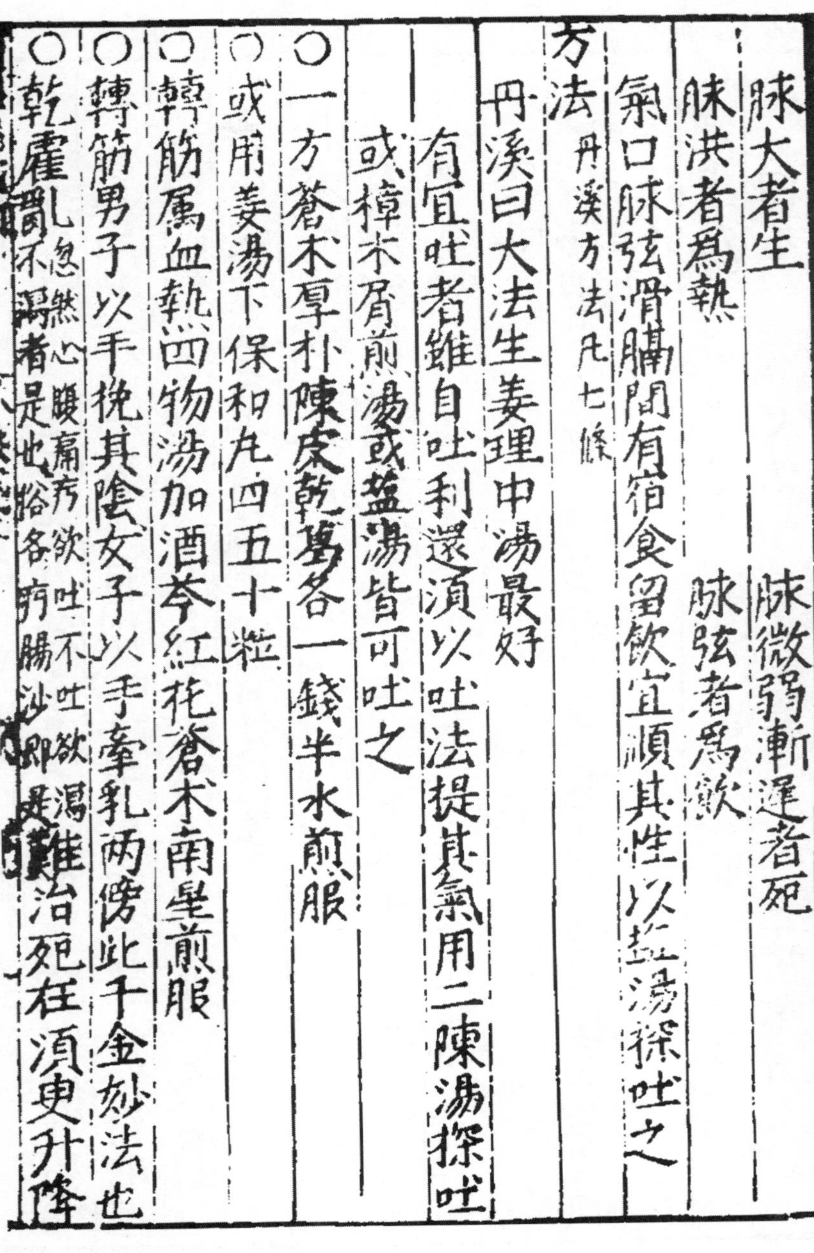

脉大者生　　脉微弱漸遲者死

脉洪者爲熱　　脉弦者爲飲

氣口脉弦滑膈間有宿食留飲宜順其性以鹽湯探吐之

方法　丹溪方法凡七條

丹溪曰大法生姜理中湯最好

有宜吐者雖自吐利還須以吐法提其氣用二陳湯探吐

或樟木屑煎湯或鹽湯皆可吐之

〇一方蒼术厚朴陳皮乾葛各一錢半水煎服

〇或用姜湯下保和丸四五十粒

〇轉筋屬血熱四物湯加酒芩紅花蒼术南星煎服

〇轉筋男子以手挽其陰女子以手牽乳兩傍此千金妙法也

〇乾霍亂（忽然心腹痛疼欲吐不吐欲瀉不瀉者是也俗名攪腸沙即是）難治死在須臾升降

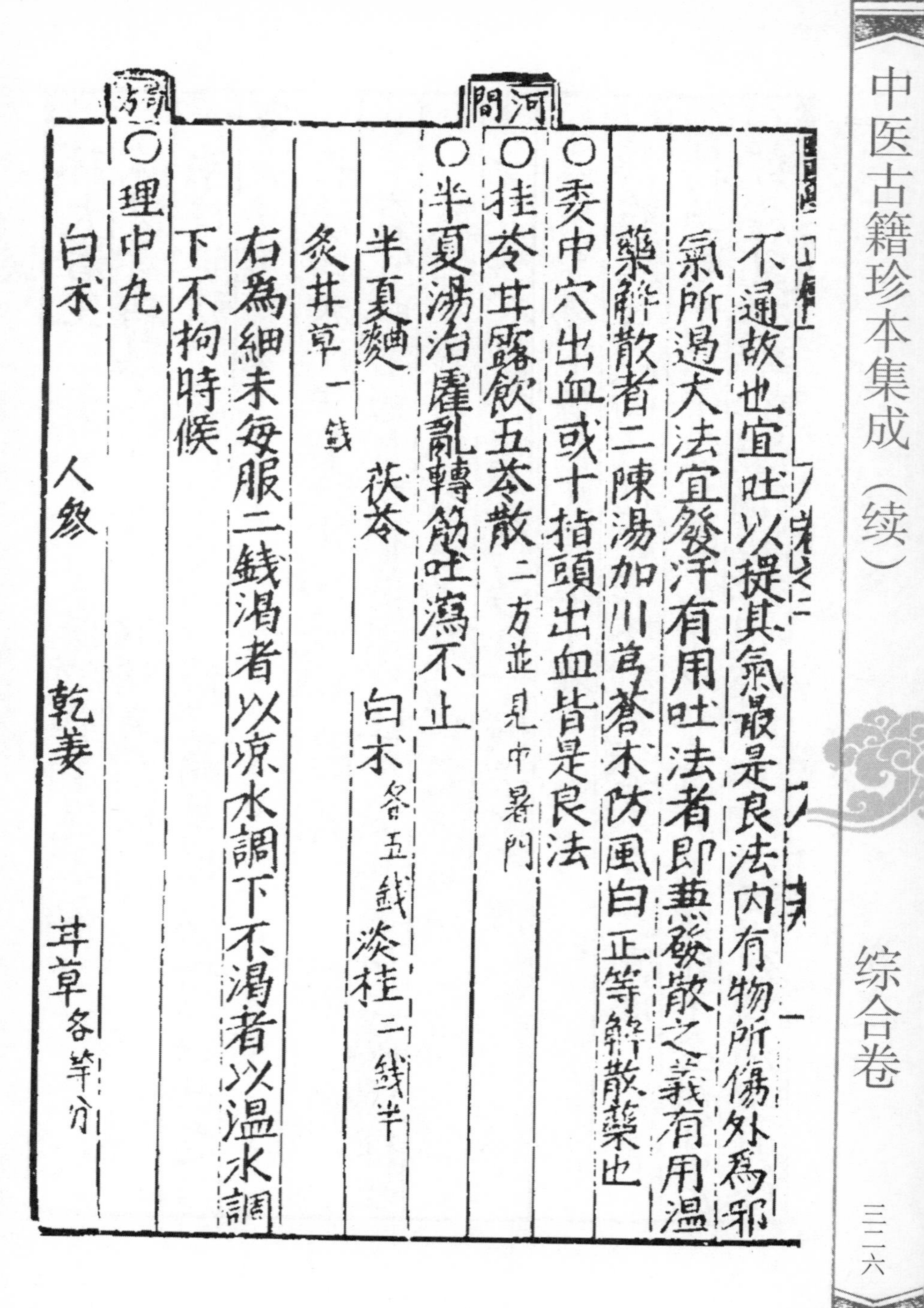

不通故也宜吐以提其氣最是良法内有物所傷外爲邪氣所遏大法宜發汗有用吐法者即兼發散之義有用温藥解散者二陳湯加川芎蒼术防風白芷等解散藥也

○委中穴出血或十指頭出血皆是良法

河間　○桂苓甘露飲　五苓散　二方並見中暑門

○半夏湯　治霍亂轉筋吐瀉不止

半夏麯　茯苓　白术各五錢　淡桂二錢半　炙甘草一錢

右爲細末每服二錢渴者以凉水調下不渴者以温水調下不拘時候

局方　○理中丸

白术　人參　乾姜　甘草各等分

右爲細末，煉蜜爲丸，如彈子大。每服一丸，凉水化下。

河間

○六和湯　治霍亂吐瀉不止。

白术　半夏　砂仁　杏仁

人參　甘草各五分　赤茯苓　霍香

白扁豆姜汁拌炒　木瓜各一錢　香薷　厚朴姜汁製炒，各二錢

右細切，加生姜三片，大棗一枚，水二盞，煎至一盞，溫服。

機要

○漿水散　治暴泄如水，周身汗出，盡冷，脉弱不能言語，甚而吐逆不止。

半夏二錢　附子　乾生姜　炙甘草

桂心各半錢　良姜二分半

右細切，作一服，漿水煎服之。

活人

○姜附湯　治霍亂吐瀉，轉筋，手足厥冷，多汗。方見傷寒門

○理中湯治過食生冷遂成霍亂吐瀉食不消心腹痛悶不快加青皮陳皮名治中湯更加丁香附子名丁香治中湯宜臨病斟酌施治方見傷寒門

○祖傳灸法治霍亂已死而胷中尚有暖氣者灸之立甦其法以塩填滿臍孔灸之不計壯數

○又法治霍亂吐瀉不止灸天樞氣海中脘四穴立愈

天樞二穴在臍心兩傍各開二寸　氣海一穴在臍下一寸半　中脘一穴在臍上四寸

○洗法治霍亂轉筋用大蓼一握水煮熏洗立効

○丹溪活套云凡霍亂不渴用生姜理中湯如渴用五苓散加五味子麥門冬滑石轉筋用四物湯酒芩紅花南星蒼术

又云冬月用理中湯夏月用黃連香薷湯放井中浸水冷

頻眼乃効　一方治吐瀉用藿香蒼术厚朴陳皮砂仁白

芷茯草半夏茯苓人參炒神麯麥各等分水煎瀉甚加乾姜

寒甚加附子

泄瀉十六

論

内經曰濕勝則濡泄又曰春傷於風夏必飧泄又曰暴注下迫皆屬於熱又曰諸病水液澄徹清冷皆屬於寒叔和云濕多成五泄是故知風寒濕熱皆能令人泄瀉但濕熱良多而風寒差少耳原病式曰瀉白爲寒青黄赤黑爲熱也大抵瀉利小便清白不澁爲寒赤澁爲熱又大便完穀不化而色不變吐利不腥穢水液澄徹清冷小便清白不澁身冷不渴脉遲細而微者皆寒証也凡穀肉消化無問色及他証便斷爲熱夫寒泄而穀消化者未之有也或火性急速傳化失常完穀不化而爲飧泄者亦有之矣仲景曰邪熱不殺穀然熱得濕則爲飧泄也噫寒熱二証水炭相反治之者差之毫釐謬

以千里者也醫者可不謹乎

脉法

内經曰脉細皮寒少氣泄利前後飲食不入是爲五虚死其漿粥入胃泄注止則虚者活

脉經曰泄注脉緩時小結者生浮大數者死

又洞泄食不化不得留下膿血脉微小流連者生勁急者死

脉訣云下利微小則爲生脉大浮洪者無差日

方法 丹溪方法九十二條

丹溪曰泄屬氣虚有火有痰有食積者

戴氏曰凡瀉水腹不痛者濕也飲食入胃不住完穀不化者氣虚也腹痛瀉水腸鳴痛一陣瀉一陣者火也或瀉或不瀉或多或少者痰也腹痛甚而瀉瀉後痛減者食積也

○燥濕四苓散加蒼术倍白术甚者二术炒爲末米飲調服

○氣虚用人參白术芍藥

○火宜伐火利小水四苓散加滑石黄芩梔子木通

○痰宜伐痰海石青代黄芩神麯爲丸服或用吐以提其清氣

○食積宜消導疏滌之神麯大黄枳實之類

○水瀉用蒼术厚朴陳皮炒麯茯苓猪苓澤瀉地榆甘草冬加乾姜等分煎服

○泄瀉水多者必用五苓散

○夏月水瀉桂苓甘露飲 二方並見暑門

○治泄瀉猪藥多作丸子効 諸

○脾胃不和泄瀉者胃苓湯 五苓合平胃散是也

○世俗例用澁藥治瀉若病久而虚者或可若初得者必變他

証爲禍不小殊不知瀉多因於濕分利小水爲上策也

○清六丸治泄瀉

六一散一料加紅麯伍錢

右爲細末湯浸蒸餅爲丸服

○温六丸治泄瀉或兼嘔吐者

六一散加乾姜或生姜汁亦可蒸餅丸服

○姜麯丸治食積瀉

陳麯　茴香各五錢　生姜一兩

右爲細末蒸餅丸服

○止瀉方

肉豆蔻五錢　白滑石春冬一兩二錢半夏二兩五錢秋二兩

右爲細末姜汁調神麯作糊爲丸服

已上丹溪方

○脾泄丸

白术　神麯　芍藥並炒各等分

冬加肉豆蔻去芍藥爲細末神麯糊爲丸服

東垣

○茯苓湯治因傷冷飲水泄瀉注下一夜十餘次變作白痢或變赤白相雜腹中㽲痛食減熱躁四肢沉困無力

生黄芩一錢半　當歸二錢　肉桂　炙甘草各二分半

猪苓　茯苓各三分　澤瀉五分　芍藥七分半

蒼术　生甘草　升麻　柴胡各一錢

右細切作一服水二盞煎至一盞稍熱服

東垣

○黄芪補胃湯治一日大便三四次溏而不多有時作泄腹中鳴小便黄

黄芪　柴胡　當歸身　益智

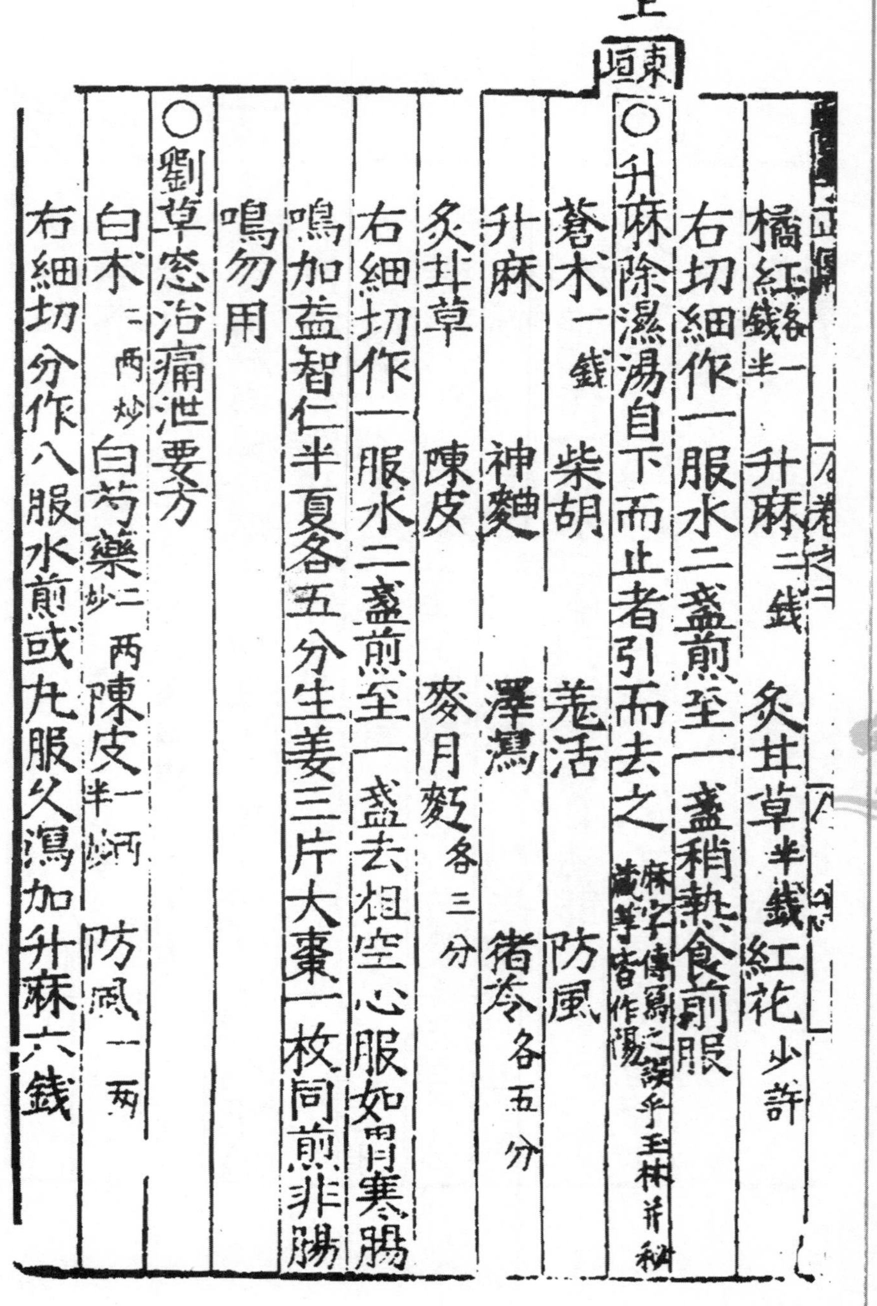

橘紅各一錢半 升麻二錢 炙甘草半錢 紅花少許

右切細作一服水二盞煎至一盞稍熱食前服

○升麻除濕湯自下而止者引而去之麻字傳寫之誤乎王林并秘藏等皆作湯

蒼朮一錢 柴胡 羌活 防風

升麻 神麯 澤瀉 猪苓各五分

炙甘草 陳皮 麥月麪各三分

右細切作一服水二盞煎至一盞去柤空心服如胃寒腸鳴加益智仁半夏各五分生姜三片大棗一枚同煎非腸鳴勿用

○劉草窓治痛泄要方

白朮二兩炒 白芍藥炒二兩 陳皮一兩半炒 防風一兩

右細切分作八服水煎或丸服久瀉加升麻六錢

機要 ○白术芍藥湯治太陰脾經受濕水泄注下体重微滿困弱無力不欲飲食水穀不化宜此和之身重暴下是大勢來亦宜和也

白术　白芍藥各四錢　甘草二錢

右細切作一服水二盞煎至一盞温服

機要 ○茯苓湯治濕瀉又治食積濕熱作瀉

白术　茯苓各五錢

右細切作一服水煎食前服一方有芍藥三味各等分名白术散爲末米飲調下

機要 ○蒼术芍藥湯治証如前

蒼术五錢　芍藥二錢半　黄芩一錢半　淡桂五分

右細切作一服水二盞煎至一盞温服

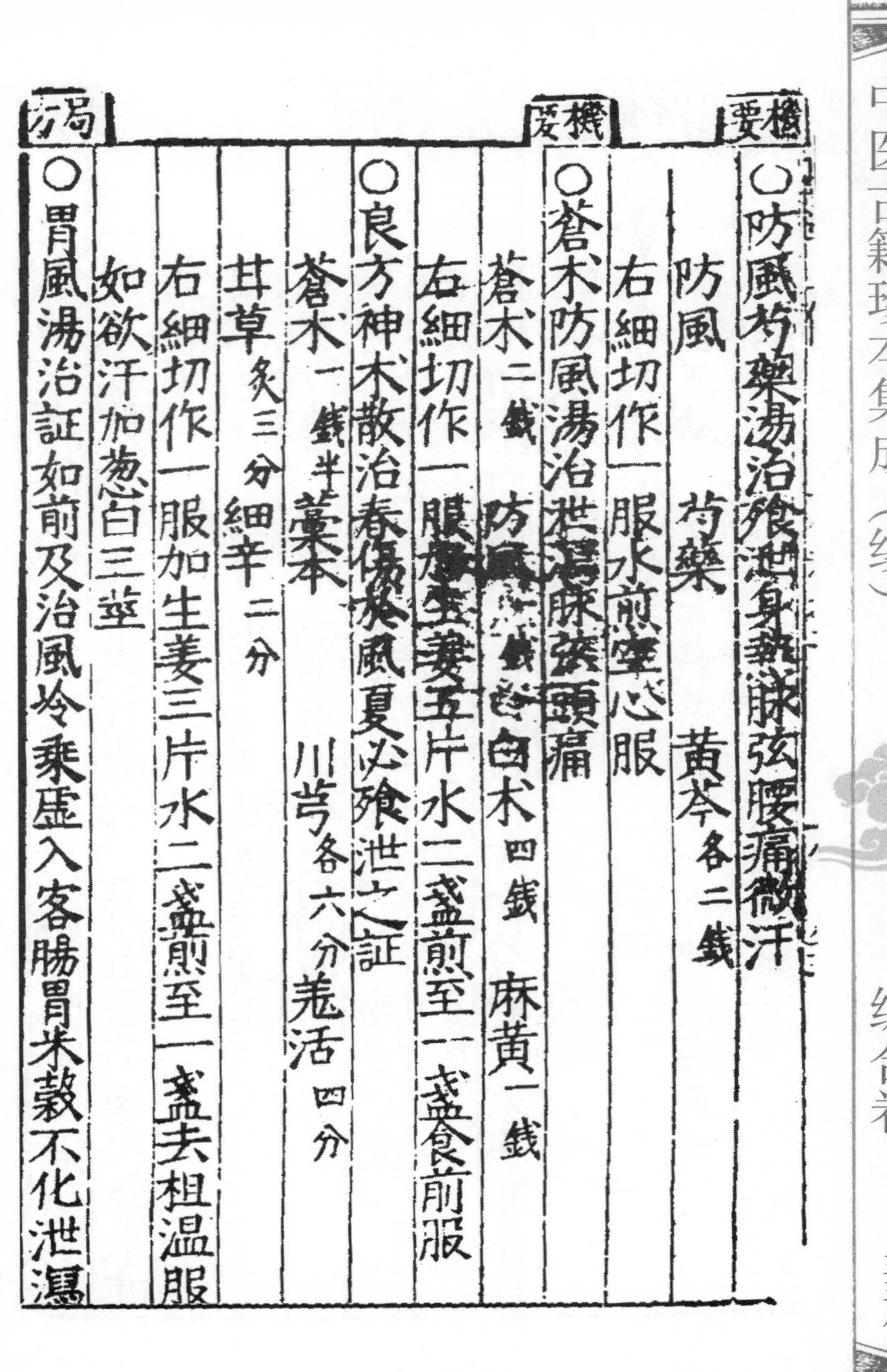

機要

○防風芍藥湯治飧泄身熱脉弦腰痛微汗

防風　芍藥　黄芩各二錢

右細切作一服水煎空心服

機要

○蒼朮防風湯治泄瀉脉弦頭痛

蒼朮二錢　防風一錢[illegible]　白朮四錢　麻黄一錢

右細切作一服生姜五片水二盞煎至一盞食前服

○良方神朮散治春傷於風夏必飧泄之証

蒼朮一錢半　藁本　川芎各六分　羌活四分

甘草炙三分　細辛二分

右細切作一服加生姜三片水二盞煎至一盞去柤温服

如欲汗加葱白三莖

局方

○胃風湯治証如前及治風冷乘虚入客腸胃米穀不化泄瀉

注下及腸胃濕每下如豆汁或下瘀血或如魚腦日夜無度久不得愈者方見中風門

丹溪活套云：泄瀉注下如水，用生料五苓散加蒼朮、車前子倍白朮，為末，米湯調服。○濕熱甚，下泄如熱湯者，本方去桂，加滑石、黃芩、梔子、木通之類。○如腹中疞痛，下泄清冷，喜熱手盪熨，口不燥渴，乃寒泄也，本方倍桂，加肉豆蔻，有氣加木香，病甚者更加丁香、附子，作丸服。○如久泄穀道不合，或脫肛，此元氣下陷，及大腸不行收令而然，用白朮、芍藥、神麯、陳皮、肉豆蔻、訶子肉、伍倍子、烏梅為丸，以四君子湯加防風、升麻煎湯送下。○如食積時常腹痛，瀉積先以木香檳榔丸或東垣枳實導滯丸推逐之，而後以四苓加厚朴、蒼朮、神麯、麥芽之類作丸服之，以安胃氣。○如瀉

水腹不痛者屬氣虛宜四君子湯倍白术加黄芪升麻柴胡防風之類補以提之而愈

○祖傳經驗秘方治暴泄注下用

車前子微炒兩 右一味研爲細末清米飲調服

○又方治腹痛泄瀉用

艾葉　車前葉各一握陰乾

右先將二葉細切用水二盞煎至一盞去柤入姜汁再煎一沸稍熱服立愈

一人泄瀉日夜無度諸藥不效偶得一方用針沙地龍猪苓三味共爲細末生葱搗汁調方七貼臍上小便長而瀉止

○一人吐瀉三日垂死囑付後事予爲灸天樞氣海三穴立止

新編醫學正傳卷之二終

校注

①□：底本此处模糊不清，据吴江本当作『饮』。
②□□□□□：底本此处模糊不清，据吴江本当作『辛润缓肌汤』。
③□：底本此处模糊不清，据吴江本当作『粪』。
④睥睨（pì nì）：斜视，有厌恶、傲慢之意。
⑤□□□□：底本此处模糊不清，据吴江本当作『观厥气多』。
⑥□□□□：底本此处模糊不清，据吴江本当作『四时为寒』。
⑦□：底本此处模糊不清，据吴江本当作『制』。
⑧□：底本此处模糊不清，据吴江本当作『呕』。
⑨瞀瘛（mào chì）：指头目眩晕，手脚拘挛。
⑩詈（lì）：骂。
⑪□：底本此处模糊不清，据吴江本当作『炼』。
⑫□：底本此处模糊不清，据吴江本当作『郁』。
⑬□□□□：底本此处模糊不清，据吴江本当作『咽酸腹胀』。
⑭□□□□：底本此处模糊不清，据吴江本当作『诸郁药春』。
⑮□□□□□：底本此处模糊不清，据吴江本当作『冬加吴茱萸』。
⑯□：底本此处模糊不清，据吴江本当作『居』。

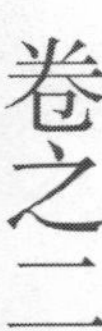

⑰□□□□□：底本此处模糊不清，据吴江本当作「得食则减食」。
⑱□：底本此处模糊不清，据吴江本当作「治」。
⑲□：底本此处模糊不清，据吴江本当作「作」。
⑳□□：底本此处模糊不清，据吴江本当作「遘此」。
㉑□□：底本此处模糊不清，据吴江本当作「而迷」。

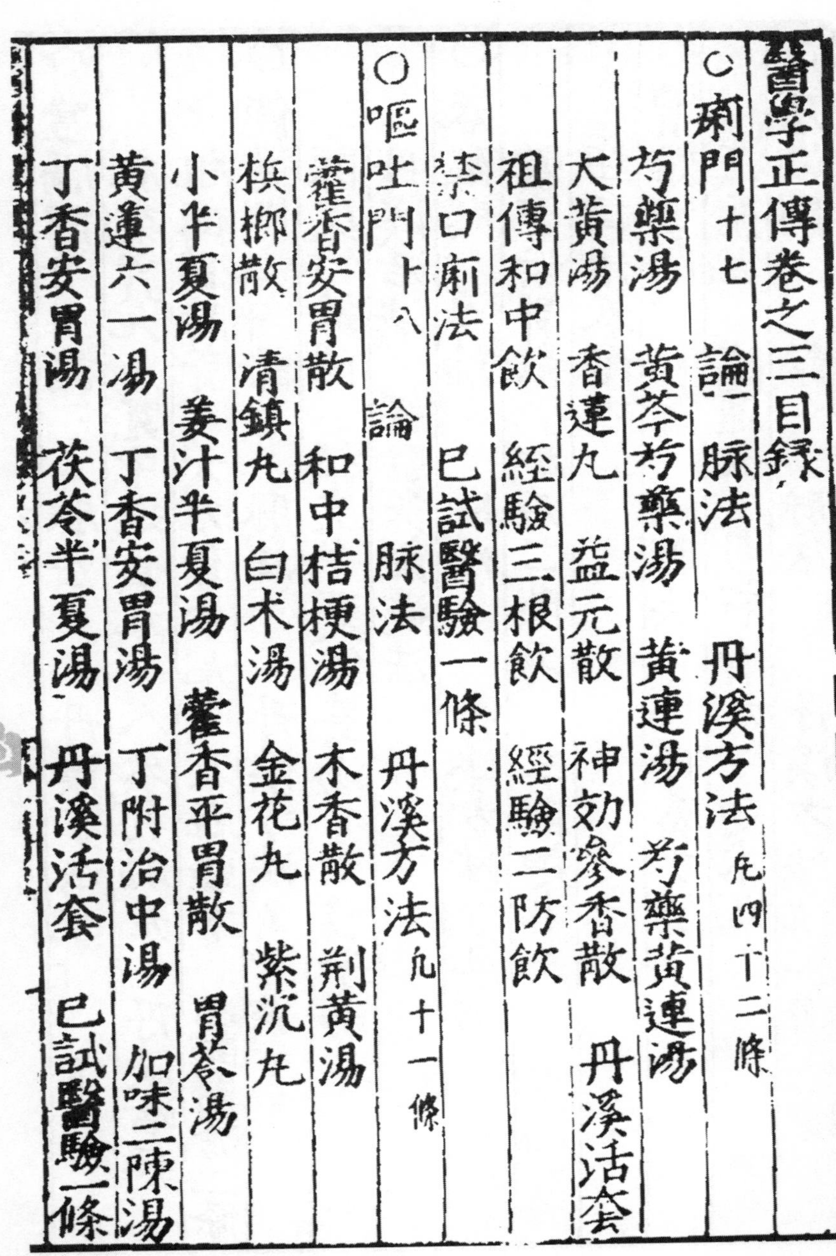

醫學正傳卷之三目録

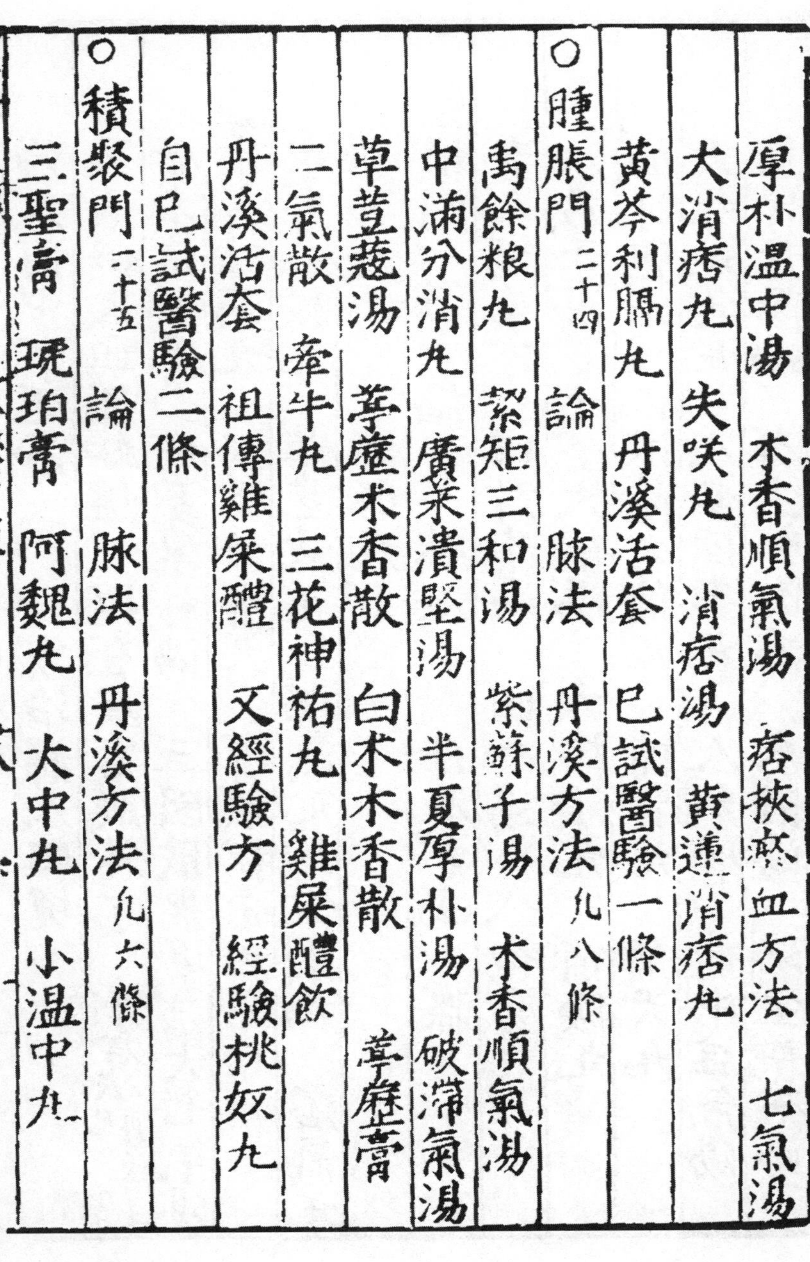

補氣湯　千金延壽丹　祖傳心虛手振方　班龍丸

桂枝加龍骨牡蛎湯　已試醫驗二條

○勞極門三十七　論　脉法　丹溪方法凡四條

蓮心散　青蒿飲　白鵓鴿方法　鬼哭飲子

天靈蓋散　射香散　取虫神仙方　神授散

禁方無比丸　又取勞虫方　紫河車丹　虚勞紫胡散

治勞鱉甲散　貫衆丸　治勞嗽輕骨散　治嗽哈蚧散

古今治驗五蒸湯　丹溪活套　灸勞瘵崔氏四花穴法

醫學正傳卷之三目錄終

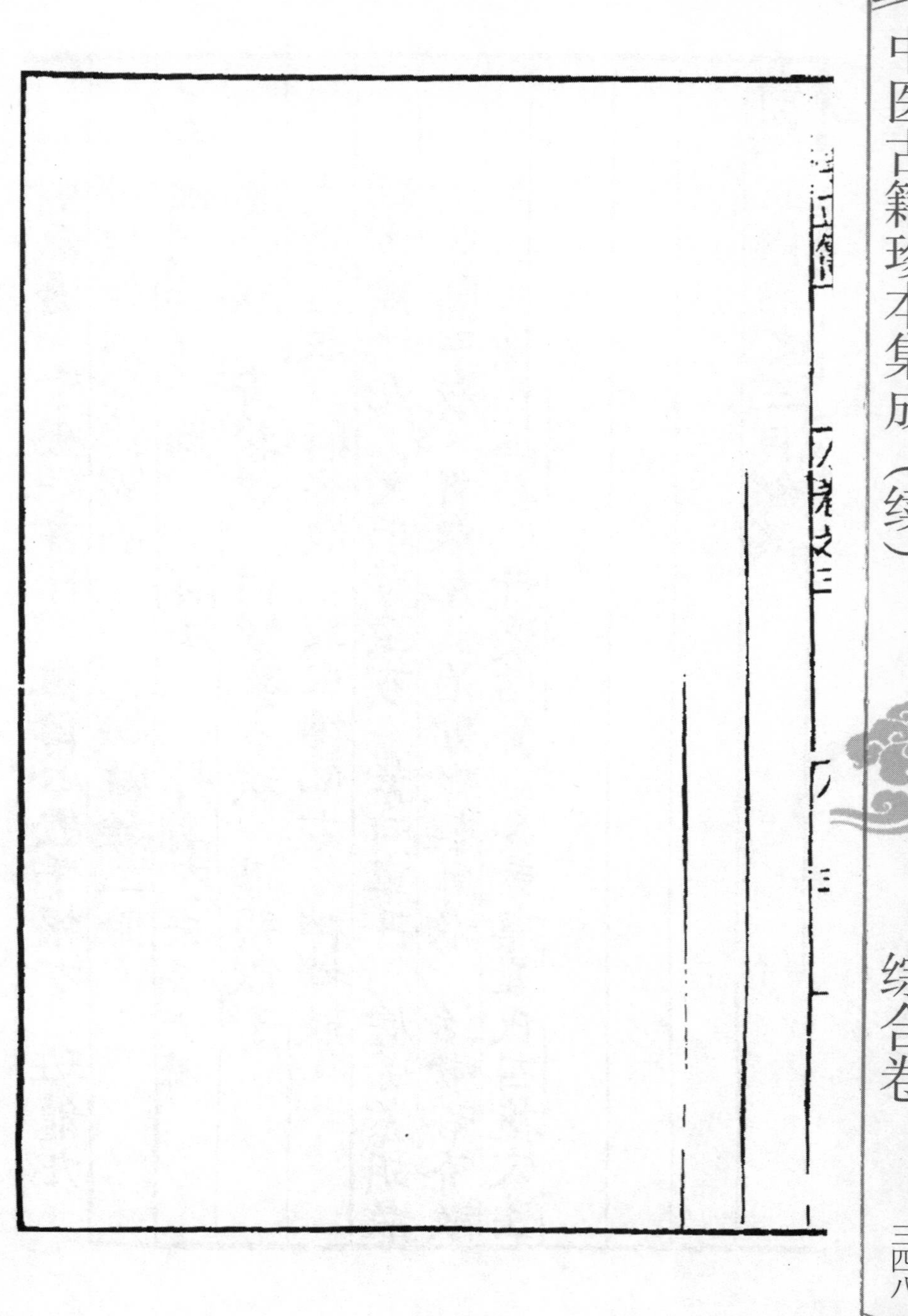

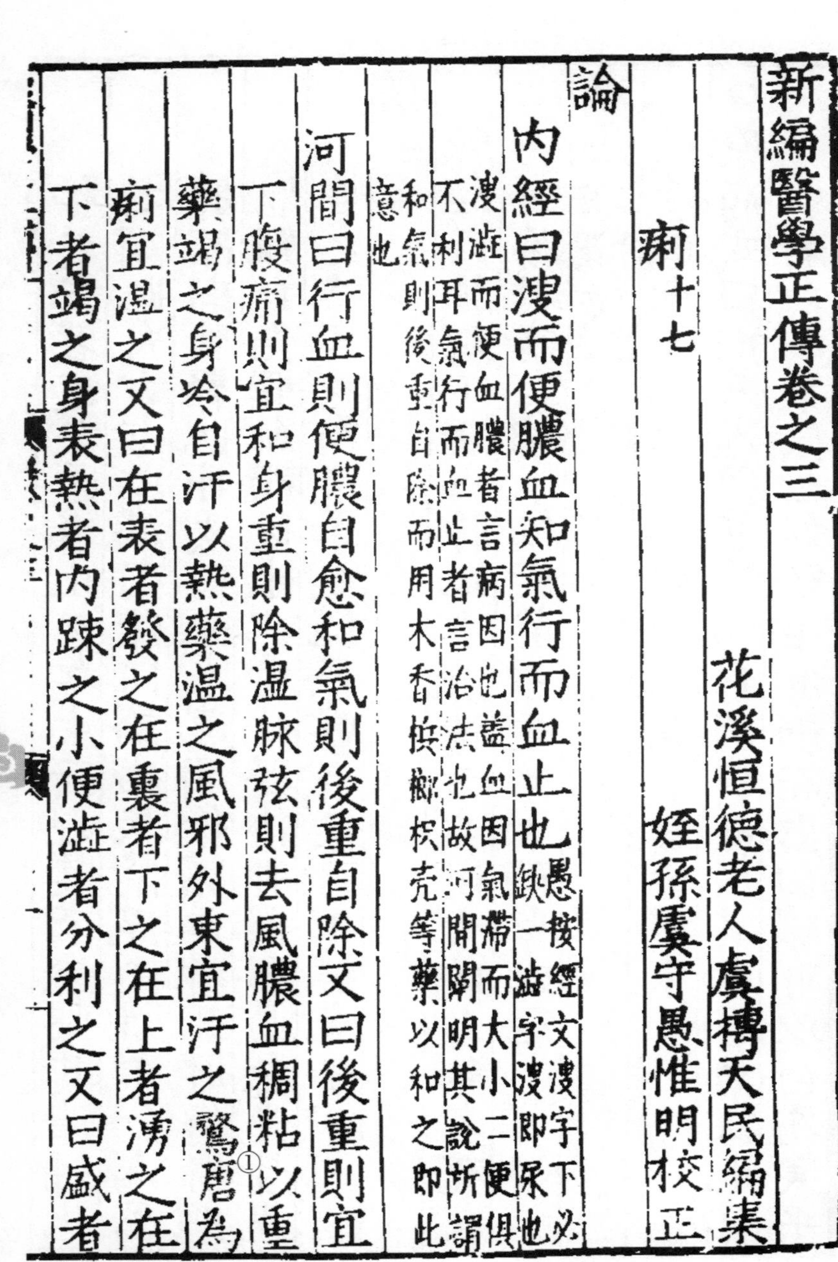

新編醫學正傳卷之三

花溪恒德老人虞摶天民編集

姪孫虞守愚惟明校正

痢十七

論

内經曰溲而便膿血知氣行而血止也愚按經文溲字下必缺一澁字溲即尿也溲澁而便血膿者言病因也蓋血因氣滯而大小二便俱不利耳氣行而血止者言治法也故河間闡明其説所謂和氣則後重自除而用木香檳榔枳殼等藥以和之即此意也

河間曰行血則便膿自愈和氣則後重自除又曰後重則宜下腹痛則宜和身重則除濕脉弦則去風膿血稠粘以重藥竭之身冷自汗以熱藥溫之風邪外束宜汗之鶩溏①為痢宜溫之又曰在表者發之在裏者下之在上者湧之在下者竭之身表熱者内疎之小便澁者分利之又曰盛者

和之去者送之過者止之兵法云避其來銳擊其惰歸此之謂也夫古方以瀉痢滾同論治朱紫混淆殊不知瀉屬脾而痢屬腎也丹溪曰先水瀉而後膿血者此脾傳腎賊邪難愈先膿血而後水瀉者此腎傳脾微邪易愈是皆先哲之格言以為後學之繩墨醫者其可不詳究乎

脉法

脉經云腸澼下膿血脉沉小流連者生洪大數身熱者死又曰腸澼筋攣脉小細安靜者生浮大而緊者死

方法 丹溪方法九二十四條

丹溪曰痢赤屬血自小腸來白屬氣自大腸來

○原病式曰痢為濕熱甚於腸胃怫鬱而成其病皆熱証也俗以痢白為寒誤也如熱生瘡癤而出白膿可以白為寒乎

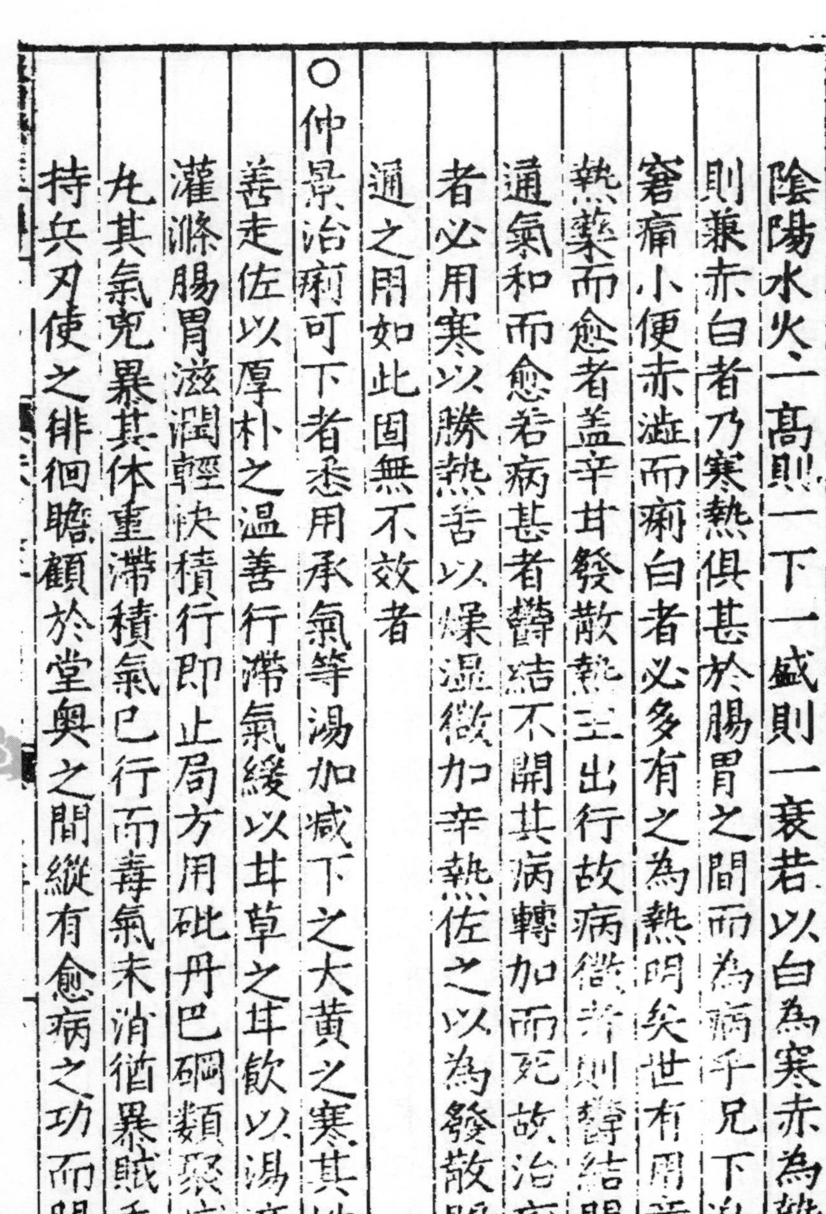
陰陽水火一高則一下一盛則一衰若以白為寒赤為熱則兼赤白者乃寒熱俱甚於腸胃之間而為病乎况下迫窘痛小便赤澀而痢白者必多有之為熱明矣世有用辛熱藥而愈者蓋辛甘發散熱氣出行故病微者則鬱結開通氣和而愈若病甚者鬱結不開其病轉加而死故治痢者必用寒以勝熱苦以燥濕微加辛熱佐之以為發散開通之用如此固無不效者

○仲景治痢可下者悉用承氣等湯加減下之大黄之寒其性善走佐以厚朴之温善行滯氣緩以甘草之甘飲以湯液灌滌腸胃滋潤輕快積行即止局方用砒丹巴硇類聚成丸其氣兇暴其体重滯積氣已行而毒氣未消猶暴賊手持兵刃使之徘徊瞻顧於堂奥之間縱有愈病之功而腸

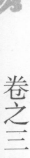

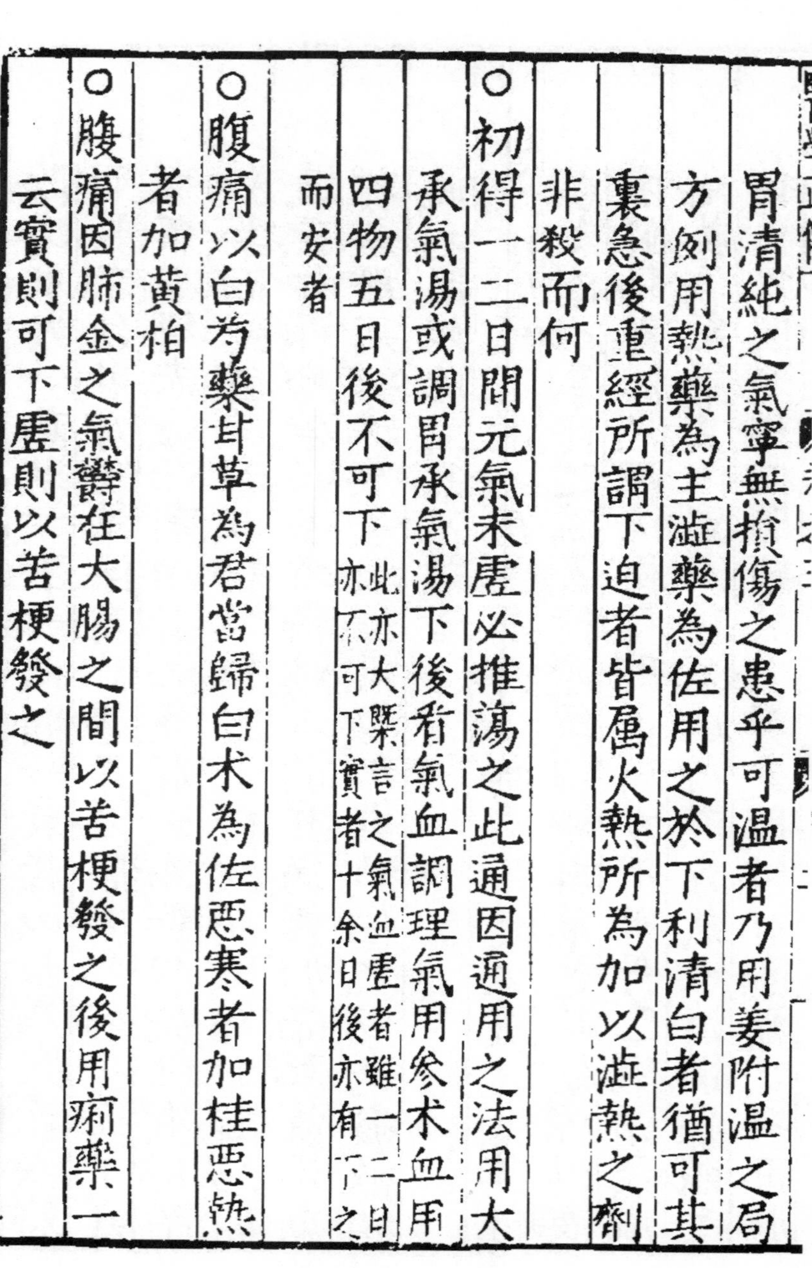

胃清純之氣寧無損傷之患乎可温者乃用姜附温之局方例用熱藥為主澁藥為佐用之於下利清白者猶可其裹急後重經所謂下迫者皆屬火熱所為加以澁熱之劑非殺而何

○初得一二日間元氣未虛必推蕩之此通因通用之法用大承氣湯或調胃承氣湯下後看氣血調理氣用參术血用四物五日後不可下（此亦大槩言之氣血虛者雖一二日亦不可下實者十余日後亦有下之）而安者

○腹痛以白芍藥甘草為君當歸白术為佐惡寒者加桂惡熱者加黃柏

○腹痛因肺金之氣鬱在大腸之間以苦梗發之後用痢藥一云實則可下虛則以苦梗發之

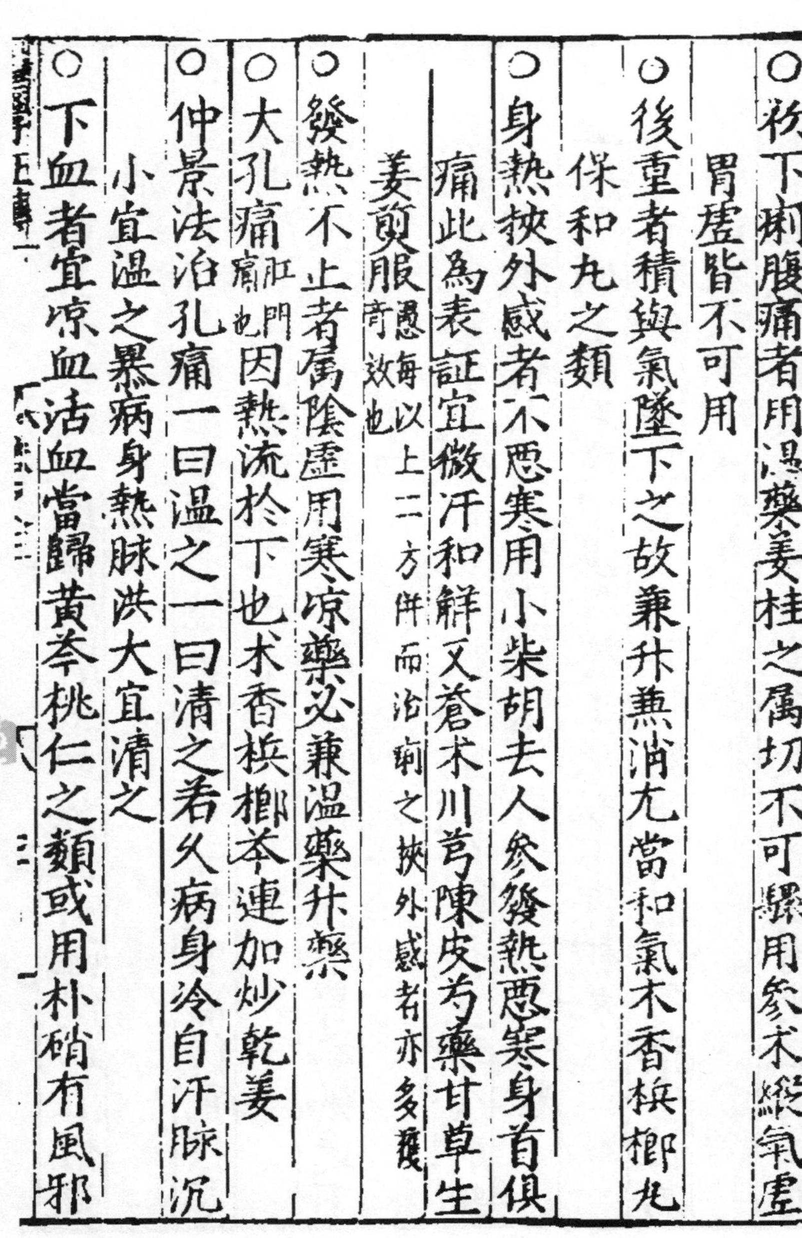

○初下痢腹痛者用溫藥姜桂之屬切不可驟用參朮縱氣虛胃虛皆不可用

○後重者積與氣墜下之故兼升兼消尤當和氣木香檳榔丸保和丸之類

○身熱挾外感者不惡寒用小柴胡去人參發熱惡寒身首俱痛此為表証宜微汗和解又蒼朮川芎陳皮芍藥甘草生姜煎服（愚每以上二方併而治痢之挾外感者亦多獲奇效也）

○發熱不止者屬陰虛用寒涼藥必兼溫藥升藥

○大孔痛（肛門痛也）因熱流於下也木香檳榔芩連加炒乾姜

○仲景法治孔痛一曰溫之一曰清之若久病身冷自汗脈沉小宜溫之暴病身熱脈洪大宜清之

○下血者宜涼血活血當歸黃芩桃仁之類或用朴硝有風邪

醫學正傳　卷之三　三

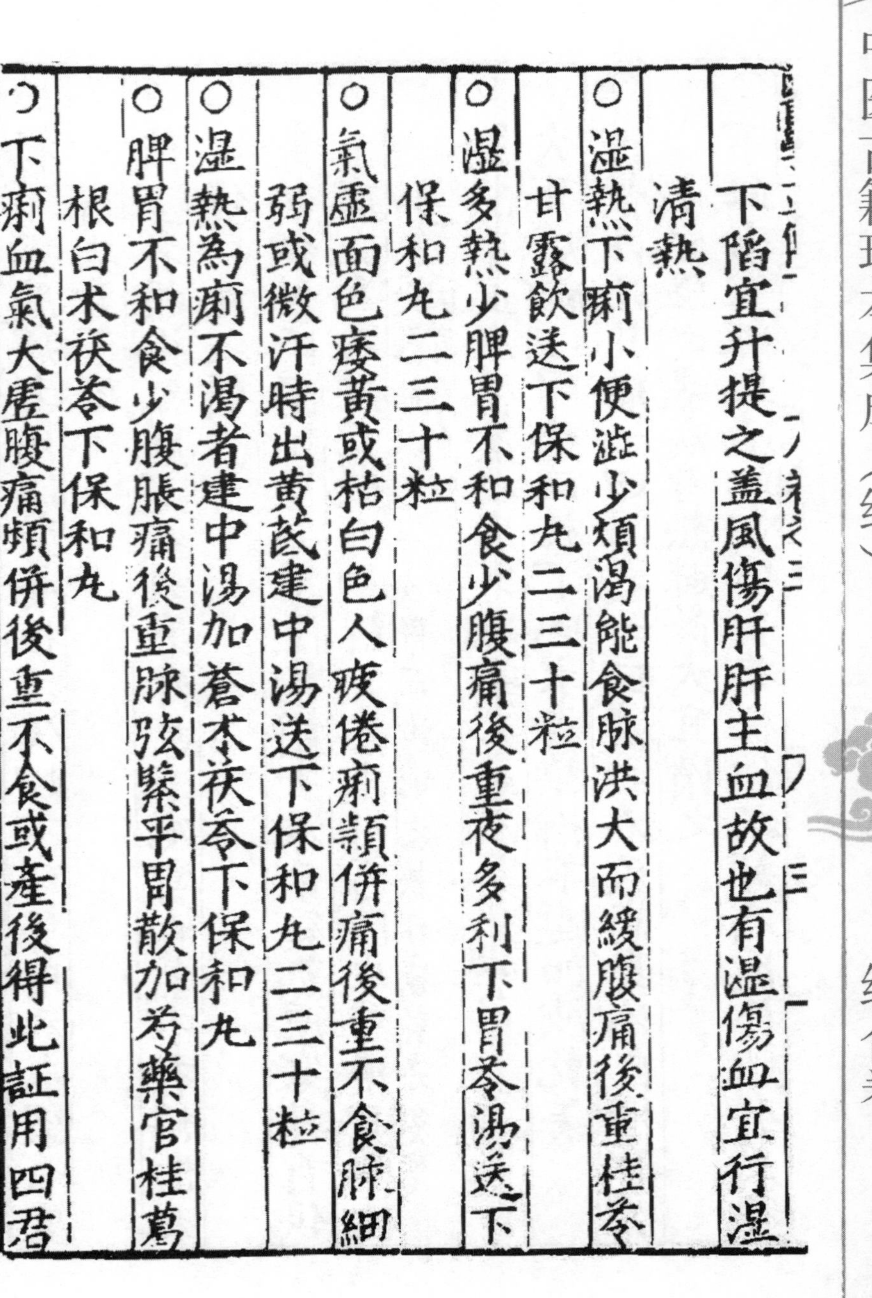
下陷宜升提之蓋風傷肝肝主血故也有溼傷血宜行溼清熱

○溼熱下痢小便澁少煩渴能食脉洪大而緩腹痛後重桂苓甘露飲送下保和丸二三十粒

○溼多熱少脾胃不和食少腹痛後重夜多利下胃苓湯送下保和丸二三十粒

○氣虛面色痿黄或枯白色人疲倦痢頻併痛後重不食脉細弱或微汗時出黄芪建中湯送下保和丸二三十粒

○溼熱為痢不渴者建中湯加蒼术茯苓下保和丸

○脾胃不和食少腹脹痛後重脉弦緊平胃散加芍藥官桂葛根白术茯苓下保和丸

○下痢血氣大虛腹痛頻併後重不食或產後得此証用四君

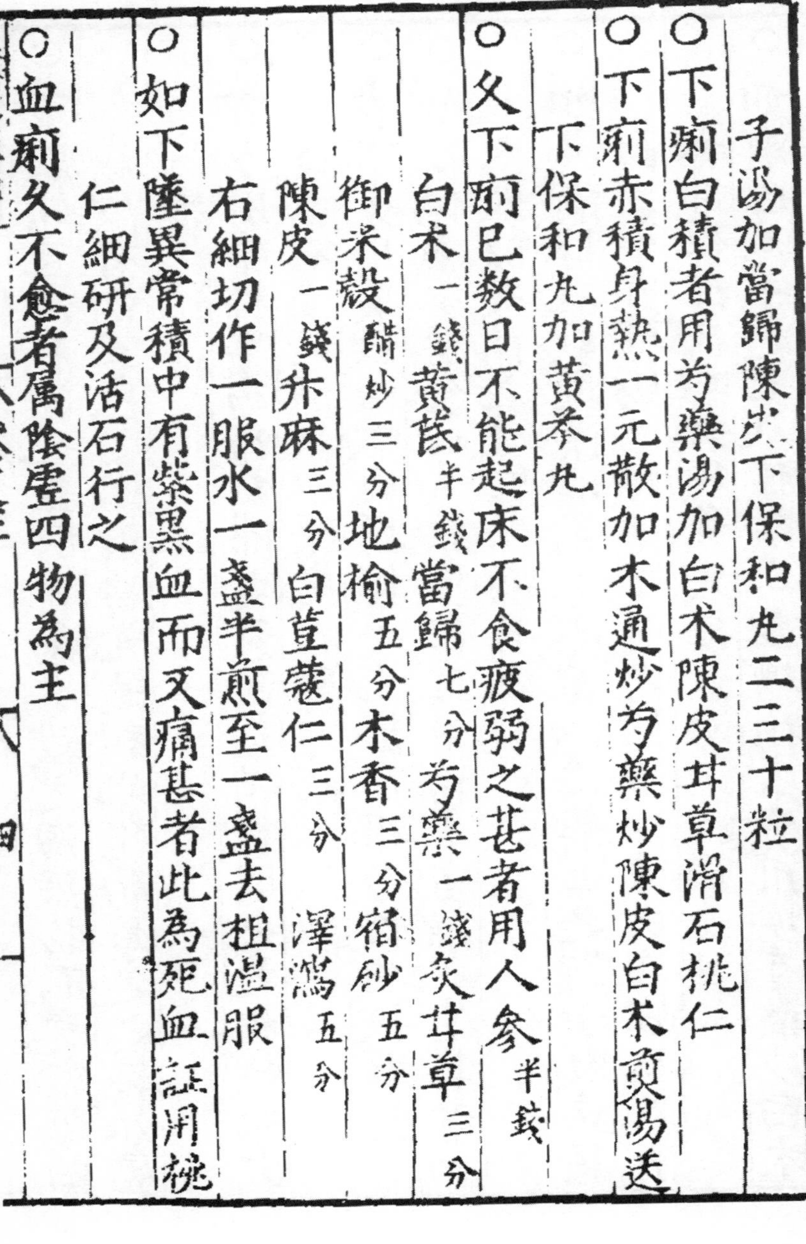

子湯加當歸陳皮下保和丸二三十粒

○下痢白積者用芍藥湯加白术陳皮甘草滑石桃仁

○下痢赤積身熱一元散加木通炒芍藥炒陳皮白术煎湯送下保和丸加黃芩丸

○久下痢已數日不能起床不食瘦弱之甚者用人參半錢 白术一錢 黃芪半錢 當歸七分 芍藥一錢 炙甘草三分 御米殼醋炒三分 地榆五分 木香三分 縮砂五分 陳皮一錢 升麻三分 白荳蔻仁三分 澤瀉五分

右細切作一服水一盞半煎至一盞去柤溫服

○如下墜異常積中有紫黑血而又痛甚者此為死血證用桃仁細研及活石行之

○血痢久不愈者屬陰虛四物為主

○下痢如荳汁者濕也蓋脾胃為水穀之海無物不受常兼四藏故有如五色之相染當先通利此迎而奪之之義如虚宜審之

○古方用厚朴專為行凝滯之氣滯氣稍行則去之枳殼雖少緩亦不宜久服只以陳皮和藥可也

○古人多用粟殼治嗽與痢但要先出病根乃收功後藥也

○如力倦氣少惡食此為挾虛証宜用白术當歸身尾甚者加人參陳皮補之虛回而痢自止

○如久痢体虛氣弱滑泄不止亦當以澁藥止之訶子肉荳蔻白礬半夏牡蛎之類擇而用之然須以陳皮為佐恐太澁亦能作疼又甚者須灸天樞氣海（取穴法見前霍亂門）

○如痢已減十之七八穢積已盡糟粕未實用炒芍藥炒白术

炙甘草陳皮茯苓煎湯下固腸丸二三十粒此丸性燥澁有去濕實腸之功若滯氣未盡除者不可遽用

○如痢後糟粕未實或食粥稍多或飢甚方食腹中作疼以白术陳皮二味煎湯和之自安

○如氣行血和積少但虗坐努責此爲無血証倍用歸身尾芍藥生地黄而以桃仁泥佐之陳皮和之血生自安

○如痢後脚弱漸細小用蒼术二两白芍藥龜板各二两半黄栢五两粥糊丸以四物湯加陳皮甘草煎湯送下

○噤口痢胃口熱甚故也用黄連人参煎湯終日呷之如吐則再強飲但得一呷下咽便好又用田螺搗盦臍中以引下其熱胃中熱結當開以降之人不知此多用温藥甘味以火濟火以滯益滯也亦有誤服熱毒之藥犯胃者當推明

而祛其毒用糞蛆焙乾為末清米飲調下一錢七甚效

○多有時疫作痢傳染相似宜推明運氣之勝復以治之

○小兒痢疾用黃連黃芩大黃甘草煎服赤痢加桃仁紅花白痢加滑石末同煎

○一小兒八歲下痢純血作食積治蒼术白术黃芩白芍藥滑石茯苓甘草陳皮神麯煎湯下保和丸

○九下痢純血者如塵腐色者如屋漏水者大孔開如竹筒者唇如珠紅者俱死○如魚腦髓者身熱脉大者俱半死半生經所謂身凉脉細者生身熱脉大者死是亦大槩言之耳不可一途而論也

○一方治熱痢血痢用大黃黃連黃芩黃栢枳殼白芍藥川歸滑石甘草桃仁白术等分神麯糊丸如梧桐子大每服五

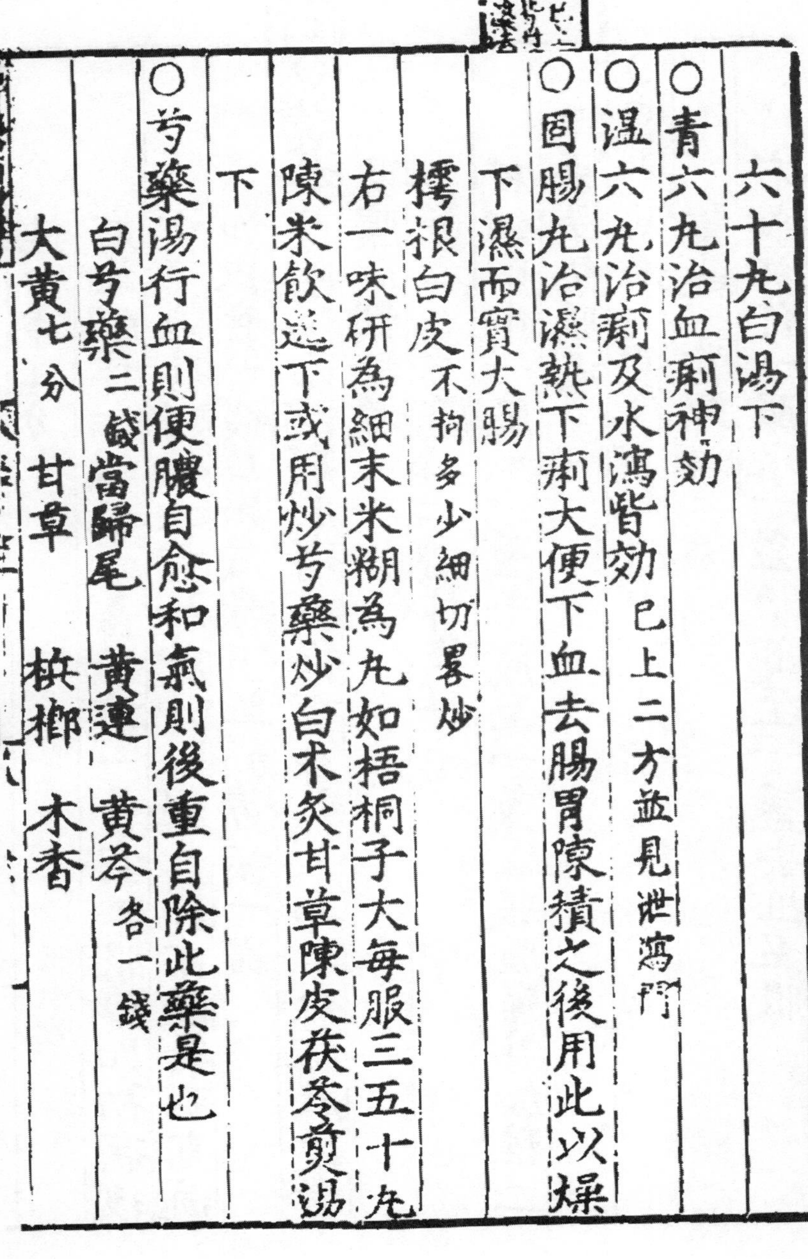

六十丸白湯下

○青六丸治血痢神效

○温六丸治痢及水瀉皆效 已上二方並見泄瀉門

○固腸丸治濕熱下痢大便下血去腸胃陳積之後用此以燥下濕而實大腸

樗根白皮 不拘多少細切畧炒

右一味研為細末米糊為丸如梧桐子大每服三五十丸陳米飲送下或用炒芍藥炒白朮炙甘草陳皮茯苓煎湯下

○芍藥湯行血則便膿自愈和氣則後重自除此藥是也

白芍藥二錢 當歸尾 黄連 黄芩各一錢

大黄七分 甘草 檳榔 木香

桂心各五分

右細切作一服水一盞半煎一盞空心服○如初病後重窘迫甚者倍大黄加芒硝一錢○如痞滿氣不宣通加枳實一錢○如藏毒下血加黄栢一錢

河間

○黄芩芍藥湯治瀉痢腹痛或後重身熱久而不愈脉洪数者及膿血稠粘者

黄芩　芍藥各二錢　甘草一錢

右細切作一服水一盞半煎至一盞温服腹痛甚加桂二分稍熱服之

河間

○黄連湯治大便後下血腹中不痛謂之濕毒下血

黄連　當歸各二錢

右細切作一服水一盞半煎至一盞去柤温服

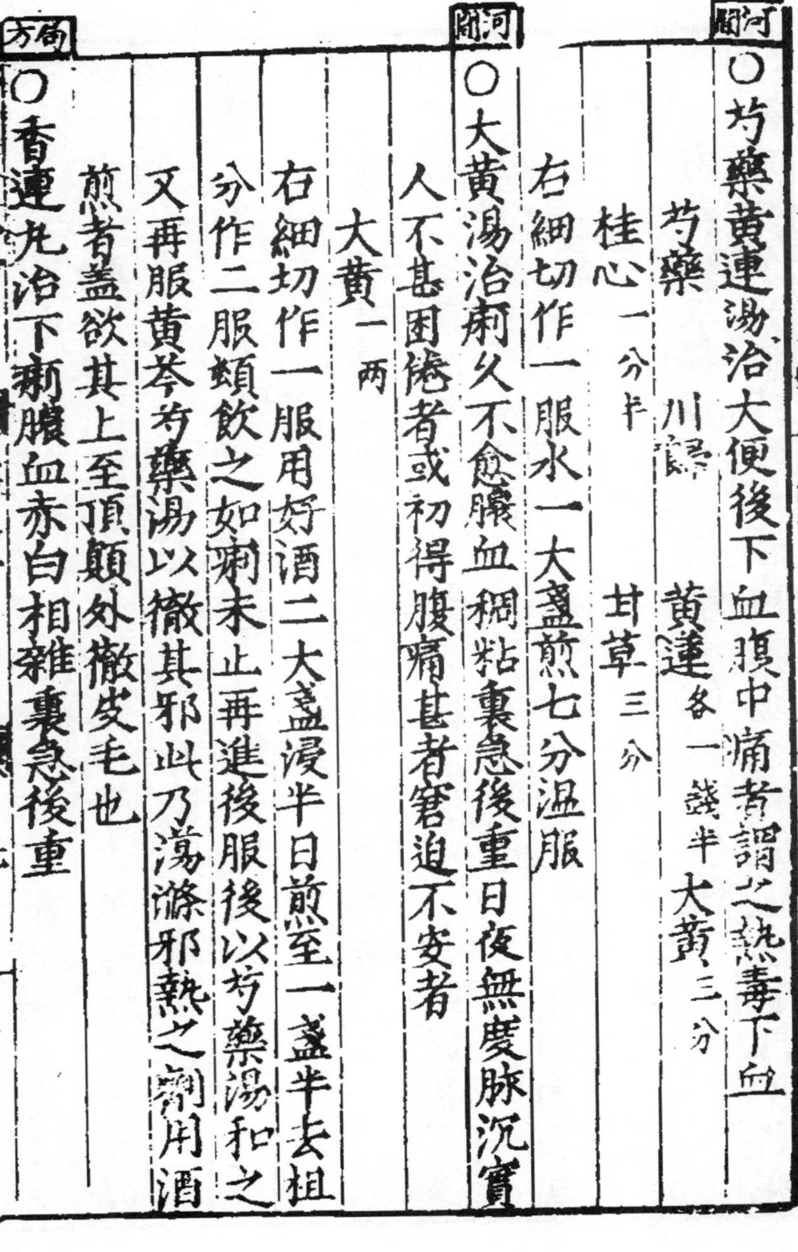

河間 ○芍藥黄連湯治大便後下血腹中痛者謂之熱毒下血

芍藥　川歸　黄連各一錢半　大黄三分

桂心一分半　甘草三分

右細切作一服水一大盞煎七分溫服

河間 ○大黄湯治痢久不愈膿血稠粘裏急後重日夜無度脉沉實人不甚困倦者或初得腹痛甚者窘迫不安者

大黄一兩

右細切作一服用好酒二大盞浸半日煎至一盞半去柤分作二服頓飲之如痢未止再進後服後以芍藥湯和之又再服黄芩芍藥湯以徹其邪此乃蕩滌邪熱之劑用酒煎者蓋欲其上至頂巔外徹皮毛也

丹方 ○香連丸治下痢膿血赤白相雜裏急後重

黃連二十兩用吳茱萸十兩二味各以酒拌濕同炒去茱萸　木香四兩八錢不見火②

右為細末醋調麪糊為丸如梧桐子大每服二三五十丸清米飲送下○一方加石連肉半斤治禁口痢尤佳

○益元散謂此為治痢之聖藥也其功不能盡述

桂府膩白滑石六兩　粉甘草一兩炙

右二味共為極細末每服三錢白水調無時

○神効三香散治痢疾日久穢積已少腹中不痛或微痛不後重窘迫但滑溜不止乃收功之後藥也

粟殼去穰蒂蜜炙一兩二錢　陳皮一兩三錢　肉荳蔻麪裹煨四錢

茯苓去皮　白扁荳炒各四錢　木香　人參各一錢

右為細末每服一錢七清米飲調下食遠

○丹溪活套云痢疾乃外感兼內傷之候也須分表裡治之在

表者必惡寒發熱身首俱痛宜以小柴胡湯去人參棗子加蒼术川芎陳皮生芍藥微汗以散之在裡者必後重窘迫腹痛下積早宜以大小承氣河間酒煎大黃湯之類下之餘邪未盡更以芍藥湯香連丸之類以徹其邪積積已盡而更衣未息者此大腸不行收令故也宜以固腸丸參香散之類以止滑之噤口者須詳証按法調治切不可輕用粟殼肉荳蔻訶子之類以試之殺人於反掌之間也但凡痢証不問輕重若邪氣正盛而以粟殼之類止遏之雖不死亦成休息痢二三年不能愈也又不可輕用巴荳牽牛等熱毒之藥攻之蓋病因熱毒又得熱毒之劑以火濟火不死何待

○祖傳經驗秘方和中飲治痢疾不分赤白久近服之無有不

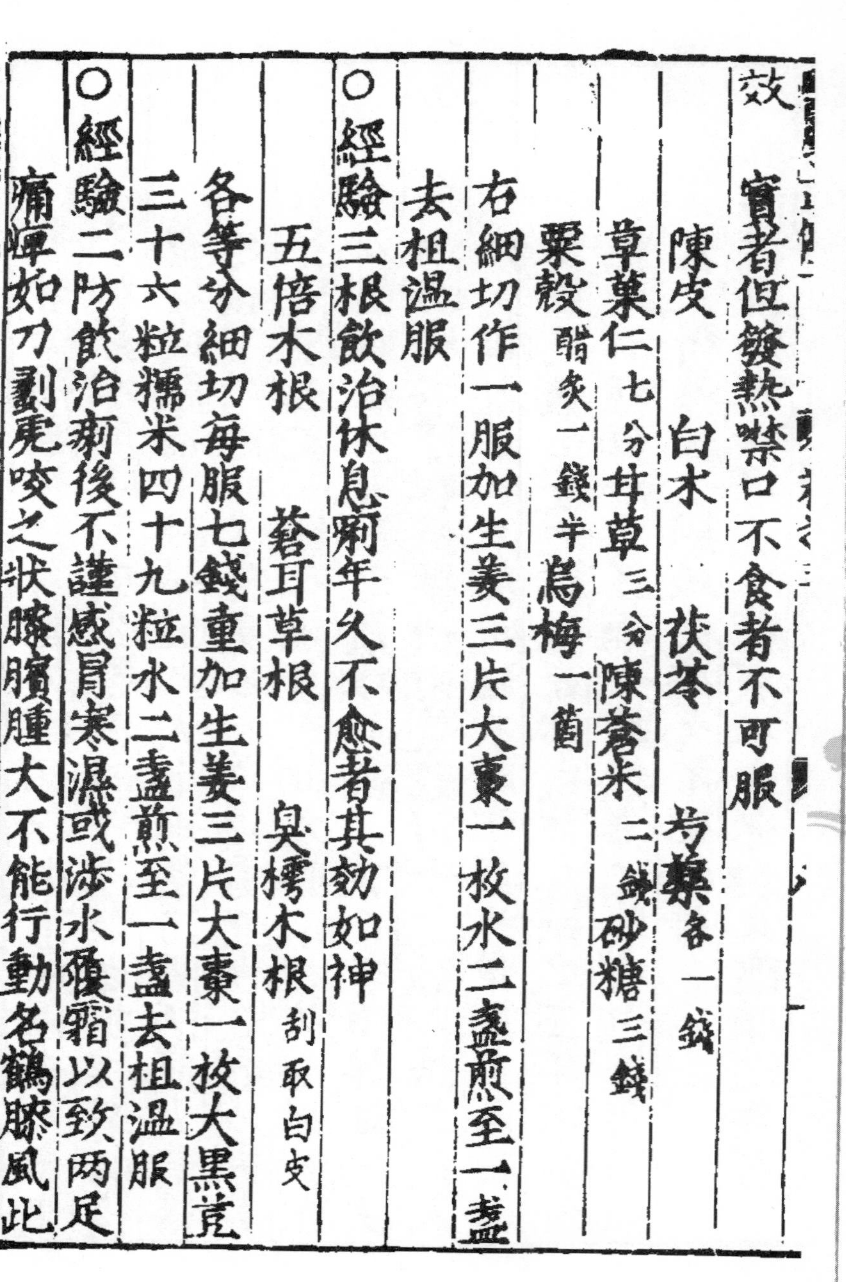
效　實者但發熱噤口不食者不可服

陳皮　白术　茯苓　芍藥各一錢

草菓仁七分　甘草三分　陳蒼米二錢　砂糖三錢

粟殼醋炙一錢半　烏梅一箇

右細切作一服加生姜三片大棗一枚水二盞煎至一盞

去柤溫服

○經驗三根飲治休息痢年久不愈者其效如神

五倍木根　蒼耳草根　臭樗木根刮取白皮

各等分細切每服七錢重加生姜三片大棗一枚大黑荳

三十六粒糯米四十九粒水二盞煎至一盞去柤溫服

○經驗二防飲治痢後不謹感冒寒濕或涉水履霜以致兩足

痛痺如刀劃虎咬之狀膝臏腫大不能行動名鶴膝風此

藥神効

人参　白术　黄芪各一錢　甘草炙半錢

川歸　川芎　芍藥　熟地黄各一錢

防風　防已　羌活　牛膝各七分

杜仲姜汁拌炒　草薢各一錢　附子童子尿浸三日去皮臍七分冬月一錢

右細切作一服加生姜三片大棗二枚水二盞煎至一盞去祖空心濕服温

○仁齋云下痢噤口不食者雖曰脾虚盖亦熱氣閉膈心胷間所致也俗用木香則失之温用山藥則失之閉惟真料參苓白术散加石菖蒲末以道地粳米飲調下或人參茯苓石蓮子肉入些少菖蒲爲末與之胷次一開自然思食其參苓白术散本方見有○宿砂或小入木香見內傷門

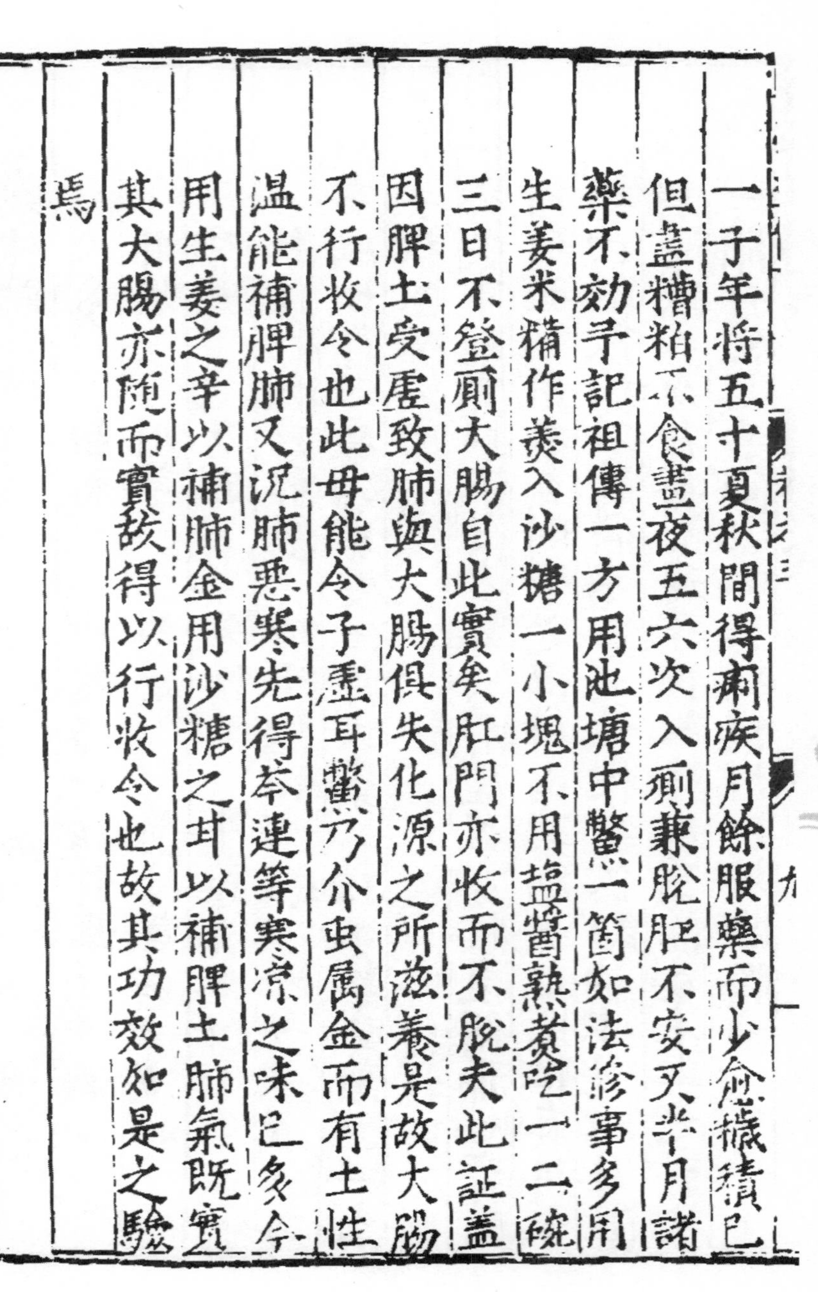

一子年将五十夏秋間得痢疾月餘服藥而少愈繊積已但盡糟粕不食晝夜五六次入厠兼脫肛不安又半月諸藥不効予記祖傳一方用池塘中鱉一箇如法修事多用生姜米糯作羮入沙糖一小塊不用塩醬熟煑喫一二碗三日不登厠大腸自此實矣肛門亦收而不脫夫此証蓋因脾土受虧致肺與大腸俱失化源之所滋養是故大腸不行收令也此毋能令子虚耳鱉乃介虫屬金而有土性温能補脾肺又況肺惡寒先得芩連等寒凉之味已多今用生姜之辛以補肺金用沙糖之甘以補脾土肺氣既實其大腸亦随而實故得以行收令也故其功効如是之驗焉

嘔吐十八

論

内經曰諸嘔吐酸暴注下迫皆屬於火東垣曰夫嘔吐噦三者俱屬於胃胃者總司也以其氣血多少爲異耳嘔者陽明也陽明多血多氣故有聲有物氣血俱病也吐者太陽也太陽多血少氣故有物無聲血病也噦者少陽也少陽多氣少血故有聲無物氣病也河間曰胃膈熱甚則爲嘔火氣炎上之象也吐証有三氣積寒也皆從三焦論之上焦在胃口上通於天氣主納而不出中焦在中脘上通天氣下通地氣主腐熟水穀下焦在臍下下通地氣主出而不納是故上焦吐者皆從於氣氣者天之陽也其脉浮而洪其証食已即吐渴欲飲水大便燥結氣上衝胷而發痛其治當降氣和中中焦

吐者皆從於積，有陰有陽，食與氣相假爲積而痛，其脉浮而長，其證或先痛而後吐，或先吐而後痛，治法當以毒藥去其積，檳榔、木香行其氣。下焦吐者皆從於寒，地道也，其脉沉而遲，其證朝食暮吐，暮食朝吐，小便清利，大便秘而不通，治法當以毒藥通其秘塞，温其寒氣，大便漸通，復以中焦藥和之，不令大便秘結而自愈也。外有傷寒陽明實熱太甚而吐逆者，有内傷飲食填塞太陰以致胃氣不得宣通而吐者，有胃熱而吐者，有胃寒而吐者，有久病氣虚胃氣衰甚聞穀氣則嘔噦者，有脾濕太甚不能運化精微致清痰留飲鬱滞上中二焦時時悪心吐清水者，宜各以類推而治之，不可執一見也。

脉法

脉經曰：嘔而脉弱，小便復利，身有微熱，厥者難治。

趺陽脉浮者胃氣虚寒氣在上噯氣在下二氣相爭但出而不入其人即嘔而不得食恐怖即死寬緩即瘥

脉陽緊陰数其人食已則吐陽浮而数亦爲吐

寸口脉緊而芤緊則爲寒芤則爲虚虚寒相摶脉爲陰結而遲人則噎關上脉数其人則吐　脉弦者虚也胃氣無餘朝食暮吐暮食朝吐變爲反胃寒在於上醫反下之令脉反弦故名曰虚

寸口脉微而数微則無氣無氣則榮虚榮虚則血不足血不足則胸中冷故吐

方法丹溪方法凡一十條

丹溪曰胃中有熱膈上有痰二陳湯加炒梔子姜炒黄連生姜煎服

○凡嘔吐者切不可下逆之故也

○有久病吐者胃氣虛不納穀也生姜人參黃芪白术香附治之凡痞滿短氣而嘔宜補中氣止可用調中益氣湯

○肝火出胃逆上嘔吐抑青丸方見火門

○夏月嘔吐不止五苓散加姜汁入湯調服

○吐蟲而嘔用黑錫炒成灰檳榔末米飲調服

○惡心吐清水者有熱有痰有虛皆用生姜隨証佐藥治之

○胃中有熱者二陳湯加姜汁制炒黃連黃芩挾虛者加人參白术又云胃虛弱嘔者二陳湯加砂仁藿香白术

○痰飲爲患或因多食生冷脾胃不和以致嘔吐惡心或頭眩或胃脘懊憹不快或發寒熱二陳湯加丁香烏梅生姜煎服心下痞而痛者加草豆蔻仁

○痰熱惡心嘔吐氣盛者導痰湯加宿砂姜炒黃連竹茹

○藿香安胃散治胃氣虛弱不能飲食時時嘔吐惡心者

藿香　人參　陳皮各一錢　丁香半錢

右細切作一服水一盞煎至七分溫服

○和中桔梗湯治上焦氣熱上衝食已暴吐脈浮而洪宜先和中桔梗一錢半　半夏麴二錢　陳皮去白一錢　枳實麩炒黃色一錢

白茯苓一錢　白朮一錢半　厚朴姜汁拌炒一錢

右細切作一服水一盞半煎至一盞去租取清汁調木香散二錢空腹服三服後氣漸下吐漸止然後去木香散加芍藥二錢黃芪一錢半煎服病愈則已如大便燥結食不盡下以大承氣湯去芒硝微下之再服前藥補之如大便復結又依前微下之

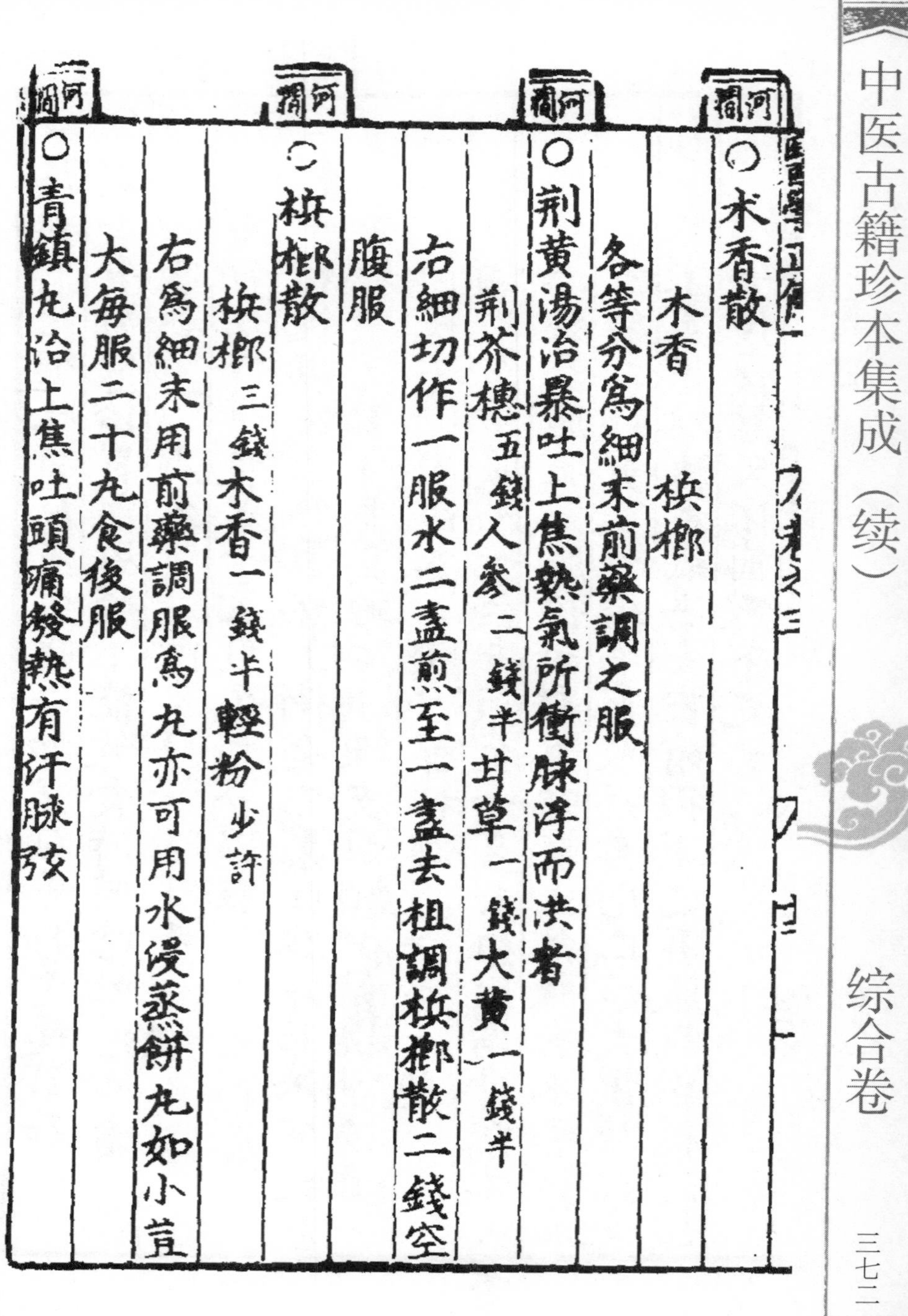

河間

○木香散

木香　檳榔

各等分爲細末煎藥調之服

○荆黄湯治暴吐上焦熱氣所衝脉浮而洪者

荆芥穗五錢人參二錢半甘草一錢大黄一錢半

右細切作一服水二盞煎至一盞去柤調檳榔散二錢空腹服

○檳榔散

檳榔三錢木香一錢半輕粉少許

右爲細末用前藥調服爲丸亦可用水浸蒸餅丸如小豈大每服二十丸食後服

○青鎮丸治上焦吐頭痛發熱有汗脉弦

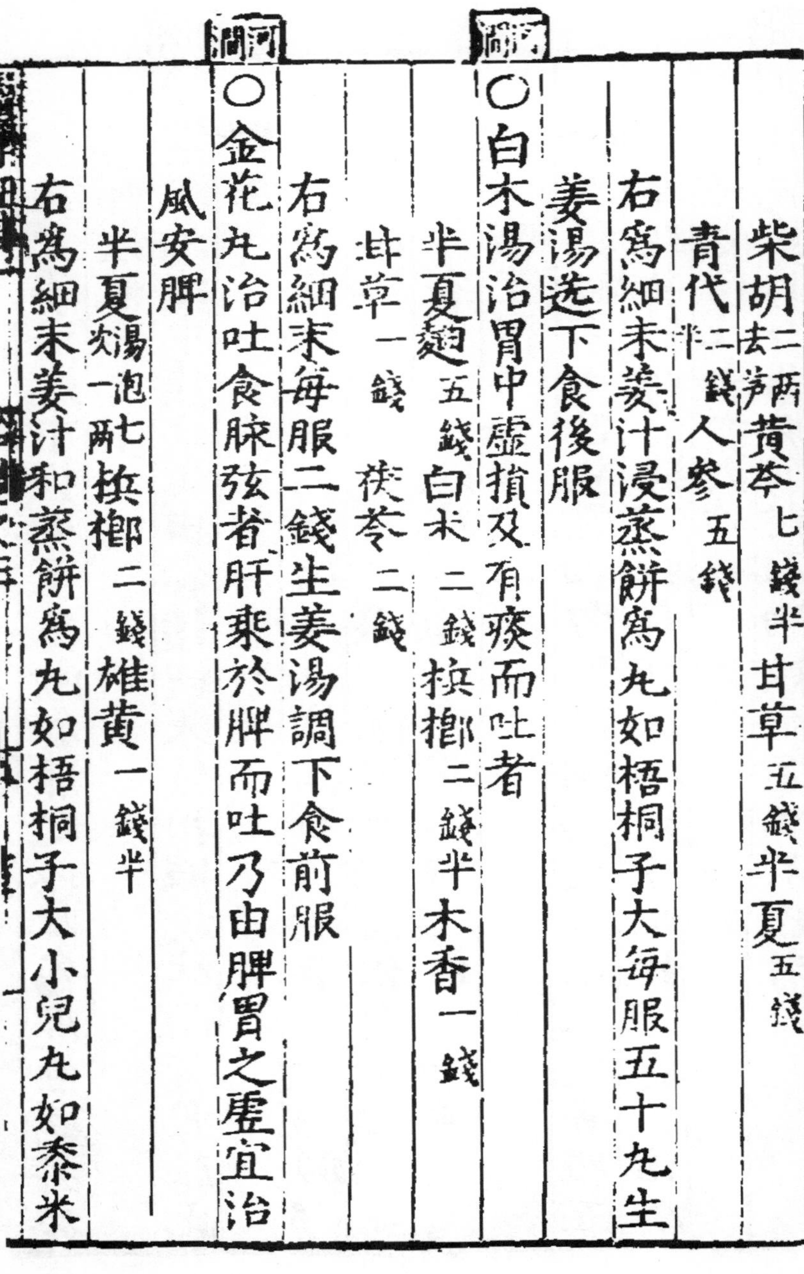
柴胡去芦二两　黄芩七钱半　甘草五钱　半夏五钱
青代二钱半　人参五钱
右为细末，姜汁浸蒸饼为丸如梧桐子大，每服五十丸，生姜汤送下，食后服。
河间○白术汤　治胃中虚损及有痰而吐者
半夏曲五钱　白术二钱　槟榔二钱半　木香一钱
甘草一钱　茯苓二钱
右为细末，每服二钱，生姜汤调下，食前服。
河间○金花丸　治吐食脉弦者，肝乘于脾而吐，乃由脾胃之虚，宜治风安脾。
半夏汤泡七次，一两　槟榔二钱　雄黄一钱半
右为细末，姜汁和蒸饼为丸如梧桐子大，小儿丸如黍米

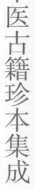

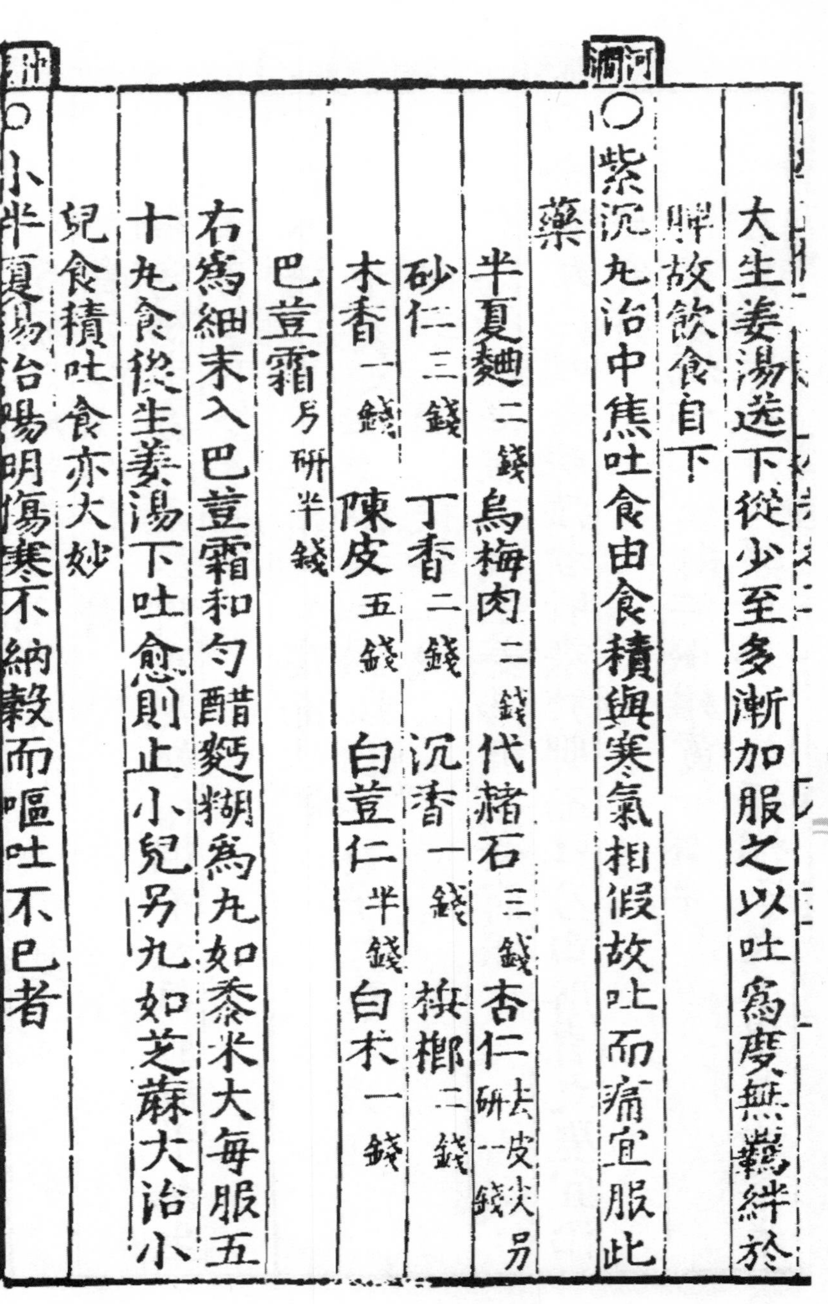

大生姜湯送下從少至多漸加服之以吐爲度無𨹧絆於
脾故飲食自下

河澗

○紫沉丸治中焦吐食由食積與寒氣相假故吐而痛宜服此
藥

半夏麯二錢　烏梅肉二錢　代赭石三錢　杏仁去皮尖另研一錢

砂仁三錢　丁香二錢　沉香一錢　檳榔二錢

木香一錢　陳皮五錢　白荳仁半錢　白朮一錢

巴荳霜另研半錢

右爲細末入巴荳霜和勻醋麪糊爲丸如黍米大每服五
十丸食後生姜湯下吐愈則止小兒另丸如芝蔴大治小
兒食積吐食亦大妙

○小半夏湯治陽明傷寒不納穀而嘔吐不已者

半夏湯炮七次一兩 生姜二兩

右細切，水三盞，煎至一盞，去粗，分作二服服之。

〔洁古〕○生姜汁半夏湯　治胸中似喘不喘，似嘔不嘔，似噦不噦，徹心憤憤然無奈者。

半夏湯炮洗七次，一兩

右細切，水一盞半，生姜自然汁半盞，同煎至一盞，温服。仲景曰：嘔多雖有陽明證，慎不可下。孫思邈曰：嘔家多服生姜，乃嘔家之聖藥也。氣逆者以辛散之，故以生姜為主治之。

〔東垣〕○藿香平胃散　治内傷飲食，填塞太陰，嘔吐不已。

藿香一錢 厚朴姜制，一錢 蒼木一錢半 陳皮一錢 甘草炙，三分 砂仁半錢，研 神麯半錢，炒

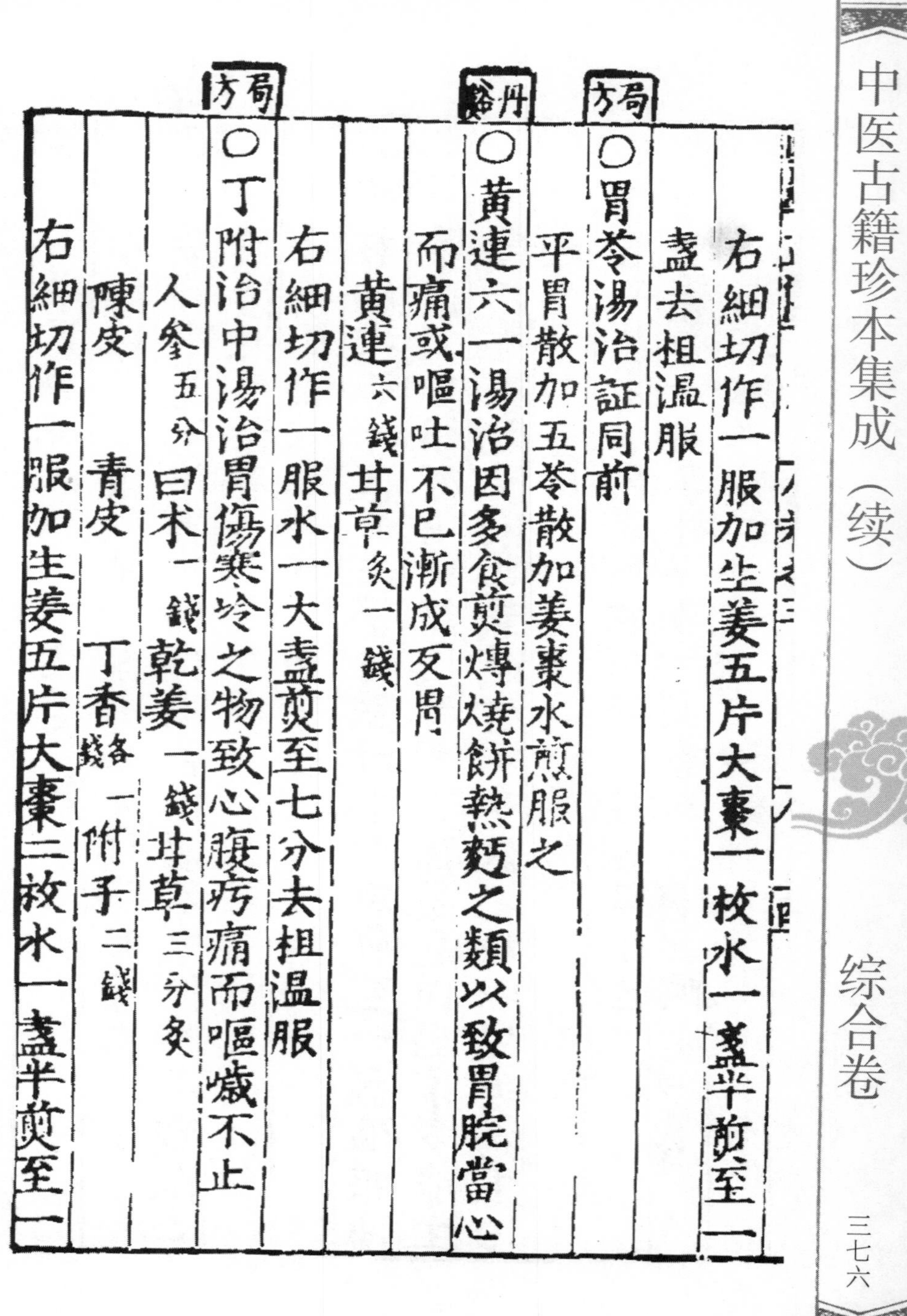
右細切作一服加生姜五片大棗一枚水一盞半煎至一盞去柤温服

局方

○胃苓湯治証同前

平胃散加五苓散加姜棗水煎服之

丹溪

○黄連六一湯治因多食煎煿燒餅熱麪之類以致胃脘當心而痛或嘔吐不已漸成反胃

黄連六錢　甘草炙一錢

右細切作一服水一大盞煎至七分去柤温服

局方

○丁附治中湯治胃傷寒冷之物致心腹疞痛而嘔噦不止

人參五分　白术一錢　乾姜一錢　甘草三分炙

陳皮　青皮　丁香各一錢　附子二錢

右細切作一服加生姜五片大棗二枚水一盞半煎至一

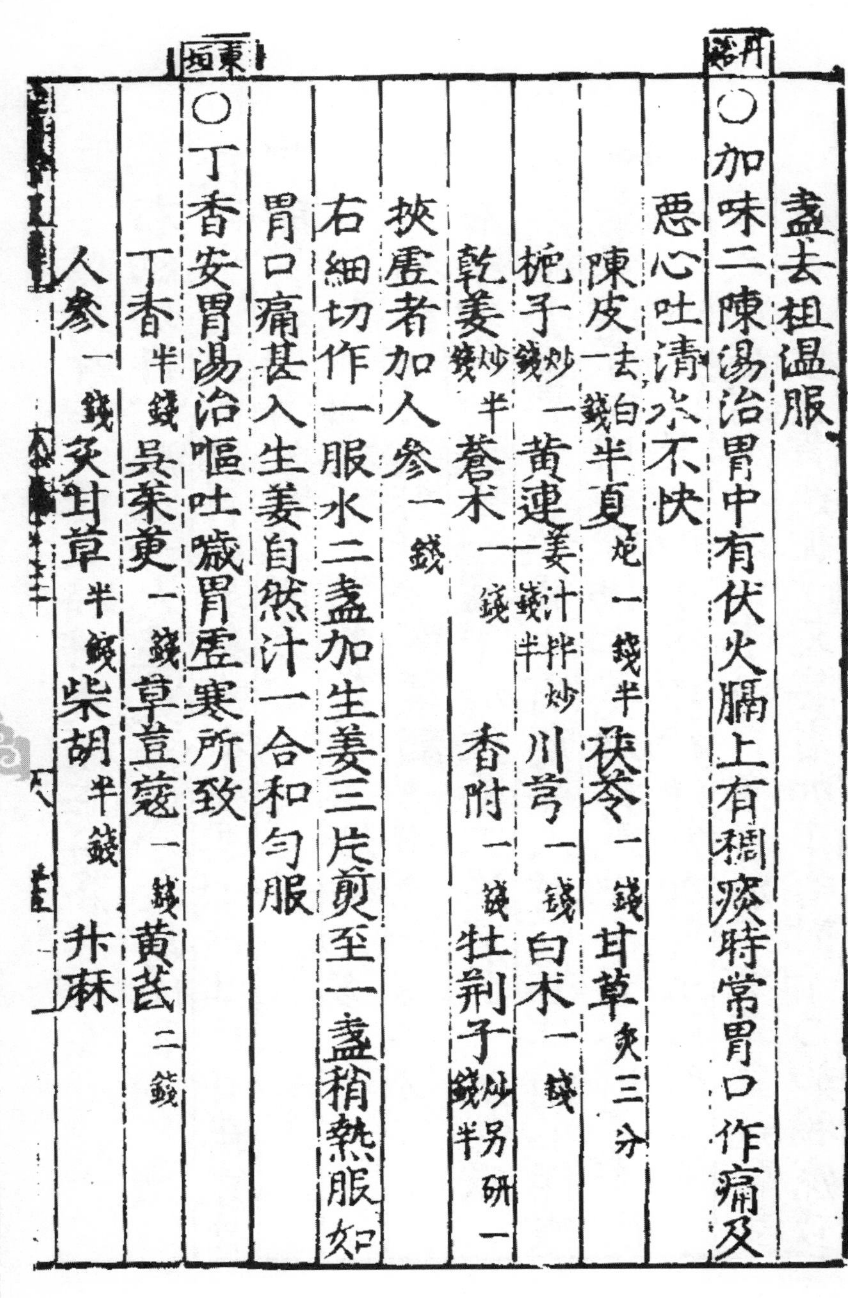

盏去柤温服

○加味二陳湯（丹溪）治胃中有伏火膈上有稠痰時常胃口作痛及恶心吐清水不快

陳皮去白一錢半　半夏炮一錢半　茯苓一錢　甘草炙三分

梔子炒一錢　黄連姜汁拌炒一錢半　川芎一錢　白术一錢

乾姜炒半錢　蒼术一錢　香附一錢　牡荊子炒另研一錢半

挾虚者加人参一錢

右細切作一服水二盏加生姜三片煎至一盏稍熱服如胃口痛甚入生姜自然汁一合和匀服

○丁香安胃湯（東垣）治嘔吐噦胃虚寒所致

丁香半錢　吴茱萸一錢　草豆蔻一錢　黄芪二錢

人参一錢　炙甘草半錢　柴胡半錢　升麻

當歸身　陳皮各半錢　黃柏二分　蒼朮一錢

右細切作一服水一大盞煎至七分食前溫服

東垣

○茯苓半夏湯　治脾胃虛弱身重有痰惡心欲吐風邪羈絆於脾胃之間當先實其脾土

白朮一錢　茯苓一錢　半夏一錢　炒麴二錢

橘紅七分　天麻七分　麥蘖麪炒黃色一錢二分

右細切作一服水一盞半加生姜五片煎至一盞熱服

○丹溪活套云胃中有熱膈中有痰令人時常嘔吐清水作噯氣吞酸等證用二陳湯加姜炒黃連梔子蒼朮川芎香附砂仁神麴山查少加木香以行滯氣加姜水煎服

○久病虛者加人參白朮○胃寒者加益智草豆蔻乾姜桂心之類去黃連梔子又甚者加丁香附子○如脇痛或

脾痛右關脉弦嘔吐不已此木來土之分也本方加入參白术升麻柴胡青皮芍藥川芎砂仁神麯之類○如時常吐清水或口甘不喜食冷涎自下而湧上者此脾熱所致也本方加白术芍藥升麻土炒芩連梔子神麯麥芽乾生姜或丸或煎皆可○如時常惡心吐清水心胃作痛得食則暫止飢則甚者此胃中有蚘也本方加苦練根史均子煎服即愈或用黑錫灰檳榔末等分米飲調下

在城黄氏婦将年三十産後因食傷致胃虚不納穀四十餘日矣聞穀氣則惡心而嘔聞藥氣亦嘔求予治予曰藥不能入口又将何法以治之乎懇求不已遂制一方用人參白术茯苓各一錢甘草二分陳皮藿香砂仁各伍分炒神麯一錢十年以上陳倉米一合順流水二大白盞煎沸泡

伏龍肝研細攪渾放澄清取一盞加姜棗同煎煎藥至七分稍冷服此藥遂納而不吐別以陳倉米煎湯時時與之日進前藥二三服漸能吃粥而安後以此法治十數人皆驗

噎膈十九

論

内經曰三陽結謂之膈子和云三陽者大小腸膀胱也結謂熱結也小腸熱結則血脈燥大腸熱結則不能圊膀胱熱結則津液涸三陽既結則前後閉塞下既不通必反而上行所以噎食不下縱下而復出也此陽火不下降而上行也故經又曰少陽所至為嘔涌溢食不下此理明矣又先哲論膈噎反謂大率以血液乾槁其或咽喉窒塞食不能下其槁在吸

胃

門或食下則胃脘當心而痛須臾吐出食出痛止其槁在賁門此皆上焦之膈噎也其或食物可下良久復出其槁在幽門此中焦之膈噎也其或朝食暮吐暮食朝吐其槁在蘭門大小腸之間此下焦之膈噎也雖然亦有斯須輕病而爲醫所誤者丹溪論之詳矣謂夫氣之初病其端甚微或因些少飲食不謹或外冒風雨內傷七情或食味過厚偏助陽氣積成膈熱或資禀充實表密無汗或性急易怒相火上炎以致津液不行清濁相干惟氣之爲病或痞或痛或不思食或噫腐吞酸或嘈雜痞悶醫者不求其本便認爲寒遽以辛香燥熱之劑投之時暫得快以爲神方厚味仍前不節七情反覆相侵舊病被劫暫開濁液易於攢聚或半月或一月前証復作如此延蔓自氣成積自積

成痰此爲痰爲飲爲吞酸之由也良工未遇謬藥又行痰挾瘀血遂成窠囊此爲痞爲痛爲嘔吐膈噎反胃之次第也豎者左謂虛而積寒非尋常草木可療竟以烏附助佐丹劑專意服餌積而久也血液俱耗胃脘乾槁其槁在上近咽之下水飲可行食物難入間或可入食亦不多名之曰噎其槁在下與胃爲近食雖可下難盡入胃良久復出名之曰膈亦曰反胃大便秘小若羊屎然名雖不同病出一体又曰噎病生於血乾血陰也陰主靜内外兩靜則藏府之火不起而金水二藏有養陰血自生腸胃津液傳化合宜何噎之有醫者當知此意不可妄以燥熱之劑以火濟火則何以異刺人而殺之也慎之慎之

脉法

脉經曰寸緊尺澁其人胷滿不能食而吐吐止者爲下之故不能食誤言未止者此爲反胃故尺爲微澁也

寸口脉緊而芤緊則爲寒芤則爲虛虛寒相搏脉爲陰結而遲其人則噎關上脉数其人則吐脉弦者虛也胃氣無餘朝食暮吐暮食朝吐變於胃反寒在於上醫反下之令脉反弦故名曰虛

趺陽脉浮而澁浮則虛澁則傷脾脾傷則不磨朝食暮吐暮食朝吐宿穀不化名曰胃反脉緊而澁其病難治

脉濇而小血不足　脉大而弱氣不足

方法丹溪方法凡十一條

丹溪曰大率屬血虛氣虛有痰

戴氏曰氣虛者脉必緩而無力血虛者脉必數而無力有痰者寸關脉必沉或伏而大有氣滯結者寸關沉而濇

○張維峯曰噎當是神思間病惟内觀以自養可安此言深中病情

○屎如羊屎者不治大腸無血故也年高者不治年五十餘則不可治矣戴氏曰氣血俱虛者則口中多出沫但見沫大出者必死不治

○治法用童便韭汁竹瀝姜汁牛羊乳一本有驢屎氣虛入四君子湯血虛入四物湯切不可用香炒藥宜薄滋味

○一法用黃連三錢姜汁炒山查肉二錢保和丸二錢同爲末糊丸麻子大胭脂胚子爲衣人參湯入竹瀝下五十丸

○一方用馬匏兒燒存性陳米湯調服即野田瓜北方多有原本書馬剥兒誤也

○一云馬匏兒燒存性一錢好棗肉四枚平胃散二錢溫酒調服食即可下然後隨病源調理

○一方用吳茱萸黃連貝母瓜蔞子牛轉草丸服

○一方用韭汁二两牛乳一盞生姜半两搗汁和匀頻服効

○有氣結者用開導之劑有陰火上炎者作陰虛治有積血者當消息去之韭汁能下膈上瘀血

丹溪

○古方用人參以補肺御米以解毒竹瀝以清痰乾姜以養血粟米以實胃蜜以潤燥姜以去穢有治寒者必為當時有實因於寒者用之也挾寒者間或有之今人悉因痰氣久誤於醫傳變而成其無寒也明矣

局方

○瓜蔞實丸治膈噎胸膈痞痛徹背脇喘急妨悶

瓜蔞實去壳别研 枳殼去穰麩炒 半夏湯泡七次 桔梗炒各一两

右為細末姜汁米糊為丸如梧桐子大每服五十丸生姜湯送下

東垣

○寬中進食丸滋形氣喜飲食方見内傷門

○人参利膈丸治膈噎胷中不利大便結燥痰嗽喘滿脾胃壅滯推陳致新治膈氣之聖藥也

木香　檳榔各七錢半　人参　當歸

藿香　甘草　枳實麩炒黄一兩　大黄酒濕蒸熟

厚朴姜製一兩

右為細末滴水為丸如梧桐子大每服五十丸温水下

○丹溪活套云凡膈噎反胃悉用二陳湯加姜汁竹瀝童便韭汁之類為主治○如胷中覺有熱悶本方加土炒黄連黄芩瓜蔞仁桔梗之類○如血虚瘦弱之人本方合四物湯少加杏仁泥紅花童便韭汁之類仍不可缺○如飲酒人本方加砂糖驢尿入内服○如朝食暮吐暮食朝吐或食下須臾即吐者此胃可容受而脾不能傳送也或大小腸

秘結不通食逆而上奔也本方加酒蒸大黃桃仁之類以潤之脾不磨者本方多加麥蘗麯神麯之類以助化之○如氣虛肥白人膈噎者本方合四君子湯亦加竹瀝薑汁為要藥也○有因七情鬱結成氣噎者本方加香附撫芎木香檳榔括蔞仁砂仁之類○凡膈噎大便燥結用大黃乃急則治其標之劑也仍用四物湯加童便韭汁多飲牛羊乳為上策也但不可以人乳代之蓋人乳內有飲食烹飪之火及七情之火存於中故不可代服也

驗

○祖傳經秘秘方潤腸膏治膈噎大便燥結飲食良久復出及朝食暮吐暮食朝吐者其功甚捷

新取威靈仙四兩搗汁五月開花者　生薑四兩搗汁

真麻油二兩　白砂蜜四兩煎沸掠出上沫

右四味同入銀石器内攪匀慢火煎候如錫時時以筯挑食之一料未愈再服一料決効

○經驗大力奪命丸治膈噎不下食及翻胃等証

杵頭糠　牛轉草各半斤　糯米一斤

右爲細末取黄母牛口中涎沫爲丸如龍眼大入鍋中慢火煮熟食之加沙糖二三两入内丸尤佳

○一方治膈膈久不納穀者噎

隔年炊飯乾不拘多少

右一味以急流順水煎煮藥爛取濃汁時時與之待能食後以調脾進食生血順氣之藥調治而安

○稻溪金賢九里年五十三夏秋間得噎証胃脘痛食不下或食下良久復出大便燥結人黒瘦殊甚求予治診其脉右

手関前弦滑而洪関後畧沉小左三部俱沉弦尺帶芤予曰此中氣不足木来侮土上焦濕熱欝結成痰下焦血少故大便燥結陰火上衝吸門故食不下用四物以生血用四君子以補氣用二陳以祛痰三合成劑加姜炒黄連炒枳實栝蔞仁少加砂仁又間服閏腸丸或服丹溪墜痰丸半年服煎藥百餘貼病全安

○梅林駱氏婦予妻嬸也年四十九身材略瘦小勤於女工得膈噎証半年矣飲食絶不進而大便結燥不行者十数日小腹隱隱然疼痛求予治診之六脉皆沉伏予以生桃仁七箇令細嚼杵生韭汁一盞送下片時許病者云胷中畧見寛舒以四物湯六錢加括蔞仁一錢桃仁泥半錢酒蒸大黄一錢酒紅花一分煎成正藥一盞取新温羊乳汁一

盞令而服之半日後下宿糞若干明日腹中痛止漸可進稀粥而少安後以四物湯出入加減合羊乳汁服五六十貼而安

書

二十 餩③逆 韻書餩與餩通氣上逆作声之名也古方皆以餩為欬逆諸皆又多誤以欬嗽為欬逆孫真人又誤以噦為欬逆亦有書餩於立切為吃逆者皆誤也

論

内經曰諸逆衝上皆屬於火丹溪曰餩病氣逆也以其氣自臍下直衝上出於口之名也東垣謂火與元氣不兩立又謂火為元氣之賊古方悉以胃弱言之而不及火且以丁香柿蔕竹茹陳皮等劑治之未審孰為降火孰為補虛人之陰氣依胃為養胃土損傷則木來侮之矣謂之吐敗木賊也陰為火所乘不得内相木挾相火之勢故其氣直衝

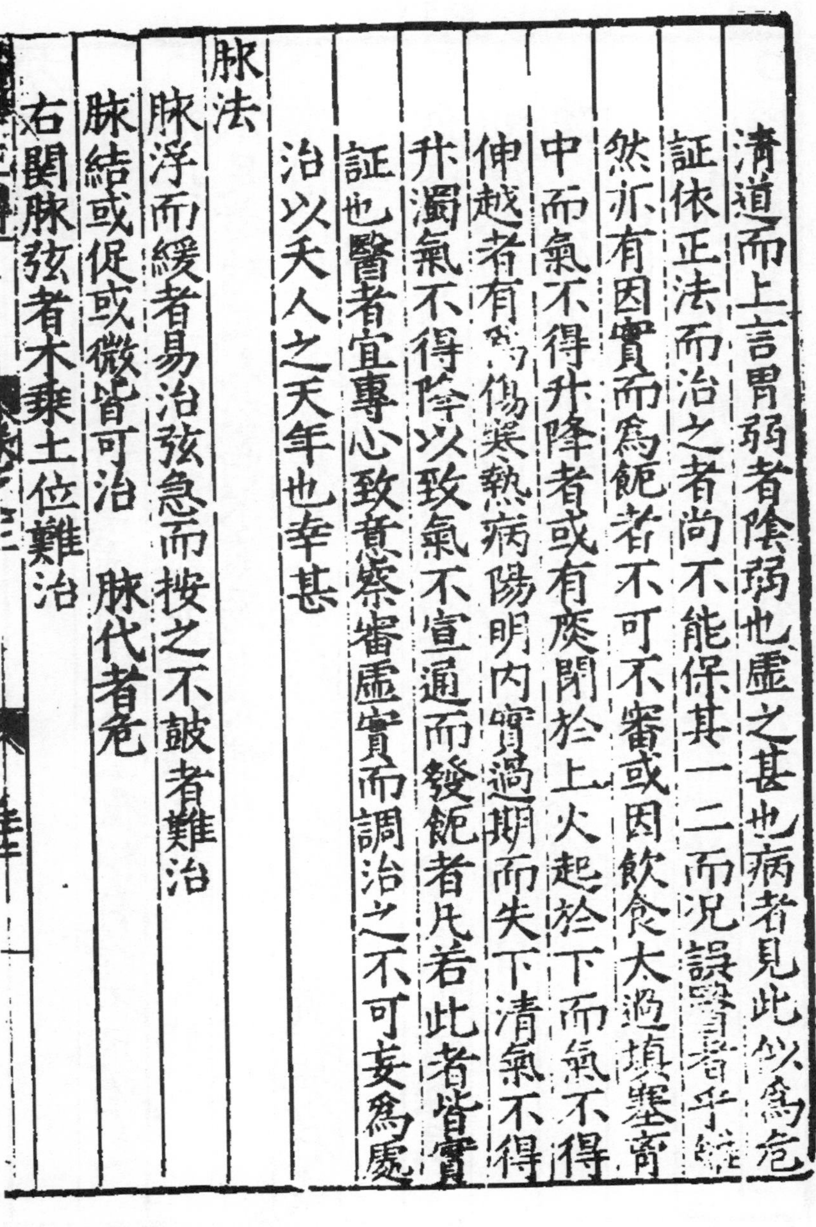

清道而上言胃弱者陰弱也虚之甚也病者見此似為危証依正法而治之者尚不能保其一二而況誤醫者乎縱然亦有因實而為飽者不可不審或因飲食太過填塞胃中而氣不得升降者或有痰閉於上火起於下而氣不得伸越者有因傷寒熱病陽明內實過期而失下清氣不得升濁氣不得降以致氣不宣通而發飽者凡若此者皆實証也醫者宜專心致意察審虚實而調治之不可妄為處治以夭人之天年也幸甚

脉法

脉浮而緩者易治弦急而按之不鼓者難治

脉結或促或微皆可治　脉代者危

右關脉弦者木乘土位難治

方法 丹溪方法凡六條

丹溪曰大率有痰有氣虛有虛火上衝視有餘不足治之

○痰與食在上者吐之人參芦稀涎散之類

○不足者補之人參白朮煎湯下大補丸

○痰用陳皮半夏氣虛用人參白朮陰火用黃連黃栢滑石或吐或補隨証施治

○飽逆自利滑石甘草黃栢芍藥人參白朮陳皮加竹瀝服

○痢疾發飽用人參白朮煎湯調益元散頻服自止

活人

○陳皮竹茹湯治傷寒餘熱未解氣虛發飽

甘草炙一錢 人參二錢 陳皮去白三錢 青竹茹四錢

右細切作一服加生姜三片大棗一枚水煎服

活人

○橘皮半夏生姜湯治氣虛有痰發飽

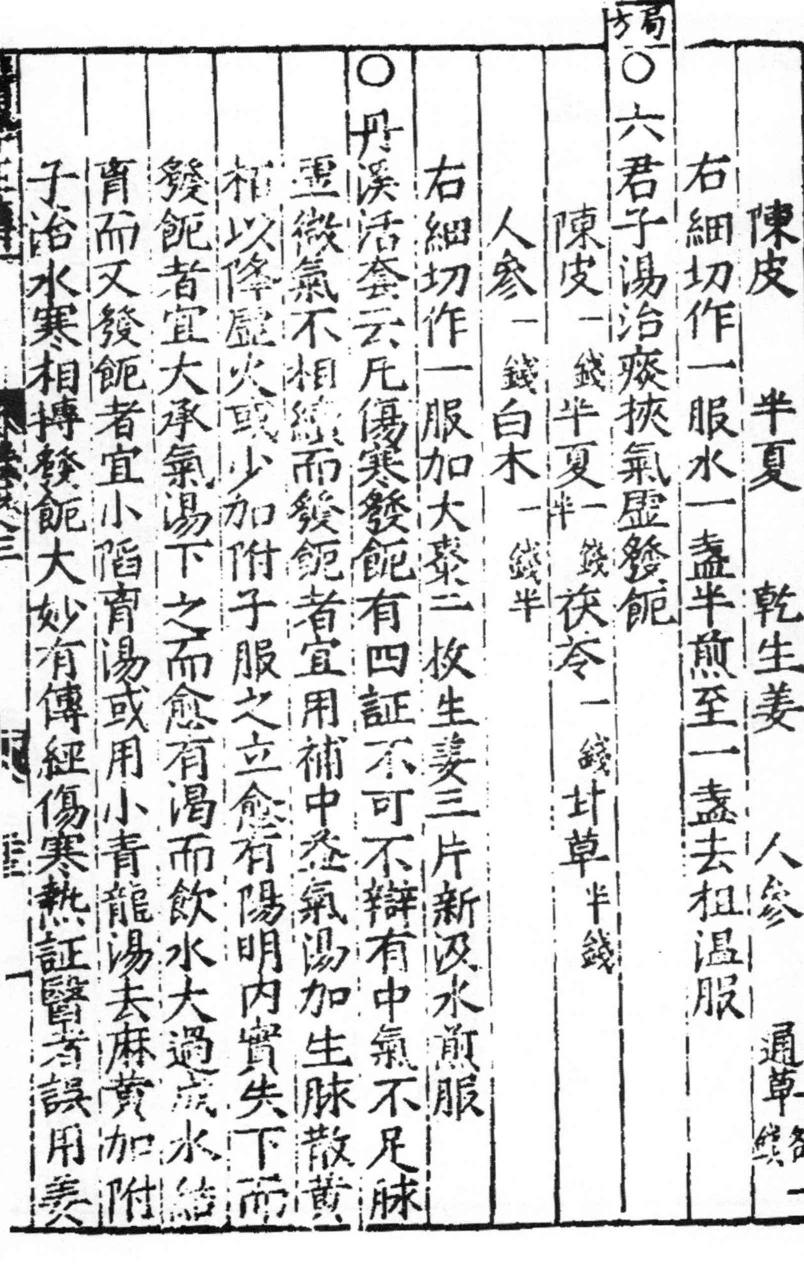

陳皮　半夏　乾生姜　人參　通草各一錢

右細切作一服水一盞半煎至一盞去柤温服

局方○六君子湯治痰挾氣壅發餩

陳皮一錢　半夏一錢半　茯苓一錢　甘草半錢

人參一錢　白朮一錢半

右細切作一服加大棗二枚生姜三片新汲水煎服

○丹溪活套云凡傷寒發餩有四證不可不辯有中氣不足脉虛微氣不相續而發餩者宜用補中益氣湯加生脉散黄柏以降虛火或少加附子服之立愈有陽明内實失下而發餩者宜大承氣湯下之而愈有渴而飲水太過成水結胷而又發餩者宜小陷胷湯或用小青龍湯去麻黄加附子治水寒相搏發餩大妙有傳經傷寒熱證醫者誤用姜

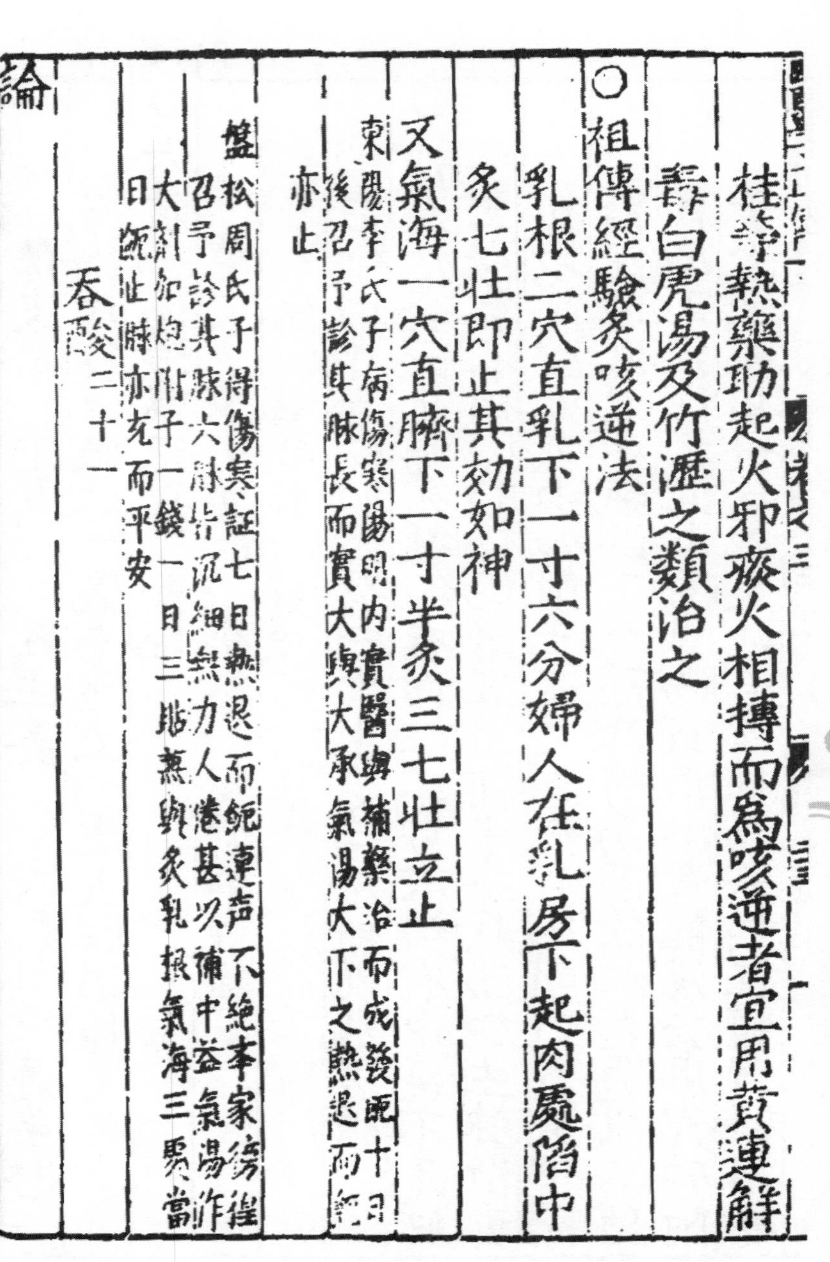

桂苓熱藥助起火邪痰火相搏而爲咳逆者宜用黄連解毒白虎湯及竹瀝之類治之

○祖傳經驗灸咳逆法

乳根二穴直乳下一寸六分婦人在乳房下起肉處陷中灸七壯即止其効如神

又氣海一穴直臍下一寸半灸三七壯立止

東陽李氏子病傷寒陽明内實醫與補藥治而成發呃十日後召予診其脉長而實大與大承氣湯大下之熱退而呃亦止

盤松周氏子得傷寒證七日熱退而呃連声不絶本家徬徨召予診其脉六脉皆沉細無力人倦甚以補中益氣湯作大劑加炮附子一錢一日三貼兼與灸乳根氣海三壯當日呃止脉亦充而平安

吞酸二十一

内經曰諸嘔吐酸皆屬於熱惟李東垣獨以爲寒誠一偏之見也河間原病式曰酸者肝木之味也由火盛制金不能平木則肝木自甚故爲酸也如飲食熱則易於酸矣是以肝熱則口酸也或言爲寒者但謂傷生冷硬物而喜噫醋吞酸故俗醫主於溫和脾胃豈知人之傷於寒也則爲病熱蓋寒傷皮毛則腠理閉密陽氣怫鬱而爲熱証故傷寒熱在表而以麻黄湯熱藥發散使腠理開通汗泄熱退而愈也凡内傷冷物者或但陰勝陽而爲病寒或寒熱相搏怫鬱而爲病熱亦有内傷冷物而反病熱得汗泄熱退身凉而病愈也或微而止爲中酸俗謂之醋心法宜溫藥散之亦猶傷寒解表之義若久喜酸不已則不宜溫宜以寒藥治之後以凉藥調之結散熱去則氣和矣所以中酸不宜食粘滑油膩者謂能令氣

鬱不通暢，如食物在器覆蓋熱而自酸，宜飧糲食菜蔬，能令④氣之通利也。曰寒曰熱，於斯明矣，學者詳之。

脉法

脉弦而滑，兩寸或浮而弦，或浮而滑，或沉而遲，或緊而洪，或洪而數，或沉而遲。胸中有寒飲，洪數者痰熱在膈間，時吐酸水，欲成胃反也。

方法（丹溪方法凡七條）

○茱連丸

吳茱萸（去梗，湯泡浸半日）　陳皮（去白）　黃芩（陳壁土炒，各五錢）

黃連（土炒，一兩）　蒼朮（米泔浸，七錢半）

右為細末，神麯糊丸如菉荳大，每服二三十丸，津液嚥下。一方茱連二味，隨時令寒熱迭為佐使（寒月倍茱萸，熱月依本方）。

蒼术茯苓爲補助湯浸蒸餅爲小丸吞之

○治酸必用茱萸順其性而折之

○食鬱有痰二陳湯加南星黄芩之類

○加味平胃散治吞酸因食鬱所致

生料平胃散加炒神麯炒麥芽姜棗同煎

○酸味宜節厚味必蔬食自養則病易安

○吐清水用蒼术炒 陳壁土 茯苓 滑石炒 白术 陳皮煎服

○參萸丸上可治吞酸下可治自利又云治濕而氣滯者濕熱甚者用之爲鄉導

六一散一料 吴茱萸一兩制 右爲飯丸服

東垣

○藿香安胃散治脾胃虚弱飲食入胃嘔吐作酸不待腐熟

藿香 丁香 人參各二錢半 陳皮五錢

右爲細末每服二錢加生姜水煎溫服

丹溪

○加減二陳湯治痰飲爲患嘔吐頭眩心悸或因食生冷硬物脾胃不和時吐酸水

丁香半錢　半夏　陳皮各二錢半　茯苓一錢半

甘草七分半

右細切作一服加生姜三片水煎服

○三因麯朮丸治中脘宿食留飲酸蜇心痛吐清水

神麯炒三兩　蒼朮米泔浸一兩半　砂仁一兩　陳皮去白一兩

右爲細末生姜汁別煮神麯糊爲丸如梧桐子大每服七十丸姜湯送下

○祖傳經驗治吞酸方

用黃連吴茱萸各一兩右以黃連細切同茱萸以井花水

浸七日去連，将茱萸焙乾。每日清晨以米湯下四十九粒。

嘈雜噯氣二十二

論

内經曰：胃爲水穀之海，無物不受。若夫濕麵魚腥水菓生冷，以及烹飪調和粘滑難化等物，恣食無節，朝傷暮損，而成清痰稠飲滞于中宫，故謂嘈雜噯氣吞酸痞滿，甚則爲翻胃膈噎，即此之由也。夫嘈雜之爲証也，似飢不飢，似痛不痛，而有懊憹不自寧之况者是也。其証或兼噯氣，或兼痞滿，或兼惡心，漸至胃脘作痛。痰痰火之爲患也。治法以南星、半夏、橘紅之類，以消其痰；芩、連、梔子、石膏、知母之類，以降其火；蒼朮、白朮、芍藥之類，以健脾行濕，壯其本元。又當忌口節慾，無有不安者也。

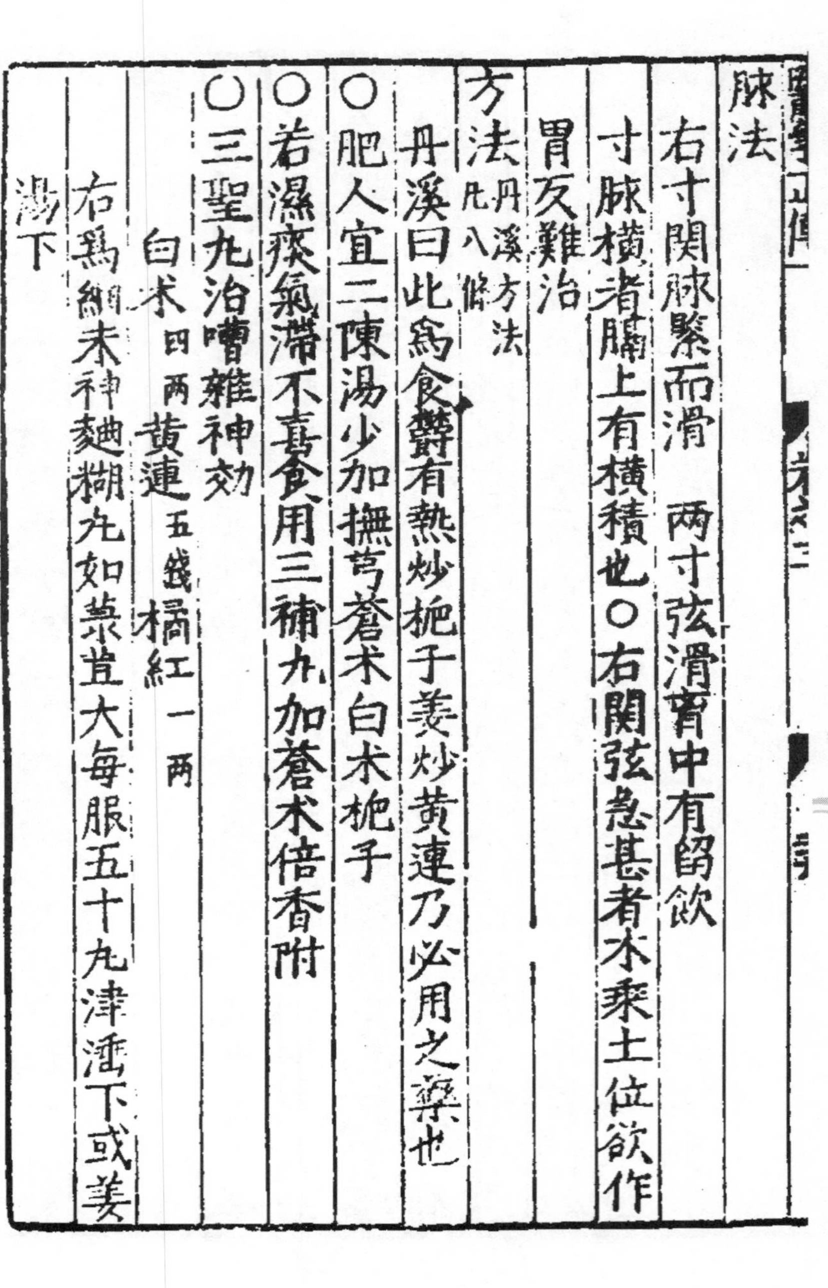

脉法

右寸關脉緊而滑　兩寸弦滑胷中有留飲

寸脉橫者膈上有橫積也○右關弦急甚者木乘土位欲作胃反難治

方法（丹溪方法凡八條）

丹溪曰此爲食鬱有熱炒梔子薑炒黄連乃必用之藥也

○肥人宜二陳湯少加撫芎蒼朮白朮梔子

○若濕痰氣滯不喜食用三補丸加蒼朮倍香附

○三聖丸治嘈雜神效

白朮四兩　黄連五錢　橘紅一兩

右爲細末神麯糊丸如菉豆大每服五十丸津液下或薑湯下

○术連丸　治嘈雜

白术四兩　黄連四錢半

右爲細末，神麯糊丸如黍米大，津嚥下。

○軟石膏丸　治噯氣嘈雜

南星炮製　半夏湯泡　軟石膏煆　香附童便浸透

梔子炒

右各等分爲細末，粥丸如梧桐子大，每服五十丸，姜湯下。

已上丹溪

○麯朮丸　治中脘有飲則嘈，宿食則酸。方見吞酸門

○大抵嘈雜是痰因火動，令人心嘈似飢非飢，有積有熱也。宜用山梔子、黄連姜汁炒爲君，南星、半夏、陳皮爲臣，熱多加青代，若食鬱有熱，梔子與姜炒黄連不可無。

痞滿二十三

論

內經曰備化之紀其病痞又曰太陰所至爲積飲痞膈夫痞滿之証東垣論之詳矣謂太陰濕土主壅塞乃土來心下爲痞滿也傷寒下之太早亦爲痞滿乃寒傷榮血而然心主血邪入於本故爲心下痞仲景以瀉心湯用黃連瀉心下之土邪功效甚速非止傷寒爲然至於酒積雜病下之太過亦作痞滿蓋下多則亡陰也亡陰者謂脾胃水穀之陰亡也故胷中之氣因虛而下陷于心之分野故心下痞宜升胃氣以血藥治之若全用利氣之藥導之則痞尤甚痞甚而復下氣愈之不降必變爲中滿鼓脹皆非其治也又有虛實之異如實痞大便秘者厚朴枳實主之虛痞大便利者芍藥陳皮主之如飲食所傷而爲痞滿者宜消導其胷中窒塞之氣上逆兀兀

欲吐者則宜吐之所謂在上者因而越之是也學者宜詳究焉

脉法

脉經曰痞脉浮堅而下之緊反入裏因作痞

脉濡弱弱反在關濡反在顛微反在上澁反在下微則陽氣不足澁則無血陽氣反微中風汗出而燥煩澁則無血厥而且寒陽微不可下下則心下痞堅

右關脉多弦弦而遲者必心下堅此肝木尅脾土鬱結涎閉於藏腑氣不舒則痞

方法

丹溪方法凡二條

丹溪曰痞滿與脹滿不同脹滿內脹而外亦形痞則內覺痞悶而外無脹急之形也蓋由陰伏陽蓄氣血不運而成位心下之中填滿痞塞皆土邪之所爲耳有因誤下裏氣虛

邪乘虛而入於心之分野有因食痰積不能施行　而作痞者有濕熱太甚土來心下而爲痞者

○用黃連黃芩枳實之苦以泄之厚朴生姜半夏之辛以散之人參白朮之甘溫以補之茯苓澤瀉之鹹淡以滲之大槩與濕同治使上下分消可也

東垣

○厚朴溫中湯治脾胃虛弱心腹脹滿疼痛時發時止

厚朴姜汁炒　陳皮去白各一錢　茯苓　草荳蔻

甘草　木香各半錢　乾生姜一錢　右細切水煎服

東垣

○木香順氣湯治䐜脹心腹滿悶

木香　益智　陳皮　蒼朮　草荳蔻各半錢

厚朴姜製　青皮各四分　茯苓　澤瀉　半夏各六分

乾生姜　茱萸各三分　當歸　人參各五分　升麻

柴胡各一錢

右細切作一服水一盞半煎至一盞温服

丹溪 ○痞有痰挾血成窠囊者用桃仁紅花香附大黄之類治之

局方 ○七氣湯治七情所傷憂思鬱結痞氣不和平心腹痞悶

半夏 茯苓各二錢 厚朴姜製一錢半 紫蘇葉一錢

右細切作一服加生姜三片水一盞半煎至一盞温服

東垣 ○大消痞丸治一切心下痞及年久不愈者

乾生姜 神麯炒 甘草炙各二錢 朱苓貳錢半

澤瀉 厚朴姜汁拌炒 砂仁各叁錢 半夏湯泡七次去皮臍

陳皮去白 人參各四錢 枳實五錢去瓤麩炒

黄連陳壁土炒去土 黄芩如連製各二錢 姜黄 白术各一兩

右爲細末湯浸蒸餅爲丸如梧桐子大每服五十丸至百

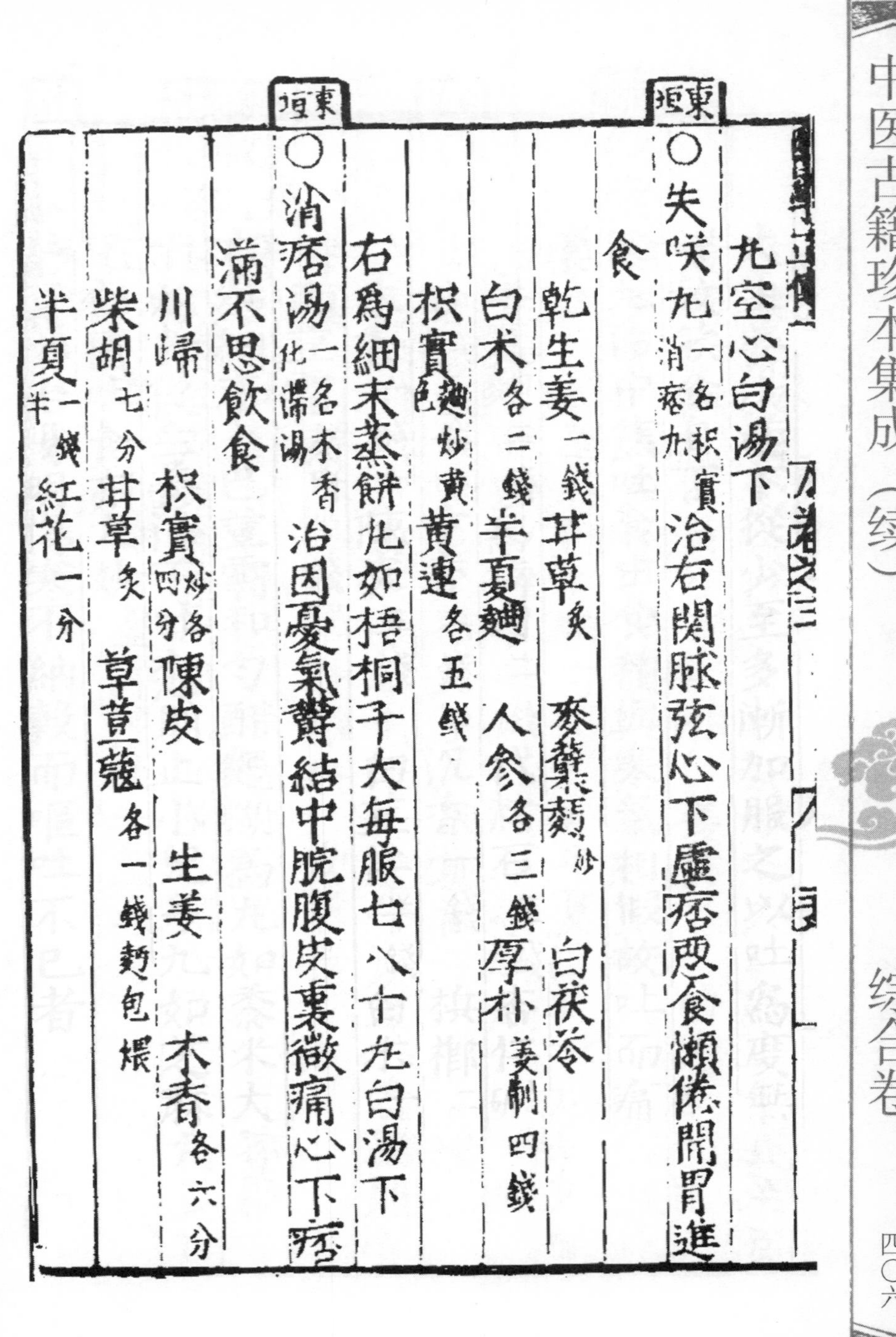

丸空心白湯下

○失笑丸（一名枳實消痞丸）治右關脈弦心下虚痞惡食懶倦開胃進食

乾生姜（一錢） 甘草（炙） 麥蘖麪（炒） 白茯苓

白术（各二錢） 半夏麯 人參（各三錢） 厚朴（姜制四錢）

枳實（麩炒黃色） 黃連（各五錢）

右為細末蒸餅丸如梧桐子大每服七八十丸白湯下

○消痞湯（一名木香化滯湯）治因憂氣鬱結中脘腹皮裏微痛心下痞滿不思飲食

川歸 枳實（炒各四分） 陳皮 生姜 木香（各六分）

柴胡（七分） 甘草（炙） 草荳蔻（各一錢麪包煨）

半夏（一錢半） 紅花（一分）

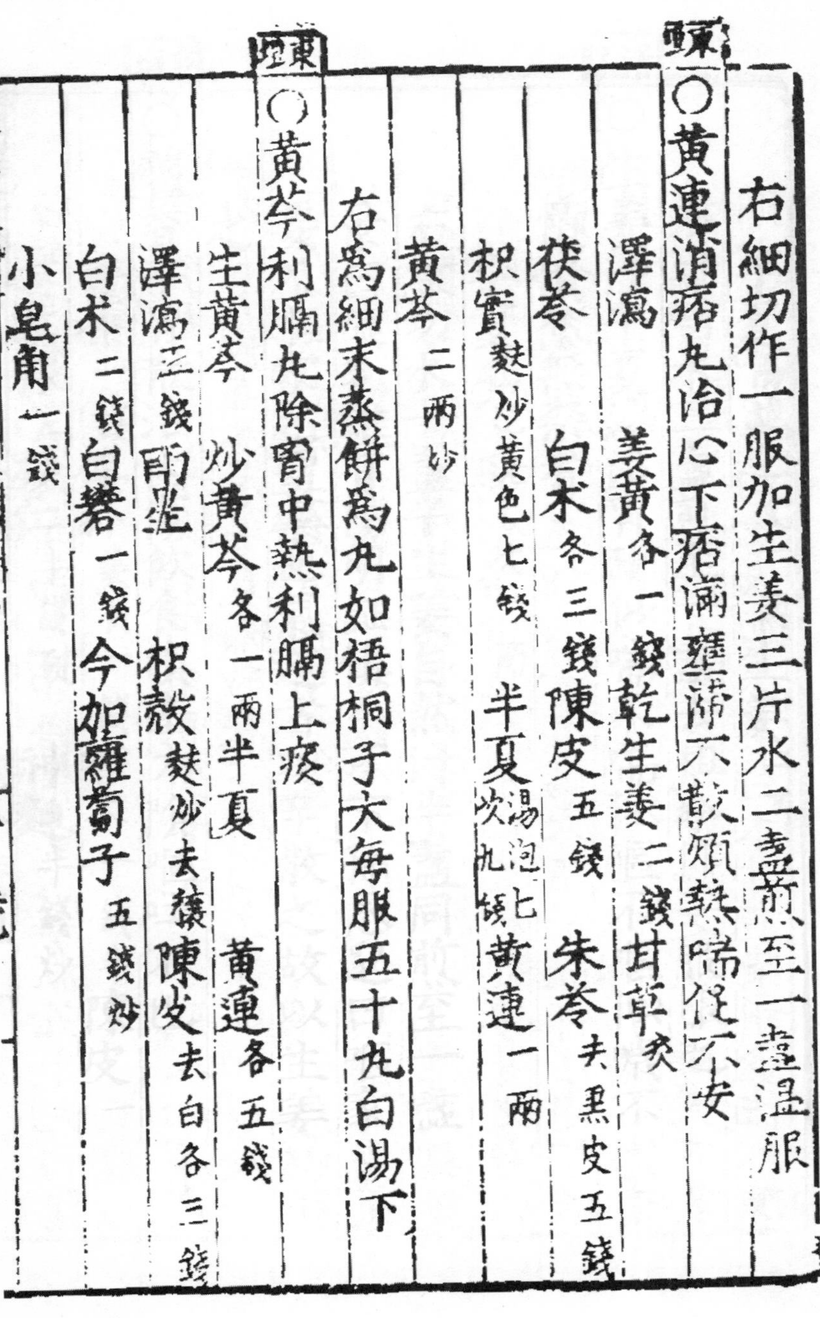

右細切作一服加生姜三片水二盞煎至一盞溫服

東垣 ○黃連消痞丸 治心下痞滿壅滯不散煩熱喘促不安

澤瀉　姜黃各一錢　乾生姜二錢　甘草炙

茯苓　白朮各三錢　陳皮五錢　朱苓去黑皮五錢

枳實麩炒黃色七錢　半夏湯泡七次九錢　黃連一兩

黃芩二兩炒

右為細末蒸餅為丸如梧桐子大每服五十丸白湯下

東垣 ○黃芩利膈丸 除胷中熱利膈上痰

生黃芩　炒黃芩各一兩　半夏　黃連各五錢

澤瀉三錢　南星　枳殼麩炒去穰　陳皮去白各三錢

白朮二錢　白礬一錢　今加蘿蔔子五錢炒

小皂角一錢

右爲細末湯浸蒸餅爲丸如梧桐子大每服五十丸白湯

下忌酒濕麪魚腥

○丹溪活套云凡心下痞滿須用枳實黃連○如肥人心下痞內有濕飲宜蒼朮半夏縮砂茯苓滑石之類○如瘦人心下痞乃鬱熱在上焦宜枳實黃連以導之葛根升麻以發之○如人飲食後因胃風寒飲食不消而作痞滿宜吳茱萸縮砂藿香草荳蔻之類温以化之○如脾氣虛弱轉運不調飲食不化而作痞者宜白朮山查神麯麥芽之類以消之○又曰痞滿之証不一有傷寒下早而作痞者枳殼桔梗湯小陷胸湯之類○有因飲食填塞胃中而作痞者保和丸東垣枳實導滯丸木香化滯湯之類○傷寒下多則亡陰而痞者四物湯加參苓白朮升麻柴胡少佐以陳

除皮枳殻之類監之○或大病後元氣未復而胷滿氣短者補中益氣湯陳皮枳朮丸木香枳朮丸之類○夫痞滿之証不可執一全在活法詳脉証虚實而調之可也

山頭沈三十一丈年三十餘身材肥盛夏秋間因官差丈量田地辛苦至冬間得痞滿証兩脇氣攻胷中飽悶不能卧欲成脹滿証歴數醫者皆與疎氣耗散之藥皆不効十一月初旬召予診治兩手關前皆浮洪而弦濇兩關後脉皆沈伏予曰此膈上有稠痰脾土之氣敦阜肝木欝而不伸當用吐法木欝達之之理也柰何值冬月降沈之令未可行此法且先與豁痰疎肝氣瀉脾胃敦阜之氣用平胃散加半夏茯苓青皮川芎草龍胆香附砂仁柴胡黄連瓜蔞子等藥病退之十有三四待次年二月初旬為行倒倉法

平安

腫脹二十四

論

内經曰諸濕腫滿皆屬於脾又曰諸腹脹大皆屬於熱夫脾虚不能制水水漬妄行故通身面目手足皆浮而腫名曰水腫或腹大如鼓而面目四肢不腫者名曰脹滿又名鼓脹皆脾土濕熱為病膨脝而脹重也丹溪曰心肺陽也君上腎肝居陰也居下脾居中亦陰也屬土經曰飲食入胃游溢精氣上輸於脾脾氣散精上歸於肺通調水道下輸膀胱水精四布五經並行是脾具坤靜之德而有乾健之運故能使心肺之陽降腎肝之陰升而成天地交之泰是為平人令也七情内傷六淫外侵飲食不節房勞致虚脾土之陰受傷轉輸之官失

職胃雖受穀不能運化故陽自升陰自降而成天地不交之否清濁相混隧道壅塞濕鬱為熱熱又生濕濕熱相生遂成脹滿經曰鼓脹是也以其外雖堅滿中空無物有似於鼓膠固難治又名蠱者若蟲侵蝕有蠱之義理宜補脾又須養肺以制木使脾無賊邪之慮滋腎以制火使肺得清化之令卻鹽味以防助邪斷妄想以保母氣遠音樂戒暴怒無有不安醫者不察急於獲效病者苦於脹滿喜行利藥以求通快殊不知寬得一日二日復脹愈甚真氣已傷去死不遠矣俗謂氣無補法者以其痞滿壅塞似難於補不思正氣虛而不能運行邪滯着而不出所以為病經曰壯者氣行則愈怯者着而成病氣虛不補邪何由退病何由安且此病之起固非一年根深蒂固欲取速效自求禍耳知王道者可與語此其或

受病之淺脾胃尚壯積滯不固者惟可畧與疎導而不可峻與利藥也

愚按先生此論詳明給盡誠千古不易之定議也及觀東垣脹滿論又以藏寒生滿病立說引脉經胃中寒則脹滿之論以爲之證愚恐南北風土寒熱不同難以一途而論雖然愚嘗按丹溪法活人多矣是以東垣之論不與脉合故不敢採其言以爲後人之惑也

脉法

鍼經曰其脉大堅以濇者脹也

脉經曰關上脉虛則内脹　遲而滑者脹

脉盛而緊者脹　虛而緊濇者脹

或弦而遲或浮而數皆脹也

丹溪曰水腫脉多沉伏病陽水兼陽證脉必沉數○病陰水兼陰證脉必沉遲○煩滿小便亦澁大便秘結此爲陽水

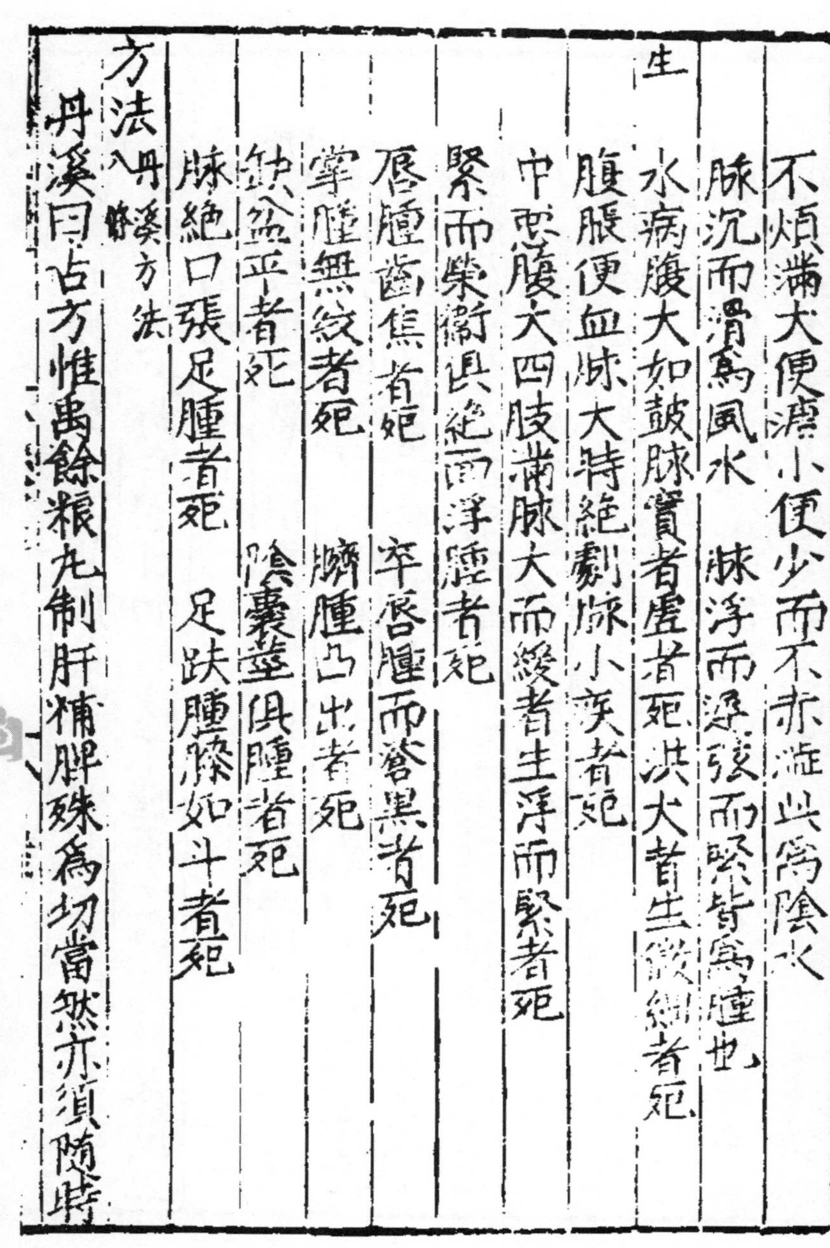

不煩滿大便溏小便少而不赤澁此爲陰水

脉沉而滑爲風水　脉浮而遲弦而緊皆爲瘇也

生

水病腹大如鼓脉實者生虛者死洪大者生微細者死

腹脹便血脉大時絶劇脉小疾者死

中惡腹大四肢滿脉大而緩者生浮而緊者死

緊而榮衛俱絶面浮腫者死

唇腫齒焦者死　卒唇腫而蒼黑者死

掌腫無紋者死　臍腫凸出者死

缺盆平者死　陰囊莖俱腫者死

脉絶口張足腫者死　足趺腫膝如斗者死

方法（入丹溪方法）

丹溪曰古方惟禹餘粮丸制肝補脾殊爲切當然亦須隨時

隨証加减一女人得脹疾自制此藥服之予曰溫熱藥多耗煉之火尚存宜自加减彼不聽服之一月口鼻出血骨立而死

○朝寬暮急血虚暮寬朝急氣虚朝暮急氣血俱虚

○治脹大法宜補中行濕利小便以人參白术為君蒼术陳皮茯苓為臣黄芩麥門冬為使以制肝木少加厚朴以消腹脹氣不運加木香木通氣下陷加升麻柴胡提之血虚加補血藥痰盛加利痰藥隨証加减用之無不効者

○盧氏醫鏡以水腫隷脾腎肝胃而不及肺又肺金盛而生水水溢妄行豈理也哉夫脾上受病肺為之子固不能自盛而生水然肺金氣清而能生水則滋長腎陰奉行降令為生化之源何病腫之有今為腫之水乃渾濁⑤之氣滲透經

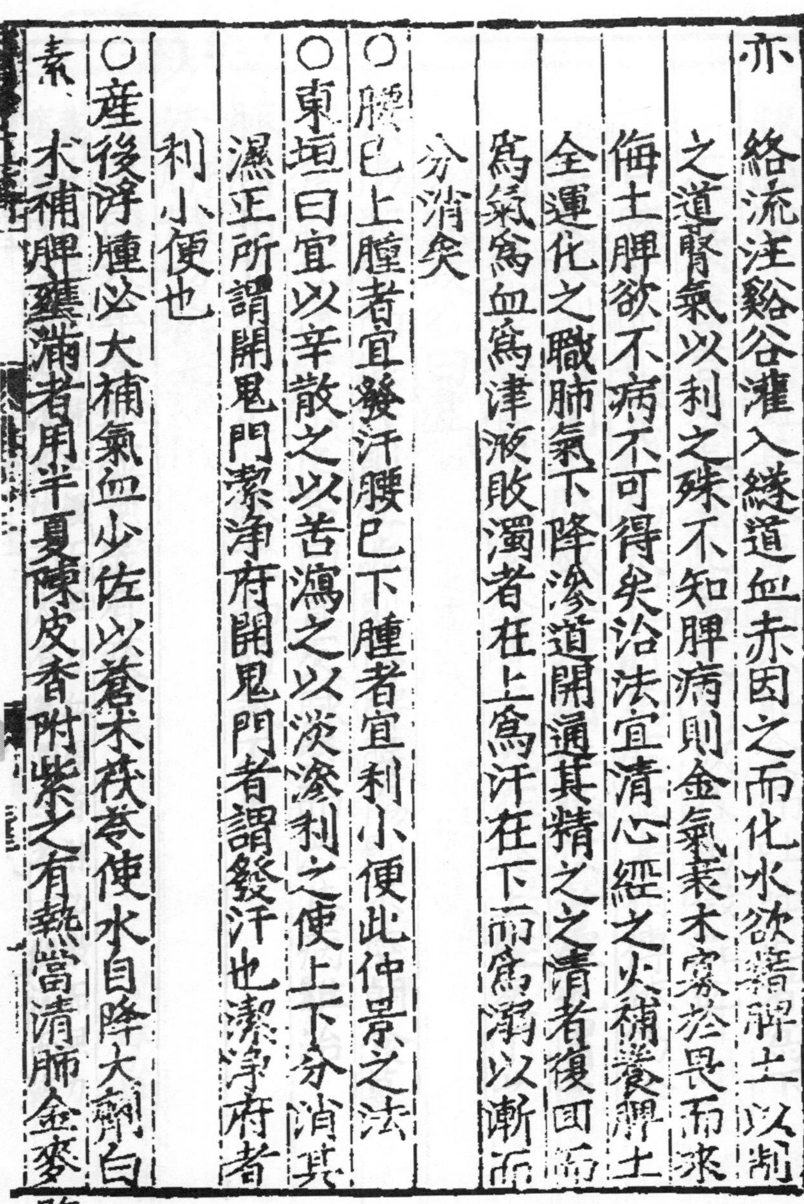

亦絡流注谿谷灌入隧道血赤因之而化水欲藉脾土以制之道腎氣以利之殊不知脾病則金氣衰木寡於畏而來侮土脾欲不病不可得矣治法宜清心經之火補養脾土全運化之職肺氣下降滲道開通其精之清者復回而爲氣爲血爲津液敗濁者在上爲汗在下而爲溺以漸而分消矣

○腰已上腫者宜發汗腰已下腫者宜利小便此仲景之法

○東垣曰宜以辛散之以苦瀉之以淡滲利之使上下分消其濕正所謂開鬼門潔淨府開鬼門者謂發汗也潔淨府者利小便也

○産後浮腫必大補氣血少佐以蒼术茯苓使水自降大劑白术、术補脾壅滿者用半夏陳皮香附監之有熱當清肺金麥

監

門冬黄芩之屬

○熱水腫用山梔子仁炒爲末米飲調下三五錢若胃脘熱病在上者連𦼮用

○禹餘粮丸治中滿氣脹喘滿及水氣脹

蛇含石煅三两　針砂五两　禹餘粮三两同針砂炒

已上三味爲主其次量人虚實入下項藥

木香　牛膝　蓬莪朮　白蒺藜

桂心　川芎　茴香　白荳仁

三稜　羌活　茯苓　乾姜

青皮　陳皮　附子炮　當帰各五錢

右爲末湯浸蒸餅爲丸如梧桐子大每服五十丸空心温酒下

〇絜矩三和湯

陳皮去白　紫蘇　甘草炙各七分　厚朴姜製

檳榔　白朮各一錢　海金砂四分　木通二分

右細切作一服加生姜三片水煎服

〇濟生紫蘇湯專治憂慮過度致傷脾肺心腹脹滿喘促治腸鳴氣走漉漉有聲大小便不利脉虛而緊濇

紫蘇子一錢研　白朮二錢　人參一錢　大腹皮酒洗淨

草菓仁　半夏　厚朴　木香

陳皮　枳殼麩炒黃色　甘草炙各五分

右細切作一服加生姜三片大棗一枚水煎溫服

〇木香順氣湯治濁氣在上則生䐜脹

木香三分　厚朴四分　青皮　陳皮　益智

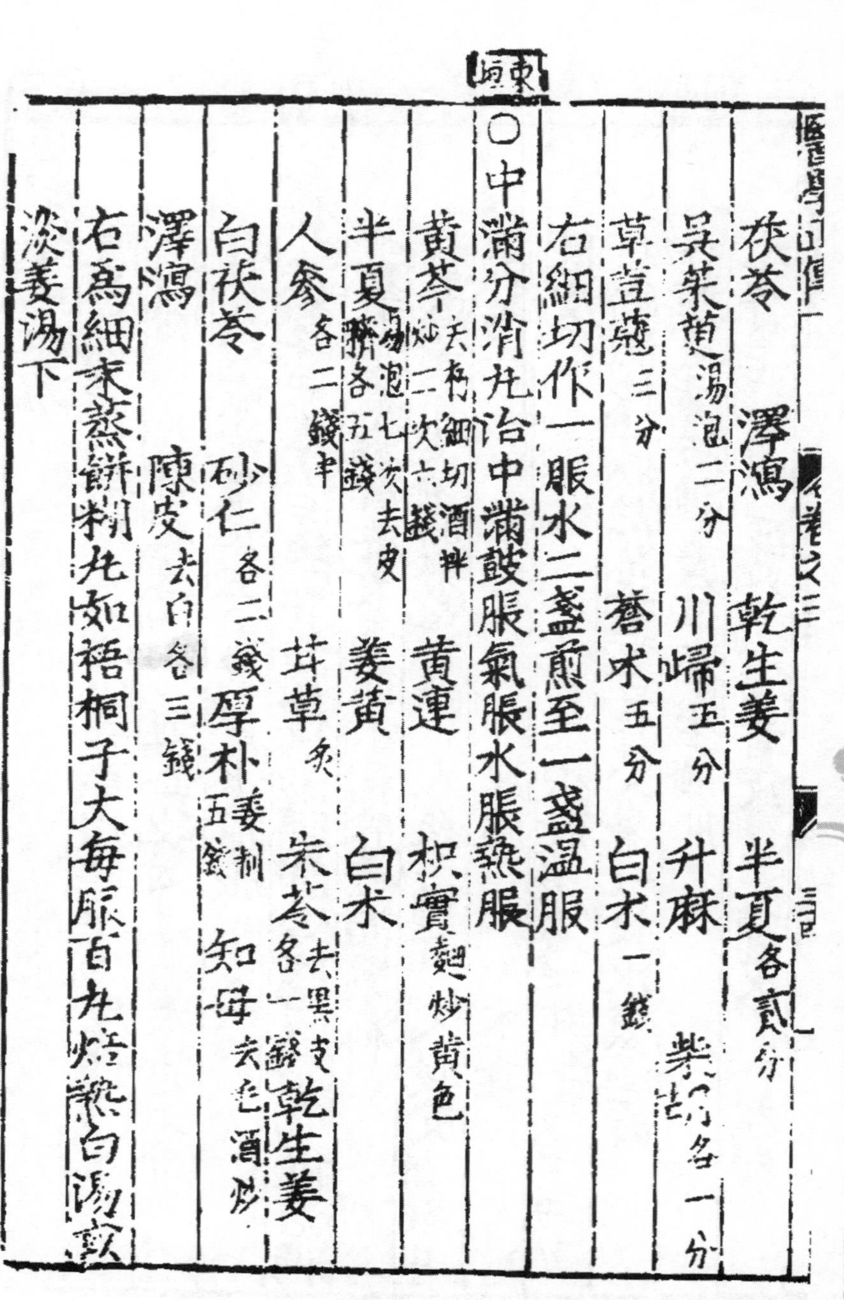

茯苓　澤瀉　乾生姜　半夏各貳分

吴茱萸湯泡二分　川歸五分　升麻　柴胡各一分

草豆蔻三分　蒼术五分　白术一錢

右細切作一服水二盞煎至一盞溫服

東垣

○中滿分消丸　治中滿鼓脹氣脹水脹熱脹

黄芩去朽細切酒拌炒二次六錢　黄連　枳實麩炒黄色

半夏湯泡七次去皮[illegible]各五錢　姜黄　白术

人參各二錢半　甘草炙　茯苓去黑皮各一錢　乾生姜

白茯苓　砂仁各二錢　厚朴五錢姜制　知母去毛酒炒

澤瀉　陳皮去白各三錢

右為細末蒸餅糊丸如梧桐子大每服百丸焙熱白湯或淡姜湯下

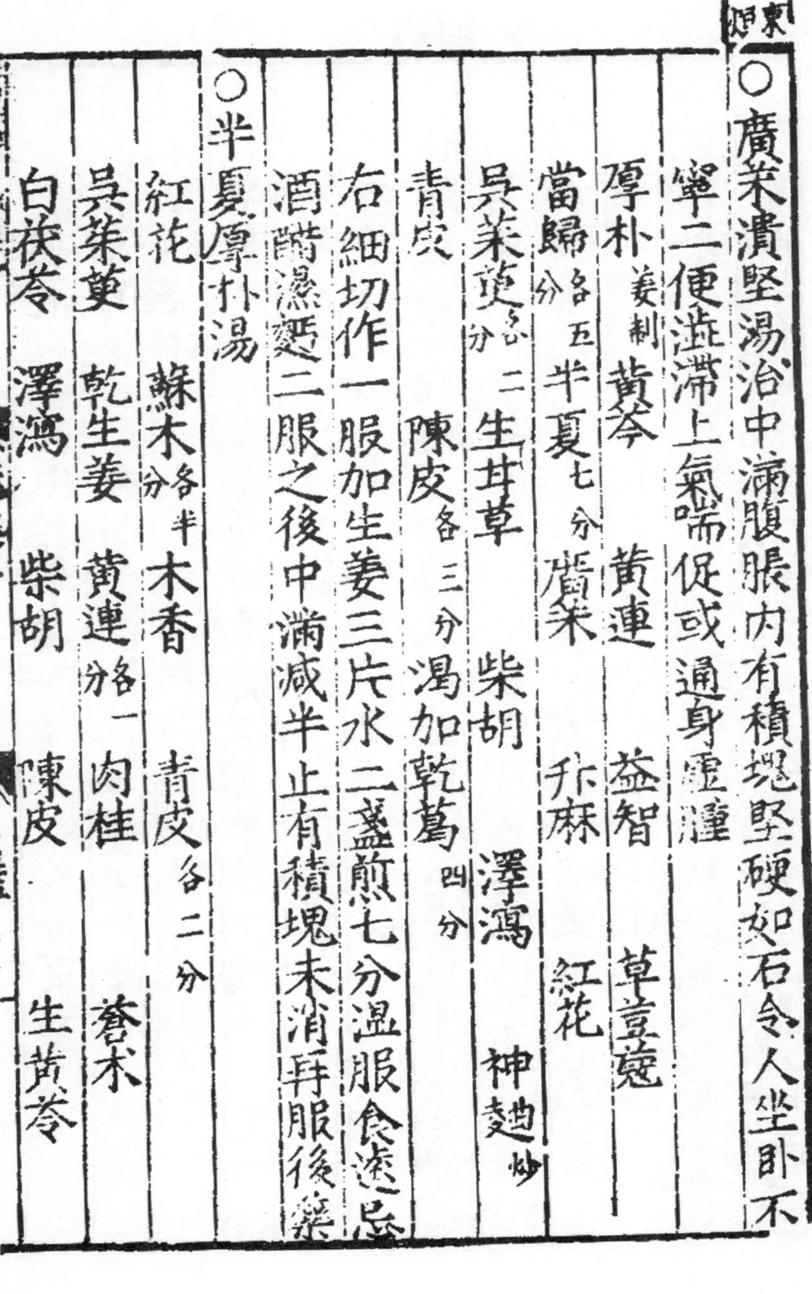

東垣

○廣茂潰堅湯　治中滿腹脹，內有積塊，堅硬如石，令人坐卧不寧，二便澁滯，上氣喘促，或通身虛腫。

厚朴（姜制）　黄芩　黄連　益智　草豆蔻　當歸（各五分）　半夏（七分）　廣茂　升麻　紅花　吴茱萸（各二分）　生甘草　柴胡　澤瀉　神麯（炒）　青皮　陳皮（各三分）　渴加乾葛（四分）

右細切作一服，加生姜三片，水二盞，煎七分，温服，食遠。忌酒醋濕麪。二服之後，中滿減半，止有積塊未消，再服後藥。

○半夏厚朴湯

紅花　蘇木（各半分）　木香　青皮（各二分）

吴茱萸　乾生姜　黄連（各一分）　肉桂　蒼术

白茯苓　澤瀉　柴胡　陳皮　生黄芩

草豆蔻　生甘草各三分　京三稜

當歸梢　朱苓　升麻各四分　神麯炒六分

厚朴姜制八分　半夏湯泡一錢　桃仁七箇去皮尖研如泥

昆布　如渴加乾姜三分

右細切作一服水三盞煎至一盞稍熱服此藥二貼之

後前証又減一半却於前藥中減服之加

○破滯氣湯一名木香化滯散　破滯氣心腹滿悶治

甘草炙一分　白檀香　藿香　陳皮

大腹子　白荳蔻　白茯苓　桔梗各二分

砂仁　人參　青皮　檳榔

木香　姜黄　白术各四分

右細切作一服水一盞半煎至一盞去柤温服不拘時候

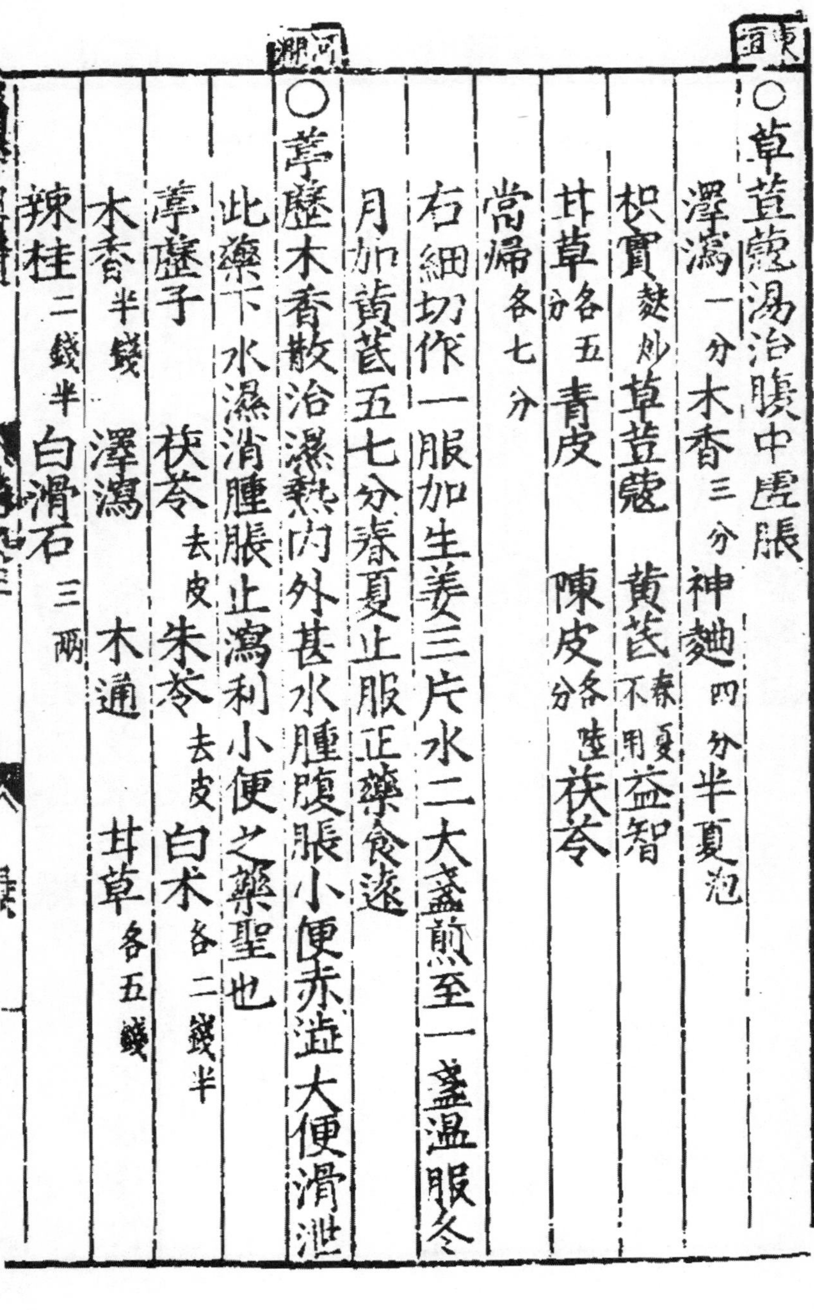

東垣

○草荳蔻湯治腹中虚脹

澤瀉一分 木香三分 神麯四分 半夏泡

枳實麸炒 草荳蔻 黄芪春夏不用 益智

甘草各五分 青皮 陳皮各陸分 茯苓

當歸各七分

右細切作一服加生姜三片水二大盞煎至一盞溫服冬月加黄芪五七分春夏止服正藥食遠

河澗

○葶藶木香散治濕熱内外甚水腫腹脹小便赤澁大便滑泄此藥下水濕消腫脹止瀉利小便之藥聖也

葶藶子 茯苓去皮 朱苓去皮 白术各二錢半

木香半錢 澤瀉 木通 甘草各五錢

辣桂二錢半 白滑石三兩

右為細末每服三錢白湯調下食前服

河間　○白朮木香散治喘嗽腫滿欲變成水病者不能卧不敢多食小便閉而不通者

白朮　木猪苓去皮　甘草　澤瀉　木通

赤茯苓各五分　木香　檳榔各三分

陳皮去白二錢　官桂二分　滑石二錢

右細切作一服加生姜三片水一盞半煎至一盞溫服

河間　○二氣散治水氣蠱脹滿悶

白丑　黑丑各二錢

右為細末外用大麥麪四兩同一處拌勻做燒餅臨卧用茶清一盞下降氣為驗

河間　○牽牛丸治一切濕熱腫滿等証

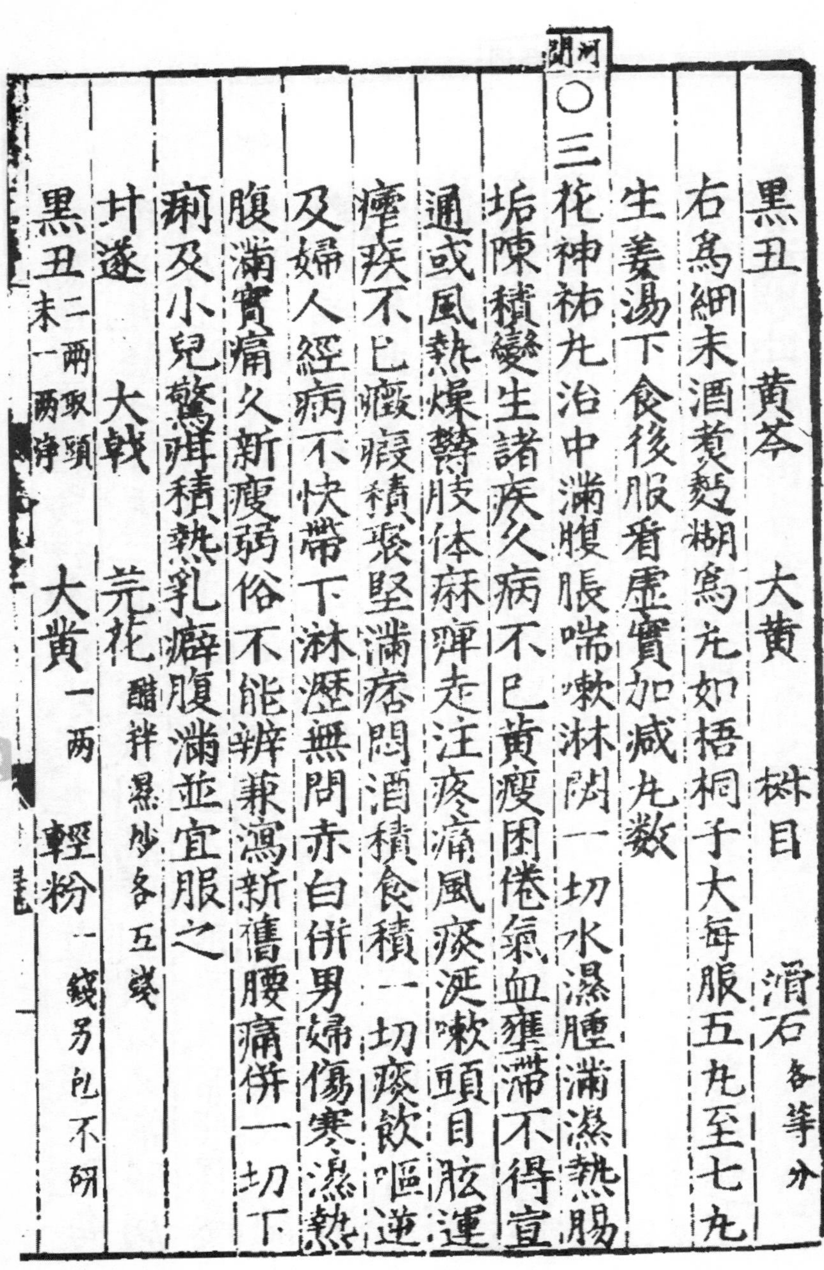

黑丑 黄芩 大黄 梂目 滑石各等分

右為細末酒煮麪糊為丸如梧桐子大每服五丸至七丸生姜湯下食後服看虛實加減丸數

河間○三花神祐丸 治中滿腹脹喘嗽淋閟一切水濕腫滿濕熱腸垢陳積變生諸疾久病不已黄瘦困倦氣血壅滯不得宣通或風熱燥欝肢体麻痺走注疼痛風痰涎嗽頭目眩運瘧疾不已癥瘕積聚堅滿痞悶酒積食積一切痰飲嘔逆及婦人經病不快帶下淋瀝無問赤白併男婦傷寒濕熱腹滿實痛久新瘦弱俗不能辨兼瀉新舊腰痛併一切下痢及小兒驚癖積熱乳癖腹滿並宜服之

甘遂 大戟 芫花醋拌濕炒各五錢

黑丑二兩取頭末一兩淨 大黄一兩 輕粉一錢另包不研

右為細末同輕粉拌匀滴水為丸如小荳大初服五丸每服五丸温水下日三服加至快利為度利後却又常服病去乃止設病愈後惟老弱久病虛人勿服平人常服保養宣通氣血消進飲食病痞悶極甚者便多服則頓攻不開轉加痛悶宜初服二丸每服加二丸至快利為度以意消息小兒丸如麻子大隨強弱大小增減丸數三四歲者三四丸依前法服

河間〇宣明雞屎醴飲（詞出素問腹中論）　治鼓脹旦食則不能暮食痞滿壅塞雞當

大黄　桃仁（去皮）　乾雞屎

右各等分為細末每服二錢水一盞生姜三片煎湯調下食遠臨卧服

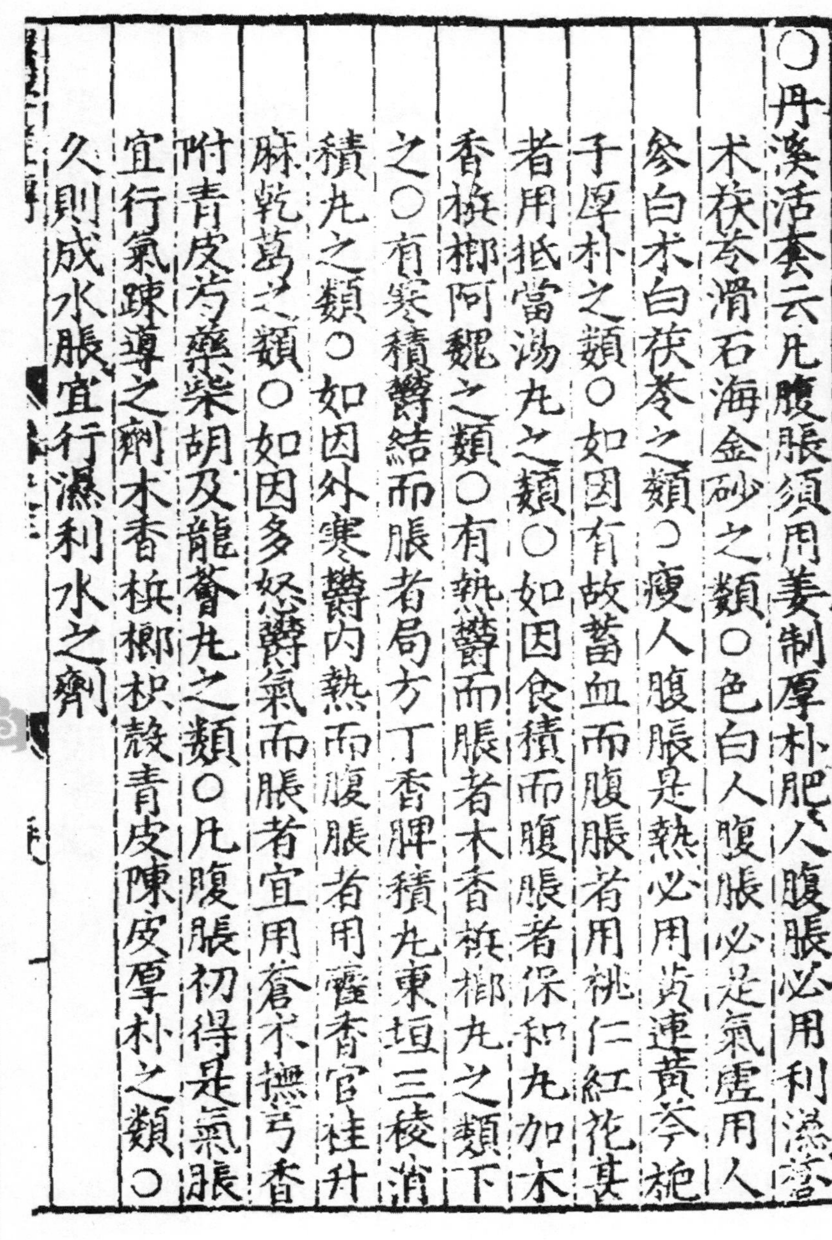

〇丹溪活套云：凡腹脹須用薑制厚朴。肥人腹脹必用利濕蒼朮、茯苓、滑石、海金砂之類。〇色白人腹脹必是氣虛，用人參、白朮、白茯苓之類。〇瘦人腹脹是熱，必用黃連、黃芩、梔子、厚朴之類。〇如因有故蓄血而腹脹者，用桃仁、紅花，甚者用抵當湯丸之類。〇如因食積而腹脹者，保和丸加木香、檳榔、阿魏之類。〇有熱鬱而腹脹者，木香檳榔丸之類下之。〇有寒積鬱結而脹者，局方丁香脾積丸、東垣三稜消積丸之類。〇如因外寒鬱內熱而腹脹者，用藿香、官桂、升麻、乾葛之類。〇如因多怒鬱氣而脹者，宜用蒼朮、撫芎、香附、青皮、芍藥、柴胡及龍薈丸之類。〇凡腹脹初得是氣脹，宜行氣疎導之劑，木香、檳榔、枳殼、青皮、陳皮、厚朴之類。〇久則成水脹，宜行濕利水之劑。

○祖傳經驗雞屎醴治鼓脹氣脹水脹等證

羯雞屎一升

右一味研細炒焦色地上出火毒再研極細百沸湯三升淋汁每服一大盞調木香檳榔末各一錢日三服空腹服以平爲期

○文經驗方治腫脹或通身水腫或腹大堅滿

三稜　莪朮各用醋炒　陳皮去白　青皮　砂仁

羌活　防已　澤瀉　連翹　檳榔各三錢

甘遂二錢半　椒目　木香　乾漆炒烟盡各一錢

白丑　黑丑各二兩取頭末九錢　大黃八錢　雙頭連三錢

右研爲細末麪糊爲丸如梧桐子大每服三錢重空心溫酒送下以利爲度病退即止藥忌甘草菘菜鹽醬

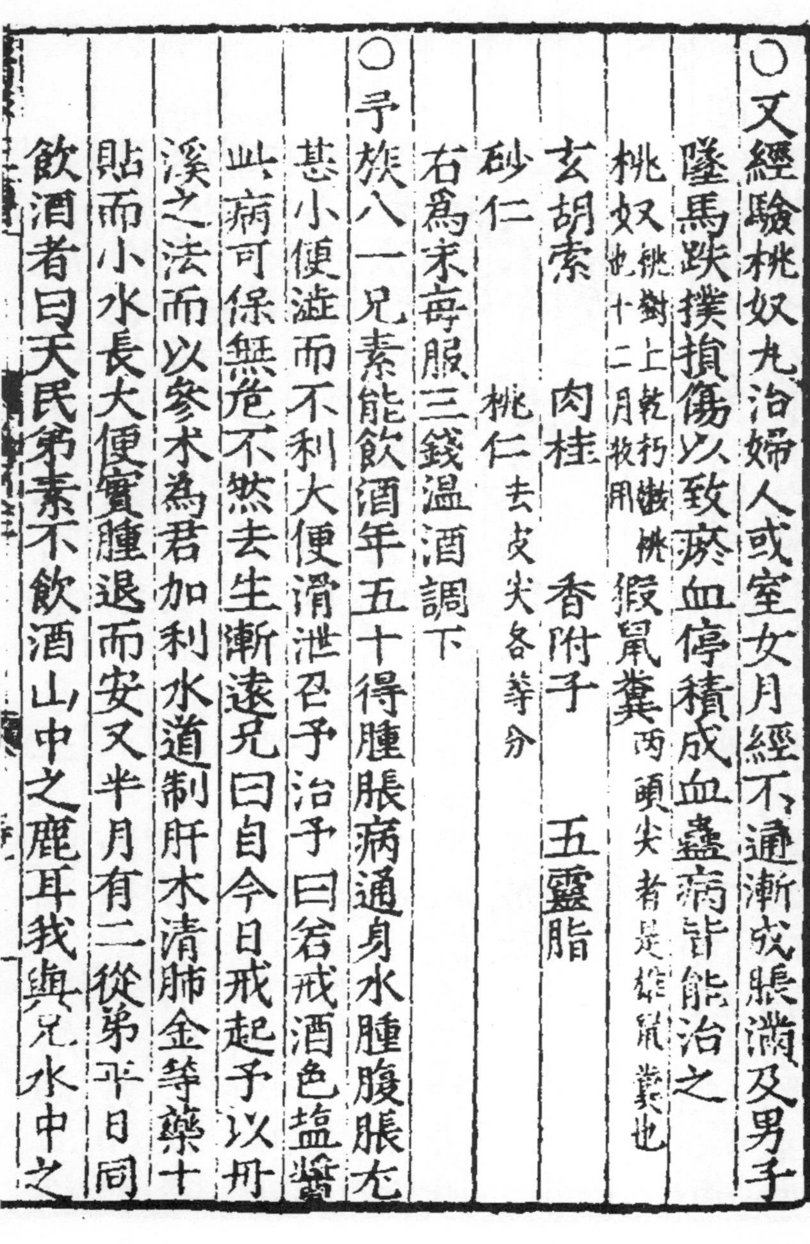
○又經驗桃奴丸治婦人或室女月經不通漸成脹滿及男子墜馬跌撲損傷以致瘀血停積成血蠱病皆能治之

桃奴又桃樹上乾朽微桃也十二月收用　假鼠糞兩頭尖者是雄鼠糞也

玄胡索　肉桂　香附子　五靈脂

砂仁　桃仁去皮尖各等分

右為末每服三錢溫酒調下

○予族八一兄素能飲酒年五十得腫脹病通身水腫腹脹尤甚小便澁而不利大便滑泄召予治予曰若戒酒色盐醬此病可保無危不然去生漸遠兄曰自今日戒起予以丹溪之法而以參术為君加利水道制肝木清肺金等藥十貼而小水長大便實腫退而安又半月有二從弟平日同飲酒者曰天民弟素不飲酒山中之鹿耳我與兄水中之

魚也鹿可無水魚亦可無水乎三人遂痛飲沉醉而止次日病作甚於前後來求治予曰不可爲矣挨過一月而逝

○梅林妻姪孫駱智二得腫脹証亦令戒前四事用前法服藥四五十貼而愈頗安五年一日嘆曰人不吃塩醬與死何異遂開塩十數日後舊病大作再來求治不許又告欲行倒倉法予曰脾虚之甚此法不可行於今日也踰月膨脹而死予用丹溪之法治腫脹愈者多矣不能盡述特書此二人不守禁忌者以爲後人病此者之戒云

積聚 二十五

論

内經曰積聚留飲痞膈中滿濕積霍乱吐下癥瘕堅硬腹滿皆太陰濕土乃脾胃之氣積聚之根也難經曰積者陰氣也

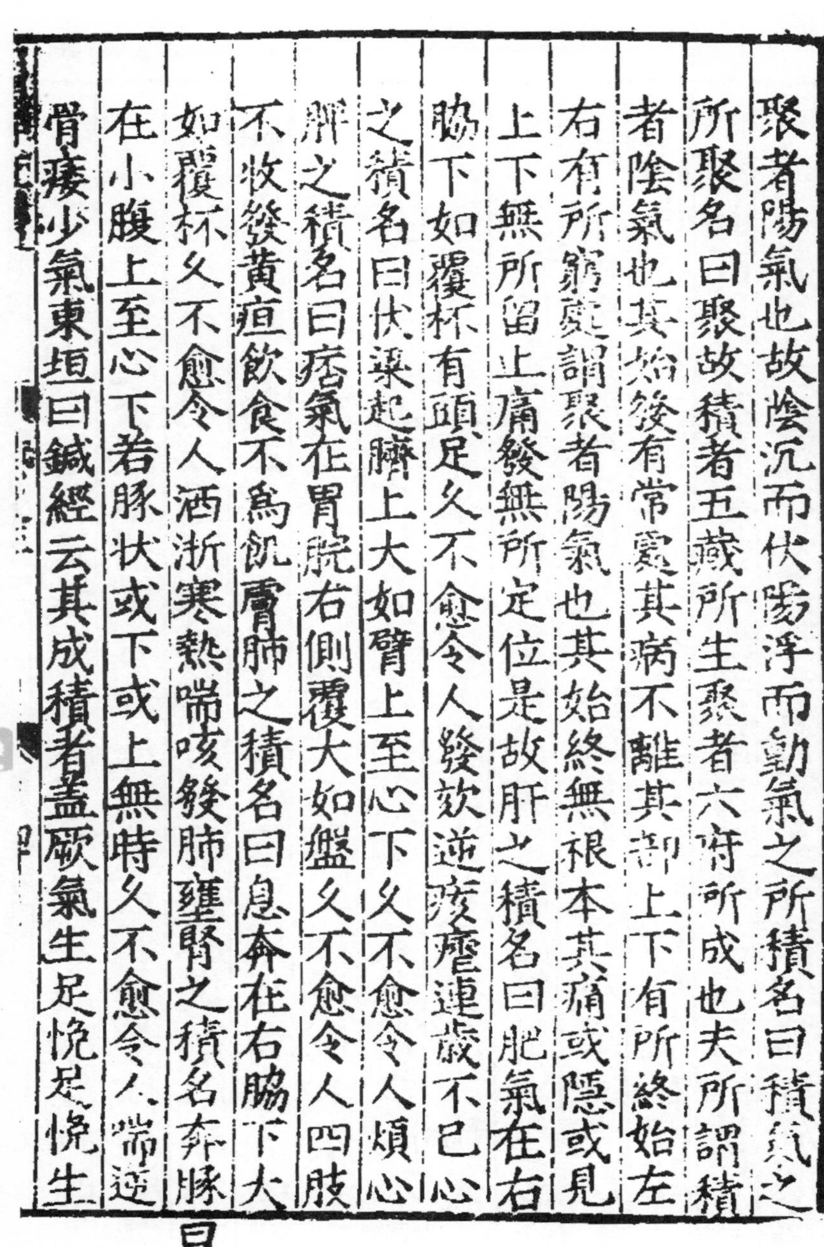

聚者陽氣也故陰沉而伏陽浮而動氣之所積名曰積氣之所聚名曰聚故積者五藏所生聚者六府所成也夫所謂積者陰氣也其始發有常處其痛不離其部上下有所終始左右有所窮處謂聚者陽氣也其始終無根本其痛或隱或見上下無所留止痛發無所定位是故肝之積名曰肥氣在右脇下如覆杯有頭足久不愈令人發欬逆痎瘧連歲不已心之積名曰伏梁起臍上大如臂上至心下久不愈令人煩心脾之積名曰痞氣在胃脘右側覆大如盤久不愈令人四肢不收發黃疸飲食不為飢膚肺之積名曰息奔在右脇下大如覆杯久不愈令人洒淅寒熱喘咳發肺壅腎之積名曰奔豚在小腹上至心下若豚狀或下或上無時久不愈令人喘逆骨痿少氣東垣曰鍼經云其成積者蓋厥氣生足悗足悗生

氣

脛寒脛寒則血脉凝澁故寒上入腸胃所以䐜脹䐜脹則腸外之汁沫迫聚而不得散日以成積矣或盛食多飲則脉傷若起居不節用力過度則陽絡脉傷陽絡脉傷則血外溢血外溢則衂血陰絡脉傷則血内溢血内溢則便血腸胃之絡脉傷則血溢於腸外腸外有寒汁沫與血相摶則氣聚而成積矣或外中於寒内傷於憂怒則氣上逆氣逆則六腧不通温氣不行凝血藴裹不散津液凝澁滲着不去而成積矣又曰生於陰者蓋憂思傷心重寒傷肺忿怒傷肝醉以入房汗出當風則傷脾用力過度入浴則傷腎此内外三部之所生病也故難經中說五積各有其名如肝積曰肥氣在左脇下如杯而臍左有動氣按之牢若痛者是無是非也餘積皆然治者當察其所痛以知其應有餘不足可補則補可瀉則瀉

毋逆天時詳藏府之高下如寒者熱之結者散之客者除之留者行之堅者削之按之摩之酰以輭之苦以瀉之全其真氣而補益之隨其所利而行之節飲食慎起居和其中外可使必已不然徒以大毒之劑攻之積不能除反傷正氣終難復也可不慎與

耗

脉法

脉經曰脉來細而附骨者積也在寸口積在胷中微出寸口積在喉中在關上積在臍傍上關上積在心下微下關積腹在小腸尺微積在氣衝脉出在右積在右脉出在左積在左脉兩出積在中央各以其部處之也

脉來小沉而實者脾胃中有積聚不下食食則吐

肺積脉浮而毛按之辟易　心積脉沉而芤上下無常處

肝積脉弦而細　　腎積脉沉而急

脉沉重而中散者因寒食成積

脉左轉而沉重者氣癥積在胷中

脉右轉出不至寸口者内有肉癥也

方法丹溪方法凡六條

丹溪曰塊乃有形之物氣不能成形痰與食積死血也在中爲痰飲在右爲食積在左爲死血大法醎以軟之堅以削之行氣開痰爲主

○治積塊方用海石三稜莪朮香附已上俱用醋煮桃仁紅花五靈脂之類爲丸石醶白朮湯下

○黄蜀葵根煎湯入人參白朮青皮陳皮甘草稍牛膝煎成膏入細研桃仁玄明粉各少許熱飲之二服當見塊下病重

者補接之後加減再行

○石鹻去痰積食積洗滌垢膩有功

○氂龍子能消血塊次消痰⑥氂龍子即蝌蚪也靈尚壽後其頭南後蝌名氂龍子以其殼上有後如氂故名之耳出嶺表異錄

○積塊不可專用下藥徒損其氣病亦不去當消導使之鎔化

其死血塊去須大補

○三聖膏貼積塊

用未化石灰半斤為末瓦上炒微紅提出候熱稍減入大黄末一兩炒熱仍提出入桂心末五錢略炒以米醋熬成膏厚攤烘熱貼之

○琥珀膏 用大黄朴硝各一兩為末以大蒜搗膏貼之

○阿魏丸治肉積成塊

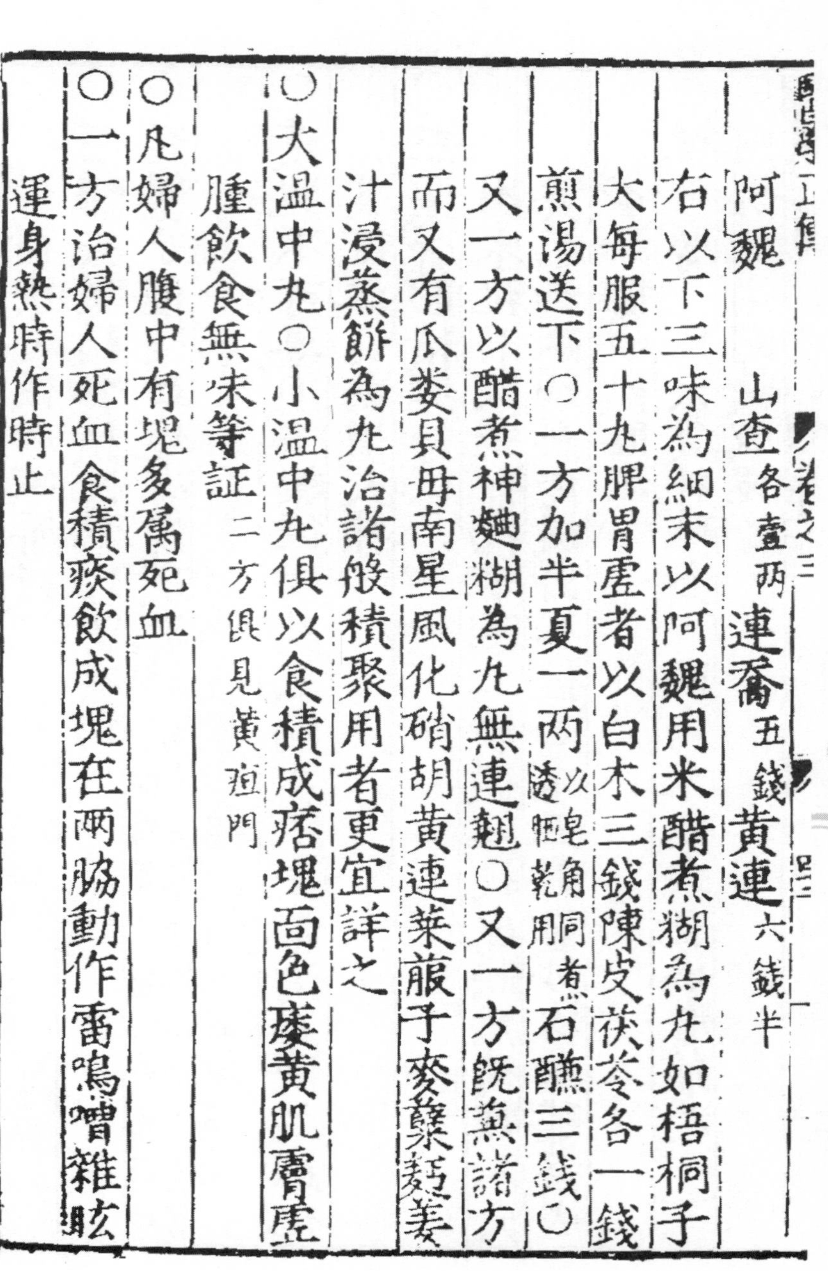

阿魏　山查各壹两　連翹五錢　黃連六錢半

右以下三味為細末以阿魏用米醋煮糊為丸如梧桐子大每服五十丸脾胃虛者以白朮三錢陳皮茯苓各一錢煎湯送下○一方加半夏一两以皂角同煮透曬乾用石鹼三錢○又一方以醋煮神麯糊為丸無連翹○又一方既煮諸方而又有瓜蔞貝母南星風化硝胡黃連萊菔子麥糵麩姜汁浸蒸餅為丸治諸般積聚用者更宜詳之

○大温中丸○小温中丸俱以食積成痞塊面色痿黃肌膚虛腫飲食無味等証二方俱見黃疸門

○凡婦人腹中有塊多屬死血

○一方治婦人死血食積痰飲成塊在两脇動作雷鳴嘈雜眩運身熱時作時止

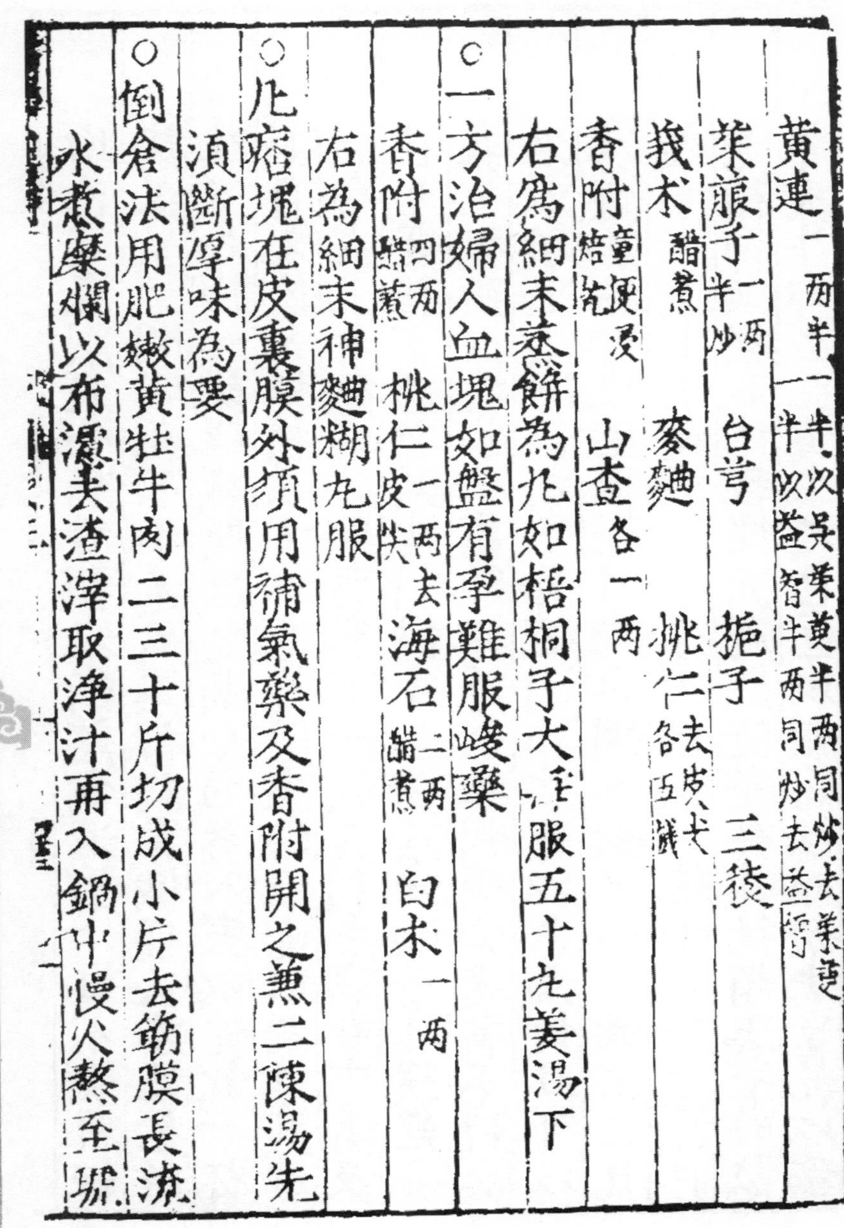
黃連一兩半（一半以吳茱萸半兩同炒去茱萸，一半以益智半兩同炒去益智）
萊菔子一兩半炒　台芎　梔子三錢
莪术醋煮　麥麴　桃仁去皮尖各五錢
香附童便浸焙乾　山查各一兩
右為細末蒸餅為丸如梧桐子大每服五十丸薑湯下
○一方治婦人血塊如盤有孕難服峻藥
香附四兩醋煮　桃仁一兩去皮尖　海石二兩醋煮　白术一兩
右為細末神麴糊丸服
○凡痞塊在皮裏膜外須用補氣藥及香附開之兼二陳湯先
須斷厚味為要
○倒倉法用肥嫩黃牡牛肉二三十斤切成小片去筋膜長流
水煮糜爛以布濾去渣滓取淨汁再入鍋中慢火熬至琥

均邑則成劑矣令病者預先斷慾食淡前一日不食晚飯設密室一間明亮而不通風處行之置撒桶及木盆貯吐下之物一磁瓶盛所出之溺令病者入室以汁飲一杯少時又飲一杯積數十杯寒月則重湯溫而飲之任其吐利病在上者欲其吐多病在下者欲其利多病在中者及在上復在下者欲其吐利俱多全在活法而為之緩急多寡也視所出之物必盡病根乃止吐利後必渴甚不得與湯以所出之溺飲之名輪迴酒非惟可以止渴抑且可以滌濯餘垢行後倦睡覺飢先與稠米飲次與淡稀粥三日後方可與小菜羹次與⑦厚粥軟飯調養半月或一月自覺精神爽發形体輕健沉痾悉能痊矣其後須忌牛肉數年夫牛坤土也黃土之色也以順為性而効法乎乾以為

功者牡之用也肉者胃之樂也熟而液無形之物也横散為
入肉絡由腸胃而滲透肌膚毛髮爪甲無不入也積聚久
則形質成依附腸胃迴薄曲折處以為栖泊之窠臼阻礙
氣血津液薰蒸燔灼成病自非剖腸刮骨之神妙可以銖
兩丸散窺犯其藩墻户牖乎肉液之散溢腸胃受之其厚
皆倍於前有似乎腫其迴薄曲折處肉液充滿流行有如
洪水泛漲其浮槎陳朽皆推逐蕩滌順流而不可停留在
表者因吐而汗其清道者自吐而涌濁道者自泄而去凡
屈滯礙一洗而盡牛肉全重厚和順之性盎然渙然潤澤
枯槁補益虚損寧無精神渙發之樂乎正似武王克商散
財發粟以賑殷人之仰望也其方得於西域之至人凡人
於中年後行一二次亦卻疾養壽之一助也

夫倒倉法全藉勺飲輪廻酒十数杯以袪逐餘垢迎接調勻新布榮衛使藏氣肓膜生意數暢有脫胎換骨之功也多嫌其穢因致中綴而功虧一簣若非明物理通造化者其肯視為美醞良味乎此段乃丹溪與人書簡所論也

愚按内經謂脾胃者倉廩之官五味出焉大腸者傳道之官變化出焉小腸者受盛之官化物出焉今詳此法名為倒倉謂傾倒倉廩之陳腐也其論中反覆叮嚀之意無非只為腸胃中痰積膠固及化生諸般奇形之虫誠恐痼疾難療愚嘗屡試明驗惟脾胃與大小腸有食積痰飲而為癥瘕痞塊食積黄胖痞滿惡心噯氣嘈雜吞酸等證行之無不應手獲効其餘一應氣血虚損與夫反胃膈噎鼓脹癆瘵大風真病已成及肥白氣虚之

人或一切証候脉虚軟無力者切不可輕試以自招咎衍丹溪有謂咯血吐紅久病嘗用此法而愈者蓋必其真其人胃中痰火太盛而其氣壯實未虧亦在丹溪之高見親手用之則可今人效顰而妄以似是而非者行之是乃徒取誚於他人而反謗以丹溪之法不堪信也慎之慎之

○廣朮潰堅湯（東垣）治有積塊堅硬如石形大如盤令人坐卧不安中滿腹脹 方見鼓脹門

○半夏厚朴湯（東垣）治証同前 方見鼓脹門

○三因散聚湯治九氣積聚狀如癥瘕隨其上下發作有時心氣腹疞痛攻刺腰脇小腹䐜脹大小便不利

半夏　檳榔　川歸各四分　陳皮

杏仁去皮尖另研 桂心各一錢 茯苓一錢 甘草炙

附子泡 川芎各五分 枳殼麸炒 厚朴姜制

吳茱萸湯泡去梗焙乾各一錢伍分 大黃酒拌濕蒸熟半錢或一錢大便利即去之

右細切作一服加生姜三片水二盞煎至一盞溫服

丸

〇千金硝石丸止可磨塊不令人困須量虛實用之

硝石六兩 大黃研八兩另 人參 甘草各三兩

右為細末以三年陳米醋三升置磁器中以竹片作準每入一升作一刻先入大黃不住手攪使微沸盡一刻乃下餘藥又盡一刻微火熬使可丸如雞子黃大每服一丸白湯化下或丸如梧桐子大每服三五十丸服後下如雞肝或如米泔赤黑色等物乃効下後忌風冷宜軟粥將息

丸

〇局方沉香治久年陳積方見火門

河間

〇導氣枳殼丸 治氣結不散，心胸痞痛，逆氣上攻，分氣逐風，功莫盡述

枳殼去穰，麩炒　木通炒　青皮

陳皮洗去白　桑白皮炒　萊菔子炒

白丑炒　黑丑炒　莪朮煨

茴香炒　京三稜炮

右各等分，為細末，姜汁調麵煮糊為丸，如梧桐子大。每服三十丸，煎橘皮湯下。

河間

〇木香三稜丸 治一切氣悶，胸膈痞滿，榮衛不和，口吐酸水，噫逆惡心，飲食不化，脇肋疼痛，無問久新，並皆治之

青木香　破故紙　茴香

黑丑　甘遂　芫花

大戟　京三稜　蓬義朮
川練子　胡芦巴　巴戟已上各一两
巴豆不去油二分　陳倉米三合與巴豆一處同炒黑
砂仁一两半

右細切用好米醋二升除砂仁木香外餘藥入醋中浸一宿入鍋内煮醋盡乾為度同木香砂仁為細末醋煮麪糊為丸如菉豆大每服五丸或七丸食後服看虚實大小加減丸数隨湯水任下

○東垣草豆蔻丸治酒積或傷寒冷之物胃脘痛咽膈不通

草豆蔻麸裹煨　白术各一两　大麥糵
神麴各炒　黄芩　半夏各半两
枳實炒二两　陳皮　青皮

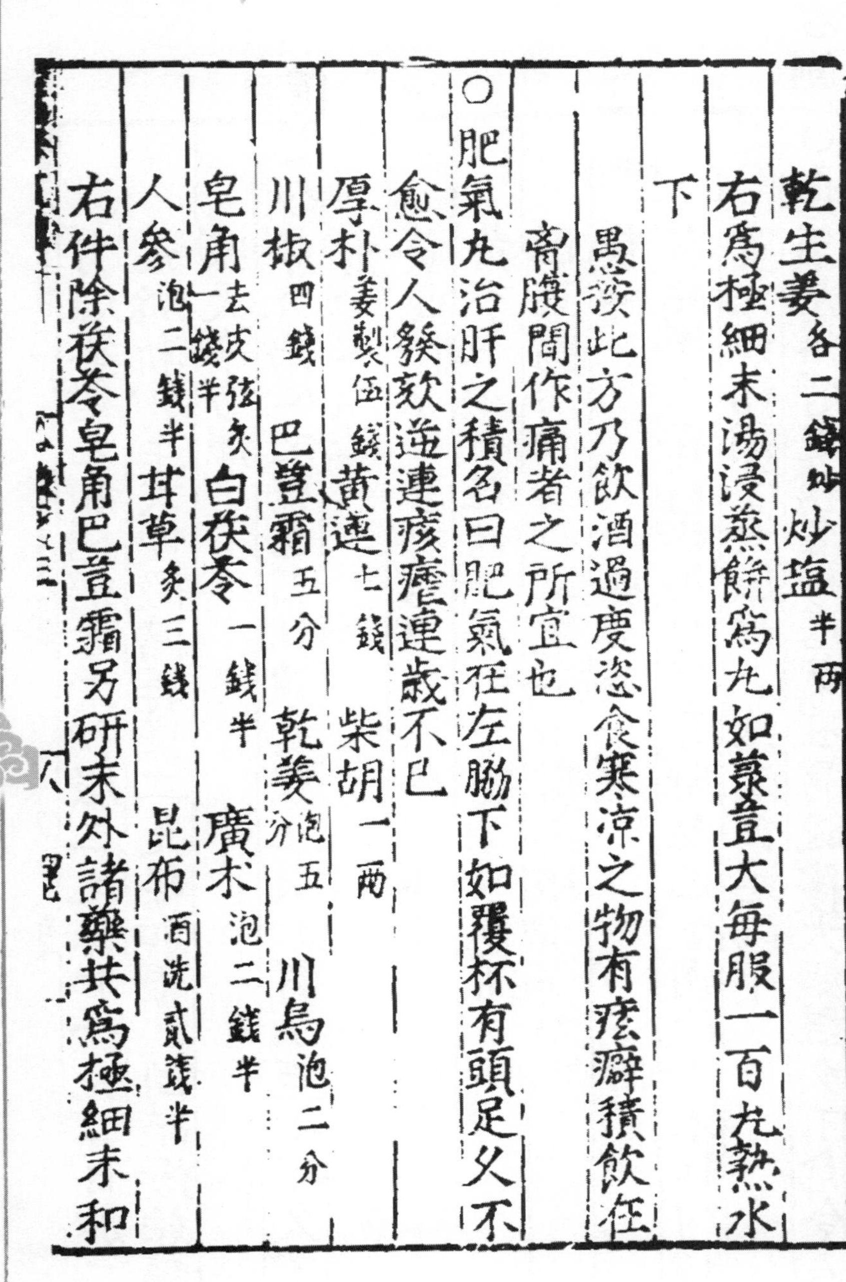

乾生姜各二錢炒 炒鹽半兩

右爲極細末湯浸蒸餅爲丸如菉豆大每服一百丸熟水下

愚按此方乃飲酒過度恣食寒涼之物有痰癖積飲在脅腹間作痛者之所宜也

○肥氣丸治肝之積名曰肥氣在左脇下如覆杯有頭足久不愈令人發欬逆痎瘧連歲不已

厚朴姜製伍錢 黃連七錢 柴胡一兩

川椒四錢 巴豆霜五分 乾姜泡五分 川烏泡二分

皂角去皮弦炙一錢半 白茯苓一錢半 廣朮泡二錢半

人參泡二錢半 甘草炙三錢 昆布酒洗貳錢半

右件除茯苓皂角巴豆霜另研末外諸藥共爲極細末和

勻煉蜜爲丸如梧桐子大初服二丸日加一丸二日加二丸漸漸加至大便微溏再從二丸起加服之周而復始積減大半勿服

東垣〇伏梁丸治心之積名曰伏梁起臍上大如臂上至心下久不愈令人煩心

黃連一兩半 厚朴姜制 人參各伍錢
黃芩三錢 桂枝一錢 乾姜泡 菖蒲
巴豆霜各伍分 紅豆蔻二分 川烏頭泡五分
茯神 丹參炒各一錢

右件除巴豆霜外爲細末另研包巴豆霜旋入末和勻煉蜜丸如梧桐子大服如上法淡黃連湯下

右側〇痞氣丸治脾之積名曰痞氣在胃脘覆大如盤久不愈令人

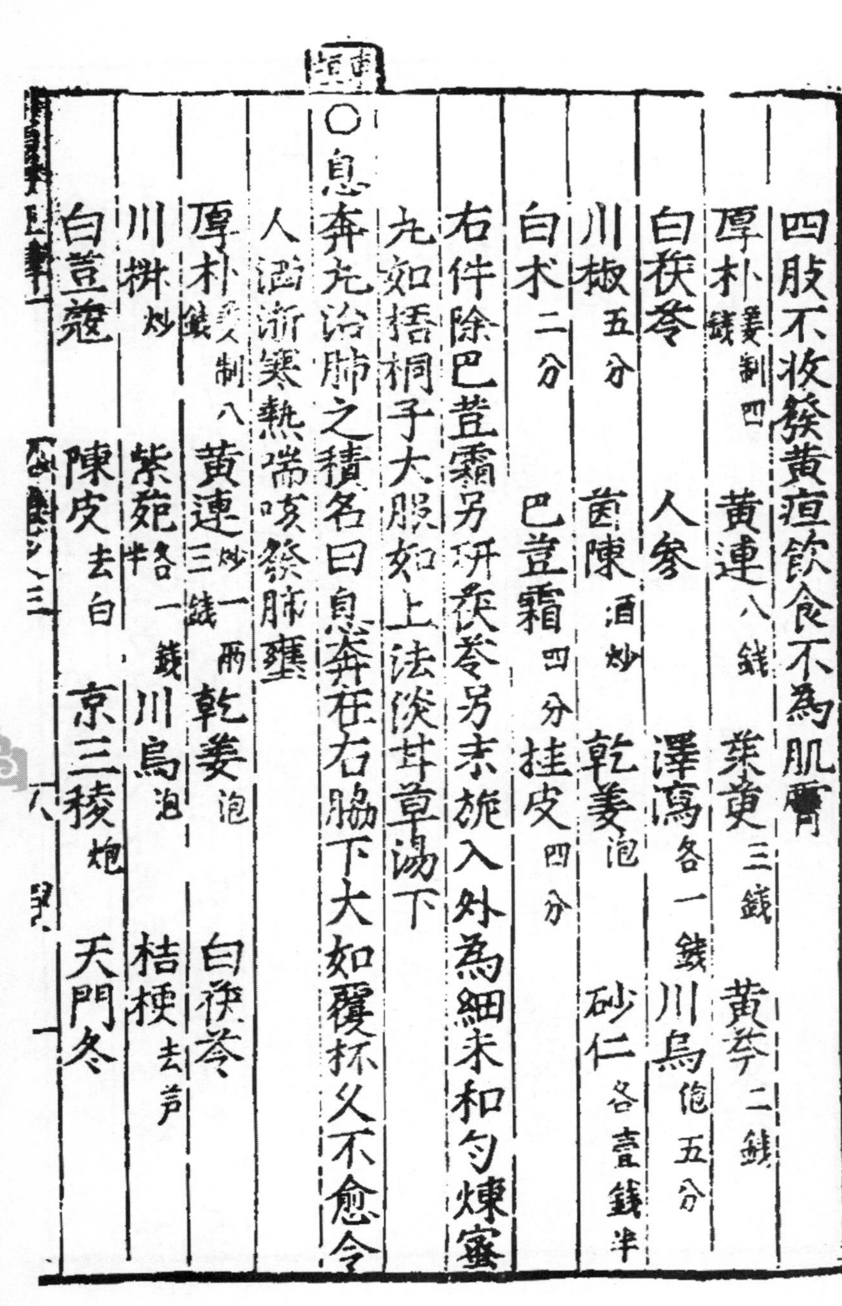

四肢不收發黃疸飲食不為肌膚

厚朴薑制四錢　黃連八錢　茱萸三錢　黃芩二錢

白茯苓　人參　澤瀉各一錢　川烏炮五分

川椒五分　茵陳酒炒　乾姜泡　砂仁各壹錢半

白朮二分　巴豆霜四分　桂皮四分

右件除巴豆霜另研茯苓另末旋入外為細末和勻煉蜜丸如梧桐子大服如上法淡甘草湯下

○息奔丸治肺之積名曰息奔在右脇下大如覆杯久不愈令人洒淅寒熱喘咳發肺壅

厚朴薑制八錢　黃連炒一兩三錢　乾姜泡　白茯苓

川椒炒　紫菀各一錢半　川烏泡　桔梗去芦

白豆蔻　陳皮去白　京三稜炮　天門冬

人參二錢　青皮五分　巴荳霜四分

右件除茯苓巴荳霜各另研旋入外爲細末和匀煉蜜丸如梧桐子大服如上法淡姜湯送下巳上四方秋冬加厚朴減黄連四分之一

○奔豚丸治腎之積名曰奔豚發於小腹上至心下若豚狀或上或下無時久不愈令人喘逆骨痿少氣及治男子内結七疝女人瘕聚帶下

厚朴姜制七分　黄連五錢　白茯苓　澤瀉　菖蒲各二錢

川烏炮　丁香各五分　苦楝酒煮三錢　玄胡索一錢半

全蝎　附子　獨活各一錢　肉桂一分　巴荳霜五分

右件除巴荳霜茯苓各另研爲末旋入外爲細末和匀煉蜜丸如梧桐子大淡塩湯下服如上法

腎

論

虚損二十六

内經曰飲食飽甚汗出於胃驚而奪精汗出於心持重遠行汗出於腎疾走恐懼汗出於肝揺体勞苦汗出於脾又曰久視傷血久卧傷氣久坐傷肉久立傷骨久行傷筋若夫七情五心之火飛越男女声色之慾過淫是皆虚損之所由也攖嬰曰虚損之疾寒熱因虚而感也感寒則損陽陽虚則陰盛損自上而下一損損于肺皮聚而毛落二損損于心血脉虚少不能榮于藏府婦人則月水不通三損損于胃飲食不為肌膚治宜以辛甘淡過於胃則不可治矣感熱則損陰陰虚則陽盛損自下而上一損損于腎骨痿不能起于床二損損于肝筋緩不能自收持三損損于脾飲食不能消尅治宜以

治

苦酸鹹過於脾則不可治矣又曰心肺損而色弊腎肝損而形痿難經曰治損之法損其肺者益其氣損其心者補其榮血損其脾者調其飲食適其寒温損其肝者緩其中損其腎者益其精是皆虛損病因治法之大要也學者詳之

脉法

脉經曰脉來軟者為虛　緩者為虛　微者為虛　弱者為虛　弦者為中虛　脉來細而微者血氣俱虛　脉小者血氣俱少

要畧曰脉芤者為血虛　脉沉小遲者脫氣

又曰血虛脉大如葱管　又曰脉大而芤者脫血

方法

丹溪曰天為陽而運於地之外地為陰而居乎中天之大氣

舉之目實也屬陽而運於月之外月缺也屬陰禀日之光以為明人受天地之氣以生天之陽氣為氣地之陰氣為血故陽常有餘而陰常不足氣常有餘而血常不足也又曰經曰精不足者補之以味味陰也補精以陰求其本也然味乃如穀菽菜菓出於天賦自然冲和之味故有食人補陰之功非醯醬烹飪調和偏厚之味出於人為者也經曰陰之所生本在五味非天賦之味乎曰陰之五宮傷在五味非人為之味乎善攝生者不可謂味以補精而遂恣於口腹以自速其禍也又曰形不足者温之以氣温養也温存以養使氣自充氣充則形完矣曰補曰温各有其旨局方悉以温熱藥佐輔名曰温補豈理也哉又曰人年老或虚損精血俱耗陰不足以配陽孤陽幾於飛越天生胃氣尚尔留連又藉水穀之陰故

察

局方

藕而定耳局方用温劑刼虚盖脾得温而食進故亦暫可夫
質有厚薄病有浅深設或失手何以收救吾寧稍遲計出萬
全温劑補虚決不敢用

○丹溪治老人虚損但覺小水短少即是病進宜以人參白术
為君牛膝芍藥為臣陳皮茯苓為佐春加川芎夏加黄芩
麥門冬秋冬加當歸身倍生姜一日或一貼或二貼小水
之長若舊乃止此老人養生之捷法也此丹溪養母之方也

○四君子湯治氣虚

人參一錢半 白术 茯苓各二錢 甘草一錢

右細切作一服水煎如自汗或小水利者去茯苓加黄
芪二錢無汗小水不利者只依本方

局方

○四物湯治血虚

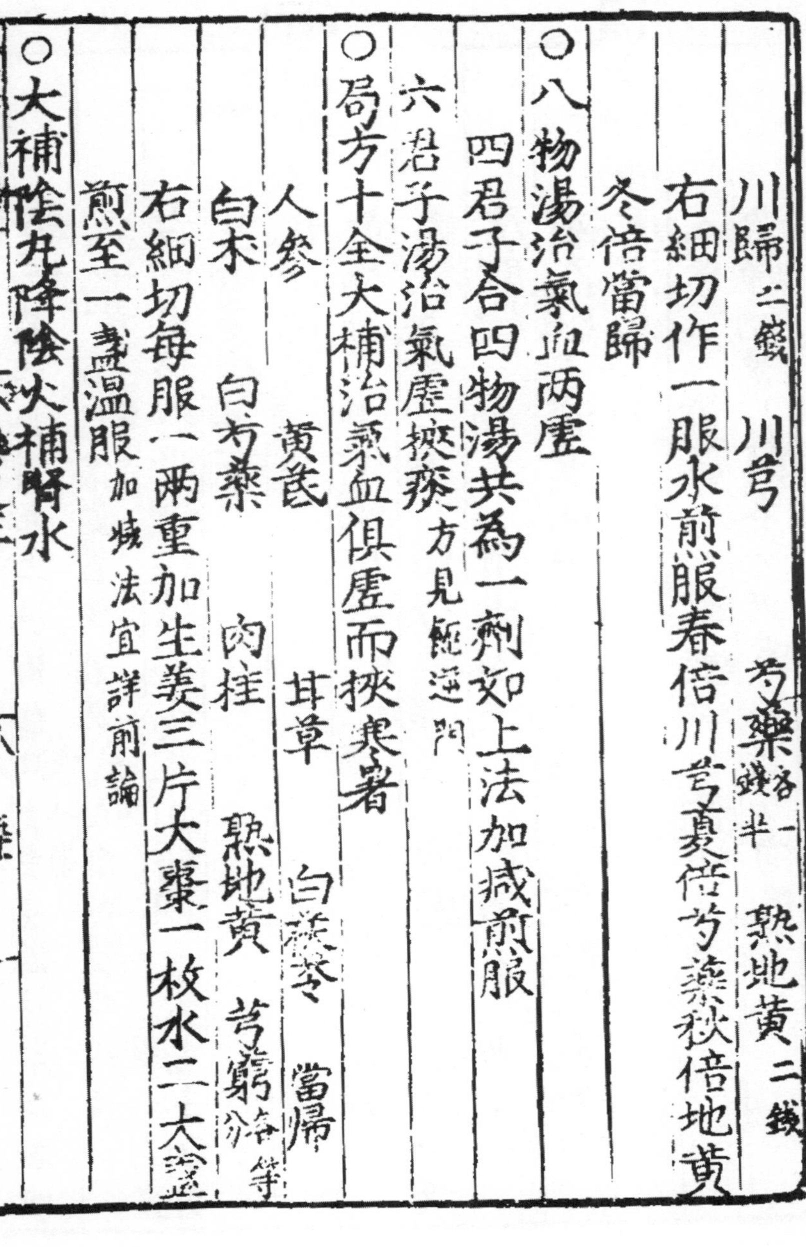

川歸二錢　川芎　芍藥各一錢半　熟地黄二錢

右細切作一服水煎服春倍川芎夏倍芍藥秋倍地黄冬倍當歸

○八物湯治氣血兩虛

四君子合四物湯共爲一劑如上法加減煎服

六君子湯治氣虛挾痰方見飯逆門

○局方十全大補治氣血俱虛而挾寒者

人參　黄芪　甘草　白茯苓　當歸

白术　白芍藥　肉桂　熟地黄　芎藭各等分

右細切每服一兩重加生姜三片大棗一枚水二大盞煎至一盞溫服加減法宜詳前論

○大補陰丸降陰火補腎水

黄栢鹽酒拌新瓦上炒褐色　知母去皮酒拌濕炒各四兩

熟地黄須用懷慶者佳酒洗　龜板酥炙黄各六兩

右細末猪脊骨髓和煉蜜為丸如梧桐子大每服五丸

空心姜鹽湯下

丹溪○補陰丸一名虎潜丸

黄柏半斤如前制　知母去毛酒制炒　熟地黄各叁两

龜板酥炙四两　白芍藥煨　陳皮　牛膝各二两

虎脛骨一两　瑣陽酥炙　當歸各一两半

右為細末酒煮羯羊肉為丸鹽湯下冬加乾姜半两

丹溪○加味虎潜丸

人參　黄芪　芍藥煨　黄栢鹽酒炒

當歸酒洗　山藥各一两　瑣陽酥炙　枸杞子

虎脛骨酥炙　龜板酥炙　兎絲子鹽酒浸三宿細研焙干入諸藥末内
破故紙炒　杜仲姜汁拌炒絲斷　五味子各七錢半
牛膝去芦酒洗二兩　熟地黄四兩
右爲細末，煉蜜和猪脊骨髓爲丸，如梧桐子大，每服五六十丸，温酒或姜鹽湯下。

新〇滋陰大補丸

川牛膝去芦　山藥各一兩半　杜仲姜汁拌炒絲斷
巴戟去心　山茱萸去核　肉從容酒浸洗新瓦上焙干
五味子　白茯苓去皮　茴香炒
遠志去心甘草同煮各一兩　石菖蒲　枸杞子各五錢　熟地黄二兩
右爲細末，紅棗肉和煉蜜爲丸，如梧桐子大，每服七十丸，淡鹽湯或温酒空心下。與上虎潜丸相間服之佳。所

謂補陰和陽生血益精潤肌膚強筋骨性味清而不寒温而不熱非達造化之精微者未足以議於斯也

丹溪 ○補腎丸

黃柏 龜板各二兩 杜仲各依前制 牛膝

陳皮各二兩 乾姜五錢冬加 五味子

右為細末姜汁糊或酒糊為丸服温酒或白湯空心下

丹溪 ○補天丸

紫河車一具即産孩胞衣也古方不分男女世傳男用女胎女用男胎者假以初胎者為勝似為有理若不可得但求肥盛無病婦人者俱可用初取得長流水洗浄去筋膜以篾籠盛之外以紙糊使不泄氣焙乾要用時以米醋浸一宿焙乾用

右以前補腎丸藥為末同河車再研極細酒糊為丸或新取紫河車蒸熟同前藥末擣爛為丸亦可

○虛勞者當以骨蒸藥佐之一云氣虛加補氣藥血虛加補血藥

○一方用側柏葉烏藥葉俱以酒浸九蒸九曝亦同柴河車為丸名補腎丸

◎六味地黃丸治腎經虛損久新憔悴盜汗發熱五藏齊損瘦弱虛煩骨蒸痿弱下血咯血等証

乾山藥　山茱萸去核各四兩　澤瀉去毛　牡丹皮

白茯苓各三兩　熟地黃八兩

右為細末煉蜜為丸如梧桐子大每服五十丸白湯下

○人參固本丸

天門冬去心　麥門冬去心　生地黃各二兩

人參去芦一兩　熟地黃二兩

右各焙乾同磨為末勿犯鉄器煉蜜為丸或只以天門冬熟地黃二味酒浸搗膏同三味末杵千餘下丸如梧桐子大每服五七十丸空心姜盐湯下忌蘿蔔

丹溪 ○人參膏

人參一味不拘多少去芦細切置水於銀石器内慢火煎如稠餳磁器盛貯每服一二匙白湯點服

東垣 ○補中益氣湯治飲食失節勞役所傷暴傷元氣惡寒發熱證似傷寒者方見内傷門

東垣 ○益胃升陽湯血脫益氣古聖人之法也先補胃氣以助生發之氣故曰陽生陰長諸甘藥為之先務舉世皆以為補殊不知甘能生血從陽而引陰也故先理胃氣蓋人之身穀為寶也

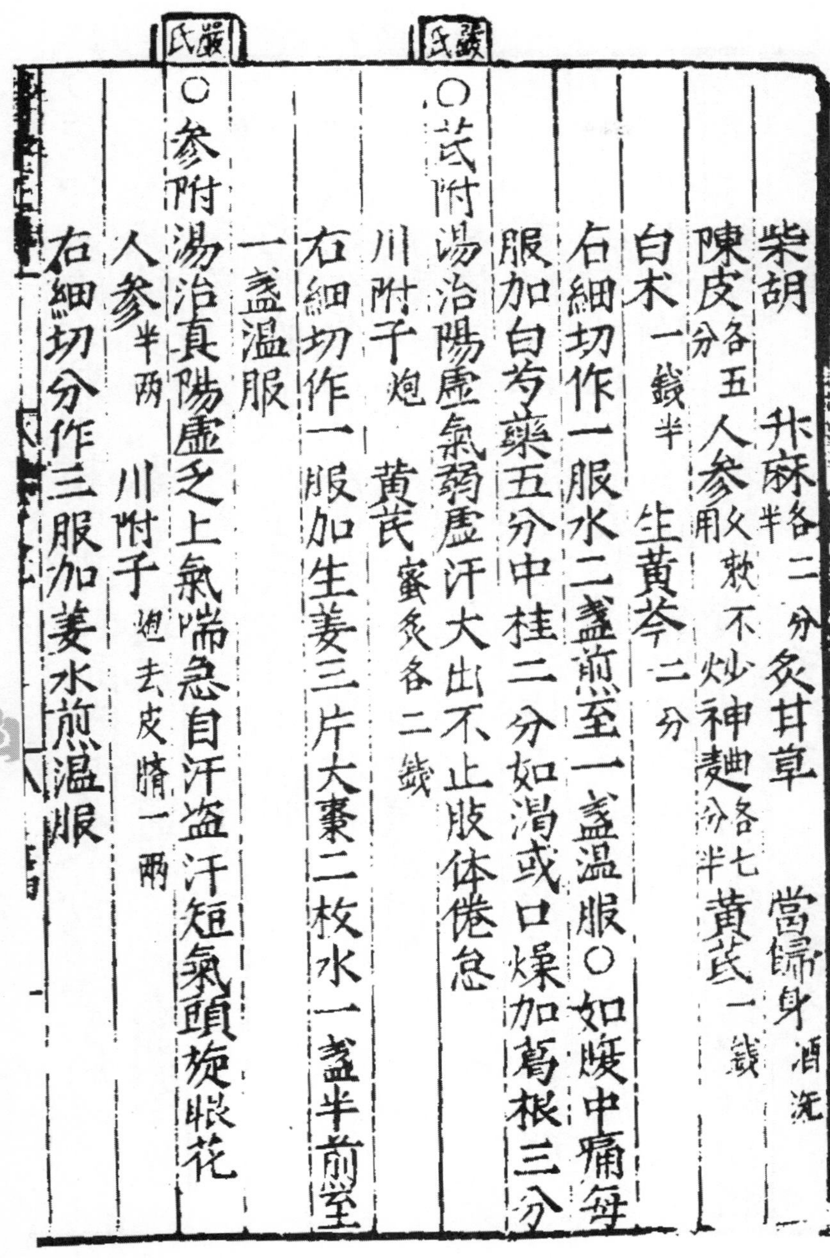

柴胡　升麻各二分半　炙甘草　當歸身酒洗
陳皮各五分　人參用半分　麸不炒神麯各七分半　黄芪一錢
白术一錢半　生黄芩二分
右細切作一服，水二盞煎至一盞，温服。○如腹中痛，每服加白芍藥五分、中桂二分，如渴或口燥加葛根三分。

○芪附湯（嚴氏）　治陽虚氣弱，虚汗大出不止，肢体倦怠。
川附子炮　黄芪蜜炙各二錢
右細切作一服，加生姜三片、大棗二枚，水一盞半煎至一盞，温服。

○參附湯（嚴氏）　治真陽虚乏，上氣喘急，自汗盗汗，短氣頭旋眼花。
人參半兩　川附子炮去皮臍一兩
右細切分作三服，加姜水煎，温服。

○茯神湯治六脉虛羸咳則心痛喉中介介或腫或痛

茯神　人參　遠志　通草　麥門冬

黄芪　桔梗各六分　甘草　五味子各三分

右切作壹服加生姜一片水煎服

○補氣湯治氣虛脉浮而軟怔忡無時

黄芪二分　人參　甘草各一錢　麥門冬去心

桔梗去芦各七分

右細切作一服加生姜三片水二盞煎至一盞溫服

○千金延壽丹治諸虛百損怯弱欲成癆瘵及大病後虛損不復凡人於中年後常服可以卻疾延年

五味子　兎絲子酒浸另研　川牛膝　杜仲姜汁拌炒絲斷

川歸　山藥　天門冬　麥門冬

生地黃　熟地黃（各一兩）　肉蓯蓉（二兩）　人參
白茯苓　大茴香　澤瀉　地骨皮
鹿茸　菖蒲（九節者）　花椒　巴戟（去心）
遠志　覆盆子　枸杞子　柏子仁（各五錢）

右共磨為細末，勿犯鐵器，蒸搗煉蜜為丸，如梧桐子大，每服一百丸，空心溫酒或姜鹽湯下。○如大便溏，小便不利，加車前子二兩。○如精滑或夢遺，加赤石脂、山茱萸肉各五錢。忌蘿蔔菜。

青囊集方

○班龍丸　治真陰虛損及老人虛人常服，延年益壽。

鹿角膠（炒成珠子）　鹿角霜　兎絲子（酒浸研細）
柏子仁（取仁洗淨）　熟地黃（各半斤）　白茯苓　補骨脂（各四兩）

右磨為細末，酒煮米糊為丸，或以鹿角膠入好酒烊化

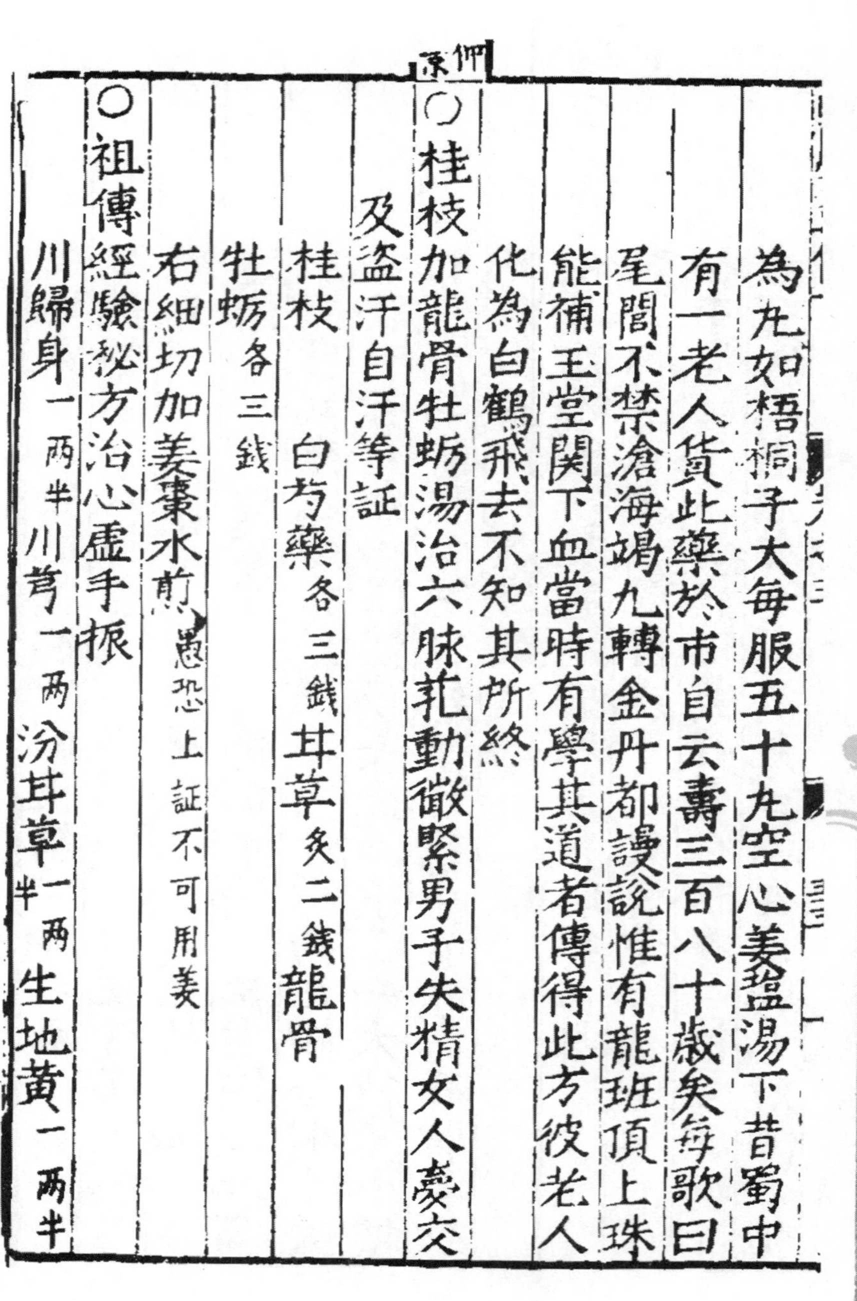

為丸如梧桐子大每服五十丸空心薑鹽湯下昔蜀中有一老人貨此藥於市自云壽三百八十歲矣每歌曰星閒不禁滄海竭九轉金丹都謾說惟有龍班頂上珠能補玉堂闕下血當時有學其道者傳得此方彼老人化為白鶴飛去不知其所終

○桂枝加龍骨牡蛎湯治六脉芤動微緊男子失精女人夢交及盜汗自汗等証

桂枝　白芍藥各三錢　甘草炙二錢　龍骨　牡蛎各三錢

右細切加薑棗水煎　愚恐上証不可用薑

○祖傳經驗秘方治心虛手振

川歸身一兩半　川芎一兩　汾甘草一兩半　生地黃一兩半

遠志去心二兩半 酸棗仁 栢子仁各三兩 人參壹兩
辰砂五錢另研 金箔二十片 射香一錢 琥珀三錢
茯神七錢 膽南星五錢 半夏五錢 石菖蒲六錢

右為極細末蒸餅為丸如菉荳大辰砂為衣每服七八十丸津唾嚥下或姜湯送下

○本邑在城金儒元國子生也年五十余身羸瘦十年前得内傷挾外感証一醫用發表疏利之劑十数日後熱雖退而虛末復胷中痞滿氣促眩運召予治以補中益氣湯間與東垣消痞丸陳皮枳木丸等藥調理而安但病根未尽除而住藥故眩運或時而舉不甚重來幺至此年因往杭城跋涉辛苦又兼色慾之過還家眩運大作歷数醫皆與防風羌活荊芥南星半夏蒼朮等去風散濕消痰之剤病愈

重一日十数次厥去片時復甦凡動或轉側即厥不知人事舉家徨徨呌哭召予治診其六脉皆浮洪而濡予曉之曰此氣血大虛証幸脉不数而身無大熱不死但恐病愈後而有数年不能下榻行動病者曰只要有命卧亦甘心與大補氣血之藥倍人參黃芪或加附子引經合大劑一日三貼又煎人參膏及作紫河車丸補陰丸之類間服如此調理二月余服煎藥二百餘貼丸藥三五料用人參五六斤其証漸不厥飲食如故但未能行動耳次年聞黃布政汝言往京師道經蘭溪以舟載去彼俟候求診王公曰此証陰虛風痰上壅因誤服參芪多故病久不愈立方以天麻菊花荊芥川芎等清上之藥亦未見效往藥後越五六年方得起而步履如初儒元不思昔日病劇而籍參芪

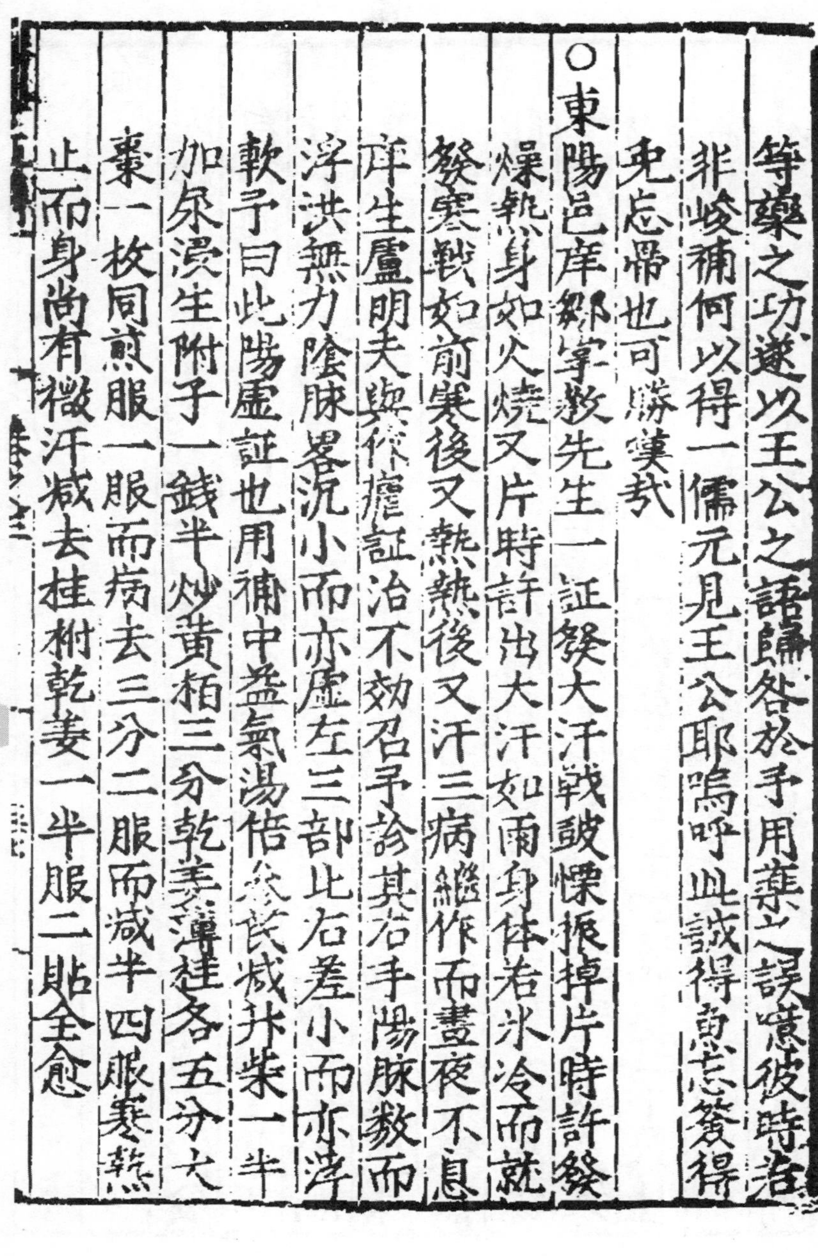

等藥之功遂以王公之語歸咎於予用藥之誤噫彼時若非峻補何以得一儒元見王公耶嗚呼此誠得魚忘筌得兎忘蹄也可勝嘆哉

○東陽邑庠鄒掌教先生一証發大汗戰皷慄振掉片時許發燥熱身如火燒又片時許出大汗如雨身体若氷冷而就發寒戰如前寒後又熱熱後又汗三病繼作而晝夜不息庠生盧明夫與作瘧証治不効召予診其右手陽脉數而浮洪無力陰脉略沉小而亦虛左三部比右差小而亦浮軟予曰此陽虛証也用補中益氣湯倍參芪減升柴一半加炙淡生附子一錢半炒黄栢三分乾姜薄桂各五分大棗一枚同煎服一服而病去三分二服而減半四服寒熱止而身尚有微汗減去桂樹乾姜一半服二貼全愈

勞極二十七

論

內經曰陰虛生內熱又曰陰氣者靜則神藏躁則消亡飲食自倍腸胃乃傷又曰有所勞倦形氣衰少穀氣不盛上焦不行下脘不通而胃氣熱熱氣薰胸中故內熱是故欲養陰而延生者心神而恬靜而毋躁擾飲食宜適中而無過傷風寒暑濕之謹避行立坐卧之有常何勞怯之有哉今也嗜慾無節起居不時七情六慾之火時動乎中飲食勞倦之過屢傷乎体漸而至于真水枯竭陰火上炎而發蒸蒸之燥熱或寒熱進退似瘧非瘧古方名曰蒸病或二十四種或三十六種名雖不同証亦少異大抵不過咳嗽發熱咯血吐痰白濁白淫遺精盜汗或心神恍惚夢與鬼交婦人則月閉不通日漸

瘵⑧瘵漸成勞極之候夫病此者始多[illegible]⑨姑息日久直至發熱不休形体瘦甚真元已脱然後求醫治療雖倉扁復生莫能救其萬一良可嘆哉雖然一人未足憐也况其侍奉親密之人或同氣連枝之屬熏陶日久受其惡氣多遭傳染名曰傳屍又曰殗殜曰飛屍曰遁屍曰[illegible]殜曰屍注曰鬼注雖其傳注酷虐而神妙莫能以測之名也雖然未有不由氣体虛弱勞傷心腎而得之者初起於一人不謹而後傳注數十百人甚而至於滅族滅門者誠有之矣然此病最為可惡其熱毒鬱積之久則生異物惡蟲食人臟府精華變生諸般奇狀誠可驚駭是以勞傷于肝膽者則為毛虫如刺蝟蟲之屬食人筋膜勞傷于心與小腸者則為羽虫如灯蛾蚊虻禽鳥之形食人血脉勞傷于脾胃者則為倮虫如嬰孩蚯蚓之

類食人肌肉勞傷于肺與大腸者則為介虫如龜鱉蝦⑩蟹之狀食人膚骨勞傷于腎與膀胱者則為鱗虫如魚龍蛟蛇之形食人骨髓或挾相火之勢亦如羽虫之聒者鴟梟之類為狀不一不可勝紀凡人覺有此証便宜早治緩則不及事矣治之之法一則殺其虫以絕其根本一則補其虛以復其真元分經用藥各有條理務如庖丁解牛動中肯綮無有不安者也若待病勢已劇元氣已脫雖依古法取虫滋補患者不無一生但亦可絕後人之傳注耳學者詳之

脉法

脉經曰男子平人脉大為勞極　虛亦為勞

男子勞之為病其脉浮大手足煩春夏劇秋冬瘥陰寒精自出足痠軟不能行少陰虛滿

人年五十六十其病脉大者臂俠背行痛若腸鳴馬刀挾癭
者皆為勞之得

男子平人脉虛弱微細者喜盜汗出也

男子面色薄白主渴及亡血卒喘心悸其脉浮者裏虛也

男子脉虛沉弦無寒熱短氣裏急小便不利面色白時時目
瞑此人喜衄小腹滿此為勞使之然

男子脉微弱而澀為無子精氣清冷也

夫失精家小腹強急陰頭寒目眶痛（一云目眩）髮落脉極虛芤遲
為清穀亡血失精

脉得諸芤動微緊男子失精女子夢鬼交通

脉沉小遲者名脫氣其人疾行則喘喝手足逆寒腹滿甚則
溏泄食不消化

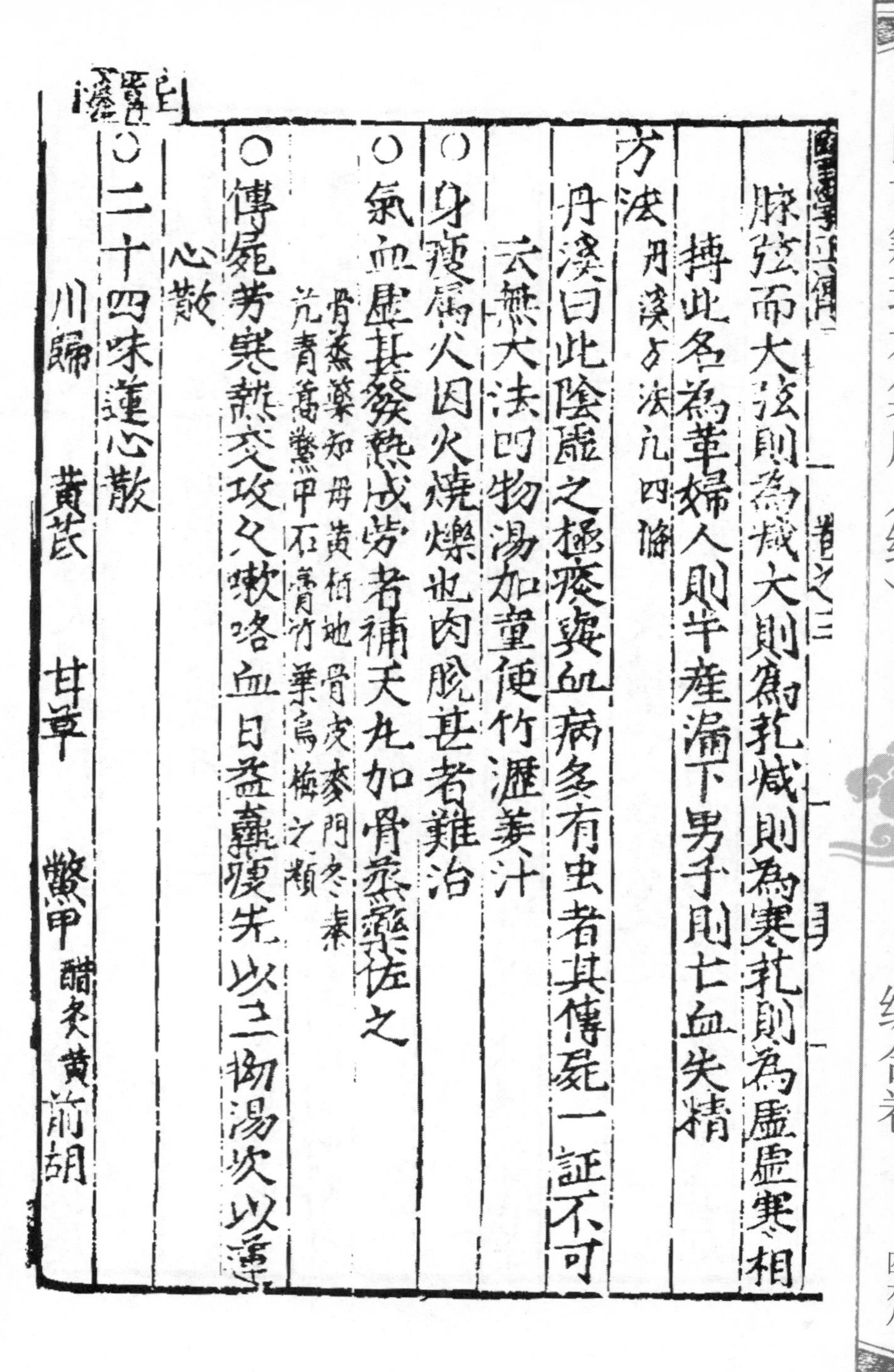

脈弦而大弦則為減大則為芤減則為寒芤則為虛虛寒相搏此名為革婦人則半產漏下男子則亡血失精

方法 丹溪方法凡四條

丹溪曰此陰虛之極痰與血病多有虫者其傳屍一証不可云無大法四物湯加童便竹瀝姜汁

○身瘦屬火因火燒爍也肉脫甚者難治

○氣血虛甚發熱成勞者補天丸加骨蒸藥佐之 骨蒸藥知母黃柏地骨皮麥門冬秦艽青蒿鱉甲石膏竹葉烏梅之類

○傳屍勞瘵寒熱交攻久嗽咯血日益羸瘦先以三拗湯次以蓮心散

○二十四味蓮心散

川歸 黃芪 甘草 鱉甲醋炙黃 前胡

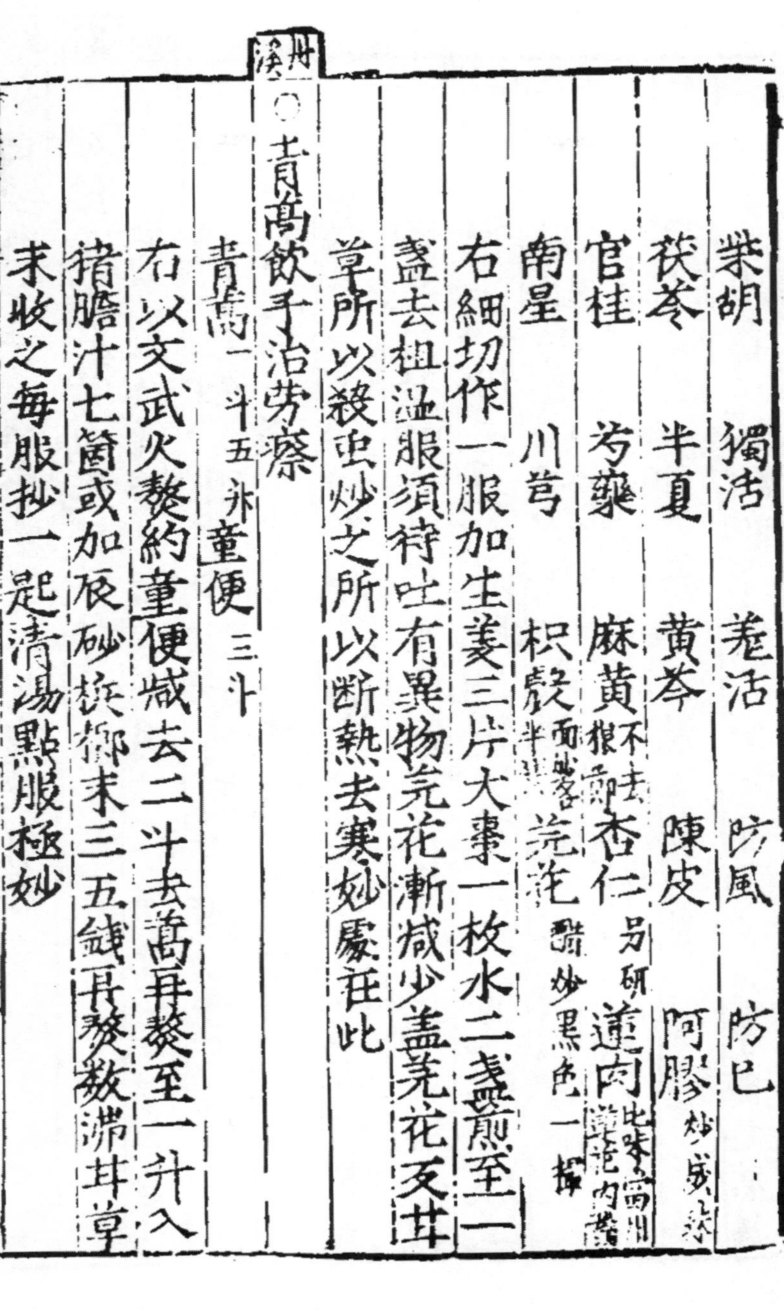

柴胡 獨活 羌活 防風 防已
茯苓 半夏 黄芩 陳皮 阿膠炒成珠
官桂 芍藥 麻黄不去根節 杏仁另研 蓮肉比衆藥多一兩用蓮花內者
南星 川芎 枳殼麵炒去瓤半兩 芫花醋炒黑色一撮
右細切作一服，加生姜三片，大棗一枚，水二盞，煎至一盞，去柤溫服。須待吐有異物，芫花漸減少。蓋芫花反甘草，所以殺虫；炒之，所以斷熱去寒，妙處在此。

○青蒿飲子 治勞瘵

青蒿一斗五升 童便三斗

右以文武火熬，約童便減去二斗，去蒿再熬至一升，入猪膽汁七箇，或加辰砂、檳榔末三五錢，再熬數沸，甘草末收之。每服抄一匙，清湯點服，極妙。

○白鑞塵一味大殺瘵虫可入丸藥散中用

○秘傳取傳癆虫鬼哭飲子

天靈盖酥炙黄色　鱉甲醋炙黄色　柴胡去芦各二錢半　木香一錢二分半

桃仁二十一枚去皮尖研　鼓心諸炙黍黄　青蒿半握　阿魏一錢

安息香一錢　貫衆二錢半　甘草一錢生用

右十一味細切杵為麤末先以童子小便二升隔夜浸露星月至四更時煎至八分去柤分作三服每服調後散子一貼五更初温服即穩卧至三點時又進一服至日出時覺腹中欲利如未利又進一服已利勿服

散子亦用檳榔二錢半　辰砂一錢二分半　射香一錢另研

赤脚蜈蚣以竹筒盛姜汁浸焙乾一條

烏雞糞二錢半先將雞於五日前以火麻子餵之然後取其糞用

右以五味研為細末和勻分為三貼各入前煎藥內服凡合上藥宜於六甲建日或除日合之服前藥必利下惡物併虫以盆盛之急用火燒殺之或油煎殺之其病人所穿衣服及薦褥盡易燒之食葱粥將息以復元氣服藥後或憂人哭泣相別是其驗也如取下虫視其色青赤黃者可愈黑色者難療也雖虫老病不可療亦能絕後人之傳注耳合此藥時不可容孝子婦人雞犬見之及不可令患者知之與聞其氣息虫聞氣變化難取也

○治勞瘵取虫經驗天靈蓋散

天靈蓋三指大用白檀香煎湯洗酥炙黃色 檳榔五箇為末

阿魏二錢細研 射香三分另細研 辰砂一錢另研

甘遂蓮珠者二錢為末 安息香三分銅刀切細研

右七味各研極細和勻每服三錢後湯調下

薤白二七莖 青蒿二握 甘草五寸許 葱白二七莖

桃枝 柳枝 桑枝 酸石榴枝各七寸

梅枝七寸已上五枝俱取向東南者

右九味用童子小便四升於銀石器內以文武火煎至一升去租分作三盞調前藥末服五更初服一盞服後如覺欲吐以白梅肉嚼止之五更盡覺藏府鳴須轉下虫及惡物黃水若一服未下如人行五七里又進一服至天明又進一服如瀉不止用龍骨黃連等分為末熟水調下五錢或吃白粥補之此藥男病女煎女病男煎不可令患者知及不許孝子僧人雞犬見之

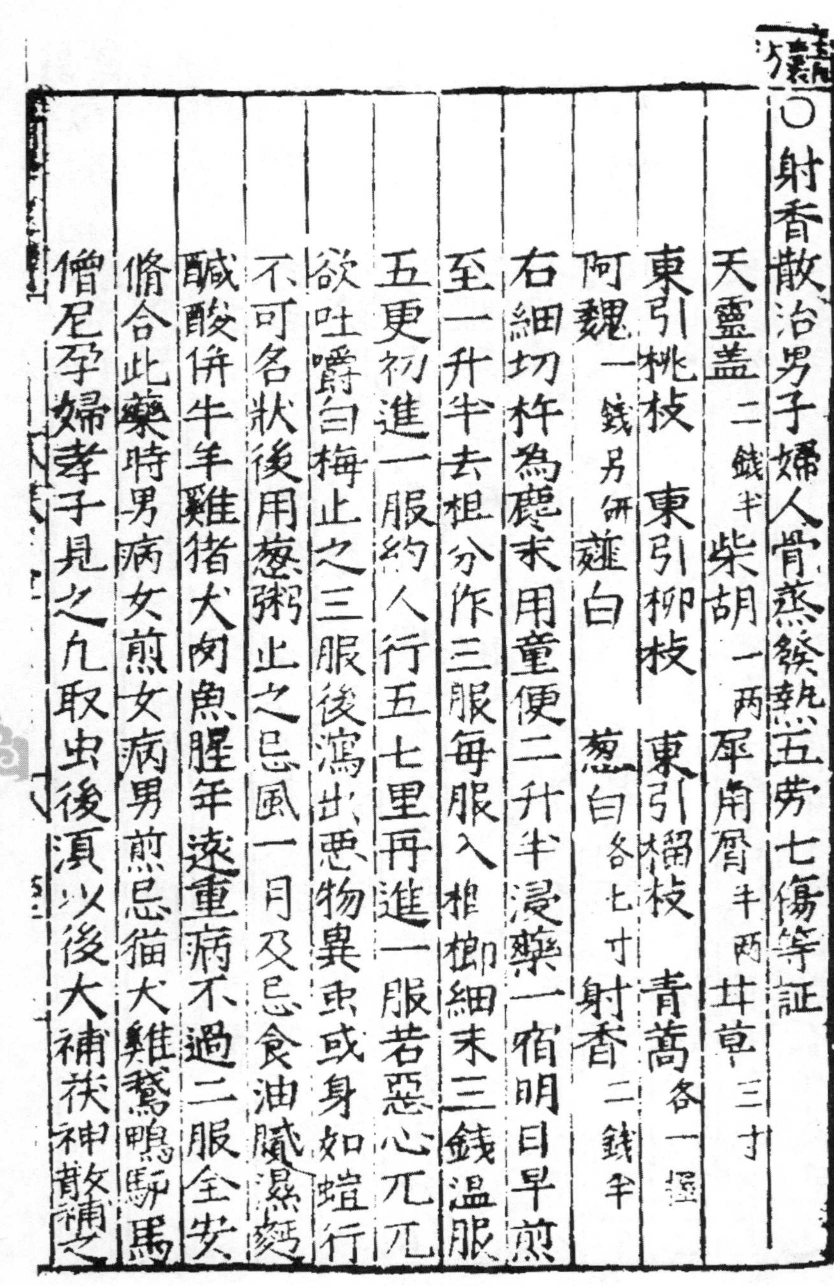

一○射香散　治男子婦人骨蒸發熱五勞七傷等証

天靈蓋二錢半　柴胡一兩　犀角屑半兩　甘草三寸

東引桃枝　東引柳枝　東引榴枝　青蒿各一握

阿魏一錢另研　薤白　葱白各七寸　射香二錢半

右細切杵為麄末，用童便二升半浸藥一宿，明日早煎至一升半，去柤，分作三服，每服入檳榔細末三錢，溫服。五更初進一服，約人行五七里再進一服。若惡心兀兀欲吐，嚼烏梅止之。三服後瀉出惡物異虫，或身如蝗行，不可名狀，後用葱粥止之。忌風一月，及忌食油膩濕麪、醎酸，併牛羊雞猪犬肉魚腥。年遠重病不過二服全安。脩合此藥時，男病女煎，女病男煎，忌猫犬雞鵞鴨驢馬、僧尼孕婦孝子見之。凡取虫後，須以後大補茯神散補之。

○取屍虫神仙秘方

青桑枝　柳枝　梅枝　桃枝

石榴枝各七莖俱長七寸皆取東引者　青蒿一握

葱白七莖　阿魏一錢另研　安息香一錢去石另研

右除阿魏安息香一味外餘藥用童小便一升半煮去一半去柤將藥汁阿魏安息香細研再煎十数沸分作二服調辰砂末　檳榔末各五分　射香少許另研

右三味亦分作二服入前湯五更初進一服三點時又進一服至巳午脫必取下虫其嘴紅者可治青黑者不治但可絕後人之傳注耳取虫後進軟粥溫和將息忌食生冷毒物仍服癆丸子法凡合此藥不可令患者先知氣味亦不得令猫犬孕婦孝子僧尼等不祥人見之

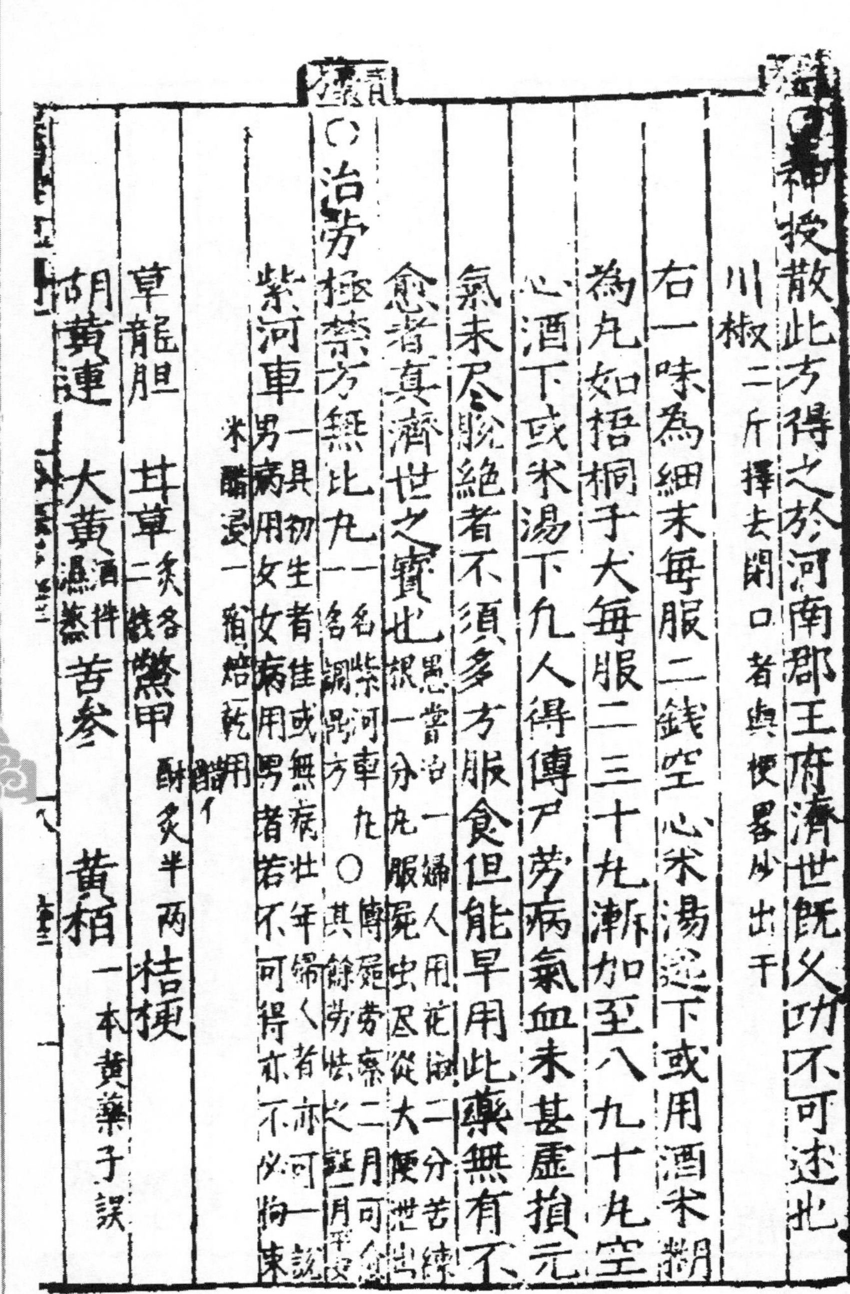

〇神授散此方得之於河南郡王府濟世既久功不可述也

川椒二斤擇去閉口者與梗略炒出汗

右一味為細末每服二錢空心米湯送下或用酒米糊為丸如梧桐子大每服二三十丸漸加至八九十丸空心酒下或米湯下凡人得傳尸勞病氣血未甚虛損元氣未盡脫絕者不須多方服食但能早用此藥無有不愈者真濟世之寶也愚嘗治一婦人用花椒二分苦練根一分丸服冤虫盡從大便泄出

〇治勞極禁方無比丸一名紫河車丸一名調鼎方〇傳冤勞瘵二月可愈其餘勞怯之證一月平復

紫河車一具初生者佳或無病壯年婦人首胎亦可一說男病用女女病用男者若不可得亦不必拘束米醋浸一宿焙乾用

草龍胆　甘草炙各二錢　鱉甲醋炙半兩　桔梗

胡黃連　大黃酒拌濕蒸　苦參　黃柏一本黃藥子誤

知母去毛　貝母去心　秋石另研不必用煎煉者但尿缸上凝結多年者亦可又治人

沪白長流水洗淨用已上各二錢半　犀角屑　蓬莪术　硝石各一錢半

辰砂一兩另研　敗鼓皮心燒一本敗鼓心者此一本草謂破鼓心通神大能逐蟲一法妙用之米醋炙黃二錢半

右共為細末煉蜜為丸如梧桐子大辰砂為衣每服二十丸加至三十丸溫酒送下腸熱食前膈熱食後服

○秘傳取勞蟲禁方

啄木禽隻一　右用硃砂四兩精豬肉四兩將肉切作片子其硃砂杵如菉豆大塊二味拌勻餵禽一晝夜食肉盡為度以鹽泥固濟其禽在內剛火煆一夜來日不見太陽取出不得打破埋入地中二尺許一晝夜取出去鹽泥銀石器內研為細末以無灰酒入麝香少許作一服調下置患者在帳中四下緊閉用鐵鉗等候其蟲必從

口鼻中出即以鉗鉗入沸油中煎殺之如虫出之後[illegible]

進局方嘉禾散一服軟粥将息

○紫河車丹治飛屍鬼疰虚劳羸瘦喘嗽痰氣等証其法取首

生男子胞衣以皂角水洗浄次放銅銚子内以米醋煠洗

控乾做一小竹篾籠子盛之圍以紙密糊之不令泄氣以慢

火焙乾加入後藥

人參一两半　白术一两　木香　白茯苓各半两

茯神　川歸　熟地黄各一两　乳香四錢另研

没藥四錢另研　朱砂二錢另研　麝香二分

右為細末和匀酒糊為丸如梧桐子大每服五十丸煎

人參湯送下日三服空腹服之煉蜜為丸服亦可

○治虚劳柴胡散

柴胡　人參　茯苓　桔梗　芍藥
川歸酒浸　青皮去白　麥門冬各二分　甘草一分
右細切作一服杵細水一盞煎七分溫服

補遺

○治虛勞鱉甲散

鱉甲醋煑大者一箇　柴胡去芦　川歸　甘草炙
桔梗　芍藥　人參各一兩　射香五分　杏仁去皮尖麩炒另研
胡黃連各二錢　官桂半兩去粗皮　地骨皮　宣黃連各二錢半
真酥三兩　木香半兩　白沙蜜三兩
右為細末用青蒿一斤童便五升煞青蒿汁約二升濾去柤入酥蜜再熬成膏候冷入藥末攪和為丸如梧桐子大每服十五丸溫酒送下米飲亦可日進三服如秋冬特更入桃柳心七箇與前柴胡散同煎間服之

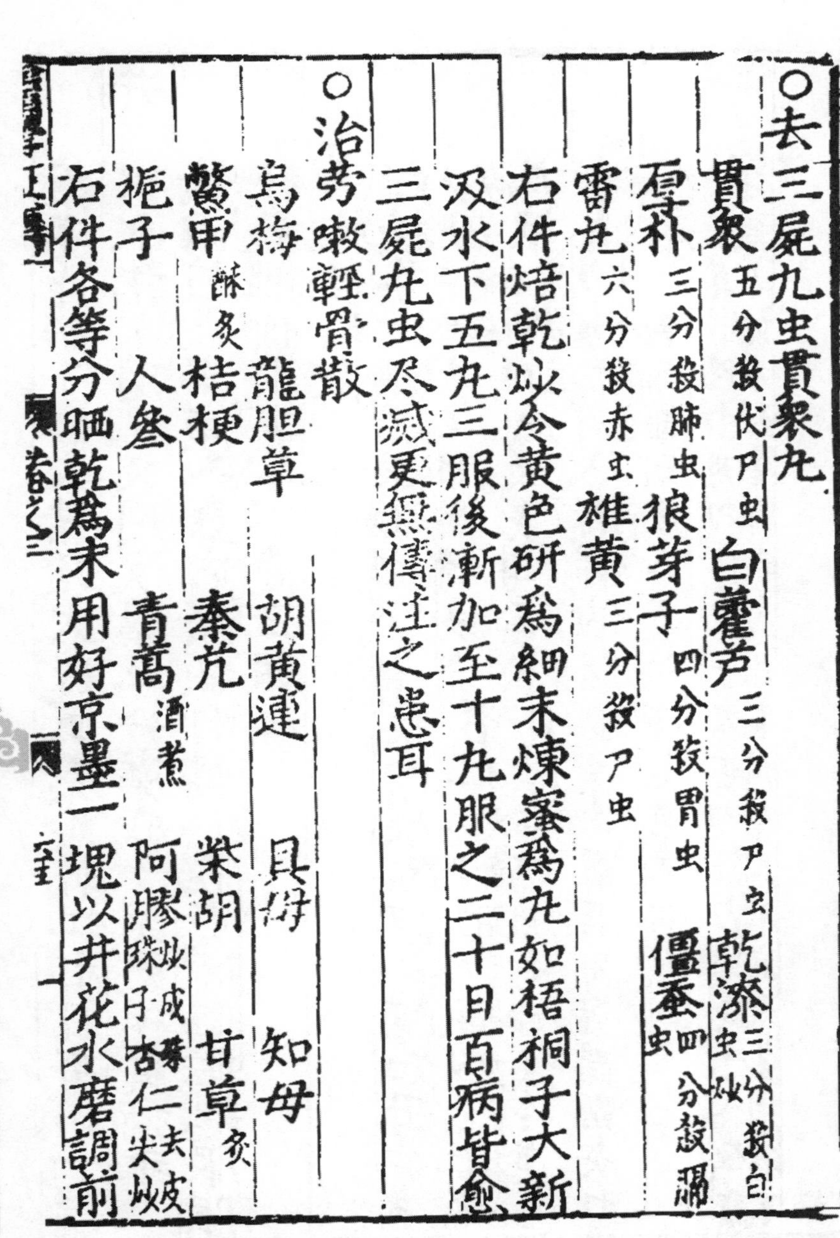
○去三屍九虫貫衆丸

貫衆五分殺伏尸虫 白藿芦三分殺尸虫 乾漆三分殺白虫炒

厚朴三分殺肺虫 狼牙子四分殺胃虫 僵蚕四分殺鬲虫

雷丸六分殺赤虫 雄黃三分殺尸虫

右件焙乾炒令黃色研爲細末煉蜜爲丸如梧桐子大新汲水下五丸三服後漸加至十丸服之二十日百病皆愈三屍丸虫盡滅更無傳注之患耳

○治勞嗽輕骨散

烏梅 龍胆草 胡黃連 貝母 知母

鱉甲酥炙 桔梗 秦艽 柴胡 甘草炙

梔子 人參 青蒿酒煮 阿膠炒成珠 杏仁去皮尖炒

右件各等分晒乾爲末用好京墨一塊以井花水磨調前

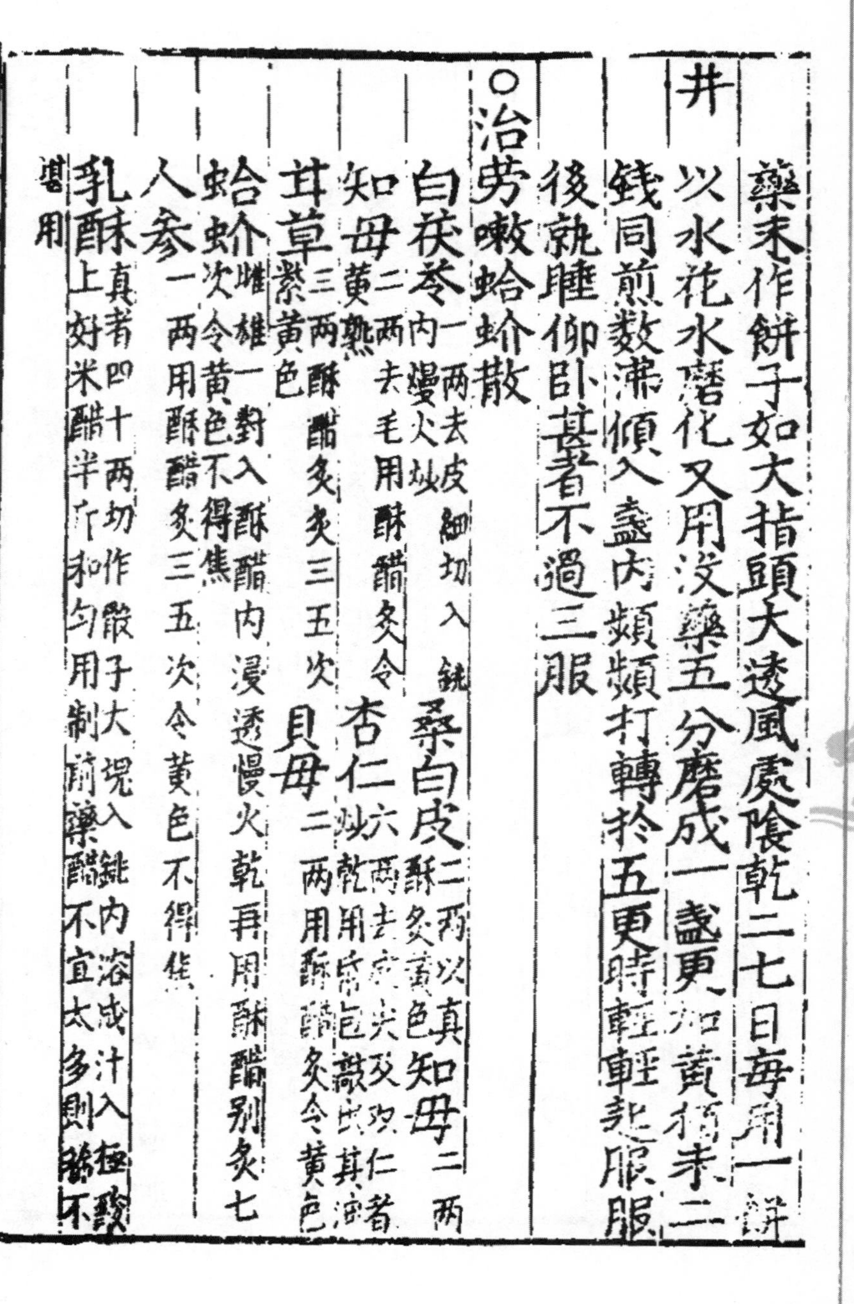

藥末作餅子如大指頭大透風處陰乾二七日每用一餅以水花水磨化又用没藥五分磨成一盞更加黄楮末二錢同煎數沸傾入盞内頻頻打轉於五更時輕輕起服服後就睡仰卧甚者不過三服

○治勞嗽蛤蚧散

白茯苓一两去皮細切入銚内慢火炒　桑白皮二两以真酥炙黄色　知母二两

知母二两去毛用酥醋炙令黄熟　杏仁六两去皮尖及双仁者炒乾用麸同炒色黄其油

甘草三两酥醋炙三五次紫黄色　貝母二两用酥醋炙令黄色

蛤蚧雌雄一對入酥醋内浸透慢火乾再用酥醋別炙七次令黄色不得焦

人参一两用酥醋炙三五次令黄色不得焦

乳酥真者四十两切作骰子大塊入銚内溶成汁入極酸上好米醋半斤和匀用制前藥醋不宜太多則酸不堪用

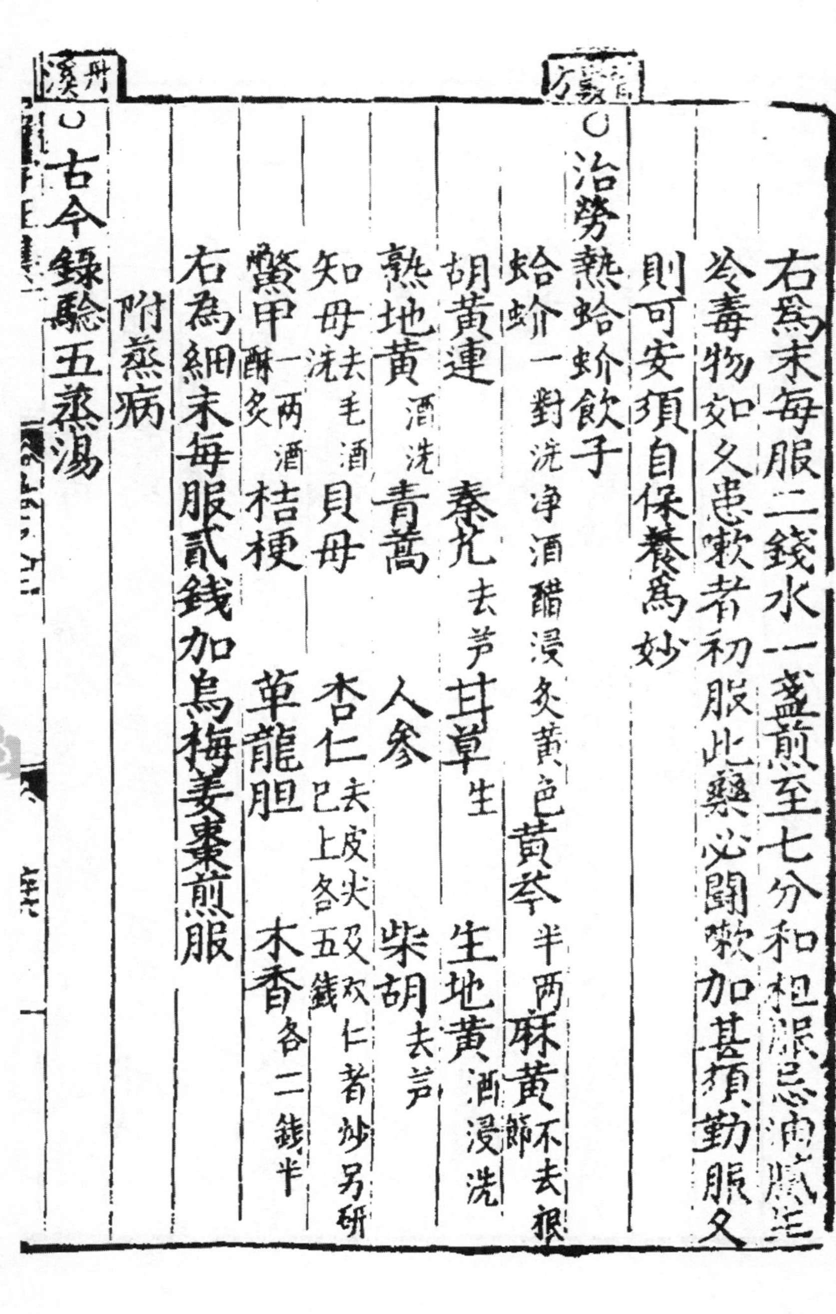

右爲末每服二錢水一盞煎至七分和柤服忌油膩生冷毒物如久患嗽者初服此藥必鬪嗽加甚須勤服久則可安須自保養爲妙

○治勞熱蛤蚧飲子

蛤蚧一對洗凈酒醋浸炙黃色　黃芩半兩　麻黃不去根節
胡黃連　秦艽去芦　甘草生　生地黃酒浸洗
熟地黃酒洗　青蒿　人參　柴胡去芦
知母去毛酒洗　貝母　杏仁去皮尖及双仁者炒另研已上各五錢
鱉甲一兩酒醋炙　桔梗　草龍胆　木香各二錢半

右爲細末每服貳錢加烏梅姜棗煎服

附蒸病

丹溪

○古今錄驗五蒸湯

人參 知母 黃芩各一錢 竹葉七片
生地黃 乾葛各一錢半 茯苓一錢 甘草炙半錢
石膏二錢半 粳米一合
右細切先以水三盞煎小麥二合至二盞去麥煎藥至
一盞溫服隨証加減于後
實熱加黃芩 黃連 黃栢 大黃
虛熱加烏梅 秦艽 柴胡 蛤蚧 青蒿
牡丹皮 鱉甲
○肺蒸鼻乾加 烏梅 天門冬 麥門冬 紫菀茸
蒸 大腸右鼻孔乾痛 加大黃 芒硝
皮蒸舌白唾血 加石膏 桑白皮
膚蒸昏昧嗜臥 加牡丹皮

氣蒸鼻乾喘促遍身氣熱加人參　黄芩　梔子

○心蒸舌乾加黄連　生地黄

小腸蒸下唇焦加赤茯苓　生地黄　木通

血蒸髮焦加生地黄　當歸　桂心　童便

脉蒸唾白浪語脉絡溢脉緩急不調加當歸　生地黄

○脾蒸唇焦加白芍藥　木瓜　苦參

胃蒸舌下痛加石膏　粳米　大黄　芒硝

乾葛

肉蒸食無味而嘔煩燥不安加白芍藥

○肝蒸眼黑加川芎　當歸　前胡

膽蒸眼色白加柴胡　栝蔞

筋蒸甲焦加川歸　川芎

三焦熱乍熱乍寒加石膏　竹葉

○腎熱兩耳焦加生地黄　石膏　知母　寒水石

膀胱熱右耳焦加澤瀉　茯苓　滑石

腦熱頭眩熱悶加生地黄　防風　羌活

髓熱髓沸骨中熱加生地黄　當歸　天門冬

骨熱齒黑腰痛足逆變虫食藏加鱉甲　地骨皮
牡丹皮　當歸　生地黄

臍熱肢細肢腫府藏俱熱加石膏　黄栢

胞熱小便赤黄加澤瀉　茯苓　生地黄　活石
沉香

○丹溪活套云勞極之証五藏必歸重於一經假如足脛疼疼、腰背拘急遺精白濁面色黧黑耳輪焦枯脉沉細數知其邪在腎也宜以四物湯加知母黄栢五味子麥門冬天門冬澤瀉杜仲肉桂之類煎入童便韭汁竹瀝服○其或心神驚惕怔忡無時盗汗自汗心煩熱悶口舌生瘡咯血面赤脉洪而数知其邪在心也宜以前方去杜仲澤瀉肉桂加茯神胡黄連連心遠志菖蒲硃砂之類○其或嗽咳喘促衄血嗽血皮膚枯燥鼻塞声沉時吐痰沫脉微虚而濇数知其邪在肺也宜以四物湯加沙參麥門冬五味子知母貝母桔梗桑白皮地骨皮欵冬花紫菀馬兜鈴百合百部之類煎入童便竹瀝姜韭汁服○其或脇痛目赤面青頰赤多怒虚陽不斂夢與鬼交甚則卵縮筋急脉弦而数知其邪在肝也宜以四物湯加竹茹草龍胆柴胡黄芩青皮竹葉之類○其或面色萎黄唇胎焦燥飲食無味腹痛

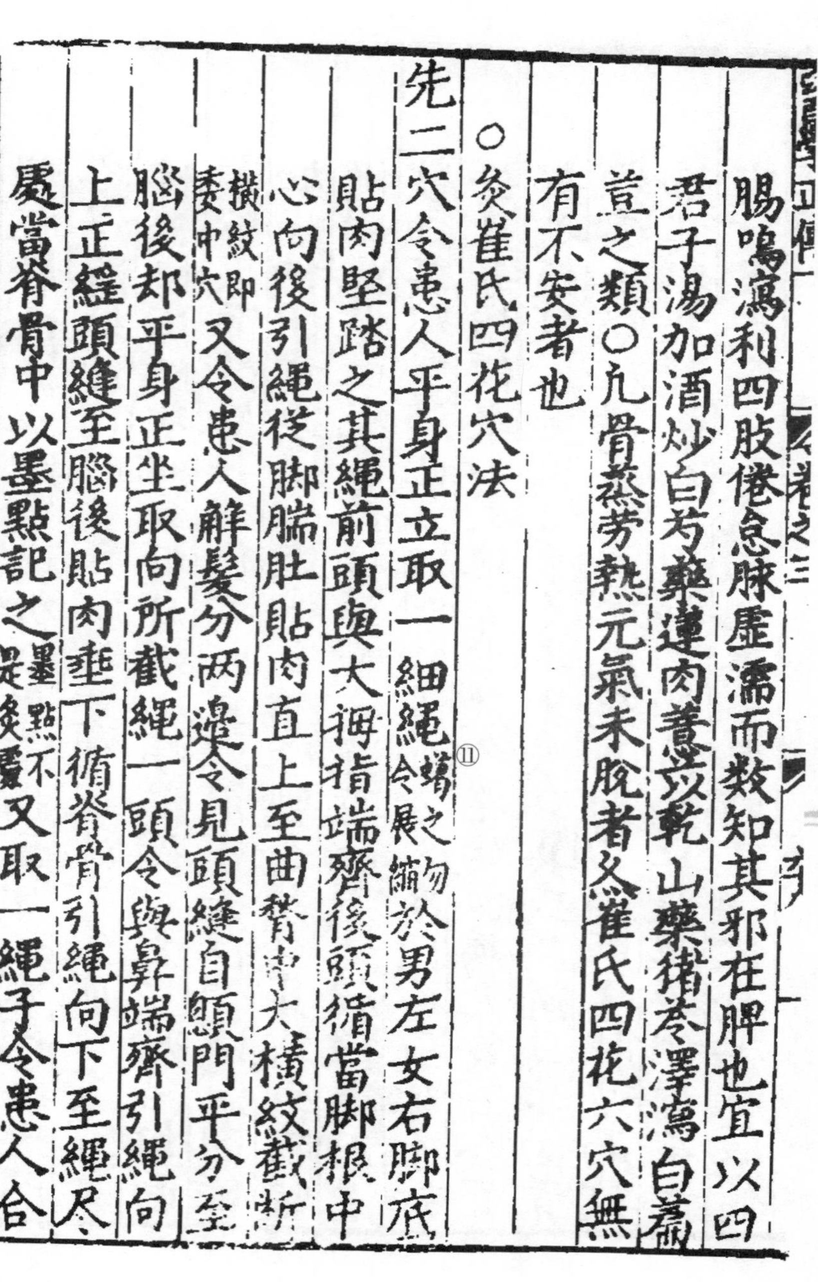
腸鳴瀉利四肢倦怠脉虚濡而数知其邪在脾也宜以四君子湯加酒炒白芍藥蓮肉薏苡乾山藥豬苓澤瀉白扁荳之類○九骨蒸勞熱元氣未脫者灸崔氏四花六穴無有不安者也

○灸崔氏四花穴法

先二穴令患人平身正立取一細繩⑪蠟之勿令展縮於男左女右脚底貼肉堅踏之其繩前頭與大拇指端齊後頭循當脚根中心向後引繩從脚腨肚貼肉直上至曲䐐中大横紋截斷橫紋即委中穴又令患人解髮分兩邊令見頭縫自顖門平分至腦後却平身正坐取向所截繩一頭令與鼻端齊引繩向上正循頭縫至腦後貼肉垂下循脊骨引繩向下至繩盡處當脊骨中以墨點記之墨點不是灸處又取一繩子令患人合

口將繩子按於口上兩頭至吻却鈎起繩子中心至鼻柱根下如△此便齊兩吻截斷將此繩展令直於前量脊骨上墨點處橫量取平勿令高下（其墨口繩子先中摺當中以墨記之却展開繩子橫量却以中摺墨點記處按於脊骨中先點處兩頭是穴也）兩頭以白圈記之　以上是第一次點二穴

次二穴令患人平身正坐稍縮臂膊取一繩繞項向前雙垂頭與鳩尾齊（胷前蔽骨間盡處也）雙頭齊截斷却翻雙繩頭向後以繩子中心按於喉嚨結骨上其繩兩頭雙垂循脊骨以墨點記之（墨點不是灸處）又取一繩子令患人合口橫量齊兩吻截斷還於脊骨上墨點橫量如法繩子兩頭以白圈記之（白圈是灸處）⑫

以上是第二次點二穴通前共四穴同時灸各三七壯累灸至一百餘壯候灸瘡將瘥又依後法灸二穴

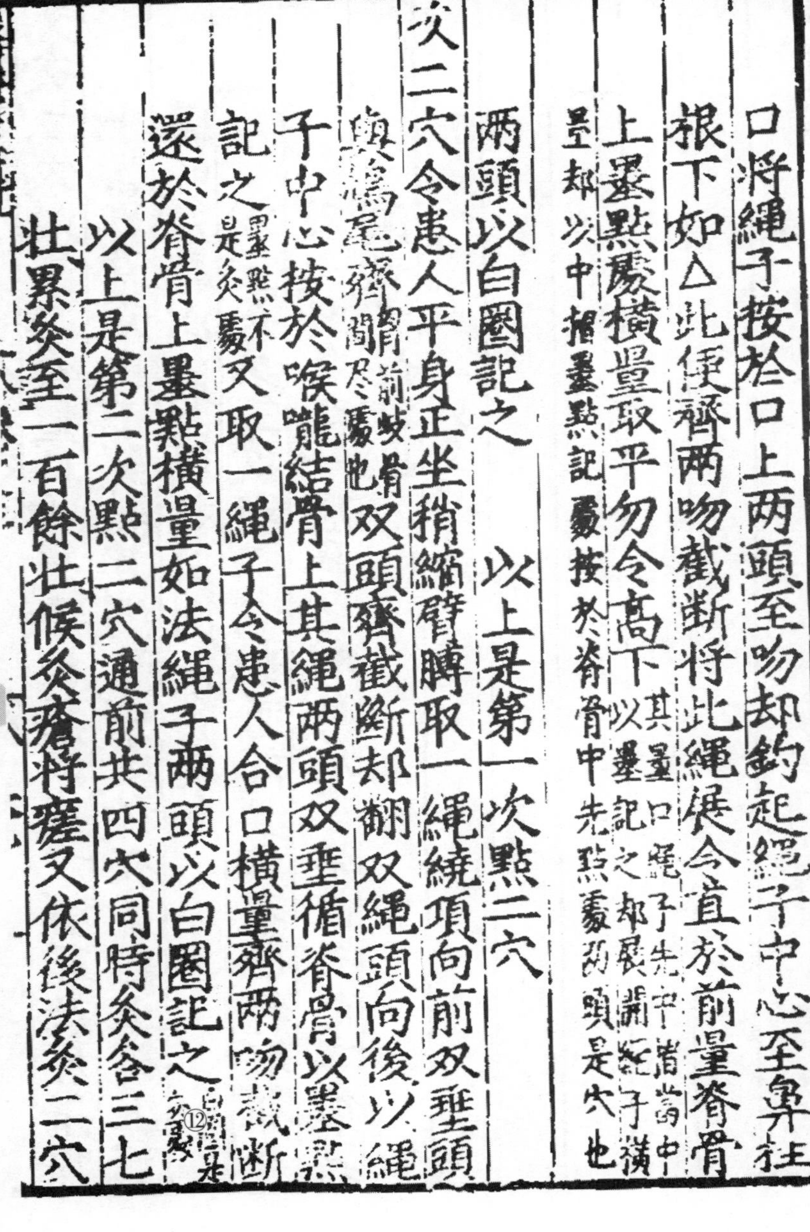

又次二穴以第二次量口吻繩子於第二次双繩頭尽處墨點上當脊骨直上下豎點其繩子中心放在墨點上於上下繩頭尽處以白圈記之白圈是灸處也

以上是第三次點二穴也通前共六穴也擇取離日及火日灸之一應虛劳發熱尫羸等証灸之立愈真濟世之妙法也

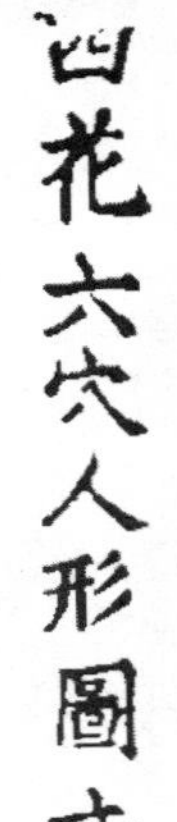

四花六穴人形圖式

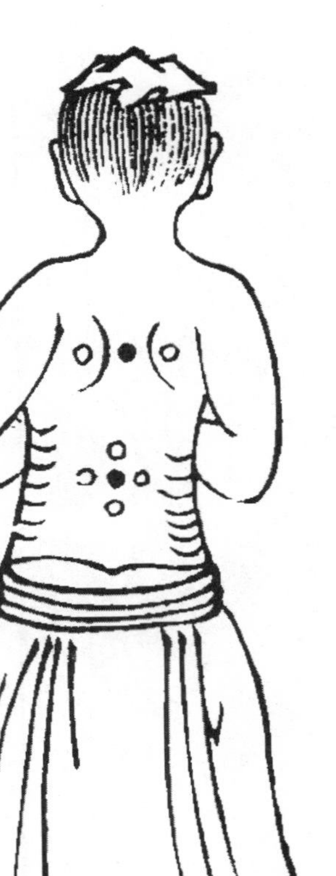

白圈是穴黑點不是穴

新刊醫學正傳卷之三 終

校注

①鵞唐：指大便水粪相杂，青黑如鸭粪者。
②□□□□：底本此处模糊不清，据吴江本当作『四两八钱』。
③餩（è）：饱声。
④粝食：粗粮。
⑤□□：底本此处模糊不清，据吴江本当作『腐浊』。
⑥□□□□：底本此处模糊不清，据吴江本当作『移镇岭南』。
⑦沉痾：久治不愈的病。
⑧□□：底本此处模糊不清，据吴江本当作『尪羸』。
⑨□□：底本此处模糊不清，据吴江本当作『未免』。
⑩□□□：底本此处模糊不清，据吴江本当作『龟鳖虾』。
⑪□：底本此处模糊不清，据吴江本当作『蜡』。
⑫□□□□□：底本此处模糊不清，据吴江本当作『白圈是灸处』。

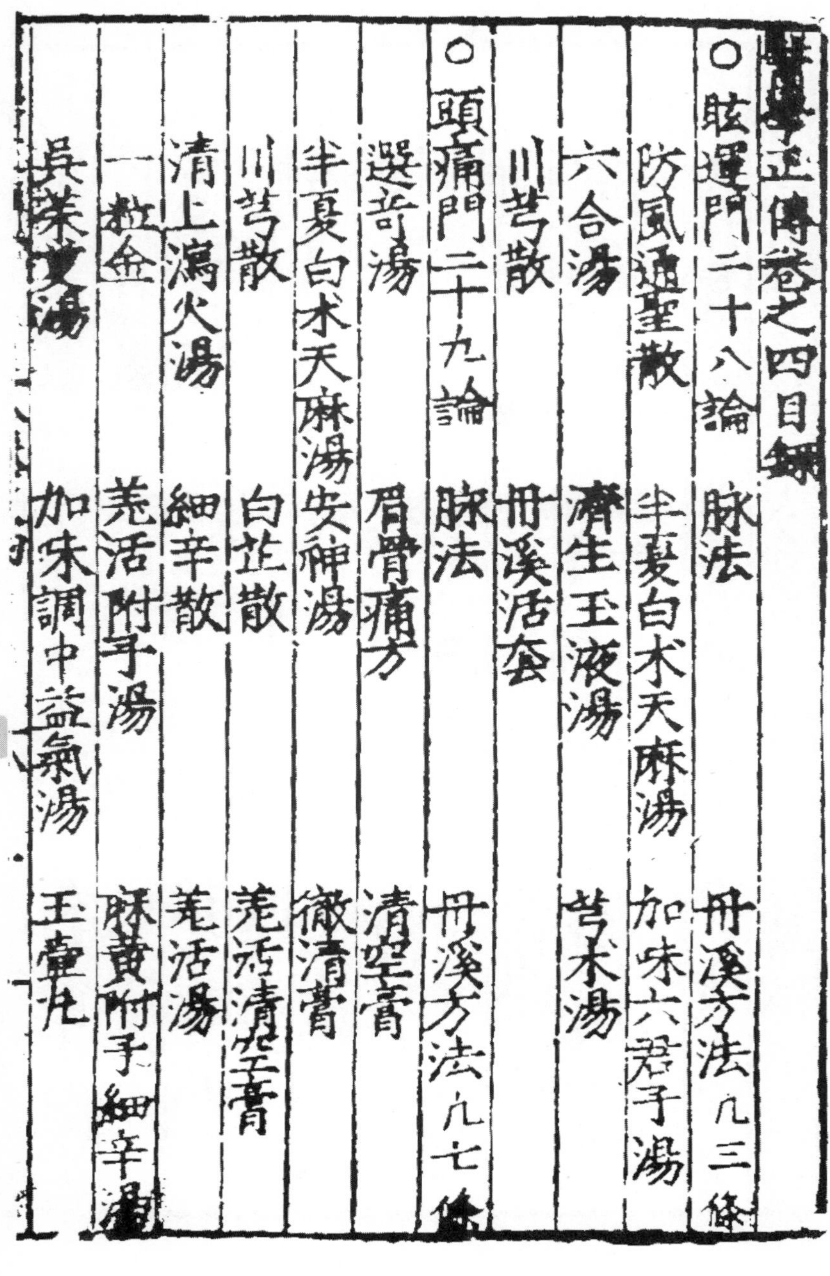

醫學正傳卷之四目錄

川芎茶調散① 元戎三陽頭痛方 如聖餅子
川芎神功散 三因芎辛散 小芎辛湯
寶鑑石膏散 三生丸 茯苓半夏丸
祖傳經驗方 又經驗敷貼方 丹溪活套

○胃脘痛門三十論 脉法 丹溪方法九二十二條
黄連六一湯 連附六一湯 草荳蔻丸
麻黄荳蔻丸 木香化滯湯 三因倉卒散
河間金鈴子散 神聖代鍼散 术附湯
丹溪活套 祖傳加味枳术丸 已試醫驗一條

○腹痛門三十一論 脉法 丹溪方法凡一十五條
高良姜湯 草荳蔻湯 益胃散
厚朴温中湯 六合散 沒藥散

東垣木香檳榔丸　枳實導滯丸　仌濟散
桂枝加芍藥湯　小建中湯　真武湯
霹靂散　酒煮當歸丸　黃連湯
芍藥甘草湯　加減小柴胡湯　四物苦楝湯
擔塤當歸丸　苦楝丸　一捏金散
丹溪活套　已試醫驗二條

○腰痛門三十二論　脉法　丹溪方法九十七條

腎着湯　青娥丸　立安丸
補骨脂丸　東垣獨活湯　摩腰丹
煨腎丸　補腎丸　蒼术湯
川芎肉桂湯　地龍散　粘痛湯
蒼术復煎散②　一粒金丹　加味四物湯

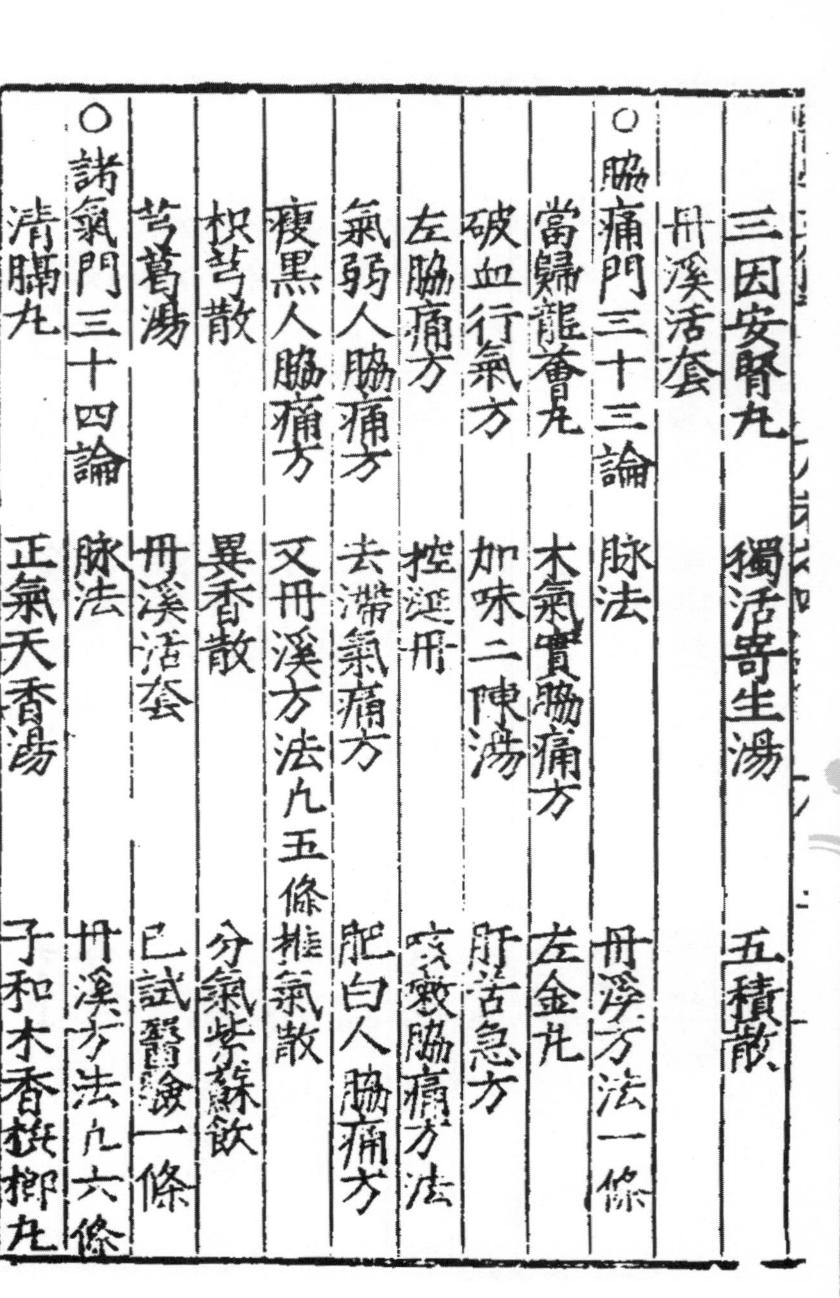

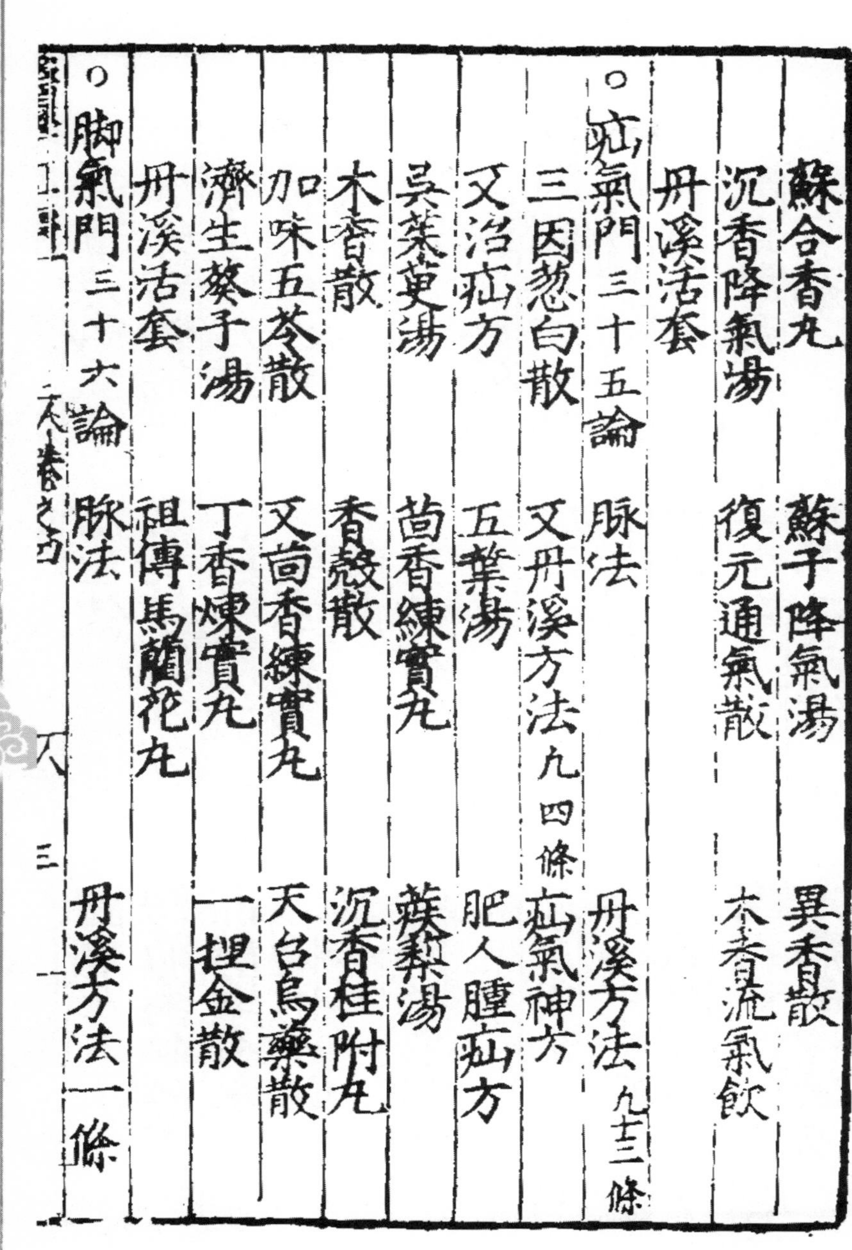

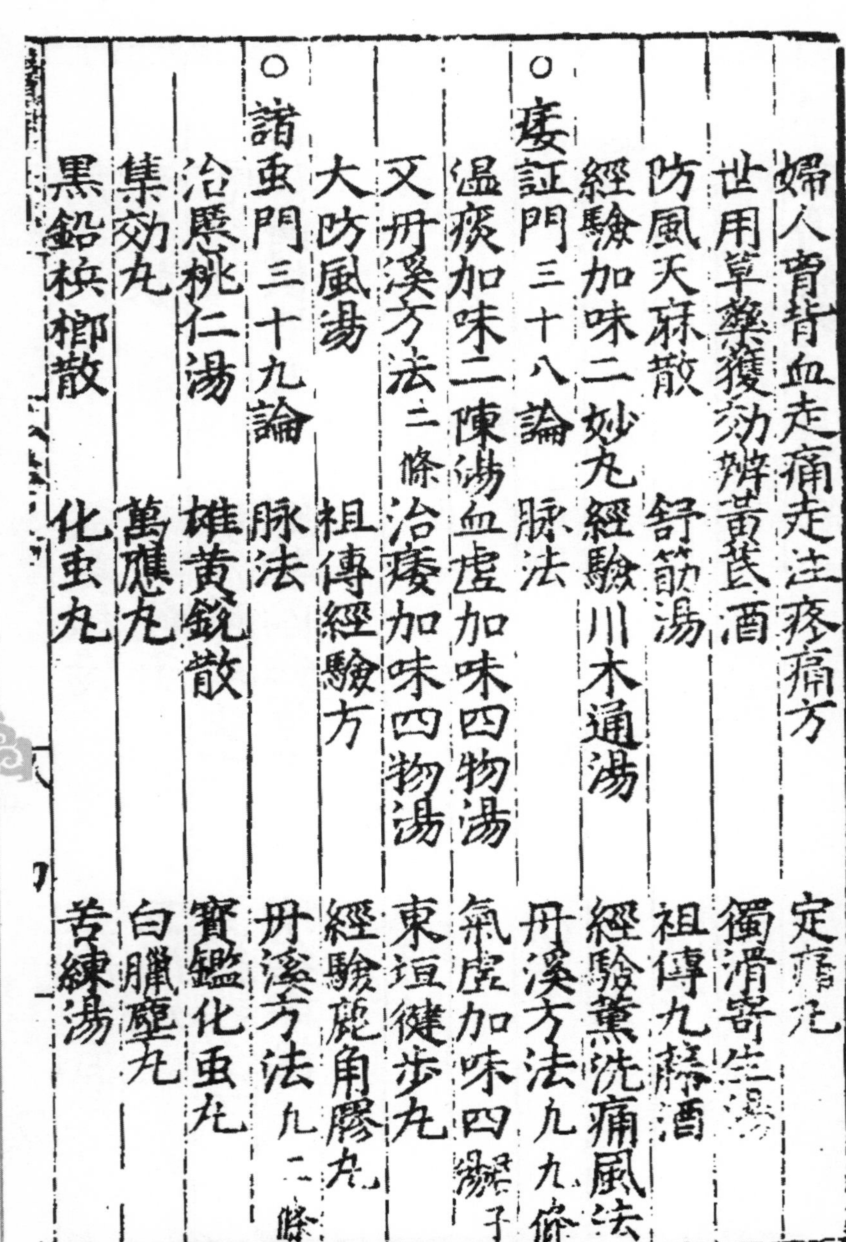

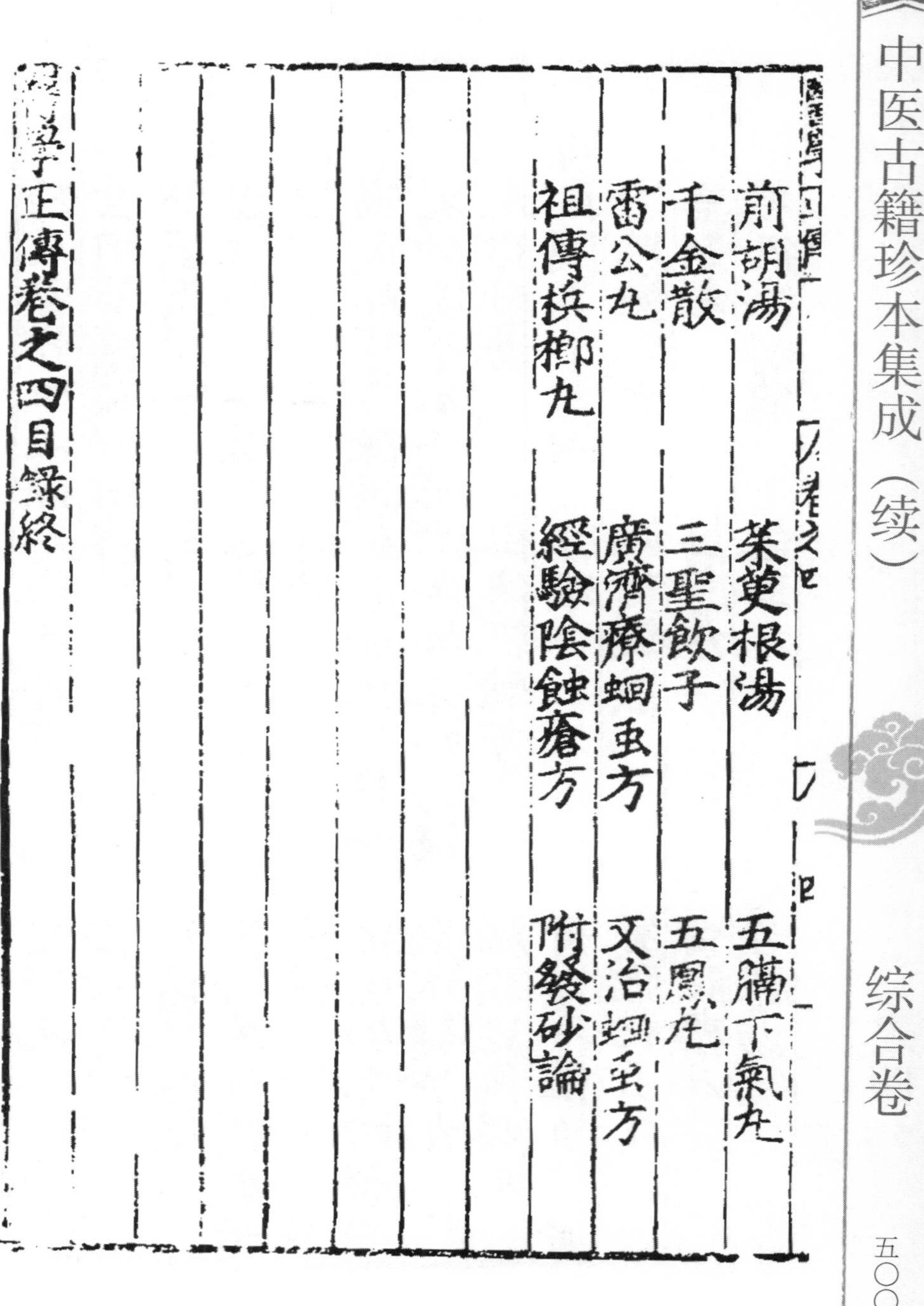

醫學正傳卷之四目錄終

新編醫學正傳卷之四

花溪恒德老人虞摶天民編集

姪孫虞守愚惟明校正

眩運二十八

論

內經曰諸風掉眩皆屬肝木又曰歲木太過風氣流行脾土受邪民病飧泄食減甚則忽忽善怒眩③冒巔疾雖為氣化之所使然未必不由氣体之虛衰耳其為氣虛肥白之人濕痰滯於上陰火起於下是以痰挾虛火上衝頭目正氣不能勝敵故忽然眼黑生花若坐舟車而旋運也甚而至於卒倒無所知者有之丹溪所謂無痰不能作眩者政謂此也若夫黑瘦之人軀体薄弱真水虧欠或勞役過度相火上炎亦有時

特眩運何湿痰之有哉大抵人肥白而作眩者治宜清痰降火為先而兼補氣之藥人黑瘦而作眩者治宜滋陰降火為要而帶抑肝之劑抑攷内經有曰風勝則地動風木太過之歲亦有因其氣化而為外感風邪而眩者治法宜祛風順氣伐肝降火為良策爲外有因嘔血而眩冒者胸中有死血迷閉心竅而然是宜行血清心自安醫者宜各類推而治之無有不痊者也

脉法

左手脉數熱多　脉澁而芤有死血

右手脉實有痰積　脉虚大必是久病

左手人迎脉緩而浮大者屬風

方法

丹溪方法凡三條

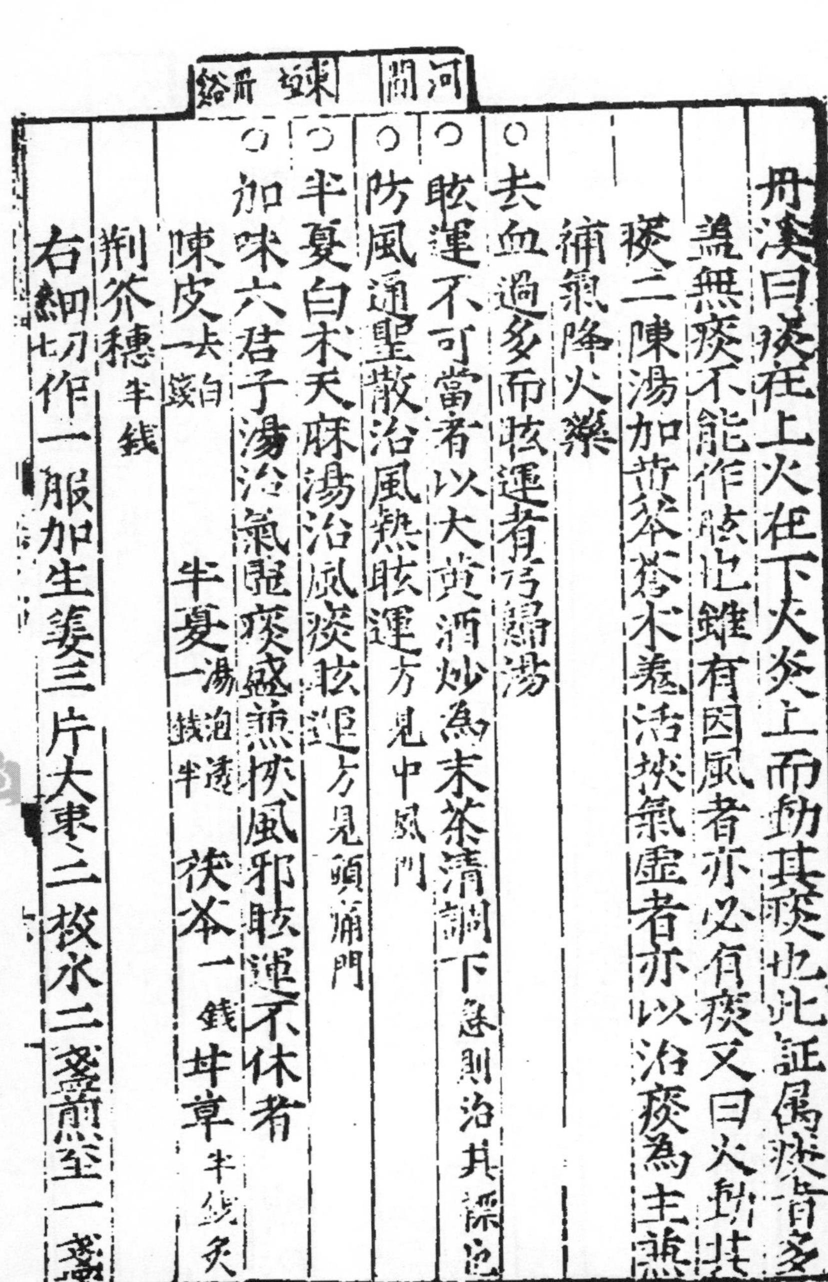

丹溪曰：痰在上，火在下，火炎上而動其痰也。此証屬痰者多，蓋無痰不能作眩也。雖有因風者，亦必有痰。又曰：火動其痰，二陳湯加黄芩、蒼朮、羌活。挾氣虛者，亦以治痰為主，兼補氣降火藥。

○去血過多而眩運者，芎歸湯。

○眩運不可當者，以大黄酒炒為末，茶清調下。急則治其標也。

○防風通聖散治風熱眩運。方見中風門

○半夏白朮天麻湯治風痰眩運。方見頭痛門

○加味六君子湯治氣虛痰盛，兼挾風邪，眩運不休者。

陳皮一錢，去白　半夏一錢半，湯泡透　茯苓一錢　甘草半錢，炙

荊芥穗半錢

右細切，作一服，加生姜三片，大棗二枚，水二盞，煎至一盞

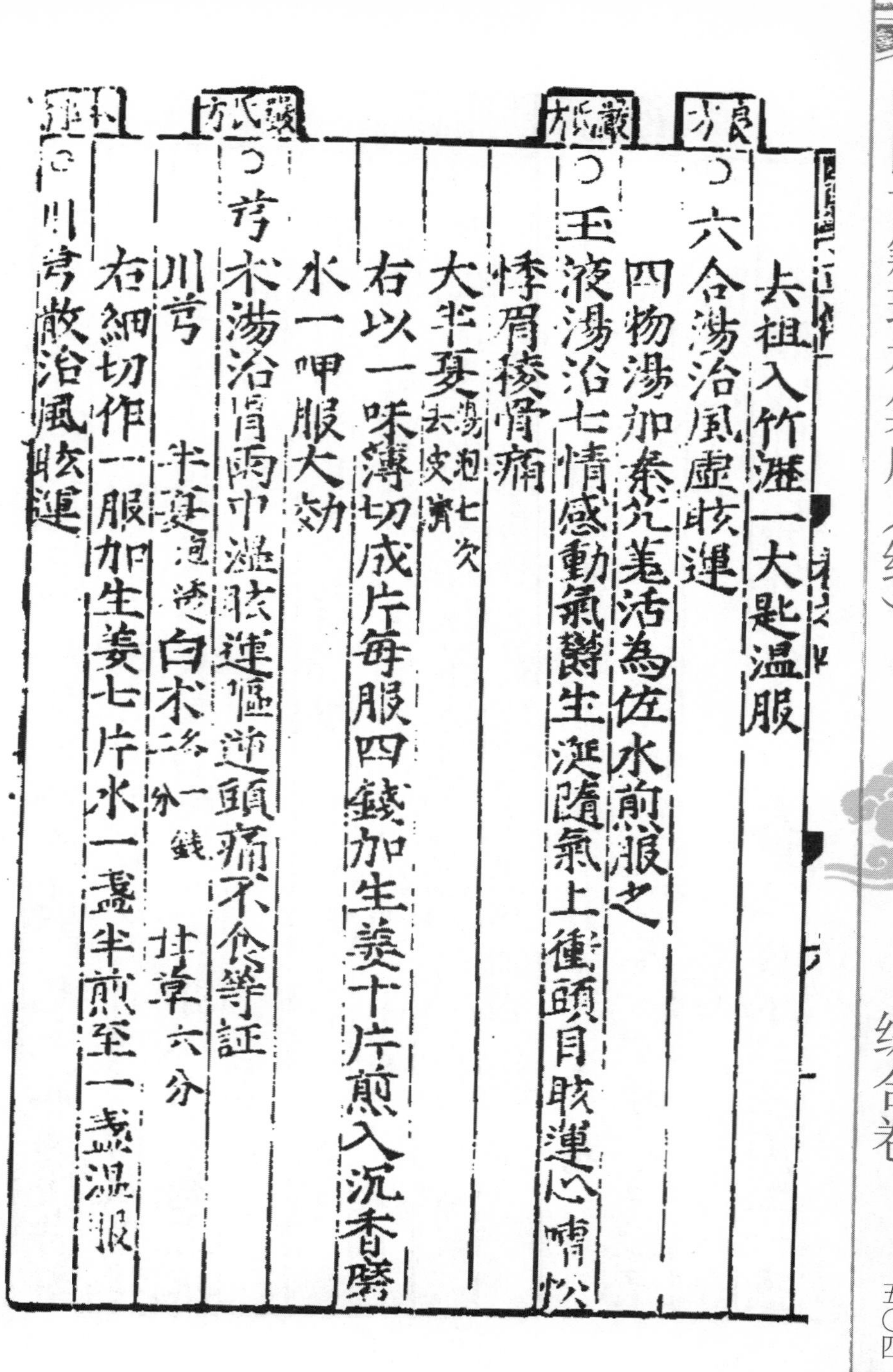

去祖入竹瀝一大匙温服

良方　〇六合湯治風虛眩運

四物湯加秦艽羌活為佐水煎服之

嚴氏方　〇玉液湯治七情感動氣鬱生涎隨氣上衝頭目眩運心嘈忪悸眉稜骨痛

大半夏湯泡七次去皮膚

右以一味薄切成片每服四錢加生姜十片煎入沉香磨水一呷服大効

嚴氏方　〇芎朮湯治冒雨中濕眩運嘔逆頭痛不食等証

川芎　半夏湯洗　白朮各一錢二分　甘草六分

右細切作一服加生姜七片水一盞半煎至一盞温服

本事　〇川芎散治風眩運

山茱萸（去核） 山藥 甘菊花 人參 茯神

小芎（各半兩）

右為細末，每服二錢，溫酒調下。

丹溪活套云：眩運者，中風之漸也。如肥白人氣虛而挾痰者，四君子湯倍蜜炙黃芪，加半夏、橘紅，或少加川芎、荊芥穗，以清利頭目也。○如痰盛而挾氣虛者，二陳湯加人參、白术、黃芪，或少加炮附子，煎入竹瀝、姜汁服。○如體瘦血虛而痰火兼盛者，二陳湯合四物加片芩、薄荷，煎入竹瀝、姜汁、童便服。○如諸般眩運，挾風則加防風、荊芥、天麻、秦艽等藥，挾熱加片芩、黃連、梔子之類，挾寒加乾姜、官桂、附子之屬，無有不安者也。

論

頭痛廿九

內經曰心沐中風則為首風又曰首風之狀頭面多汗惡風當先風一日則病甚頭痛不可以出內至其風日則病少愈東垣曰金匱真言論曰東風生於春病在肝俞在頸項故春氣者病在頭又諸陽會於頭面夫風從上受之風寒傷上邪從外入客於經絡令人振寒頭痛身重惡寒治在風池風府調其陰陽不足則補有餘則瀉汗之則愈此傷寒頭痛也頭痛耳鳴九竅不利者腸胃之所生乃氣虛頭痛也心煩頭痛者病在耳中過在手巨陽少陰乃濕熱頭痛也如氣上不下頭痛巔疾者下虛上實也過在足少陰巨陽甚則入腎寒濕頭痛也如頭半邊痛者先取手少陽陽明後取足少陽陽明

升

此偏頭痛也有真頭痛者甚則腦盡痛手足寒至節者死不治有厥逆頭痛者所犯大寒内至骨髓髓者以腦為主腦逆故令頭痛齒亦痛也凡頭痛皆以風藥治之者總其大体而言之也高巔之上惟風可到故味之薄者陰中之陽乃自地升天者也然亦有三陰三陽之異故太陽頭痛惡風脉浮緊川芎羌活獨活麻黄之類為主陽明頭痛自汗發熱惡寒脉浮緩長實者亦麻葛根石膏白芷為主太陰頭痛必有痰体重虛或腹痛為痰癖其脉沉緩蒼朮半夏南星為主少陰經頭痛三陰三陽經不流行而足寒氣逆為寒厥其脉沉細麻黄細辛附子為主厥陰頭項痛或吐痰沫厥冷其脉浮緩吳茱萸湯主之血虛頭痛川歸川芎為主氣虛頭痛人參黄芪為主氣血俱虛頭痛調中益氣湯少加川芎蔓荊子細辛其効

如神白朮半夏天麻湯治痰厥頭痛藥也清空膏乃風湿熱頭痛藥也羌活附子湯治厥陰頭痛藥也如湿氣在頭者以若藥吐之不可執方而治先師嘗病頭痛發時面頰青黄暈眩目不欲開懶言身体沉重兀兀欲吐④潔古曰此厥陰太陰合病名曰風痰頭痛以局方玉壺丸治之更灸俠溪穴即愈是知方者体也法者用也徒執体而不知用者弊体用不失可謂上工矣學者其可執一而不知變乎

脉法

内經曰寸口脉中短者頭痛也

脉經曰陽弦則頭痛⑤又曰寸口脉浮中風發熱頭痛

脉緊頭痛是傷寒⑥脉緊上寸口者傷風頭痛

脉訣云頭痛短濇應須死浮滑風痰皆易除

方法丹溪方法凡七條

丹溪曰頭痛多主於痰痛甚者火多宜清痰降火

○勞役下虛之人似傷寒發熱汗出兩太陽穴痛甚此相火自下衝上宜補中益氣湯加川芎當歸甚者加知母蔓荊子細辛

○諸經氣滯亦作頭痛宜分經理氣處治

○偏頭風在右屬痰屬熱痰用蒼朮半夏熱用酒制片黃芩在左屬風及血虛風用荊芥薄荷或云荊芥薄荷是頭痛要藥宜詳証加用血虛用芎歸芍藥酒黃柏諸家不分所屬故藥多不効少陽偏頭痛者多大便秘或可下之

○一方治風濕熱頭痛神効

片芩一兩酒制炒　蒼朮　羌活　防風各五錢

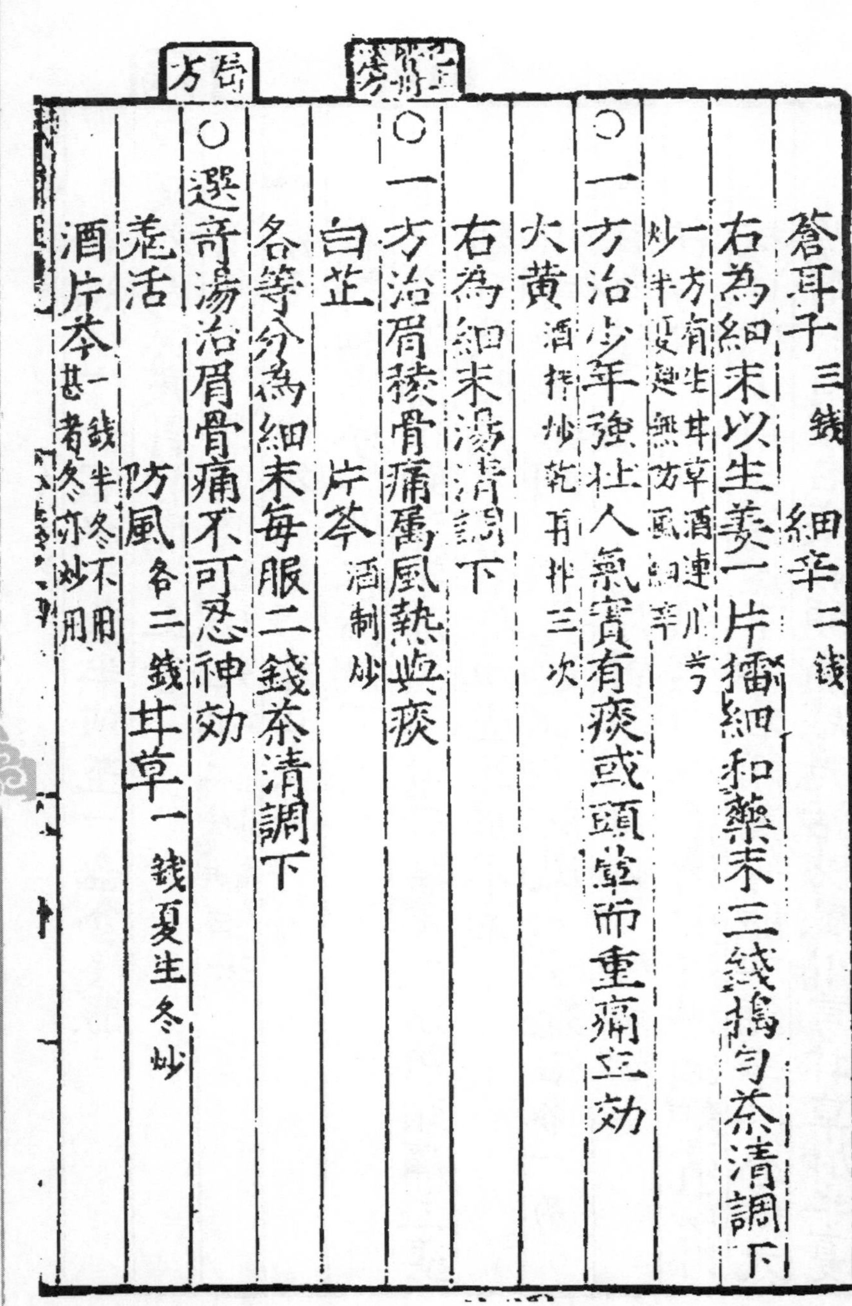

蒼耳子三錢　細辛二錢

右為細末以生姜一片擂細和藥末三錢搗匀茶清調下

一方有生甘草酒連川芎炒半夏麴無防風細辛

○一方治少年強壯人氣實有痰或頭暈而重痛立効

大黄酒拌炒乾再拌三次

右為細末湯清調下

○一方治眉稜骨痛屬風熱與痰

白芷　片芩酒制炒

各等分為細末每服二錢茶清調下

○選奇湯治眉骨痛不可忍神効

羗活　防風各二錢　甘草一錢夏生冬炒

酒片芩一錢半冬不用甚者冬亦炒用

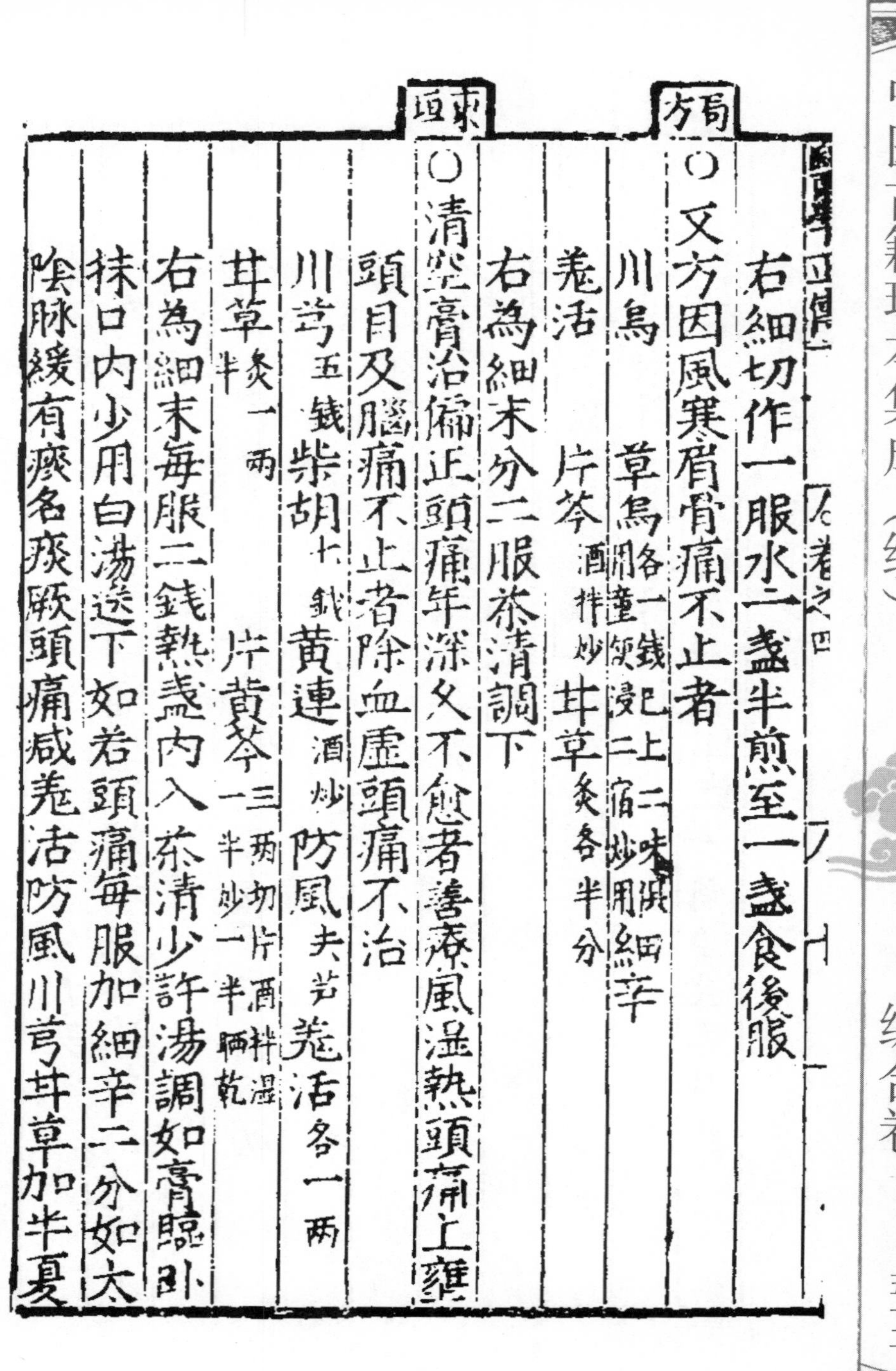

右細切作一服水二盞半煎至一盞食後服

局方
○又方因風寒肩背痛不止者

川烏 草烏各一錢已上二味俱用童便浸二宿炒 細辛

羌活 片芩酒拌炒 甘草炙各半分

右為細末分二服茶清調下

東垣
○清空膏治偏正頭痛年深久不愈者善療風濕熱頭痛上壅頭目及腦痛不止者除血虛頭痛不治

川芎五錢 柴胡七錢 黃連酒炒 防風去芦 羌活各一兩

甘草炙一兩半 片黃芩三兩切片酒拌濕一半炒一半曬乾

右為細末每服二錢熱盞內入茶清少許湯調如膏臨臥抹口內少用白湯送下如若頭痛每服加細辛二分如太陰脉緩有痰名痰厥頭痛減羌活防風川芎甘草加半夏

回春若并苦

麫一两伍錢如偏正頭痛服之不愈減羌活防風川芎一半加柴胡一倍如發熱惡熱而渴自陽明頭痛只服白虎湯加吳白芷立愈

東垣

〇半夏白朮天麻湯治痰厥頭痛眼黑頭旋惡心煩悶氣促上喘無力以言心神顛倒目不敢開如在風雲中頭卷痛如裂身重如山四肢厥冷不得安卧

黃柏一分半　乾姜二分　澤瀉　白茯苓

天麻　黃芪　人參　蒼术各三分半

神麫炒　白朮各五分　麥蘗麪　半夏湯去皮臍

橘紅各七分半

右細切作一服水二盞加生姜三片煎至一盞去柤稍熱服食前可一服而愈此頭痛苦甚謂之足太陰痰厥頭痛

非半夏不能除眼黑頭旋風虛內作非天麻不能療黃芪甘溫瀉火補氣實表止汗人參甘溫瀉火補中益氣二术俱苦甘溫除濕補中澤瀉茯苓利小便導濕橘皮苦溫益氣調中神麯消食蕩胃中滯氣大麥蘖寬中助脾乾姜辛熱以滌中寒黃柏苦辛以療冬天小火在泉發躁也

○安神湯治頭痛頭旋眼黑

生甘草　炙甘草各二分　防風二分半　柴胡

升麻　生地黃酒浸洗　知母酒浸炒五分　黃柏酒拌炒

羌活各一錢　黃芪一錢半

右細切作一服水二盞煎至一盞半加蔓荊子五分川芎三分再煎至一盞去柤臨卧稍熱服

東垣

○徹清膏

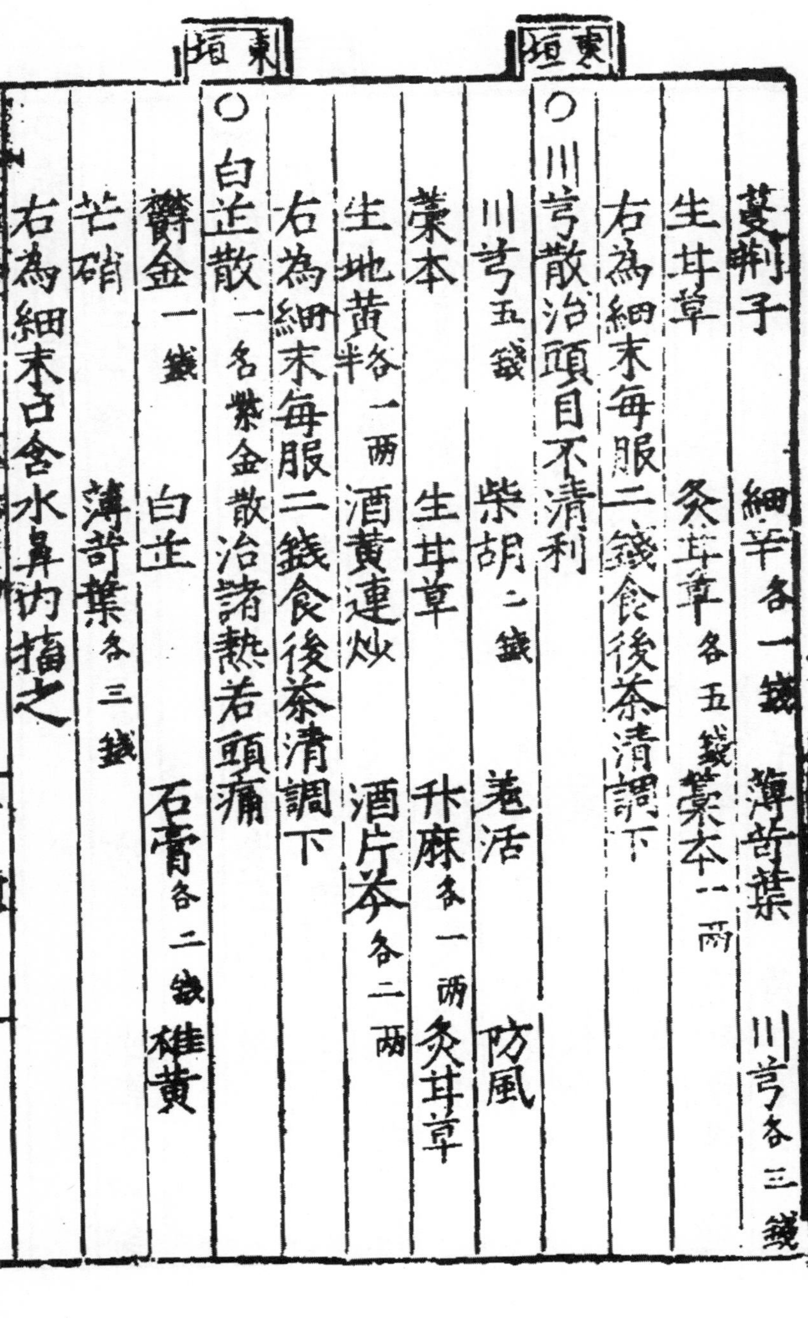

蔓荊子　細辛各一錢　薄苛葉　川芎各三錢

生甘草　炙甘草各五錢　藁本一兩

右為細末每服二錢食後茶清調下

東垣

○川芎散治頭目不清利

川芎五錢　柴胡二錢　羌活　防風

藁本　生甘草　升麻各一兩　炙甘草

生地黃各一兩半　酒黃連炒　酒片芩各二兩

右為細末每服二錢食後茶清調下

東垣

○白芷散一名鬱金散治諸熱若頭痛

鬱金一錢　白芷　石膏各二錢　雄黃

芒硝　薄苛葉各三錢

右為細末口含水鼻內搐之

○羌活清空膏

蔓荊子一錢　黃連三錢　羌活　防風　甘草各四錢

片芩一兩

右為細末每服一錢茶清調下食後或臨卧服

○清上瀉火湯　昔有人年少時氣弱常於氣海三里穴節次灸之至年老成熱厥頭痛雖冬天大寒喜寒風風吹之頭痛即愈畧來煖處或見煙火其痛復作此灸之過也

荊芥穗　川芎各二分　蔓荊子　當歸身

蒼术各三分　酒黃連　生地黃　藁本各四分

生甘草二分　升麻　防風各三分半　酒黃栢

炙甘草　黃芪各五分　酒黃芩　酒知母各七分

羌活八分　柴胡一錢　細辛三分　酒紅花少許

右细切作一服，水二盏煎至一盏，去租，食後稍熱服。

東垣○細辛散 治偏正頭痛

細辛 瓦粉各二分 生黄芩 芍藥各三分半 酒黄連 川芎各半錢 炒黄芩酒洗 甘草炙，各八分 柴胡去芦，一錢

右細切作一服，水一盞半煎至一盞，食後服。

東垣○羌活湯 治風熱壅盛，上攻頭目昏眩

炙甘草一分半 澤瀉三分 酒栝蔞根 白茯苓 酒黄栢各四分 柴胡五分 防風 酒黄芩 酒黄連 羌活各六分

右細切作一服，水二盞煎至一盞，食後或臨卧服。

東垣○一粒金

華撥以豬胆汁拌匀入胆内懸待陰乾用 玄胡索 青代
白芷 川芎各一兩
右為細末無根水為丸每用一丸以無根水化開搐鼻内
外以銅錢咬口内出涎
○羌活附子湯治冬寒犯腦痛及齒亦痛名曰腦風
麻黄不去節 附子炮 防風 白芷
殭蚕 黄柏各七分 羌活 蒼术各半錢
升麻二分 黄芪三分 甘草二分 佛耳草三分無嗽不用
右細切作一服水二盞煎至一盞去柤温服
○麻黄附子細辛湯治三陰三陽經不流行而足寒氣逆為寒
厥頭痛其脉沉細
麻黄 細辛各六錢 附子一箇去皮臍生用

右細切水三升三合先煮麻黄令沸減七合掠去上沫納諸藥煎取一升去柤分三服

丹溪方

活人 〇吴茱萸湯治厥陰頭項强痛或吐痰沫厥冷其脉浮緩

吴茱萸　生姜各半两　人參二錢半

右細切作一服水二盞大棗一枚煎至一盞去柤温服

東垣 〇加味調中益氣湯治氣血俱虚頭痛其效如神

陳皮　黄栢酒炒各三分　升麻　柴胡去芦各四分

人參　炙甘草　蒼术各六分　黄芪一錢

川芎六分　蔓荆子三分　細辛二分

右細切作一服水二盞煎至一盞去柤温服一方有木香二分無黄栢如大便虚坐不得或了而不了服中逼迫此血虚血濇也加當歸身五分。愚按東垣謂此方治氣血

一俱虚頭痛本方加當歸一味雖無已上証亦恐不可缺也

局方　○玉壺丸治風濕頭痛亦治痰患

雄黄一錢　南星煨裂　半夏湯泡七次去皮　天麻　白术各二錢

右為細末姜汁浸蒸餅為丸服

局方　川芎茶調散治諸風上攻頭目昏痛鼻塞聲重

薄荷四两　荆芥穗　川芎各二两　羗活　白芷

甘草炙各一两　細辛半两　防風二錢半

右為細末每服二錢食後茶清調下

太無　○醫壘元戎治三陽頭痛方

羗活　防風　荆芥穗　升麻

葛根　白芷　石膏　柴胡

川芎　芍藥　細辛　葱白連鬚者

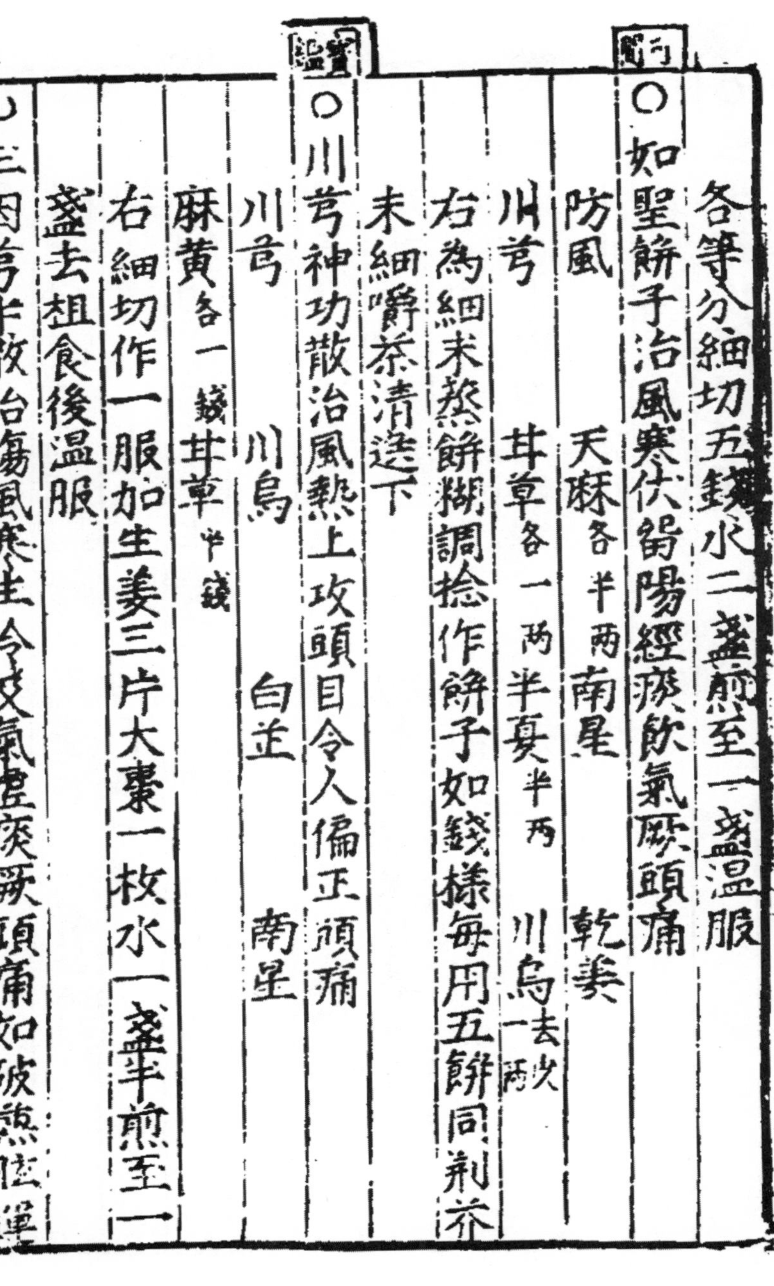

各等分細切五錢水二盞煎至一盞温服

○如聖餅子治風寒伏留陽經痰飲氣厥頭痛

防風　天麻各半兩　南星　乾姜

川芎　甘草各一兩　半夏半兩　川烏一兩去皮

右為細末蒸餅糊調捻作餅子如錢樣每用五餅同荊芥末細嚼茶清送下

○川芎神功散治風熱上攻頭目令人偏正頭痛

川芎　川烏　白芷　南星

麻黄各一錢　甘草半錢

右細切作一服加生姜三片大棗一枚水一盞半煎至一盞去粗食後温服

○三因芎半散治傷風寒生冷及氣虚痰厥頭痛如破兼眩運

嘔吐

附子去皮臍生用　烏頭去皮生用　南星　乾姜

甘草炙　川芎　細辛各一錢

右細切作一服加生姜五片茶芽小許水二盞煎至一盞

去柤温服

嚴氏　○小芎辛湯治風寒在腦或感邪溼頭重而疼眩運嘔吐

川芎二錢　細辛　白术各一錢　甘草半錢

右細切作一服加生姜五片茶芽少許水煎服

○寶鑑石膏散治陽明經頭痛大効

川芎　石膏　白芷各等分

右為細末每服四錢茶清調下

嚴氏　○三生丸治痰厥頭痛

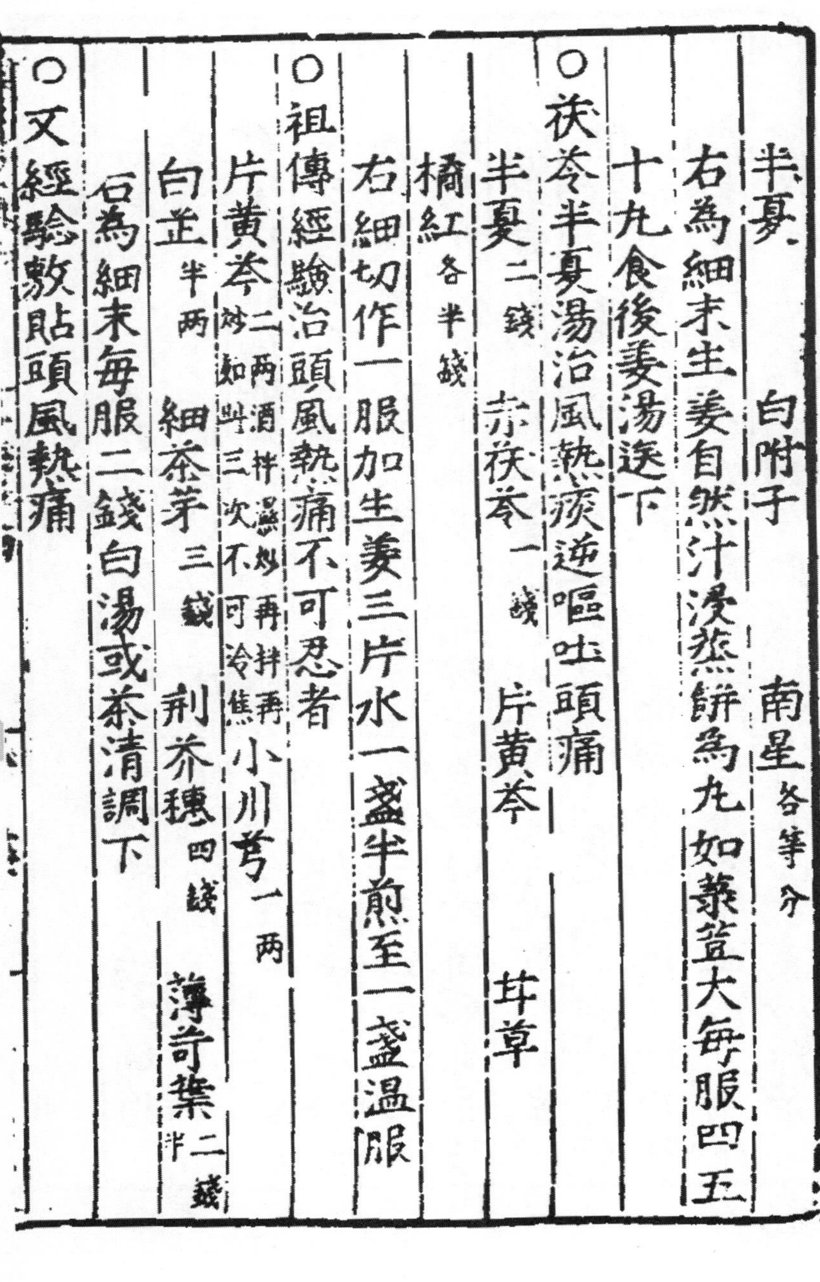

半夏 白附子 南星各等分

右為細末生姜自然汁浸蒸餅為丸如菉豆大每服四五十丸食後姜湯送下

○茯苓半夏湯治風熱痰逆嘔吐頭痛

半夏二錢 赤茯苓一錢 片黄芩 甘草 橘紅各半錢

右細切作一服加生姜三片水一盞半煎至一盞溫服

○祖傳經驗治頭風熱痛不可忍者

片黄芩二兩酒拌濕炒再拌再炒如此三次不可令焦 小川芎一兩 白芷半兩 細茶芽三錢 荊芥穗四錢 薄荷葉二錢半

右為細末每服二錢白湯或茶清調下

○又經驗敷貼頭風熱痛

朴硝　大黄各等分

右為細末用深井底泥和揑作餅子貼兩太陽穴神驗

○丹溪活套云凡治頭風必以二陳湯加川芎白芷為主○如太陽經頭痛加羌活○陽明經加石羔白芷○少陽經加柴胡黄芩○太陰經加蒼朮○少陰經加細辛○厥陰經加吳茱萸○如肥人頭痛必是湿痰加半夏蒼白朮○如瘦人頭痛是熱上壅多加酒洗片黄芩○如因感冒而頭痛者宜加防風羌活藁本升麻柴胡葛根之類○如氣虚而頭痛者宜一黄芪人參東垣安神湯之類○如風熱在上而頭痛者加天麻蔓荆子台芎酒片芩之類○如苦頭痛者宜用細辛○如形瘦色弊而頭痛者是血虚宜用歸芎芍藥酒黄柏之類○如頂巔痛者宜藁本酒炒升柴

麻

胃脘痛俗呼為心痛三十

論

内經曰木鬱之發民病胃脘當心而痛上支兩脇痛膈噎不通食飲不下蓋木氣被鬱發則太過故民病有土敗木賊之候也夫胃為脾之府陽先於陰故藏未病而府先病也甚而至於脇下如刀劃之痛者已連及於藏矣古方名為脾疼者是也胃之上口名曰賁門賁門與心相連故經所謂胃脘當心而痛今俗呼為心痛者未達此義耳雖曰運氣之勝復未有不由清痰食積鬱于中七情九氣觸于内之所致焉是以清陽不升濁陰不降而肝木之邪得以乘機侵侮而為病矣究原厥初致病之由多因縱恣口腹喜好辛酸恣飲熱酒煎煿復喰寒涼生冷朝傷暮損日積月深自鬱成積自積成痰

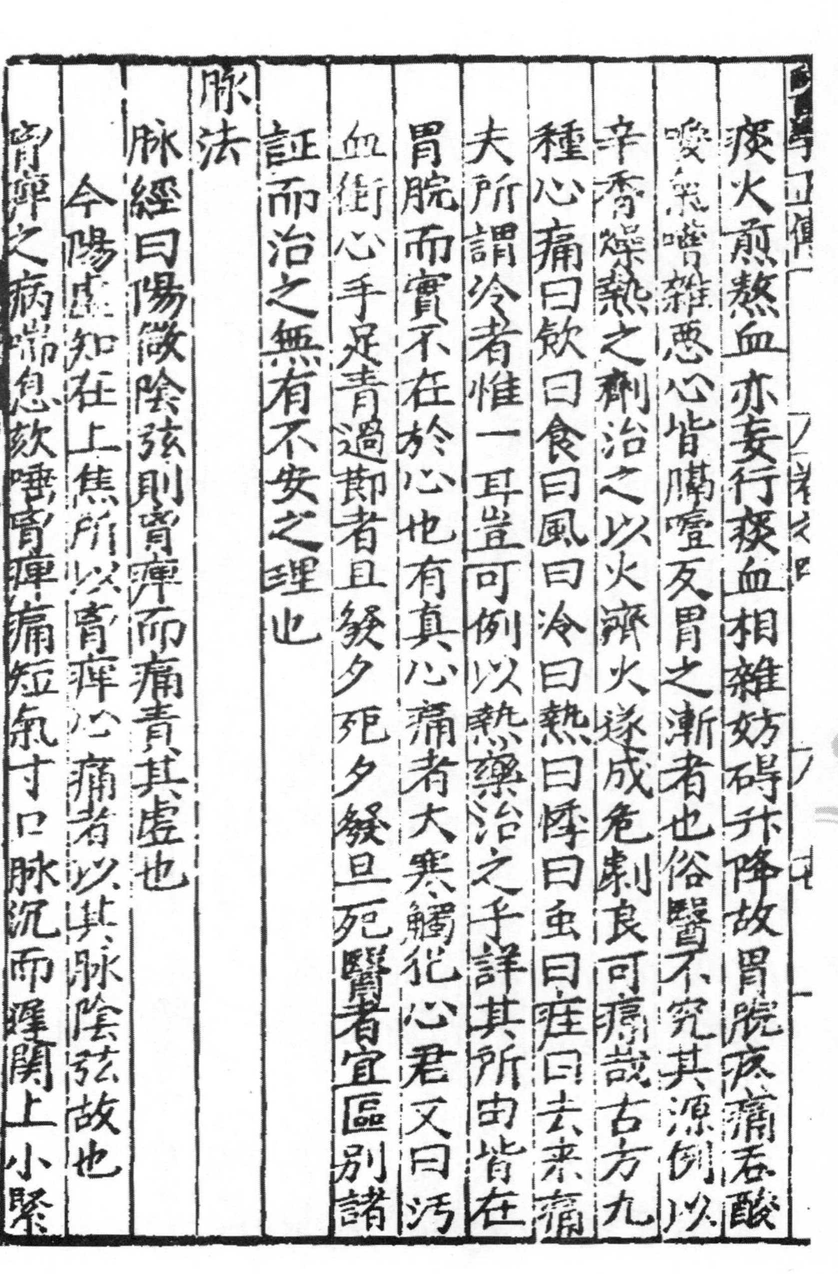

痰火煎熬血亦妄行痰血相雜妨碍升降故胃脘疼痛吞酸噯氣嘈雜惡心皆膈噎反胃之漸者也俗醫不究其源例以辛香燥熱之劑治之以火濟火遂成危劇良可痛哉古方九種心痛曰飲曰食曰風曰冷曰熱曰悸曰虫曰疰曰去來痛夫所謂冷者惟一耳豈可例以熱藥治之乎詳其所由皆在胃脘而實不在於心也有真心痛者大寒觸犯心君又曰汚血衝心手足青過節者旦發夕死夕發旦死醫者宜區別諸証而治之無有不安之理也

脉法

脉經曰陽微陰弦則胷痹而痛責其虚也

今陽虚知在上焦所以胷痹心痛者以其脉陰弦故也

胷痹之病喘息欬唾胷背痛短氣寸口脉沉而遲關上小緊

而數

心脉微急爲痛微大爲心痺引背痛

脉短而數者心痛　濇者心痛　脉浮大弦長者死

方法丹溪方法凡二十二條

丹溪曰心痛卽胃脘痛須分久新若明知身受寒氣口得寒物而病於初得之時當用温散温利之藥若病久則成鬱矣鬱則成熱原病式中備言之矣若欲行温散温利必以助火添病耶由是古方多用山梔子爲君熱藥爲之嚮導則邪易伏病易退病安之後若縱恣不改前非病必再作難治矣此病雖日久不食不死又曰中宮有食積與痰而生病者胃氣亦賴所養卒不便虛雖日數多不食不死若痛方止卽吃物病必復作勿歸咎於醫也必須再服三五

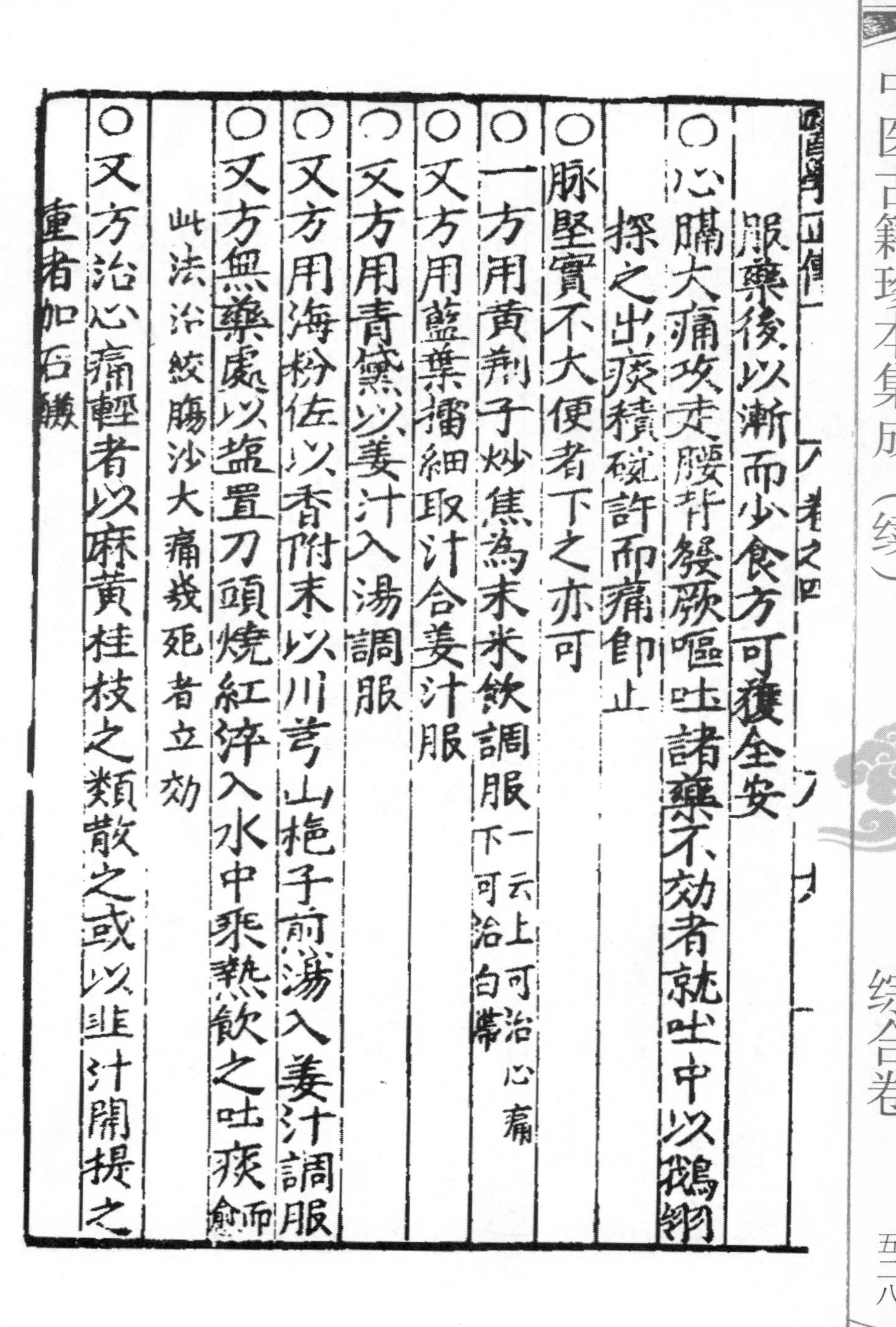

服藥後以漸而少食方可獲全安

○心膈大痛攻走腰背發厥嘔吐諸藥不效者就吐中以鵝翎探之出痰積碗許而痛卽止

○脉堅實不大便者下之亦可

○一方用黃荊子炒焦為末米飲調服一云上可治心痛下可治白帶

○又方用藍葉擣細取汁合姜汁服

○又方用青黛以姜汁入湯調服

○又方用海粉佐以香附末以川芎山梔子煎湯入姜汁調服

○又方無藥處以鹽置刀頭燒紅淬入水中乘熱飲之吐痰而愈

此法治絞腸沙大痛幾死者立効

○又方治心痛輕者以麻黃桂枝之類散之或以韭汁開提之

重者加石鹼

○又方痛甚者脉必伏宜温藥附子之類不可用人参白术盖
諸痛不可補氣故也
○又方治氣痛者用牡蛎粉一二錢酒温調下
○又方治湿痰作痛用白螺螄殼去泥沙火煅為細末每服方
寸匕温酒調下立止
○又方以物桂按而痛定者屬虚以二陳湯加炒乾姜末和之
亟愈
○又方山栀大者七枚或九枚炒焦黄用水一盞煎七分入生
姜自然汁二三匙令辣熱飲之立止　玄
○又方山栀子劫止之後復發者前藥必不効用去明粉一錢
匕白湯送下立止
○又方治平日喜好熱物致死血流於胃口而作痛者以挑仁

承氣湯下之安

○又方治瘀血作痛証用玄胡索一兩半桂心紅花滑石紅麯各五錢桃仁三十箇蒸餅丸服効

○又方治虫痛者必面上有白斑唇紅能食時作時止用二陳湯加苦楝根煎服

○又方治痰積胃脘作痛白螺殼丸

白螺螄殼火煅 滑石炒 蒼朮 山梔子

香附童便浸 南星煨裂各一兩 枳殼麩炒黃色 青皮

木香 半夏 砂仁各五錢

右為末春加川芎夏加黃連秋冬加吳茱萸用生姜汁浸蒸餅為丸如菉豆大每服五十丸姜湯下具本。

○黃連六一湯治多食煎炒或燒餅米胖等物致熱鬱胃口而

痛者甚效方見嘔吐門

○連附六一湯治胃脘痛甚諸藥不效者天因熱用方也寒

黃連六錢　附子炮去皮臍一錢

右細切作一服加生姜三片大棗一枚水一盞半煎至一盞去柤稍熱服

○草荳蔻丸治客寒犯胃作痛或因濕熱鬱結作痛亦可劫而止之又治氣弱心痛亦妙

草荳蔻一兩麵裹煨　橘紅　吴茱萸湯泡焙乾　人參

白殭蚕　黃芪　益智仁各八錢　生甘草

炙甘草　當歸身　青皮各六錢　澤瀉小便多者减半

半夏各一兩　桃仁七十箇去皮尖　麥蘗麵一兩半炒　神麯炒微黃

柴胡脇不痛减半　姜黃各四錢

右為細末桃仁另研如泥入諸藥中和勻再研湯浸蒸餅為丸如梧桐子大每服三十丸白湯送下食遠

東垣

○麻黃荳蔻丸治客寒犯胃心頭大痛不可忍

木香　青皮　紅花　厚朴薑制各二錢

蘇木三分　蓽澄茄四分　升麻　半夏湯泡七次

麥蘖麪　砂仁　黄芪　白朮

陳皮去白　柴胡　炙甘草　吳茱萸

當歸身各五分　益智仁六分　神麴炒一錢　麻黃不去節二錢

右為細末湯浸蒸餅為丸如梧桐子大每服五十丸白湯下或細嚼白湯送下亦可

東垣

○木香化滯湯治因憂食湿麪結於胃脘腹皮抵痛心下硬微滿不思飲食食之不散常常痞氣不安方見痞滿門

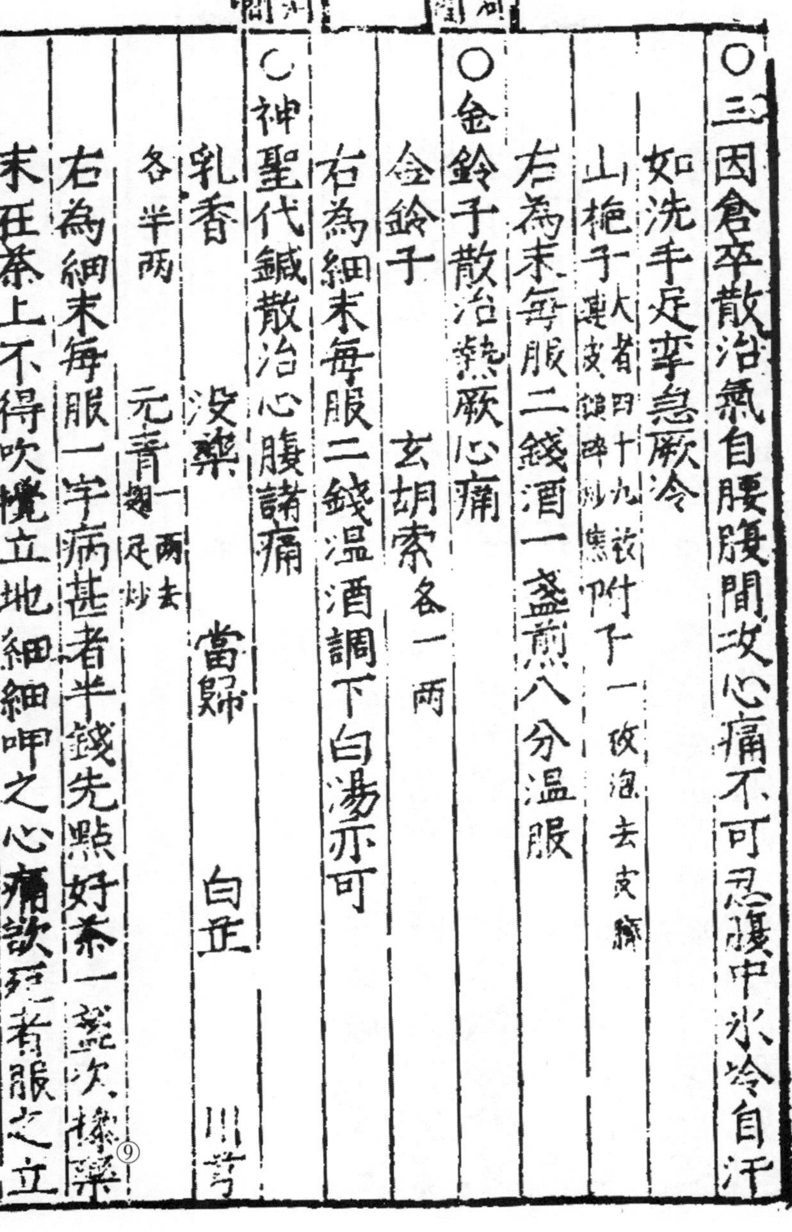

河間

○三因倉卒散治氣自腰腹間攻心痛不可忍腹中氷冷自汗如洗手足攣急厥冷

山梔子大者四十九枚連皮搥碎炒焦　附子一枚炮去皮臍

右為末每服二錢酒一盞煎八分溫服

河間

○金鈴子散治熱厥心痛

金鈴子　玄胡索各一兩

右為細末每服二錢溫酒調下白湯亦可

河間

○神聖代鍼散治心腹諸痛

乳香　没藥　當歸　白芷　川芎

各半兩　元青一兩去翅足炒

右為細末每服一字病甚者半錢先點好茶一盞次摻藥⑨末在茶上不得吹攪立地細細呷之心痛欲死者服之立

醫學正傳　卷之四

効小腸氣搐如角弓膀胱腫硬一切氣刺痛并婦人血癖血迷血運血刺痛衝心胎衣不下難産但是一切因血作痛之疾服之大有神効

○术附湯治寒厥暴痛脉微氣弱

附子炮五分　白术二錢　甘草一錢炙

右細切作一服水一盞半入生姜五片大棗二枚煎至一盞去柤溫服此藥又治風濕相搏身重煩疼不能轉側不嘔不渴大便堅實小便自利及風虛頭目眩運不知食味煖肌補中助陽氣止有汗之聖藥也

○丹溪活套云草荳蔲一味性溫能散滯氣利膈上痰若胃脘果因寒而作痛用之如鼓應桴若濕痰鬱結成痛者服之多効若因熱鬱而痛者理固不當用此但宜以凉藥監制

如芩連梔子之屬，其功尤速。東垣草荳蔻丸，寒熱心痛俱獲奇功。但因熱者不可多服，久服恐有積溫成熱之患耳。若久病鬱熱已膠固者，斷不可用此味也。○嘈中若有流飲清痰作痛，腹中漉漉有聲及手足寒痛，或腰膝脊脇抽掣作痛者，用小胃丹或三花神祐丸或控涎丹漸漸服之，能徹去病根即止。

○祖傳經驗加味枳术丸 治清痰食積、酒積、茶積、肉積在胃脘，當心而痛及痞滿惡心，嘈雜噯氣吞酸，嘔吐脾疼等證，其效如神。

白术三兩　枳實麩炒黃色　蒼术米泔浸二宿焙　豬苓去黑皮
麥蘗麪炒黃色　神麯炒黃色　半夏湯泡透各一兩　澤瀉去毛
赤茯苓去皮　川芎　黃連陳壁土炒去土　白螺螄殼煅各七錢

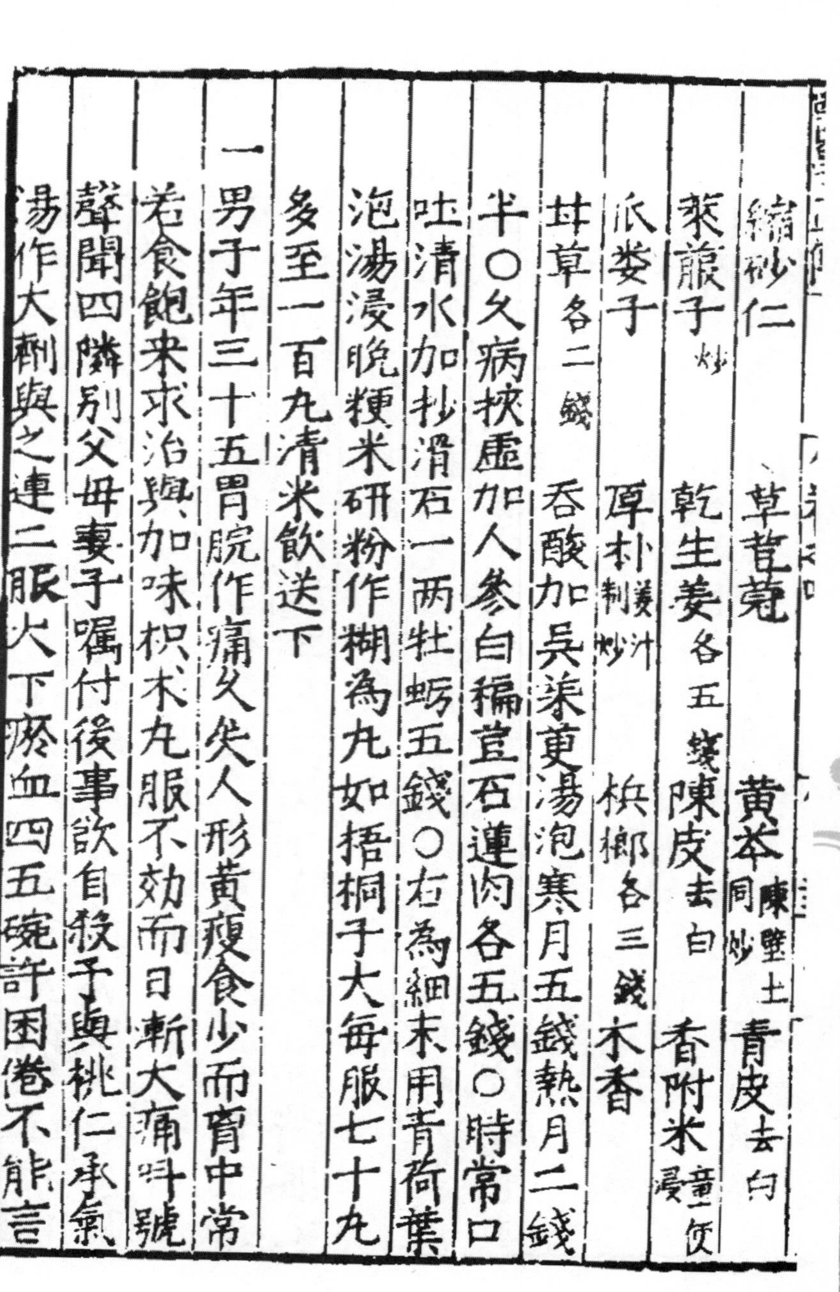

縮砂仁　草荳蔻　黄芩陳壁土同炒　青皮去白

萊菔子炒　乾生姜各五錢　陳皮去白　香附米童便浸

瓜蒌子　厚朴姜汁制炒　檳榔各三錢　木香

甘草各二錢　吞酸加吳茱萸湯泡寒月五錢熱月二錢

半○久病挾虛加人參白稨荳石蓮肉各五錢○時常口

吐清水加炒滑石一两牡蛎五錢○右為細末用青荷葉

泡湯浸晚粳米研粉作糊為丸如梧桐子大每服七十丸

多至一百丸清米飲送下

一男子年三十五胃脘作痛久矣人形黄瘦食少而胃中常

若食飽来求治與加味枳术丸服不效而日漸大痛叫號

聲聞四隣別父母妻子囑付後事欲自殺予與桃仁承氣

湯作大劑與之連二服大下瘀血四五碗許困倦不能言

語者三日數以稀粥少食漸漸将理病全安復壯如舊

腹痛三十一

論

内經曰寒氣入經而稽遲泣（與澀通）而不行客於脉外則血少客於脉中則氣不通故卒然而痛云云　按内經舉痛論言寒邪外客而痛者甚為詳悉未能盡述學者自宜檢閱外有因虚因實因傷寒因痰火因食積因死血者種種不同亦當表而出之庶使學者易為叅考焉東垣曰腹中諸痛皆由勞役過甚飲食失節中氣不足寒邪乘虚而客入之故卒然而作大痛經云得炅則止此事難知集論曰傷寒中脘痛太陰也理中湯黄芪建中湯之類臍腹痛者少陰也四物湯真武湯附子湯之類小腹痛厥陰也重則正陽散回陽丹輕則當歸

四逆湯之類太陰連少陰痛甚者當變為下利不止若夫雜病腹痛四物苦練湯酒煮當歸丸之類夏月腹痛肌熱惡熱脉洪數屬手太陰足陽明黄芩芍藥湯主之秋月腹痛肌寒惡寒脉沉疾屬足太陰足少陰桂枝芍藥湯主之四時腹痛芍藥甘草湯主之原病式曰熱鬱於内則腹滿堅結而痛不可例言為寒也成無已曰陰寒為邪者則腹滿而吐食不下自利益甚腹疞痛太陰証也發汗不觧醫反下之因而腹滿時痛者屬太陽也桂枝加芍藥湯主之大實而痛者加桂加大黄湯主之又曰邪氣聚於下焦則津液不得宜通血氣不得流行或溺溢或血流滯於下而生脹滿硬痛也若從心下至小腹皆鞕滿而痛者是邪實也須以大陷胸湯下之若但小腹鞕滿而痛小便利者則是蓄血之証小便不利者則為

枝

溺溢之証也其有血虚瘦弱之人津液枯涸傳送失常鬱火燥熱煎成結糞滯於大小腸之間阻氣不運而作痛者宜以枳實導滯丸脩急大黄丸之類先通其滯止其痛然後用四物等生血潤燥之劑以治其本外有卒然心腹大痛欲吐不得吐欲瀉不得瀉昏青厥逆死在須臾此内因食積外感寒邪是名乾霍亂之候也宜急以塩湯灌之而以鵝翎探吐取涎而愈若夫清痰留滯于胷腹之間食積鬱結於腸胃之内皆能令人腹痛清痰作痛者控涎丹小胃丹之類食積為患者保和丸枳朮丸之類消之枳實導滯丸木香梹榔丸之類下之濁氣在上者湧之清氣在下者提之寒者温之熱者清之虚者培之實在瀉之結者散之留者行之此治法之大要也學者詳之

脉法

脉經曰脉細小緊急病速進在中腹中刺痛

陰弦則腹痛　弦急小腹痛　尺脉緊濇下痛

尺脉伏小腹痛癥疝　尺脉實小腹痛當利之

心腹痛不得息脉細小遲者生脉大而疾者死

腹痛脉反浮大而長者死

方法丹溪方法九十五條

丹溪曰腹痛有寒有積熱有食積有痰有死血脉弦者多屬食宜溫散之蓋食得寒則滯得熱則行更宜以行氣則氣

藥若助之無不愈者○脉滑者是痰痰因氣滯而聚阻礙道路氣不得宣通而痛宜導痰解鬱○凡痛必用溫散以其

下

鬱結不行阻氣不運故也○臍下忽大痛人中黑色者多

死○腹中水鳴乃火擊動其水也

戴氏曰痛甚便欲大便去後則痛減者是食積也繞臍痛而無增減者是寒也時痛時止者是熱也其痛所常處而不移動者是死血也

○治腹痛用台芎蒼朮香附白芷為末姜汁入湯調服

○白芍藥止能治血虛腹痛餘俱不治以其酸寒收斂而別無溫散之功者也

○如飲食過傷而腹痛者宜木香檳榔下之

○如氣虛之人傷飲食而腹痛宜調補胃氣併消導藥用人參白朮山查神麯枳實麥芽木香砂仁之類

○如腹中常有熱而痛此為積熱宜調胃承氣湯下之

○小腹實痛用青皮以行其氣

○小腹因寒而痛宜肉桂吳茱萸

○因寒氣作痛者宜小建中湯加乾姜官桂台芎蒼朮白芷香附

○因熱而痛者，二陳湯加黄芪、黄連、梔子；痛甚者，加炒乾姜從之。

（丹溪）○若腹痛不禁下者，宜川芎蒼术湯以治之。川芎、蒼术、香附、白芷、茯苓、滑石，加姜，水煎服。

（東垣）○高良姜湯　治因寒心腹大痛。

高良姜二錢　厚朴姜制　官桂各一錢

右細切，作一服。水一盞半，煎至一盞，去相，稍熱服。

（東垣）○草荳蔻湯　治臍腹虚脹作痛。

澤瀉一錢　木香三分　神麯四分　半夏

枳實麩炒黄色　草荳仁　黄芪春夏勿用　益智仁

甘草炙，各半錢　青皮　陳皮各六分　川歸七分

茯苓七分

右細切，作一服。加生姜三片，水一盞半，煎至一盞，温服。

东垣

○益胃散治因服寒藥過多致嗄不不止痛

人參　厚朴　甘草　白荳蔻

姜黃　乾姜　砂仁　澤瀉已上各三分

智智六分　陳皮七分　黃芪七分

右細切作一服加姜水煎服

东垣

○厚朴溫中湯治胃虛寒脹滿疼痛用厚朴陳皮各一錢

茯苓　草荳蔻　甘草　木香各半錢

乾姜三分半加姜水煎服之

河間

○六合散又名金鈴匙治一切燥熱鬱結汗後餘熱宣轉不通

併治小腸氣結心腹滿悶胷中痞結走注疼痛

大黃一兩酒拌溫蒸　白丑半兩炒　黑丑略炒　甘遂各半兩

檳榔三錢生　輕粉一錢

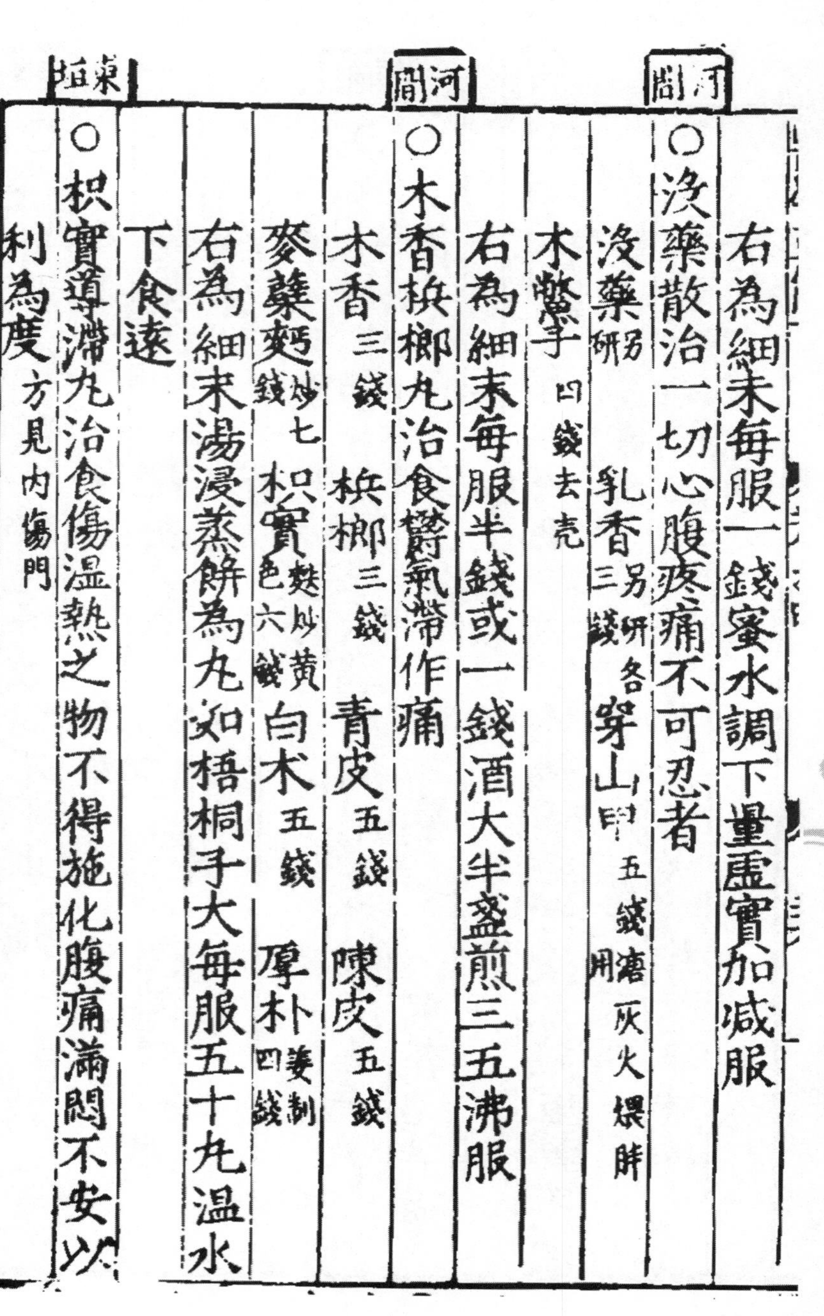

右為細末每服一錢蜜水調下量虛實加減服

河間

○沒藥散治一切心腹疼痛不可忍者

沒藥另研 乳香另研各三錢 穿山甲五錢溏灰火煨胖用

木鱉子四錢去殼

右為細末每服半錢或一錢酒大半盞煎三五沸服

河間

○木香檳榔丸治食鬱氣滯作痛

木香三錢 檳榔三錢 青皮五錢 陳皮五錢

麥蘖麪炒七錢 枳實麩炒黃色六錢 白朮五錢 厚朴薑製四錢

右為細末湯浸蒸餅為丸如梧桐子大每服五十丸溫水

下食遠

東垣

○枳實導滯丸治食傷濕熱之物不得施化腹痛滿悶不安以

利為度方見內傷門

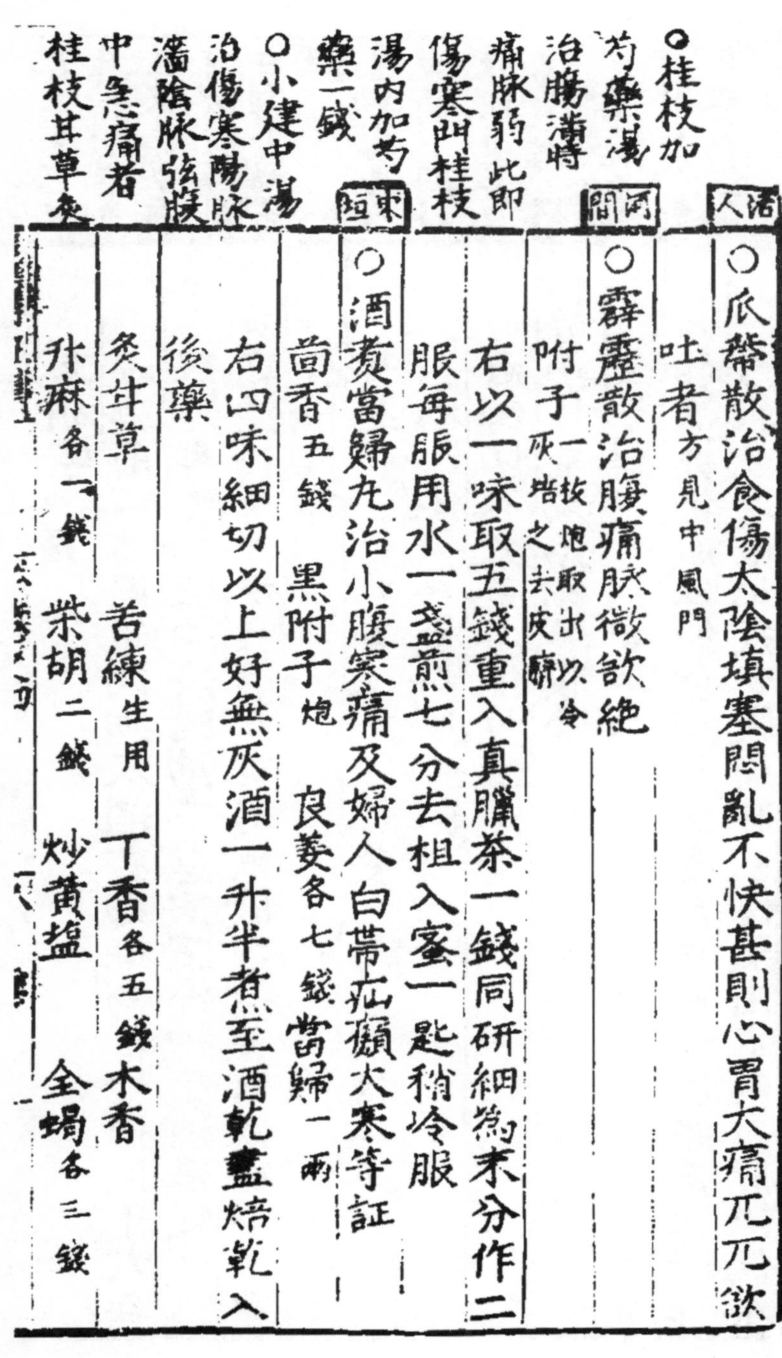

活人

○桂枝加芍藥湯治腸滿時痛脉弱此即傷寒門桂枝湯内加芍藥一錢

河間

東垣

○小建中湯治傷寒陽脉濇陰脉弦腹中急痛者

桂枝甘草炙

○瓜帶散治食傷太陰填塞悶亂不快甚則心胃大痛兀兀欲吐者方見中風門

○霹靂散治腹痛脉微欲絶

附子一枚炮取出以冷灰焙之去皮臍

右以一味取五錢重入真臘茶一錢同研細為末分作二服每服用水一盞煎七分去柤入蜜一匙稍冷服

○酒煮當歸丸治小腹寒痛及婦人白帶疝瘕大寒等証

茴香五錢　黒附子炮　良姜各七錢　當歸一兩

右四味細切以上好無灰酒一升半煮至酒乾盡焙乾入後藥

炙甘草　苦練生用　丁香各五錢　木香

升麻各一錢　柴胡二錢　炒黄塩　全蝎各三錢

各三分白芍藥六分大棗三枚生姜二錢阿膠炒一分

右剉水煎服 河間

○真武湯治腹痛下痢四肢沉重方見傷寒門

右三方治人方有與本無此本故今入于此 河間

玄胡索四錢

右與前四味同研為細末酒煮麪糊為丸如梧桐子大每服五七十丸空心淡醋湯下忌油膩冷物及酒湿麪

○黃連湯治胷中有熱胃中有邪氣腹內痛甚時欲嘔吐此藥升降陰陽

黃連 甘草炙 乾姜 桂枝各五錢

人參二錢 半夏半合湯泡七次去皮臍

右細切入大棗二枚量水煎服

○芍藥甘草湯治四時腹痛

白芍藥 甘草炙

各等分每服五錢細切入生姜三片水一盞半煎至一盞温服○醫壘元戎云腹痛脉弦傷氣用本藥○脉洪傷金

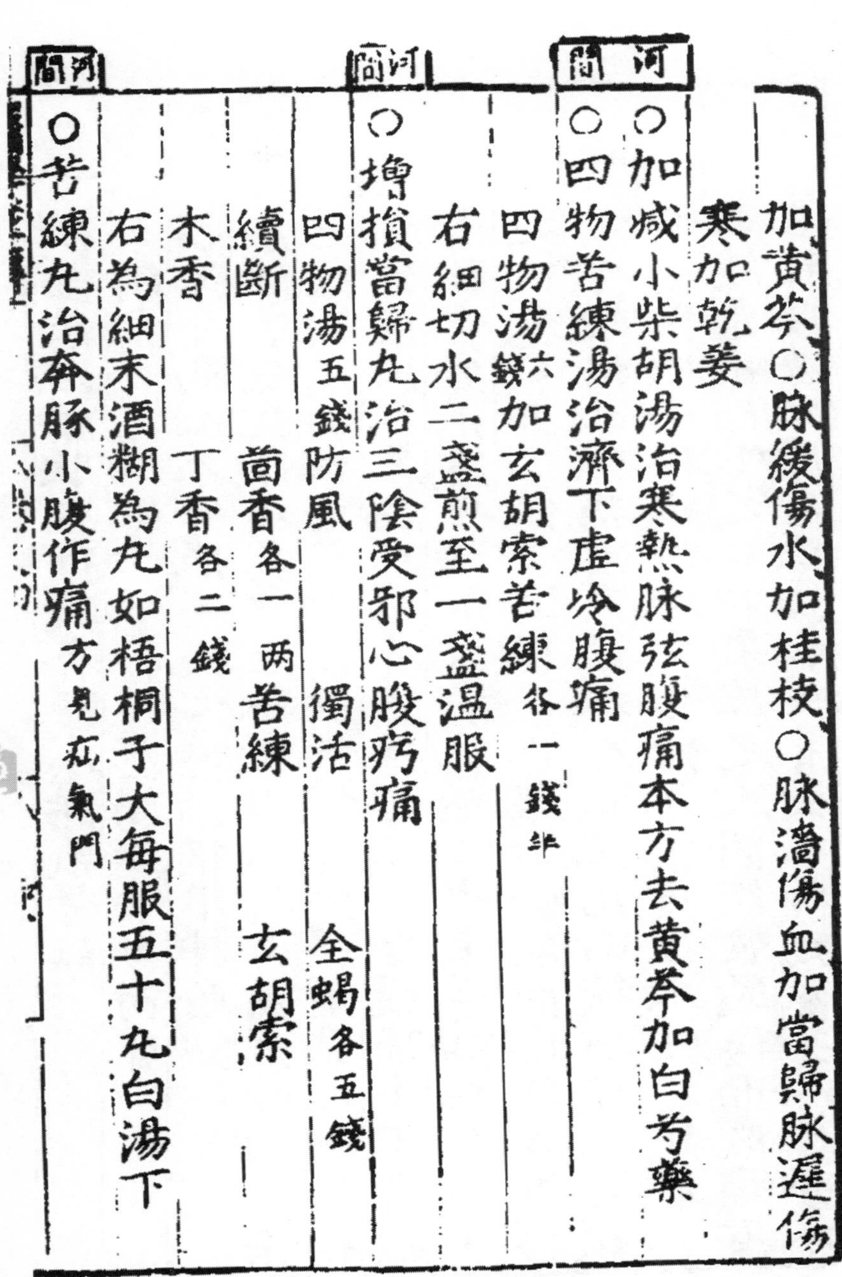

加黃芩○脈緩傷水加桂枝○脈濇傷血加當歸脈遲傷寒加乾姜

河間 ○加减小柴胡湯治寒熱脈弦腹痛本方去黃芩加白芍藥

○四物苦楝湯治臍下虚冷腹痛

四物湯六錢加玄胡索苦楝各一錢半

右細切水二盞煎至一盞溫服

河間 ○撙損當歸丸治三陰受邪心腹疞痛

四物湯五錢　防風　獨活　全蝎各五錢

續斷　茴香各一兩　苦楝　玄胡索

木香　丁香各二錢

右為細末酒糊為丸如梧桐子大每服五十丸白湯下

河間 ○苦楝丸治奔豚小腹作痛方見疝氣門

○一捏金散治臍腹大痛及奔豚小腸氣等証

玄胡索　川楝子　全蝎去毒炒　茴香

各等分為細末每服二錢七熱酒調下神驗

○丹溪活套云凡腹痛多是血脉凝滯不行必用酒炒白芍藥惡寒而痛加桂惡熱而痛加黄栢○如腹痛欲以物拄按者屬虚用人參白术乾姜官桂之類○如腹痛手不可按者屬實宜用建中湯加大黄或調胃承氣湯加桂枝類下之而愈○如因飲食過傷而作痛者必問因傷何物如傷生冷硬物而作痛者東垣木香見晛丸山稜稍積丸之類如傷熱物而作痛者枳實導滯丸三黄枳术丸之類看強弱緩急用而下之○如氣虚之人因飲食過傷而腹痛者宜補瀉兼施用二陳湯加川芎白术神麯麥芽人參蒼术

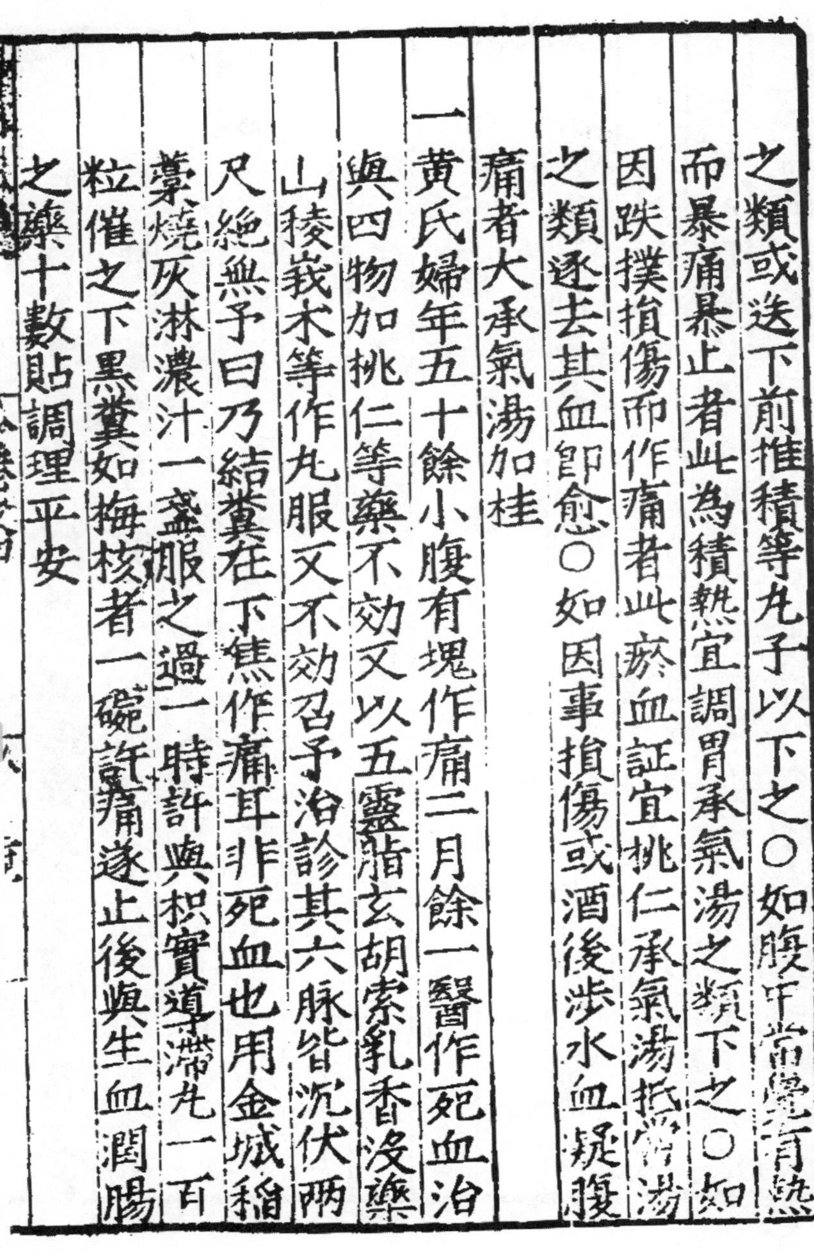

之類或送下前推積等丸子以下之○如腹中常覺有熱而暴痛暴止者此為積熱宜調胃承氣湯之類下之○如因跌撲損傷而作痛者此瘀血証宜桃仁承氣湯抵當湯之類逐去其血即愈○如因事損傷或酒後涉水血凝腹痛者大承氣湯加桂

一黄氏婦年五十餘小腹有塊作痛二月餘一醫作死血治與四物加桃仁等藥不效又以五靈脂玄胡索乳香没藥山稜莪朮等作丸服又不效召予治診其六脉皆沉伏兩尺絶無予曰乃結糞在下焦作痛耳非死血也用金城稻藁燒灰淋濃汁一盞服之過一時許與枳實導滯丸一百粒催之下黒糞如梅核者一碗許痛遂止後與生血潤腸之藥十數貼調理平安

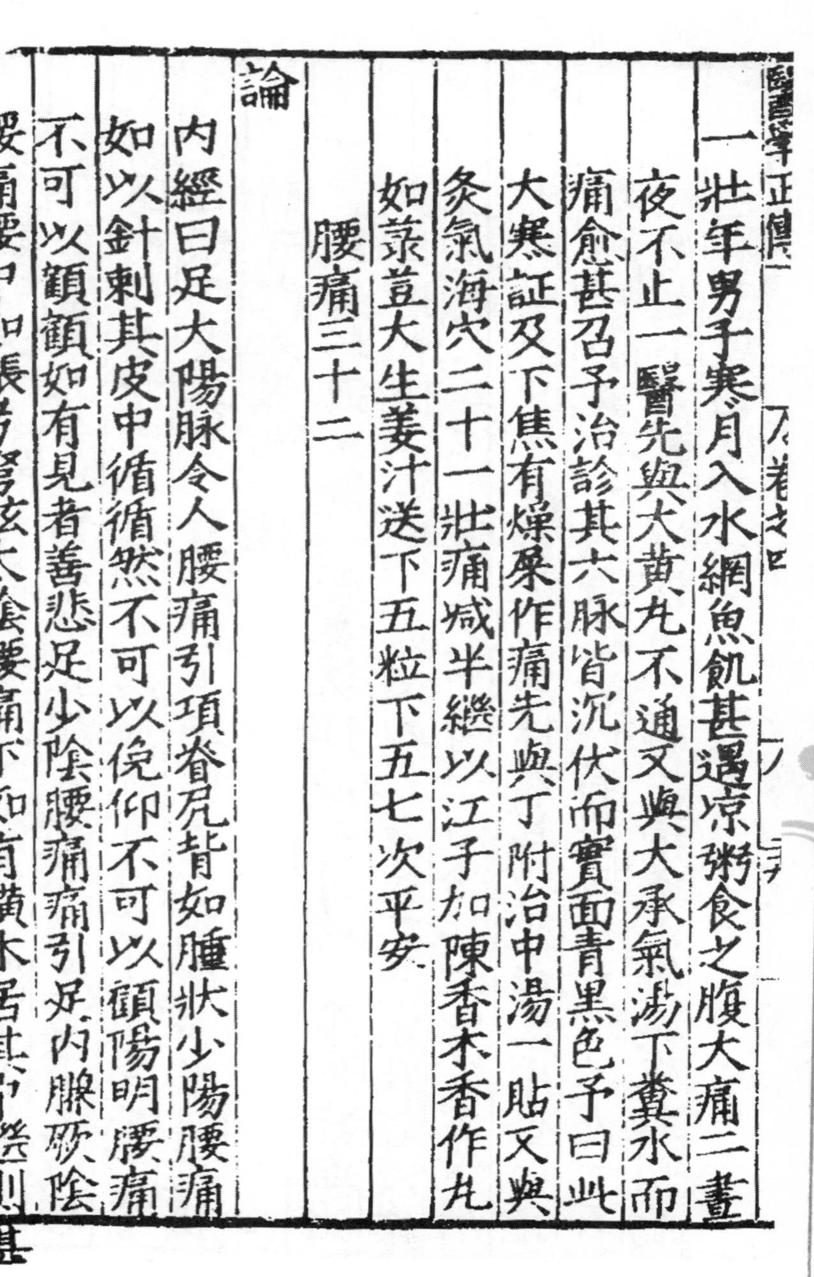

一壯年男子寒月入水網魚飢甚遇凉粥食之腹大痛二晝夜不止一醫先與大黄丸不通又與大承氣湯下糞水而痛愈甚召予治診其六脉皆沉伏而實面青黑色予曰此大寒証及下焦有燥屎作痛先與丁附治中湯一貼又與灸氣海穴二十一壯痛減半繼以江子加陳香木香作丸如菉荳大生姜汁送下五粒下五七次平安

腰痛三十二

論

内經曰足太陽脉令人腰痛引項脊尻背如腫狀少陽腰痛如以針刺其皮中循循然不可以俛仰不可以顧陽明腰痛不可以顧顧如有見者善悲足少陰腰痛痛引脊內廉厥陰腰痛腰中如張弓弩弦太陰腰痛下如有横木居其中甚則

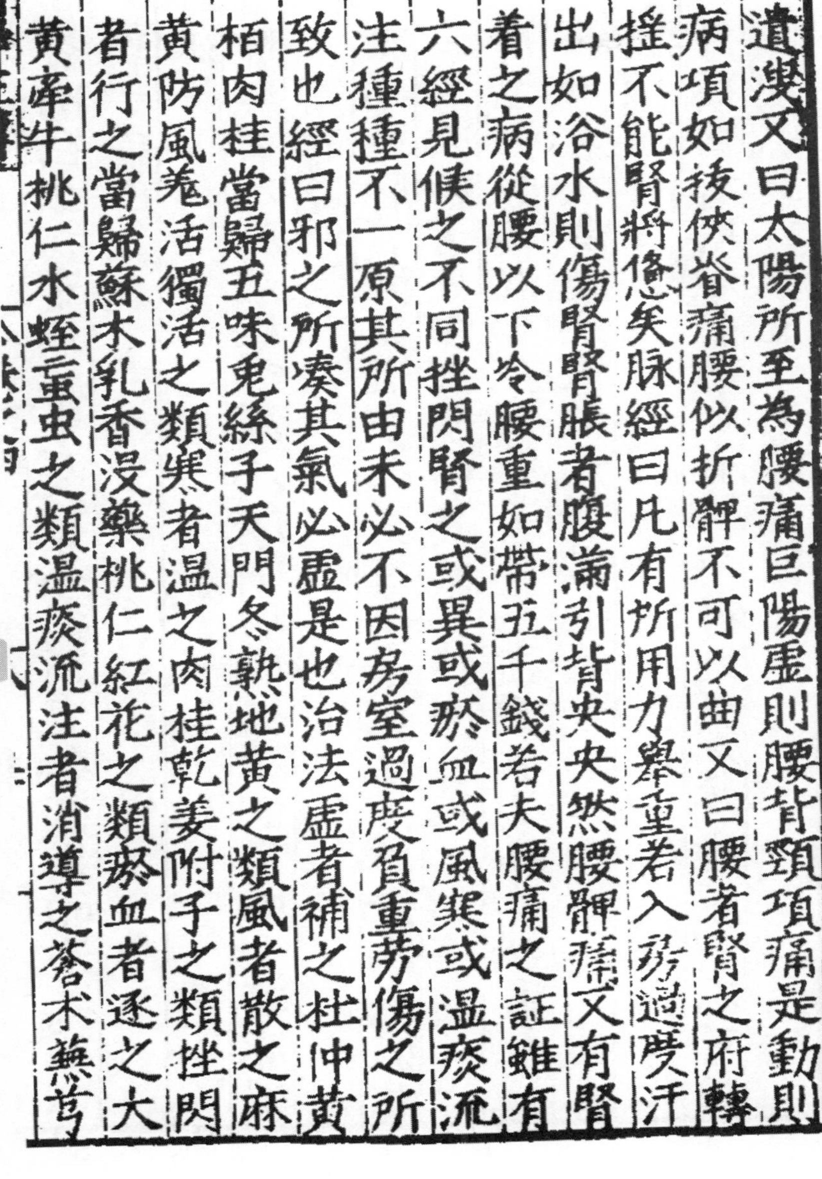

遺溲又曰太陽所至為腰痛巨陽虛則腰背頸項痛是動則病項如拔俠脊痛腰似折髀不可以曲又曰腰者腎之府轉搖不能腎將憊矣脉經曰凡有所用力舉重若入房過度汗出如浴水則傷腎腎脹者腹滿引背央央然腰髀痛又有腎着之病從腰以下冷腰重如帶五千錢若夫腰痛之証雖有六經見候之不同挫閃腎之或異或瘀血或風寒或溼痰流注種種不一原其所由未必不因房室過度負重勞傷之所致也經曰邪之所湊其氣必虛是也治法虛者補之杜仲黃栢肉桂當歸五味兔絲子天門冬熟地黃之類風者散之麻黃防風羌活獨活之類寒者溫之肉桂乾姜附子之類挫閃者行之當歸蘇木乳香沒藥桃仁紅花之類瘀血者逐之大黃牽牛桃仁水蛭虻虫之類溼痰流注者消導之蒼术蕪芎

香附白芷枳實橘紅半夏茯苓之類宜各類推而治之不可執一論也

脉法

脉經曰尺脉沉腰背痛凡腰痛時時失精飲食减少其脉沉滑而遲此為可治

腰痛之脉皆沉弦沉弦而緊者為寒沉弦而浮者為風沉弦而濡細者為濕沉弦而實者為挫閃

丹溪曰脉必沉而弦沉為滯弦為虚濇者是瘀血緩者是濕滑者茯者是痰大者是腎虚也

方法

丹溪方法凡七條

丹溪曰有腎虚有瘀血有濕熱有剉閃有痰諸腰痛不可用補氣藥亦不宜峻用寒凉藥

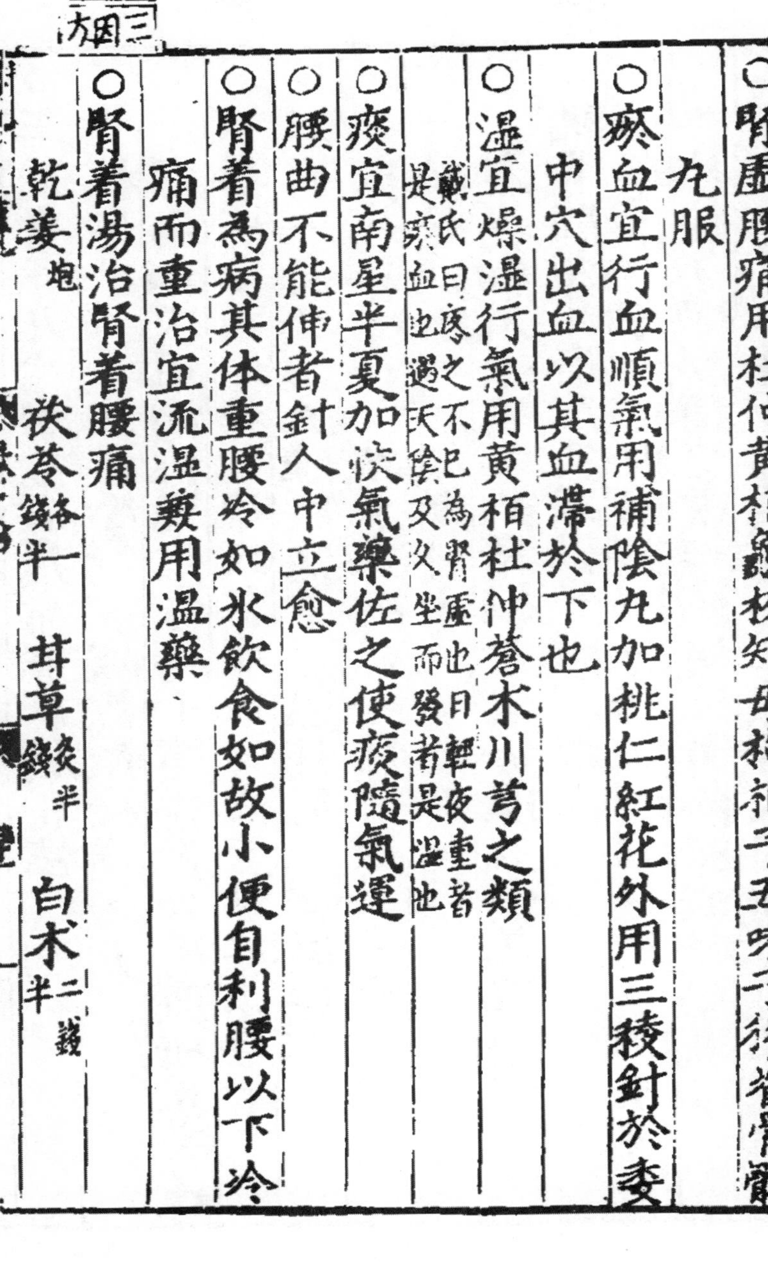

○腎虛腰痛用杜仲黃栢龜板知母枸杞子五味子猪脊骨髓丸服

○瘀血宜行血順氣用補陰丸加桃仁紅花外用三稜針於委中穴出血以其血滯於下也

○濕宜燥濕行氣用黃栢杜仲蒼术川芎之類戴氏曰疼之不已為腎虛也日輕夜重者是瘀血也遇天陰及久坐而發者是濕也

○痰宜南星半夏加快氣藥佐之使痰隨氣運

○腰曲不能伸者針人中立愈

○腎着為病其体重腰冷如氷飲食如故小便自利腰以下冷痛而重治宜流濕兼用溫藥

○腎着湯治腎着腰痛

乾姜炮　茯苓各一錢半　甘草炙半錢　白术二錢半

○三因青娥丸治腎虛腰痛常服壯筋補虛

杜仲一斤炒　生姜十兩炒　破故紙一斤炒

右為細末用胡桃肉一百二十箇湯浸去皮膜研為膏煉蜜些少丸如梧桐子大每服五十丸鹽湯姜湯任下

○三因立安丸治五腫腰痛常服溫補腎元壯健腰脚

破故紙　乾木瓜各一兩半　牛膝一兩酒洗　萆薢二兩

杜仲姜汁炒絲斷　續斷各一兩

右為細末煉蜜丸如梧桐子大每服五十丸溫酒下

○補骨脂丸治腎虛及寒溼一切腰痛

萆薢四兩一兩用童便浸一兩用米泔浸一兩用鹽湯浸一兩用酒浸各浸一晝夜

杜仲四兩細絲斷炒　補骨脂三兩炒香　胡桃肉八兩浸去油皮另研如泥

右以前三味細研為末不犯鐵器入胡桃肉用木杵擣千

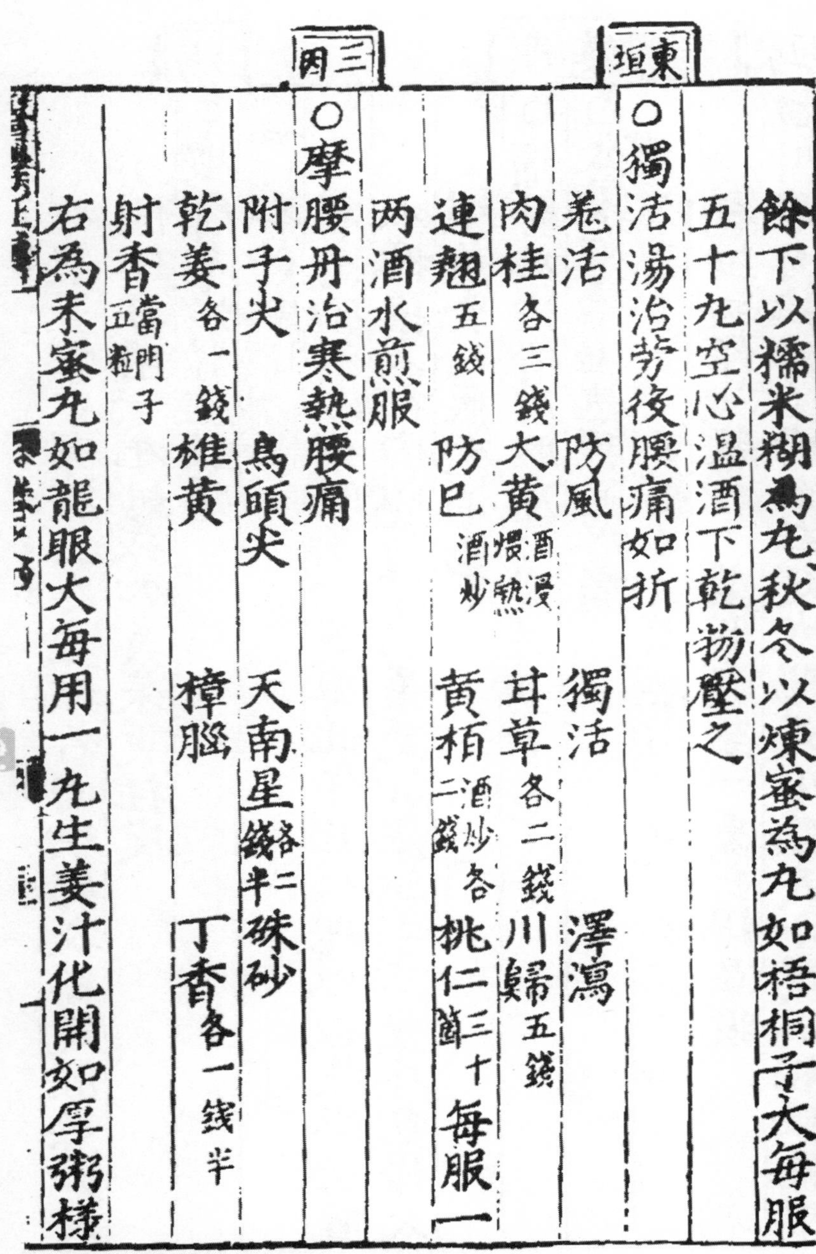

餘下以糯米糊為丸秋冬以煉蜜為丸如梧桐子大每服五十丸空心溫酒下乾物壓之

東垣

○獨活湯治勞後腰痛如折

羌活 防風 獨活 澤瀉

肉桂各三錢 大黃酒浸煨熟 甘草各二錢 川歸五錢

連翹五錢 防已酒炒 黃柏酒炒各二錢 桃仁三十個 每服一两酒水煎服

三因

○摩腰丹治寒熱腰痛

附子尖 烏頭尖 天南星各二錢半 硃砂

乾姜各一錢 雄黃 樟腦 丁香各一錢半

射香五粒當門子

右為末蜜丸如龍眼大每用一丸生姜汁化開如厚粥樣

烘熱置掌中摩腰上冷盡粘着肉烘綿衣縛定腰熱如火間三日用一丸妙或加呉茱萸桂皮

局方

○煨腎丸治腎虚腰痛

杜仲三錢炒絲斷

右為細末以猪腰子一隻薄批作五七塊以椒塩淹去腥水搽藥末在内以荷葉包裹更加湿紙二三重外包慢火煨熱食之無灰酒送下

丹溪

○補腎丸治腎虚腰痛方見虚損門

○蒼朮湯治湿熱腰腿疼痛

防風 黄栢各一錢 柴胡二錢 蒼朮三錢

右細切作一服水一盞半煎至一盞去柤温服

東垣

○川芎肉桂湯治瘀血在足太陽足少陰足小陽三經腰痛酒

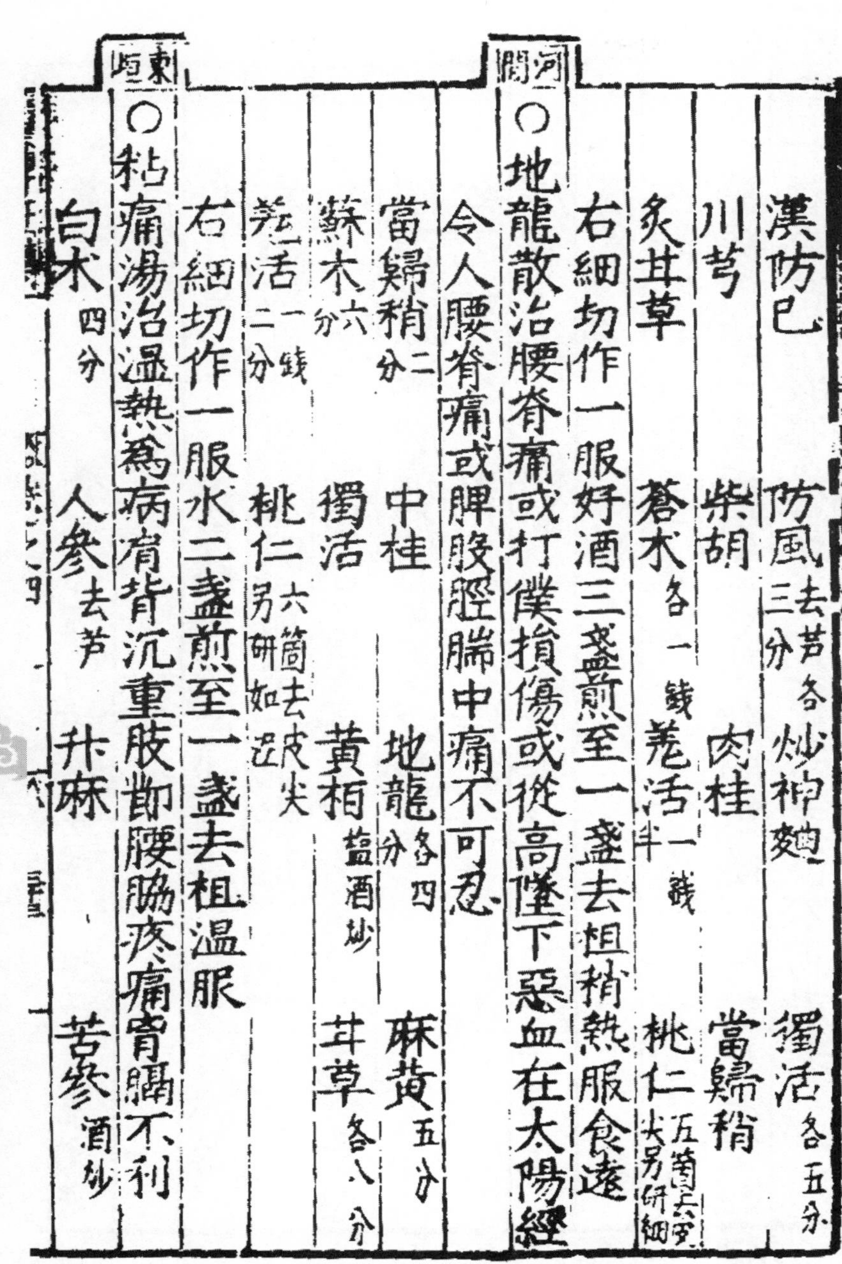

漢防已　防風去芦各三分　炒神麴　獨活各五分

川芎　柴胡　肉桂　當歸稍

炙甘草　蒼术各一錢　羌活一錢半　桃仁五箇去皮尖另研細

右細切作一服好酒三盞煎至一盞去柤稍熱服食遠

河間

○地龍散治腰脊痛或打僕損傷或從高墜下惡血在太陽經令人腰脊痛或髀股脛腨中痛不可忍

當歸稍二分　中桂　地龍各四分　麻黄五分

蘇木六分　獨活　黄柏鹽酒炒　甘草各八分

羌活二錢　桃仁六箇去皮尖另研如泥

右細切作一服水二盞煎至一盞去柤温服

東垣

○粘痛湯治濕熱爲病肩背沉重肢節腰脇疼痛胷膈不利

白术四分　人參去芦　升麻　苦參酒炒

葛根　蒼朮各五分　防風去芦　知母去毛酒洗
澤瀉　黄芩　猪苓去皮　當歸各六分
炙甘草　生黄芩酒洗　茵陳酒炒　羌活各八分
右細切作一服水二盞煎至一盞去柤温服

東垣　○蒼朮復煎散治寒温相合腦後痛惡寒項筋脊骨強肩背膝眼痛腰痛膝髕痛無力行步沉重

紅花一分　黄栢三分　柴胡去芦　藁本
澤瀉　白朮　升麻各五分　羌活一錢
蒼朮四两
右細切先以蒼朮一味用水二大盞煎至二盞去柤入前藥復煎至一盞去柤空心稍熱服取微汗為効忌酒及濕麪

慾

河間　○一粒金丹治腰膝走注疼痛如虎咬之狀不可忍者

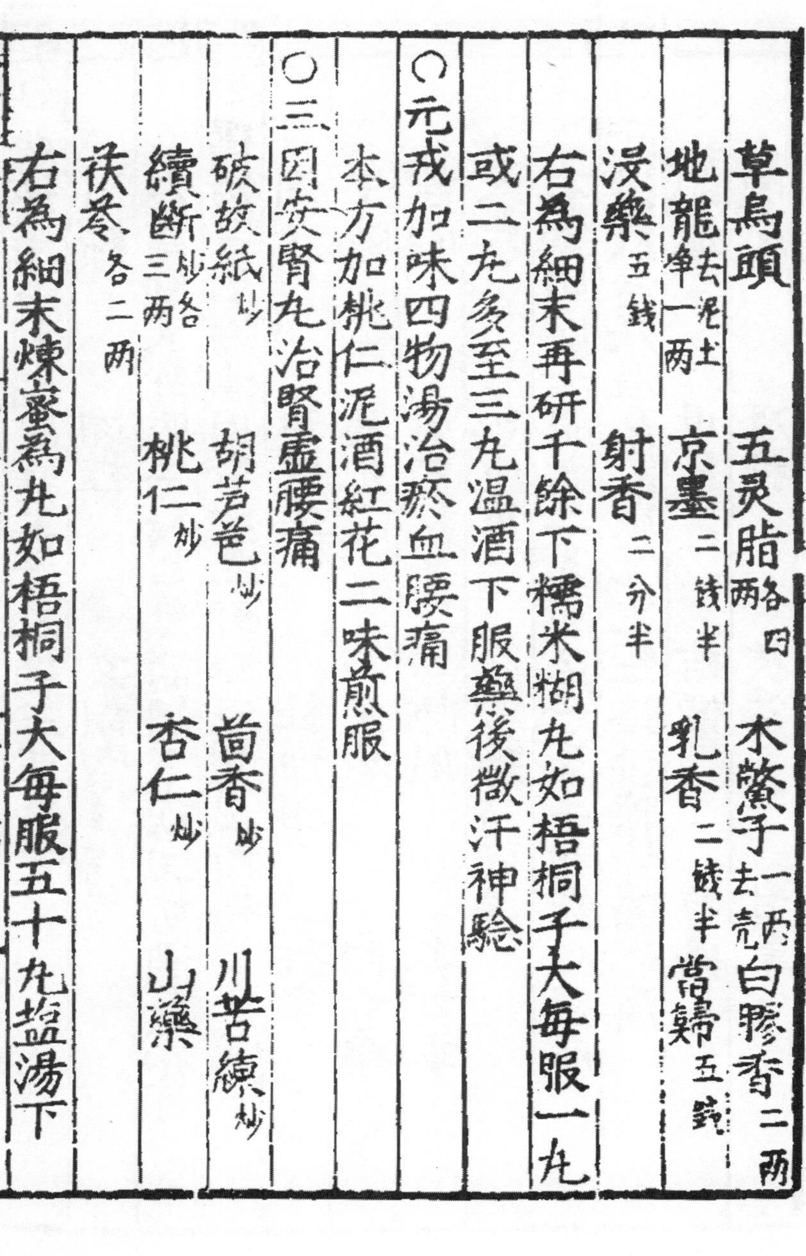

草烏頭　五灵脂各四两　木鱉子去殼一两　白膠香二两
地龍去泥土净一两　京墨二錢半　乳香二錢半　當歸五錢
没藥五錢　射香二分半
右為細末再研千餘下糯米糊丸如梧桐子大每服一丸或二丸多至三丸温酒下服藥後微汗神驗

○元戎加味四物湯治瘀血腰痛
本方加桃仁泥酒紅花二味煎服

○三因安腎丸治腎虛腰痛
破故紙炒　胡芦巴炒　茴香炒　川苦練炒
續斷炒各三两　桃仁炒　杏仁炒　山藥
茯苓各二两
右為細末煉蜜為丸如梧桐子大每服五十丸鹽湯下

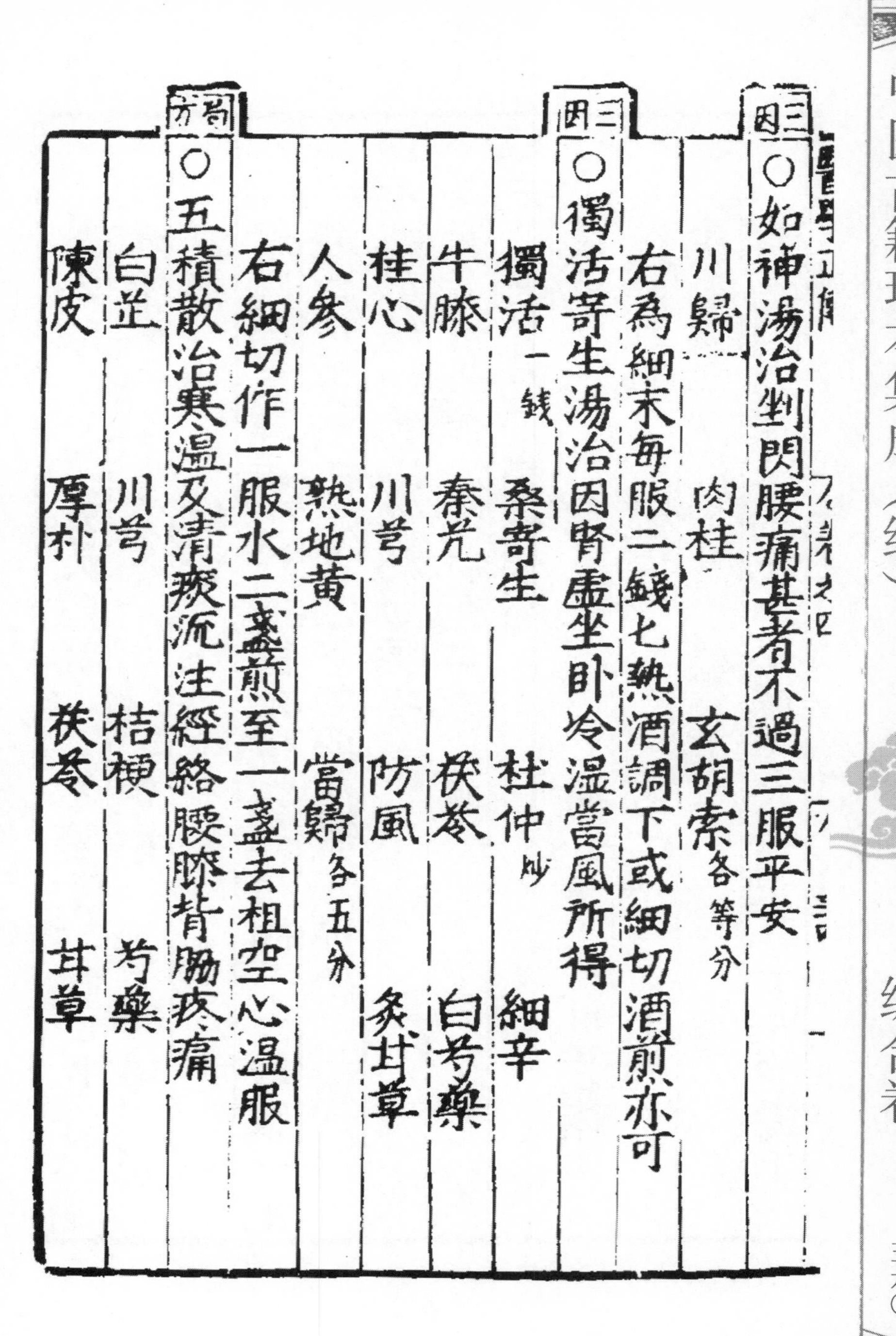

三因　〇如神湯治剉閃腰痛甚者不過三服平安

川歸　肉桂　玄胡索各等分

右為細末每服二錢七熱酒調下或細切酒煎亦可

三因　〇獨活寄生湯治因腎虛坐卧冷濕當風所得

獨活一錢　桑寄生　杜仲炒　細辛

牛膝　秦艽　茯苓　白芍藥

桂心　川芎　防風　炙甘草

人參　熟地黄　當歸各五分

右細切作一服水二盞煎至一盞去柤空心溫服

局方　〇五積散治寒濕及清痰流注經絡腰膝背脇疼痛

白芷　川芎　桔梗　芍藥

陳皮　厚朴　茯苓　甘草

麻黄　乾姜　官桂　川歸

半夏　蒼术　枳殻各五分

右細切作一服加生姜三片水二盞煎至一盞温服

○丹溪活套云凡因房劳辛苦而腰痛者四物湯加知母黄栢五味子杜仲之類吞補腎丸或大補陰丸○因風寒湿流注經絡而作痛者二陳湯加麻黄蒼术川芎白芷防風羌活獨活之類○因閃挫跌撲致瘀血流于本經而作痛者四物湯加桃仁紅花蘇木之類脉實人壮盛者大承氣湯加桂下之安○有因酔飽入房太甚而酒食之積乘虚流入於本経致腰痛難以俛仰四物湯合二陳湯加麥月神芽麯杜仲黄栢官桂砂仁葛花枳梗之類

論

脇痛三十三

内經曰肝病者兩脇下痛引小腹令人善怒虛則目䀮䀮無所見耳無所聞善恐如人將捕之又曰怒則氣逆甚則嘔血及飧泄故氣上矣蓋心出血肝納血因大怒而血不歸經或隨氣而上出於口鼻或留於本經而為脇痛又或歲木太過而木氣自甚或歲金有餘而木氣被鬱皆能令人脇痛經曰病脇下滿氣逆二三歲不已病名曰息積是亦肝木有餘之證也外有傷寒發寒熱而脇痛者足少陽膽足厥陰肝二經病也治以小柴胡湯無有不效者或有清痰食積流注脇用而為痛者或有登高墜仆死血阻滯而為痛者又有飲食失節勞役過度以致脾土虛乏肝木得以乘其土位而為胃脘

當心而痛上支兩脇痛膈噎不通食飲不下之証醫者宜於各類推而治之毋認假以為真也

脉法

脉經曰肝脉搏堅而長色不清當病墜墮若搏因血在脇下令人喘逆若輭而散（輭懦濡軟古通用）其色澤者當病溢飲溢飲者暴渴多飲而溢入於肌膚腸外也

肝脉沉之而急浮之亦然若脇下痛有氣支滿引小腹而痛時小便難若目弦頭痛腰背痛足為逆寒時癃婦人月水不來時無時有得之少時有所墜墮

脉双弦者肝氣有餘兩脇作痛

方法

丹溪曰屬肝木氣實（因怒氣大逆肝氣欝甚謀慮不决風中於肝皆使木氣大實故火盛肝氣急也）

有死血（因惡血停留於肝居於脅下而痛病則自肝竅甚按之益甚也）

痰流注（因痰積流注於厥陰之經亦能使脇下痛病則咳嗽氣急引血痛）

【河間】○當歸龍薈丸　瀉肝火大盛之要藥因內有濕熱兩脇痛甚伐肝木之氣肝實宜之

當歸　龍胆草　梔子仁　黃連

大黃（酒浸　火煨）　蘆薈　青代（各五錢）　木香（二錢半）

射香（另研　五分）

右為細末神麯糊丸如梧桐子大每服二十丸生姜湯下

○一方加柴胡五錢青皮一兩熱甚者烘熱服

【丹溪】○一方木氣實者用川芎蒼朮青皮芍藥柴胡甘草龍胆草各等分水煎服

【丹溪】○左金丸　瀉肝火行濕為熱甚之反佐

黃連六錢 吳茱萸一錢

右為細末湯浸蒸餅為丸如菉豆大每服三五十丸淡姜湯下

丹溪

○一方破血行氣治死血作痛之証

桃仁去皮尖另研 紅花酒拌焙乾 川芎 香附童便浸

青皮各等分 右細切水煎服之

丹溪

○加味二陳湯治溫痰流注脇內作痛

本方加 南星蒼朮川芎姜水煎服

丹溪

○肝若急急食辛以散之用撫芎蒼朮或用小柴胡湯蓋本方為脇痛發寒熱者必用之要藥也

丹溪

○左脇痛以柴胡為君加佐使藥川芎青皮草龍胆之類

丹溪

○兩脇走痛或用控涎丹因清痰流注作痛者可用蓋痰在脇下非白芥子不能達方見痰門

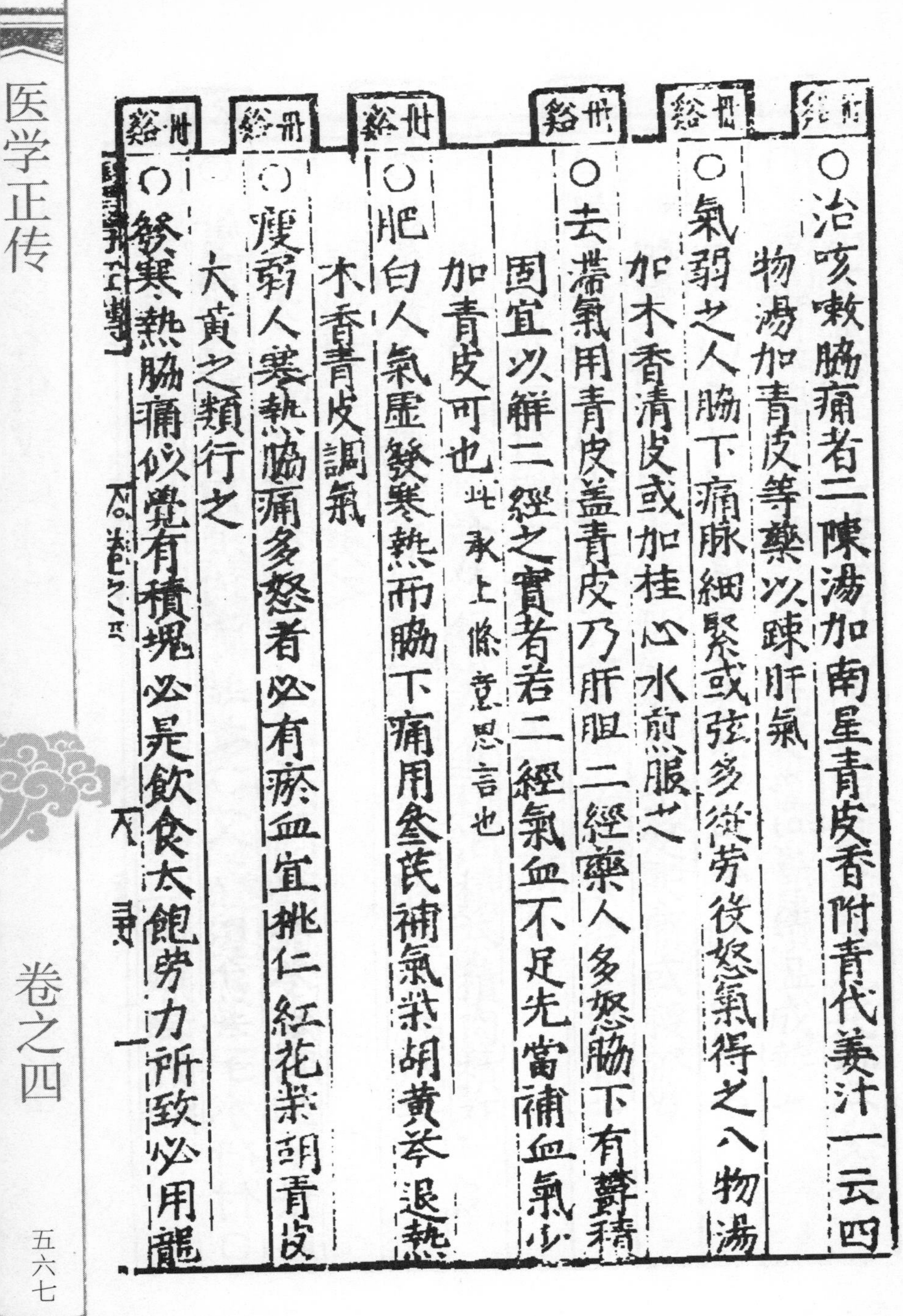

○治咳嗽脇痛者二陳湯加南星青皮香附青代姜汁一云四物湯加青皮等藥以踈肝氣

○氣弱之人脇下痛脉細緊或弦多從勞役怒氣得之八物湯加木香清皮或加桂心水煎服之

○去滯氣用青皮蓋青皮乃肝胆二經藥人多怒脇下有鬱積固宜以解二經之實者若二經氣血不足先當補血氣少加青皮可也此承上條意思言也

○肥白人氣虚發寒熱而脇下痛用參芪補氣柴胡黄芩退熱木香青皮調氣

○瘦弱人寒熱脇痛多怒者必有瘀血宜桃仁紅花柴胡青皮大黄之類行之

○發寒熱脇痛似覺有積塊必是飲食太飽勞力所致必用龍

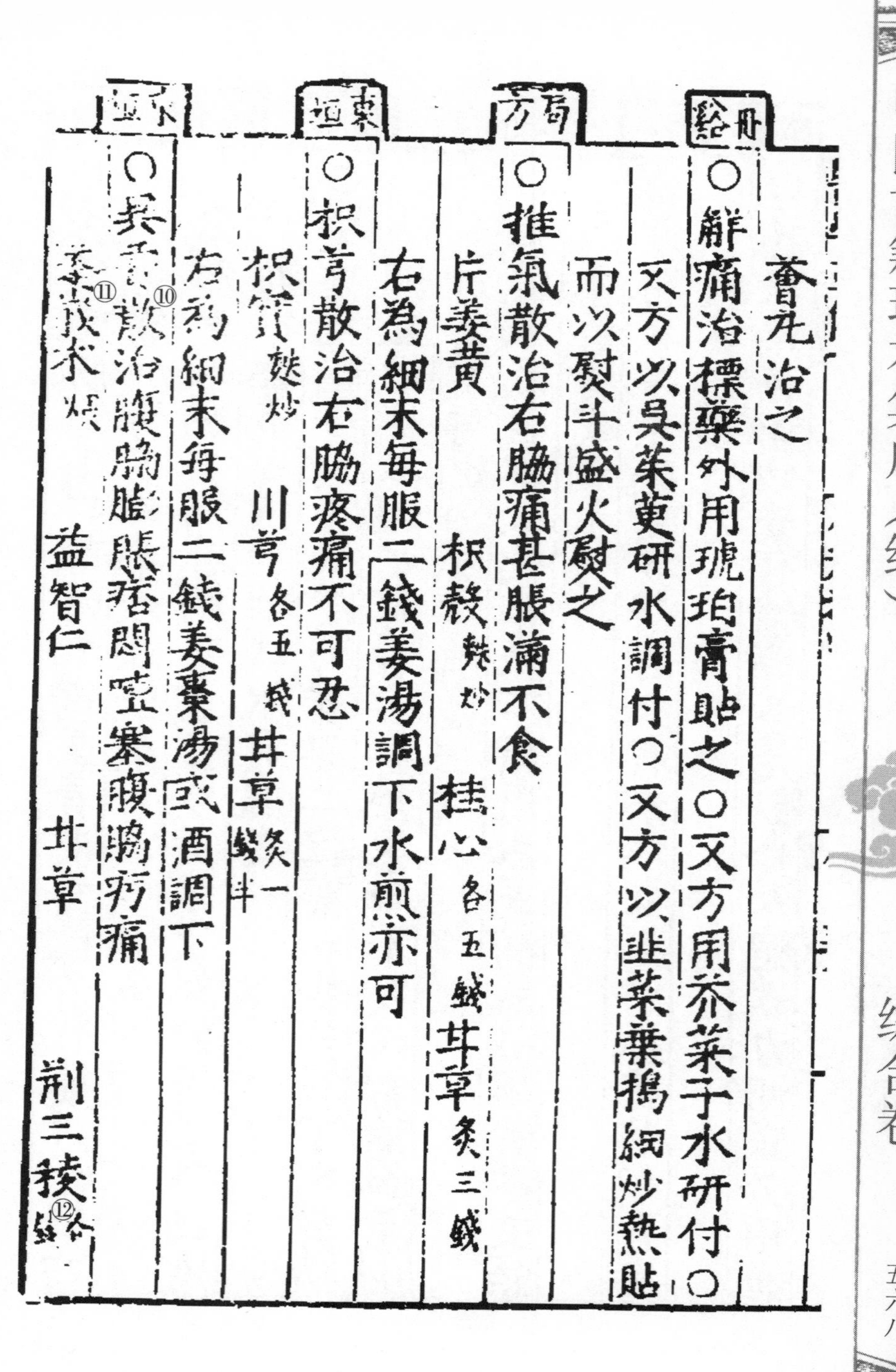

薈丸治之

○解痛治標藥外用琥珀膏貼之○又方用芥菜子水研付○

又方以吳茱萸研水調付○又方以韭菜葉搗爛炒熱貼

而以熨斗盛火熨之

○推氣散治右脇痛甚脹滿不食

片姜黃　枳殼麩炒　桂心各五錢　甘草炙三錢

右為細末每服二錢姜湯調下水煎亦可

○枳芎散治右脇疼痛不可忍

枳實麩炒　川芎各五錢　甘草炙一錢半

右為細末每服二錢姜棗湯或酒調下

○異香⑩散治腹脇膨脹痞悶噎塞腹脇刺痛

蓬⑪莪术煨　益智仁　甘草　荊三稜⑫各一錢

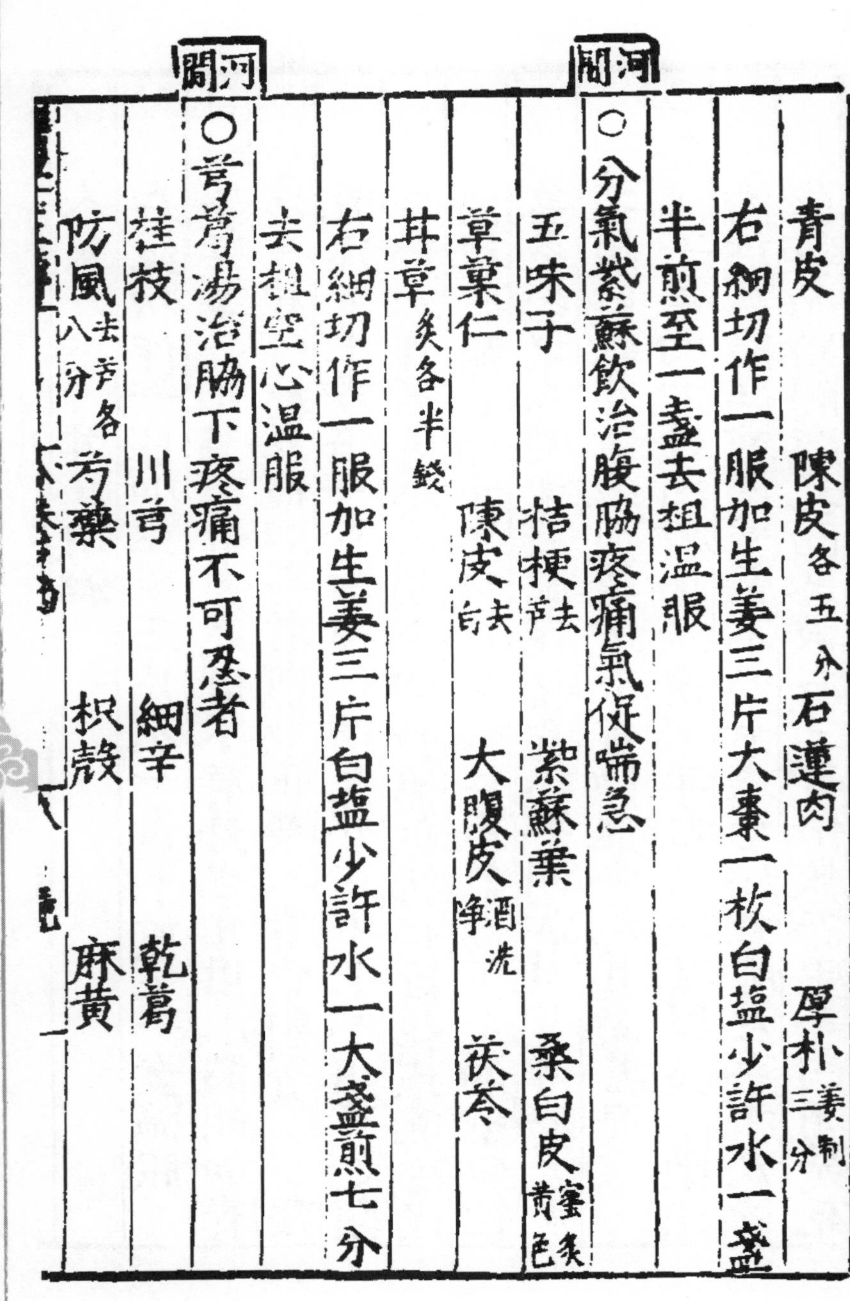

青皮　陳皮各五分　石蓮肉　厚朴三分薑制

右細切作一服加生姜三片大棗一枚白塩少許水一盞半煎至一盞去柤温服

河間　○分氣紫蘇飲治腹脇疼痛氣促喘急

五味子　桔梗去芦　紫蘇葉　桑白皮蜜炙黄色

草菓仁　陳皮去白　大腹皮酒洗净　茯苓

甘草炙各半錢

右細切作一服加生姜三片白塩少許水一大盞煎七分去柤空心温服

河間　○芎藭湯治脇下疼痛不可忍者

桂枝　川芎　細辛　乾葛

防風去芦各八分　芍藥　枳殻　麻黄

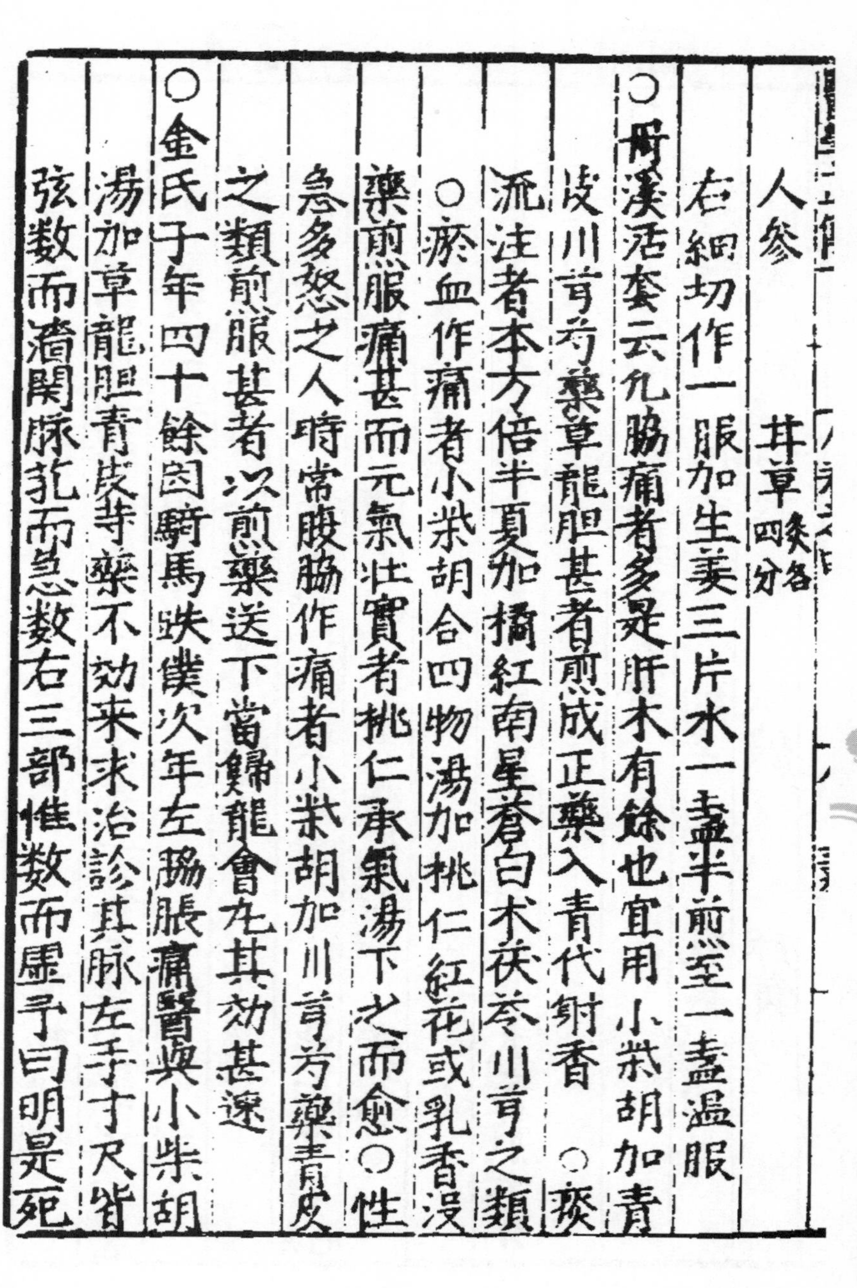

人参　甘草炙各四分

右细切作一服加生姜三片水一盏半煎至一盏温服

○丹溪活套云凡胁痛者多是肝木有余也宜用小柴胡加青皮川芎芍药草龙胆甚者煎成正药入青代射香　○痰流注者本方倍半夏加橘红南星苍白术茯苓川芎之类

○瘀血作痛者小柴胡合四物汤加桃仁红花或乳香没药煎服痛甚而元气壮实者桃仁承气汤下之而愈○性急多怒之人时常腹胁作痛者小柴胡加川芎芍药青皮之类煎服甚者以煎药送下当归龙会丸其効甚速

○金氏子年四十余因骑马跌仆次年左胁胀痛医与小柴胡汤加草龙胆青皮等药不效来求治诊其脉左手寸尺皆弦数而涩关脉芤而急数右三部惟数而虚予曰明是死

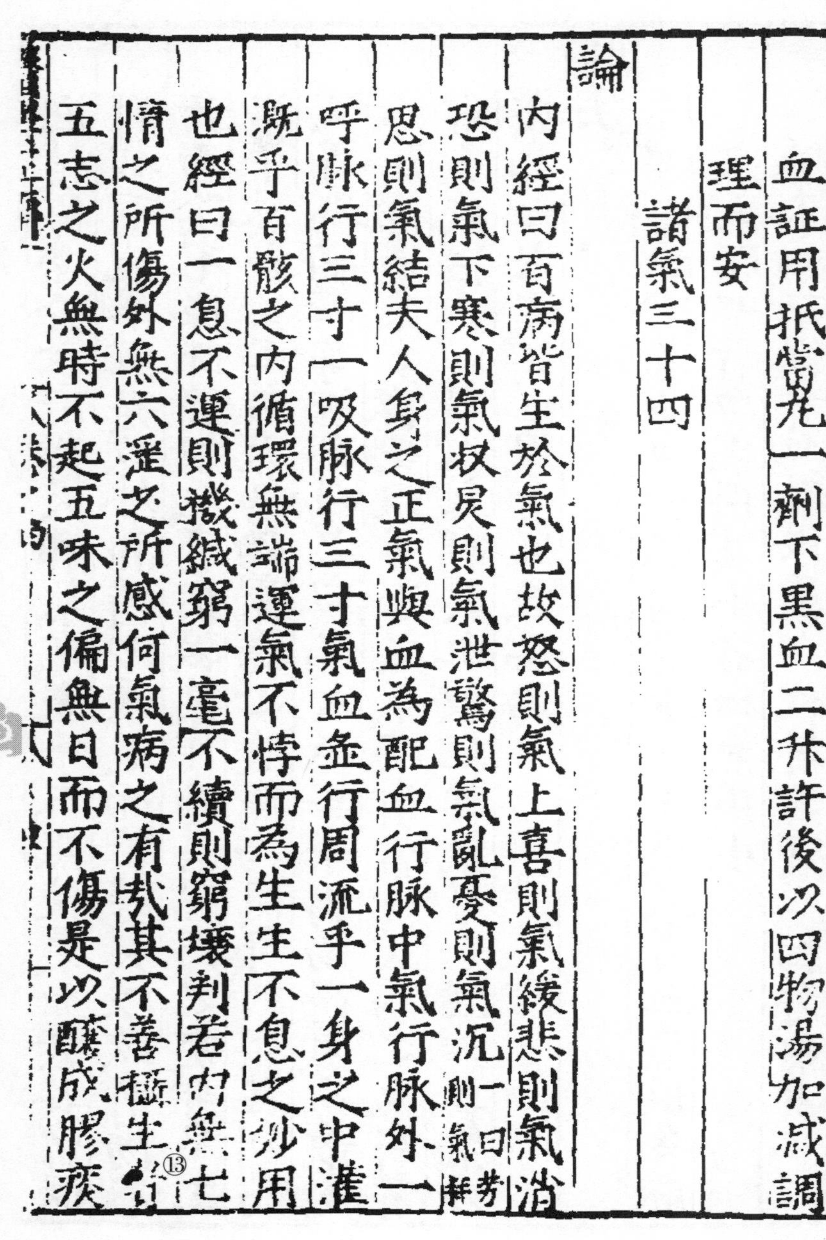

血証用抵當丸一劑下黑血二升許後以四物湯加減調理而安

諸氣三十四

論

内經曰百病皆生於氣也故怒則氣上喜則氣緩悲則氣消恐則氣下寒則氣收炅則氣泄驚則氣亂憂則氣沉（一曰勞則氣耗）思則氣結夫人身之正氣與血為配血行脉中氣行脉外一呼脉行三寸一吸脉行三寸氣血並行周流乎一身之中灌溉乎百骸之内循環無端運氣不悖而為生生不息之妙用也經曰一息不運則機緘窮一毫不續則穹壤判若内無七情之所傷外無六淫之所感何氣病之有哉其不善攝生者五志之火無時不起五味之偏無日而不傷是以釀成膠痰

固積留滯於六府鬱火邪氣充塞乎三焦使氣血失其常候府藏不能傳導是故外邪得以乘虛而凑襲矣以致清陽不升濁陰不降而諸般氣痛朝輟暮作而為膠固之疾非良工妙手莫易治焉若夫為脇痛為心腹痛為周身刺痛甚則為反胃為膈噎等証即此之由也大抵男子屬陽得氣易散女人屬陰遇氣多鬱是以男子之氣病者常少女人之氣病者常多故治法曰婦人宜調其血以耗其氣男子宜調其氣以養其血此之謂也學者宜致思焉

脉法

脉經曰脉滑者多血少氣濇者少血多氣大者血氣俱多脉来大而堅者血氣俱實小者血氣俱少

脉来細而緩者血氣俱虛　代者氣衰　細者氣少

浮而絶者氣欲絶　　碎大而滑中有短氣

尺脉濇而堅為血實氣虚尺脉細而微血氣俱不足也

劉立之曰下手脉沉便知是氣　沉極則伏　濇弱難愈其或沉滑氣兼痰飲病也

方法 丹溪方法凡六條

丹溪曰周流乎一身以為生者氣也苟内無所傷外無所感何氣病之有今冷氣滯氣逆氣上氣皆是肺受火邪氣得炎上之化有升無降熏蒸清道甚而轉成劇病局方例用辛香燥熱之劑以火制火咎將誰執又曰氣無補法世俗之論也以其為病痞滿壅塞似難於補不思正氣虚者不能運行邪滯着而不出所以為病經曰壯者氣行則愈怯者着而為病苟或氣怯不用補法氣何由行又曰冷生氣

者出於高陽生之謬言也病人自覺冷氣從下而上者非真冷也蓋上升之氣自肝而出中挾相火自下而上其熱為甚火極似水陽亢陰微又曰凡氣有餘便是火是皆為治之正論也可不究歟

○調氣用木香然木香味辛氣能上升如氣欝而不達固宜用之若陰火衝上而用之則反助火邪而病甚矣故當用黄栢知母而少用木香佐之

○禀受素壯而氣刺痛當用枳殼烏藥若因氣不舒而刺痛當用木香調達之

○若肥白人氣刺痛者宜與人參白朮加枳殼木香

○一方解五藏諸氣益少陰經血用梔子炒令將黑為末以生姜汁入湯同煎飲之其効甚捷

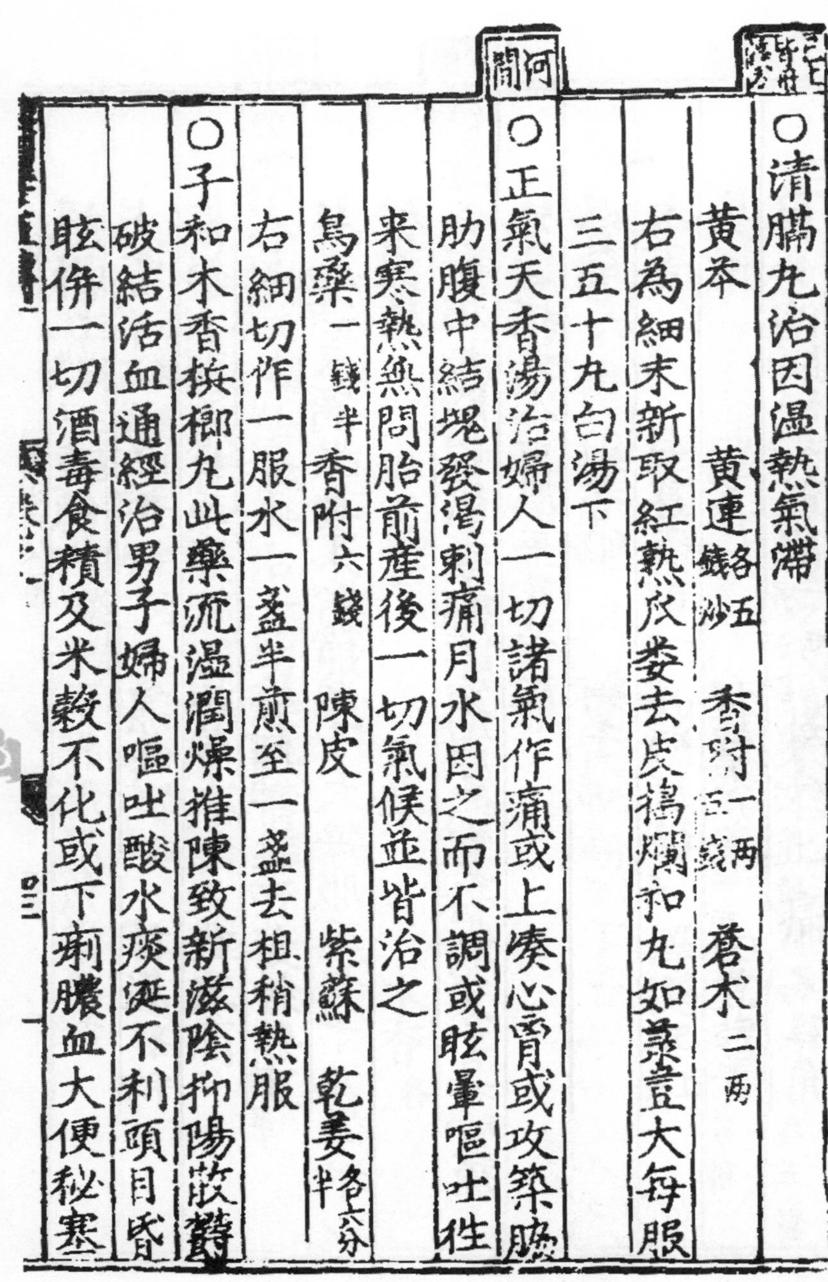

○清膈丸　治因濕熱氣滯

黄芩　黄連各五錢炒　香附一兩五錢　蒼朮二兩

右為細末新取紅熟瓜蔞去皮搗爛和丸如菉豆大每服三五十丸白湯下

河間

○正氣天香湯　治婦人一切諸氣作痛或上湊心胸或攻築脇肋腹中結塊發渴刺痛月水因之而不調或眩暈嘔吐往來寒熱無問胎前產後一切氣候並皆治之

烏藥一錢半　香附六錢　陳皮　紫蘇　乾姜各六分半

右細切作一服水一盞半煎至一盞去柤稍熱服

○子和木香檳榔丸　此藥流濕潤燥推陳致新滋陰抑陽散鬱破結活血通經治男子婦人嘔吐酸水痰涎不利頭目昏眩併一切酒毒食積及米穀不化或下痢膿血大便秘塞

風壅積熱口舌煩渴涕唾稠粘膨脹氣滿等証

木香　檳榔　青皮去穰　陳皮去白

黃柏　莪朮煨　枳殼　黃連

大黃　黑丑　香附各一两　當歸一两半

右為細末滴水為丸如梧桐子大每服五七十丸溫水以利為度

局方 ○蘇合香丸　大能順氣化痰併治傳屍骨蒸勞瘵卒暴心痛小兒驚搐大人中風卒屍等証

沉香　射香另研　訶子煨去核　丁香

木香　安息香另研為末用無灰酒一升熬為膏

蓽撥　白朮　白檀香各一两　薰陸香另研

蘇合油和入安息膏內　龍腦另研各　硃砂另研飛　烏犀角各五錢

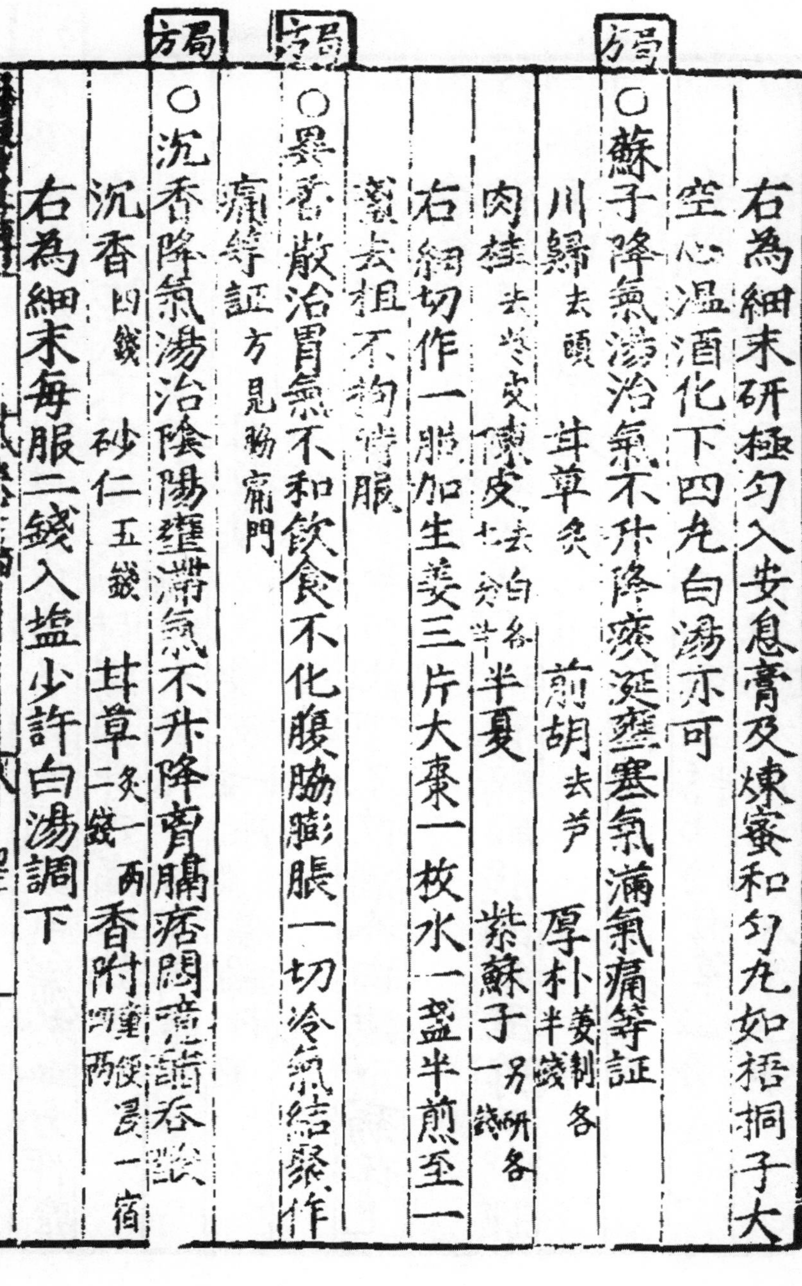
右為細末研極匀入安息膏及煉蜜和匀丸如梧桐子大空心溫酒化下四丸白湯亦可

（局）○蘇子降氣湯治氣不升降痰涎壅塞氣滿氣痛等証

川歸去頭　甘草炙　前胡去芦　厚朴薑制各半錢

肉桂去粗皮　陳皮去白各七錢半　半夏　紫蘇子另研各一錢

右細切作一服加生薑三片大棗一枚水一盞半煎至一盞去粗不拘時服

（局）○異香散治胃氣不和飲食不化腹脇膨脹一切冷氣結聚作痛等証方見腹痛門

（局方）○沉香降氣湯治陰陽壅滯氣不升降胸膈痞悶噫醋吞酸

沉香四錢　砂仁五錢　甘草炙一兩二錢　香附童便浸一宿四兩

右為細末每服二錢入盐少許白湯調下

○復元通氣散　治跌撲損傷，或負重剉閃，致氣滯於血分作痛，并一切氣不宣通，瘀血凝滯，周身走痛等証。

舶上茴香炒　穿山甲煻火煨胖　木香各一兩半　玄胡索　白丑　甘草炙　陳皮去白，各一兩　當歸一兩半

今加乳香　沒藥

右為細末，每服二錢，熱酒調下。不飲酒人，白湯下。病在上食後，病在下食前服。

○木香流氣飲　治諸氣痞塞不通，胷膈膨脹，面目虛浮，四肢腫滿，口苦咽乾，大小便不利。

藿香葉　木香不見火　厚朴姜制　青皮去白　香附去毛，童便浸　麥門冬去白　白芷各七分半　甘草五分　陳皮去白，一錢　大腹皮酒先淨　乾木瓜　人參去芦

蓬莪朮煨　丁香皮不見火　半夏湯泡各二分　赤茯苓去皮
石菖蒲各三分　草菓仁五分　紫蘇葉　檳榔
白朮　肉桂　木通各六分　沉香七分半
右細切分作二服每服加生姜三片大棗一枚水一盞半
煎至一盞去柤服

○丹溪活套云蒼天之氣貴乎清淨若浩然充塞乎宇宙之間以為生生不息之運用者此一元之正氣也彼為雲為霧為風雹為雷霆鼓舞於天地之間者皆山澤濕熱鬱蒸之氣也在人者亦由是焉其清純之元氣與血並行循環無端未嘗有盈虧也彼衝擊横行于臟府之間而為痛為痞滿為積聚等證者亦由天地間雲雷之鼓舞因濕熱鬱蒸而發者也濕熱鬱蒸之久在天地則為霖雨雹雪等物在

人身者為積聚為痃癖為痰氣痞滿之類治之之法在胷臆之間而為痞滿刺痛伏梁等証者二陳湯加枳實黃連桔梗瓜蔞仁木香之類在下焦而為奔豚七疝等証者本方加桃仁山查梔子枳核茴香川楝荔核之類在兩脇攻築作痛者本方加青皮柴胡芍藥草龍胆之類在中焦而為痞滿脹急者本方加木香厚朴梹榔枳殼或用平胃散以平其敦阜之氣惟婦人胎前產後一切氣疾作楚者俱用四物湯為主治加踈利行氣之藥此治氣之大法也學者宜細詳之

疝氣三十五

論

內經曰肝脈大急沉皆為疝又曰三陽急為瘕三陰急為疝難經曰任脈之為病其內苦結男子為七疝夫所謂七疝者寒水筋血氣狐癩七者是也子和曰寒疝者囊冷結硬如石陰莖不舉或控睪丸而痛得之於坐臥濕地或寒月涉水或值雨雪或坐臥砂石或風冷處使內過房宜以溫劑下之久而無子水疝者其狀腎囊腫痛陰汗而出或囊腫狀如水晶或囊癢而搔出黃水或小腹按之作水聲得之於飲水醉酒使內過勞汗出而遇風寒濕之氣聚於囊中故水冷令人為卒疝宜以逐水之劑下之（外有漏針法恐誤不錄）筋疝者其狀陰莖腫脹或潰而為膿裏急筋縮或莖中作痛痛極則癢或挺縱不

收或出白物如精隨溲而下得之於房室勞傷及邪街所使宜以降心火之劑下之血疝者其狀如黃瓜在少腹兩傍橫骨兩端約紋中俗名便癰得之於重感春夏大燠勞於使內氣血流溢滲入脬囊留而不去結成癰腫膿少血多宜以和血之劑下之氣疝者其狀上連腎腧下及陰囊多得於號哭忿怒則氣鬱之而脹號哭忿怒罷則氣散者是也有一治法以針出氣而愈蓋針有得失宜以散氣之藥下之或小兒亦有此疾俗名偏墜得之於父已年老或年少多病陰痿精怯強力入房因而有子禀胎病也此証難治惟築賓一穴有灸之而愈者（穴法宜考灸經）狐疝者其狀如仰瓦卧則入少腹行立則出滿入囊中如狐晝出穴而溺夜入穴而不溺此疝出入往來上下正與狐相類也亦與氣疝大同小異宜以逐氣流經之

劑下之癩疝者其狀陰囊大如升斗不痒不痛者是也得之於地氣卑濕餃江淮之間多有之宜以去濕之劑下之女子陰戶凸出雖亦此類乃熱則不禁固也不可便認為虛寒而温之補之本名曰㿗宜以苦藥下之以苦堅之愚按子和論七疝病源至為詳悉但其處方一以攻下之法為主治不能使人無疑耳既曰多由房勞致疝而作其可一例施之以攻下之法乎大抵七疝為病若非房勞所致即是遠行辛苦涉水履氷熱血得寒而凝滯於小腸膀胱之分或温熱乘虛而流入於足厥經之經古方一以為寒而純用烏附辛熱藥為治我丹溪先生獨斷為温熱此發古人之所未發者也夫熱鬱于中而寒束于外宜其有非常之痛故治法宜驅逐本經之濕熱消導下焦之瘀血而以寒因熱用之法立方處治即

少陰脉滑則病肺風疝太陰脉滑

邪易伏而病易退也其攻下之法愚故未敢試而行之以俟識者再論學者宜致思焉

脉法

内經曰肝脉大急沉皆為疝心脉滑搏急為心疝肺脉沉搏為肺疝○又三陽急為瘕三陰急為疝○又則病脾風疝陽明脉滑則病心風疝太陽脉浮則病腎風疝少陽脉浮則病肝風疝

脉經曰寸口脉弦而緊弦則衛氣不行衛氣不行則惡寒緊則不欲食弦緊相摶則為寒疝

趺陽脉浮而遲浮則為風虚遲則為寒疝繞臍痛若發則自汗出手足厥寒其脉沉弦者烏頭湯主之

方法 丹溪方法凡十三條

丹溪曰：疝气者，睾丸连小腹急痛也。有痛在睾丸者，有痛在五枢穴边者，皆足厥阴之经也。或无形或无声，或有形如瓜，或有声如蛙。自素问而下，皆以为寒。盖寒主收引，经络得寒则收而不行，所以作痛。然亦有踢冰涉水，终身不病此者，无热故也。大抵此证始于温热在经，郁而至久，又得寒气外束，不得疏散，所以作痛。若只作寒论，恐为未备。或曰：厥阴经郁积温热，何由而致乎？曰：大劳则火起于筋，醉饱则火起于胃，房劳则火起于肾，大怒则火起于肝。積之久，母能令子虚，湿气便盛，浊液凝聚，并入血隧，流于厥阴。厥阴属木，系于肝，为将军之官，其性急速，火性又暴，为寒所束，宜其痛之太暴也。有以乌头、栀子作汤服之，其効亦捷。后用此方，随形证加减与之，无不验。但温热又当分多

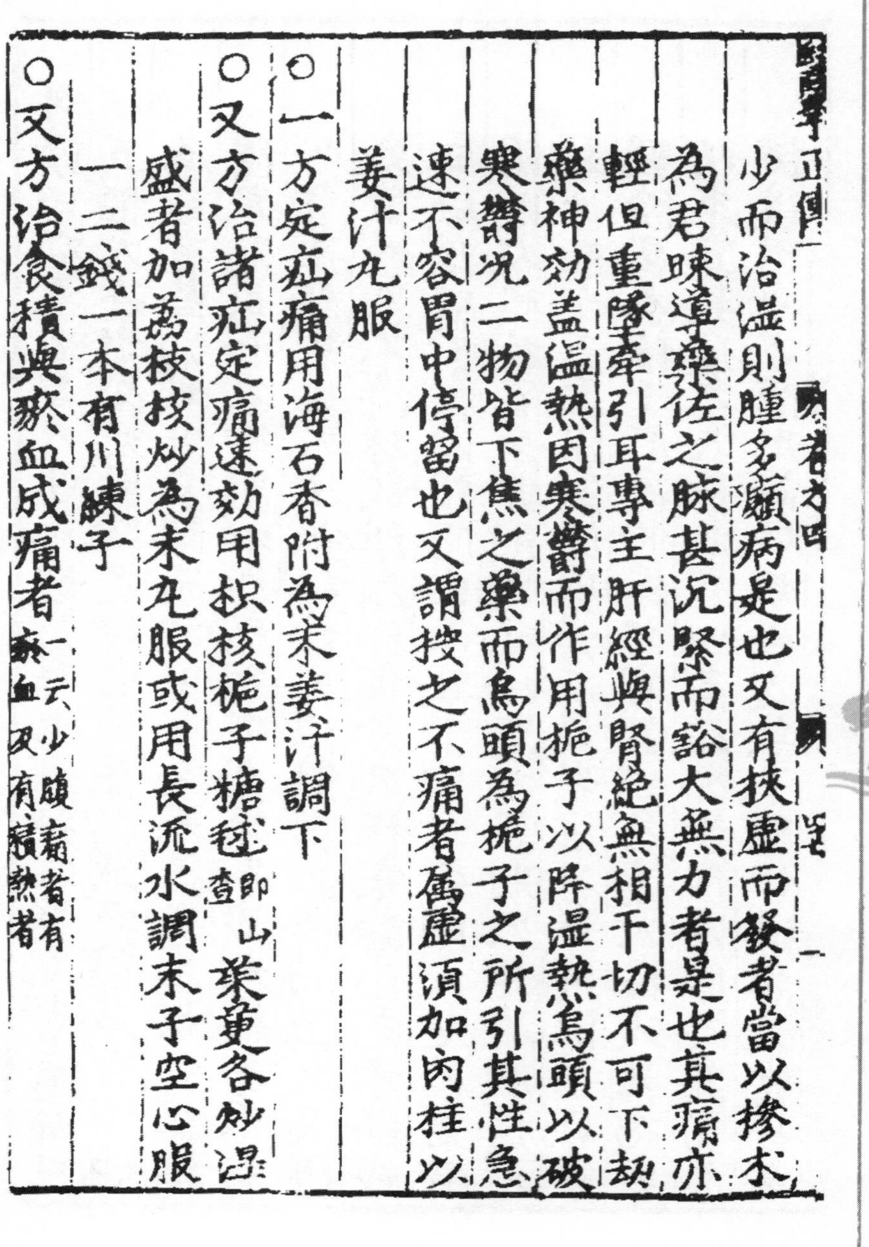

少而治濕則腫多癩病是也又有挾虛而發者當以參朮為君疎導藥佐之脉甚沉緊而豁大無力者是也其痛亦輕但重墜牽引耳專主肝經與腎絶無相干切不可下劫藥神效蓋濕熱因寒鬱而作用梔子以降濕熱烏頭以破寒鬱況二物皆下焦之藥而烏頭為梔子之所引其性急速不容胃中停留也又謂按之不痛者屬虛須加肉桂以姜汁丸服

○一方定疝痛用海石香附為末姜汁調下

○又方治諸疝定痛速效用枳核梔子糖毬（即山查）茱萸各炒濕盛者加烏枝核炒為末丸服或用長流水調末子空心服一二錢一本有川楝子

○又方治食積與瘀血成痛者（一云少腹痛者有瘀血又有積熱者）

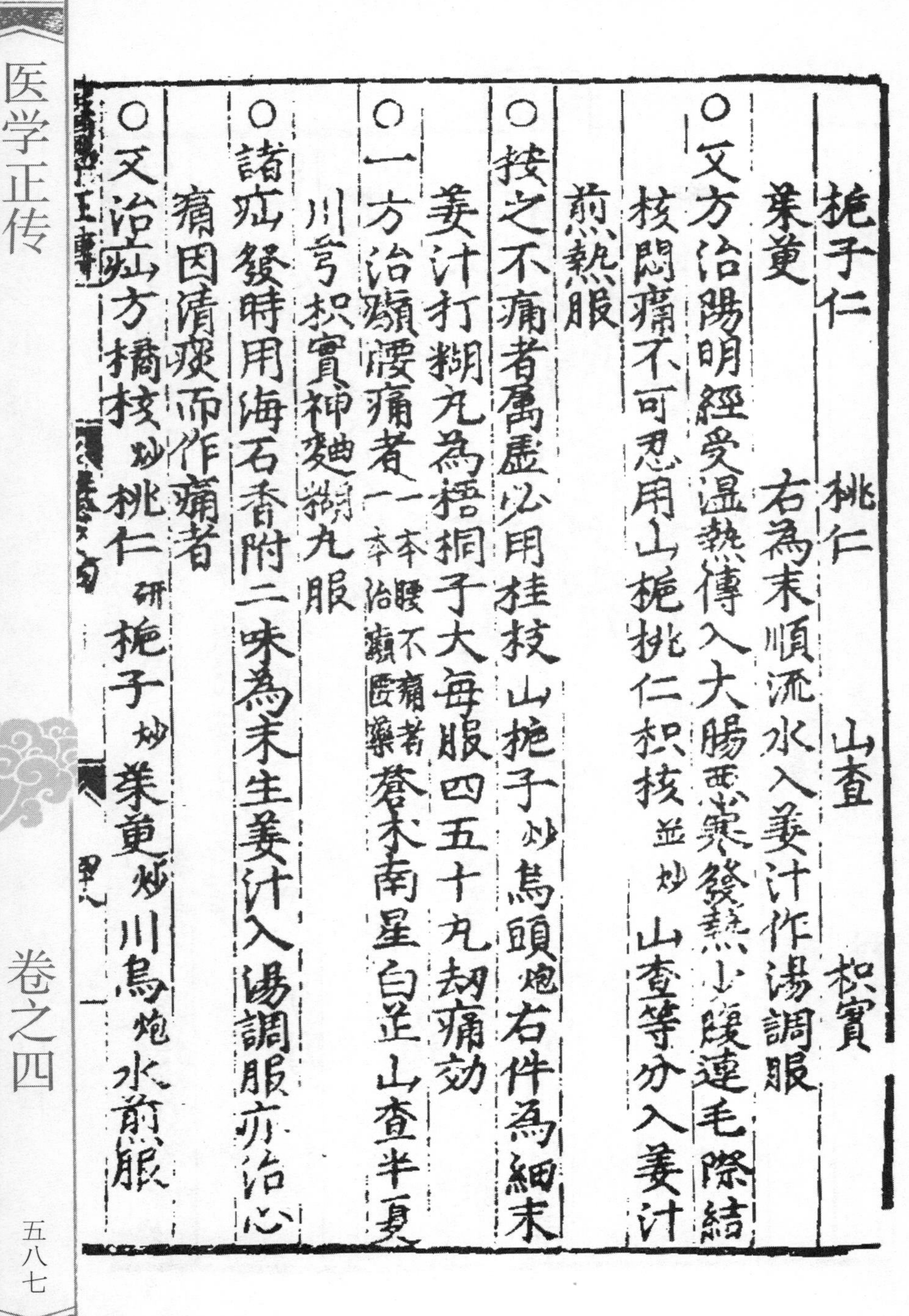

梔子仁　桃仁　山查　枳實

茱萸　右為末順流水入姜汁作湯調服

○又方治陽明經受濕熱傳入大腸惡寒發熱小腹連毛際結核悶痛不可忍用山梔桃仁枳核並炒山查等分入姜汁煎熱服

○按之不痛者屬虚必用桂枝山梔子炒烏頭炮右件為細末姜汁打糊丸為梧桐子大每服四五十丸劫痛効

○一方治癩疝痛者一本腰不痛者一本治癩疝藥蒼朮南星白芷山查半夏川芎枳實神麯糊丸服

○諸疝發時用海石香附二味為末生姜汁入湯調服亦治心痛因清痰而作痛者

○又治疝方橘核炒桃仁研梔子炒茱萸炒川烏炮水煎服

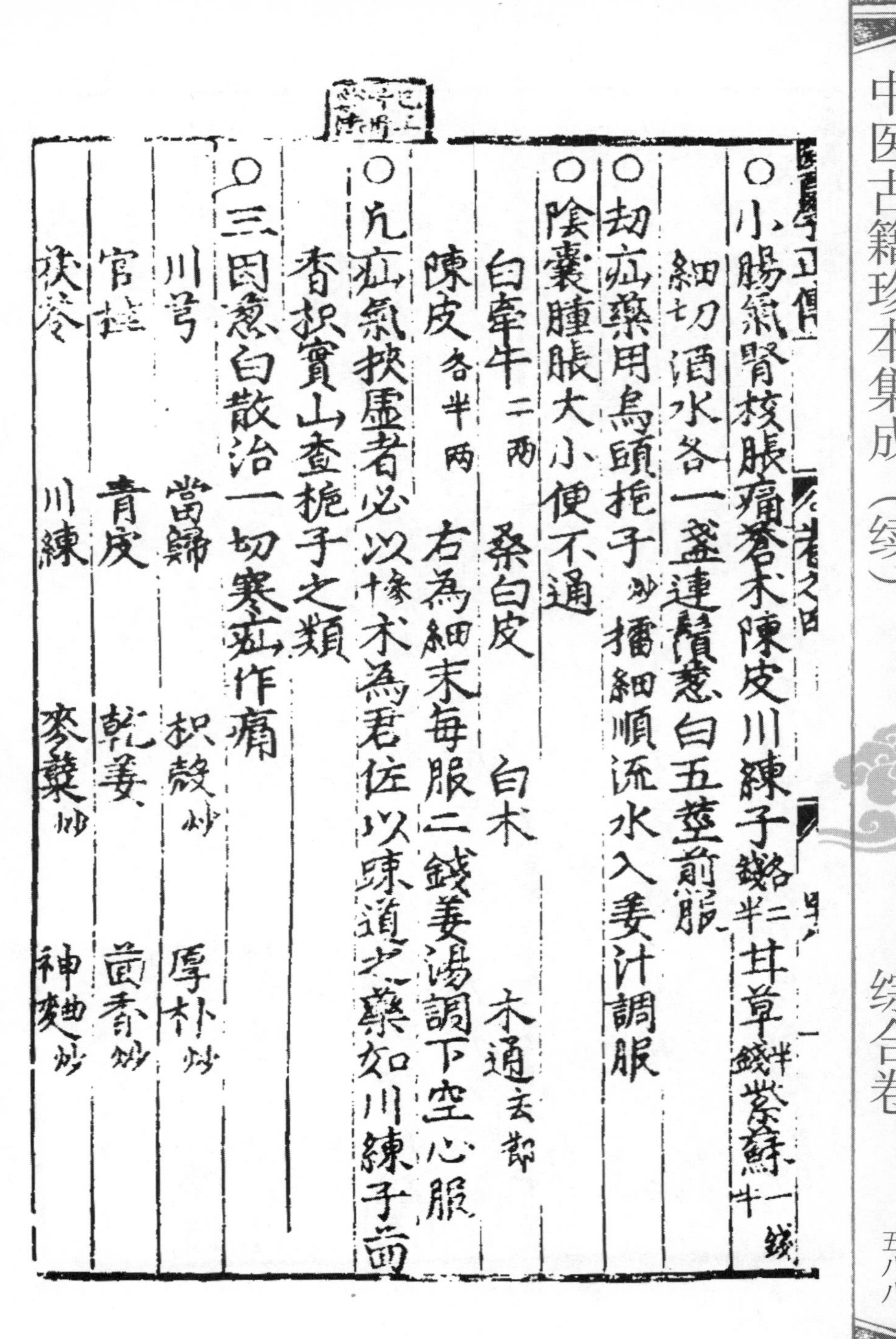

○小腸氣腎核脹痛蒼朮陳皮川練子各二錢半甘草半錢紫蘇一錢

細切酒水各一盞連鬚葱白五莖煎服

○刼疝藥用烏頭梔子炒擂細順流水入姜汁調服

○陰囊腫脹大小便不通

白牽牛二兩　桑白皮　白朮　木通去節

陳皮各半兩　右為細末每服二錢姜湯調下空心服

○疝氣挾虛者必以參朮為君佐以疎導之藥如川練子茴香枳實山查梔子之類

○三因葱白散治一切寒疝作痛

川芎　當歸　枳殼炒　厚朴炒

官桂　青皮　乾姜　茴香炒

茯苓　川練　麥蘖炒　神麯炒

三稜（炮） 莪术（炮） 熟地黄 白芍藥

木香 人參（各等分）

右細切，每服五錢，加葱白三莖，鹽少許，水煎，空心温服。

丹谿

○又方 桃仁十四箇 枸橘子十四箇（瓦上炒） 山梔子九枚（去核） 吳茱萸七十粒 山查子十四箇（並炒） 生姜一指大 擂細，以順流水一鍾，盪起煎數沸，連柤服。 梔

丹谿

○又方 治癩不痛者 蒼术 神麯 白芷 山查 川芎 枳子 半夏 入姜煎服。

○凡癩証，非痛斷房事與厚味，不可用藥。

丹谿

○凡治七疝，須先灸大敦穴（一名大順，在足大拇指端爪甲如韭葉大，灸三壯，足厥陰井也）。

○治疝氣神方 其病甚至氣上衝，如有物築塞心藏，欲死，手足冷者，二三服除根。

硫黃（不拘多少火中溶化即投水中出毒研細）　荔枝核（為末炒焦黄色）　陳皮

右三味各等分為末飯丸如梧桐子大每服十四五丸酒下其痛立止自已覺疼甚不能支持畧用五六丸再不可多也

丹谿

○又治疝方

蒼朮　香附（各鹽炒）　黄栢（酒炒已上為君）　青皮（去穰）

玄胡索　益智　桃仁（已上為臣）　茴香

附子（鹽炒）　甘草（炙已上為使）

右細切每服五錢順流水煎服

外宗

○五葉湯洗疝痛立効

枇杷葉　野紫蘇葉　椒葉　蒼耳草葉

水晶蒲桃葉

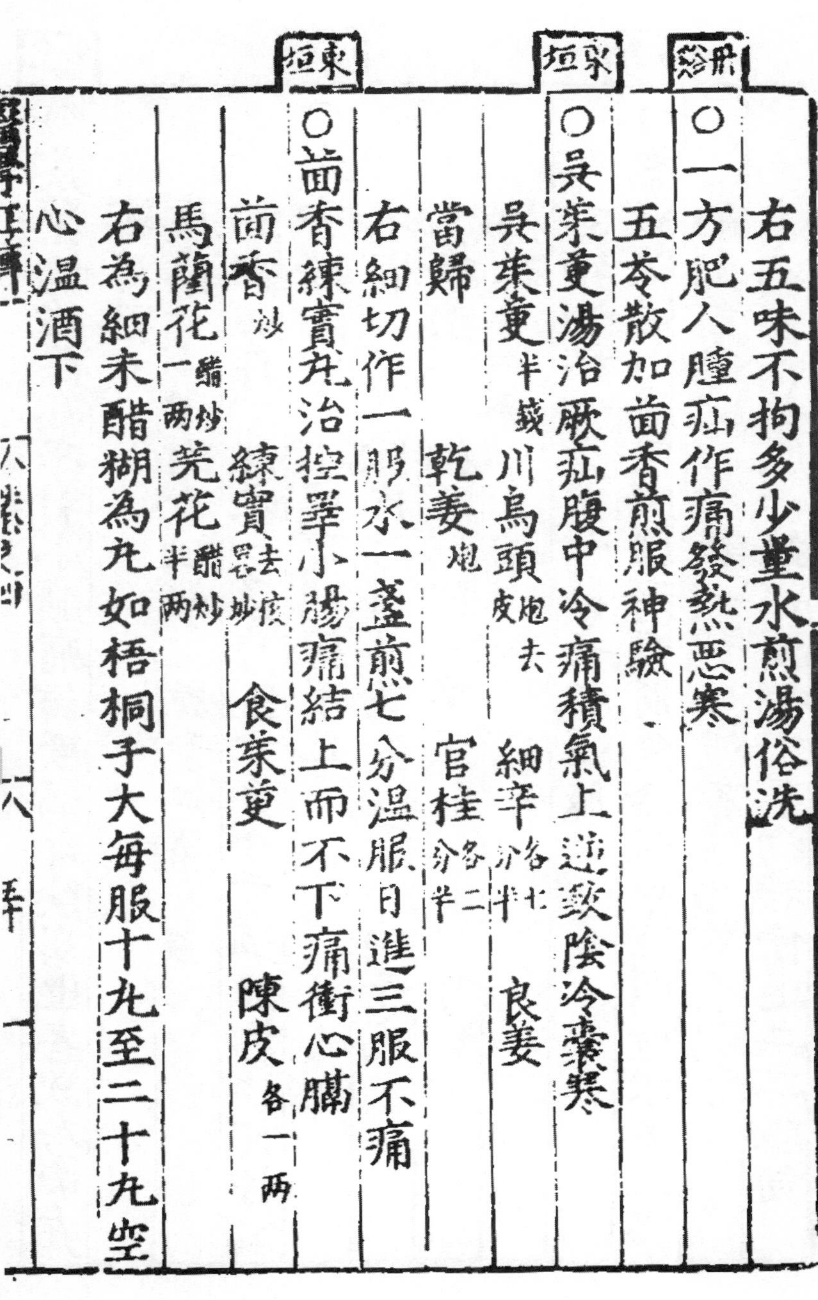

右五味不拘多少量水煎湯俗洗

（丹溪）○一方肥人膧疝作痛發熱惡寒

五苓散加茴香煎服神驗

（東垣）○吳茱萸湯治厥疝腹中冷痛積氣上逆致陰冷囊寒

吳茱萸半錢　川烏頭炮去皮　細辛各七分半　良姜

當歸　乾姜炮　官桂各二分半

右細切作一服水一盞煎七分温服日進三服不痛

（東垣）○茴香楝實丸治控睪小腸痛結上而不下痛衝心臆

茴香炒　楝實去核炒　食茱萸　陳皮各一两

馬藺花醋炒一两　芫花醋炒半两

右為細末醋糊為丸如梧桐子大每服十丸至二十丸空

心温酒下

○蒺藜湯治陰疝牽引小腹痛諸厥疝即陰疝也喜欲劳痛不可忍

蒺藜去刺炒　附子炮去皮臍　梔子仁各一錢

右細切作一服水一盞煎至六分食前温服亦治前控睾証

○木香散治心疝小腹痛悶絶不已

木香　陳皮各半錢　良姜　訶子皮

赤芍藥　枳實炒各二分半　草豆蔻　川芎

黑丑各二分

右細切水一盞煎七分去柤温服

○香殻散治小腸氣臍腹疞痛筋急陰股中痛悶暈不省人事

舶上茴香塩炒　枳殻麸炒各一兩　没藥半兩

右為細末每服一錢温酒調下不拘時併進二三服効

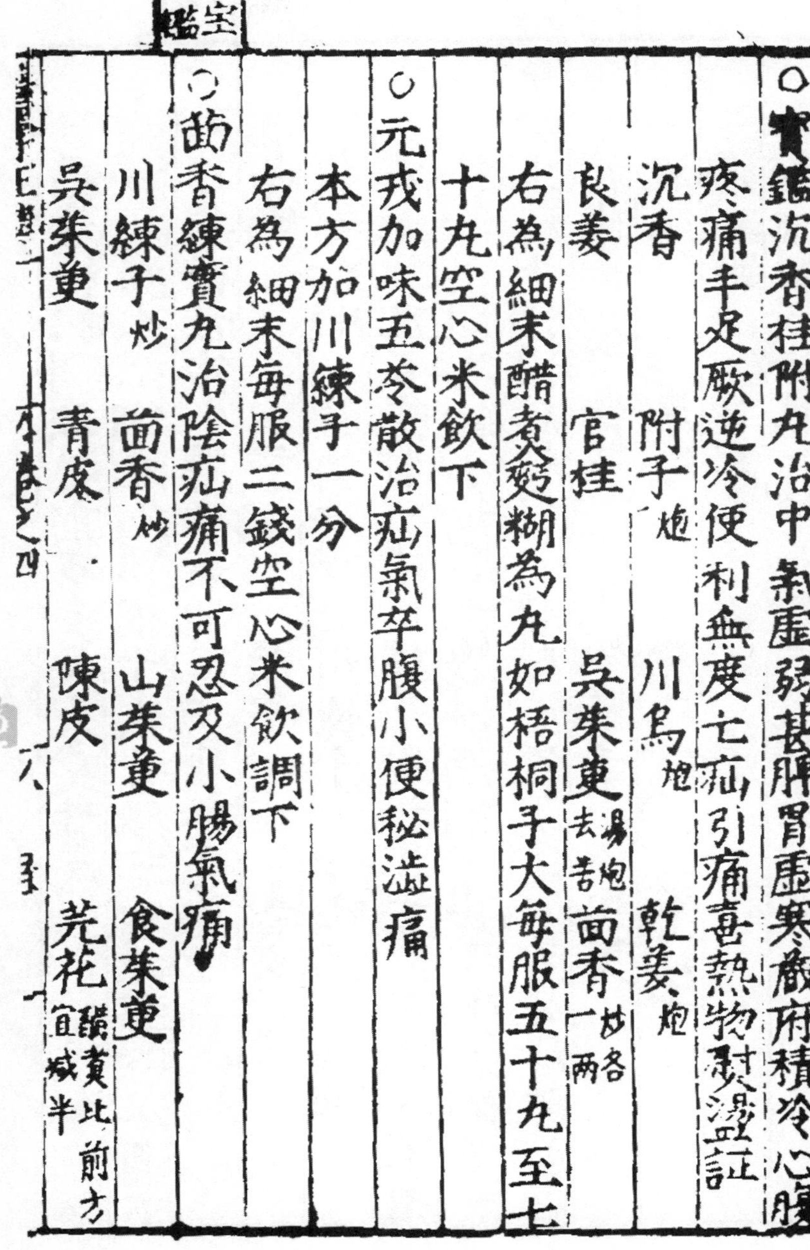
寶鑑

○寶鑑沉香桂附丸治中氣虛弱甚脾胃虛寒臟府積冷心腹疼痛手足厥逆冷便利無度七疝引痛喜熱物熨溼証

沉香 附子炮 川烏炮 乾姜炮

良姜 官桂 吴茱萸湯泡去苦 茴香炒各一两

右為細末醋煮麪糊為丸如梧桐子大每服五十丸至七十丸空心米飲下

○元戎加味五苓散治疝氣卒腹小便秘澁痛

本方加川楝子一分

右為細末每服二錢空心米飲調下

○茴香楝實丸治陰疝痛不可忍及小腸氣痛

川楝子炒 茴香炒 山茱萸 食茱萸

吴茱萸 青皮 陳皮 芫花醋炙比前方宜減半

馬藺花各等分 較之前方多吳茱萸青皮

右為細末醋糊丸如梧桐子大每服三十丸空心温酒下

寶鑑 ○天台烏藥散治小腸疝氣牽引臍腹疼痛

烏藥 木香 茴香炒 青皮

良姜炒各半兩 檳榔二枚 川楝子十枚 巴豆七十枚

右先以巴豆微打破用川楝子麩炒黑去麩及巴豆不用其餘藥同為細末每服一錢温酒調下甚者姜酒調下

寶鑑 ○濟生葵子湯治膀胱實熱腹脹小便不通口舌乾燥膀胱癃作

赤茯苓 豬苓 冬葵子 枳實

瞿麥 木通 黃芩 車前子

滑石各半 甘草二分半

右細切作一服加生姜三片水煎空心服

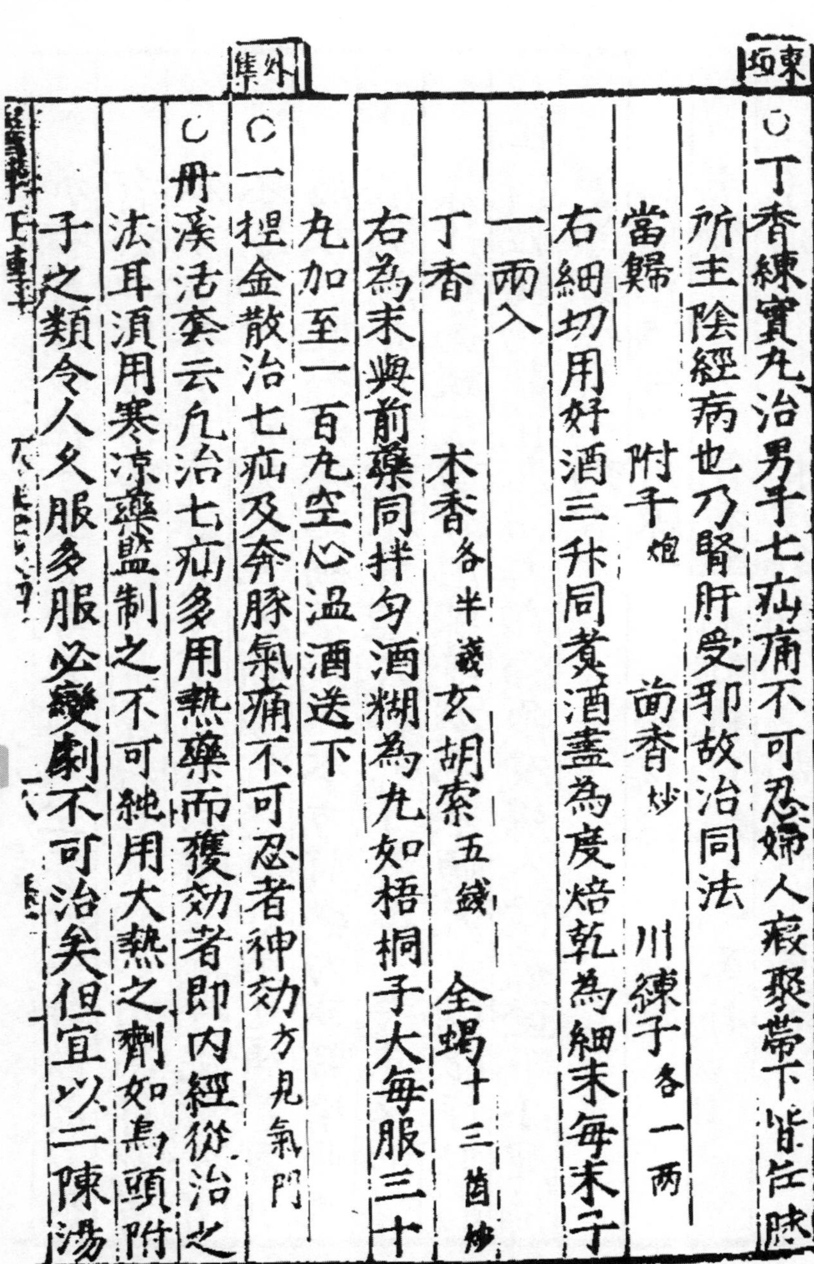

東垣

◯丁香楝實丸治男子七疝痛不可忍婦人瘕聚帶下皆任脉所主陰經病也乃腎肝受邪故治同法

當歸　附子炮　茴香炒　川楝子各一兩

右細切用好酒三升同煮酒盡為度焙乾為細末每末子一兩入

丁香　木香各半錢　玄胡索五錢　全蝎十三個炒

右為末與前藥同拌勻酒糊為丸如梧桐子大每服三十丸加至一百丸空心溫酒送下

外集

◯一捏金散治七疝及奔豚氣痛不可忍者神效方見氣門

◯丹溪活套云凡治七疝多用熱藥而獲效者即內經從治之法耳須用寒涼藥監制之不可純用大熱之劑如烏頭附子之類令人久服多服必變劇不可治矣但宜以二陳湯

加枳實橘核梔子山查等藥煎入生姜汁熱辣飲之○恐有瘀血作痛者本方加玄胡索桃仁泥○如有氣作痛者本方加木香茴香練實等藥○如六脈沉細手足厥冷者本方加附子乾姜肉桂之類以佐之○如睾丸痛甚者加荔枝核乳香沒藥為細末調入本方煎藥内或另用順流水調服亦可○如木腎腫大如升斗者本方去甘草加海藻昆布荔枝核茴香川練等藥為末順流水調服作丸子亦可

○祖傳經驗馬藺花丸治七疝癩氣及婦人陰癩墜下小兒偏墜等証無有不效者

馬藺花醋炒　川練子　橘核　海藻
海帶　昆布三味俱鹽酒洗　桃仁去皮尖各一兩　厚朴姜制
木通　枳實麩炒黃色　玄胡索　肉桂

木香　槟榔各半两　脉沉细手足逆冷者加川乌头一个炮五钱　右为细末酒糊丸如梧桐子大每服五七十丸或酒或姜盐汤送下

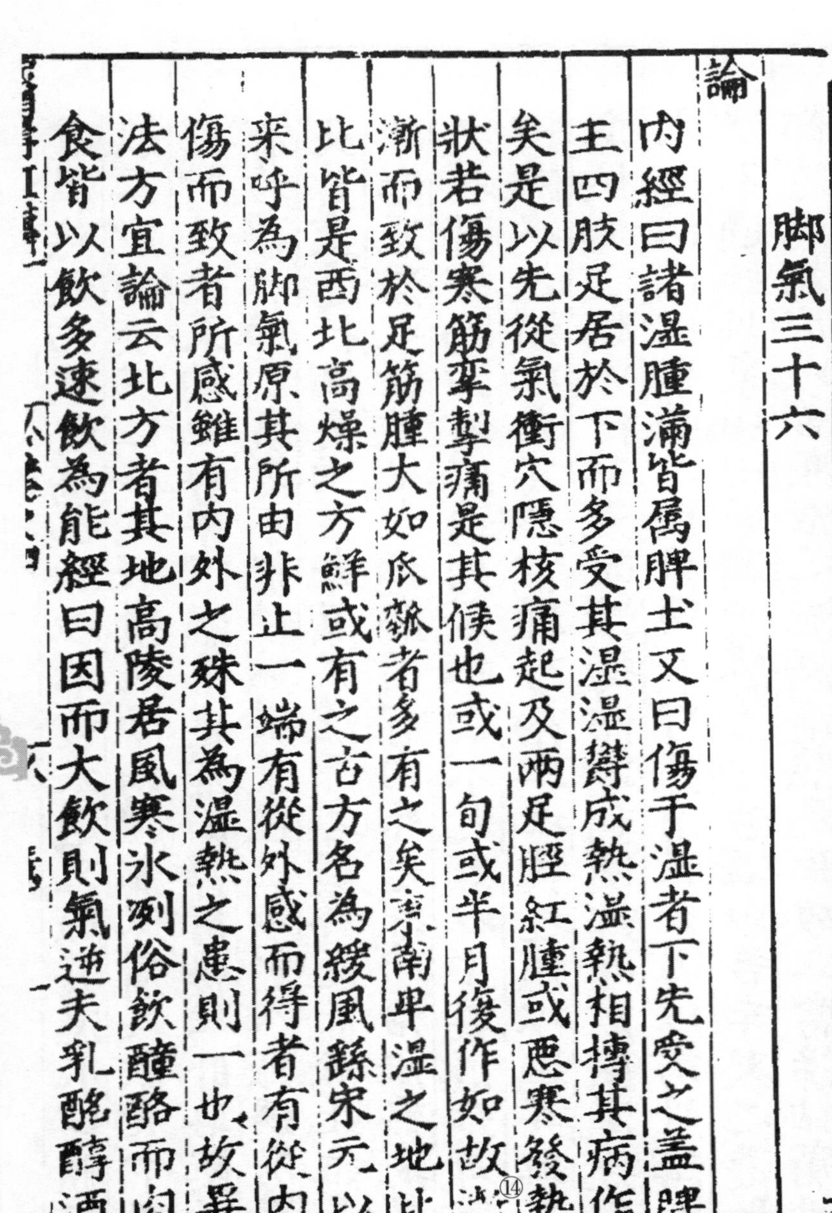

脚氣三十六

論

内經曰諸湿腫滿皆屬脾土又曰傷于湿者下先受之盖脾主四肢足居於下而多受其湿湿鬱成熱湿熱相摶其病作矣是以先從氣衝穴隱核痛起及兩足脛紅腫或惡寒發熱狀若傷寒筋攣掣痛是其候也或一旬或半月後作如故漸漸而致於足筋腫大如瓜瓠者多有之矣東南卑湿之地比比皆是西北高燥之方鮮或有之古方名為緩風孫宋元以來呼為脚氣原其所由非止一端有從外感而得者有從内傷而致者所感雖有内外之殊其為湿熱之患則一也故異法方宜論云北方者其地高陵居風寒冰冽俗飲醲酪而肉食皆以飲多速飲為能經曰因而大飲則氣逆夫乳酪醇酒

者濕熱之物飲之屬也加以奉養太過又滋其濕水性順下氣不能呴⑮故下注於足脛積久而為腫滿疼痛此飲食下流之所致也東南地勢卑下濕氣迷滿山澤行履坐卧無處不有若稟壯而氣實者不能侵賊其氣虛血少之人或遇房勞及負重遠行衝冒雨雪寒濕乘虛而客襲於足而成此証是外感寒濕之所致也大抵病因有内外之殊而治法無表裏之異耳故為治者宜通用蒼术白术之類以治其濕知母黄栢條芩之類以去其熱當歸芍藥生地黄之類以調其血木瓜檳榔之類以行其氣羌活獨活以利関節而散風濕兼用木通防已川牛膝之類引藥下行及消腫去濕以為此証大法不過如此東垣曰濕淫所勝治以苦温以苦辛發之透関節勝濕為佐以苦寒泄之流濕清熱為臣故立當歸粘痛湯

以治之其効捷如影響鍼經曰有道以来必有道以去治宜多以焫灸為佳以導引其濕熱之氣外出也學者宜詳究焉

脉法

脉弦者風濡弱者濕洪数者熱遲澁者寒微滑者虛牢堅者實結則因氣散則因憂緊則因怒細則因悲

方法

丹溪曰脚氣從濕從下須提起其濕在下之藥隨氣血用入心則恍惚謬妄嘔吐食不入眠卧不安左寸脉乍大乍小或乍有乍無者死○入腎則腰脚腫小便不通呻吟目與額皆黑氣衝胷而喘左尺脉絶者死

○治濕熱脚氣方

紫蘇　黃栢鹽酒拌炒　芍藥　木瓜

澤瀉　木通　防巳　檳榔
蒼朮　枳殼麩炒黄色　甘草炙　香附
羗活
右細切水煎服痛除腫退則佳服痛加木香腫甚加大腹皮發熱加黄連大黄
○防巳飲
黄栢酒炒　蒼朮塩水炒　白朮　防巳各七分
生地黄　檳榔　川芎各半錢　犀角屑
甘草節　木通　黄連各三分
右細切作一服水一盞半煎至一盞去柤食前温服○有熱加黄芩○熱甚及天令暄熱加石膏○有痰加竹瀝姜汁或南星○便秘加桃仁○小便秘澁加牛膝○如常腫者專主乎濕熱肥人加痰藥

○健步丸

蒼朮　當歸尾各一两　生地黄　陳皮

芍藥各一两半　川牛膝五錢　大腹子三錢　茱萸

條芩各五錢　桂心一錢

右爲細末湯浸蒸餅爲丸如梧桐子大每服一百丸白朮木通送下食前服

○加味四物湯治脚氣衝心

本方加炒黄栢煎服更於勇泉穴用附子末津調捏作餅子貼穴上以艾炷多灸以泄引其熱不行下

○一方治食積流注用

蒼朮　防已　黄栢酒炒　南星

川芎　白芷　犀角　檳榔

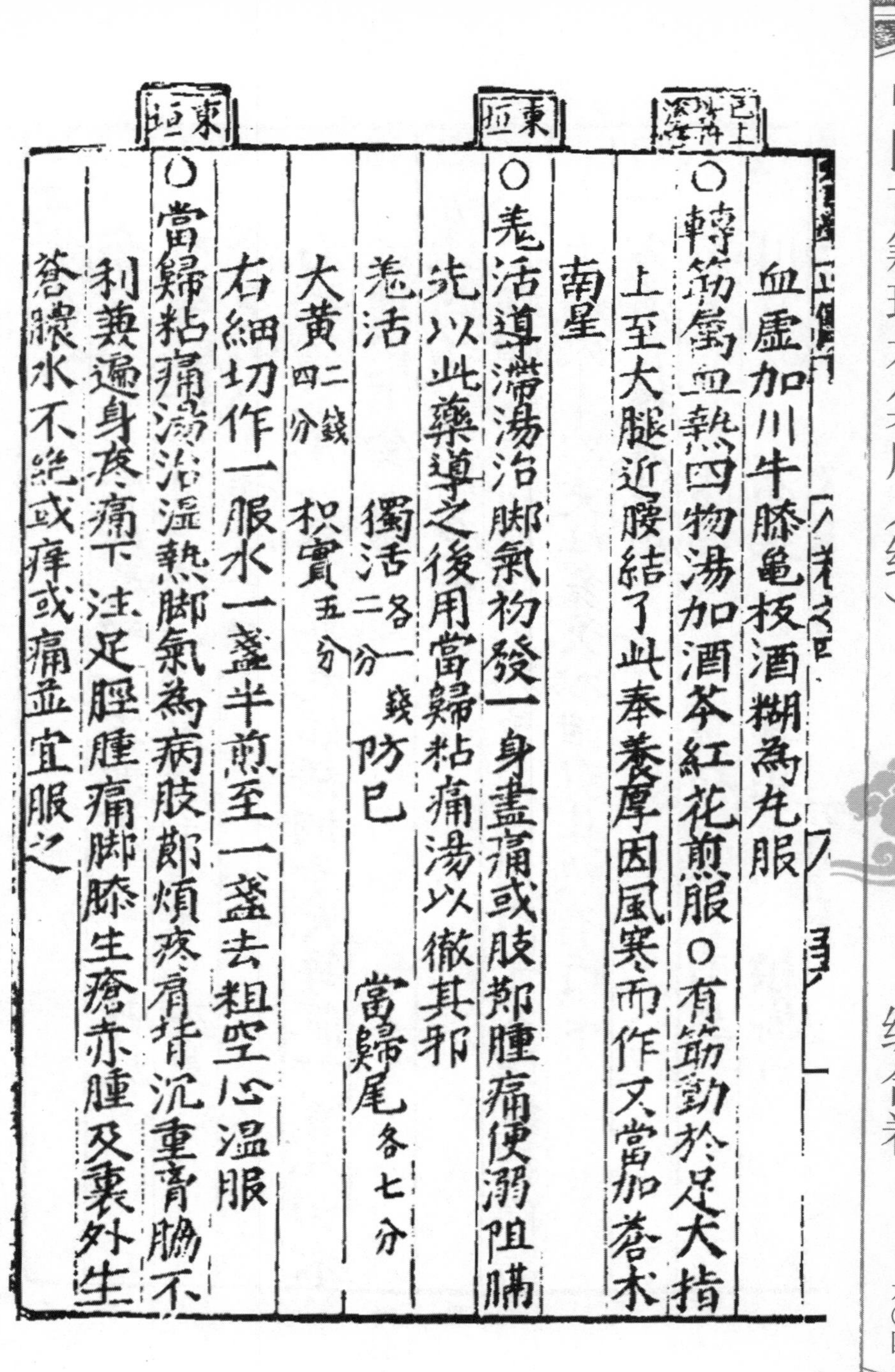

血虛加川牛膝龜板酒糊為丸服

已上丹溪

○轉筋屬血熱四物湯加酒芩紅花煎服○有筋動於足大指上至大腿近腰結了此奉養厚因風寒而作又當加蒼朮南星

東垣

○羌活導滯湯治脚氣初發一身盡痛或肢節腫痛便溺阻膈先以此藥導之後用當歸粘痛湯以徹其邪

羌活　獨活各一錢二分　防巳　當歸尾各七分

大黃二錢四分　枳實五分

右細切作一服水一盞半煎至一盞去粗空心温服

東垣

○當歸粘痛湯治湿熱脚氣為病肢節煩疼肩背沉重胸脇不利兼遍身疼痛下注足脛腫痛脚膝生瘡赤腫及裹外生蒼膿水不絶或痒或痛並宜服之

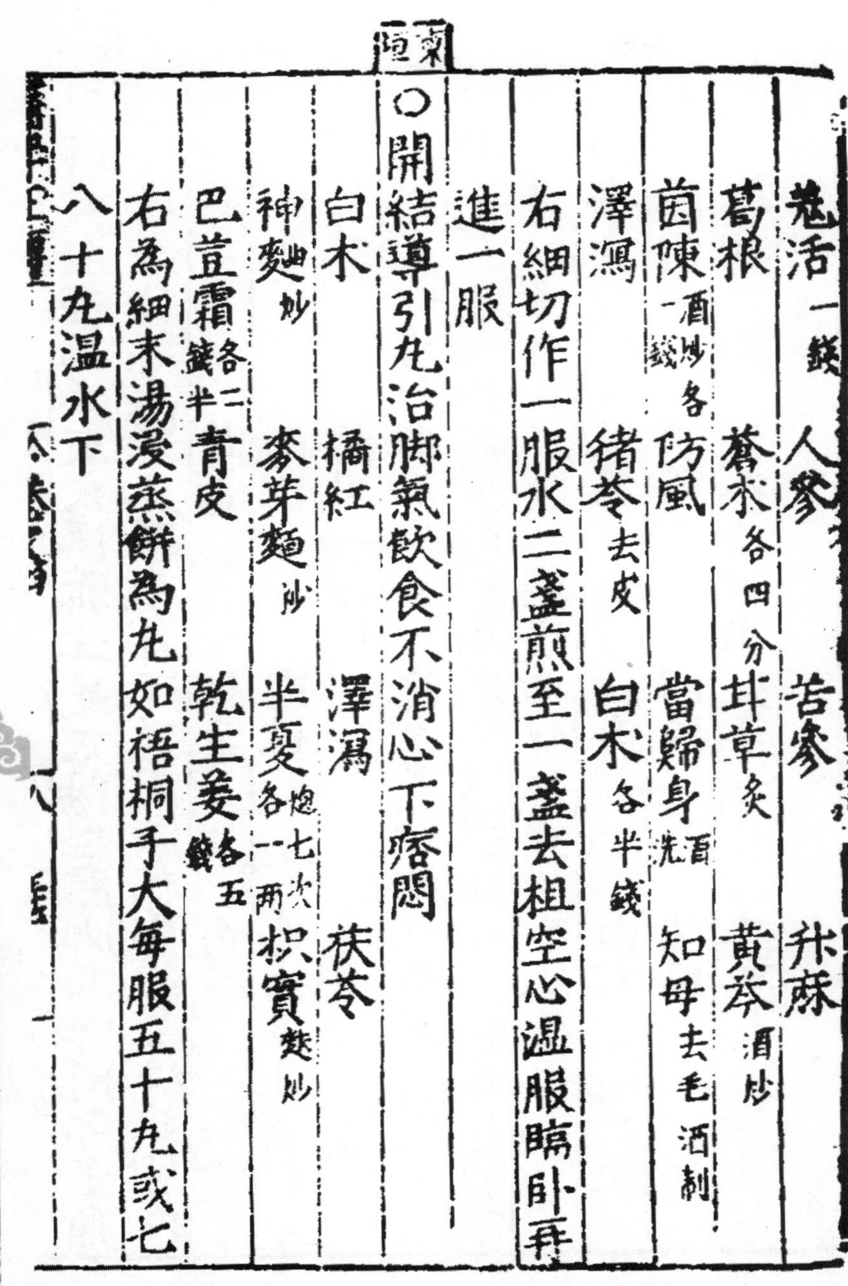

羌活一錢　人參　苦參　升麻
葛根　蒼朮各四分　甘草炙　黃芩酒炒
茵陳酒炒各一錢　防風　當歸身酒洗　知母去毛酒制
澤瀉　豬苓去皮　白朮各半錢
右細切作一服水二盞煎至一盞去柤空心溫服臨卧再
進一服
○開結導引丸治脚氣飲食不消心下痞悶
白朮　橘紅　澤瀉　茯苓
神麴炒　麥芽麯炒　半夏泡七次各一兩　枳實麸炒
巴豆霜各二錢半　青皮　乾生姜各五錢
右為細末湯浸蒸餅為丸如梧桐子大每服五十丸或七
八十丸溫水下

○麻黄左經湯　治風寒濕流注足太陽經，腰脚攣痺，關節重痛，增寒壯熱，無汗惡寒，或自汗惡風，頭痛脚軟等證，並皆治之。

麻黄　乾葛　細辛　白术

茯苓　防巳　肉桂　羌活各半錢

甘草　防風去芦，各二分半

右細切，作一服，加生姜三片，大棗一枚，水煎服。

○半夏左經湯　治足少陽經為風寒濕流注，發熱，腰脇疼痛，頭目眩暈，嘔吐不食，熱悶煩心，腿髀緩縱，不能行步。

半夏　乾葛　細辛　白术

麥門冬　茯苓　肉桂　防風

乾姜　黄芩各半錢　少草　甘草

柴胡各三分

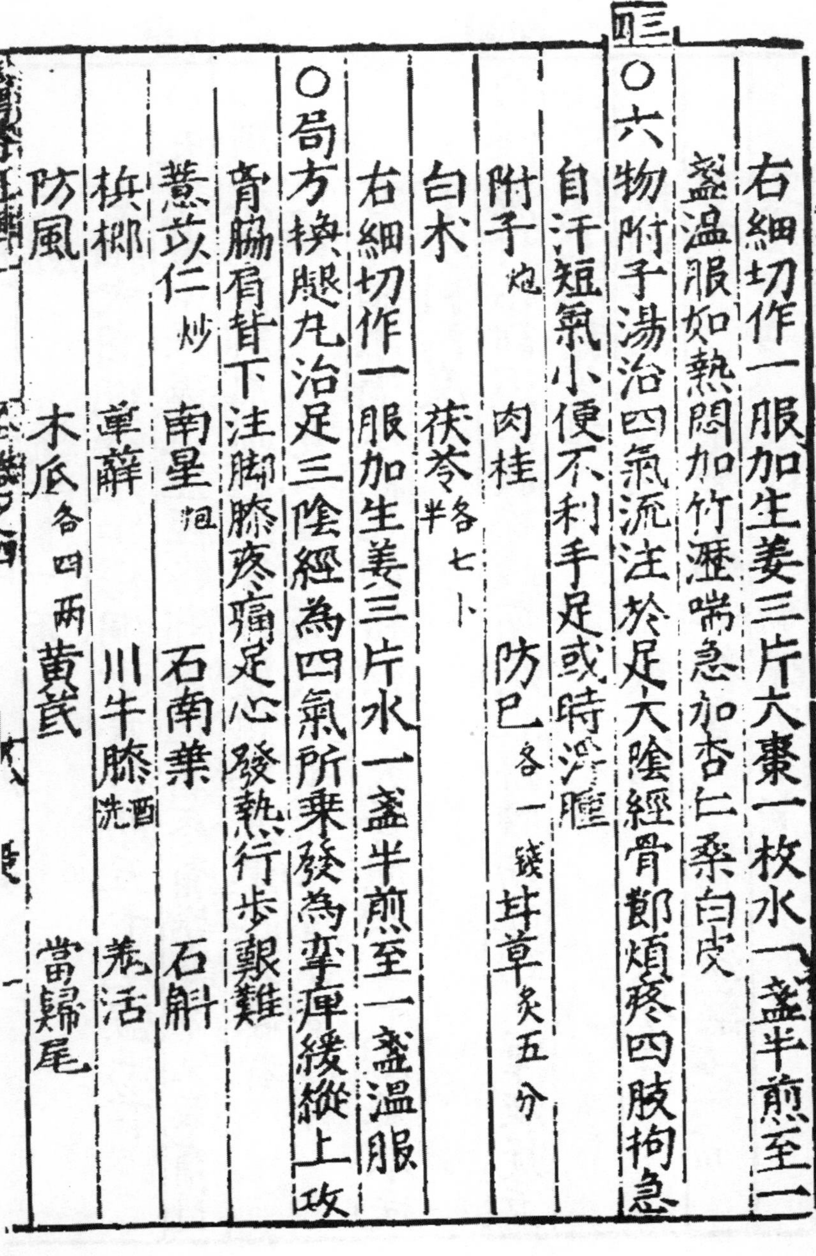

右细切作一服，加生姜三片，大枣一枚，水一盏半，煎至一盏，温服。如热闷，加竹沥；喘急，加杏仁、桑白皮。

○六物附子汤　治四气流注于足太阴经，骨节烦疼，四肢拘急，自汗短气，小便不利，手足或时浮肿。

附子炮　肉桂　防己各一钱　甘草炙五分

白术　茯苓各七分半

右细切作一服，加生姜三片，水一盏半，煎至一盏，温服。

○局方换腿丸　治足三阴经为四气所乘，发为挛痹缓纵，上攻胸胁肩背，下注脚膝疼痛，足心发热，行步艰难。

薏苡仁炒　南星炮　石南叶　石斛

槟榔　萆薢　川牛膝酒洗　羌活

防风　木瓜各四两　黄芪　当归尾

天麻　續斷各一两

右細末酒糊為丸如梧桐子大每服五十丸塩湯下

局方

○五積散治寒濕流注經絡脚膝腫滿疼痛等証方見腰痛門

○導水丸治脚氣附腫疼痛或發熱悪寒濕熱大盛者

大黄　黄芩各二两　黒丑取頭末　滑石各四两

右為細末滴水為丸如梧桐子大每服四五十丸温水送下以利為度

河間

○除濕丹治諸濕病腰膝腫痛足脛浮腫筋脉勁急津液凝澁便溺不利等証

檳榔　甘遂　威灵仙　赤芍藥

澤瀉　葶藶子各二两　乳香　没藥各一两

黒丑半两　大戟炒三两　陳皮四两

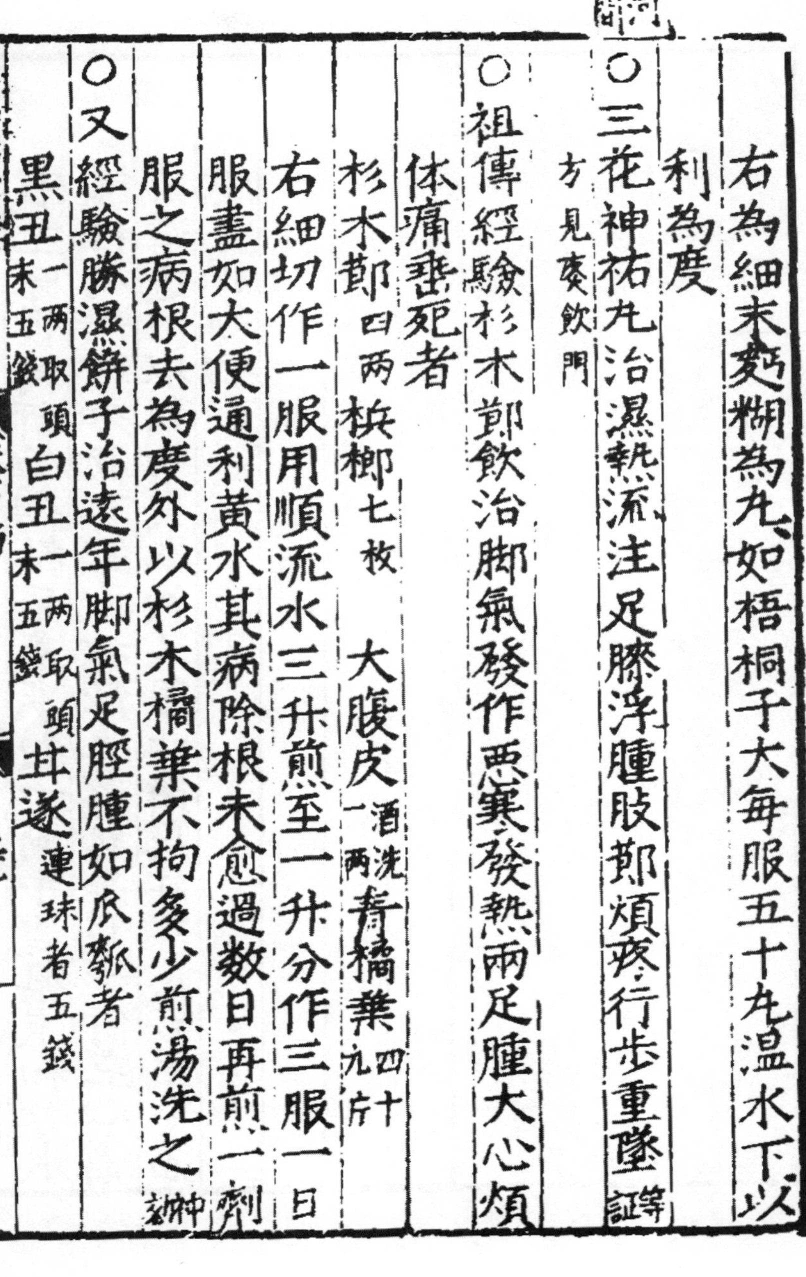

右為細末，麪糊為丸，如梧桐子大，每服五十丸，溫水下，以利為度。

河間

○三花神祐丸　治濕熱流注，足膝浮腫，肢節煩疼，行步重墜等証。方見痰飲門

○祖傳經驗杉木節飲　治脚氣發作，惡寒發熱，兩足腫大，心煩体痛垂死者。

杉木節四兩　檳榔七枚　大腹皮一兩，酒洗　青橘葉四十九片

右細切，作一服，用順流水三升，煎至一升，分作三服，一日服盡。如大便通利黃水，其病除根；未愈，過数日再煎一劑服之，病根去為度。外以杉木、橘葉不拘多少，煎湯洗之，神效。

○又經驗勝濕餅子　治遠年脚氣，足脛腫如瓜瓠者。

黑丑一兩，取頭末五錢　白丑一兩，取頭末五錢　甘遂連珠者，五錢

右三味再同研極細外用蕎麥麪一兩半連藥末和匀水調捏為餅子如折三錢大放飯上蒸熟每服一餅空心嚼茶清送下以利為度未利又服一餅忌苷草菘菜生冷油膩魚腥等物

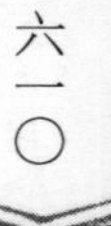

論

痛風 古名痛痺 三十七

內經曰諸風掉眩強直支痛[16]緛戾裹急筋縮皆足厥陰風木之位肝膽之氣也又曰風寒濕三氣雜至合而為痺其風氣勝者為行痺寒氣勝者為痛痺濕氣勝者為著痺以冬遇此為骨痺以春遇此為筋痺以夏遇此為脉痺以至陰六月也遇此為肌痺以秋遇此為皮痺夫古之所謂痛痺者即今之痛風也諸方書又謂之白虎歷節風以其走痛於四肢骨節如虎咬之狀而以其名名之耳丹溪曰大率因血虛受熱其血已自沸騰或加之以涉水受濕熱血得寒汚濁凝滯不得運行所以作痛夜則痛甚行於陰也治以辛溫監以辛凉流散寒濕開通鬱結使血行氣更能慎口節慾無有不安者也

脉法

脉經曰脉澁而緊者痺　少陰脉浮而弱弱則血不足浮則為風風血相搏則疼痛如掣

或人脉濇小短氣自汗出歷節疼不可屈伸此皆飲酒汗出當風所致也

寸口脉沉而弦沉則主骨弦則主筋沉則為腎弦則為肝汗出入水中因水傷心歷節痛而黃汗出故曰歷節風也

味酸則傷筋筋傷則緩名曰泄味鹹則傷骨骨傷則痿名曰枯枯泄相搏名斷泄榮氣不通衛不獨行榮衛俱微三焦無御四屬斷絕身体羸瘦獨足腫大黃汗出脛冷假令發熱變為歷節風疼痛不可屈伸

方法　丹溪方法　凡一十[illegible]

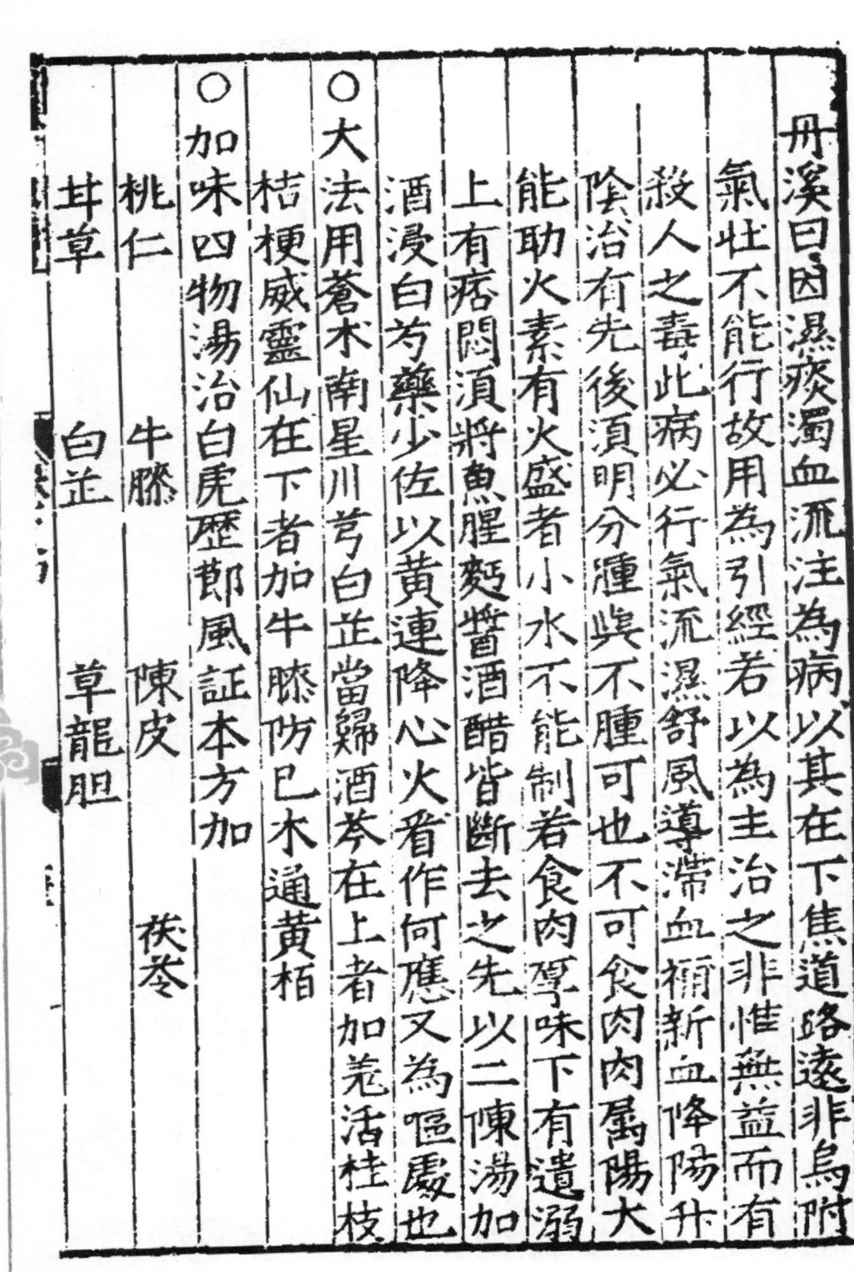

丹溪曰：因濕痰濁血流注為病，以其在下焦，道路遠，非烏附氣壯不能行，故用為引經。若以為主治之，非惟無益，而有殺人之毒。此病必行氣流濕，舒風導滯血，補新血，降陰升陽。治有先後，須明分塵與不腫，可也。不可食肉，肉屬陽，大能助火。素有火盛者，小水不能制。若食肉厚味，下有遺溺，上有痞悶，須將魚腥麪醬酒醋皆斷去之。先以二陳湯加酒浸白芍藥，少佐以黃連，降心火，看作何應，又為嘔處也。

○大法用蒼朮、南星、川芎、白芷、當歸、酒芩。在上者，加羌活、桂枝、桔梗、威靈仙；在下者，加牛膝、防己、木通、黃栢。

○加味四物湯　治白虎歷節風証。本方加

桃仁　牛膝　陳皮　茯苓

甘草　白芷　草龍胆

如痛在上者屬風加羌活桂枝威靈仙○在下者屬濕加牛膝防已木通黄栢○氣虚者加人參白术龜板○有痰者加南星半夏生姜○血虚者倍川歸川芎佐以桃仁紅花水煎服之

○因痰者二陳湯加酒洗黄芩羌活蒼术

○因濕者用蒼术白术佐以竹瀝姜汁及行氣之藥○或曰有濕鬱而周身走痛或關節間痛遇陰寒即發當作濕鬱治或用白术一朱酒煎服之其痛立愈

○肥人多是濕與痰飲流注經絡脉必滑瘦人多是血虚與熱脉必澁

○下部有濕腫痛用防已龍胆草黄栢知毋固是捷藥若肥人病此宜蒼术白术南星滑石茯苓之類瘦人宜用當歸紅

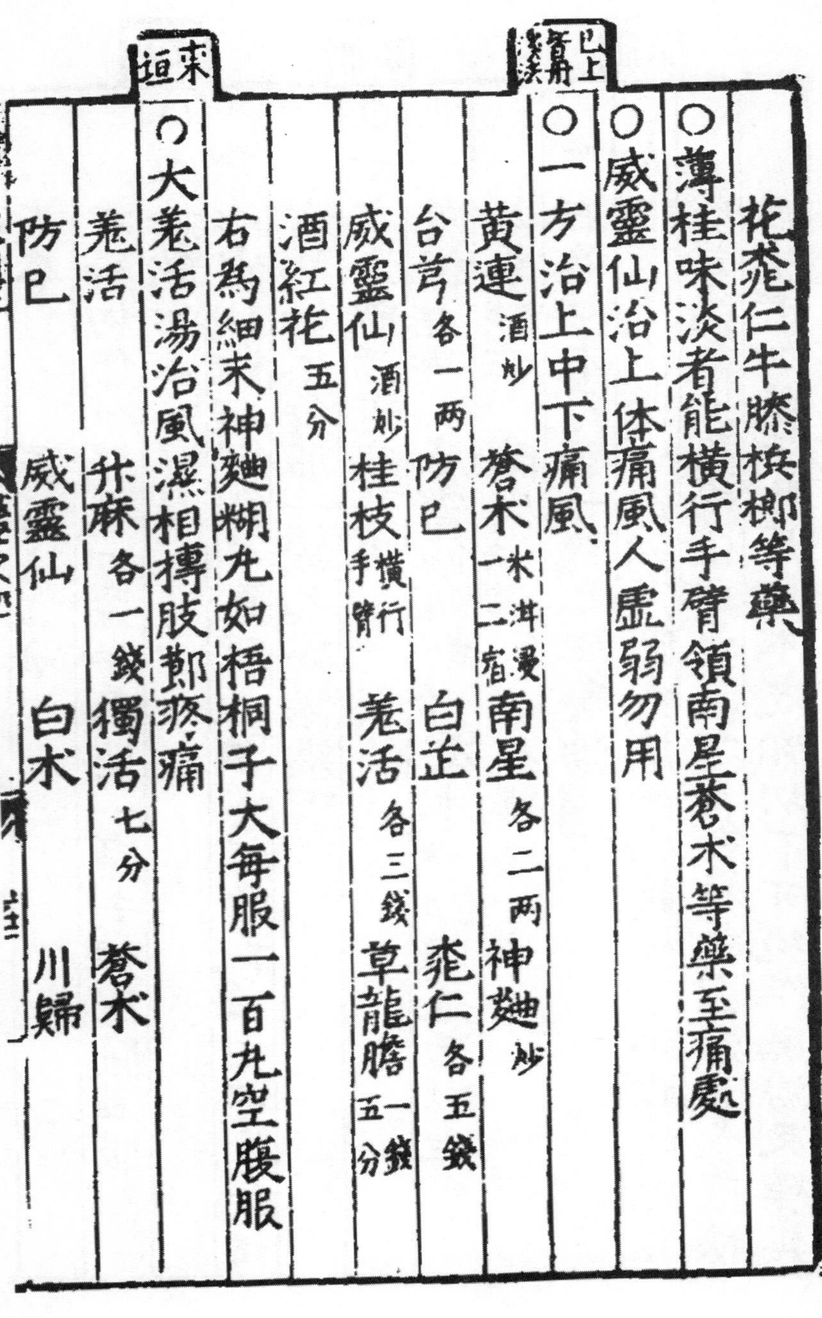

花苑仁牛膝梹榔等藥

○薄桂味淡者能横行手臂領南星蒼术等藥至痛處

○威靈仙治上体痛風人虚弱勿用

已上丹溪

○一方治上中下痛風

黄連酒炒　蒼术米泔浸一宿　南星各二两　神麯炒

台芎各一两　防巳　白芷　桃仁各五錢

威靈仙酒炒　桂枝横行手臂　羌活各三錢　草龍膽一錢五分

酒紅花五分

右為細末神麯糊丸如梧桐子大每服一百丸空腹服

東垣

○大羌活湯治風濕相搏肢節疼痛

羌活　升麻各一錢　獨活七分　蒼术

防巳　威靈仙　白术　川歸

茯苓　澤瀉各五分

右細切作一服水一盞半煎至一盞去柤空腹溫服

東垣

○四妙散治走注疼痛

威靈仙酒浸焙乾五錢　羯羊角灰三錢　蒼耳子一錢半　白芥子一錢炒

右為細末每服一錢匕薑湯調下

丹溪

○一方治飲酒濕痰痛風

黄柏酒炒　威靈仙酒炒各五錢　蒼朮米泔浸一宿　羌活各三錢

甘草炙三錢　陳皮去白　芍藥各一錢

右為細末每服一錢匕生薑湯調下

丹溪

○凡因久痢後兩脚痠軟疼痛或膝腫如鼓槌者此亡陰也宜以芎歸熟地黄等補血藥治之自愈挾氣虛者加參芪挾風濕者加羌活防風白朮之類切不可純作風治反燥其

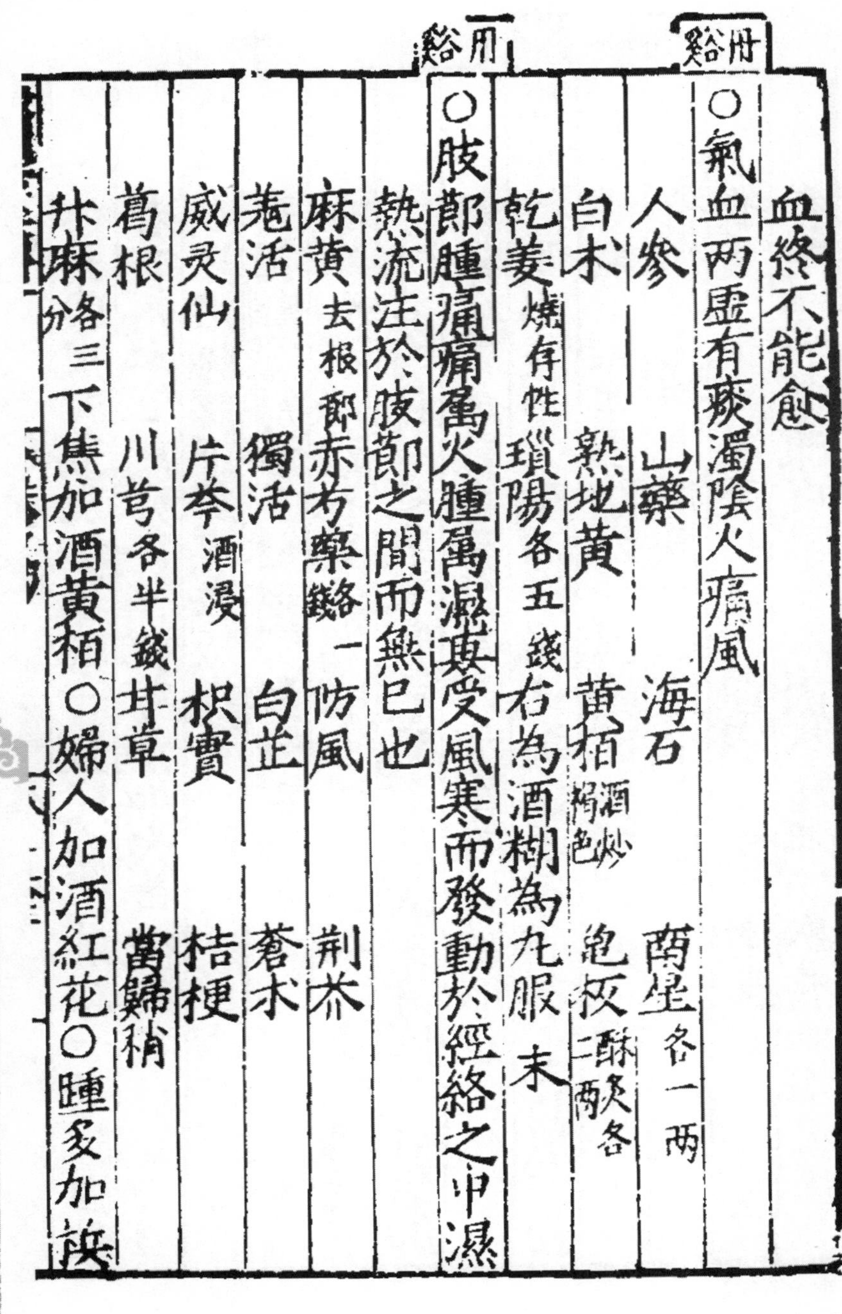

血終不能愈

丹谿 ○氣血兩虛有痰濁陰火痛風

人參　山藥　海石　南星各一兩

白朮　熟地黃　黃柏酒炒褐色　龜板酥炙各二兩

乾姜燒存性　瑣陽各五錢　右為末酒糊為丸服

丹谿 ○肢節腫痛痛屬火腫屬濕兼受風寒而發動於經絡之中濕

熱流注於肢節之間而無已也

麻黃去根節　赤芍藥各一錢　防風　荊芥

羌活　獨活　白芷　蒼朮

威靈仙　片芩酒浸　枳實　桔梗

葛根　川芎各半錢　甘草　當歸梢

升麻各三分　下焦加酒黃柏○婦人加酒紅花○腫多加檳

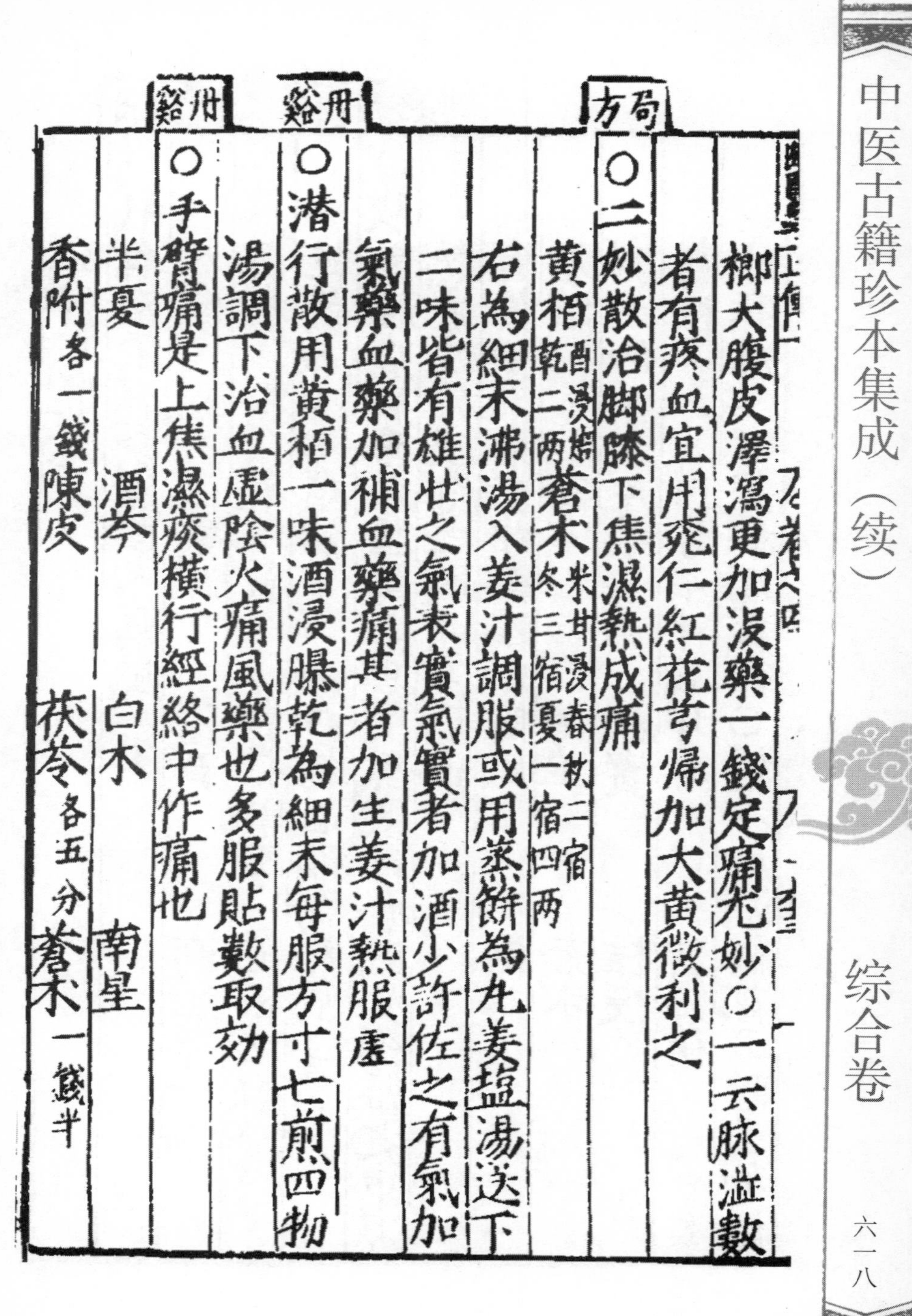

脚大腹皮澤瀉更加沒藥一錢定痛尤妙○一云脉澁數者有瘀血宜用桃仁紅花芎歸加大黃微利之

奇方

○二妙散治脚膝下焦濕熱成痛

黃栢酒浸焙乾二兩　蒼术米泔浸春秋二宿冬三宿夏一宿四兩

右為細末沸湯入姜汁調服或用蒸餅為丸姜鹽湯送下二味皆有雄壯之氣表實氣實者加酒少許佐之有氣加氣藥血藥加補血藥痛甚者加生姜汁熱服虛

丹溪

○潛行散用黃栢一味酒浸曝乾為細末每服方寸匕煎四物湯調下治血虛陰火痛風藥也多服貼數取効

丹溪

○手臂痛是上焦濕痰橫行經絡中作痛也

半夏　酒芩　白术　南星

香附各一錢　陳皮　茯苓各五分　蒼术一錢半

威靈仙三錢　甘草三分
右細切作一服，加生姜五片，水二盞，煎至一盞，食後服。
附錄　○加味二陳湯　治臂痛
本方加酒芩、羌活、威靈仙，入姜，水煎，食後溫服。
附錄　○一方　治痛風神効
赤芍藥　青皮各一錢半　紫葳　台芎各七分半
威靈仙八　木鱉子一錢半　防風七分半　甘草五分
右細切作一服，酒煎服之。
附錄　○治婦人脅背脇走痛
赤芍藥一錢　桂枝　蒼朮各半錢　香附
炒黃柏各一錢　威靈仙七錢半，酒拌濕炒　甘草五分
右細切作一服，水二盞，煎至一盞服。

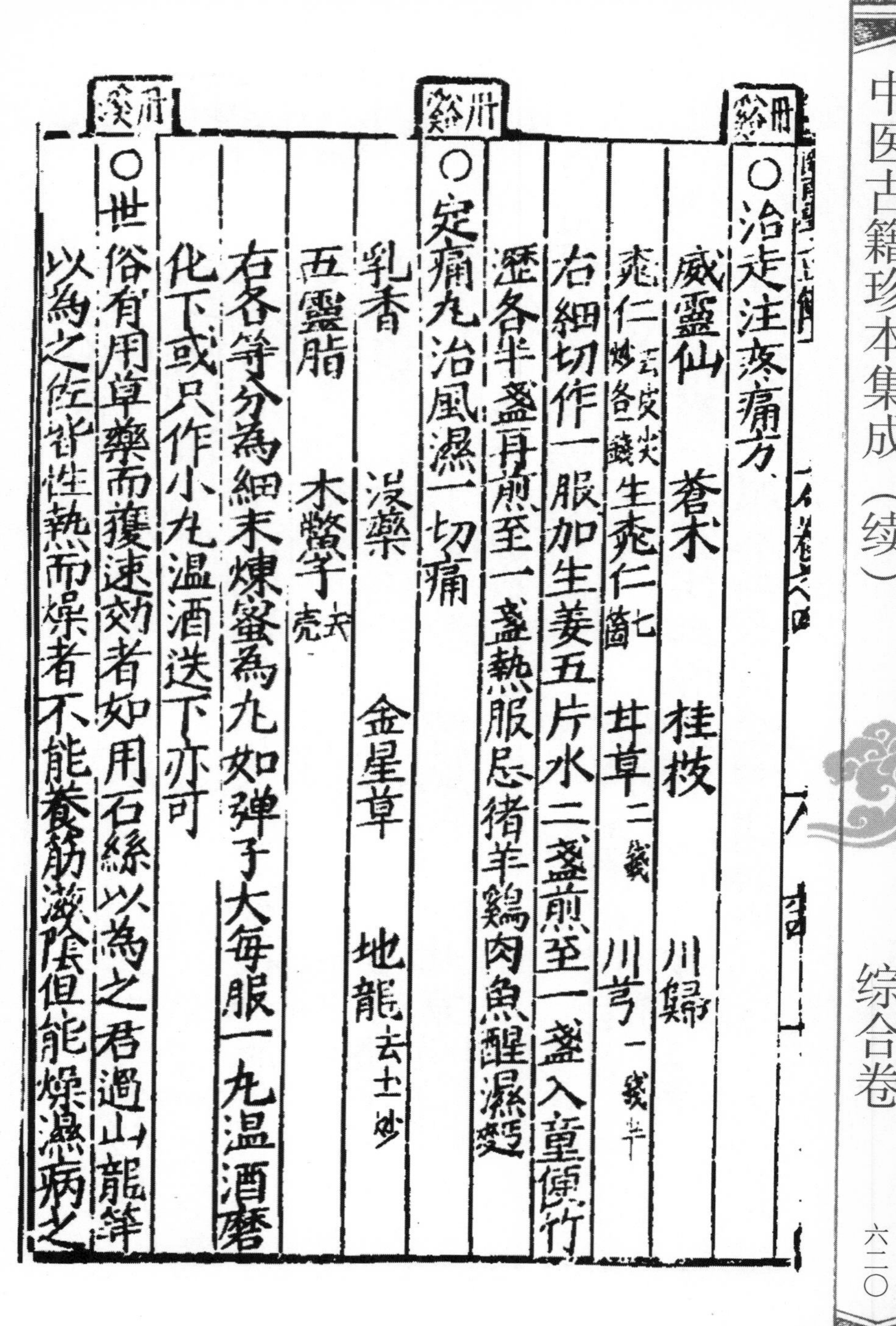

〇治走注疼痛方

威靈仙　蒼朮　桂枝　川歸

桃仁（去皮尖炒各一錢）　生桃仁（七箇）　甘草（二錢）　川芎（一錢半）

右細切作一服加生姜五片水二盞煎至一盞入童便竹瀝各半盞再煎至一盞熱服忌猪羊鷄肉魚醒濕麪

〇定痛丸治風濕一切痛

乳香　沒藥　金星草　地龍（去土炒）

五靈脂　木鱉子（去殼）

右各等分為細末煉蜜為丸如彈子大每服一丸溫酒磨化下或只作小丸溫酒送下亦可

〇世俗有用草藥而獲速効者如用石絲以為之君過山龍等以為之佐皆性熱而燥者不能養筋滋陰但能燥濕病之

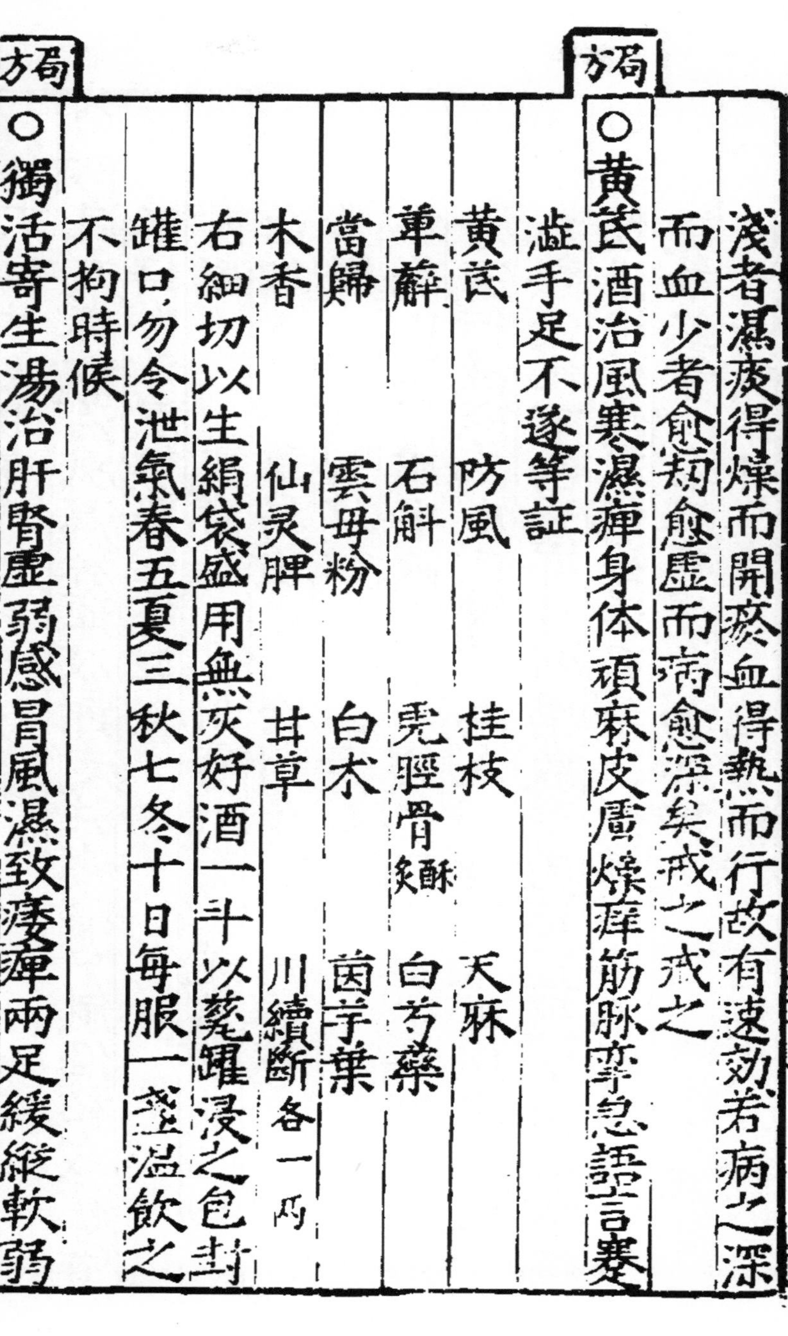
淺者濕痰得燥而開瘀血得熱而行故有速効若病之深
而血少者愈劫愈虛而病愈深矣戒之戒之
○黃芪酒治風寒濕痺身体頑麻皮膚燥痒筋脉攣急語言蹇
澁手足不遂等証
黃芪　防風　桂枝　天麻
萆薢　石斛　虎脛骨酥炙　白芍藥
當歸　雲母粉　白朮　茵芋葉
木香　仙灵脾　甘草　川續斷各一兩
右細切以生絹袋盛用無灰好酒一斗以甆罐浸之包封
罐口勿令泄氣春五夏三秋七冬十日每服一盞溫飲之
不拘時候
○獨活寄生湯治肝腎虛弱感冒風濕致痿痺兩足緩縱軟弱

不仁方見腰痛門

○防風天麻散治風濕麻痺肢節走注疼痛中風偏枯或暴瘖不語内外風熱壅滯昏眩

防風　天麻　川芎　羌活

白芷　草烏頭　白附子　荊芥穗

當歸　甘草炙各半兩　白滑石二兩

右為細末每服半錢加至一錢熱酒化蜜少許調下覺藥力運行微麻為度或煉蜜為丸如彈子大每服半丸至一丸熱酒化下白湯亦可此藥散欝用結宣風通氣之妙劑

○舒筋湯治臂痛不能舉蓋是氣血凝滯經絡不行所致一名通氣飲子一名五痺湯其效如神

片子姜黄二錢　甘草炙　羌活各錢半　海桐皮去外皮

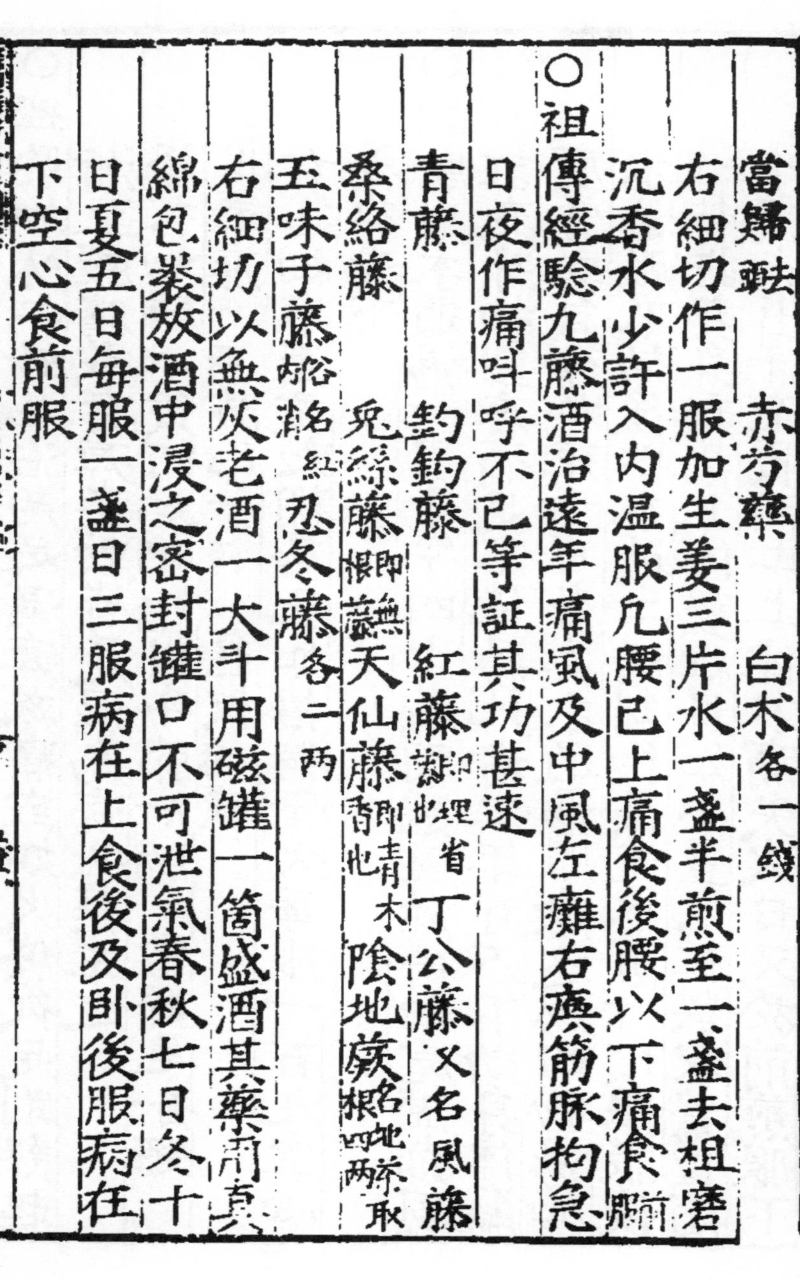
當歸酒洗　赤芍藥　白朮各一錢
右細切作一服加生姜三片水一盞半煎至一盞去柤磨
沉香水少許入內溫服凡腰已上痛食後腰以下痛食前服
○祖傳經驗九藤酒治遠年痛風及中風左癱右瘓筋脉拘急
日夜作痛叫呼不已等証其功甚速
青藤　釣鉤藤　紅藤即省藤也　丁公藤又名風藤
桑絡藤　兔絲藤即無根藤　天仙藤即青木香也　陰地蕨名地茶取根四兩
五味子藤俗名紅內消　忍冬藤各二兩
右細切以無灰老酒一大斗用磁罐一箇盛酒其藥用真
綿包裹放酒中浸之密封罐口不可泄氣春秋七日冬十
日夏五日每服一盞日三服病在上食後及卧後服病在
下空心食前服

○經驗加味二妙丸治两足濕痺疼痛或如火燎從足跗熱起漸至腰胯或麻痺痿軟皆是濕為病此藥主之

蒼术四两米泔浸 黄栢二两酒浸日乾 川牛膝一两去芦 當歸尾一两酒洗

川萆薢一两 防已一两 龟板一两酥炙

右為細末酒煮麪糊為丸如梧桐子大每服一百丸空心姜塩湯下

○經驗川木通湯一男子年四十歲因感風濕得白虎歷節風証变身抽掣疼痛足不能履地者三年百方不効身体羸瘦骨立自分於死一日夢與木通湯服愈遂以四物湯加木通服不効後以木通二两剉細長流水煎汁頓服服後一時許变身痒甚上体發紅丹如小豆大粒舉家驚惶隨手没去出汗至腰而止上体不痛矣次日又於前煎服下

体又發紅卅方出汗至足底汗乾後遍身舒暢而無痛矣一月後人壯氣復步履如初後以此法治數人皆驗故録於此以示後學

○經驗熏洗痛風法治手足冷痛如虎咬者

用樟木屑一斗以急流水一担熬沸以樟木屑置於大桶内桶邊放一兀凳用煎沸湯泡之桶内安一矮凳子令人坐桶邊放脚在内外以草薦一領圍之勿令湯氣入眼恐壞眼其功甚捷

痿証三十八

論

内經曰肺熱葉焦五藏因而受之發為痿躄心氣熱為脉痿則經縱而不任地肝氣熱為筋痿故筋急而攣脾氣熱為肉

痿則胃乾而渴肌肉不仁腎氣熱為骨痿則腰膝不舉骨枯而髓減又曰治痿者獨取陽明一經陽明者五藏六府之海主潤宗筋宗筋能束骨而利機關也衝脈者經脈之海也主滲灌谿谷與陽明合於宗筋陰陽總宗筋之會會於氣衝而陽明為之長皆屬於帶脈而絡於督脈故陽明虛則宗筋弛縱帶脈不引故足痿不用也治法各補其榮而通其腧調其虛實和其逆順筋脈骨肉各以其時受月言治諸痿宜調補各藏以時其經月而病安也

丹溪曰內經謂諸痿起於肺熱又謂治痿獨取陽明一經蓋肺金體燥居上而主氣畏火者也脾土性濕居中而主四肢畏木者也火性炎上若嗜慾無節則水失所養火寡于畏而侮所勝肺得火邪而熱矣木性剛急肺受熱則金失所養木寡于畏而侮所勝脾得木邪而傷矣肺熱則不能管攝一身

脾傷則四肢不能為用而諸痿作矣瀉南方則肺金清而東方不實何脾傷之有補北方則必火降而西方不虛何肺熱之有故陽明實則宗筋潤能束骨而利機關矣治痿之法無出於此雖然天産作陽厚味發熱凡病痿者若不淡薄食味吾必不能保其安全也又曰内經論風論痿各有篇目源流不同治法逈異局方以治風之藥通治諸痿何其謬哉按丹溪此論一出掃盡千古之弊學者怳而不視則為瞶者之雷霆瞽者之日月耳夫醫為人之司命其可不盡心於此乎

脉法

脉經曰肺痿脉必浮而弱其人欲欬不得欬欬則出乾沫久又則小便不利久

寸口脉不出反為發汗陽脉早索陰脉不澁三焦踟蹰入而

不出陰脉不澁身体反冷其内反煩多壁昏燥小便反難此為肺痿傷于津液便如爛瓜亦如豚膏但因誤發汗故也

方法丹溪方法九九條

丹溪曰有濕熱有痰有血虛有氣虛亦有死血者有食積妨碍升降者盧氏曰上文論痿肥於肺熱實痿之本論治法之大要也而此云然者蓋以其發而為病所因所挾或有不同而主治亦當各着其重也

○東垣取黄栢為君黄芪等補藥為輔佐以治諸痿無一定之方有兼痰積者有濕多者有熱多者有濕熱相半者有挾氣者臨病制方其善於治痿者乎

○濕熱用東垣健步丸加燥濕降火之劑黄栢黄芩蒼术之類

○濕熱用二陳湯加蒼朮白朮黄芩黄栢之類入竹瀝姜汁

○血虛用四物湯加蒼朮黄栢下補陰丸

○氣虛用四君子湯加蒼朮黃芩黃栢

○黃栢蒼朮治痿之要藥也

○虎潛丸補腎丸皆可治痿

○加四物湯治諸痿四肢軟弱不能舉動味

當歸身一錢 熟地黃三錢 白芍藥 川芎各七分半

五味子九枚 麥門冬一錢 人參半錢 黃栢一錢

黃連半錢 知母三分 杜仲七分半 牛膝三分足不軟者不用

蒼朮一錢

右細切作一服水二盞煎至一盞空心温服酒糊為丸服亦可一云血虛者以四物湯加黃栢蒼朮下補陰丸

○健步丸治膝中無力屈伸不便脚背腿脚沉重行步艱難

羌活 柴胡 滑石炒 甘草炙

瓜蔞根酒洗 肉桂各五分 防風 澤瀉各三錢

防己一兩酒洗 川烏炮 苦參酒浸各三錢

右為細末湯煮麪糊為丸如梧桐子大每服七十丸煎愈風湯下一云荆芥湯下按荆芥湯又号為愈風湯也

○大防風治两足痿弱或沉重麻痺不能行動两膝屈腫名曰鶴膝風等証方見中風門

○祖傳經驗治两足痿弱軟痛或如火焙從足踝下上衝腿胯等証因濕熱所成者

蒼朮米泔浸一宿二兩 黄栢酒浸日乾各四兩 牛膝去芦二兩 龜板酥炙

虎脛骨酥炙 防己各一兩 當歸尾二兩

右為細末麪糊為丸如梧桐子大每服七十丸或一百丸空心姜塩湯下一方加炮附子五錢

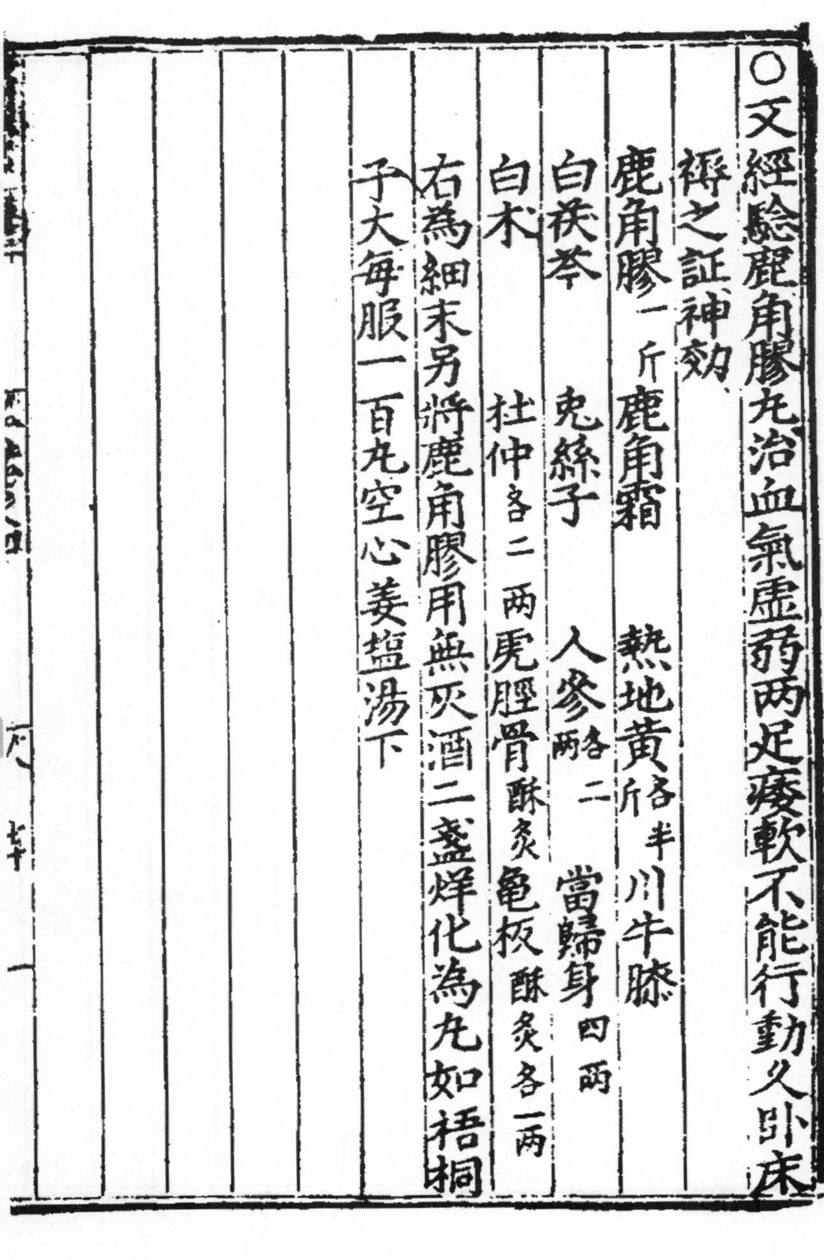
○又經驗鹿角膠丸治血氣虛弱兩足痿軟不能行動久卧床褥之証神效

鹿角膠一斤　鹿角霜　熟地黄各半斤　川牛膝

白茯苓　兎絲子　人參各二兩　當歸身四兩

白术　杜仲各二兩　虎脛骨酥炙　龜板酥炙各一兩

右爲細末另將鹿角膠用無灰酒二盞烊化爲丸如梧桐子大每服一百丸空心姜塩湯下

諸虫附發砂三十九

論

内經曰腸胃為市無物不受無物不包又曰飲食自倍腸胃乃傷若夫飲食不能謹節則朝損暮傷自傷成積積久成熱濕熱相生而諸般奇形之虫各從五行之氣而化生矣若腐草為螢之類是也外臺秘要所謂九虫者皆能食人府藏一曰伏虫長四寸許二曰蛔虫長尺許三曰白虫長四五尺餘四曰肉虫狀若爛杏五曰肺虫其狀如蠶六曰蝟虫狀如蝦蟇七曰弱虫又名膈虫狀如瓜瓣八曰赤虫狀如生肉九曰蟯虫狀如菜虫形至細微其伏虫又為諸虫之主也蛔虫生虫生發多則貫心即殺人白虫母子相生其形轉大而長亦能殺人肉虫食人令人煩滿肺虫令人咳嗽蝟虫令人嘔吐

欬逆喜嘁弱虫令人多唾赤虫令人腸鳴蟯虫居廣腸多則為痔劇則為癩因人瘡處以生諸癰疽癬瘻瘑疥齲蝕⑰若虫之類無所不為人亦不必盡有亦不必甚多或偏有或偏無皆能為害者也凡此諸虫依附腸胃之間若元氣尚實未為大害稍有虛損遂能侵蝕隨其虫動而變生諸病也若夫腸噎劳瘵癩風蠱脹狐惑傷寒等証無不生虫又如蜈鼠[illegible]虫之類未易悉舉醫者宜於各類推而治之可也

脉法

脉沉實者生虛大者死　尺脉沉而滑者為寸白虫

⑱慝蝕陰肛脉虛小者生勁急者死

方法 丹溪方法 凡二條

外臺云虫脉當沉弱而弦今反洪大即知蛔虫甚也

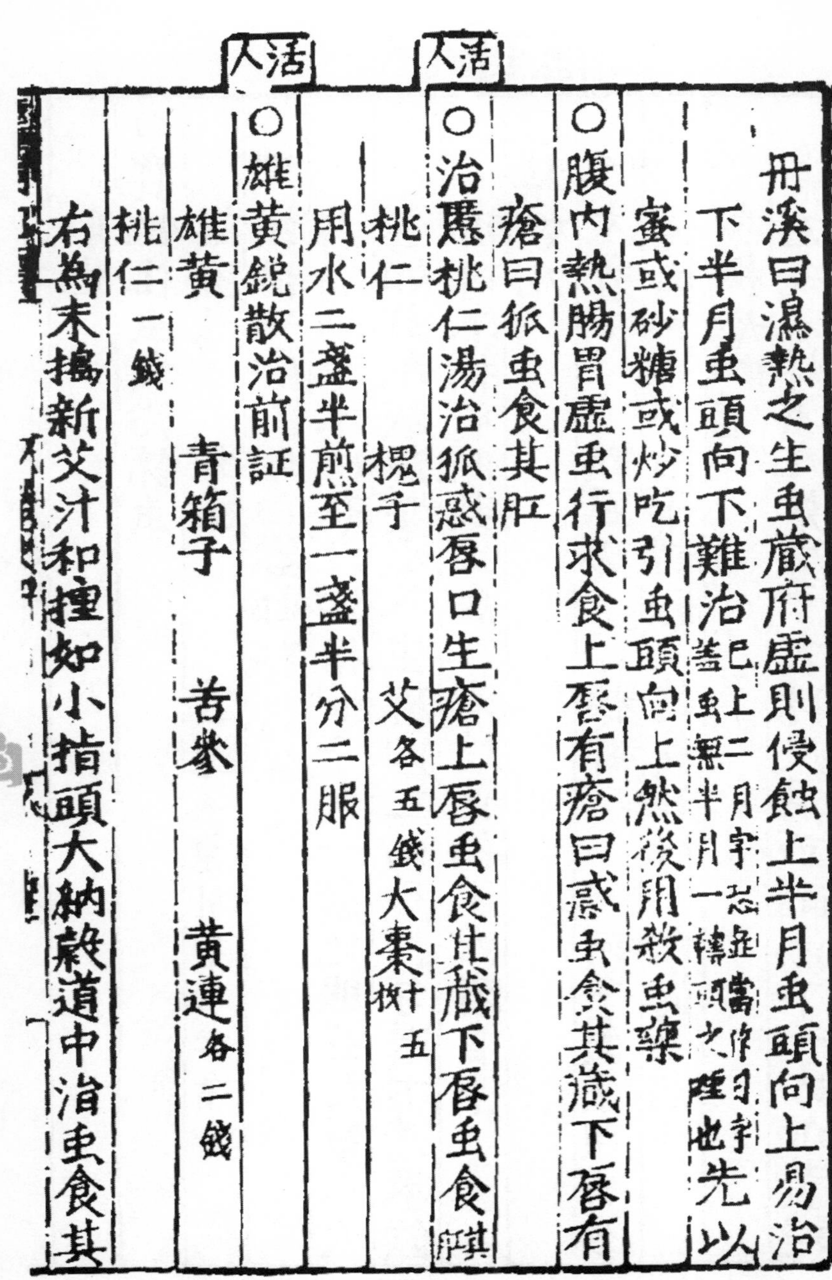

丹溪曰濕熱之生虫蔵府虛則侵蝕上半月虫頭向上易治下半月虫頭向下難治已上二月字恐是當作日字蓋虫無半月一轉頭之理也先以蜜或砂糖或炒吃引虫頭向上然後用殺虫藥

○腹内熱腸胃虛虫行求食上唇有瘡曰惑虫食其臟下唇有瘡曰狐虫食其肛

活人

○治䘌桃仁湯治狐惑唇口生瘡上唇虫食其臟下唇虫食其肛

桃仁　槐子　艾各五錢大棗十五枚

用水二盞半煎至一盞半分二服

活人

○雄黃鋭散治前証

雄黃　青箱子　苦參　黃連各二錢

桃仁一錢

右為末搗新艾汁和搜如小指頭大納穀道中治虫食其

肛也

○寶鑑化虫丸　治諸虫

鶴虱去土　檳榔　苦練根東引不出土者

胡粉炒各一兩　明白礬枯二錢半

右為細末，米糊為丸，如梧桐子大。一歲兒服五丸，量人大小加減丸數，温漿水入生麻油三四點打匀送下，清米飲亦可，不拘時候。其虫細小者皆化為水，大者自下。

○集効丸

木香　鶴虱炒　檳榔　訶子麪裹煨去核

蕪荑炒　附子炮去皮臍　乾姜各七錢半　大黄一兩半

烏梅十四箇去核

右為末，煉蜜丸，如麻子大，陳皮湯或醋湯下。一方加黄連

黄栢各七錢半

外臺○萬應丸

檳榔五兩　大黄八兩　黒丑四兩已上三味為末　皂莢十鋌不蛀者

苦楝根皮一斤

右先以皂莢苦楝用水二大碗熬成膏一處搜和上藥末為丸如梧桐子大又以沉香木香雷丸各一兩為末為衣先以沉香衣次用雷丸衣又次用木香衣每服三丸四更時用砂糖水送下

外臺○一方用鷄子炒白臘壺酒糊丸服治寸白虫

外臺○一方黒鉛炒成灰檳榔末等分和匀米飲調下

○化虫丸能化虫為水

硫黄一兩　木香五錢　密陀僧　附子一枚炮另為末

右先以附子末醋一盞熬膏餘藥研為細末以附子膏和勻丸如菉荳大每服二十丸荆芥茶清下

○一方用苦樹根桹榔鶴虱三味濃煎湯飲之

○前胡湯治痺勞身熱內有白虫在痺為病令人好嘔而胸中咳嘔而不出

前胡　白朮　赤茯苓　細辛

杏仁去皮尖另研　草龍胆　常山各一錢　枳實

松蘿各七分　旋覆花五分　竹葉七片

右細切作一服水二大盞煎至一盞去柤溫服○若腹中熱滿悶加芒硝半錢梔子黄芩苦參各半錢加水煎忌桃李雀肉鮓生葱菜等物

○茱萸根湯治痺勞熱內有白虫食脾為病與前証同

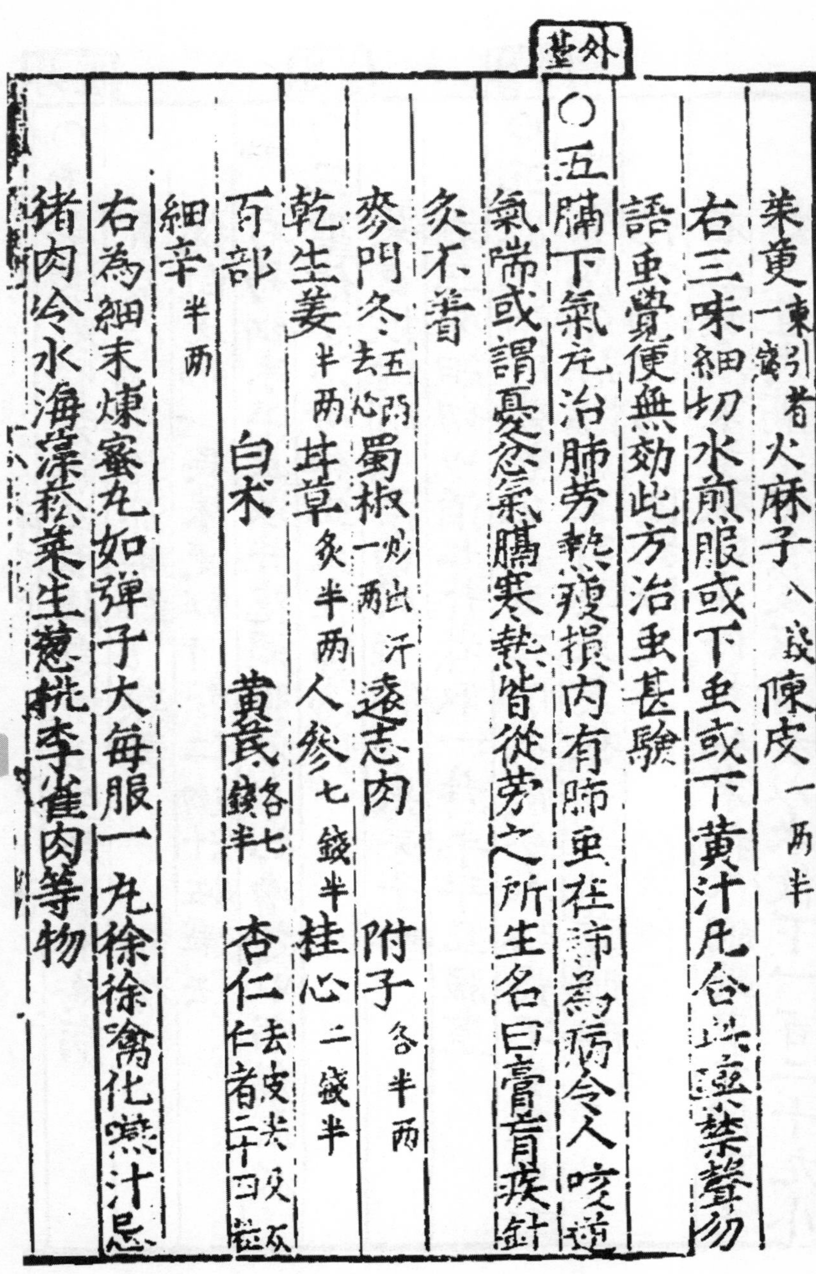

外臺

茱萸東引者一錢　火麻子八錢　陳皮一兩半

右三味細切水煎服或下虫或下黄汁凡合此藥禁聲勿語乃覺便無效此方治虫甚驗

○五膈下氣丸　治肺勞熱瘦損内有肺虫在肺爲病令人咳逆氣喘或謂憂恚氣膈寒熱皆從勞之所生名曰膏肓疾針灸不着

麥門冬五兩去心　蜀椒一兩炒出汗　遠志肉　附子各半兩

乾生姜半兩　甘草炙半兩　人參七錢半　桂心二錢半

百部　白术　黄芪各七錢半　杏仁去皮尖及双仁者二十四粒

細辛半兩

右爲細末煉蜜丸如彈子大每服一丸徐徐噙化嚥汁忌豬肉冷水海藻菘菜生葱桃李雀肉等物

外臺

○千金散療腎勞熱四肢腫急蟯虫生於腎中為病

貫衆三兩炒 乾漆二兩炒烟盡 蕪荑 胡粉

槐白皮各一兩 吳茱萸五十粒 杏仁四十五粒去皮尖炒

右為細末平旦以井花調服方寸匕增之以病瘥止水

外臺

○三聖飲子治勞熱生虫在肺為病

茱萸根五兩東引者 桑白皮一升東引者 狼芽子三兩

右三味細切以酒七升煮取一升半平旦服盡

外臺

○五鳳丸治肝勞熱生長虫在肝為病令人恐畏不安眼中赤壅

烏雞卵五枚去黃 東引吳茱萸根切三升 黃臘三兩

乾漆四兩炒烟盡 粳米粉半升

右五味以茱萸根乾漆杵為細末和入銅銚中火煉可丸

如小豆大隔宿勿食後飯清晨以米飲下一百二十丸小

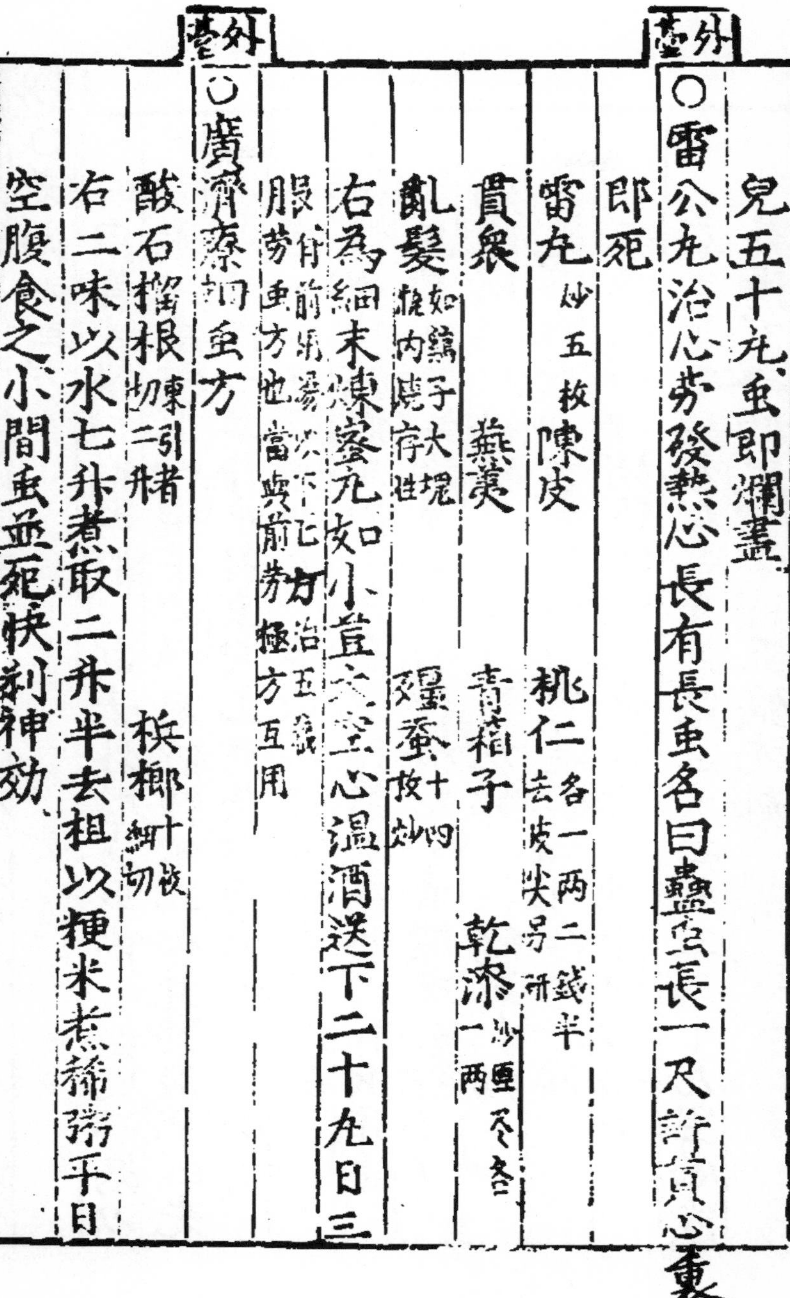

兒五十丸，虫即爛盡。

外臺

○雷公丸　治心勞發熱，心長有長虫，名曰蠱虫，長一尺許，貫心裏即死。

雷丸（炒，五枚）　陳皮　桃仁（各一兩二錢半，去皮尖另研）

貫衆　蕪荑　青葙子　乾漆（炒煙盡，各一兩）

亂髮（如鷄子大，燒灰存性）　殭蠶（十四枚，炒）

右為細末，煉蜜丸如小豆大，空心溫酒送下二十丸，日三服（食前米飲送下。已方治五臟勞虫方也，當與前勞極方互用）。

外臺

○廣濟療蛔虫方

酸石榴根（東引者，切，二升）　檳榔（十枚，細切）

右二味，以水七升，煮取二升半，去柤，以粳米煮稀粥，平旦空腹食之，小間虫並死，快利神效。

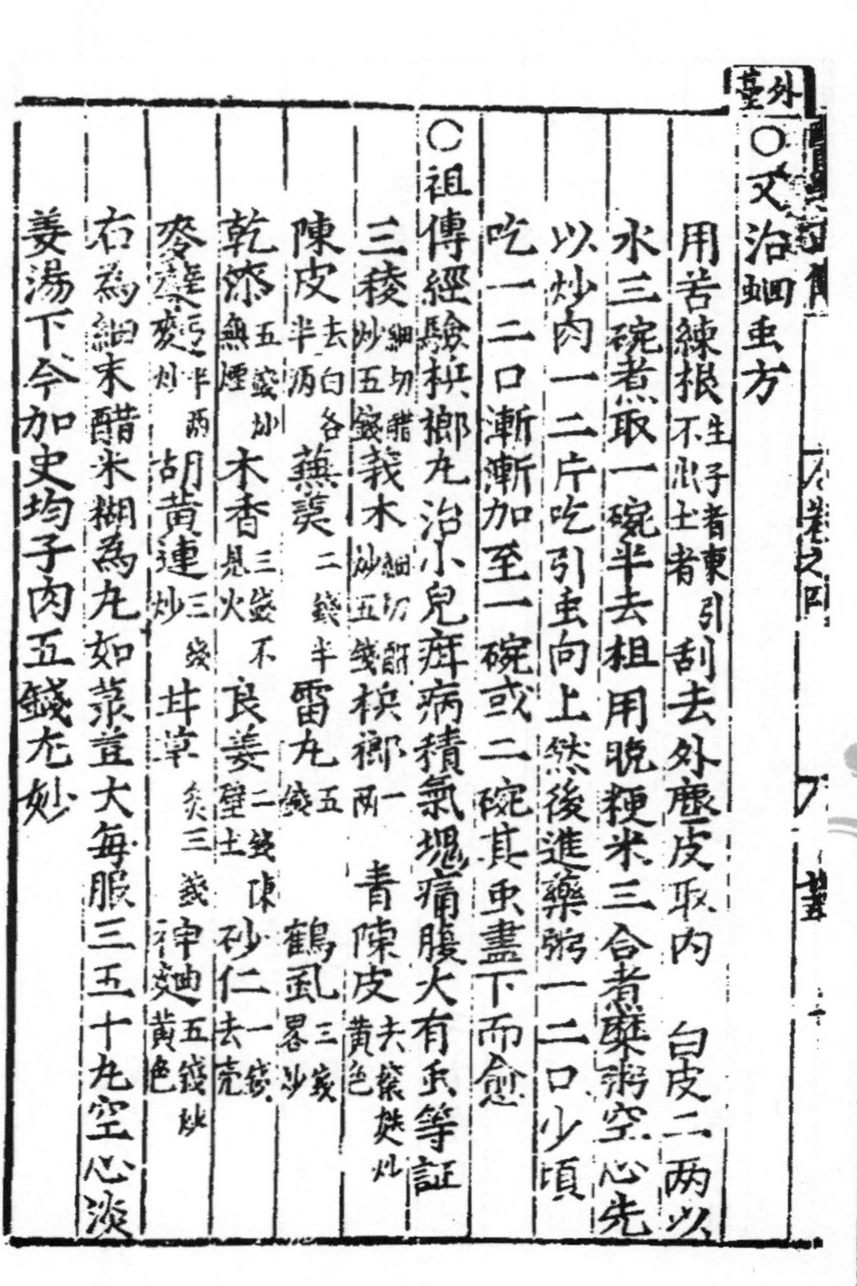

○又治蛔虫方

用苦楝根（生子者東引不出土者）刮去外麄皮取内白皮二兩以水三碗煮取一碗半去粗用晩粳米三合煮藥粥空心先以炒肉一二片吃引虫向上然後進藥粥一二口少頃吃一二口漸漸加至一碗或二碗其虫盡下而愈

○祖傳經驗梹榔丸治小兒疳病積氣塊痛腹大有虫等証

三稜（細切醋炒五錢） 莪朮（細切醋炒五錢） 梹榔（一兩） 青陳皮（去穰麸炒黃色）
陳皮（去白各半兩） 蕪荑（二錢半） 雷丸（五錢） 鶴虱（三錢略炒）
乾漆（五錢炒無煙） 木香（三錢不見火） 良姜（二錢陳壁土炒） 砂仁（一錢去殼）
麥蘗（半兩炒） 胡黃連（三錢炒） 甘草（炙三錢） 神麯（五錢炒黃色）

右為細末醋米糊為丸如菉荳大每服三五十丸空心淡姜湯下今加史均子肉五錢尤妙

○又經驗治婦人陰蝕瘡陰户中有細虫其痒不可飲食入藏腑即死令人發寒熱與勞証相似

先用蛇床子煎湯洗净拭乾付後藥　梓樹皮（焙乾不拘多少）

右焙乾爲末入枯礬四分之一射香少許付之立効

○予曾治一婦人因採桑見桑有金虫如蚕者被其毒謂之金蚕毒腹中疠痛欲死召予治予以樟木屑濃煎湯與之大吐吐出有金綫如亂髮者一塊腹痛减十分之七八又與甘草湯連進二三盞而安

新編醫學正傳卷之四終

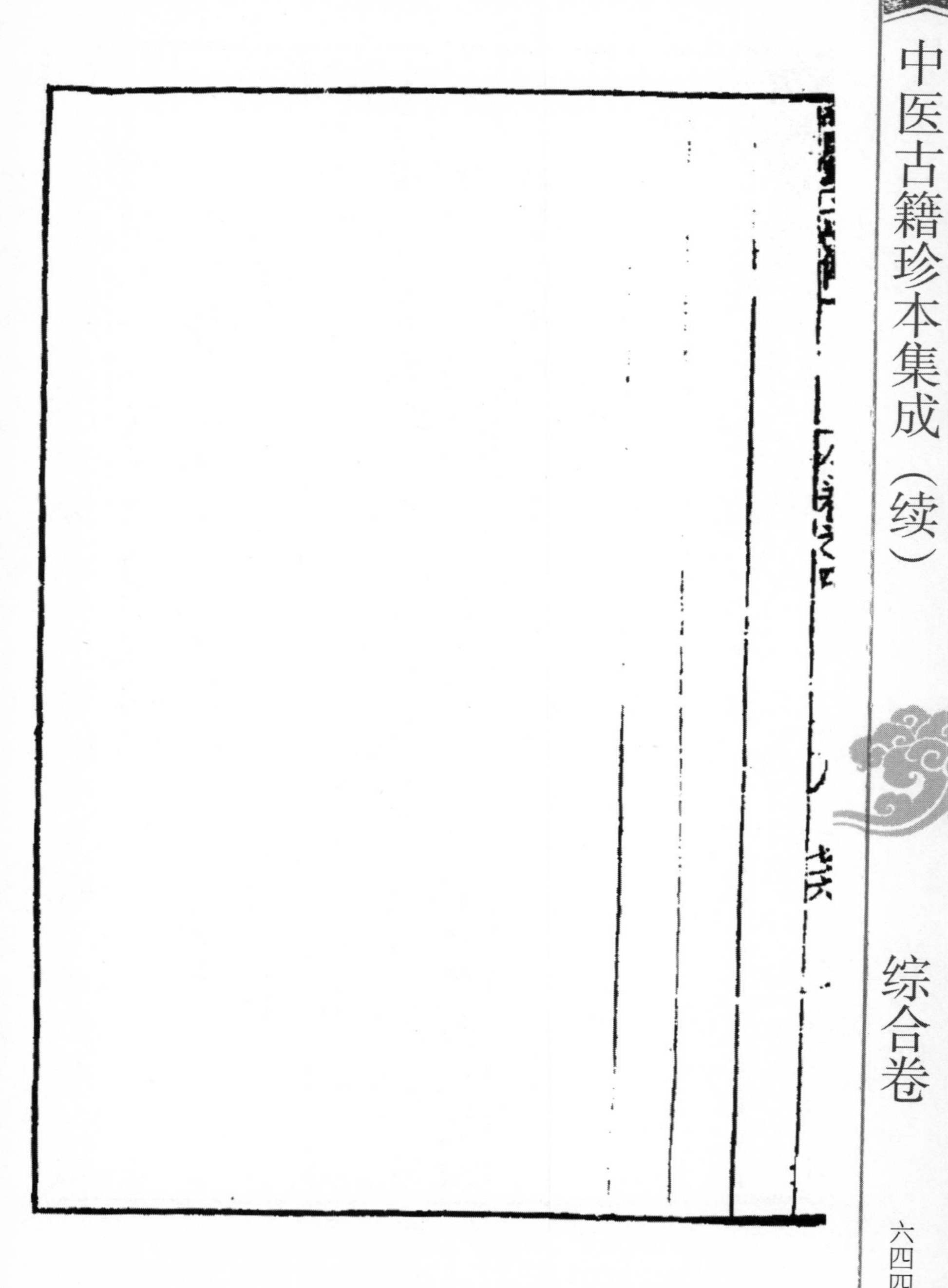

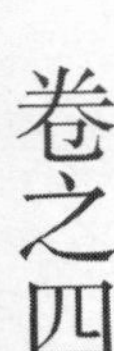

校注

①□□□：底本此处模糊不清，据吴江本当作『茶调散』。
②□□□：底本此处模糊不清，据吴江本当作『复煎散』。
③眩冒：眼睛昏花。
④兀兀：昏沉貌。
⑤頭□□□：底本此处模糊不清，据吴江本当作『头痛又曰』。
⑥□：底本此处模糊不清，据吴江本当作『邪』。
⑦□□：底本此处模糊不清，据吴江本当作『宁无』。
⑧□□：底本此处模糊不清，据吴江本当作『响导』。
⑨□□：底本此处模糊不清，据吴江本当作『掺药』。
⑩□□□：底本此处模糊不清，据吴江本当作『异香散』。
⑪□□：底本此处模糊不清，据吴江本当作『蓬莪』。
⑫□□□：底本此处模糊不清，据吴江本当作『各一钱』。
⑬□□□：底本此处模糊不清，据吴江本当作『摄生者』。
⑭□：底本此处模糊不清，据吴江本当作『渐』。
⑮呴（xǔ）：慢慢呼气。
⑯緛（ruǎn）：收缩。

⑰□□：底本此处模糊不清，据吴江本当作『齲蚀』。
⑱□：底本此处模糊不清，据吴江本当作『慝』。

中医古籍珍本集成

◎本书出版得到国家古籍整理出版专项经费资助

◎『十一五』、『十二五』国家重点图书出版规划

◎教育部、科技部、国家中医药管理局重点立项

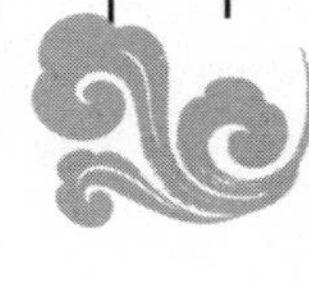

总策划○王国强
总主编○周仲瑛 于文明
常务副总主编○王旭东

中医古籍珍本集成（续）

【综合卷】

医学正传 下

主　编○虞　舜 王旭东
编　者○（按汉语拼音排序）
卞雅莉 黄晶晶 石历闻 王旭东 温雯婷
吴昌国 奚飞飞 衣兰杰 虞　舜 张雷强

湖南科学技术出版社
岳麓书社

《中医古籍珍本集成》编辑小组

组织单位○国家中医药管理局

总策划○王国强

编写单位

主编单位○南京中医药大学

编纂单位○（按汉语拼音排序）

安徽中医药大学 北京中医药大学 福建中医药大学 河南中医学院 湖南中医药大学

江西中医药大学 南阳理工学院 山东中医药大学 上海中医药大学 浙江中医药大学

顾问委员会

总顾问○裘沛然 张灿玾 马继兴 余瀛鳌 宋立人 钱超尘 王洪图

分卷顾问（按汉语拼音排序）

杜 建 段逸山 干祖望 刘道清 彭怀仁 施 杞 唐汉均 田代华

王霞芳 吴贻谷 许敬生 张奇文

指导委员会

主　任○（按汉语拼音排序）高思华 苏钢强 吴勉华

副主任○（按汉语拼音排序）

范永升 李 昱 李灿东 王新陆 夏祖昌 谢建群 杨龙会 左铮云

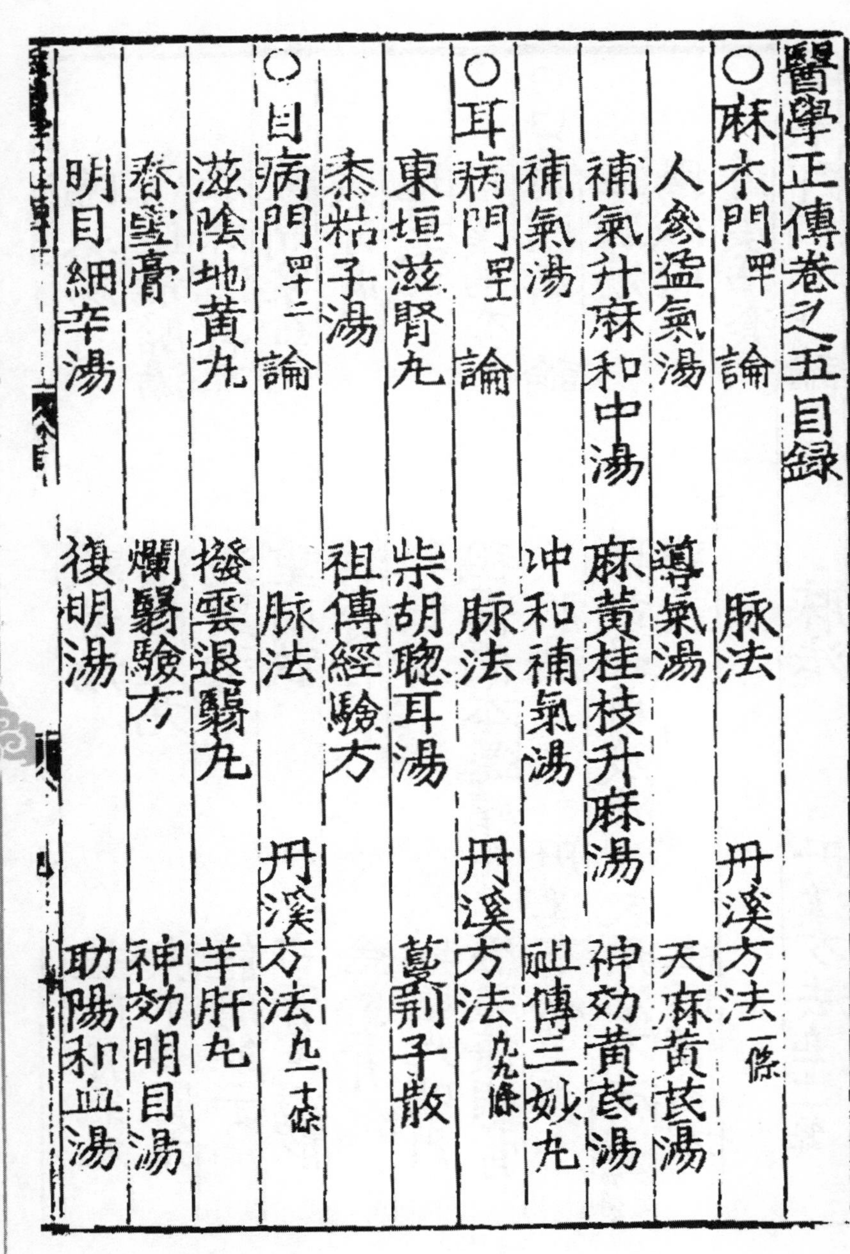

醫學正傳卷之五目錄

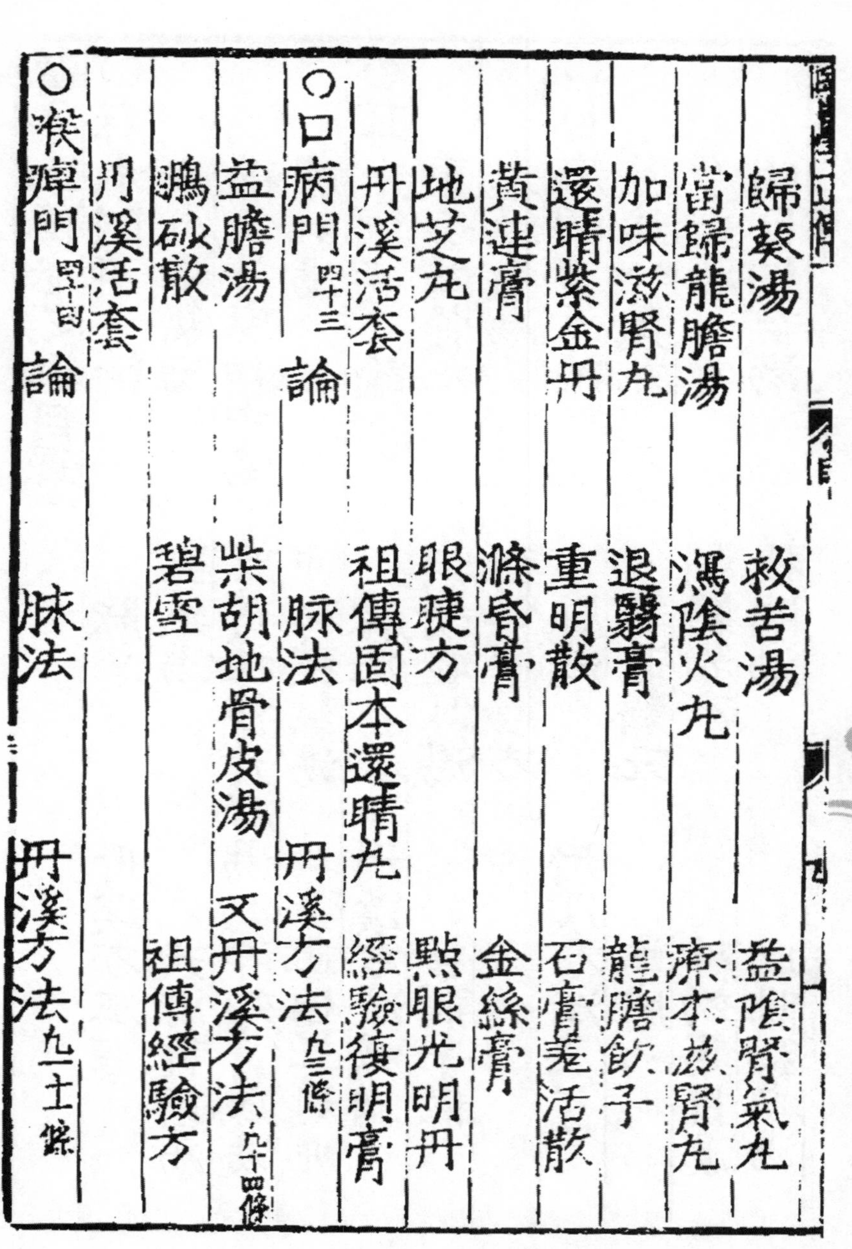

禦寒湯　祖傳經驗方　又祖傳驗方

○血証門四十七論　脉法　丹溪方法九二十七條

人參飲子　痰雜血出方　三黄補血湯

痰嗽吐血方　黄芪散　痰帶血咳出方

雞蘇散　薏苡仁散　又丹溪方法九八條

犀角地黄湯　四生丸　聖餅子

宣明地榆湯　結陰丹　椿皮散

烏梅丸　槐花散　加減四物湯

當歸和血散　枳殼散　酒煮黄連丸

秘方殼湯　槐角丸　升陽去熱和血湯

升陽補胃湯　生地黄散　玉屑膏

龍骨散　麝香散　經驗瀉血方

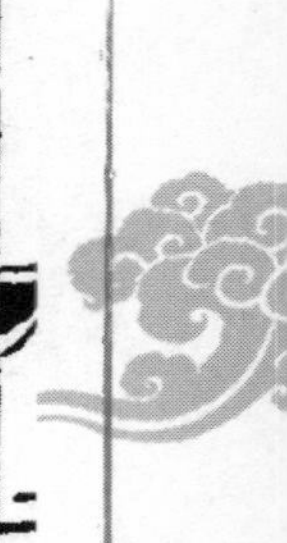

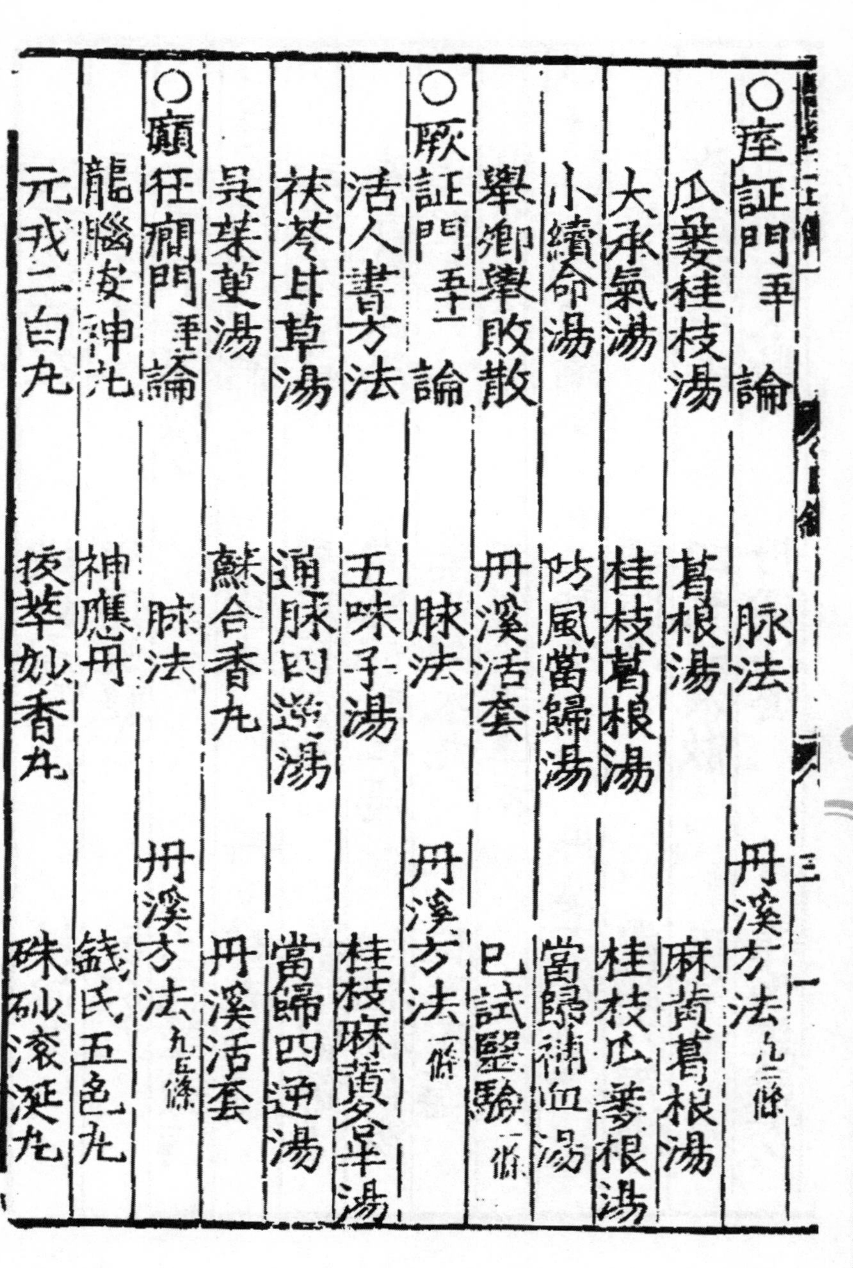

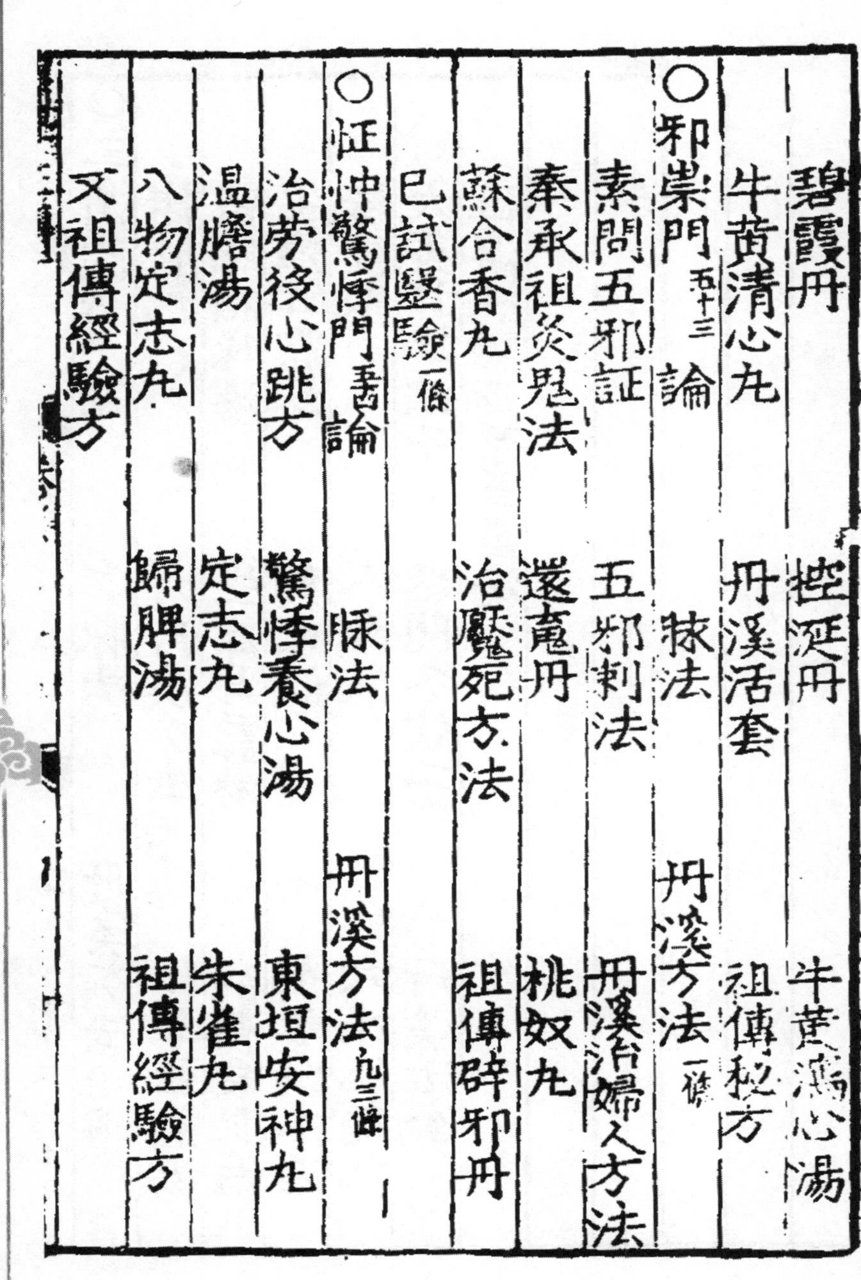

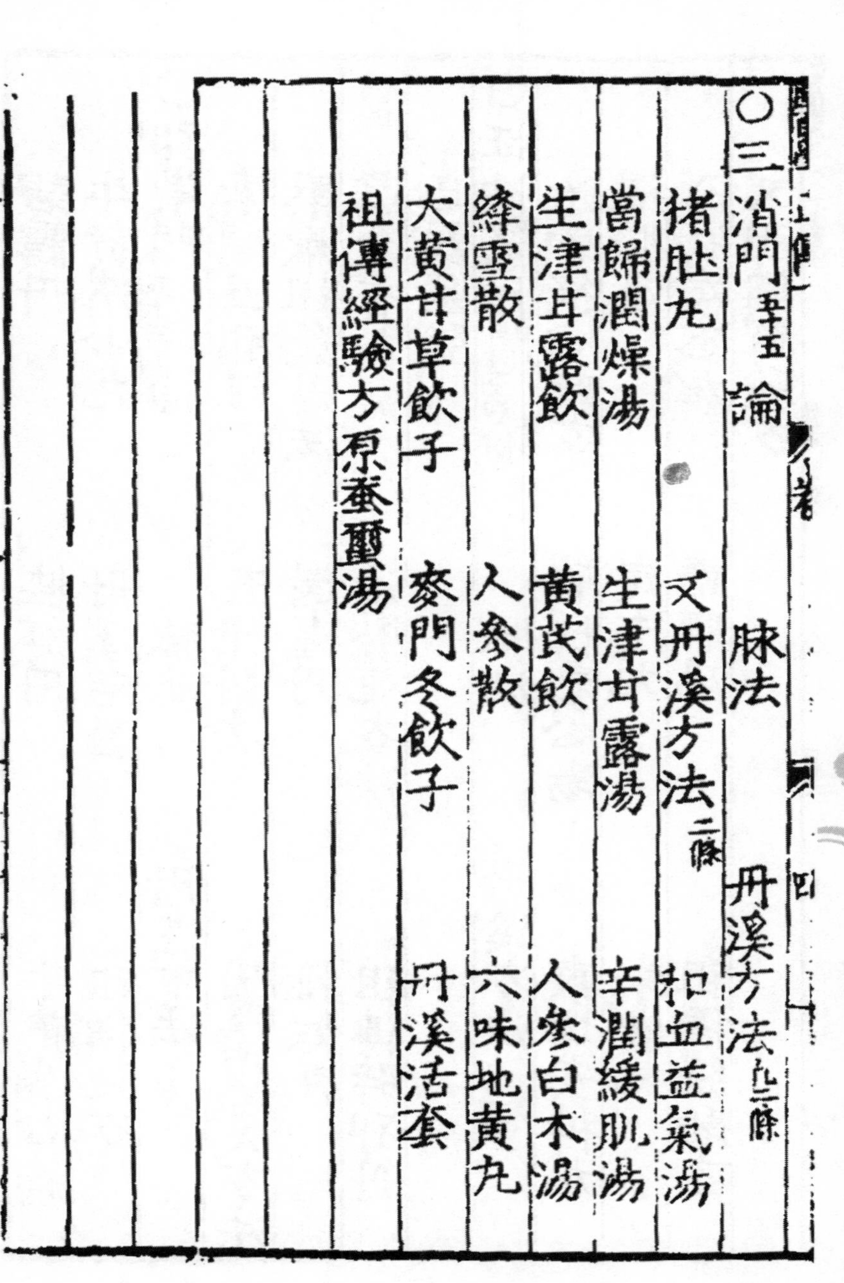

新編醫學正傳卷之五

花溪恒德老人虞摶天民編集

麻木四十

論

內經曰風寒濕三氣合而爲痹故寒氣勝者爲痛痹濕氣勝者爲着痹河間曰留着不去四肢麻木拘攣也經又曰痛者寒氣多也有寒故痛也其不痛不仁者病久入深榮衛之行澁經絡時疎故不痛皮膚不榮故爲不仁夫所謂不仁者或周身或四肢唧唧然麻木不知痛痒如絕扎縛初鮮之狀古方名爲麻痹者是也丹溪曰麻是氣虛木是濕痰死血然則曰麻曰木者以不仁中而分爲二也雖然亦有氣血俱虛但麻而不木者亦有虛而感濕麻木兼作者又有因虛而風寒

濕三氣乘之故周身掣痛兼麻木併作者古方謂之周痺治法宜先汗而後補也醫者宜各以類推而治之不可執一見也

脉法

脉浮而濡屬氣虛關前得之麻在上体關後得之麻在下体也

脉浮而緩屬濕爲麻痺脉緊而浮屬寒爲痛痺脉濇而①芤屬死血爲木不知痛痒

方法

丹溪曰十指麻木是胃中有濕痰死血宜二陳湯加蒼术白术桃仁紅花少加附子行經

○人參益氣湯治兩手指麻木四肢困倦怠惰嗜卧熱傷元氣也

黄芪二錢 炙甘草 升麻各半錢 五味子三十粒
柴胡六分 生甘草 人参各一錢二分半 白芍藥七分

右細切作一服水二盞去粗稍熱服

（東垣）導氣湯治兩腿麻木沉重

黄芪二錢 甘草一錢半 青皮一錢 升麻
柴胡 當歸稍 澤瀉各半錢 陳皮
紅花少許 五味子二十粒

右細切作一服水二盞煎至一盞去柤溫服

（東垣）天麻黄芪湯治表有風証因連日醉飲其証復来右口角併眼牽引側視及左手脚腿麻木疼痛

天麻 芍藥 神麯炒 羗活如支節不痛不用
茯苓各三分 人參 黄連各四分 川歸各五分

黄芪　甘草　升麻　葛根

黄栢　蒼术各六分　澤瀉七分　柴胡九分

或加猪苓六分

右細切作一服水二盞煎至一盞去租温服

〇補氣升陽和中湯　一婦人病診得六脉俱中得弦洪緩相合按之無力弦在上是風熱下陷入陰中陽道不行其證閉目則渾身麻木晝減而夜甚覺而開目則麻木漸退久則絶止常開目則此証不作是以不敢合眼致不得卧身体皆重時有痰嗽覺胷中不利煩燥氣短喘促肌膚充盛飲食不減大小便如常此非風邪乃氣不行也治宜補益肺氣自愈如經脉中陰火乘其陽分火動焉為麻木者當兼去其陰火則安矣

生甘草（去腎熱） 黄柏（酒炒除濕熱） 白茯苓（除濕導水） 澤瀉（除濕導[illegible]）②
升麻（行濕助經） 柴胡（已上各二分） 蒼朮（除濕補中） 草荳蔻（[illegible]各二分）③
陳皮 歸身 白朮（各四分） 白芍藥
人參（各六分） 佛耳草 炙甘草（各八分） 黄芪（一錢）
右細切作一服，水二盞，煎至一盞，去柤，食遠服。

○麻黄桂枝升麻湯 治婦人先患渾身麻木，睡覺則少減，開目則已，其證愈後又因心中煩惱，遍身骨節疼痛，身体沉重，飲食減少，腹中氣不轉運。

木香 生姜（各二分） 桂枝 半夏
陳皮 草荳蔻 厚朴（制） 黑附子（炮去皮臍）
黄柏（各三分） 炙甘草 升麻 白朮
茯苓 澤瀉（各四分） 黄芪 麻黄（不去節）

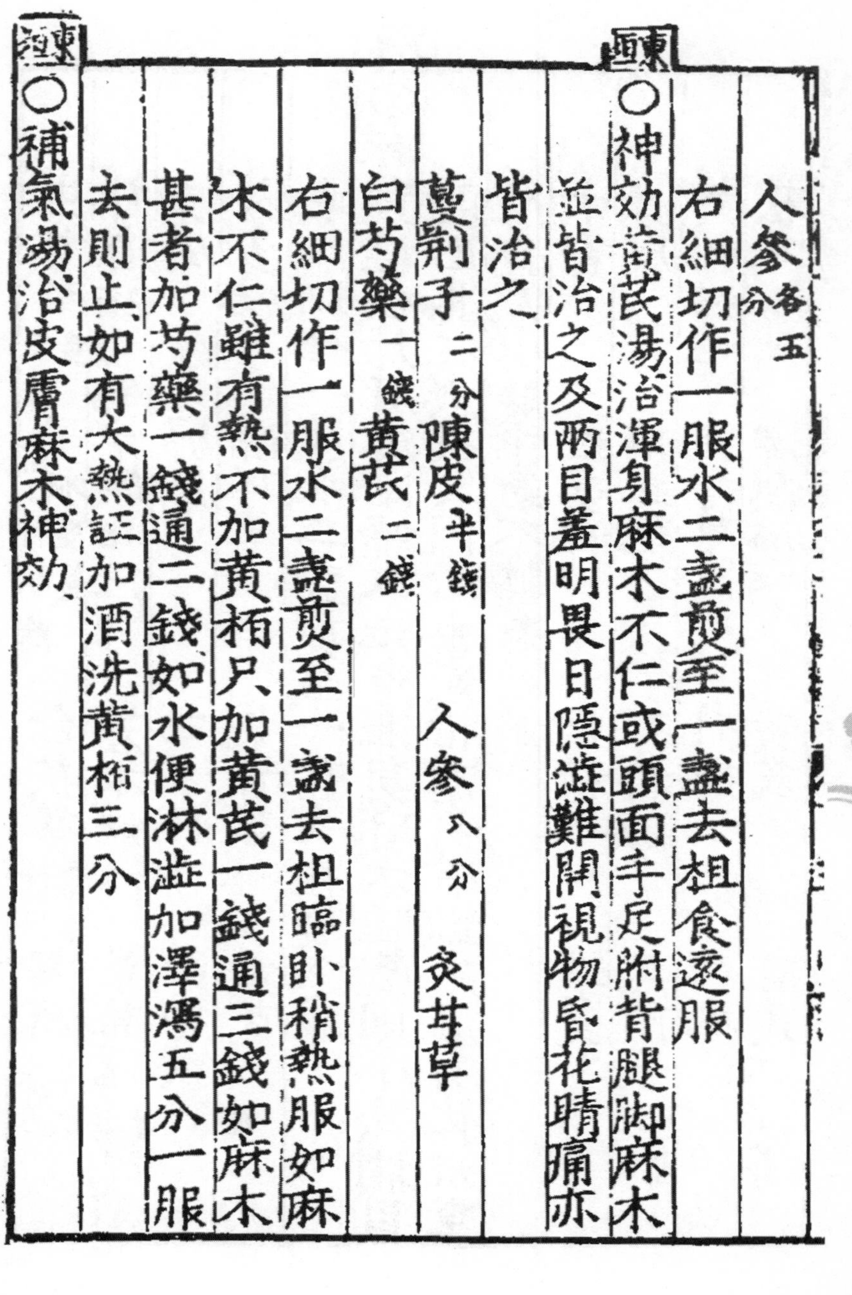
人參各五分

右細切作一服水二盞煎至一盞去柤食遠服

東垣○神効黃芪湯治渾身麻木不仁或頭面手足附背腿脚麻木並皆治之及兩目羞明畏日隱澁難開視物昏花睛痛亦皆治之

蔓荊子二分 陳皮半錢 人參八分 炙甘草

白芍藥一錢 黃芪二錢

右細切作一服水二盞煎至一盞去柤臨卧稍熱服如麻木不仁雖有熱不加黃栢只加黃芪一錢通三錢如麻木甚者加芍藥一錢通二錢如水便淋澁加澤瀉五分一服去則止如有大熱証加酒洗黃栢三分

東垣○補氣湯治皮膚麻木神効

黄芪　陈皮　甘草各一钱二分　泽泻六分

芍药八分　右细切作一服，水一盏半，煎至一盏，温服。

○冲和补气汤　治合眼则麻木，开则不麻，四肢无力，痿厥，醋心，目昏头眩，神效。

羌活七分　独活　川归　黄柏各三分

柴胡　神曲　木香　草豆蔻各二分

人参　白术　泽泻　猪苓各一钱

甘草　升麻各半钱　芍药一钱　黄芪二钱

苍术　陈皮各一钱　黄连　麻黄不去节二分

右细切分作二服，每服用水一盏半，煎至一盏，温服。

○祖传经验三妙丸　治湿热下流，两脚麻木，或如火烙之热。

黄柏四两切片，酒拌略炒　苍术六两，米泔浸一二宿，细切晒干　川牛膝去芦二两

右爲細末麪糊爲丸如梧桐子大每服五七十丸空心薑

鹽湯下忌魚腥蕎麥熱麪煎炒等物

耳病四十二

論

内經曰腎者作强之官枝巧出焉又曰耳爲腎之外候一曰腎通竅于耳一曰心通竅于耳夫腎之爲藏水藏也天一生水故有生之初先生二腎而一陰藏焉而又有相火存乎命門之中也每挾君火之勢而侮所不勝經所謂一水不能勝二火是矣其或嗜慾無節勞役過度或中年之後大病之餘腎水枯涸陰火上炎故耳痒耳鳴無日而不作也或如蟬噪之聲或如鍾鼓之響甚爲可惡早而不治漸而至於龍鍾良可嘆哉治法宜瀉南方之火補北方之水無有不安者焉錢仲陽曰腎有補而無瀉厥有旨哉

脉法

兩寸脉浮洪上魚爲溢兩尺脉短而微或大而数皆屬陰虚法當補陰抑陽

左寸洪数心火上炎兩尺脉洪者或数者相火上炎其人必遺精梦與鬼交兩耳蟬鳴或聾

方法 丹溪方法凡九條

丹溪曰大病後耳聾及陰虚火動而聾者宜補陰降火四物湯加黄栢主之

○耳鳴宜當歸龍薈丸多飲酒人宜木香檳榔丸

○耳聾以巢萸烏頭尖大黄三味爲末津調貼湧泉穴以引火下行

○又方治耳痛以白礬枯吹入耳中及青礬燒灰吹之皆効

○又方治耳痛及聤耳用桑螵蛸灸黄爲末加麝少許吹入耳④中

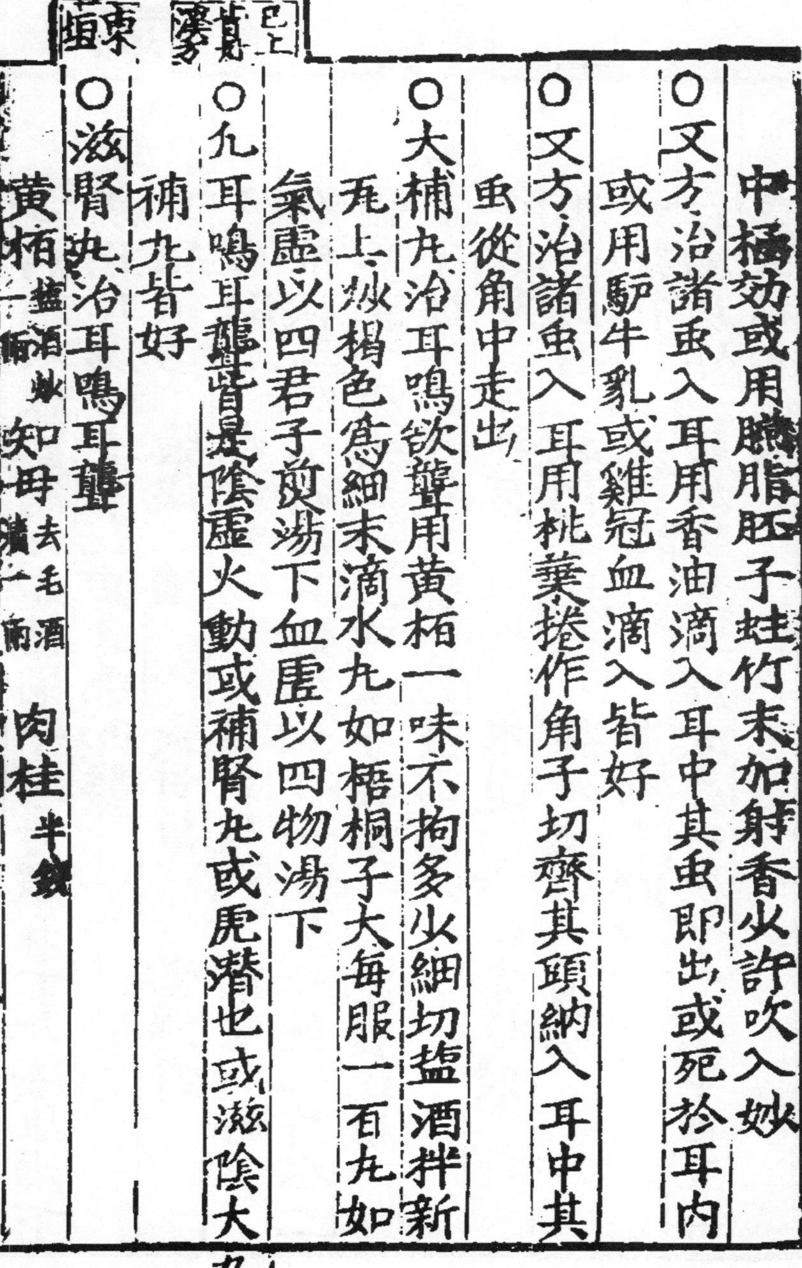

中橘効或用鵬脂胚子蛀竹末加射香少許吹入妙

○又方治諸虫入耳用香油滴入耳中其虫即出或死於耳内或用驢牛乳或雞冠血滴入皆好

○又方治諸虫入耳用桃葉捲作角子切齊其頭納入耳中其虫從角中走出

○大補丸治耳鳴欲聾用黄栢一味不拘多少細切鹽酒拌新瓦上炒褐色爲細末滴水丸如梧桐子大每服一百丸如氣虚以四君子煎湯下血虚以四物湯下

已上丹溪

○凡耳鳴耳聾皆是陰虚火動或補腎丸或虎潛也或滋陰大丸補丸皆好

東垣

○滋腎丸治耳鳴耳聾

黄栢鹽酒炒一兩　知母去毛酒浸一兩　肉桂半錢

右爲細末煉蜜爲丸，如梧桐子大，每服五十丸，淡鹽湯下。

東垣　○柴胡聰耳湯　治耳中乾結，耳鳴而聾。

連翹四錢　柴胡三錢　炙甘草　當歸身　人參各一錢　水蛭五分，炒，另研　虻虫三箇，去翅足，炒，另研　射香少許，另研

右除後三味別研外，其餘細切，作一服，加生姜三片，水二盞，煎至一盞，去柤，入三味末子，再煎一二沸，食遠服。

東垣　○蔓荊子散　治上焦熱，耳鳴而聾，及出膿汁。

炙甘草　升麻　木通　赤芍藥　桑白皮蜜制　麥門冬　生地黄　前胡　甘菊花　赤茯苓　蔓荊子各半錢

右細切，作一服，加生姜三片，大棗一枚，水一盞半，煎至一盞，去柤，食後服。

○黍粘子湯　治耳痛生瘡

昆布　蘇木　生甘草　蒲黄

草龍胆各二分　黍粘子　連翹　生地黄

當歸稍　黄芩　炙甘草　黄連各三分

柴胡　黄芪各四分　桔梗一錢半　桃仁三箇去皮尖另研

紅花少許

右細切作一服，水二盞煎至一盞，稍熱食後服。忌寒藥利大便。

○祖傳經驗秘方　治耳内忽大痛，如有虫在内奔走，或有血水流出，或乾痛不可忍者，用蛇退皮燒存性，細研，以鵝翎管吹入耳中立愈。

論　目病

東垣曰䦐陰陽應象論⑤云諸脉者皆屬於目又曰目得血而能視五藏六府之精氣皆上注於目而爲之睛睛之窠爲眼骨之精爲瞳子筋之精爲黑眼血之精爲目窠之總絡氣之精爲白眼肌肉之精則爲約束裹擷筋骨血氣之精而與脉併而爲系上屬於腦後出於項是故瞳子黑眼法於陰白眼赤脉法於陽故陰陽合德而爲睛明也是以五藏六府十二經脉三百六十五絡其血氣皆禀受於脾土而上貫於目而爲明故目者心之使也心者神之舍也故精神乱而不守卒然見非常之怪若邪中其睛則精散精散則視岐觀一物爲兩也因事煩擾飲食失節勞役過度致脾胃虛弱心火大盛

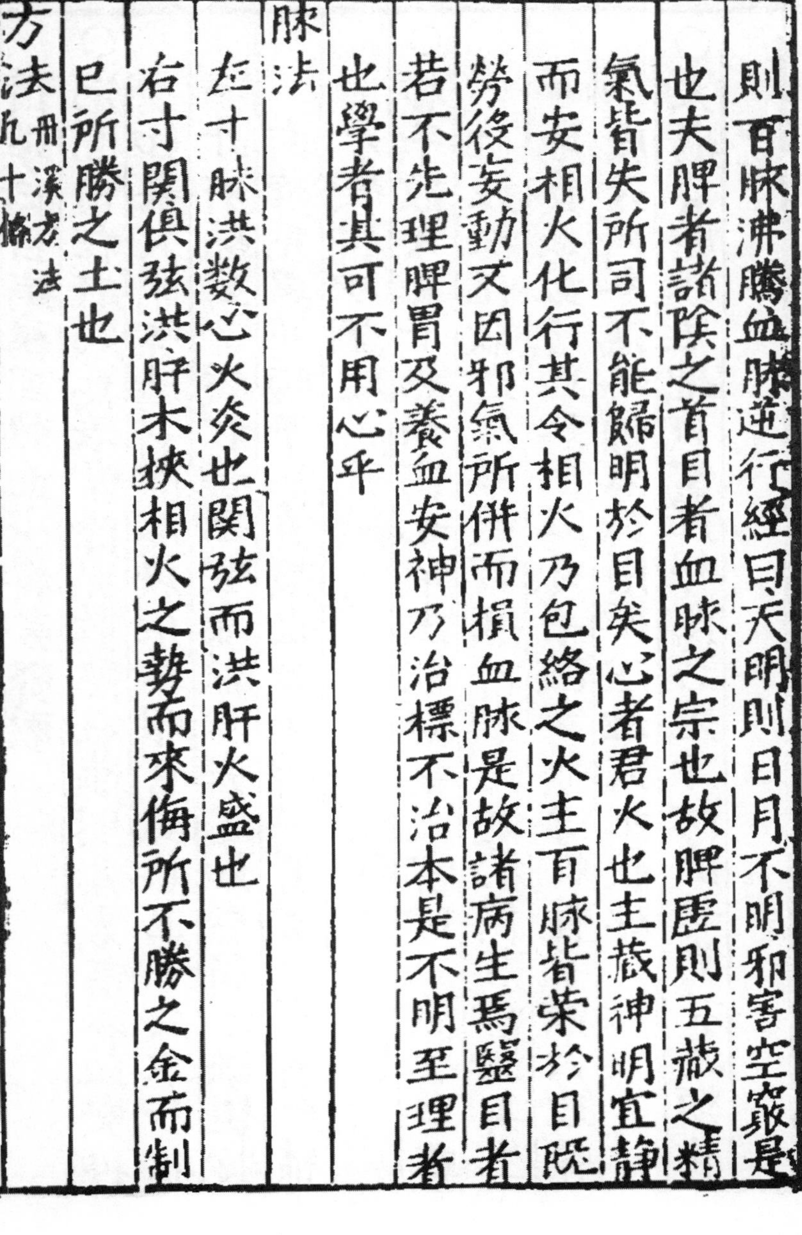

則百脈沸騰血脈逆行經曰天明則日月不明邪害空竅是也夫脾者諸陰之首目者血脈之宗也故脾虚則五藏之精氣皆失所司不能歸明於目矣心者君火也主藏神明宜靜而安相火化行其令相火乃包絡之火主百脈皆榮於目既勞役妄動又因邪氣所併而損血脈是故諸病生焉醫目者若不先理脾胃及養血安神乃治標不治本是不明至理者也學者其可不用心乎

脈法

左寸脈洪數心火炎也關弦而洪肝火盛也

右寸關俱弦洪肝木挾相火之勢而來侮所不勝之金而制已所勝之土也

方法　丹溪方法凡十條

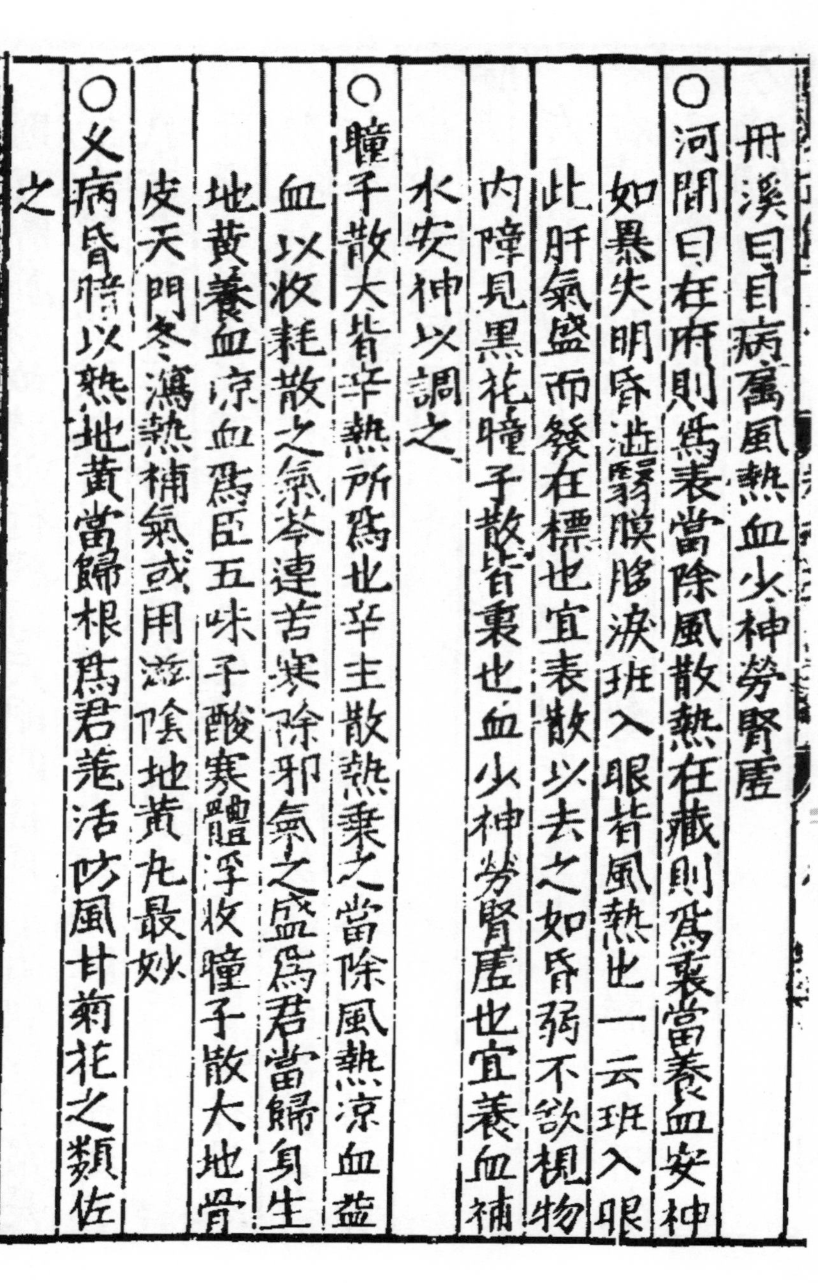

丹溪曰目病屬風熱血少神勞腎虛

○河間曰在府則爲表當除風散熱在藏則爲裏當養血安神如暴失明昏澁翳膜眵淚班入眼皆風熱也一云班入眼此肝氣盛而發在標也宜表散以去之如昏弱不欲視物内障見黑花瞳子散皆裏也血少神勞腎虛也宜養血補水安神以調之

○瞳子散大皆辛熱所爲也辛主散熱乘之當除風熱凉血益血以收耗散之氣芩連苦寒除邪氣之盛爲君當歸身生地黄養血凉血爲臣五味子酸寒體浮收瞳子散大地骨皮天門冬瀉熱補氣或用滋陰地黄丸最妙

○久病昏暗以熟地黄當歸根爲君羌活防風甘菊花之類佐之

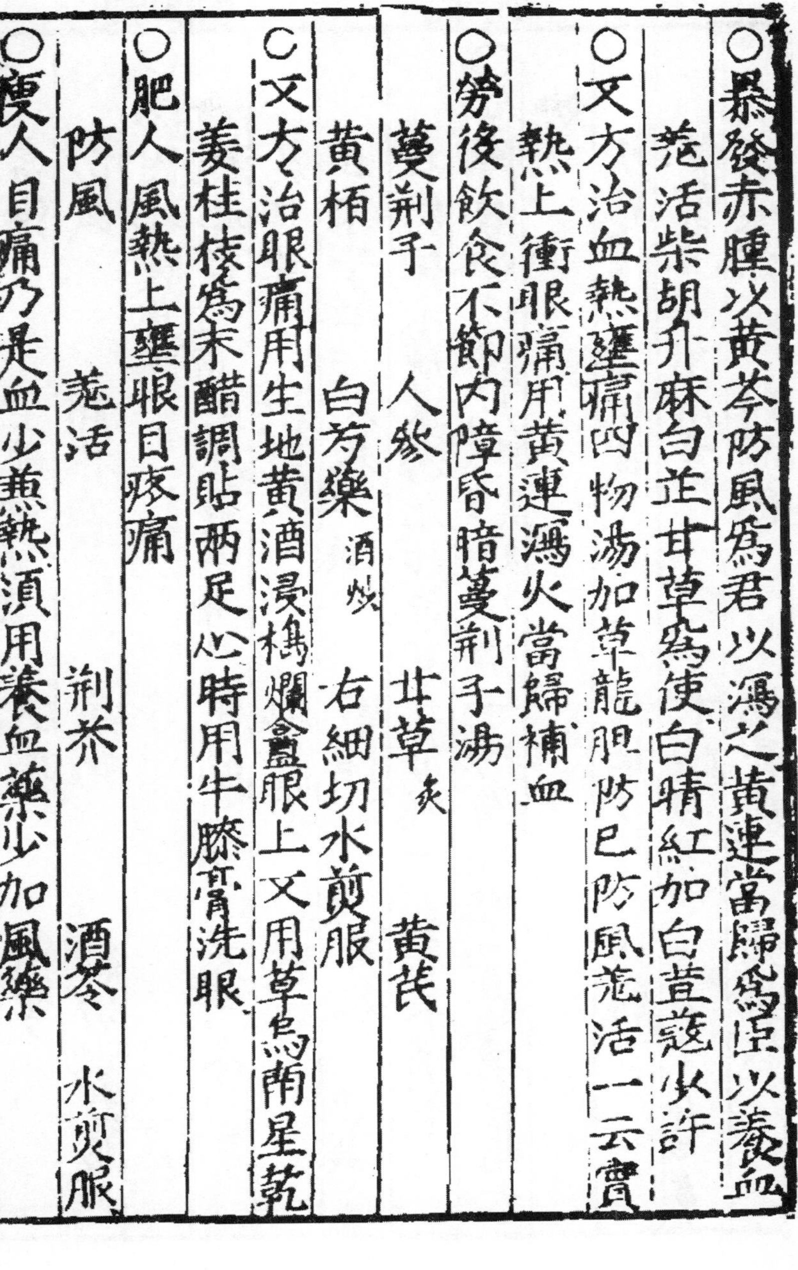

○暴發赤腫，以黄芩、防風爲君以瀉之，黄連、當歸爲臣以養血，羌活、柴胡、升麻、白芷、甘草爲使，白睛紅加白荳蔻少許

○又方 治血熱壅痛，四物湯加草龍膽、防己、防風、羌活一云實熱上衝眼痛，用黄連瀉火，當歸補血

○勞後飲食不節，内障昏暗，蔓荊子湯

蔓荊子　人參　甘草炙　黄芪

黄栢　白芍藥酒炒　右細切，水煎服

○又方 治眼痛，用生地黄酒浸搗爛，盦眼上，又用草烏、南星、乾姜、桂枝爲末，醋調，貼兩足心，時用牛膝膏洗眼

○肥人風熱上壅，眼目疼痛

防風　羌活　荊芥　酒芩　水煎服

○瘦人目痛，乃是血少兼熱，須用養血藥，少加風藥

当归　生地黄酒洗　玄参　川芎

防风　荆芥　菊花　细切水煎服之

东垣○滋因地黄丸阴

熟地黄壹两　生地黄一两半　柴胡八钱　天门冬

炙甘草　枳壳　地骨皮　黄连

五味子各三钱　人参二钱　当归身酒浸洗　黄芩各五钱

右为细末炼蜜为丸如菉豆大每服一百丸茶清下

东垣○秘传拨云退翳丸又名神仙退云丸　治一切内外障翳遮睛昏暗大

效

瓜蒌根　枳实　甘草炙　蔓荆子

蒺藜各五钱　川芎　木贼童便浸一宿去节焙干

密蒙花　荆芥穗　地骨皮　甘菊花

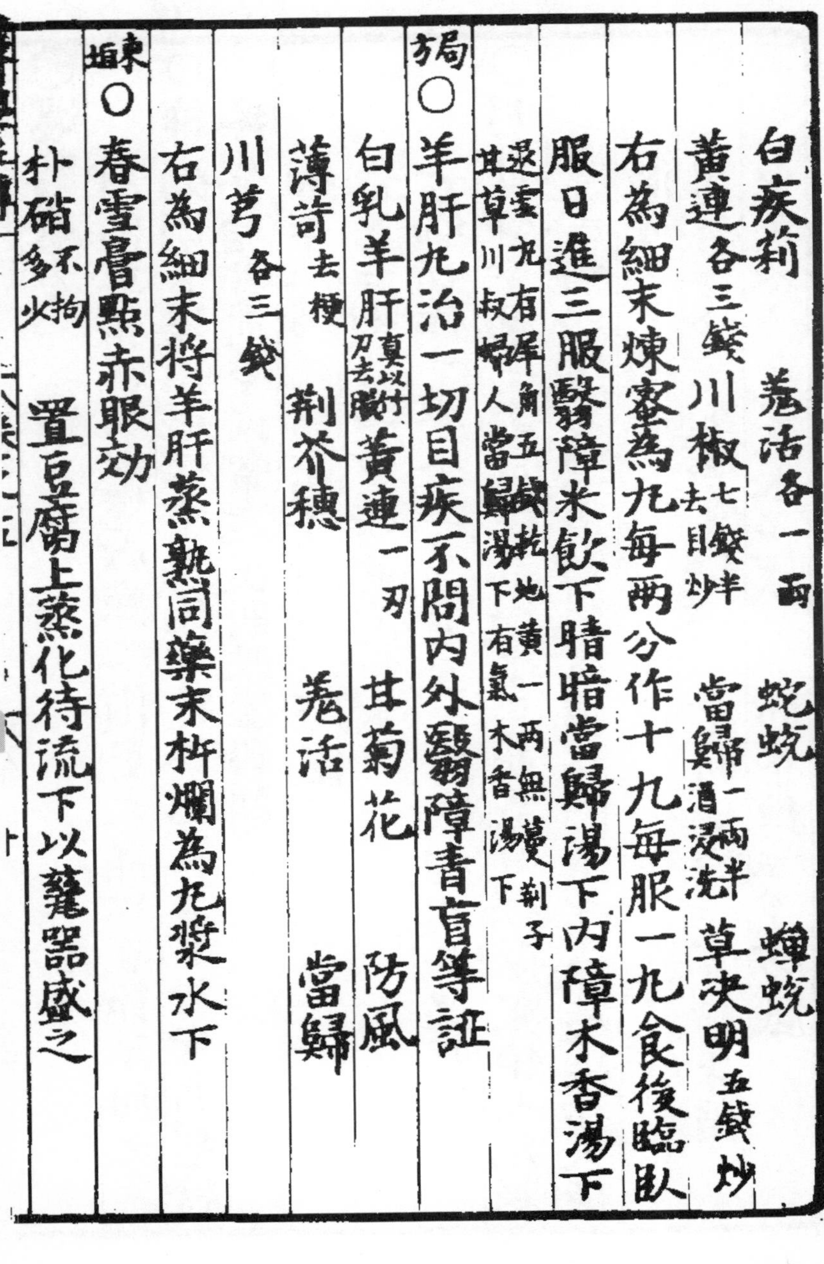

白蒺藜　羌活各一兩　蛇蛻　蟬蛻
黃連各三錢　川椒七錢半去目炒　當歸一兩半酒浸洗　草決明五錢炒
右為細末煉蜜為丸每兩分作十丸每服一丸食後臨臥
服日進三服翳障米飲下睛暗當歸湯下內障木香湯下
退雲丸有犀角五錢乾地黃一兩無蔓荊子甘草川椒婦人當歸湯下有氣木香湯下

局方○羊肝丸治一切目疾不問內外翳障青盲等証
白乳羊肝一具以竹刀去膜　黃連一兩　甘菊花　防風
薄荷去梗　荊芥穗　羌活　當歸
川芎各三錢
右為細末將羊肝蒸熟同藥末杵爛為丸漿水下

東垣○春雪膏點赤眼効
朴硝不拘多少　置豆腐上蒸化待流下以甕器盛之

○爛翳驗方

用萹草根燒灰以燈心點之須臾大痛以百節草刮之

○神効明目湯治眼楞緊急致倒睫拳毛及上下瞼皆赤爛睛疼昏暗晝則冷淚常流夜則眼澁難開

細辛二分　蔓荆子半錢　防風一錢　葛根一錢半

甘草二錢　一方加黃芪一錢

右細切作一服水二盞煎至一盞去柤臨卧溫服

○明目細辛湯治兩目發赤微痛羞明畏日怯風寒怕火光眼睫成紐眵糊多隱澁難開眉攢腫悶鼻塞涕唾稠粘大便微硬

川芎二分　生地黃酒浸洗　蔓荆子各三分　當歸身稍

白茯苓　藁本各四分　荆芥穗五分　防風

麻黄根　羌活各八分　細辛少許　紅花少許

川椒四粒　桃仁七箇，去皮尖，細研

右細切作一服，水一盞半，煎至一盞，去柤，臨卧稍熱服。忌酒醋濕麪。

〇復明散　治内障

青皮去穰，三分　陳皮去白　川芎　蒼术各半兩

炙甘草　生地黄　連翹　柴胡各一錢

黄芪一錢半　當歸身二分

右細切作一服，水二盞，煎至一盞，去柤，稍熱服。忌酒醋濕麪辛熱大料物之類。

〇助陽和血湯　治眼發之後⑥猶有上熱，白睛紅，隱澁難開，睡多眵淚。

蔓荆子一分　香白芷三分　柴胡　黄芪
炙甘草　当归身酒洗　防风各半钱　升麻七分
右细切作一服，水一盏半，煎至一盏，去柤，稍热服。
○归葵汤（一名连翘饮子）治目中溜火，恶日与火光，隐涩难开，小角紧，视物昏花，迎风有泪。
柴胡三分　生甘草　蔓荆子　连翘
生地黄　当归身　红葵花　人参各四分半
黄芪　酒黄芩　防风　羌活各七分半
升麻一钱
右细切作一服，水二盏，煎至一盏，去柤，食后服。
○救苦汤治眼暴发赤肿，睑高苦疼不可忍者。
桔梗　连翘　红花　细辛各二分

當歸身夏月減半 甘草炙各一錢 蒼朮 草龍胆各一錢四分

羌活太陽 升麻陽明 柴胡少陽 防風

藁本 黃連各二錢 生地黃 黃栢

黃芩 知母各三分 川芎六分

右細切作一服水二盞煎至一盞去柤食後服若苦疼則多用苦寒藥兼治本經之藥再行加減如睛昏加知母黃栢、

增

○益陰腎氣丸 此壯水之主以鎮陽光

澤瀉 茯神各二錢半 生地黃酒洗 牡丹皮

山茱萸 當歸梢酒洗 五味子 乾山藥

柴胡各五錢 熟地黃二兩

右為細末勿犯鐵器蒸搗煉蜜丸如梧桐子大每服五十

丸空心淡塩湯下

東垣○當歸龍胆湯治眼中白翳

防風　石膏各二分　柴胡　羌活

五味子　升麻各三分　甘草　酒黄連

黄芪各四分半　黄芩酒炒　黄柏酒炒　當歸身酒洗

草龍胆酒洗　芍藥各七分半

右細切作一服水二盞煎至一盞去柤入酒少許熱服

東垣○瀉陰火丸一名連柏益陰丸

石决明三錢煅　羌活　獨活　甘草

當歸稍　五味子　防風各五錢　草决明

條黄芩　黄連酒炒　黄柏塩酒炒　知母各一兩

右爲細末煉蜜爲丸如菉豆大每服五十丸茶清下

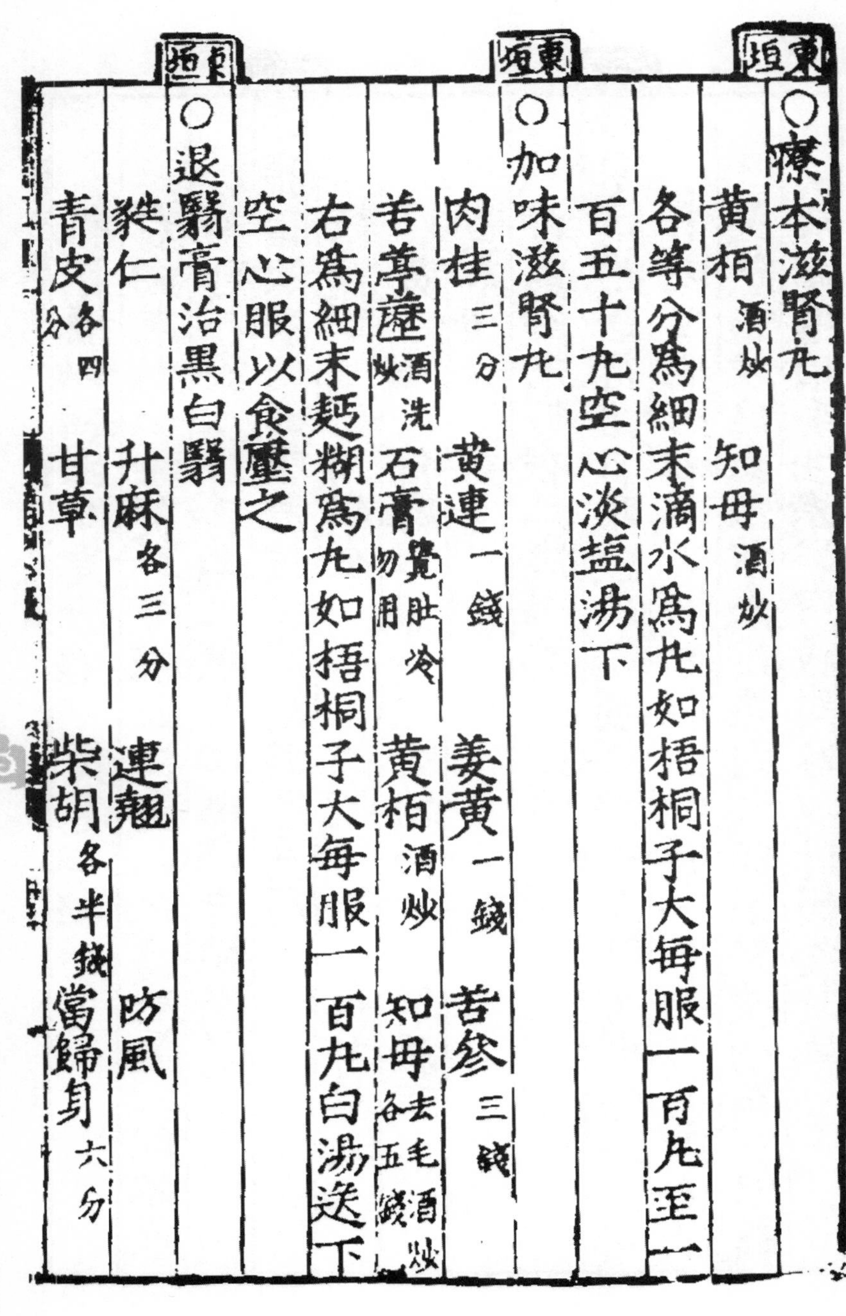

東垣 ○療本滋腎丸

黄柏酒炒 知母酒炒

各等分為細末滴水為丸如梧桐子大每服一百丸至一百五十丸空心淡鹽湯下

東垣 ○加味滋腎丸

肉桂三分 黄連一錢 姜黄一錢 苦參三錢

苦葶藶酒洗炒 石膏覺肚冷勿用 黄柏酒炒 知母去毛酒炒各五錢

右為細末麪糊為丸如梧桐子大每服一百丸白湯送下空心服以食壓之

東垣 ○退翳膏治黑白翳

蕤仁 升麻各三分 連翹 防風

青皮各四分 甘草 柴胡各半錢 當歸身六分

荊芥穗水半盞浸 生地黃一錢半 黃連三錢

右細末水一碗煎至半碗去柤更上火煎半盞入荊芥水兩匙入蜜少許再上火熬勻磁器盛貯頻點之

東垣○龍胆飲子治斑眼流膿生斑翳濕熱爲病

穀精草 川鬱金 蛇蜕 炙甘草各半錢

麻黃一錢半 升麻二錢 青蛤粉 草龍胆

黃芩炒 羌活

右爲細末每服二錢溫茶清調下

東垣○還睛紫金丹治目眶歲久赤爛俗呼爲赤瞎是也當以三稜針刺目眶外以瀉濕熱如眼生倒睫拳毛兩目緊盖內伏火熱而攻陰氣法當去其熱內火邪眼皮緩則毛立出翳膜亦退用手法攀出內瞼向外以針刺之出血

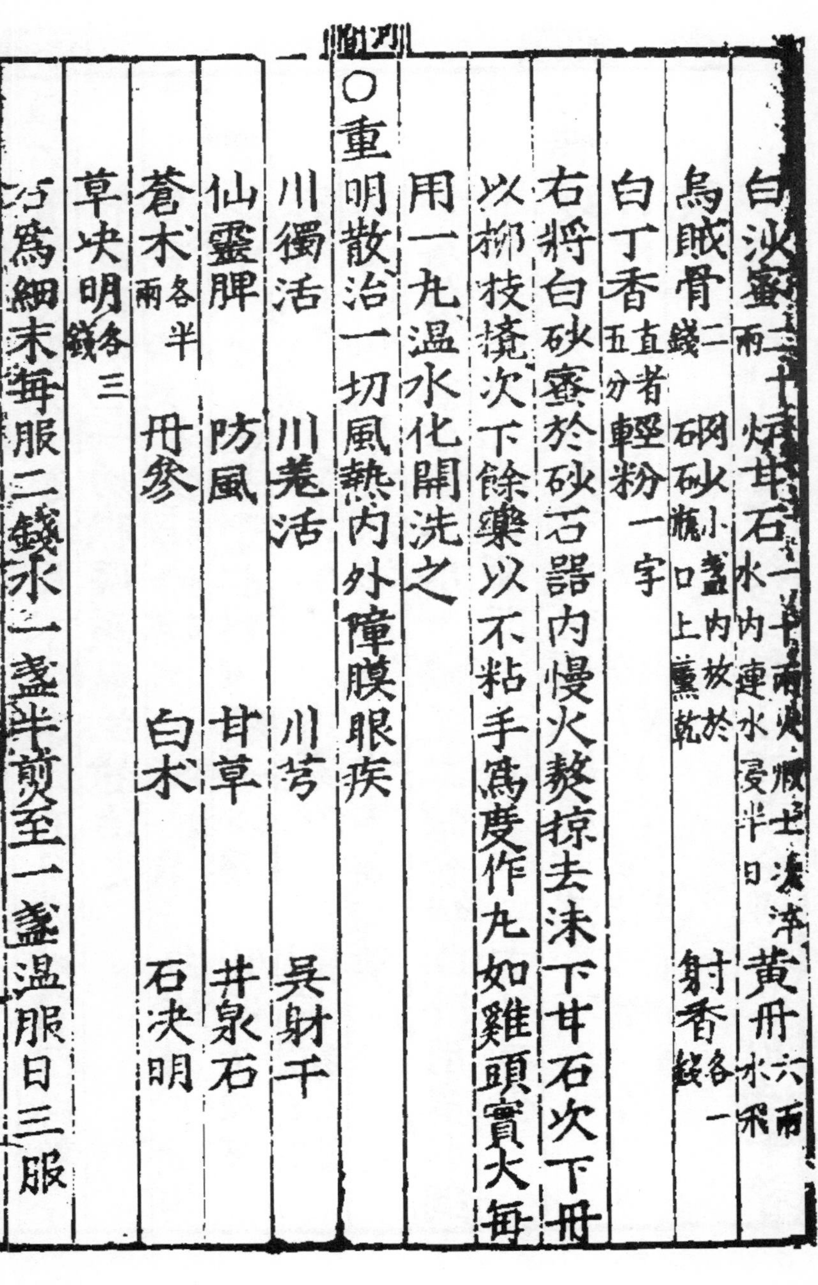

白沙蜜二十两 炉甘石十两火煅七次淬水内连水浸半日 黄丹六两水飞

乌贼骨二钱 硇砂小盏内放于瓶口上熏干 射香各一钱

白丁香直者五分 轻粉一字

右将白砂蜜于砂石器内慢火熬掠去沫下甘石次下丹以柳枝搅次下余药以不粘手为度作丸如鸡头实大每用一丸温水化开洗之

○重明散 治一切风热内外障膜眼疾

川独活 川羌活 川芎 吴射干

仙灵脾 防风 甘草 井泉石

苍术各半两 丹参 白术 石决明

草决明各三钱

右为细末每服二钱水一盏半煎至一盏温服日三服

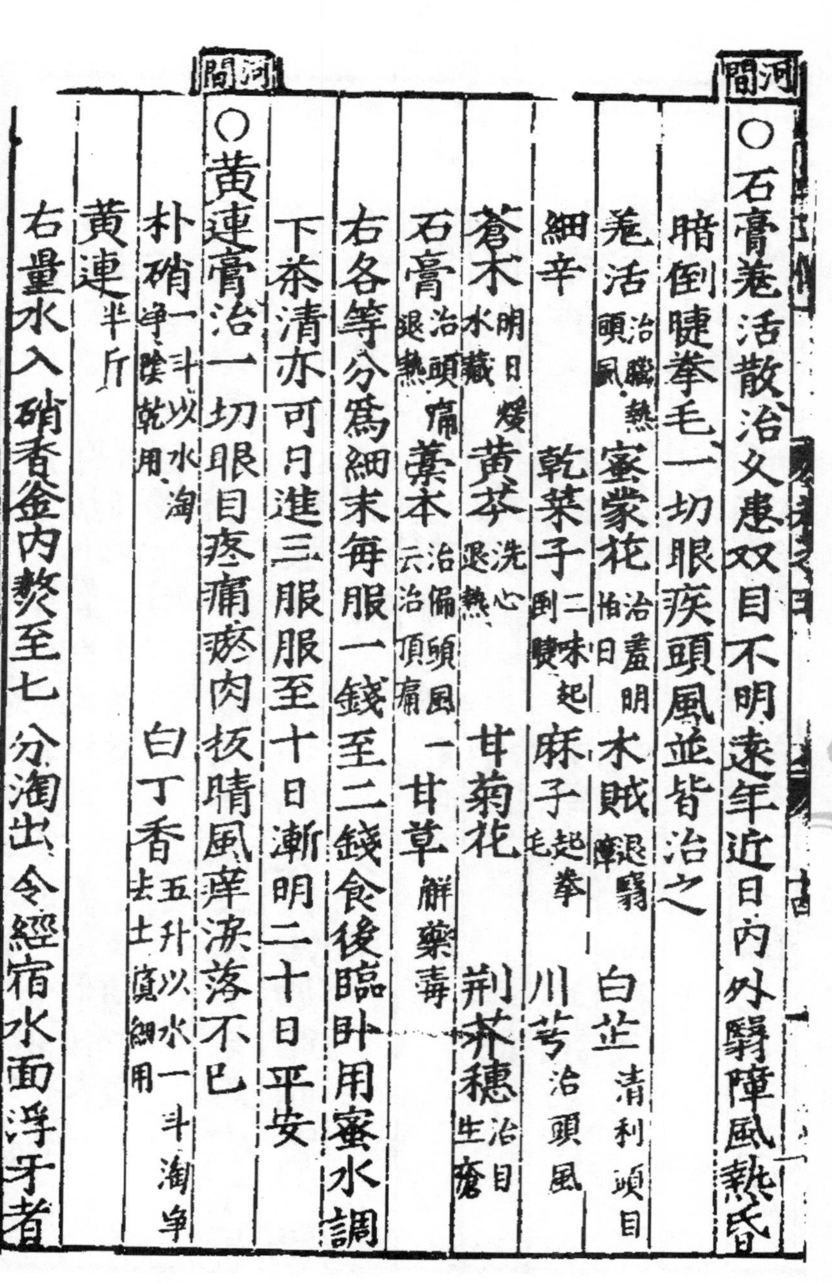

河間 ○石膏羌活散治久患双目不明遠年近日内外翳障風熱昏暗倒睫拳毛一切眼疾頭風並皆治之

羌活 治臟熱頭風　密蒙花 治羞明怕日　木賊 退翳障　白芷 清利頭目

細辛　乾菜子 二味起倒睫　麻子 起拳毛　川芎 治頭風

蒼朮 明目煖水臟　黄芩 洗心退熱　甘菊花　荊芥穗 治目生瘡

石膏 治頭痛退熱　藁本 治偏頭風一云治頂痛　甘草 解藥毒

右各等分爲細末每服一錢至二錢食後臨卧用蜜水調下茶清亦可日進三服服至十日漸明二十日平安

河間 ○黄連膏治一切眼目疼痛瘀肉扳睛風痒淚落不已

朴硝 一斤以水淘净陰乾用　白丁香 五升以水一斗淘净去土慮細用

黄連 半斤

右量水入硝香釜内熬至七分淘出令經宿水面浮牙者

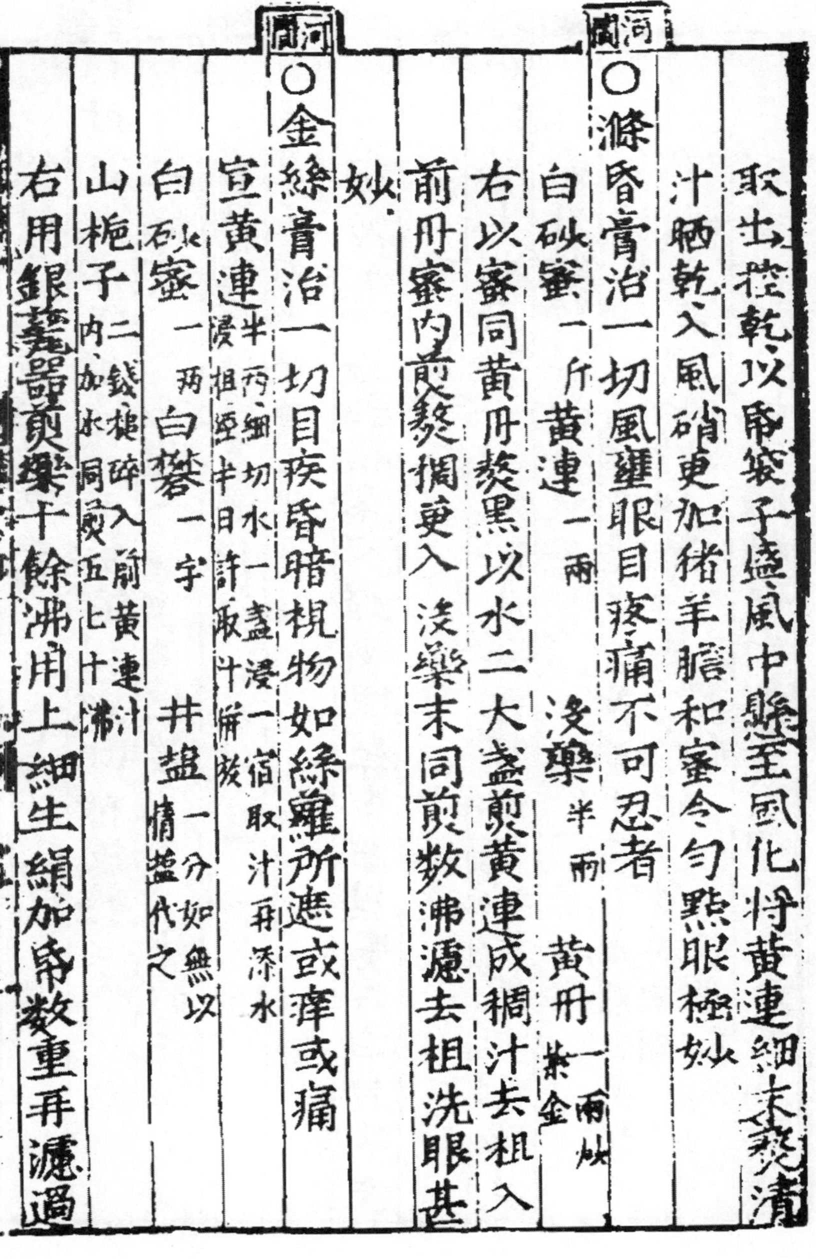

取出控乾以帛袋子盛風中懸至風化将黃連細末熬清汁晒乾入風硝更加豬羊膽和蜜令匀點眼極妙

河間〇滌昏膏 治一切風壅眼目疼痛不可忍者

白砂蜜一斤 黃連一兩 没藥半兩 黃丹一兩炒紫金

右以蜜同黃丹熬黑以水二大盞煎黃連成稠汁去柤入前丹蜜内煎熬稠更入没藥末同煎数沸濾去柤洗眼甚妙

河間〇金絲膏 治一切目疾昏暗視物如絲羅所遮或痒或痛

宣黃連半兩細切水一盞浸一宿取汁再添水浸柤熬半日許取汁併放

白砂蜜一兩 白礬一字 井鹽一分如無以情鹽代之

山梔子二錢槌碎入前黃連汁内加水同熬五七十沸

右用銀甆器煎藥十餘沸用上細生絹加帛数重再濾過

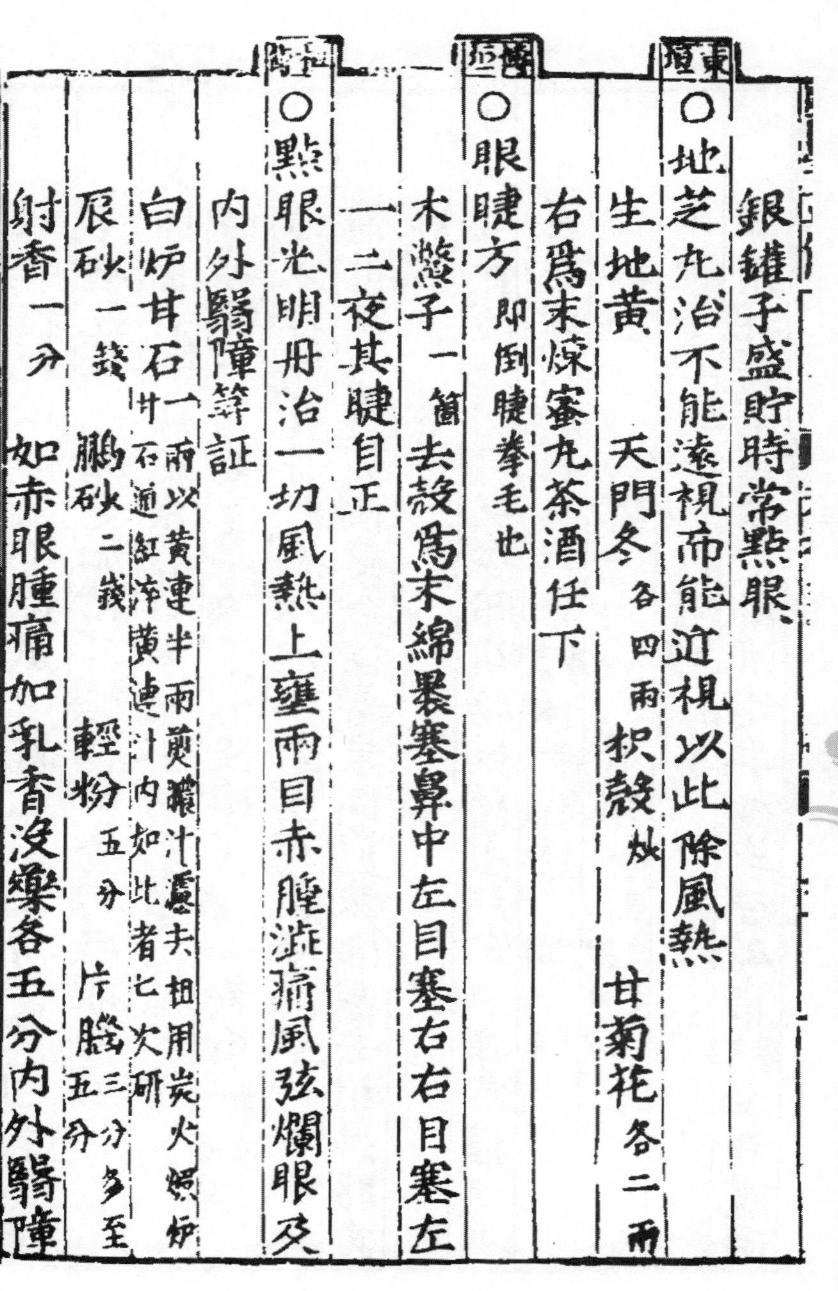

銀罐子盛貯時常點眼

○地芝丸治不能遠視而能近視以此除風熱

生地黄　天門冬各四兩　枳殼炒　甘菊花各二兩

右爲末煉蜜丸茶酒任下

○眼睫方即倒睫拳毛也

木鼈子一箇去殼爲末綿裹塞鼻中左目塞右右目塞左一二夜其睫自正

○點眼光明丹治一切風熱上壅兩目赤腫澁痛風弦爛眼及內外翳障等証

白炉甘石一兩以黄連半兩煎濃汁濾去柤用炭火煆炉甘石通紅淬黄連汁内如此者七次研

辰砂一錢　鵬砂二錢　輕粉五分　片腦三分多至五分

射香一分　如赤眼腫痛加乳香沒藥各五分內外翳障

加珎珠半錢鴨觜膽礬二分熊膽二分爛弦風眼加銅青半錢飛丹半錢或以諸藥揔合爲一以治諸般眼疾右各研爲極細末一處和勻再研一二日無聲銀罐盛貯蜜封口不可令泄氣點眼極妙

○丹溪活套云東垣謂目能遠視不能近視火盛而水虧也法當補腎六味地黄丸主之目能近視而不能遠視有水而無火也法當補心定志丸加茯苓主之又曰不能近視責服地黄丸不能遠視卧服定志丸是皆道手足少陰經也是以知不能近視者腎水虧火也不能遠視者心血不足也

凡目暴發赤腫宜用羌活防風柴胡白芷升麻酒制芩連甘草生地黄當歸身白睛紅少加白荳蔻又曰凡眼暴發赤腫須以防風黄芩爲君當歸生地黄黄連和血瀉

火藥爲臣使　凡目久痛或内障昏暗須以熟地黄當歸根爲君以羌活防風菊花荊芥穗生甘草之類爲佐使也

○祖傳經驗固本還睛丸　治遠年一切目疾内外翳膜遮睛風弦爛眼及老弱人目眵多糊迎風冷淚視物昏花等証悉皆治之

天門冬去皮心酒浸一宿另作爛如泥　麥門冬去心焙乾　生地黄酒浸焙勿犯鉄

熟地黄酒洗净再用甕蒸勿犯鉄已上各三兩　人參一兩半　白茯苓一兩半

乾山藥一兩半　枸杞子一兩半　川牛膝一兩酒洗　石斛一兩去芦酒洗

草决明一兩微炒　杏仁一兩去皮另研　甘菊花一兩用火盆焙　兎絲子一兩酒浸三宿另研焙乾

羊角一兩細剉取淨末八錢　烏犀角八錢剉細生用

五味子七錢焙乾　防風八錢去芦　甘草七錢炙　白蒺藜七錢杵去刺

黄連七錢去鬚　枳殼一兩麸黄色　川芎七錢　青葙子八錢微炒

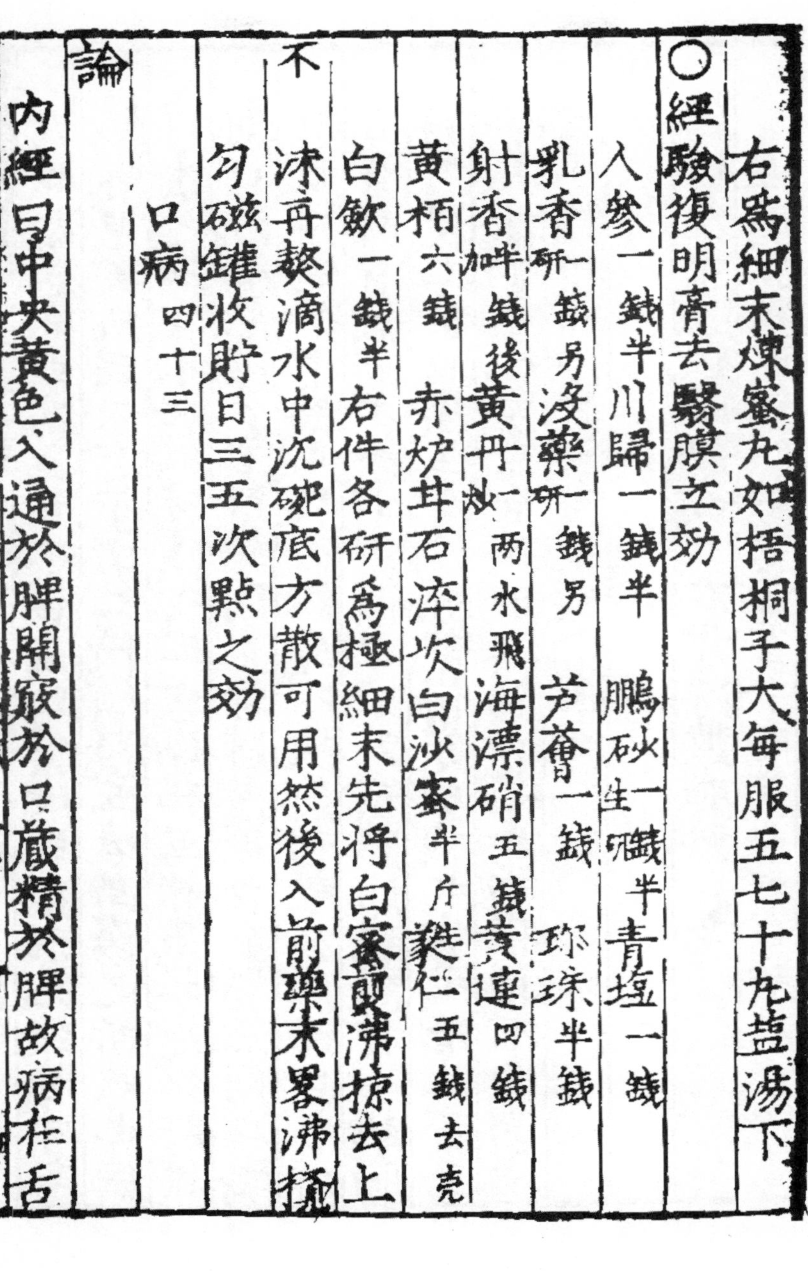
右為細末煉蜜丸如梧桐子大每服五七十丸茴湯下

〇經驗復明膏去翳膜立効

人參一錢半　川歸一錢半　鵬砂一錢半生研　青塩一錢

乳香一錢另研　没藥一錢另研　芦薈一錢　珎珠半錢

射香一錢另研　黄丹一两水飛　海漂硝五錢　黄連四錢

黄栢六錢　赤炉甘石淬七次　白沙蜜半斤　蕤仁五錢去殻

白歛一錢半　右件各研爲極細末先将白蜜煎沸掠去上

沫再熬滴水中沉碗底方散可用然後入前藥末略沸攪不

匀磁罐收貯日三五次點之効

口病四十三

論

内經曰中央黄色入通於脾開竅於口藏精於脾故病在舌

夫口之爲病或爲重舌木舌或爲糜爛生瘡或見酸苦甘辛鹹味原其所因未有不由七情煩擾五味過傷之所致也經曰陰之五宮本在五味陰之五宮傷在五味是也是以肝熱則口酸心熱則口苦脾熱則口甘肺熱則口辛腎熱則口鹹有口淡者知胃熱也外有謀慮不决肝移熱於膽而口苦者亦有脾胃氣弱木乘土位而口酸者或膀胱移熱於小腸膈腸不便上爲口糜生瘡潰爛則傷寒狐惑之証上脣生瘡重食其藏下脣生瘡重食其肝其爲口之爲病種種不同醫者宜各類推而治之無有不安者也

脉法

經曰左寸洪數心熱口苦　右寸浮數肺熱口辛

左關弦數而虛膽虛口苦甚洪而實肝熱口酸

河間

右關沉實脾胃有實熱口甘兼洪數者口瘡或爲重舌木

舌脉虛者中氣不足口瘡若服凉藥不愈宜理中湯

方法 丹溪方法 九三條

丹溪曰脾熱口甘三黃丸主之

三黃丸 熱治五勞七傷消渴不生肌肉

黃芩 春四 夏秋六 冬三兩　黃連 春四 夏五 秋三 冬二

大黃 春三 秋二 夏一 冬五兩　和

右三味煉蜜爲丸如梧桐子大每服五丸未知加至七丸

日三服一月病愈久服行及奔馬 愚按此方惟實熱者可用虛者勿用

○膽熱口苦謀慮不決所致小柴胡湯加麥門冬酸棗仁地骨

皮遠志煎服

○益膽湯治謀慮不決肝胆虛氣上溢則口苦証

黄芩去朽　甘草炙　人參各一錢　官桂半錢

苦參　茯神各三分　遠志取肉去骨七分

右細切作一服水一盞半煎至一盞去柤溫服

○柴胡地骨皮湯治膀胱移熱於小腸膈腸不便上爲口糜生瘡潰爛心胃壅熱水穀不化等証

柴胡去芦　地骨皮各等分

右細切每服五錢水一盞半煎至一盞食後溫服如病人大便實者加大黄朴硝以利之

○治口瘡用西瓜漿水徐徐飲之無瓜時以瓜皮燒灰付之

○又方細辛黄柏炒各等分爲末摻舌上吐涎乃愈

○又方用焰硝鵬砂含口勿開外以南星爲末醋調貼足心湧泉穴上神効

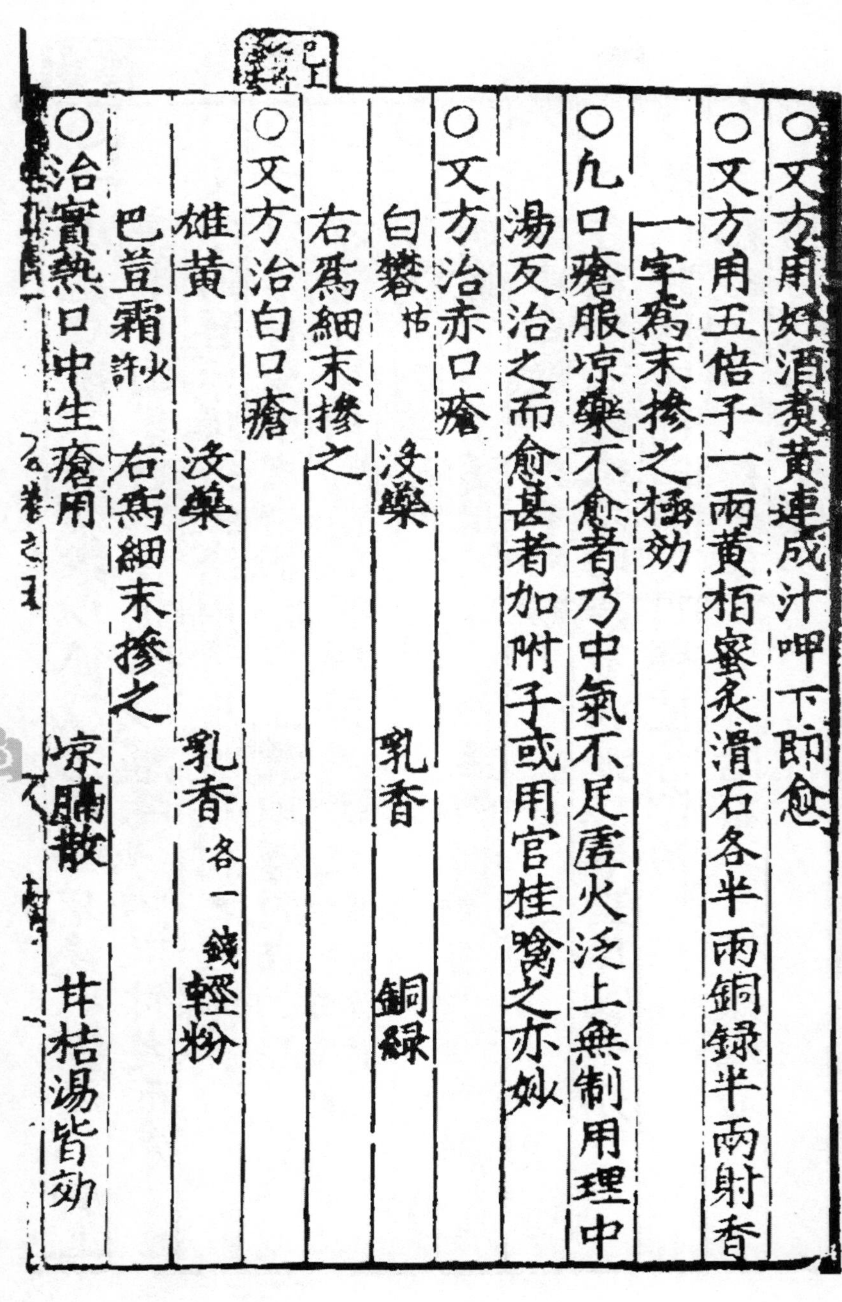

○又方用好酒煮黄連成汁呷下即愈

○又方用五倍子一兩黄柏蜜炙滑石各半兩銅録半兩射香一字為末摻之極效

○凡口瘡服凉藥不愈者乃中氣不足虚火泛上無制用理中湯反治之而愈甚者加附子或用官桂噙之亦妙

○又方治赤口瘡

白礬枯　没藥　乳香　銅緑

右為細末摻之

○又方治白口瘡

雄黄　没藥　乳香各一錢　輕粉

巴豈霜少許

右為細末摻之

○治實熱口中生瘡用凉膈散　甘桔湯皆效

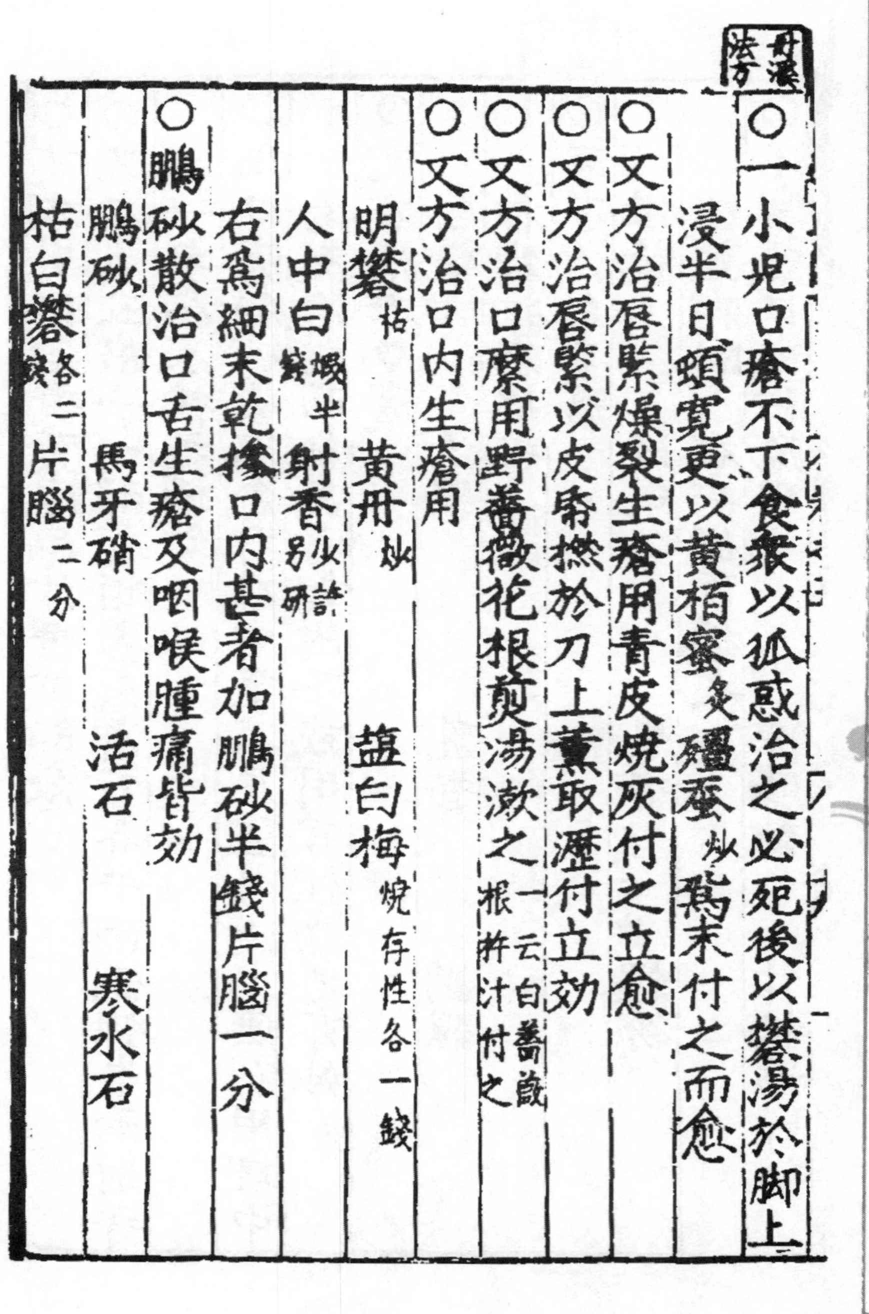

丹溪法方

○一小兒口瘡不下食衆以狐惑治之必死後以礬湯於脚上浸半日頓寛更以黄柏蜜炙殭蚕炒爲末付之而愈

○又方治唇緊燥裂生瘡用青皮燒灰付之立愈

○又方治唇緊以皮帋撚於刀上薰取瀝付立効

○又方治口糜用野薔薇花根煎湯漱之一云白薔薇根杵汁付之

○又方治口内生瘡用

明礬枯　黄丹炒　鹽白梅燒存性各一錢

人中白煅半錢　射香少許另研

右爲細末乾擦口内甚者加鵬砂半錢片腦一分

○鵬砂散治口舌生瘡及咽喉腫痛皆効

鵬砂　馬牙硝　活石　寒水石

枯白礬各二錢　片腦二分

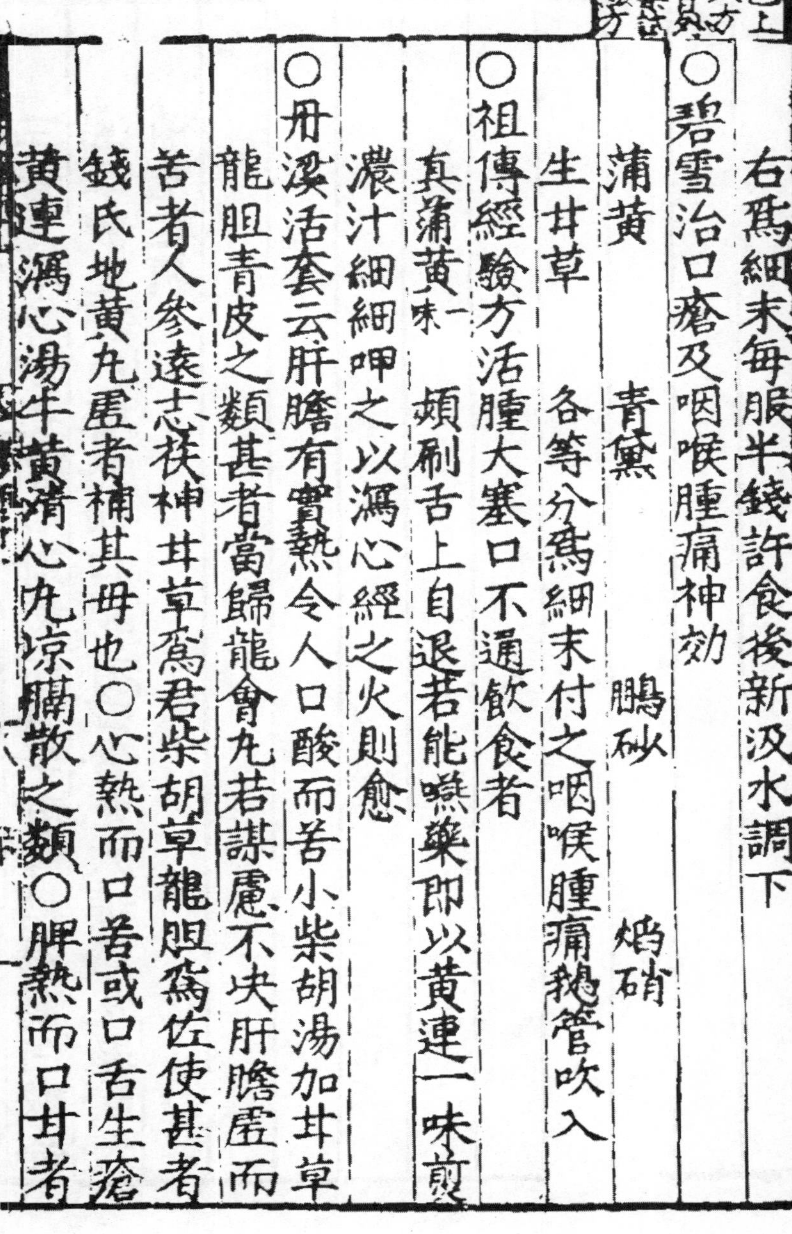

右爲細末每服半錢許食後新汲水調下　已上六方並見集驗方

○碧雪治口瘡及咽喉腫痛神効

蒲黃　青黛　鵬砂　焰硝

生甘草　各等分爲細末付之咽喉腫痛鵝管吹入

○祖傳經驗方活腫大塞口不通飲食者

真蒲黃一味　頻刷舌上自退若能嚥藥即以黃連一味煎濃汁細細呷之以瀉心經之火則愈

○丹溪活套云肝膽有實熱令人口酸而苦小柴胡湯加甘草龍胆青皮之類甚者當歸龍會丸若謀慮不决肝膽虛而苦者人參遠志茯神甘草爲君柴胡草龍胆爲佐使甚者錢氏地黃丸虛者補其母也○心熱而口苦或口舌生瘡黃連瀉心湯牛黃清心丸涼膈散之類○脾熱而口甘者

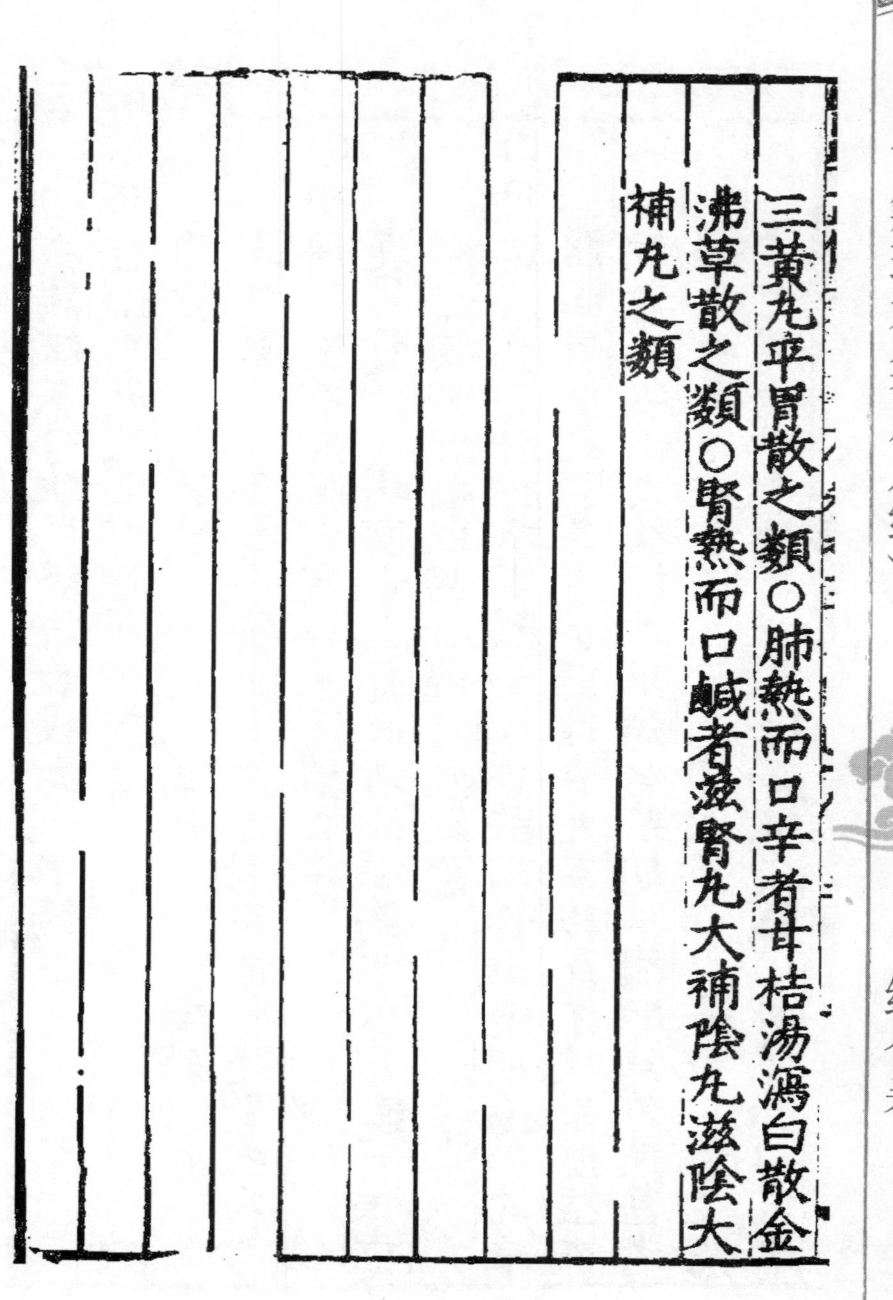
三黄丸平胃散之類○肺熱而口辛者甘桔湯瀉白散金沸草散之類○腎熱而口鹹者滋腎丸大補陰丸滋陰大補丸之類

喉痺 四十四

論

内經曰一陰一陽結謂之喉痺王註謂一陰即厥陰肝與胞絡是也一陽即少陽膽與三焦是也四經皆有相火存焉子和曰膽與三焦尋火治肝和胞絡都無異東垣曰火與元氣不兩立一勝則一負蓋元氣一虧則相火隨起而喉痺等累病作矣夫喉之爲會厭者經謂之吸門是也以其司呼吸主升降爲人身緊關之橐籥門戶也若夫卒然腫痛水漿不入言語不通死在須臾誠可驚駭其會厭之兩傍腫者俗謂之雙乳蛾易治會厭之一邊腫者俗謂之單乳蛾難治古方通謂之喉痺皆相火之所衝逆耳經曰一水不能勝二火又曰一水不能勝五火甚言其真水之易虧而相火之易動也如

大怒則火起於肝房勞則火起于腎飲食失節則火起于脾胃之類是故知火者痰之本痰者火之標火性急速故病發則暴悍治之之法必先大瀉其痰或以鈹鍼⑦刺其腫處此急則治標之法也用藥者必須以內經從治之法而以桔梗甘草玄參升麻防風羌活荊芥人參白术茯苓之類少加乾姜附子等藥爲嚮道徐徐頻與不可頓服此爲治之大法也切不可驟服寒凉之藥非徒無益而且促其死耳俗人未諳此理而峻用苓連梔栢之類而正治之又甚者雜進以大寒草藥頻與頻服但覺腫勢稍退語言畧通而醫者病者皆爲獲效而喜殊不知上熱未除中寒復生其毒氣乘虛而入腹漸而至於發喘不休不可治矣良可嘆哉外有天行一種名曰大頭病俗呼爲捏頸瘟其証甚爲凶惡染此者十死八九宜

推運氣治之冷法亦不甚相遠也東垣普濟消毒飲子甚妙實爲百發百中之劑學者再宜詳究而擴充之務活人於斯世也幸甚

脉法

兩寸脉浮洪而溢者喉痹也　脉微而伏者死

方法

丹溪方法凡十一條　重者

丹溪曰喉痹多屬痰宜用吐法或只以桐油灯脚用鵝翎探吐之病輕者新取園中李實根噙之更研水於項上付之 盧氏曰按本草蠡實根即馬藺草根也能治喉痹此方多有之比又曰園中李實根未知孰是

○纏喉風屬痰熱亦宜吐之

○又方用遠志去心爲末水調付項上

○又方用燈心草燒灰吹入喉中

○一方治咽喉痛腫

荊芥穗　當歸身　桔梗　甘草各等分

右細切水煎放温歎而服之有熱加黄芩枳殼宜刺少商出血立愈

○又方治喉乾燥痛用四物湯加桔梗荊芥黄栢知母立已

○又方治喉瘡痛者多屬虛火遊行無制用人參黄栢蜜炙荊芥　虛火用人參竹瀝血虛用四物加竹瀝

○又方治黄撩郎根俗名倒摘刺入好酒少許研汁滴入喉中愈

○又方以灯籠草炒焦為末酒調付喉中

瀉實熱火黄連荊芥薄荷硝石為末姜汁蜜調噙化

○喉舌之疾皆屬火熱雖有數種之名輕重之異乃火之微甚故也微而輕者可以緩治甚而急者惟用砭針刺血最為上

東垣

藥

○通關飲治喉痺腫痛不能語言者但可進藥無不愈者此從治之法也一方有黍粘子無白朮茯苓乾姜附子名利膈湯治一切咽喉生瘡腫痛

人參　白朮　茯苓各一錢　炙甘草一錢半

桔梗去芦二錢　防風去芦七分　荊芥半錢　薄荷半錢

乾姜炮半錢　或加附子炮半錢

右細切作一服水二盞煎七分徐徐與之

東垣

○又方治喉痺用鴨嘴膽礬三分或半錢吹入喉中吐痰愈

東垣

○普濟消毒飲子治天行喉痛等証正方見瘟疫門

○桔梗湯治咽喉微覺腫痛声破難語

當歸身　馬勃各一錢　白殭蚕炒　黃芩各三分

麻黃去節五分　桔梗去芦　甘草炙各一錢　桂枝少許

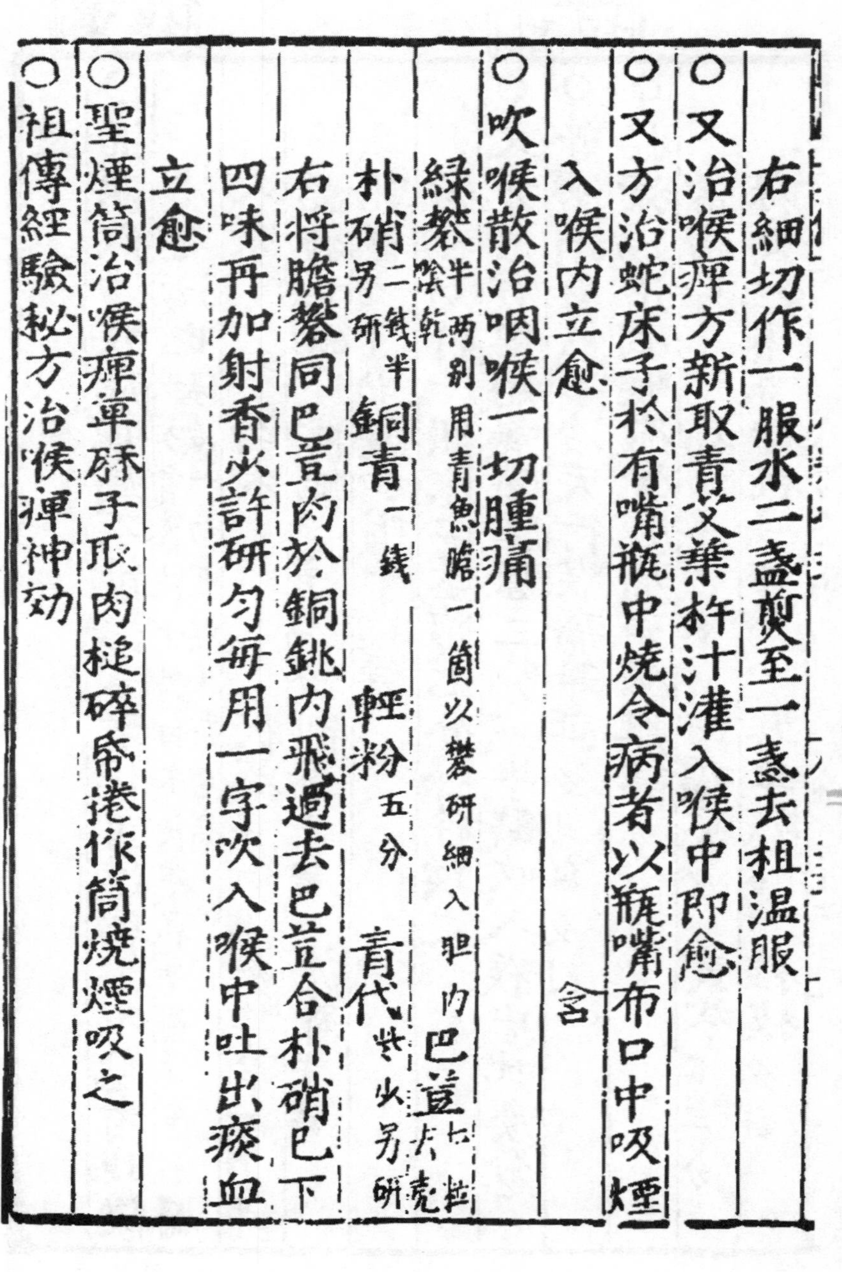

右細切作一服水二盞煎至一盞去柤温服

○又治喉痺方新取青艾葉杵汁灌入喉中即愈

○又方治蛇床子於有嘴瓶中燒令病者以瓶嘴布口中吸煙入喉内立愈

含

○吹喉散治咽喉一切腫痛

緑礬半兩剔用青魚膽一箇以礬研細入胆内陰乾　巴荳七粒去殼

朴硝二錢半另研　銅青一錢　輕粉五分　青代些少另研

右将膽礬同巴荳肉於銅銚内飛過去巴荳合朴硝巴下四味再加射香少許研匀每用一字吹入喉中吐出痰血立愈

○聖煙筒治喉痺草麻子取肉槌碎帋捲作筒燒煙吸之

○祖傳經驗秘方治喉痺神効

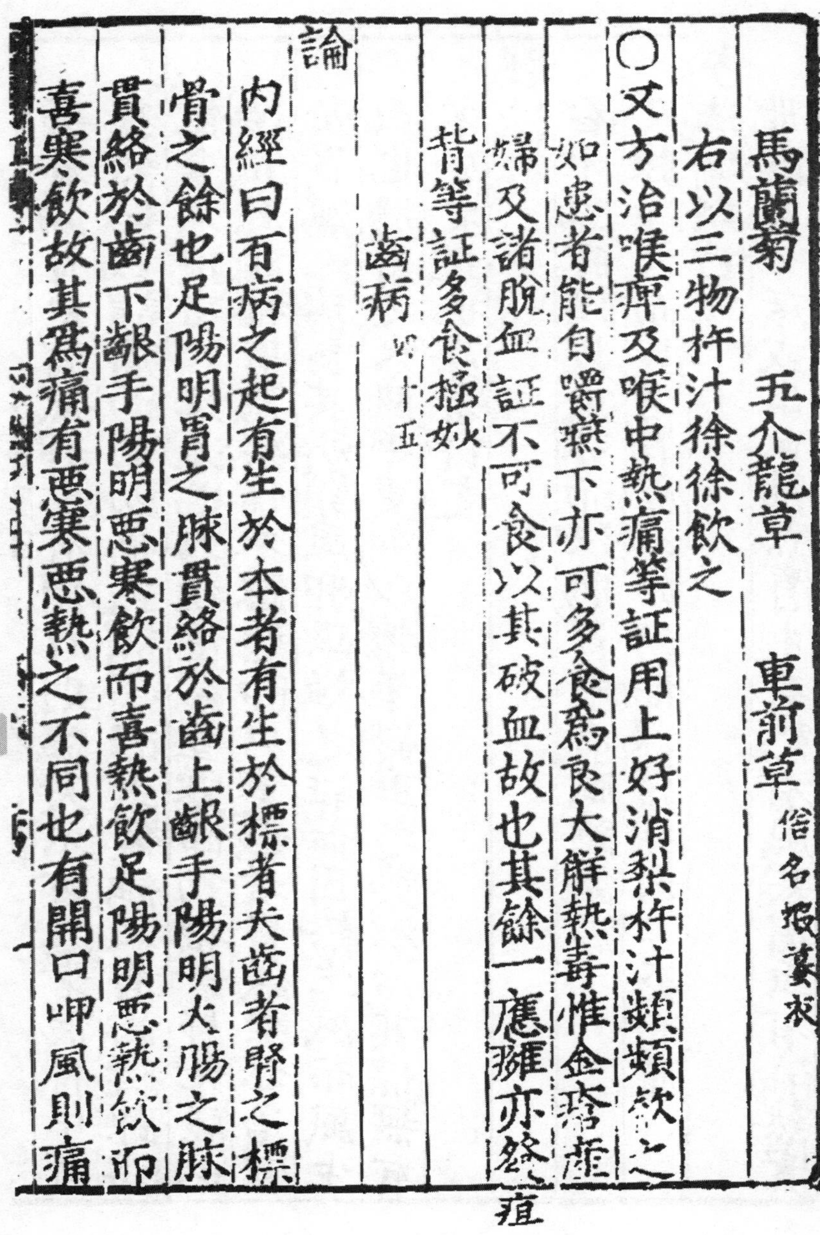

馬蘭菊　五介龍草　車前草俗名蝦蟇衣

右以三物杵汁徐徐飲之

〇又方治喉痺及喉中熱痛等証用上好消梨杵汁頻頻飲之一如患者能自嚼嚥下亦可多食爲良大解熱毒惟金瘡産婦及諸脫血証不可食以其破血故也其餘一應癰亦終疽背等証多食極效

齒病　四十五

論

内經曰百病之起有生於本者有生於標者夫齒者腎之標骨之餘也足陽明胃之脉貫絡於齒上齦手陽明大腸之脉貫絡於齒下齦手陽明惡寒飲而喜熱飲足陽明惡熱飲而喜寒飲故其爲痛有惡寒惡熱之不同也有開口呷風則痛

甚者腸胃中有風邪也有開口則穢臭不可近者腸胃中有積熱也或謂痛而齒動摇或謂痛而虫侵蝕又有齒縫疎豁飲食不便者比比是也大抵齒齦宣露而動摇者腎元虛也治宜滋陰補腎爲要憎寒惡熱而口臭穢者胃氣熱也治宜安胃瀉火爲良其所謂風邪虫蝕之証蓋因熱生風而風生虫也腸胃之火既平更加以擦牙殺虫之藥以治其標無有不安之理也學者詳之

脉法

右寸關脉洪數或弦而洪腸胃中有風熱齒痛

尺脉洪大而虛者腎虛主齒動摇疎豁相火上炎而痛

方法丹溪方法九二條

丹溪曰牙疼或出血屬熱胃中有熱有風寒有虫有濕熱實

熱腫痛調胃承氣加黃連又用升麻白芷防風荊芥荳蔻甘草桔梗之類外用梧桐淚射香擦之

○灸法上牙痛灸足三里二穴在足陽明經膝下三寸箭骨外大筋內陷中灸七七壯下牙痛灸手三間二穴在手大指次指本節後內側陷中手陽明大腸經灸七壯

○治蛀牙痛用韭菜子以黃蠟包之外以瓦片燒紅將韭子蠟丸置爲其上又紙糊一紙袋如巨螺樣上以小竹管爲袋嘴將袋覆於蠟丸上以竹管挂於齒竅中接煙薰之其蛀即死而愈

○治走馬牙疳方其效如神

乾姜　南棗各燒存性　枯白礬

右件各等分爲末付之即愈

○小兒走馬牙疳床一齊腐爛即死此方神効

婦人尿桶中白垢火煅一錢入銅綠三分射香一分半付之立愈

東垣 ○射香散治熱多寒少牙齦露肉脫血出齒動欲落疼痛妨食忤寒少忤熱多

熟地黄二分 益智仁二分半 當歸身 生地黄

麻黄根 酒漢防已 人參各半錢 升麻一錢

草荳蔻 黄連各一錢半 羊脛骨灰二錢 射香少許

右爲末先用溫水漱口淨擦之

東垣 ○草荳蔻散治寒多熱少牙齒疼痛

細辛葉 防風各二分 羊脛骨灰 熟地黄各半錢

當歸六分 草荳蔻 黄連各一錢三分 升麻二錢半

右爲細末如前法擦之

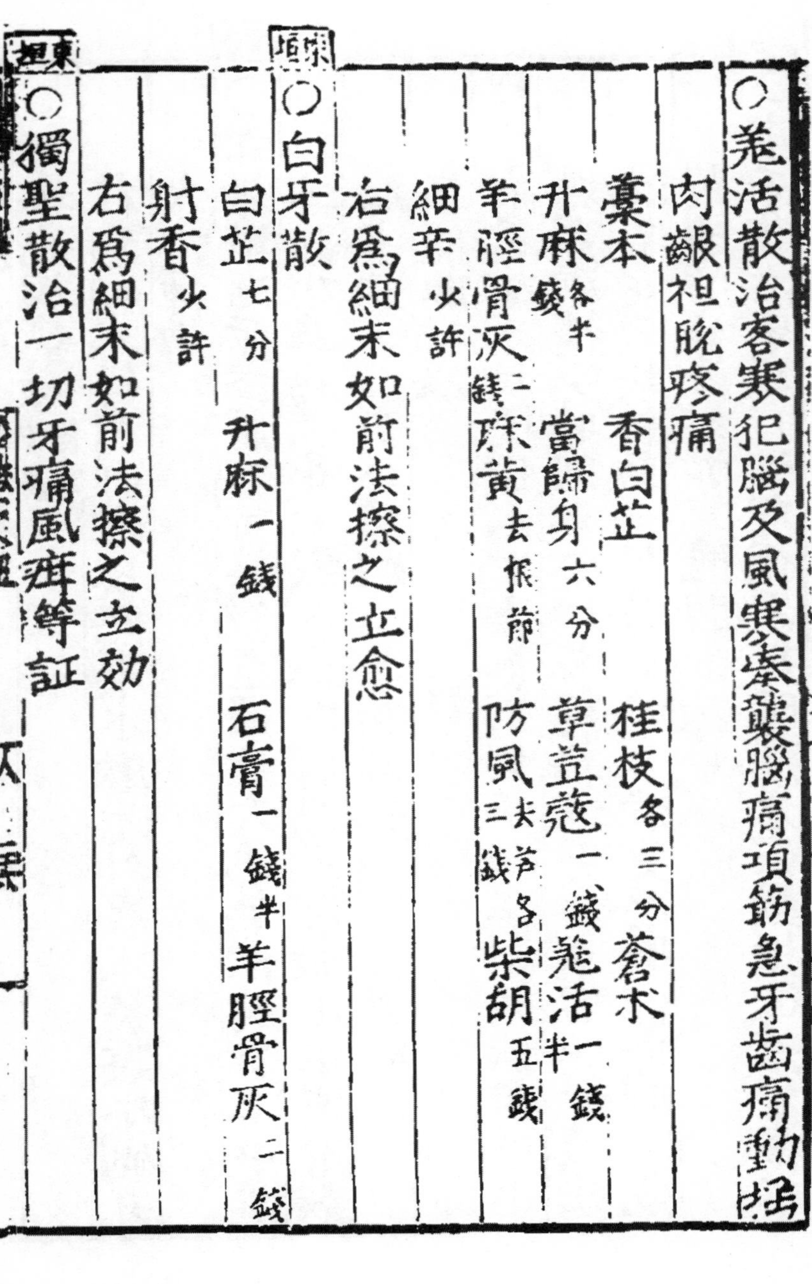

東垣

○羌活散　治客寒犯腦及風寒襲腦痛項筋急牙齒痛動搖肉齦袒脫疼痛

藁本　香白芷　桂枝各三分　蒼朮　升麻各半錢　當歸身六分　草豆蔻一錢　羌活一錢半　羊脛骨灰二錢　麻黃去根節　防風去芦各三錢　柴胡五錢　細辛少許

右為細末，如前法擦之立愈。

東垣

○白牙散

白芷七分　升麻一錢　石膏一錢半　羊脛骨灰二錢　射香少許

右為細末，如前法擦之立効。

○獨聖散　治一切牙痛風疳等証

北地蒺藜（不拘多少陰乾）

右爲細末每用刷牙以熱漿水漱牙外塵末熱漿水刷牙大有神効

（東垣）○立効散治牙齒痛不可忍微惡寒飲大惡熱飲其脉上中下三部陰盛陽虛是五藏内盛六府陽道脉微小小便滑數

細辛（三分）　炙甘草（半錢）　升麻（七分）　防風（一錢）

草龍胆（酒洗三錢）

右爲細末作壹服水一盞煎至七分去柤以匙抄在口中煠痛處待少時則止○如多惡熱飲更加草龍胆一錢此法不定隨寒熱多少臨時加減　若更惡風作痛加荳蔻黄連各五分勿加草龍胆

（東垣）○牢牙散治牙齦肉綻有根牙疳腫痛牙齒動搖欲落牙齒不

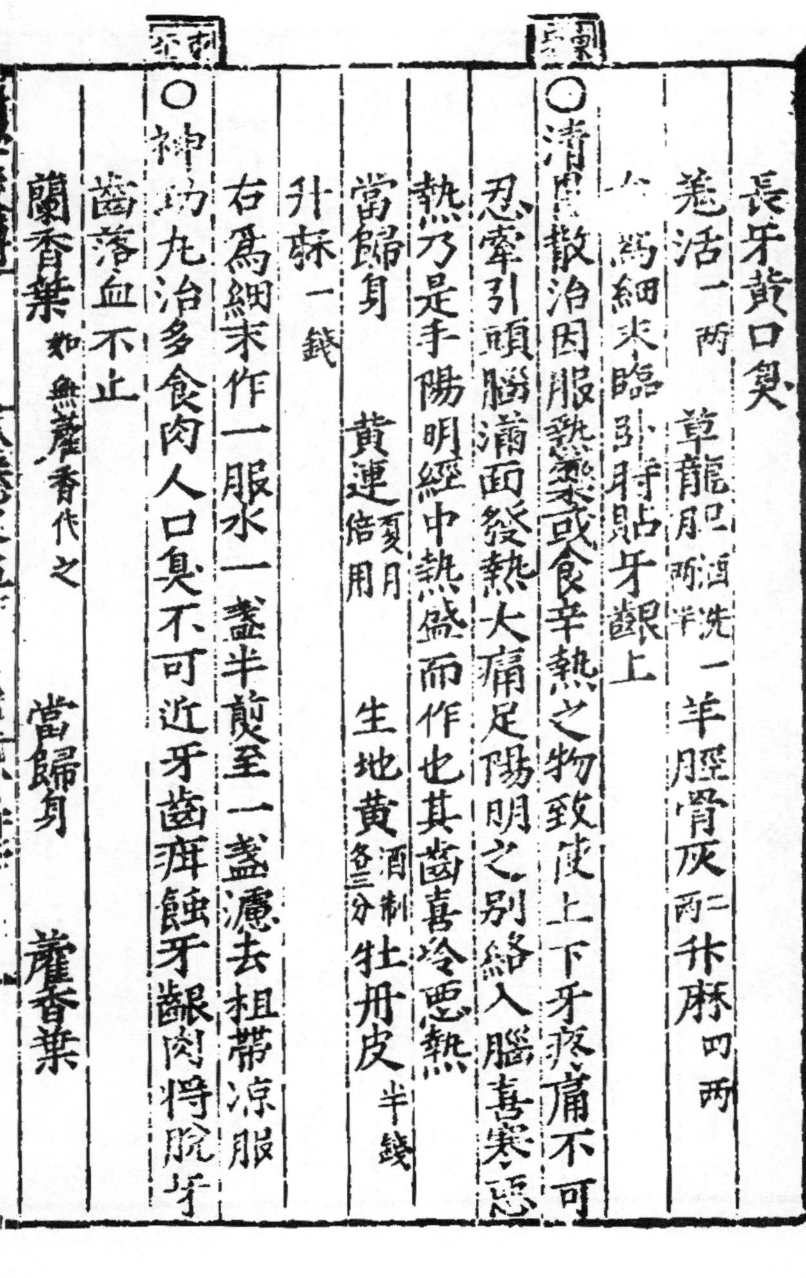

長牙黃口臭

羌活一兩　草龍膽一兩半酒洗　羊脛骨灰二兩　升麻四兩

右為細末，臨卧時貼牙齦上。

○清胃散　治因服熱藥或食辛熱之物，致使上下牙疼痛不可忍，牽引頭腦滿面發熱大痛。足陽明之別絡入腦，喜寒惡熱，乃是手陽明經中熱盛而作也。其齒喜冷惡熱。

當歸身　黃連夏月倍用　生地黃酒制　牡丹皮半錢

升麻一錢

右為細末，作一服，水一盞半，煎至一盞，濾去柤，帶涼服。

○神功丸　治多食肉人口臭不可近，牙齒疳蝕，牙齦肉將脫，牙

齒落血不止。

蘭香葉如無，藿香代之　當歸身　藿香葉

木香各一錢 升麻二錢 生地黃酒洗 甘草生各三錢分

黃連酒洗 縮砂仁炒各五

右共爲細末湯浸蒸餅爲丸如菉荳大每服一百丸或加至二百丸止白湯下食遠服○此藥兼治血痢及血崩及血下不止血下褐色或紫色或黑色及腸澼下血空心服米湯下其脉洪大而緩者及治麻木血氣上衝逆氣上行妄聞妄見者皆効

○祖傳經驗秘方治胃有實熱齒痛或上引痛尤甚者用涼膈散以大黃酒蒸爲君加知母石膏升麻爲佐頻頻含嚥即愈

○又方治胃熱齒痛口臭穢不可近者用大黃荊條一二十斤於火上烹瀝入姜汁六分之一時時含嚥甚効

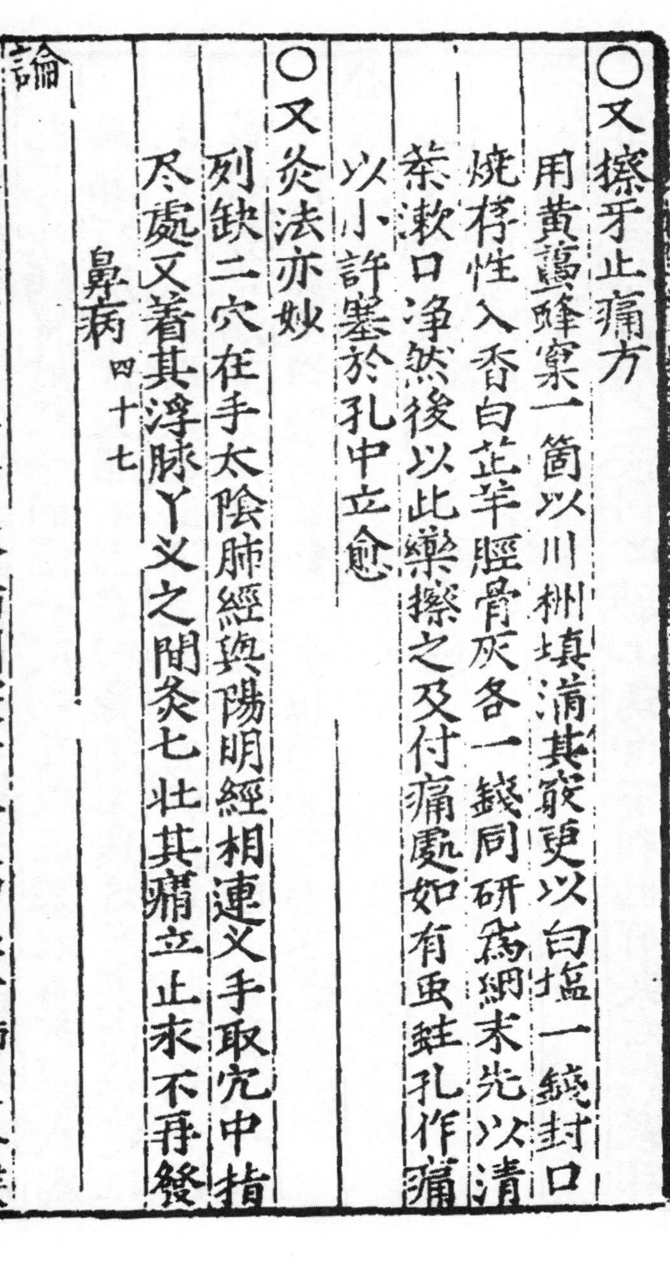

○又擦牙止痛方

用黃蠭蜂窠一箇以川椒填滿其竅更以白塩一錢封口燒存性入香白芷羊脛骨灰各一錢同研爲細末先以清茶漱口淨然後以此藥擦之及付痛處如有虫蛀孔作痛以小許塞於孔中立愈

○又灸法亦妙

列缺二穴在手太陰肺經與陽明經相連叉手取穴中指尽處又着其浮脉丫叉之間灸七壯其痛立止永不再發

鼻病 四十七

論

内經曰西方白色入通於肺開竅于鼻又曰鼻者肺之外候

丹溪曰肺之爲臟其位高其體脆性悪寒又悪熱是故好飲

熱酒者始則傷于肺藏鬱熱久則見於外而爲鼻齄準赤之⑨候得熱愈紅得寒則黑此謂熱極是水之象亢則害承迺制也其或觸冒風寒始則傷于皮毛而成鼻塞不通之候或爲濁涕或流清汁久而不已名曰鼻淵此爲外寒束内熱之証也原病式曰肺熱則出涕是也又有膽移熱於腦則爲辛頞鼻淵鼻中濁涕如湧泉不滲而下久而不已則爲鼻衊衄血瘜肉鼻癰等証醫者宜各以類推而治之無忽也

脉法

右寸脉浮洪而數爲鼻衄鼻齄

左寸脉浮緩爲傷風鼻塞鼻流清涕

方法十一條（用藥方法）

丹溪曰鼻爲肺之竅因心肺上病而不利也有寒有熱寒邪

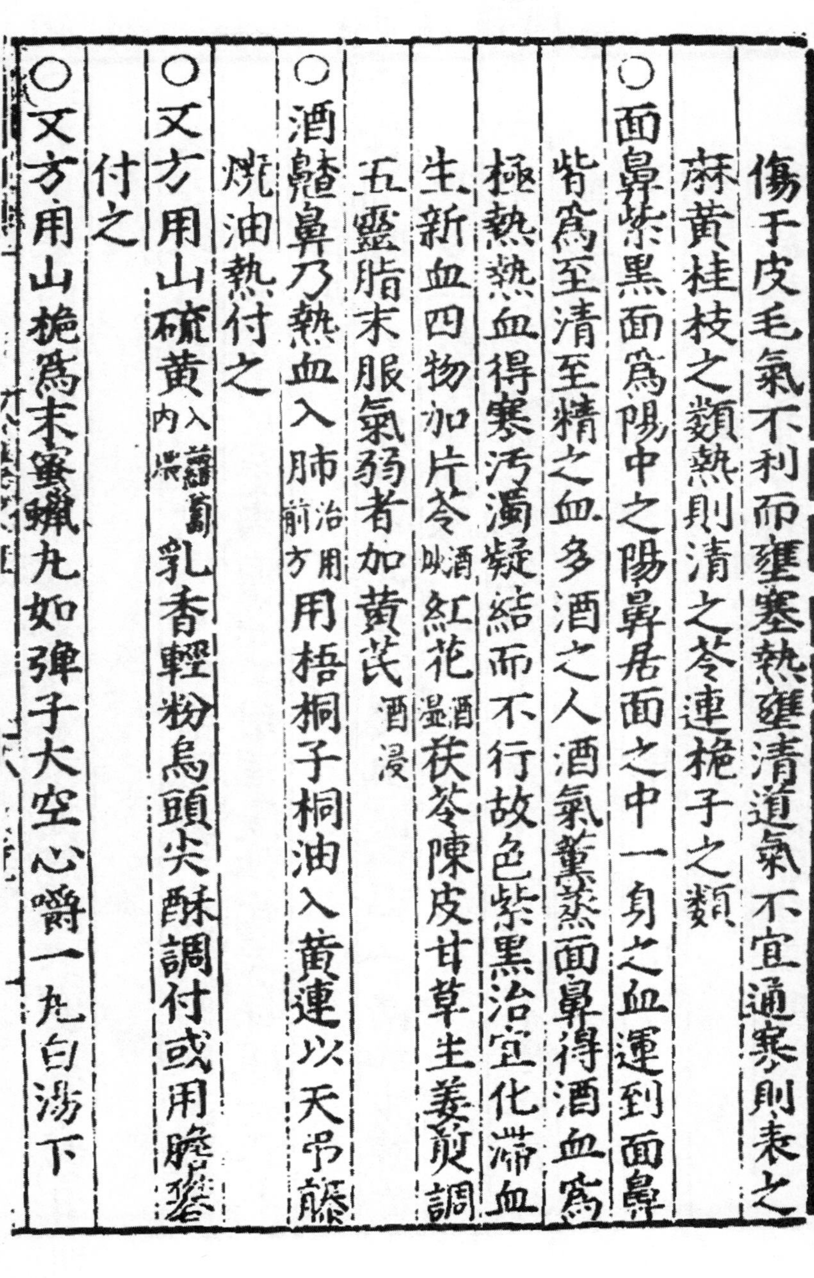

傷于皮毛氣不利而壅塞熱壅清道氣不宜通寒則表之麻黃桂枝之類熱則清之芩連梔子之類

○面鼻紫黑面爲陽中之陽鼻居面之中一身之血運到面鼻皆爲至清至精之血多酒之人酒氣薰蒸面鼻得酒血爲極熱熱血得寒汚濁凝結而不行故色紫黑治宜化滞血生新血四物加片芩(酒炒)紅花(酒湿)茯苓陳皮甘草生姜煎調五靈脂末服氣弱者加黃芪(酒浸)

○酒皶鼻乃熱血入肺(治用前方)用梧桐子桐油入黃連以天吊藤燒油熱付之

○又方用山硫黃(入蘿蔔内煨)乳香輕粉烏頭尖酥調付或用膽礬付之

○又方用山梔爲末蜜蠟丸如彈子大空心嚼一丸白湯下

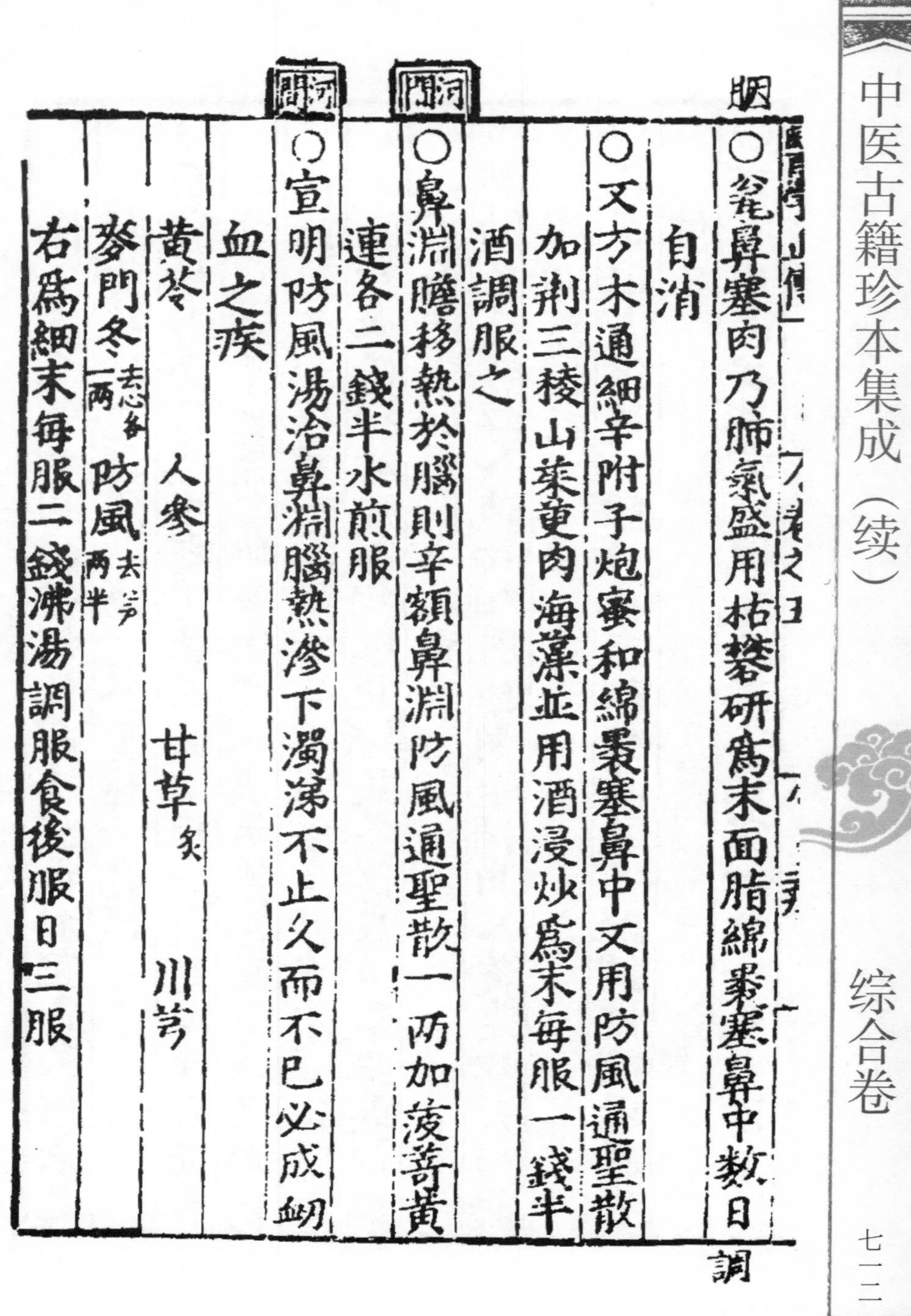

咽

○齆鼻塞肉乃肺氣盛用枯礬研爲末面脂綿裹塞鼻中數日

調

自消

○又方木通細辛附子炮蜜和綿裹塞鼻中又用防風通聖散

加荊三稜山茱萸肉海藻並用酒浸炒爲末每服一錢半

酒調服之

河間　○鼻淵膽移熱於腦則辛頞鼻淵防風通聖散一兩加薄荷黃

連各二錢半水煎服

河間　○宣明防風湯治鼻淵腦熱滲下濁涕不止久而不已必成衄

血之疾

黄芩　人參　甘草炙　川芎

麥門冬去心各一兩　防風去蘆兩半

右爲細末每服二錢沸湯調服食後服日三服

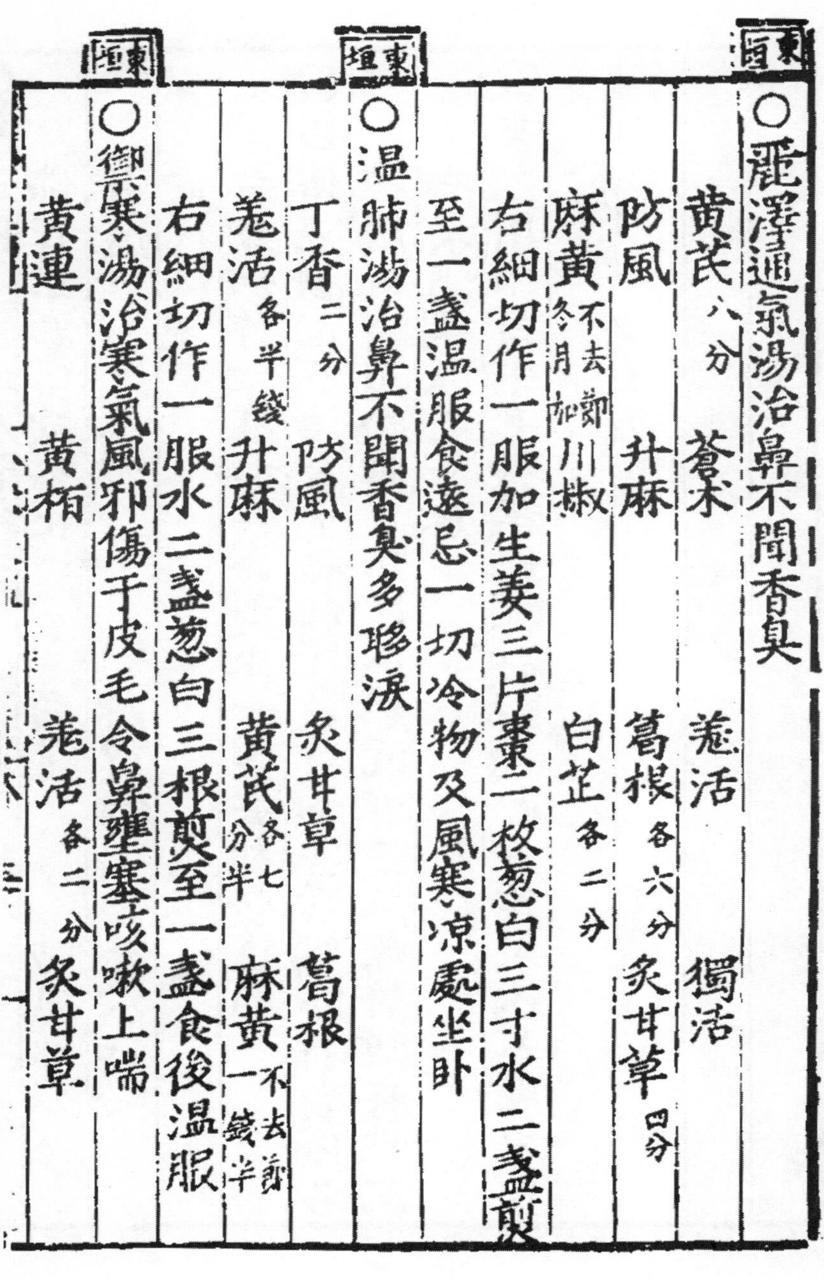

東垣 ○麗澤通氣湯治鼻不聞香臭

黃芪八分　蒼朮　羌活　獨活

防風　升麻　葛根各六分　炙甘草四分

麻黃不去節冬月加　川椒　白芷各二分

右細切作一服加生姜三片棗二枚葱白三寸水二盞煎至一盞溫服食遠忌一切冷物及風寒涼處坐卧

東垣 ○溫肺湯治鼻不聞香臭多眵淚

丁香二分　防風　炙甘草　葛根

羌活各半錢　升麻　黃芪各七分半　麻黃不去節一錢半

右細切作一服水二盞葱白三根煎至一盞食後溫服

東垣 ○禦寒湯治寒氣風邪傷于皮毛令鼻壅塞咳嗽上喘

黃連　黃柏　羌活各二分　炙甘草

佛耳草　款冬花　白芷　防風各三分

升麻　人參　陳皮各半錢　蒼朮七分

黄芪一錢

右細切作一服水二盞煎至一盞去柤食後服

○祖傳經驗秘方治鼻中時時流臭黄水甚者腦亦時痛俗名控腦砂有蟲食腦中用絲瓜藤近根三五尺許燒存性爲細末酒調服之即愈

○又方用治白牛毛根葉如白楊木葉香辣者是焙乾爲末吹入鼻中立愈

血証 四十七

論

内經曰大怒則形氣絶而血菀於上又曰怒則氣逆甚則吐血又曰陽明厥逆喘欬身熱善驚衄吐血又曰濕淫汗出為鼽[10]衄又曰脾移熱于肝則為驚衄胞移熱于膀胱則癃而溺血又曰結陰者便血一升再結二升三結三升又曰卧則血歸肝肝受血而能視（一云目得血而能視此云肝者蓋目為肝之外候）足受血而能步掌受血而能握指受血而能攝又曰心出血肝納血肺出氣腎納氣夫人身之氣血者精性之所依附並行不悖循環無端經曰一息不運則機緘窮一毫不續則穹壤判若夫暴喜傷心則氣緩而心不出血故肝無所受或暴怒傷肝則氣逆而肝不納血故其血無所歸又善房勞過度

以致陰火沸騰血從火起故錯經而妄行也是以從肺而上溢于鼻者曰衄血從胃而上溢于口者曰嘔血夫所謂咯血唾血者出于腎也咳血嗽血者出于肺也又有痰帶血絲出者或從腎或從肺來也其血出于小便者曰溺血曰血淋出于大便者曰腸風痔血糞前來者曰近血糞後來者曰遠血流結于腸胃之間而成積者曰血瘕血蠛大抵血從下流者為順易治血從上溢者為逆難治丹溪曰口鼻出血皆是陽盛陰虛有升無降血隨氣上越出上竅法當補陰抑陽氣降則血歸經又曰諸見血為熱証正經所謂知其要者一言而終不知其要者流散無窮此之謂也

脉法

內經曰脉來如懸鈎為衄血常脉脉至而搏血衄身熱者死

腸澼下膿血脉弦絕則死滑大則生血溫身熱者死

脉經曰脉得諸澁濡弱爲亡血　脉來輕輕在肌肉尺中自浮目睛暈黃衄血未止

太陽脉大而浮必衄吐血　病人面無血色無寒熱脉沉弦者衄也

脉浮弱手按之絕者下血煩欬者必吐血

脉極虛芤遲爲清穀亡血失精

脉芤爲失血　濇爲少血　脉弦而緊脇痛肝藏傷主有瘀血　吐血唾血脉滑小弱者生實大者死

唾血脉堅强者死滑濡者生

方法（丹溪方法凡二十七條）

丹溪曰口鼻血出皆是陽盛陰虛有升無降血隨氣上越出

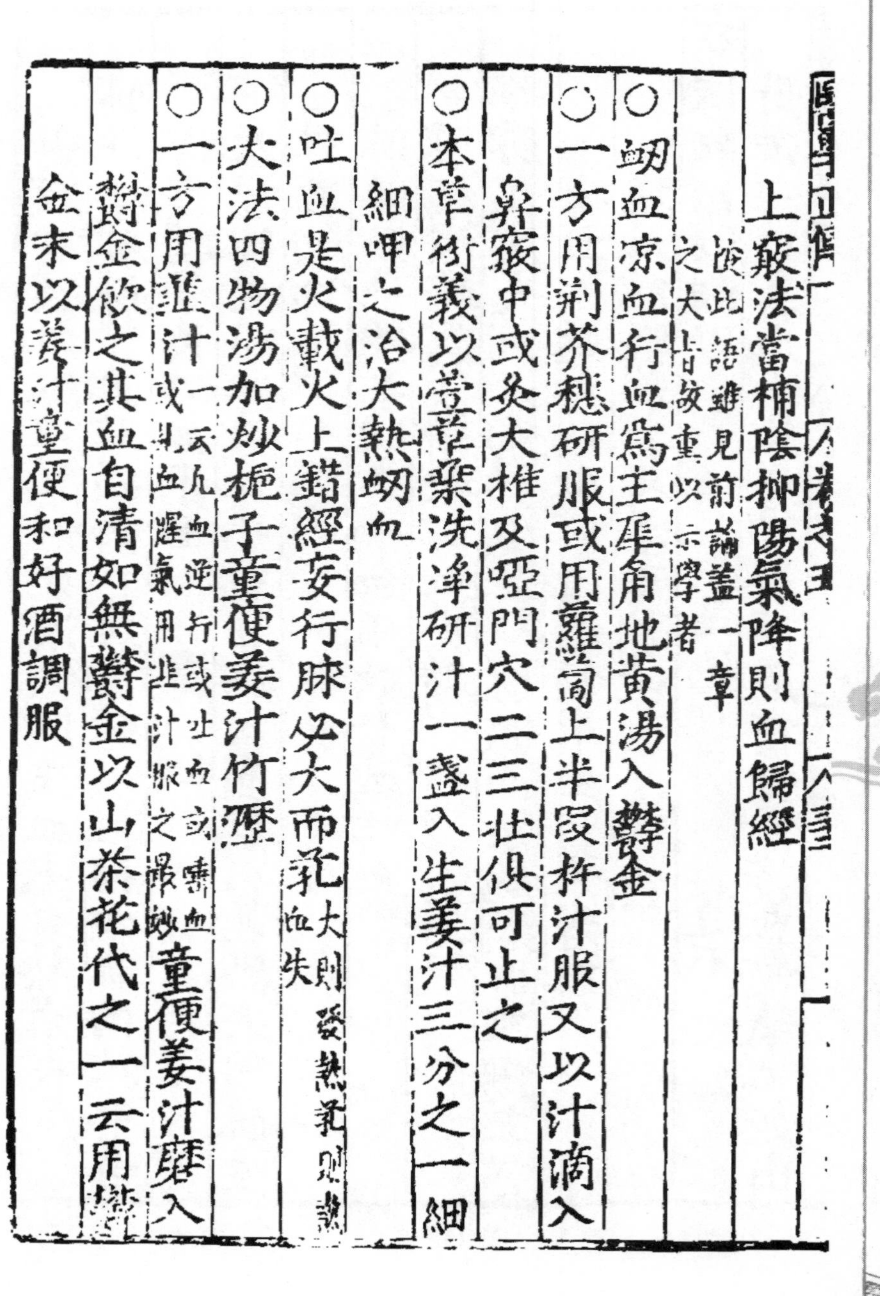

血

上竅法當補陰抑陽氣降則血歸經按此語雖見前論蓋一章之大旨故重以示學者

○衄血涼血行血爲主犀角地黃湯入鬱金

○一方用荊芥穗研服或用蘿蔔上半段杵汁服又以汁滴入鼻竅中或灸大椎及啞門穴二三壯俱可止之

○本草衍義以萱草根洗淨研汁一盞入生薑汁三分之一細細呷之治大熱衄血

○吐血是火載火上錯經妄行脉必大而芤大則發熱芤則血失

○大法四物湯加炒梔子童便姜汁竹瀝

○一方用韭汁十一云凡血逆行或吐血或嗽血或衄血腥氣用韭汁服之最妙童便姜汁磨入鬱金飲之其血自清如無鬱金以山茶花代之一云用鬱金末以姜汁童便和好酒調服

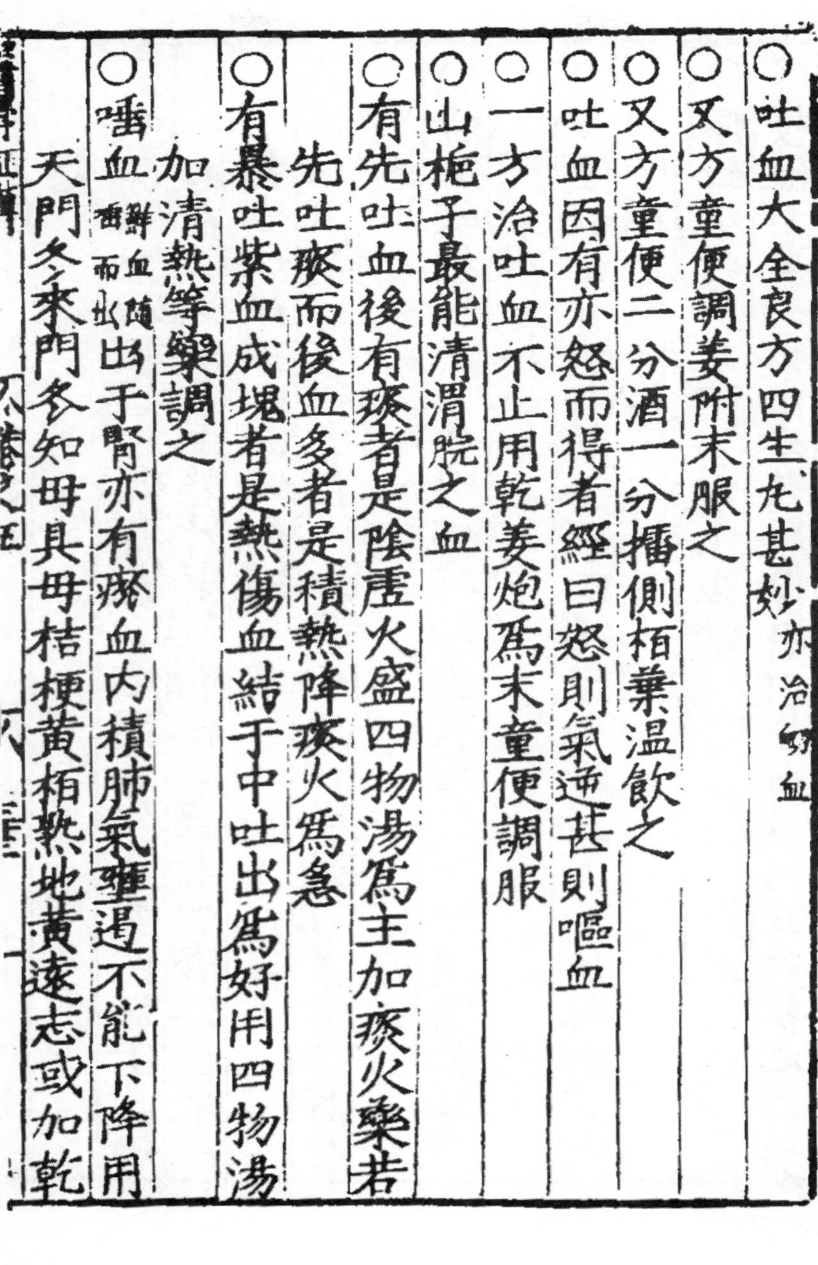

○吐血大全良方四生丸甚妙亦治衄血

○又方童便調姜附末服之

○又方童便二分酒一分擂側栢葉温飲之

○吐血因有亦怒而得者經曰怒則氣逆甚則嘔血

○一方治吐血不止用乾姜炮爲末童便調服

○山栀子最能清胃脘之血

○有先吐血後有痰者是陰虛火盛四物湯爲主加痰火藥若先吐痰而後血多者是積熱降痰火爲急

○有暴吐紫血成塊者是熱傷血結于中吐出爲好用四物湯加清熱等藥調之

○嗽血（肺血隨嗽而出）出于腎亦有瘀血內積肺氣壅遏不能下降用天門冬麥門冬知母貝母桔梗黄栢熟地黄遠志或加乾

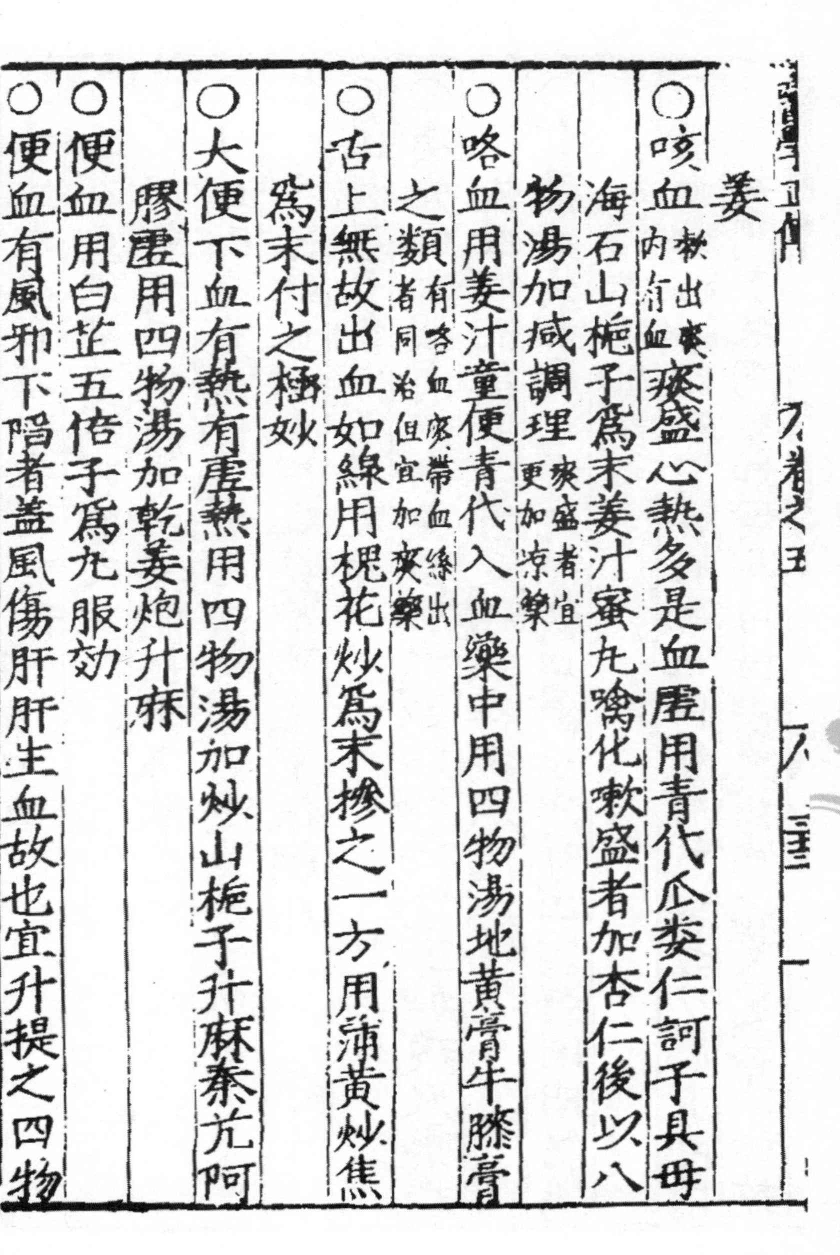

姜

○咳血（嗽出痰內有血）痰盛心熱多是血虛用青代瓜蔞仁訶子貝母海石山梔子爲末姜汁蜜丸噙化嗽盛者加杏仁後以八物湯加減調理（痰盛者宜更加凉藥）

○咯血用姜汁童便青代入血藥中用四物湯地黄膏牛膝膏之類（有咯血痰帶血絲出者同治但宜加痰藥）

○舌上無故出血如線用槐花炒爲末摻之一方用蒲黄炒焦爲末付之極妙

○大便下血有熱有虛熱用四物湯加炒山梔子升麻秦艽阿膠虛用四物湯加乾姜炮升麻

○便血用白芷五倍子爲丸服効

○便血有風邪下陷者蓋風傷肝肝生血故也宜升提之四物

湯加防風荊芥升麻柴胡秦艽槐花條芩地榆只殼煎服

○有濕傷血者宜行濕消熱蒼术白术黃連黃柏當歸川芎芍藥地榆槐花水煎服之

○因積熱下血用蒼术陳皮各一兩半連翹五錢黃連黃芩黃柏各七錢半炒爲末生地黃膏丸服

○腸風下血獨在胃與大腸出用黃芩秦艽槐角青代升麻

○一方用大黃煨桃仁去殼另研各三錢當歸梹榔皂角仁黃柏荊芥穗只殼各五錢蝟皮炙黃黃連炒秦艽槐角子各一兩右爲末麪糊爲丸如梧桐子大每服五十丸白湯送下如鮮血下甚者棕櫚灰蓮房灰各五錢

○凡經血逆行或血腥或吐血唾血用韭汁服自清

○人參飲子治衄血

麥門冬一錢　當歸身一錢　人參　黃芪各一錢半

白芍藥　甘草各一錢　五味子九枚

右細切作一服水一盞半煎至一盞溫服

○痰涎雜血出于脾葛根黃芪芍藥黃連川歸沉香末甘草水煎服

○三黃補血湯治吐血

黃芪　川歸　柴胡各一錢　熟地黃

川芎各一錢半　芍藥　生地黃各三錢　牡丹皮

升麻各半錢

右細切作一服水二盞煎至一盞溫服

○一方治痰嗽吐血

紅花　杏仁去皮煎另研　枇杷葉拭去毛蜜汁塗炙黃

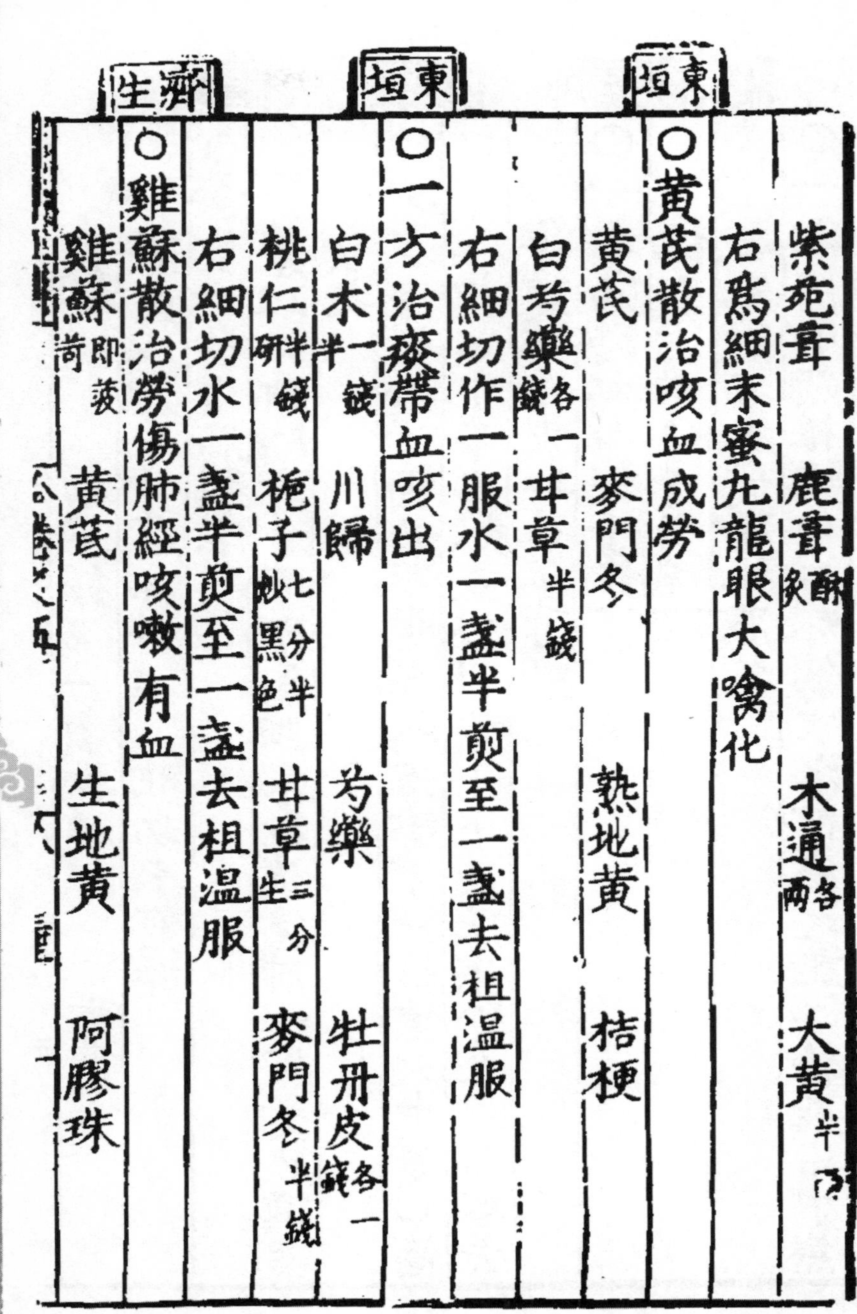

紫菀茸　鹿茸(酥炙)　木通(各一两)　大黄(半两)

右為細末蜜丸龍眼大噙化

東垣　○黃芪散治咳血成勞

黃芪　麥門冬　熟地黃　桔梗

白芍藥(各一錢)　甘草(半錢)

右細切作一服水一盞半煎至一盞去柤温服

東垣　○一方治痰帶血咳出

白朮(一錢半)　川歸　芍藥　牡丹皮(各一錢)

桃仁(半錢研)　梔子(七分半炒黑色)　甘草(生三分)　麥門冬(半錢)

右細切水一盞半煎至一盞去柤温服

濟生　○雞蘇散治勞傷肺經咳嗽有血

雞蘇(即薄荷)　黃芪　生地黃　阿膠珠

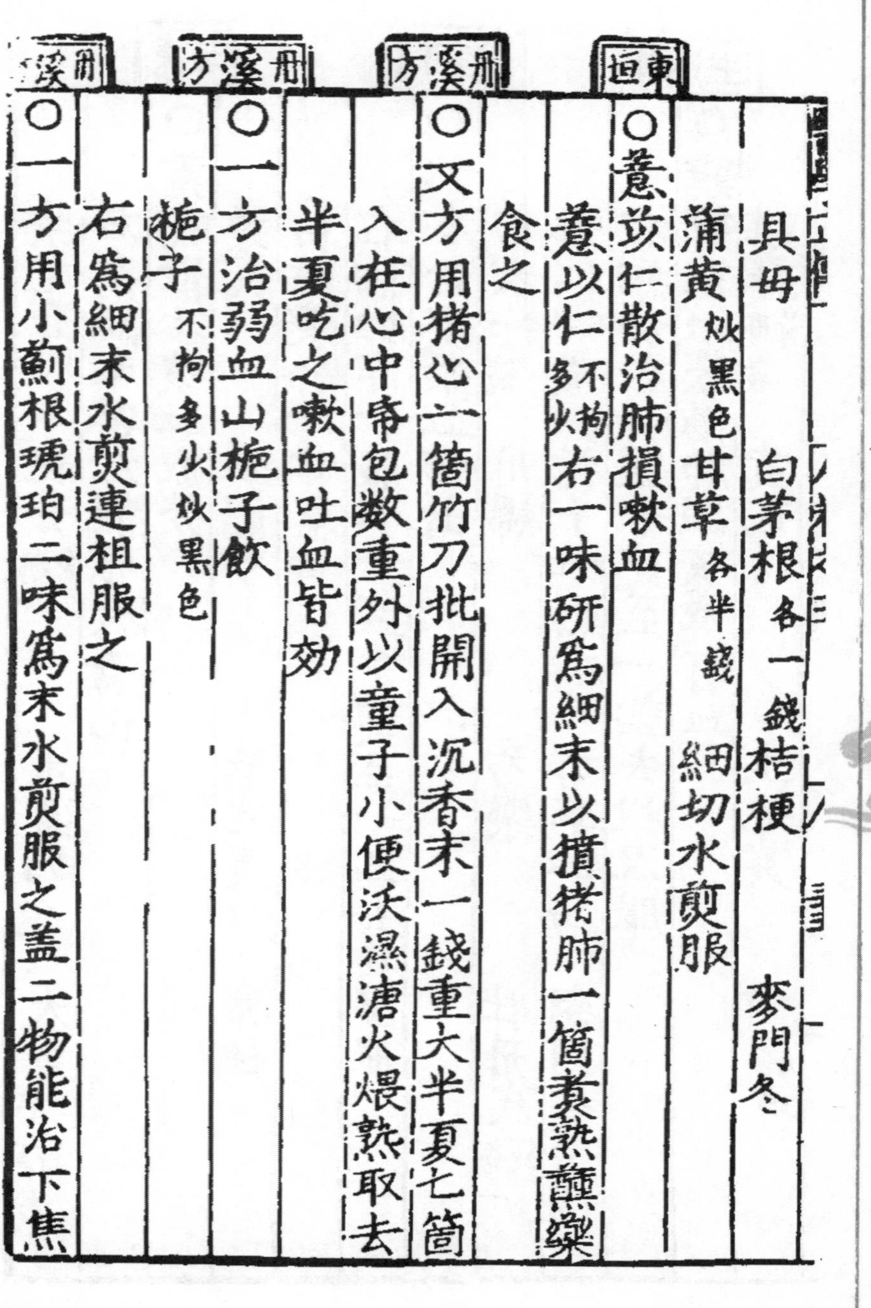

貝母　白茅根各一錢　桔梗　麥門冬

蒲黄炒黑色　甘草各半錢　細切水煎服

東垣　○薏苡仁散治肺損欬血

薏以仁不拘多少　右一味研爲細末以猪肺一箇煮熟蘸藥食之

丹溪方　○又方用猪心一箇竹刀批開入沉香末一錢重大半夏七箇入在心中帋包數重外以童子小便沃濕溏火煨熟取去半夏吃之嗽血吐血皆効

丹溪方　○一方治弱血山梔子飲

梔子不拘多少炒黑色

右爲細末水煎連柤服之

丹溪　○一方用小薊根琥珀二味爲末水煎服之盖二物能治下焦

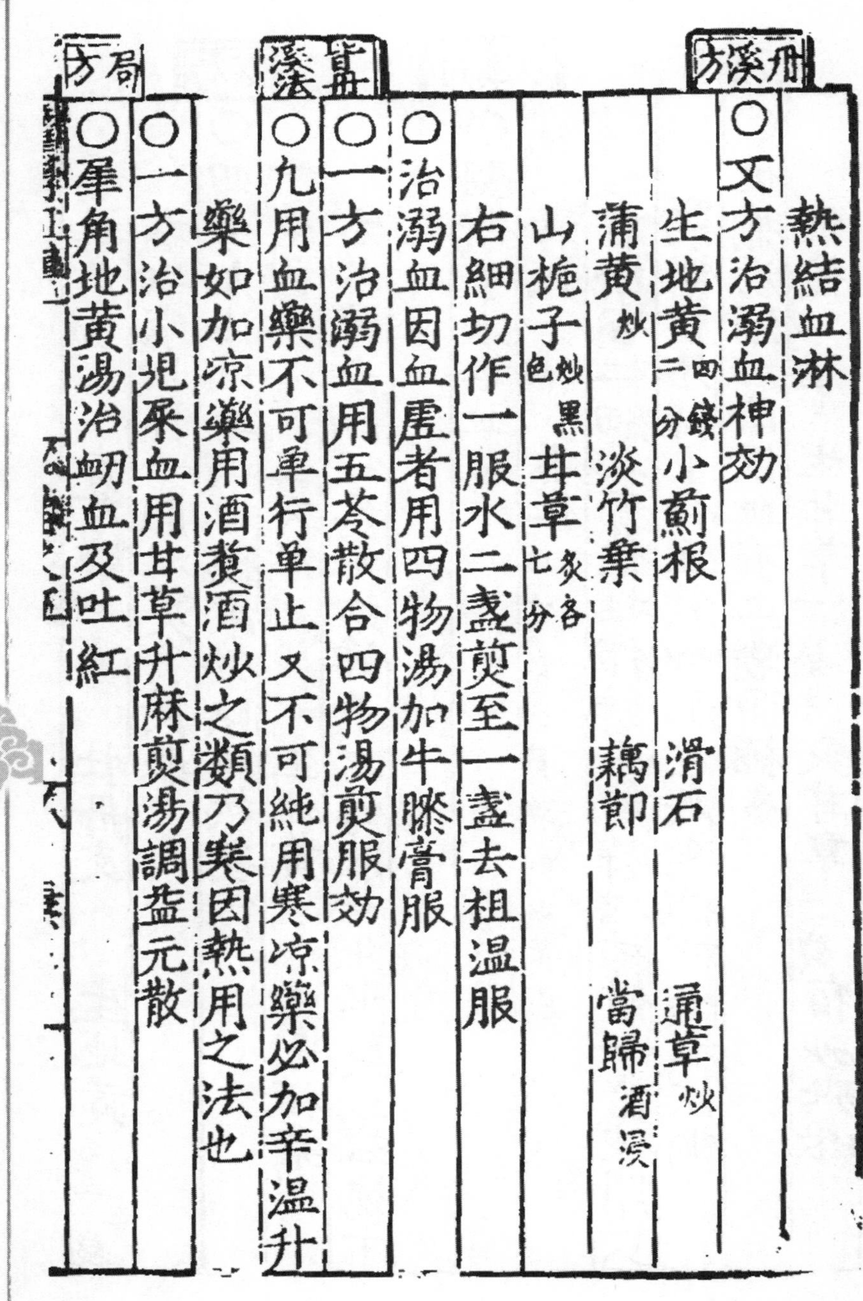

热结血淋

丹溪方　〇又方治溺血神効

生地黄二钱四分　小蓟根　滑石　通草炒

蒲黄炒　淡竹叶　藕節　當歸酒浸

山梔子炒黑色　甘草炙各七分

右細切作一服水二盏煎至一盏去柤温服

〇治溺血因血虚者用四物湯加牛膝膏服

丹溪法　〇一方治溺血用五苓散合四物湯煎服効

〇九用血藥不可单行单止又不可純用寒凉藥必加辛温升藥如加凉藥用酒煑酒炒之類乃寒因熱用之法也

〇一方治小児尿血用甘草升麻煎湯調盃元散

局方　〇犀角地黄湯治衄血及吐紅

局方

犀角鎊　赤芍藥　牡丹皮　生地黄各一錢

右細末切作一服水煎食後服

○四生丸治吐血衄血陽乘於陰血熱妄行

生荷葉　生艾葉　生地黄　生側栢葉

右各等分細研爲丸如彈子大每服一丸水煎或塩湯下

化

冊溪方

○聖餅子治咯血

青代一錢　杏仁四十粒炒黄蘗煎炒黄色

右研杏仁細入青代捏作餅子用時以柿餅一箇破開以

藥餅置於柿中合定濕帋炮包煨連柿研細米飲調

求[illegible]

○地榆湯治結陰便血不止漸而極多

地榆四錢　生甘草一錢半　炙甘草一錢　宿砂七枚另研

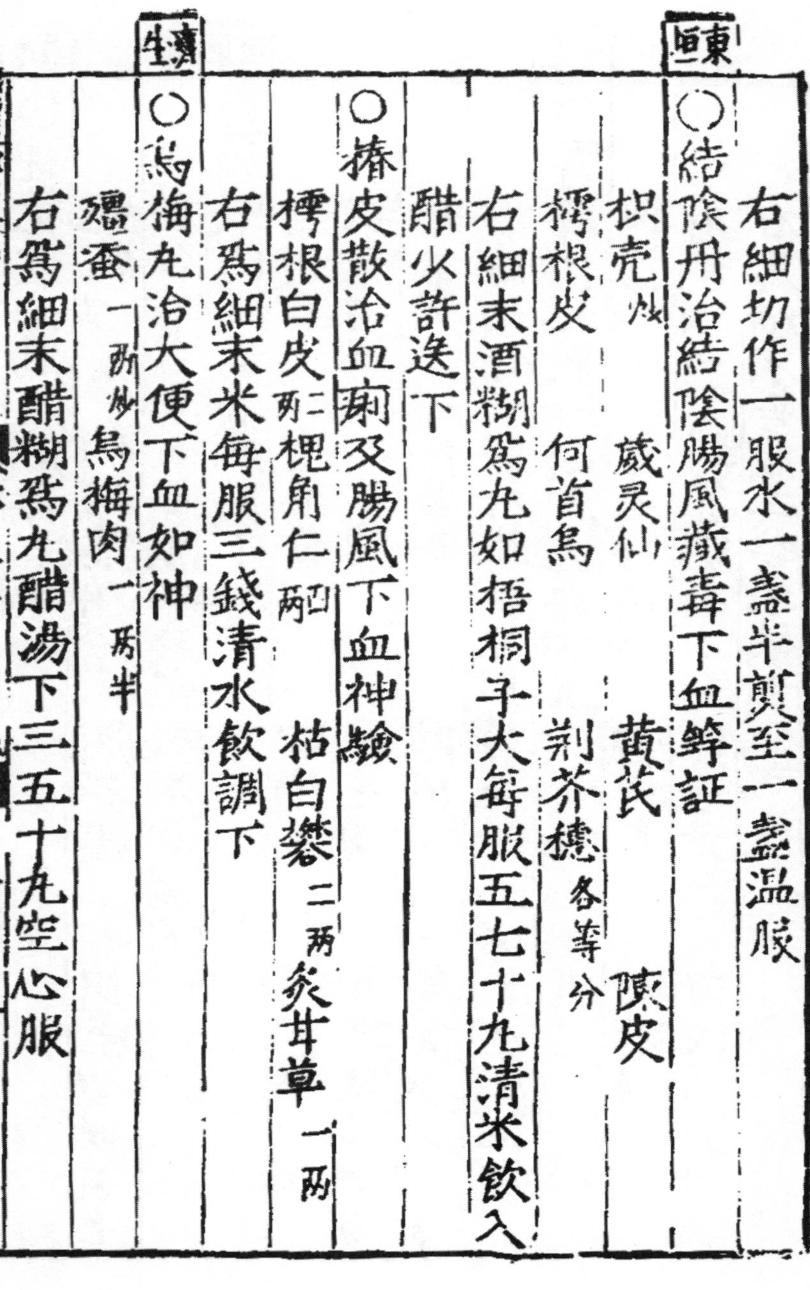
右细切作一服水一盏半煎至一盏温服

○结阴丹治结阴肠风藏毒下血等证

枳壳炒　威灵仙　黄芪　陈皮

椿根皮　何首乌　荆芥穗各等分

右细末酒糊为丸如梧桐子大每服五七十丸清米饮入醋少许送下

○椿皮散治血痢及肠风下血神验

椿根白皮二两　槐角仁四两　枯白矾二两　炙甘草一两

右为细末米每服三钱清水饮调下

○乌梅丸治大便下血如神

僵蚕一两炒　乌梅肉一两半

右为细末醋糊为丸醋汤下三五十丸空心服

【本事】〇槐花散治腸風藏毒下血

槐花炒　側柏葉杵　荊芥穗　枳殼麩炒黃色

右各等分爲末每服二錢空心米飲調下

【東垣】〇加減四物湯治腸風下血

側柏葉　生地黃　當歸　川芎各八分

枳殼麩炒　荊芥穗　槐花炒　甘草炙各四分

地榆　條黃芩　防風各六分　烏梅大者一箇

右細切作一服加生姜三片煎至一盞去柤空心溫服

【東垣】〇當歸和血散治腸澼濕毒下血

槐花炒　青皮各六分　當歸身　升麻各一錢

川芎四分　荊芥穗　熟地黃　白朮各六分

右爲細末每服三錢米飲調下

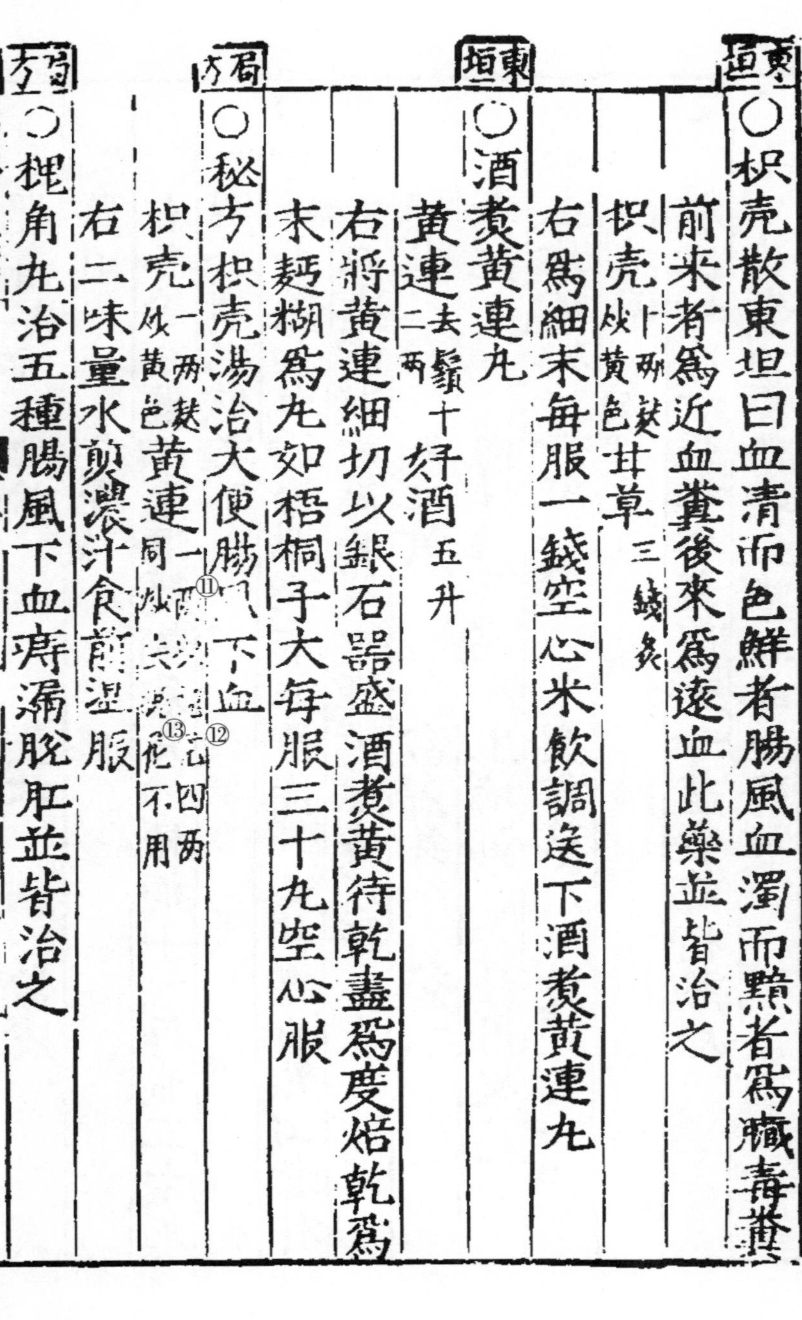

東垣○枳殼散東垣曰血清而色鮮者腸風血濁而黯者爲藏毒並

前来者爲近血糞後來爲遠血此藥並皆治之

枳殼十兩麸炒黄色　甘草三錢炙

右爲細末每服一錢空心米飲調送下酒煮黄連丸

東垣○酒煮黄連丸

黄連去鬚十二兩　好酒五升

右將黄連細切以銀石器盛酒煮黄待乾盡爲度焙乾爲

末麪糊爲丸如梧桐子大每服三十丸空心服

局方○秘方枳殼湯治大便腸⑪風下血⑫

枳殼一兩麸炒黄色　黄連一兩吴茱萸四兩同炒去茱萸⑬不用

右二味量水煎濃汁食前温服

局方○槐角丸治五種腸風下血痔瘺脱肛並皆治之

槐角炒二两　地榆　黄芩　當歸

防風　枳殻麸

右各等分爲細末酒麪糊爲丸如梧桐子大每服五十丸空心清水飲送下

○升陽去熱和血湯　治腸澼下血另作一派其𣿅𣿅然出者有力而遠四散如篩腸腹中作痛熱毒所作也

陳皮二分　熟地黄　當歸身　蒼术

秦艽　肉桂各三分　生地黄　牡丹皮

生甘草各五分　升麻七分　炙甘草　黄芪各一錢

白芍藥一錢半

右細切作一服水二盞煎至一盞食前稍熱服

○生地黄散　治鬱熱衂血咯血吐血等証

河間

枸杞子　柴胡　黄連　地骨皮

天門冬　白芍藥　甘草　黄芩

黄芪　生地黄　熟地黄各半兩

右細切作一服水一盞半煎至一盞温服

○玉屑膏治熱血

黄芪　人參

右二味各等分爲末用蘿蔔大者切片厚一指許四五片蜜淹少時蘸蜜炙乾又蜜二兩爲度勿令焦點藥末吃不拘時仍用鹽湯送下

三因

○龍骨散治衄血不止九九竅出血皆可止之

龍骨不拘多少　右一味細研吹入鼻中即止

經驗良方

○射香散治鼻衄不止

白礬枯　龍骨各五錢　射香一分半

右各另研和勻每用時先以冷水洗鼻孔淨然後用藥吹入孔內或以濕紙撚蘸入亦妙

祖傳　○經驗方治瀉血

百藥煎一兩以半兩燒灰存性

右共研細飯丸如梧桐子大每服三四十丸或以米湯調下末子二三錢亦可

○又方治前證用乾柿餅燒灰存性清米飲調下二三錢立止

活人　○桃仁承氣湯治男子婦人血結胷手不可近及中焦畜血妄言見鬼昏迷如狂及久病胃脘疼痛畜血等證

活人　○抵當湯治下部畜血臍下結痛滿硬等證二方並見寒傷門

○丹溪活套云凡諸見血證皆是陽盛虛陰君相二火亢甚煎

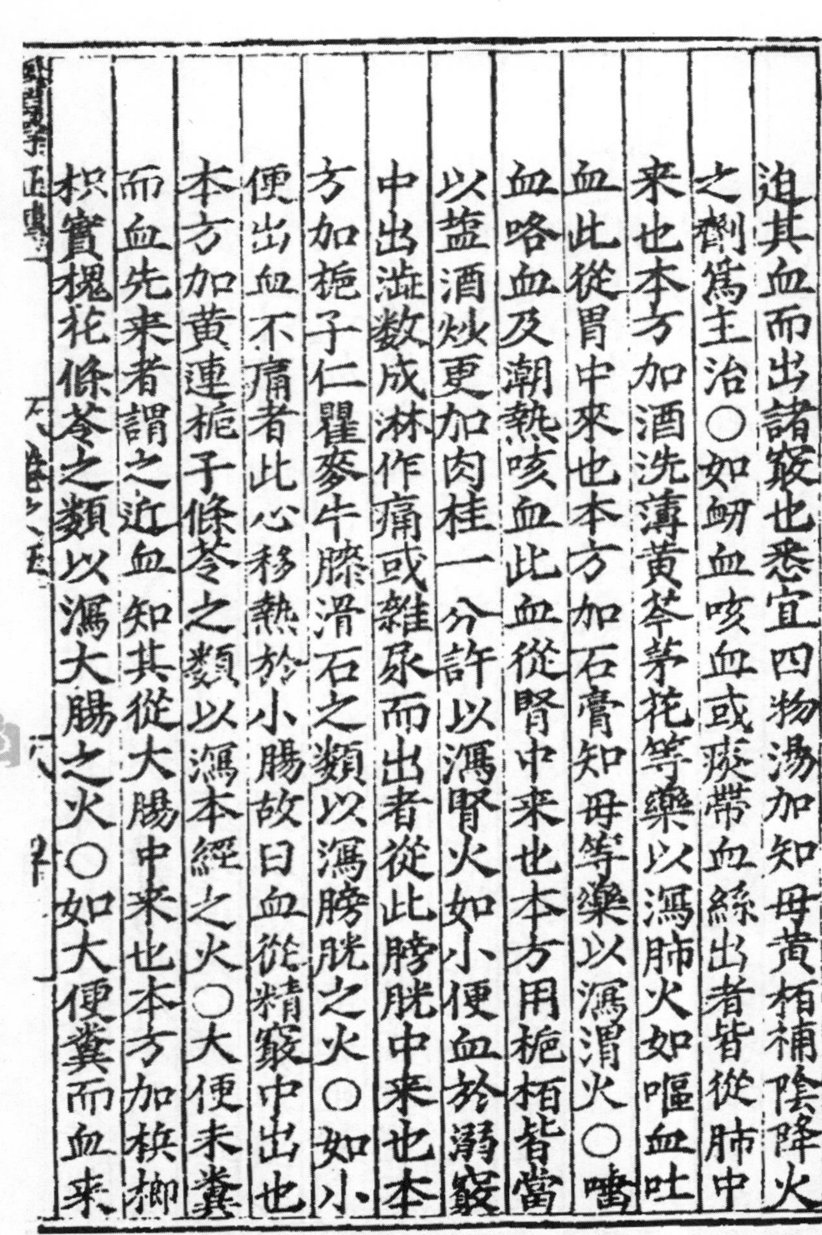
迫其血而出諸竅也悉宜四物湯加知母黄柏補陰降火之劑爲主治○如衄血咳血或痰帶血絲出者皆從肺中來也本方加酒洗薄黄芩茅花等藥以瀉肺火如嘔血吐血此從胃中來也本方加石膏知母等藥以瀉胃火○嗜血咯血及潮熱咳血此血從腎中來也本方用梔柏皆當以鹽酒炒更加肉桂一分許以瀉腎火如小便血於溺竅中出澁數成淋作痛或雜尿而出者從此膀胱中來也本方加梔子仁瞿麥牛膝滑石之類以瀉膀胱之火○如小便出血不痛者此心移熱於小腸故曰血從精竅中出也本方加黄連梔子條芩之類以瀉本經之火○大便未糞而血先來者謂之近血知其從大腸中來也本方加枳𣏌槐花條芩之類以瀉大腸之火○如大便糞而血來

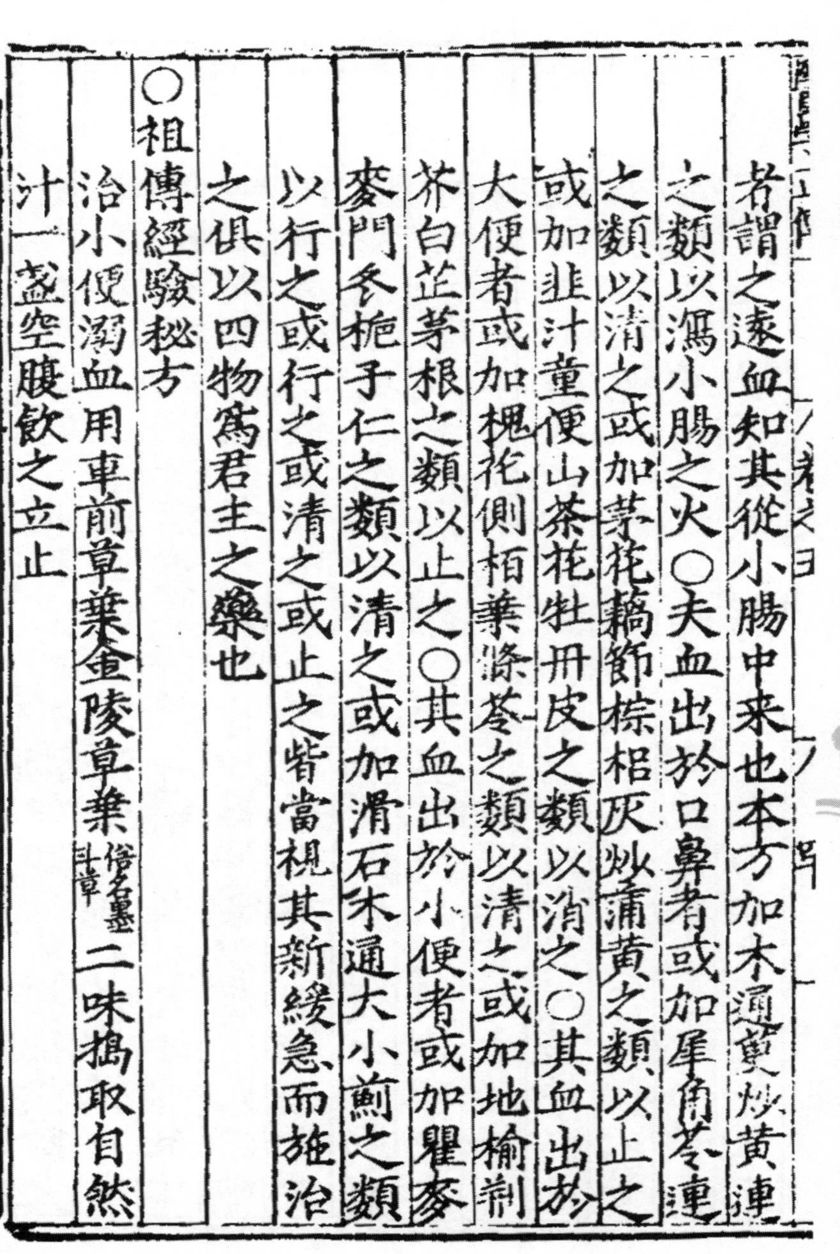

若謂之遠血知其從小腸中来也本方加木通、萸炒黄連之類以瀉小腸之火○夫血出於口鼻者或加犀角芩連之類以清之或加茅花藕節椶櫚灰炒蒲黄之類以止之或加韭汁童便山茶花牡丹皮之類以消之○其血出於大便者或加槐花側栢葉條芩之類以清之或加地榆荆芥白芷茅根之類以止之○其血出於小便者或加瞿麥麥門冬梔子仁之類以清之或加滑石木通大小薊之類以行之或行之或清之或止之皆當視其新緩急而施治之俱以四物爲君主之藥也

○祖傳經驗秘方

治小便溺血用車前草葉金陵草葉（俗名墨斗草）二味擣取自然汁一盞空腹飲之立止

○又髮灰丸

用小儿胎髮如無以壯年無病人頭髮剪下者爲上自落者次之烧灰細研别用新取側栢葉擣汁調糯米粉打糊爲丸如梧桐子大每服五十丸白湯送下或煎四物湯送下食前空心服之

○又方治大便下血用箽竹葉烧灰存性米糊爲丸如梧桐子大每服七八十丸空心米飲送下

○一男子四十余素年飲酒無度得大便下血証一日如厠二三次每次便血一升許予以四物湯加條芩防風荆芥白芷槐花等藥連日與服不効後用橡斗燒灰二錢七分調入前藥汁内服之又與炙脊中對臍一穴血遂止而平安其病自此不發

痔漏四十八

論

經曰因而飽食筋脉横觧腸澼爲痔又曰脾胃者倉廪之官五味出焉大腸者傳道之官變化出焉若夫飽食太過則脾氣倦甚不能運化精微朝傷暮損清濁混淆故食積下流於大腸之間而爲病也盖脾胃一虗肺氣亦乏而大腸之氣亦從而虗其肝木得以乗虗下流而爲腸風病則是皆金失所養木寡于畏之所爲耳其爲變見名狀種種不同曰牛妳曰鼠妳曰雞心曰雞冠曰蓮花曰翻花曰蜂窠曰穿腸曰外痔曰雞爲狀不一而其因則同焉治法以苦寒瀉火芩連梔子槐花之類以辛温和血川歸川芎桃仁之類風邪在下以秦艽防風升麻之類提之燥熱怫欝以大黄枳殼麻仁之類潤

之遘此疾者自宜慎口節欲依法調治無有不安者也

脉法

脉沉小實者易治　浮洪而輭弱者難愈

方法 丹溪方法凡十條

一丹溪曰痔病因風熱燥歸于大腸也治血為主大法用芩凉大腸人参黄連生地黄槐角凉血生血當歸和血川芎升麻枳殼寛腸

一漏瘡先須用補藥以補氣血参芪歸术為主大劑服之外以附子為末津和作餅子如錢厚以艾多灸之漏大者艾炷小亦大漏者艾炷亦小灸令微熱不可令痛餅乾即易之再和再灸又以補氣血藥作膏藥貼之

一方治痔瘡腫痛用蝸牛一名蜒蚰陰乾為末付之即愈或用香

油浸蝸牛月餘而以其油沫之亦効

○洗藥用五倍子朴硝双寄生蓮房煎湯先薰後洗

○又方治痔瘡風腫疼痛用胡麻子煎湯洗之其腫即消

○又方用木鱉子五倍子共爲細末調付

○塞藥用炉甘石煆以童子尿淬之牡蛎煆共爲末付之

○又方用馬蘭草根研細付上片時看肉平藥稍遲恐肉反出⑭

○腸風獨在胃與大腸出用黃芩秦艽槐角青代升麻

○一方用大黃煨 桃仁去尖 各三錢 蝟皮炙 黃連 秦艽 槐角子各一兩 當歸 桉榔 皂角仁 黃栢炒 荊芥 枳殼各五錢 爲末麪糊爲丸如梧桐子大每服五十丸白湯下如下鮮血者加棕梠灰 蓮房灰

○秦艽羌活湯治痔漏成塊下垂不任其痒

羌活一錢二分　秦艽　黃芪各一錢　防風七分去芦

升麻　炙甘草　麻黃　柴胡各五分

藁本三分　細辛　紅花各少許

右爲細切作一服水煎服忌與風處大小便

○秦艽蒼木湯　治痔核已破謂之痔漏大便秘澁必作大痛此濕熱風燥四氣合而爲病故大腸頭成塊者濕也作大痛者風也大便燥結者熱受火邪也其西方肺金主氣其體收下亦助病爲邪須當用破氣藥熱之其効如神

秦艽去芦　桃仁去皮炙另研　皂角仁燒存性各一錢　蒼木米泔浸

防風各七分　黃栢酒洗五分　當歸梢酒洗　澤瀉各三分

梹榔二分另研　大黃小許雖大便過澁亦不可多用

右件除梹榔桃仁皂角仁三味另研外餘藥細切作一服

水三盞煎至一盞二分去柤入梹榔等三味末子再上火煎至一盞空心熱服待少時以美膳壓之不犯胃氣也服藥日忌生冷硬物及酒濕麪大料椒姜等物若犯之其藥無効如有白膿加白葵花頭五朶去蕚心青皮半錢入正藥中同煎木香三分爲細末同梹榔等三味依前煎服餌古人治此疾多以歲月待除之惟此藥一服即愈

東垣

○秦艽當歸湯治痔漏大便結燥疼痛

大黄煨四錢　秦艽去苗　枳實各一錢　澤瀉

當歸梢　皂角仁　白术各五分　紅花少許

桃仁二十箇去皮尖研細

右細切作一服水三盞煎至一盞食前服　忌如前

東垣

○秦艽防風湯治痔漏每日大便時發疼痛如無疼痛者非痔

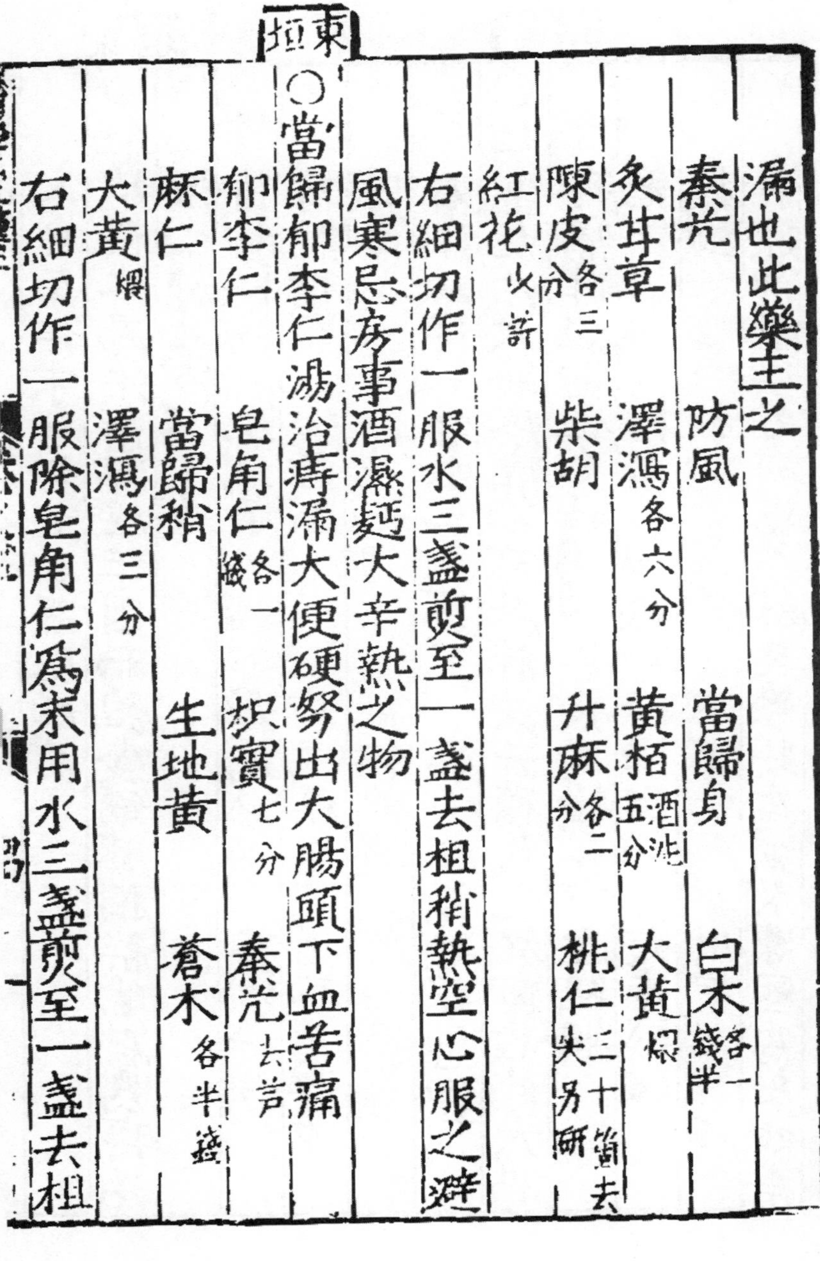

濕也此藥主之

秦艽　防風　當歸身　白朮各一錢半

炙甘草　澤瀉各六分　黃栢酒洗五分　大黃煨

陳皮各三分　柴胡　升麻各二分　桃仁三十箇去尖另研

紅花少許

右細切作一服水三盞煎至一盞去柤稍熱空心服之避風寒忌房事酒濕麵大辛熱之物

東垣○當歸郁李仁湯治痔漏大便硬努出大腸頭下血苦痛

郁李仁　皂角仁各一錢　枳實七分　秦艽去芦

麻仁　當歸稍　生地黃　蒼朮各半錢

大黃煨　澤瀉各三分

右細切作一服除皂角仁爲末用水三盞煎至一盞去柤

入皂角仁末和匀空心服忌如前

○紅花桃仁湯治痔漏經年因而飽食筋脉横解腸澼爲痔治法當補北方瀉中央

黄栢一錢半 生地黄一錢 澤瀉八分 蒼术六分

當歸稍 漢防已 防風稍 猪苓各半錢

麻仁二分 紅花少許 桃仁十个

右細切作一服水三盞煎至一盞去柤稍熱服忌如前

○七聖丸治大腸疼痛不可忍脉訣云積氣生於脾藏傍大腸疼痛陣難當但令稍瀉三焦火莫慢多方立紀綱

羌活一兩 郁李仁湯泡去皮尖另研一兩五錢 大黄煨八錢

檳榔 桂心 木香 川芎各五錢

右除郁李仁另研細入外其餘共爲細末煉蜜爲丸如梧

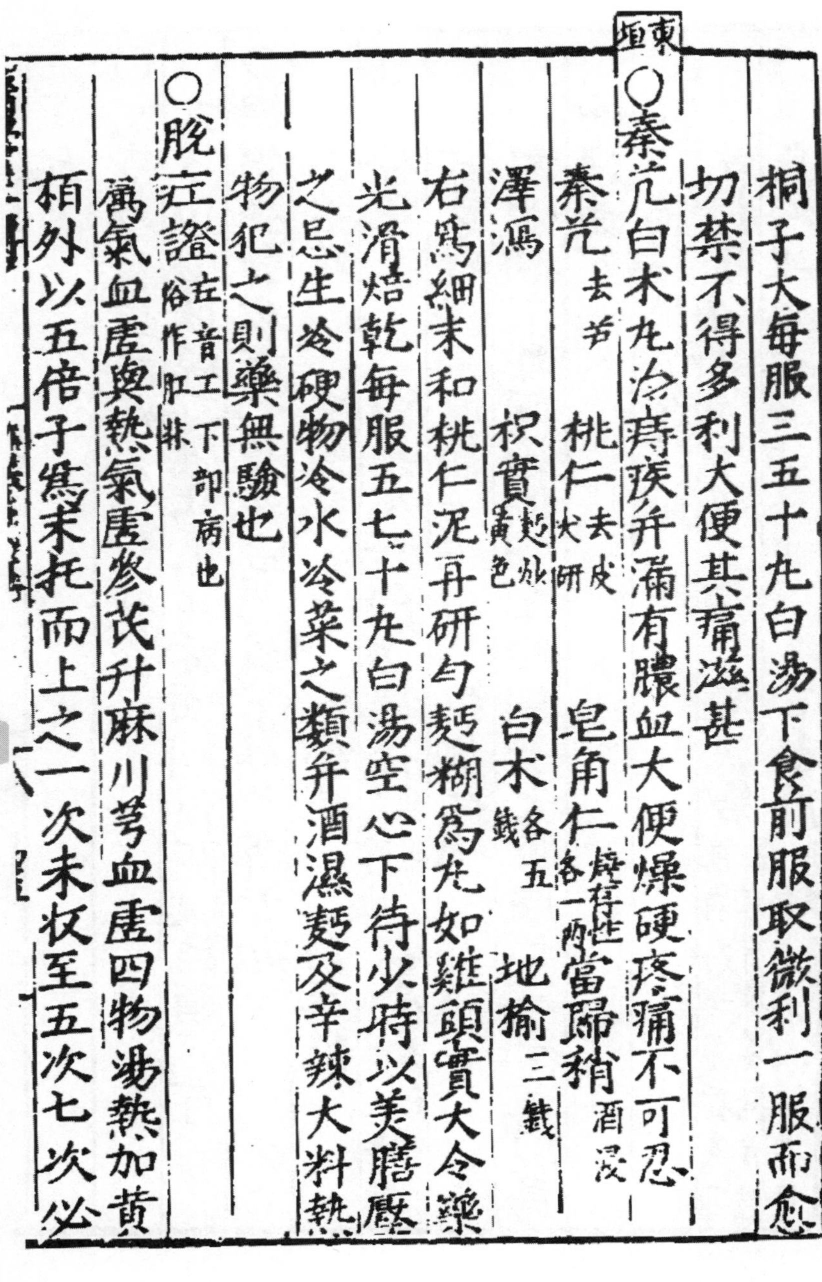

桐子大每服三五十丸白湯下食前服取微利一服而愈切禁不得多利大便其痛滋甚

○秦艽白朮丸 東垣 治痔疾并漏有膿血大便燥硬疼痛不可忍

秦艽去苗　桃仁去皮尖研　皂角仁燒存性各一兩　當歸梢酒浸

澤瀉　枳實麸炒黃色　白朮各五錢　地榆三錢

右為細末和桃仁泥再研勻麸糊為丸如雞頭實大令藥光滑焙乾每服五七十丸白湯空心下待少時以美膳壓之忌生冷硬物冷水冷菜之類并酒濕麸及辛辣大料熱物犯之則藥無驗也

○脫肛證 肛音工下部病也俗作肛非

屬氣血虛與熱氣虛參芪升麻川芎血虛四物湯熱加黃栢外以五倍子為末托而上之一次未收至五次七次必

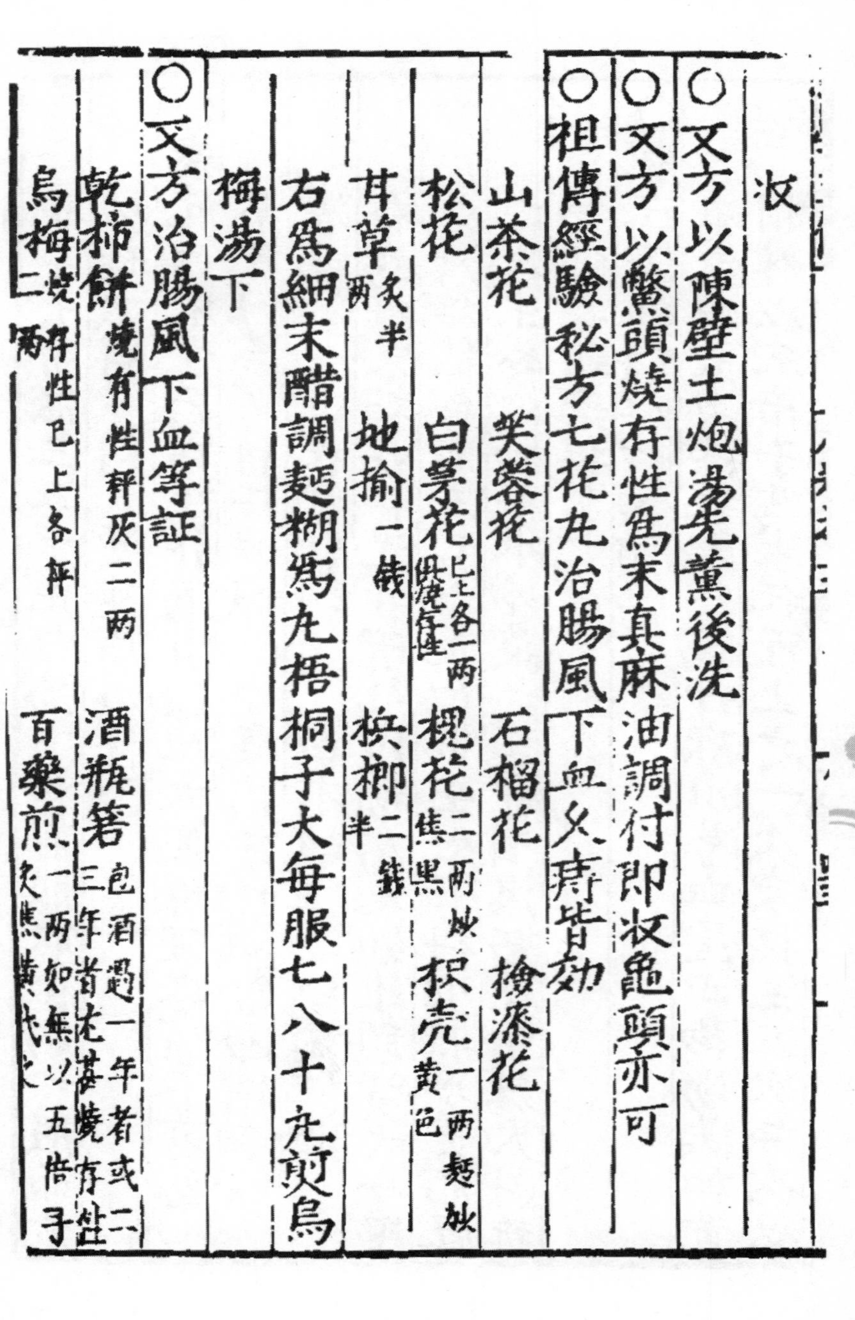

洗

○又方以陳壁土炮湯先薰後洗

○又方以鱉頭燒存性爲末真麻油調付即收龜頭亦可

○祖傳經驗秘方七花丸治腸風下血久痔皆効

山茶花　芙蓉花　石榴花　撿漆花

松花　白茅花已上各一兩俱燒存性　槐花二兩炒焦黑　枳殼一兩麩炒黃色

甘草半兩炙　地榆一錢　檳榔二錢半

右爲細末醋調麪糊爲丸梧桐子大每服七八十丸煎烏梅湯下

○又方治腸風下血等証

乾柿餅燒存性秤灰二兩　酒瓶箬包酒過一年者或二三年者尤甚燒存性

烏梅燒存性已上各秤二兩　百藥煎一兩如無以五倍子炙焦黃代之

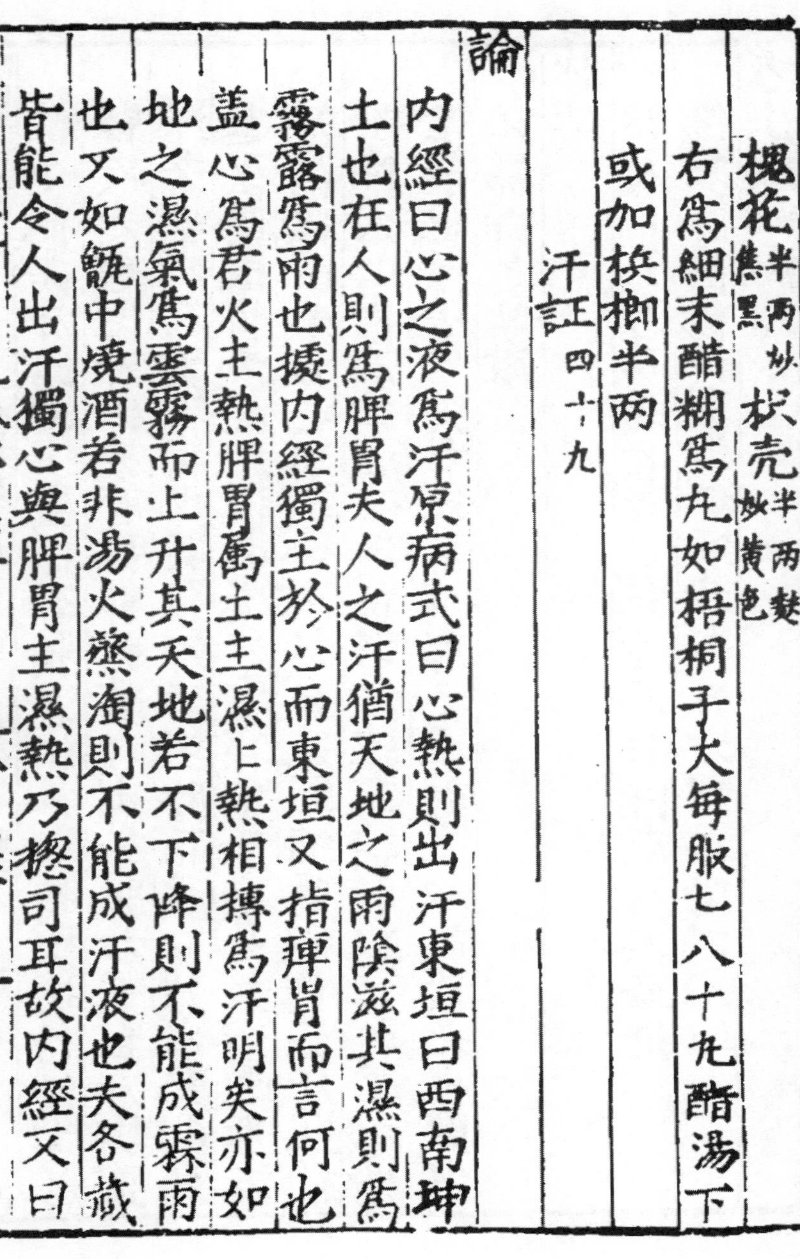
槐花半两炒焦黑　枳壳半两麸炒黄色

右为细末，醋糊为丸，如梧桐子大，每服七八十丸，醋汤下。

或加棕榈半两。

汗证四十九

论

内经曰：心之液为汗。原病式曰：心热则出汗。东垣曰：西南坤土也，在人则为脾胃。夫人之汗，犹天地之雨。阴滋其湿，则为雾露，为雨也。据内经独主于心，而东垣又指脾胃而言，何也？盖心为君火，主热；脾胃属土，主湿。湿热相搏为汗，明矣。亦如地之湿气为云雾而上升，其天地若不下降，则不能成霖雨也。又如甑中烧酒，若非汤火蒸淘，则不能成汗液也。夫各藏皆能令人出汗，独心与脾胃主湿热，乃总司耳。故内经又曰：

飲食飽甚汗出於胃驚而奪精汗出於心持重遠行汗出於腎疾走恐懼汗出於肝搖體勞苦汗出於脾若夫自汗與盜汗者病似而實不同也其自汗者無時而濈濈然出動則為甚屬陽虛胃氣之所司也盜汗者寐中而通身如浴覺來方知屬陰虛榮血之所主也大抵自汗宜補陽調衛盜汗宜補陰降火則大法心虛冷汗自出者理宜補肝益火之原以消陰翳也陰虛火炎者法當補腎壯水之主以制陽光也醫者宜詳辨之毋錯

脉法

脉大而虛浮而濡者汗　在寸為自汗在尺為盜汗

傷寒脉陰陽俱緊當無汗若自汗者曰亡陽不治

方法 丹溪方法凡四條

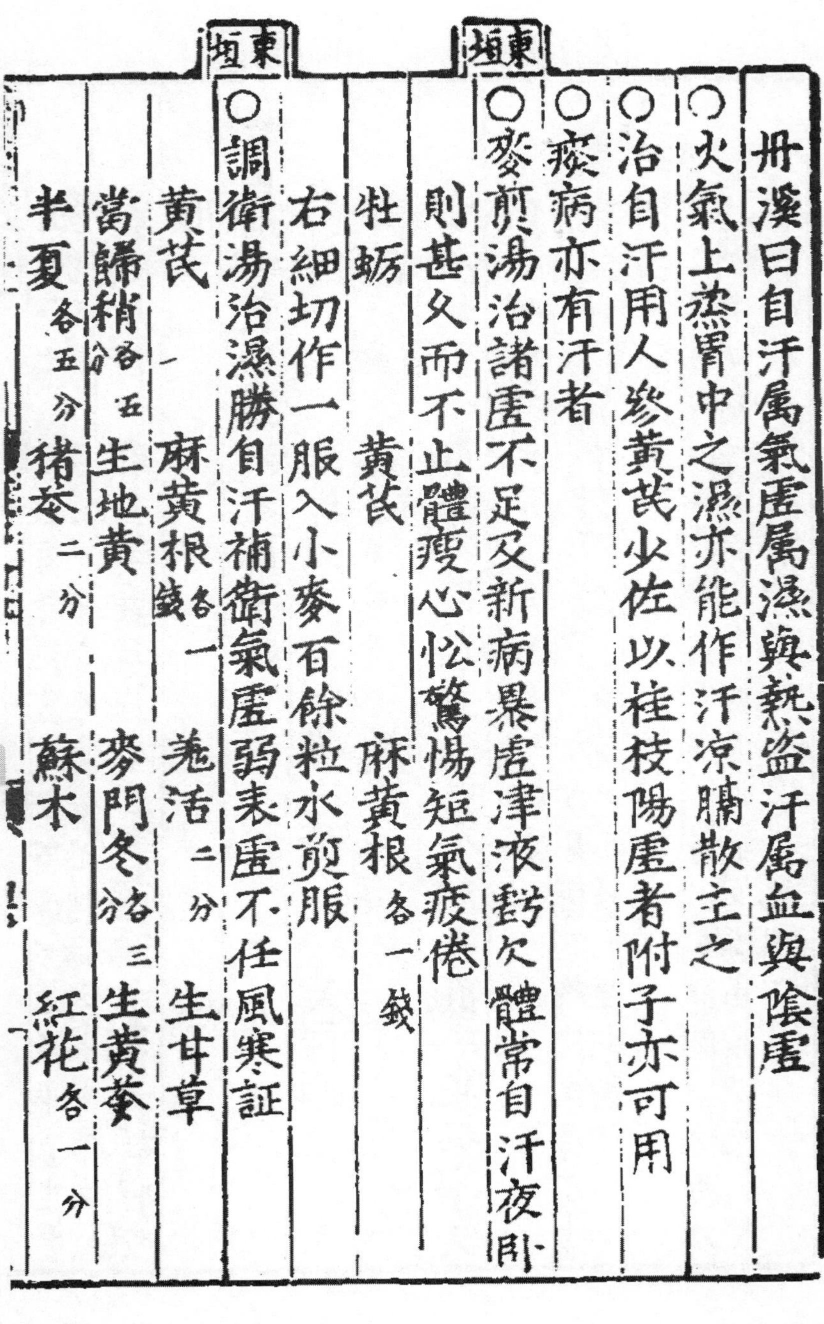

丹溪曰自汗屬氣虛屬濕與熱盜汗屬血與陰虛

○火氣上蒸胃中之濕亦能作汗涼膈散主之

○治自汗用人參黃芪少佐以桂枝陽虛者附子亦可用

○痰病亦有汗者

東垣

○麥煎湯治諸虛不足及新病暴虛津液耗欠體常自汗夜臥則甚久而不止體瘦心忪驚惕短氣疲倦

牡蛎　黃芪　麻黃根各一錢

右細切作一服入小麥百餘粒水煎服

東垣

○調衛湯治濕勝自汗補衛氣虛弱表虛不任風寒証

黃芪　麻黃根各一錢　羌活二分　生甘草

當歸梢各五分　生地黃　麥門冬各三分　生黃芩

半夏各五分　猪苓二分　蘇木　紅花各一分

五味子七粒　愚恐自汗陽虛之証不應下羌活半夏生姜三味辛散發表之劑恐傳寫之誤姑存之

右細切作一服加生姜三片水二盞煎至一盞去柤稍熱服

河間

○當歸六黃湯盜汗之聖藥也

當歸一錢　生地黃　熟地黃　黃柏各七分

黃芪一錢　黃連各七分　黃芩七分

右細切作一服水二盞煎至一盞食前溫服小兒減半又曰小兒不須治小兒雖殊自愈然不治病恐日甚治之尤妙

活人

○黃芪建中湯治自汗及盜汗皆效方見傷寒門桂枝湯或加小麥一撮尤妙

○四制白朮散治盜汗

白朮四兩內一兩以黃芪同炒一兩以石斛同炒一兩以牡蠣同炒一兩以麩皮同炒凡同炒者皆去之

右取白朮一味爲末每服三錢粟米湯調下

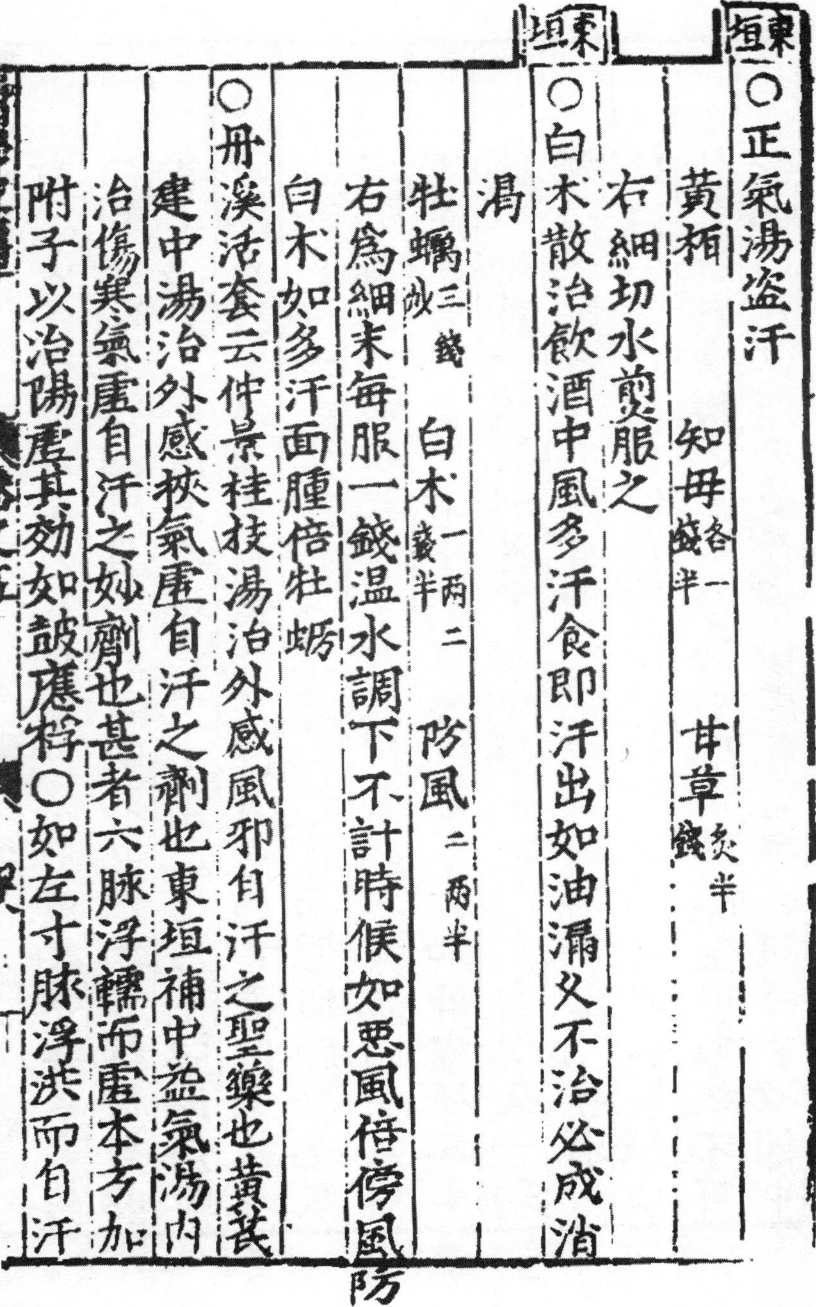

东垣○正气汤　盗汗

黄柏　知母各一钱半　甘草炙半钱

右细切，水煎服之。

东垣○白术散　治饮酒中风，多汗，食即汗出如油，漏久不治，必成消渴。

牡蛎三钱，煅　白术一两二钱半　防风二两半

右为细末，每服一钱，温水调下，不计时候。如恶风，倍防风；白术。如多汗面肿，倍牡蛎。

○丹溪活套云：仲景桂枝汤治外感风邪自汗之圣药也。黄芪建中汤治外感挟气虚自汗之剂也。东垣补中益气汤，内治伤寒气虚自汗之妙剂也。甚者六脉浮软而虚，本方加附子，以治阳虚，其效如鼓应桴。○如左寸脉浮洪而自汗

者心火炎也本方倍參芪加麥門冬五味子黃連各半錢○如左關脉浮弦而自汗者挾風邪也本方加桂枝芍藥各半錢若不陰虛只有桂枝湯可用也○右關脉浮洪無力而自汗者只因本方倍參芪而自愈○右尺脉洪數無力而自汗者或盜汗相火挾君火之勢而尅伐肺金也本方加黃連黃芩黃栢各半錢只用當歸六黃湯○左尺脉浮洪無力而自汗者水虧火盛也本方加知母黃栢各半錢熟地黃一錢壯水之主以制陽光也○凡內傷及一切虛損之證自汗不休者總用補中益氣湯少加附子麻黃根浮小麥其効捷如影響但升麻柴胡俱用蜜水製炒以殺其升發勇悍之性又欲其引參芪等藥至肌表故不可缺也○凡上所云皆指内傷虛損自汗之證故皆以補中

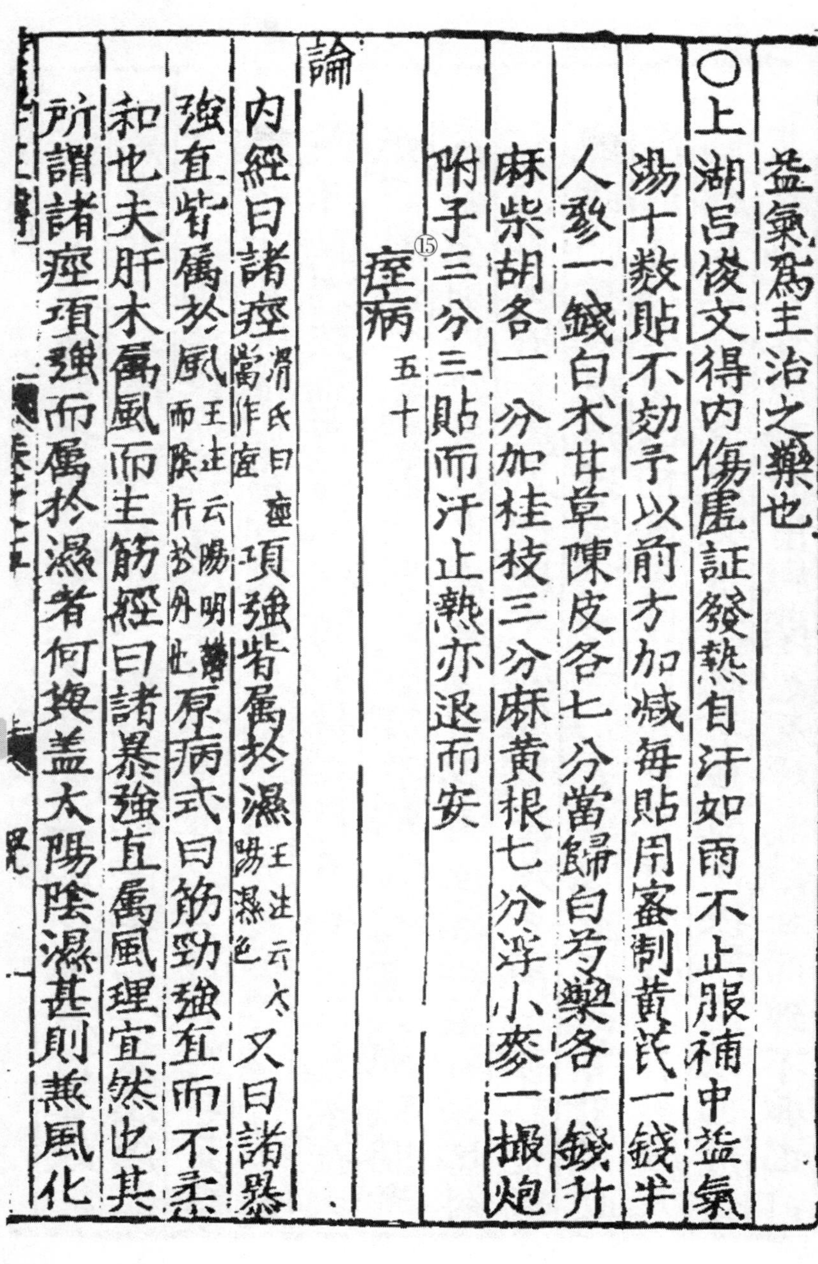

益氣爲主治之藥也

○上湖呂俊文得内傷虚証發熱自汗如雨不止服補中益氣湯十數貼不効予以前方加减每貼用蜜制黄芪一錢半人參一錢白术甘草陳皮各七分當歸白芍藥各一錢升麻柴胡各一分加桂枝三分麻黄根七分浮小麥一撮炮附子三分三貼而汗止熱亦退而安

⑮痓病 五十

論

内經曰諸痓（滑氏曰痓當作痙）項強皆屬於濕（王注云太陽濕也）又曰諸暴強直皆屬於風（王注云陽明而陰斤於外也）原病式曰筋勁強直而不柔和也夫肝木屬風而主筋經曰諸暴強直屬風理宜然也其所謂諸痓項強而屬於濕者何與蓋太陽陰濕甚則兼風化

亢則害承廼制也是故知痓之爲病濕爲本風爲標耳故仲景有剛柔二痓之分不可不辨盖剛爲陽痓而柔爲陰痓也若夫太陽發熱無汗惡寒脉弦長脛急胷滿口噤手足攣急咬牙甚則搐搦角弓反張此爲剛痓太陽微熱多汗不惡寒脉遲濇弦細四體不收時時搐搦開目合口此爲柔痓大抵因風濕二氣襲於太陽之經亦有輕重之分其風氣勝者爲剛痓風性剛急故也濕氣勝者爲柔痓濕性柔和故也外有諸瘡之候表虛不任風寒亦能成痓是以或產後或金瘡或跌仆撲傷癰疽潰膿之後一切去血過多之証皆能成此疾也是乃虛爲本而風爲標耳亦有絕無風邪而亦能使人筋脉攣急而爲角弓反張之候者血脫無以養筋故也丹溪甚言不可作風治而用風藥恐反燥其餘血而致不救也可

眼閉

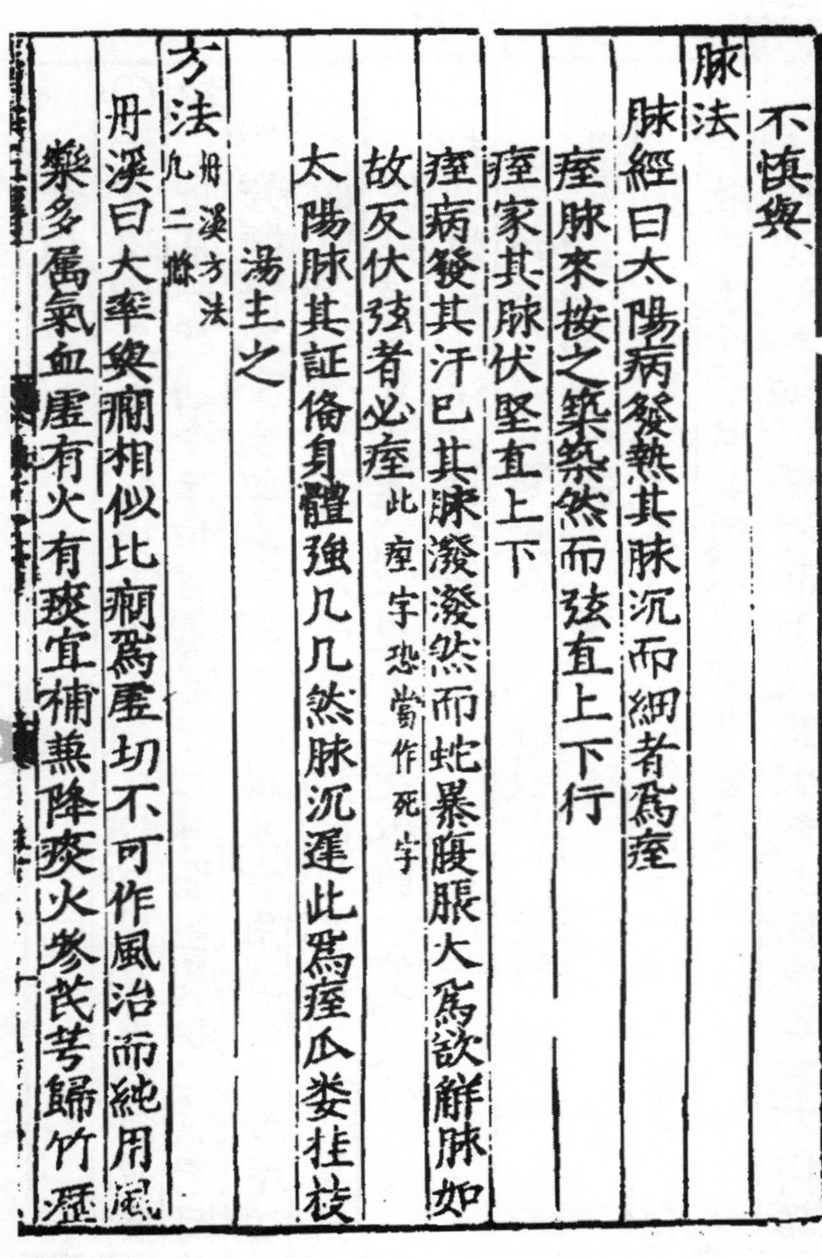

不愼與、

脉法

脉經曰太陽病發熱其脉沉而細者爲痓

痓脉來按之築築然而弦直上下行

痓家其脉伏堅直上下

痓病發其汗已其脉潑潑然而蛇暴腹脹大爲欲觧脉如故反伏弦者必痓此痓字恐當作死字

太陽脉其証備身體强几几然脉沉遲此爲痓瓜蔞桂枝湯主之

方法丹溪方法凡二條

丹溪曰大率與癇相似比癇爲虚切不可作風治而純用風藥多屬氣血虚有火有痰宜補兼降痰火參芪芎歸竹瀝

之類

〇一方治少年疽瘡瘑後成痓口噤不開四肢強直時或遶臍腹痛一陣則冷汗而雨痛定汗止脉極強緊如真弦先因勞倦傷血瘡後血愈虛而又感風寒當用溫藥養血辛凉散風芍藥當歸爲君川芎青皮釣鉤藤爲臣白术甘草爲佐桂枝木香黃連爲使更加紅花少許水煎服愈

活人〇括蔞桂枝湯治太陽傷寒成痓

括蔞根　甘草炙各二兩　桂枝　芍藥

生姜各三兩　大棗十二枚

右六味細切作一服以水九升煑取三升作三服連飲取微汗如汗不出少頃以熱粥湯發之

活人〇葛根湯治太陽病無汗而小便反少氣上衝胷口噤不得語

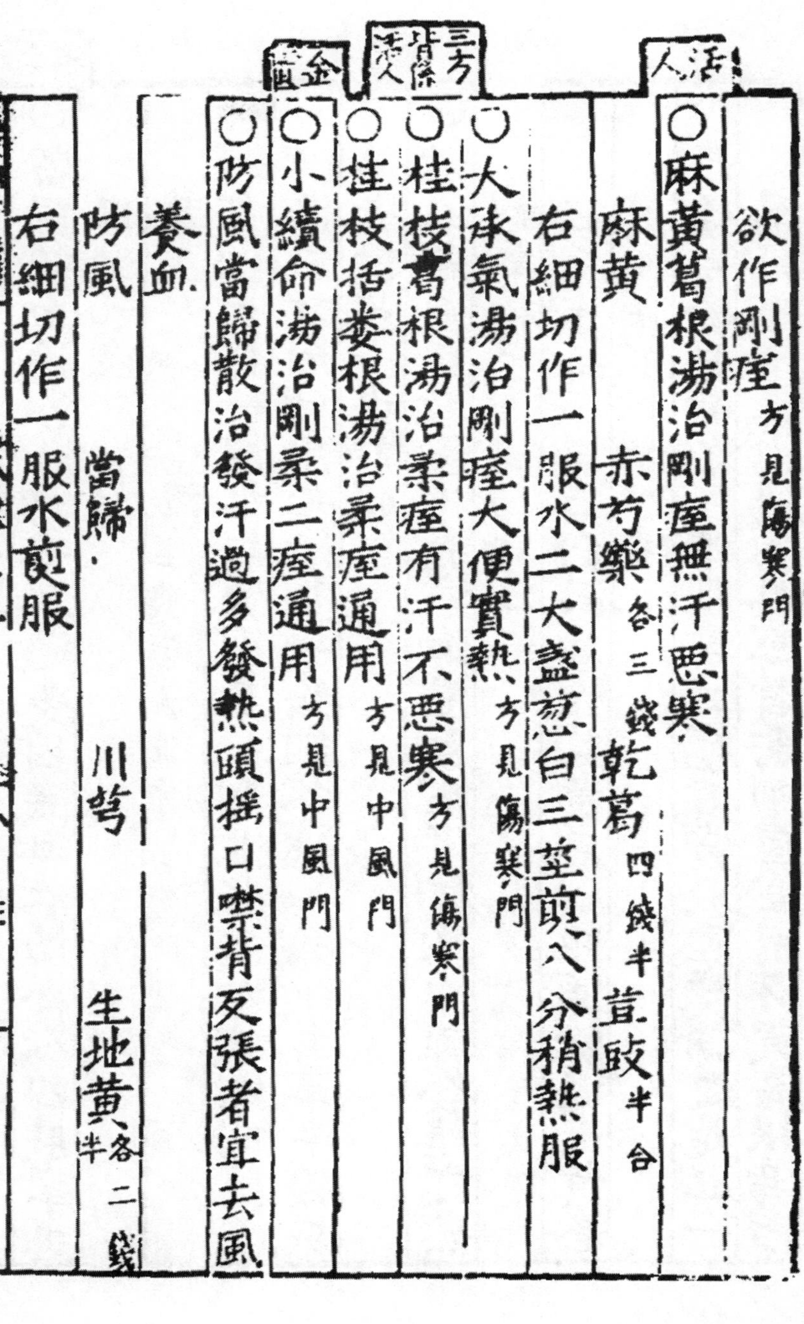

欲作剛痓方見傷寒門

活人

○麻黃葛根湯治剛痓無汗惡寒

麻黃 赤芍藥各三錢 乾葛四錢半 荳豉半合

右細切作一服水二大盞葱白三莖煎八分稍熱服

三方俱出活人

○大承氣湯治剛痓大便實熱方見傷寒門

○桂枝葛根湯治柔痓有汗不惡寒方見傷寒門

○桂枝栝蔞根湯治柔痓通用方見中風門

金匱

○小續命湯治剛柔二痓通用方見中風門

○防風當歸散治發汗過多發熱頭搖口噤背反張者宜去風養血

防風 當歸 川芎 生地黃各二錢半

右細切作一服水煎服

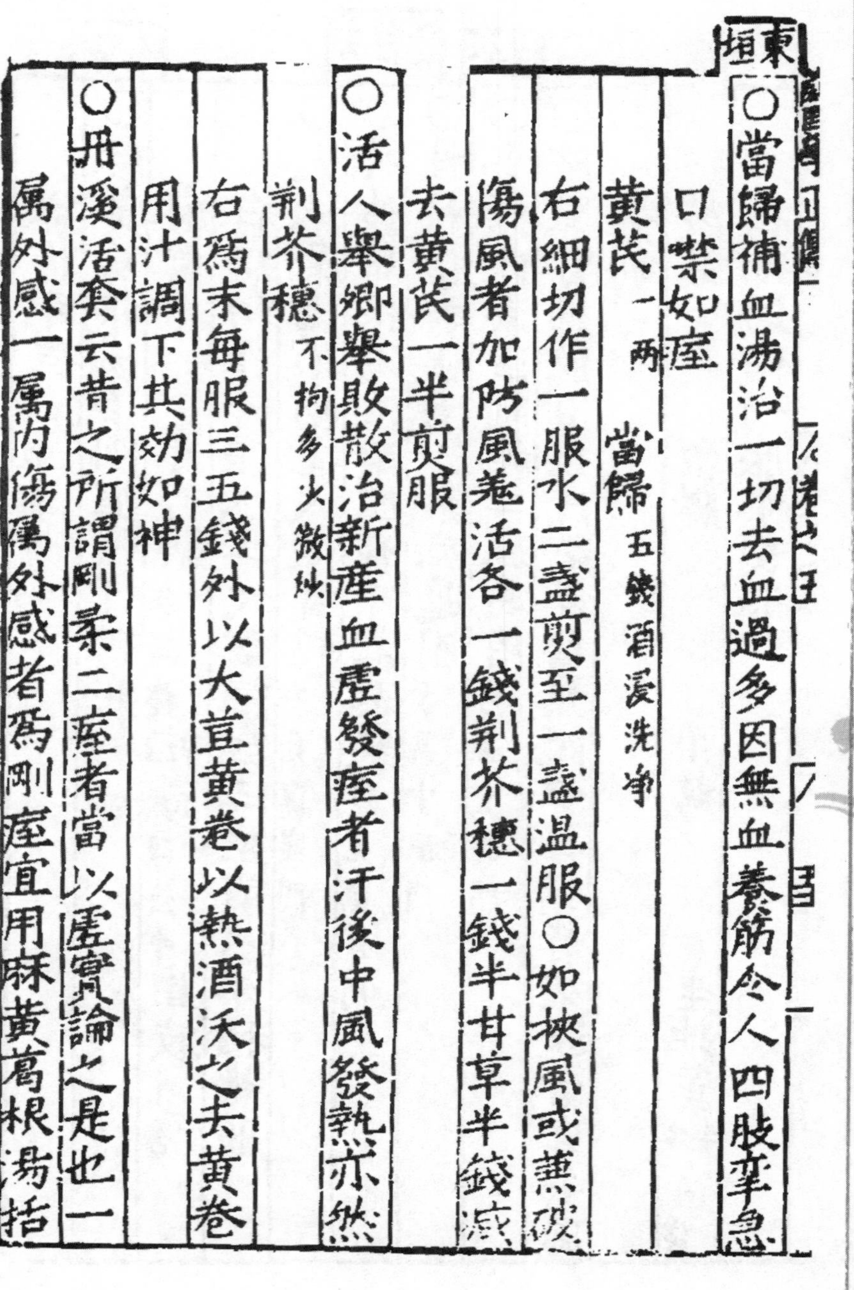

東垣

○當歸補血湯治一切去血過多因無血養筋令人四肢攣急口禁如痓

黄芪一兩 當歸五錢酒浸洗淨

右細切作一服水二盞煎至一盞溫服○如挾風或兼破傷風者加防風羌活各一錢荆芥穗一錢半甘草半錢減去黄芪一半煎服

○活人舉卿舉敗散治新產血虛發痓者汗後中風發熱亦然

荆芥穗不拘多少微炒

右爲末每服三五錢外以大豆黄卷以熱酒沃之去黄卷用汁調下其效如神

○丹溪活套云昔之所謂剛柔二痓者當以虛實論之是也一屬外感一屬內傷屬外感者爲剛痓宜用麻黄葛根湯括

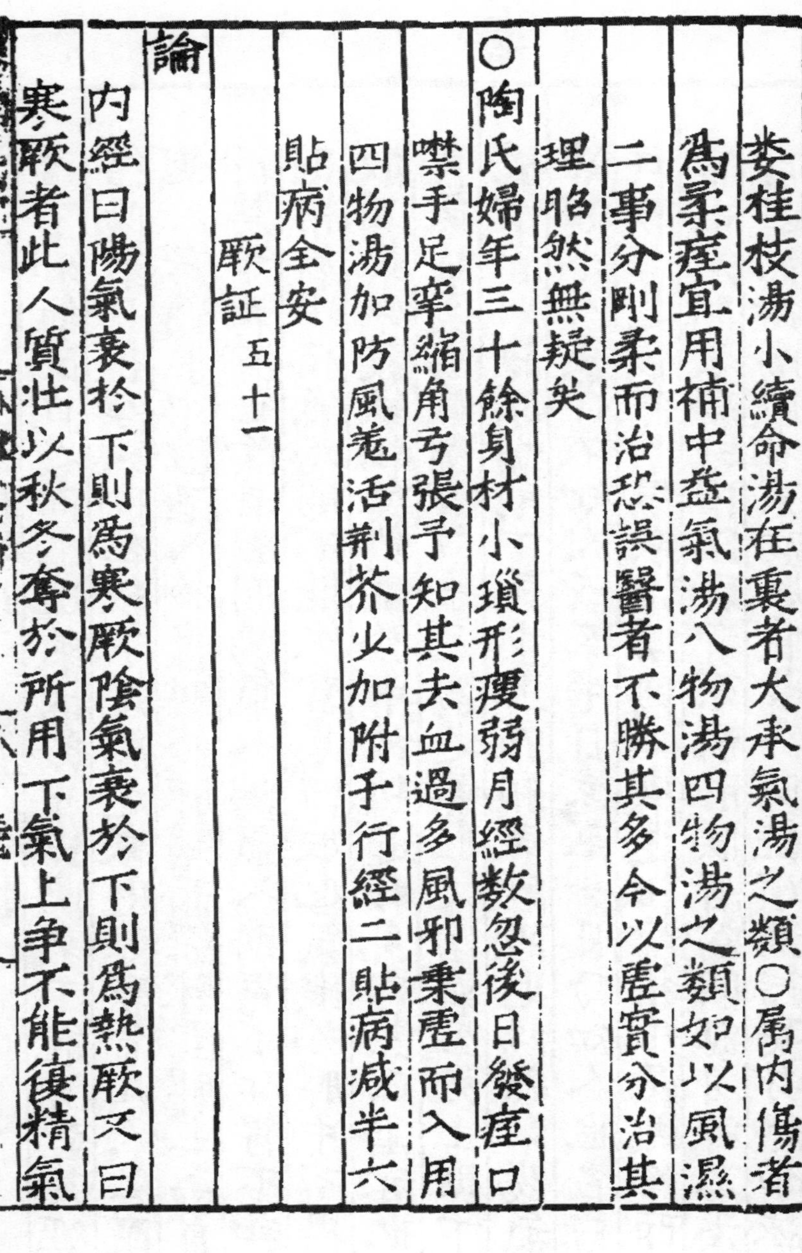
姜桂枝湯小續命湯在裏者大承氣湯之類○屬内傷者爲柔痓宜用補中益氣湯八物湯四物湯之類如以風濕二事分剛柔而治恐誤醫者不勝其多今以虛實分治其理昭然無疑矣

○陶氏婦年三十餘身材小瑣形瘦弱月經數忽後日發痓口噤手足攣縮角弓張予知其失血過多風邪乘虛而入用四物湯加防風羌活荊芥少加附子行經二貼病減半六貼病全安

厥証五十一

論

内經曰陽氣衰於下則爲寒厥陰氣衰於下則爲熱厥又曰寒厥者此人質壯以秋冬奪於所用下氣上爭不能復精氣

腹脹滿

溢下邪氣因從之而上也氣因於中由陽衰不能滲營其經絡陽氣日損陰氣獨在故手足為之寒也熱厥者此人必醉飽入房精氣中虛酒入於胃則絡脈滿而經脈虛脾主為胃行其津液者也陰氣虛則陽氣入陽氣入則胃不和胃不和則精氣竭精氣竭則不能滲營其四肢也氣聚於脾中不得散酒氣與穀氣相薄熱盛於中故熱遍於身內熱而溺赤也胃氣日衰陽氣獨盛故手足為之熱也又陰氣盛於上則下虛下虛則腹脹滿則下氣重上而邪氣厥厥則陽氣亂陽氣亂則令人暴仆不知人或至半日遠至一日乃知人也名曰尸厥考之張仲景傷寒論陰陽二厥之證皆指手足逆冷而言也河間原病式曰陰厥者原病脈候皆為陰證身涼不渴脈遲而微陽厥者原病脈候皆為陽證煩渴譫妄身熱而脈

此謂

數若陽厥極深或失下而至於身冷反見陰証脉微欲絶而死者止爲極熱而然俗醫妄謂變成陰証急用熱藥助其陽氣以致十無一生也愚按内經所載熱二厥者皆常病虚損証也並宜補益之法但熱厥補陰寒厥當補陽耳正經所謂壯水之主以鎮陽光益火之原以消陰翳也若夫傷寒論所謂陰二厥者氷炭殊途治法亦異診察之間死生反掌醫者其可不盡心乎

脉法

脉經曰寸口沉大而滑沉則爲實滑則爲氣實氣相搏血氣入於藏則死入於府則愈此爲卒厥不知人脣清身冷爲入藏即死如身温和汗自出爲入府而後自愈

活人書云陽厥脉滑而沉實陰厥脉細而沉伏

方法

○丹溪曰厥因氣虛血虛者多氣虛脉細血虛脉大如葱管熱厥脉數外感脉浮而實有痰者脉弦熱用承氣湯痰用白术竹瀝外感宜解散藥中加姜汁服

○活人書曰初得病身熱頭痛大便秘小便赤或畏熱或飲水或揚手擲足煩燥不得安卧譫語昏憒而厥此陽厥也大柴胡湯大小承氣湯治之渴者白虎湯妙○手足厥冷脉乍熱結此邪氣結在胷心下煩滿肌不能食瓜蔕散吐之○寒熱而厥面色不澤冒昧兩手忽無脉或一手無脉必是有正汗也多用綿衣包手足急服五味湯或無與桂枝麻黃各半湯須臾大汗而解○傷寒厥逆心下怔忡者宜先治水茯苓甘草湯主之○如得病後四肢逆冷脉沉而

細足蜷臥而惡寒引衣蓋覆不欲水或下利清穀而厥逆若陰厥也四逆湯白通湯厥逆脉不至者通脉四逆湯手足指頭微寒者謂之清理中湯無熱証而厥當歸四逆加茱萸生姜湯喘促脉伏而厥五味子湯吐利手足厥冷煩燥欲死吳茱萸湯

活人

○五味子湯治陽厥脉伏手足逆冷陰

五味子一兩　人參　麥門冬　杏仁

陳皮已上各半兩

右細切用水三盞生姜十片棗二枚煎至一盞半去柤分作二服

活人

○桂枝麻黃各半湯方見傷寒門

○茯苓甘草湯治陽厥怔忡手足厥逆心下有水氣

茯苓　桂枝各二錢　甘草一錢　生姜三兩

右細切作一服水一盞半煎至一盞去柤温服

（活人）○通脉四逆湯治証陰厥下利清穀四肢逆冷脉微

甘草半六錢　附子大者一枚生用　乾姜一兩

如面赤者加葱九莖嘔者加生姜咽痛加桔梗利止脉不出加人參用水三大盞煎至一盞半去柤分作二服

（活人）○當歸四逆加茱萸生姜湯治無熱証而厥

當歸　芍藥　桂枝　細辛各一兩

甘草　通草各六錢半　茱萸三錢　生姜六錢

右細切水三升煑至一升半分三服

（活人）○吴茱萸湯治陰厥吐利手足逆冷煩燥欲死

吴茱萸　生姜各五錢　人參二錢半

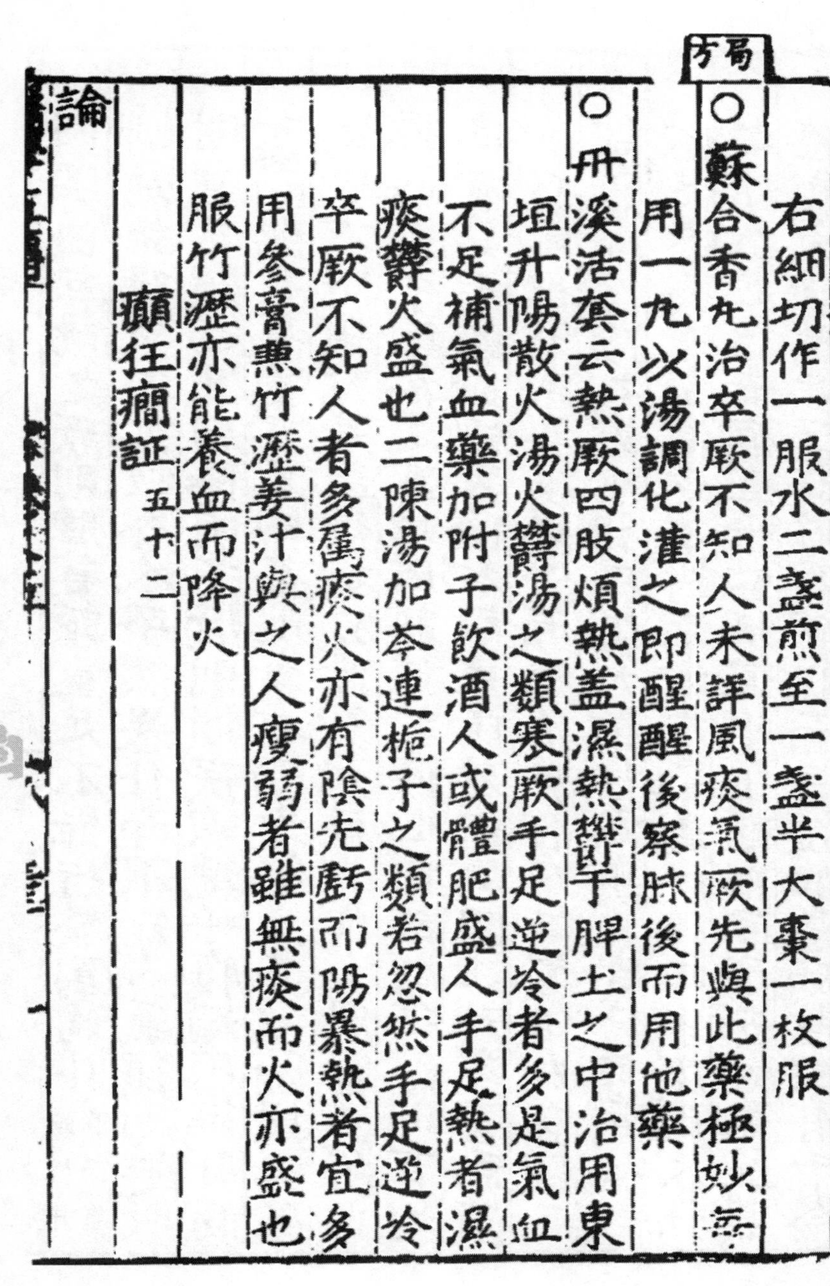

右細切作一服水二盞煎至一盞半大棗一枚服

局方

○蘇合香丸治卒厥不知人未詳風痰氣厥先與此藥極妙無用一丸以湯調化灌之即醒醒後察脉後而用他藥

○丹溪活套云熱厥四肢煩熱蓋濕熱鬱于脾土之中治用東垣升陽散火湯火鬱湯之類寒厥手足逆冷者多是氣血不足補氣血藥加附子飲酒人或體肥盛人手足熱者濕痰鬱火盛也二陳湯加芩連梔子之類若忽然手足逆冷卒厥不知人者多屬痰火亦有陰先虧而陽暴熱者宜多用參膏熏竹瀝姜汁與之人瘦弱者雖無痰而火亦盛也服竹瀝亦能養血而降火

癲狂癇証　五十二

論

內經曰巨陽之厥則腫首頭重足不能行發爲眴仆（眴搖其目而累仆也）是蓋陽氣逆亂故令人卒然暴仆而不知人氣復則甦此則癇之類也又曰陽明之厥則顛疾欲走呼腹滿不得卧面赤而熱妄見妄言又曰甚則棄衣而走登高而歌踰垣上屋罵詈不避親踈是蓋得之於陽氣太盛胃與大腸實熱燥火欝結于中而爲之耳此則顛狂之候也曰顛曰狂分而言之亦有異乎難經謂重陰者顛重陽者狂素問註云多喜爲顛多怒爲狂然則喜屬爲心而怒屬於肝乃二藏相火有餘之証難經陰陽之說恐非理也大抵狂爲痰火實盛顛爲心血不足多爲求望高遠不得志者有之癇病獨主乎痰因火動之所作也治去癇宜乎吐狂宜乎下顛則宜乎安神養血兼降痰火雖然此三証者若神脫而目瞪如愚痴者縱有千金

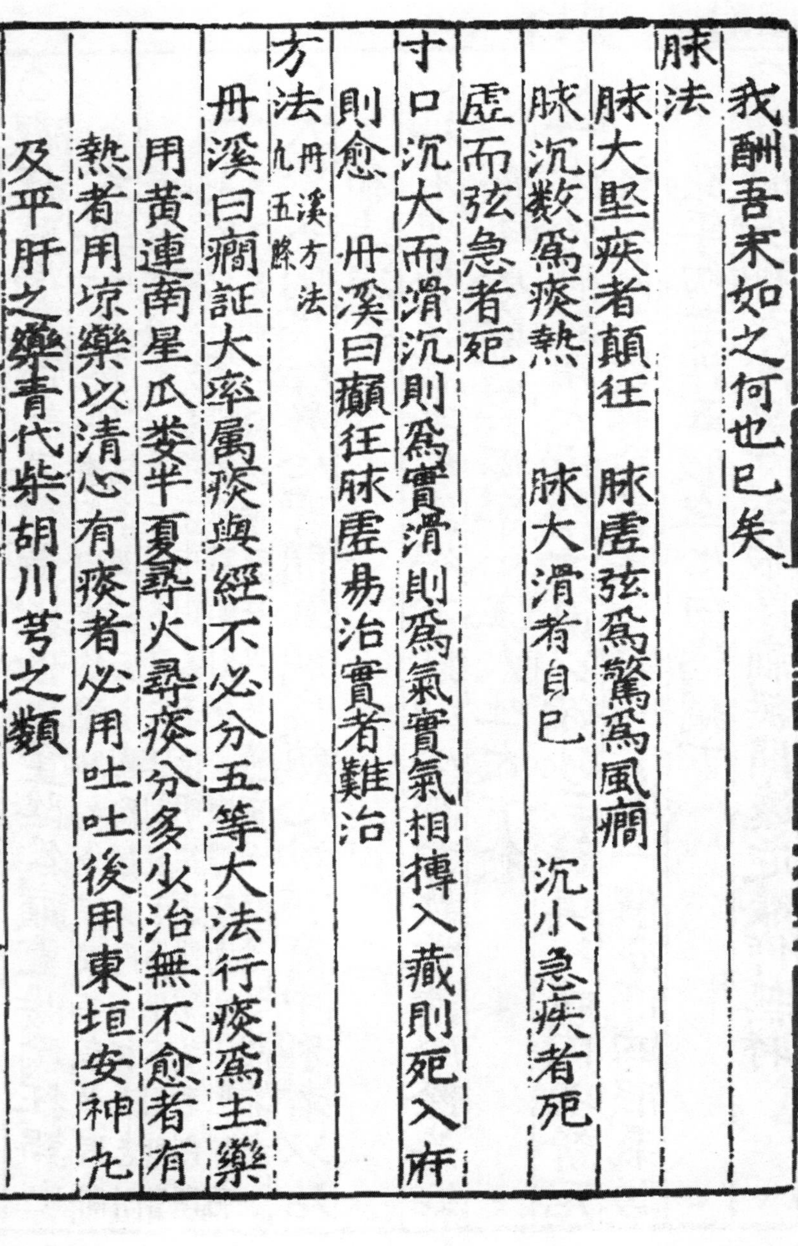
我酬吾未如之何也已矣

脉法

脉大堅疾者顛狂　脉虛弦爲驚爲風癎

脉沉數爲痰熱　脉大滑者自已　沉小急疾者死

虛而弦急者死

寸口沉大而滑沉則爲實滑則爲氣實氣相搏入藏則死入府則愈　丹溪曰癲狂脉虛易治實者難治

方法　丹溪方法　凡五條

丹溪曰癎証大率屬痰與經不必分五等大法行痰爲主藥用黃連南星瓜蔞半夏尋火尋痰分多少治無不愈者有熱者用凉藥以清心有痰者必用吐吐後用東垣安神丸及平肝之藥青代柴胡川芎之類

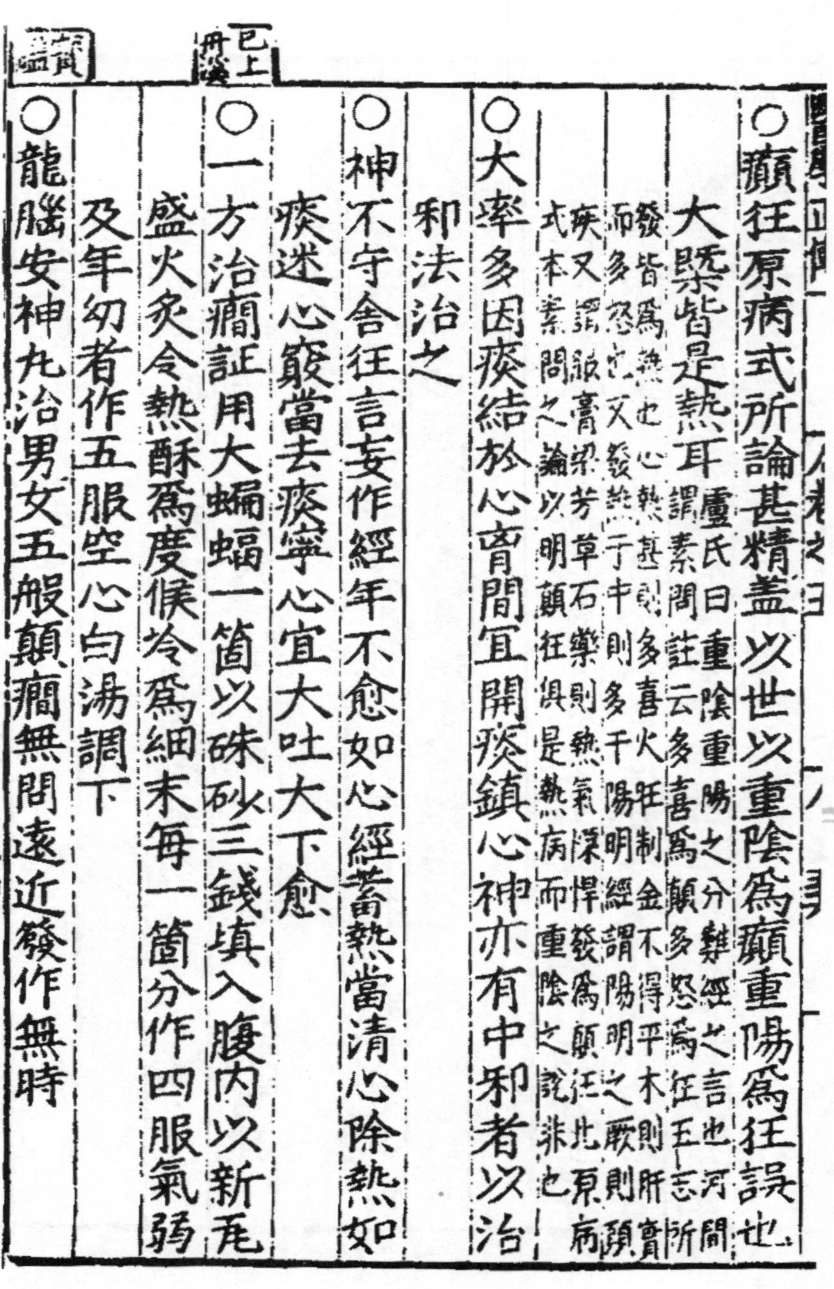

○癲狂原病式所論甚精盖以世以重陰爲癲重陽爲狂誤也。

大槩皆是熱耳盧氏曰重陰重陽之分難經之言也河間謂素問註云多喜爲顛多怒爲狂王志所發皆爲熱也心熱甚則多喜火狂制金不得平木則肝實而多怒也又發熱于中則多干陽明經謂陽明之厥則顛疾又謂數膏梁芳草石藥則熱氣慓悍發爲顛狂此原病式本素問之論以明顛狂俱是熱病而重陰之說非也

○大率多因痰結於心胷間宜開痰鎮心神亦有中邪者以治邪法治之

○神不守舍狂言妄作經年不愈如心經蓄熱當清心除熱如痰迷心竅當去痰寧心宜大吐大下愈

已上丹溪

○一方治癇証用大蝙蝠一箇以硃砂三錢填入腹內以新瓦盛火炙令熱酥爲度候冷爲細末每一箇分作四服氣弱及年幼者作五服空心白湯調下

寶鑑

○龍腦安神丸治男女五般顛癇無問遠近發作無時

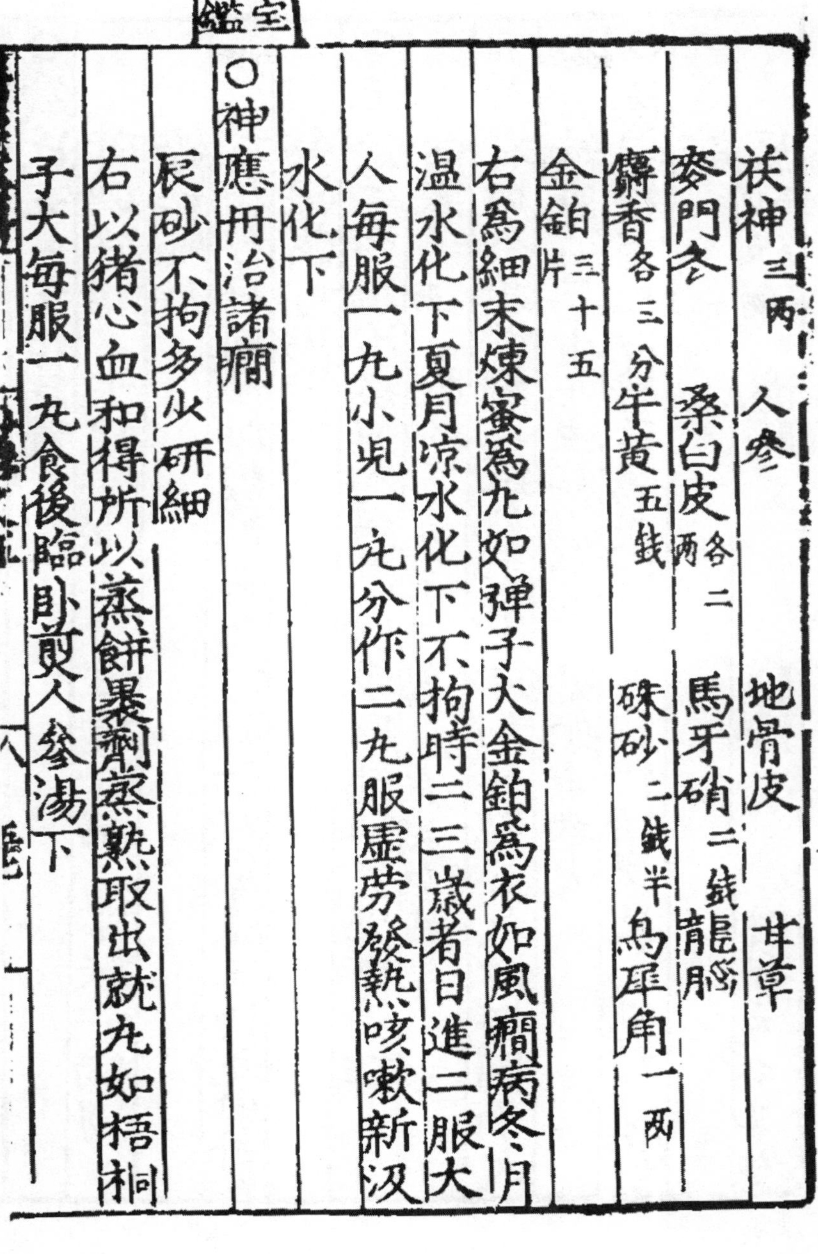

寶鑑

茯神三兩　人參　地骨皮　甘草
麥門冬　桑白皮各二兩　馬牙硝二錢　龍腦
麝香各三分　牛黃五錢　硃砂二錢半　烏犀角一兩
金箔片三十五
右爲細末，煉蜜爲丸，如彈子大，金箔爲衣。如風癇病，冬月溫水化下，夏月涼水化下，不拘時。二三歲者日進二服，大人每服一丸，小兒一丸分作二丸服。虛勞發熱咳嗽，新汲水化下。

○神應丹　治諸癇

辰砂不拘多少，研細
右以豬心血和得所，以蒸餅裹劑，蒸熟取出，就丸如梧桐子大。每服一丸，食後臨臥煎人參湯下。

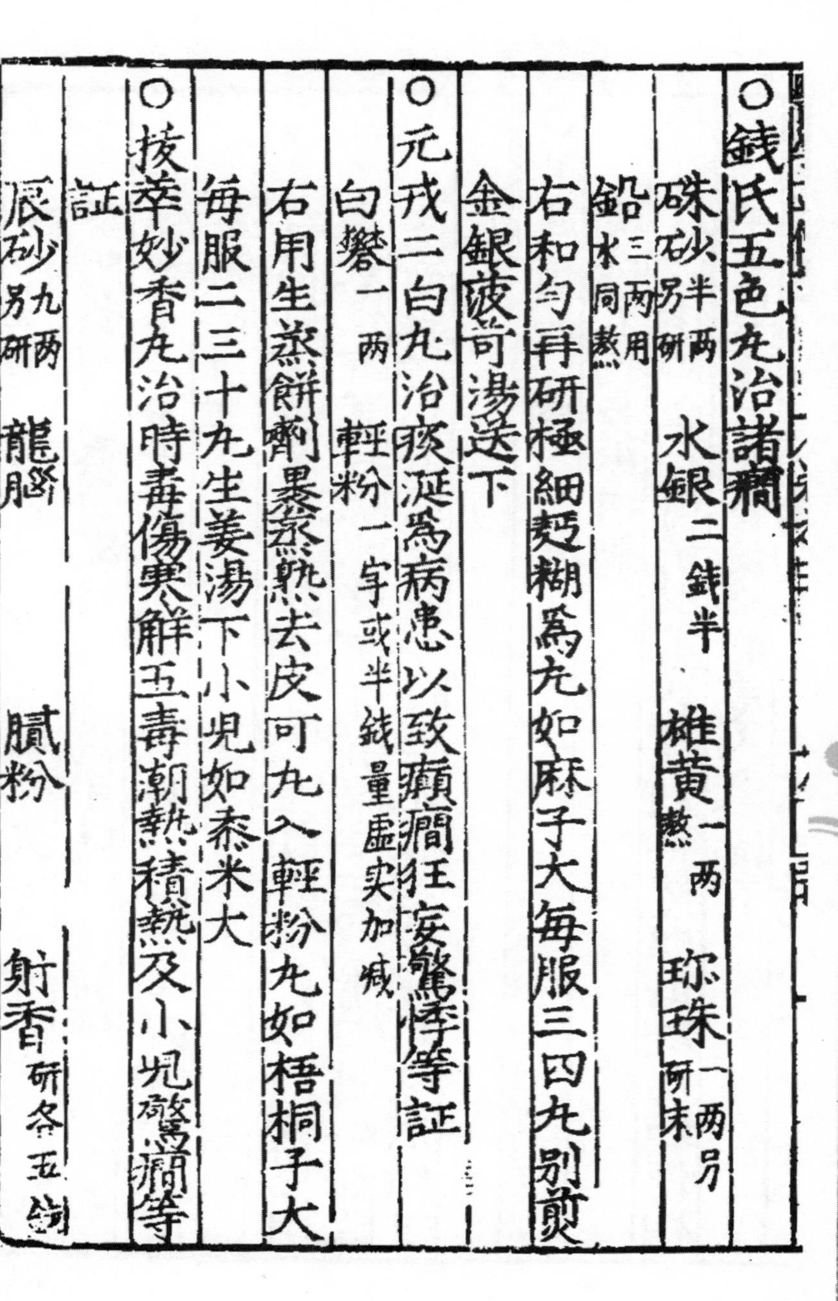

○錢氏五色丸治諸癎

硃砂半两 另研 水銀二錢半 雄黄一两 熬 珎珠一两 另研末

鉛三两 用水同熬

右和匀再研極細麪糊爲丸如麻子大每服三四丸别煎

金銀薄荷湯送下

○元戎二白丸治痰涎爲病患以致癲癎狂妄驚悸等証

白礬一两 輕粉一字或半錢量虛实加减

右用生蒸餅劑裹蒸熟去皮可丸入輕粉丸如梧桐子大

每服二三十丸生姜湯下小兒如黍米大

○拔萃妙香丸治時毒傷寒解五毒潮熱積熱及小兒驚癎等

証

辰砂九两 另研 龍腦 膩粉 射香 研各五錢

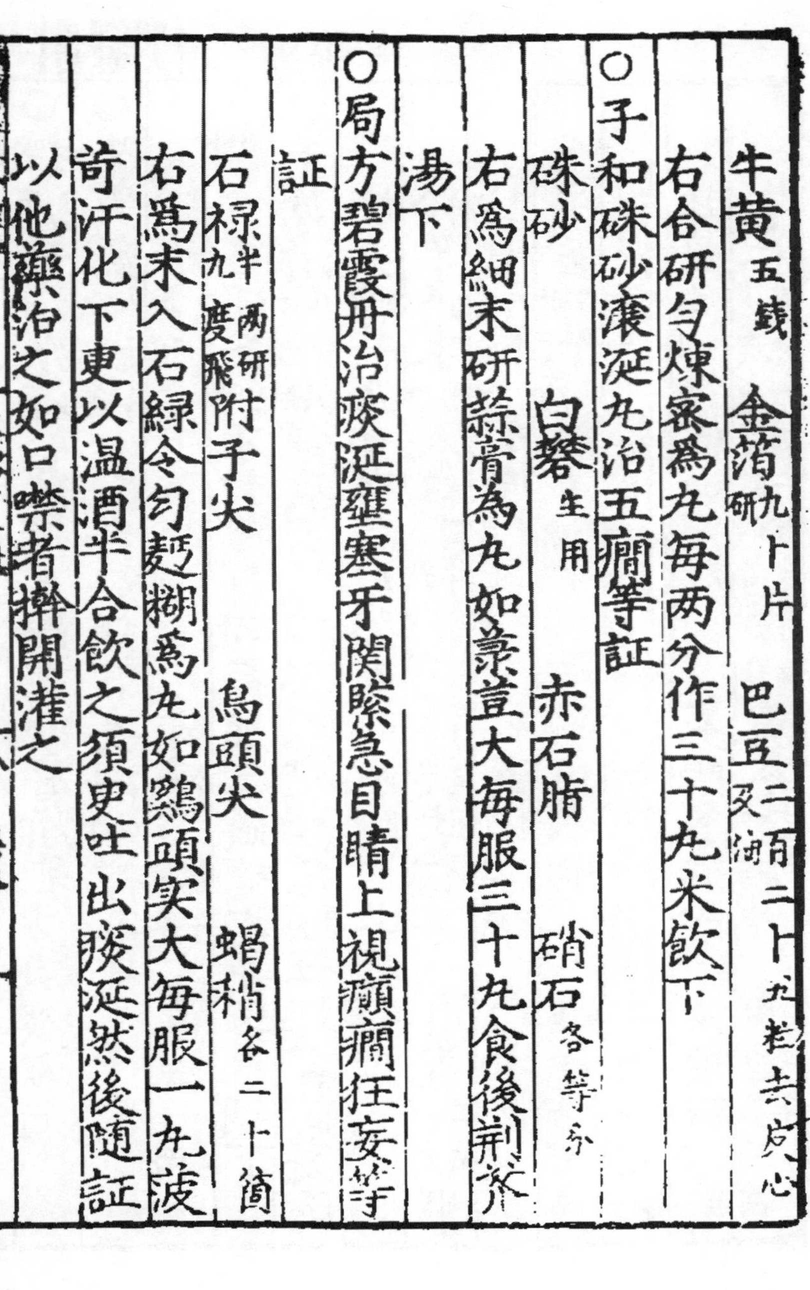

牛黄五錢　金箔九十片研　巴豆二百二十九粒去皮心及油

右合研勻煉蜜爲丸每两分作三十丸米飲下

○子和硃砂滚涎丸治五癎等証

硃砂　白礬生用　赤石脂　硝石各等分

右爲細末研蒜膏為丸如菉豆大每服三十丸食後荊芥湯下

○局方碧霞丹治痰涎壅塞牙関緊急目睛上視癲癎狂妄等証

石緑半两研九度飛　附子尖　烏頭尖　蝎稍各二十箇

右爲末入石緑令勻麪糊爲丸如鷄頭実大每服一丸薄荷汁化下更以温酒半合飲之須臾吐出痰涎然後隨証以他藥治之如口噤者斡開灌之

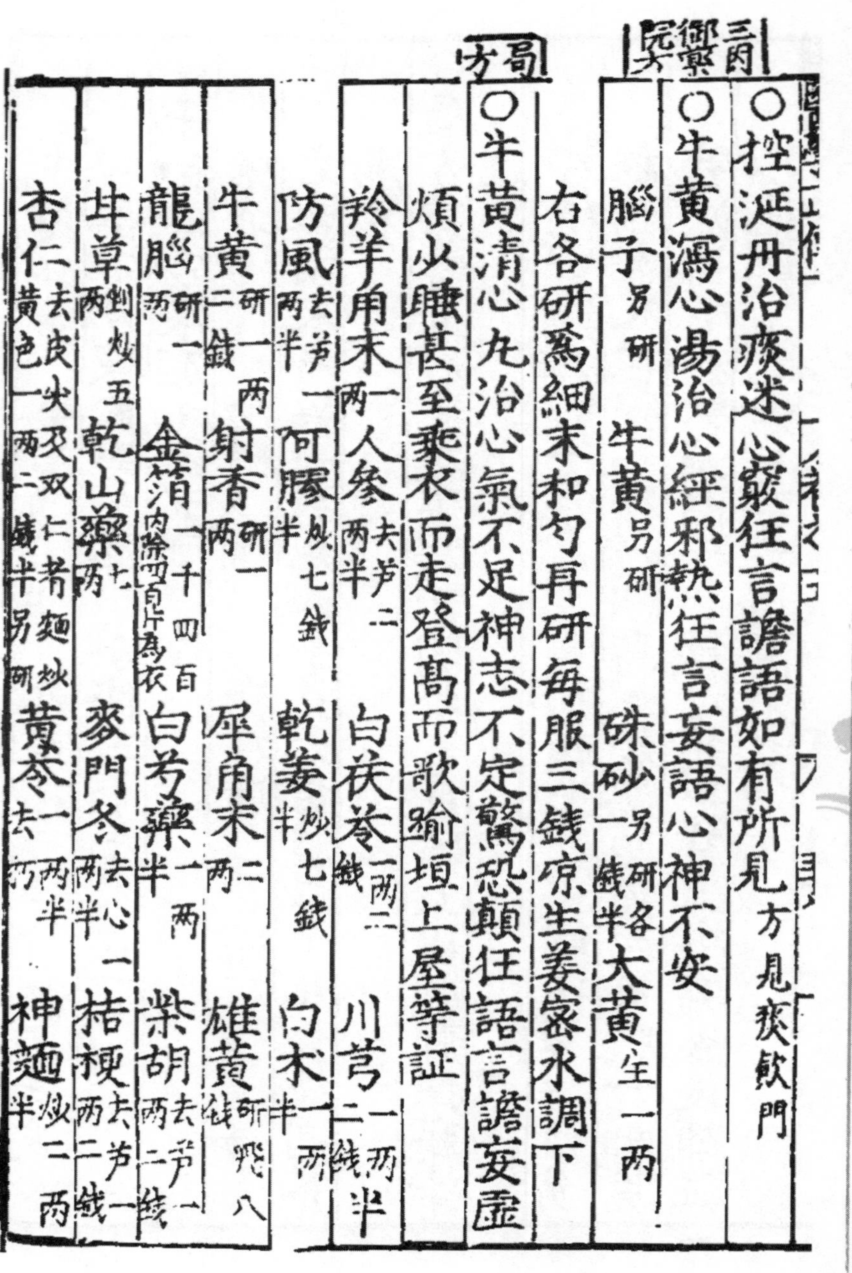

○控涎丹治痰迷心竅狂言譫語如有所見 方見痰飲門

三因

○牛黃瀉心湯治心經邪熱狂言妄語心神不安

御藥院

腦子另研　牛黃另研　硃砂另研各一錢半　大黃生一兩

右各研爲細末和勻再研每服三錢涼生姜蜜水調下

局方

○牛黃清心丸治心氣不足神志不定驚恐顛狂語言譫妄虛煩少睡甚至棄衣而走登高而歌踰垣上屋等証

羚羊角末一兩　人參去芦二兩半　白茯苓一兩二錢　川芎一兩二錢半

防風去芦一兩半　阿膠炒七錢半　乾姜炒七錢半　白术一兩半

牛黃研一兩二錢　射香研一兩　犀角末二兩　雄黃研飛八錢

龍腦研一兩　金箔一千四百內除四百片為衣　白芍藥一兩半　柴胡去芦一兩二錢

甘草剉炒五兩　乾山藥七兩　麥門冬去心一兩半　桔梗去芦一兩二錢

杏仁去皮尖及雙仁者麵炒黃色一兩二錢半另研　黃芩去朽一兩半　神麵炒二兩半

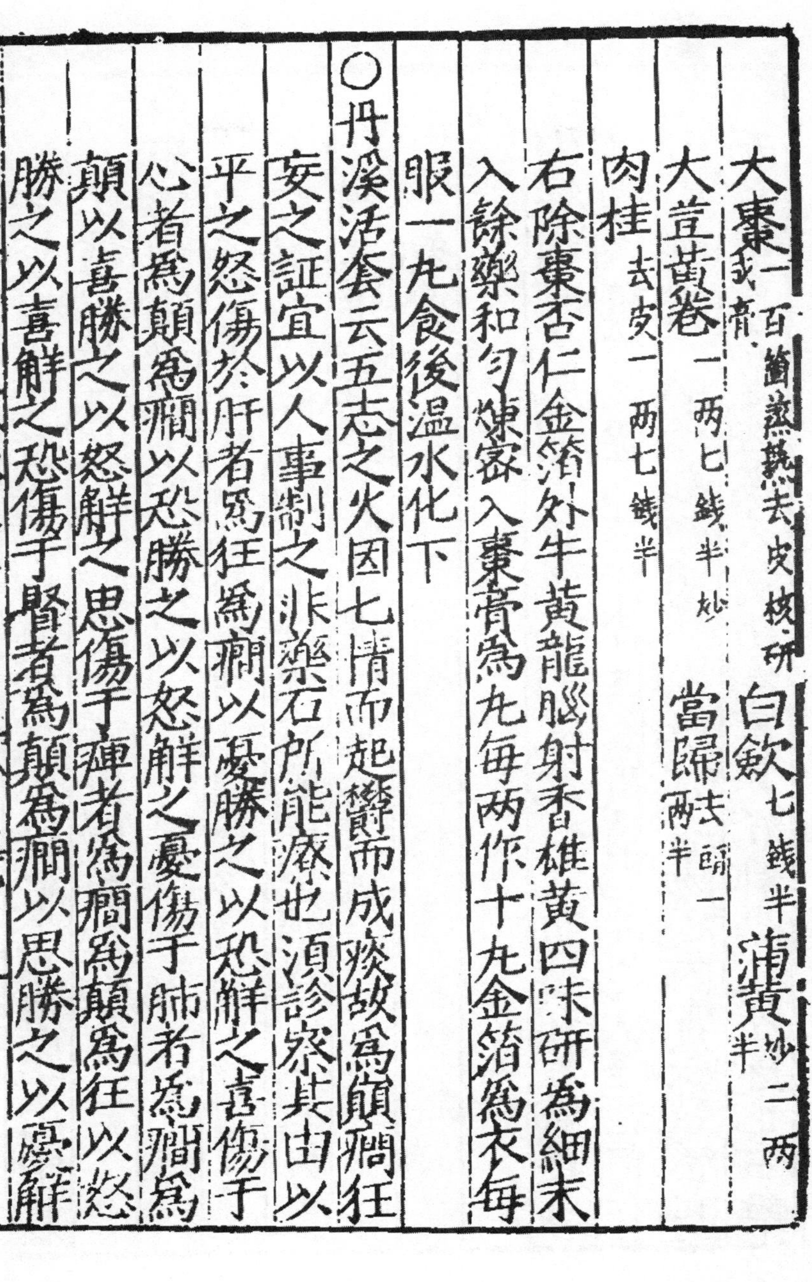

大棗一百箇煮熟去皮核研成膏　白歛七錢半　蒲黃炒二兩半

大荳黃卷一兩七錢半炒　當歸去頭一兩半

肉桂去皮一兩七錢半

右除棗杏仁金箔外牛黃龍腦射香雄黃四味研為細末入餘藥和勻煉蜜入棗膏為丸每兩作十丸金箔為衣每服一丸食後溫水化下

○丹溪活套云五志之火因七情而起鬱而成痰故為癲癇狂妄之証宜以人事制之非藥石所能療也須診察其由以平之怒傷於肝者為狂為癇以憂勝之以恐解之喜傷于心者為癲為癇以恐勝之以怒解之憂傷于肺者為癇為癲以喜勝之以怒解之思傷于脾者為癇為癲為狂以怒勝之以喜解之恐傷于腎者為癲為癇以思勝之以憂解

之驚傷于膽者爲顛以憂勝之以恐解之悲傷于心胞者爲顛以恐勝之以怒解之此法惟賢者能之耳

○祖傳經驗秘方治癲癇神効

九節菖蒲一味（不拘多少不聞雞犬声者佳去毛焙乾）

右以木臼杵爲細末不能犯鉄器用黒豮猪心以竹刀批開沙罐煮湯送下每日空心服二三錢

邪祟 五十三

論

内經曰邪氣盛則實正氣奪則虛夫經之所謂邪者風寒暑濕燥火有餘之淫邪耳非若世俗所謂鬼神之妖怪也病有心虛經惕如醉如痴如爲邪鬼所附或陽明内實以致登高而歌棄衣而走皆痰火之所爲實非妖邪祟之所迷也古雖

塞

有禁呪一科乃龍樹呪法之治皆移精变氣之術但可解疑釋惑以使心神之歸正耳何邪祟之可祛哉丹溪曰血氣者心之神也神既衰之邪因而入理或有之（按此恐⑯[illegible]小[illegible][illegible]紙[illegible]而字）若夫血氣兩虛痰客心胸妨得升降不得運行以致十二官各失其職視聽言動皆為虛妄以邪治之其人必死可不審乎

脉法

作

脉乍疏乍数乍大乍小或促或結皆邪脉也

脉紧而急者遁尸

方法

丹溪曰俗云衝惡者謂衝斥邪惡鬼祟而病也如病此者未有不因氣血先虧而致者焉

○素問遺篇曰人憂愁思慮則傷心又驚而奪汗出於心或遇
少陰司天天所不及因而三虛神明失守盖心爲君主之
官神明出焉神既失守神光不聚却遇火不及歲有黑尸
鬼見之令人暴亡治去刺手少陽之所過陽池穴也復刺
傷
心俞即生○人飲食勞倦則勞脾又飲食飽甚汗出於胃
醉飽入房汗出於脾或遇太陰司天天數不及因而三虛
脾神不守盖脾胃諫議之官志意出焉神既守失神光不
聚却遇土不及歲有青尸鬼見之令人暴亡可刺足陽明
之所過衝陽穴也復刺脾腧即生○人久坐濕地強力入
水則傷腎又遇持重遠行汗出於腎或遇太陽司天天數
不及因而三虛腎神不守盖腎爲作強之官伎巧出焉神
既失守神光不聚却遇水不及歲有黃尸鬼見之令人暴

精

亡可刺足太陽之所過京骨穴也復刺腎腧即生○人悲⑰怒氣逆則傷肝又遇疾走恐懼汗出於肝或遇厥陰司天天數不及因而三虛肝神不守盖肝為將軍之官謀慮出焉神既失守神光不聚却遇木不及歲有白尸鬼見之令人暴亡可刺足少陽之所過丘墟穴也復刺肝腧即生○人形寒飲冷則傷肺復登高疾走喘出於肺或遇陽明司天天數不及因而三虛肺神不守盖肺為相傳之官治節出焉神既失守神光不聚却遇金不及歲有赤尸鬼見之令人暴亡可刺手陽明之所過合谷穴也復刺肺腧即生

愚按人見五色非常之鬼皆自己精神不守神光不定故耳實非外邪所侮乃元氣極虛之候也因患者親目所視故笑信真為邪鬼所迷但當推其同行同坐者不見有物足可以决此疑耳

五邪刺法

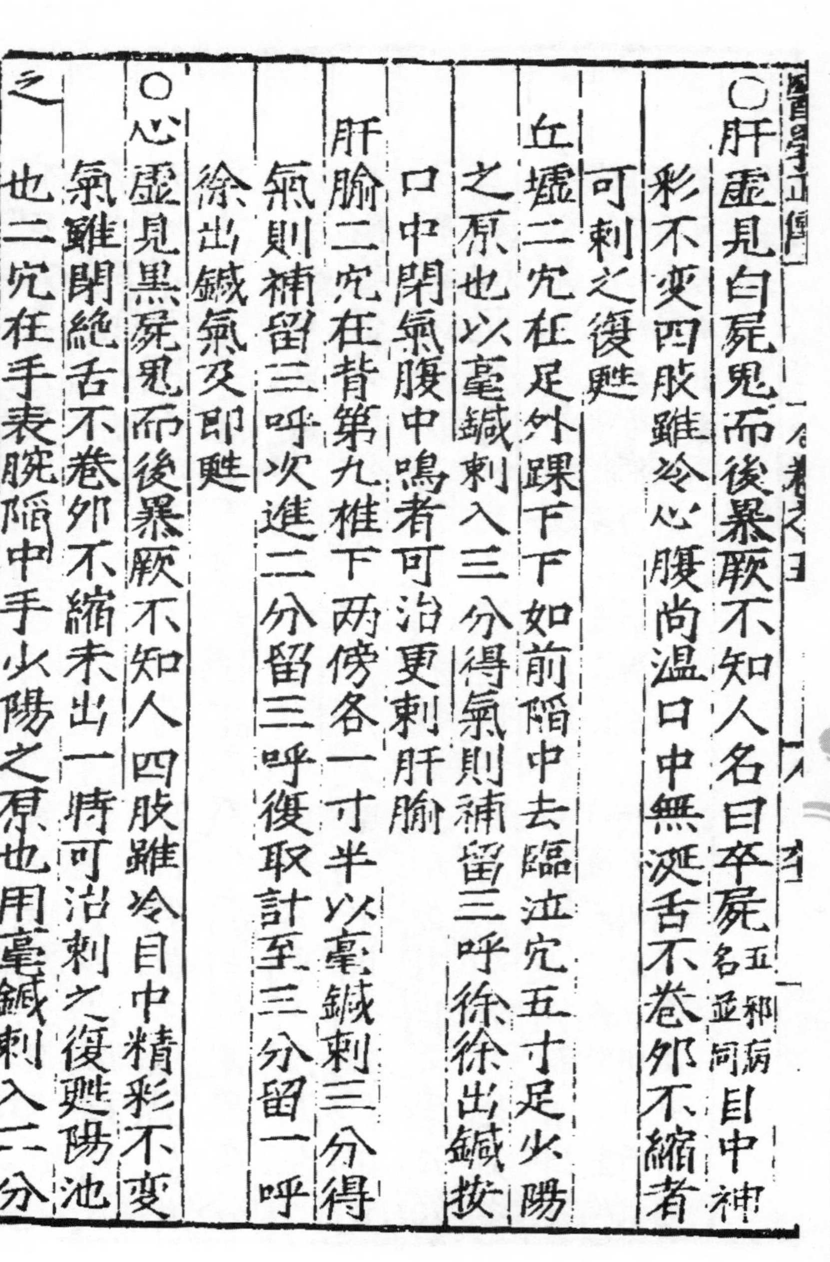

○肝虛見白屍鬼而後暴厥不知人名曰卒屍（五邪病名並同）目中神彩不變四肢雖冷心腹尚溫口中無涎舌不卷卵不縮者可刺之復甦

丘墟二穴在足外踝下下如前陷中去臨泣穴五寸足少陽之原也以毫鍼刺入三分得氣則補留三呼徐徐出鍼按口中閉氣腹中鳴者可治更刺肝腧

肝腧二穴在背第九椎下兩傍各一寸半以毫鍼刺三分得氣則補留三呼次進二分留三呼復取討至三分留一呼徐出鍼氣及即甦

○心虛見黑屍鬼而後暴厥不知人四肢雖冷目中精彩不變氣雖閉絕舌不卷卵不縮未出一時可治刺之復甦陽池之也二穴在手表腕陷中手少陽之原也用毫鍼刺入二分

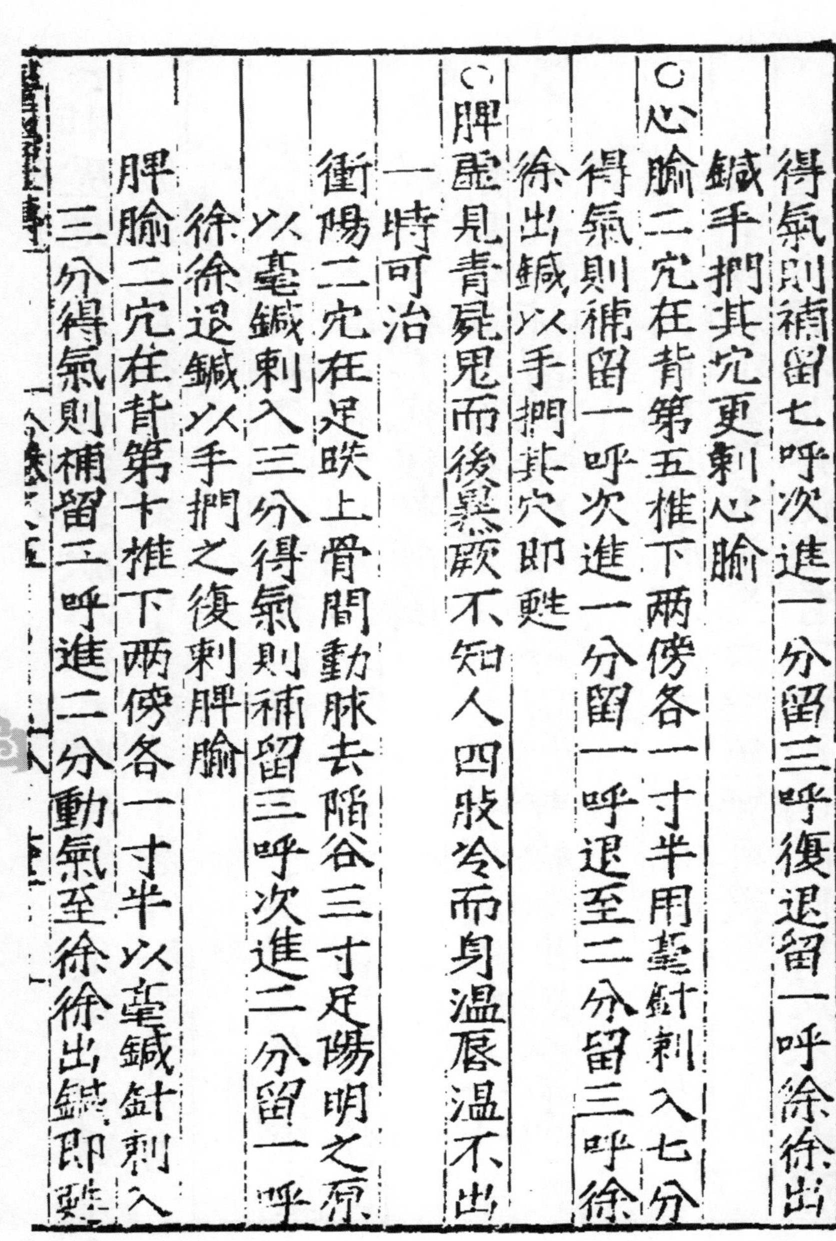

得氣則補留七呼次進一分留三呼復退留一呼徐徐出鍼手捫其穴更刺心腧

○心腧二穴在背第五椎下兩傍各一寸半用毫針刺入七分得氣則補留一呼次進一分留一呼退至二分留三呼徐徐出鍼以手捫其穴即甦

○脾厥見青皃皃而後懸厥不知人四肢冷而身溫脣溫不出一時可治

衝陽二穴在足趺上骨間動脈去陷谷三寸足陽明之原以毫鍼刺入三分得氣則補留三呼次進二分留一呼徐徐退鍼以手捫之復刺脾腧

脾腧二穴在背第十椎下兩傍各一寸半以毫鍼針刺入三分得氣則補留三呼進二分動氣至徐徐出鍼即甦

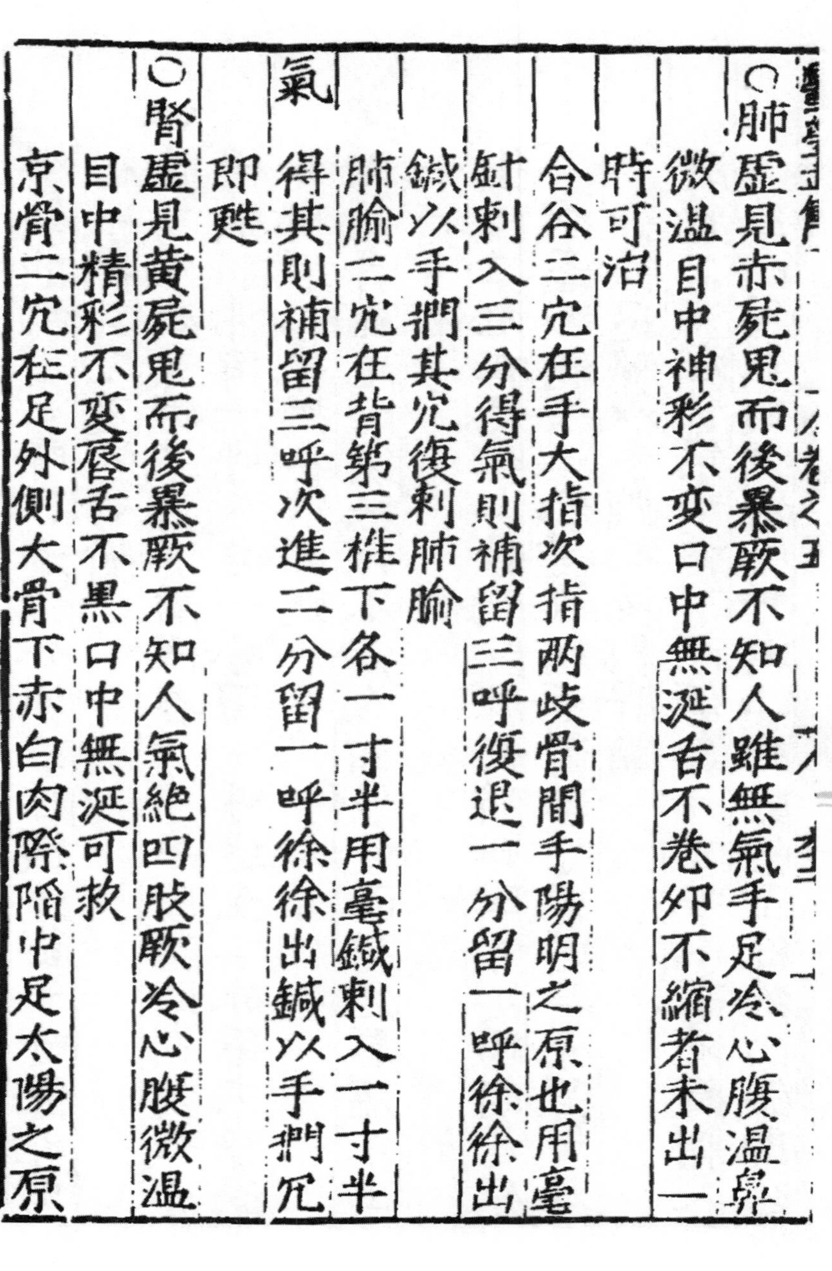

○肺虛見赤屍鬼而後暴厥不知人雖無氣手足冷心腹溫鼻
微溫目中神彩不變口中無涎舌不卷卵不縮者未出一
時可治
合谷二穴在手大指次指兩歧骨間手陽明之原也用毫
鍼刺入三分得氣則補留三呼復退一分留一呼徐徐出
鍼以手捫其穴復刺肺腧
肺腧二穴在背第三椎下各一寸半用毫鍼刺入一寸半
得其則補留三呼次進二分留一呼徐徐出鍼以手捫穴
氣
即甦
○腎虛見黃屍鬼而後暴厥不知人氣絕四肢厥冷心腹微溫
目中精彩不變唇舌不黑口中無涎可救
京骨二穴在足外側大骨下赤白肉際陷中足太陽之原

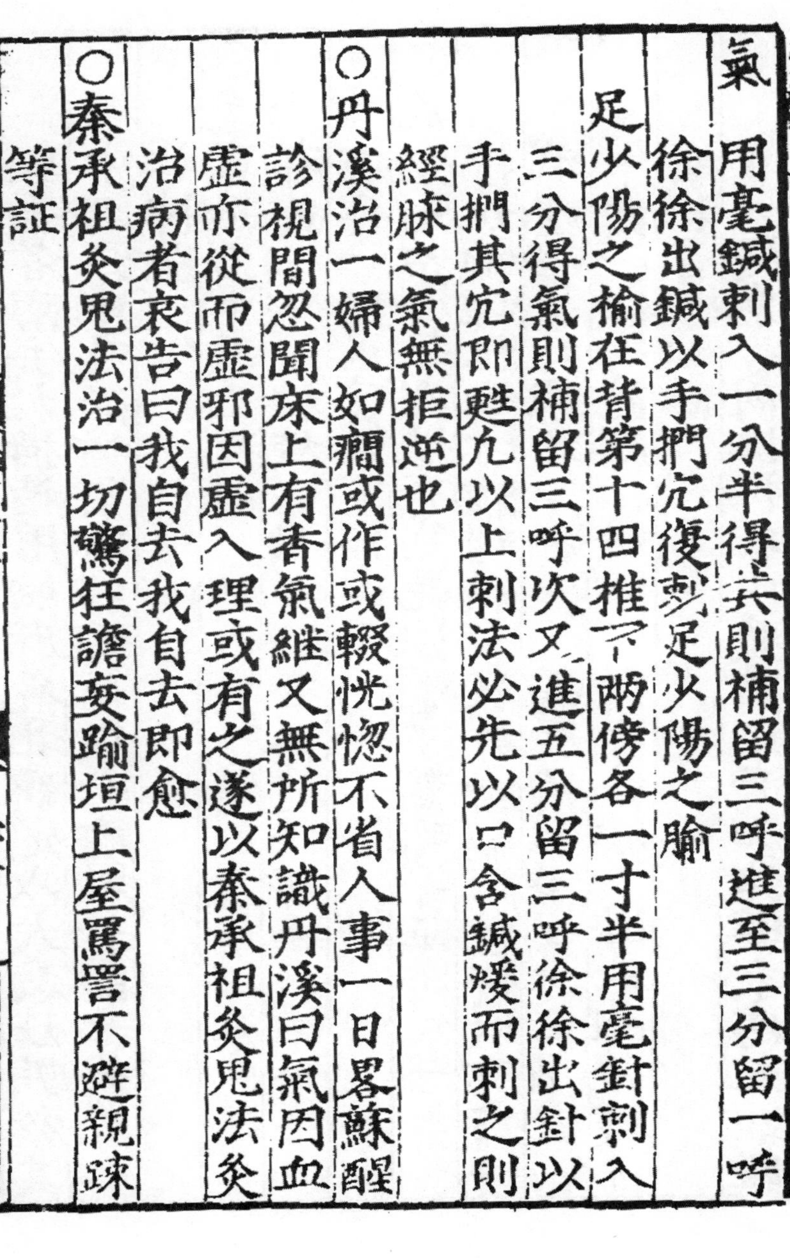

氣

用毫鍼刺入一分半得氣則補留三呼進至三分留一呼徐徐出鍼以手捫穴復刺足少陽之腧

足少陽之腧在背第十四椎下兩傍各一寸半用毫針刺入三分得氣則補留三呼次又進五分留三呼徐徐出針以手捫其穴即甦凡以上刺法必先以口含鍼煖而刺之則經脉之氣無拒逆也

○丹溪治一婦人如癇或作或輟恍惚不省人事一日略蘇醒診視聞忽聞床上有香氣繼又無所知識丹溪曰氣因血虛亦從而虛邪因虛入理或有之遂以秦承祖灸鬼法灸治病者哀告曰我自去我自去即愈

○秦承祖灸鬼法治一切驚狂譫妄踰垣上屋罵詈不避親疏等證

以病者兩手大拇指用細麻繩扎縛定以大艾炷置於其中兩介甲及兩指角肉四處着火一處不着即無効灸七壯神驗

○還魂丹治中惡已死

麻黄三两　桂枝二錢　杏仁十二粒

右作一服水煎灌下即醒

○桃奴丸治心氣虚怯有熱冤注魘夢驚癎等証

桃奴即桃木上不落乾桃十二月收七箇另研　辰砂半两另研　桃仁十四箇另研

玳瑁鎊一两　琥珀另研三錢　烏犀角五錢石水上磨

牛黄一錢另研　龍腦二錢另研　射香一錢另研　雄黄桃葉煎水飛三錢

安息香一两以熱酒研飛

右以安息香同桃仁琥珀共熬成膏和諸藥末爲丸如雞

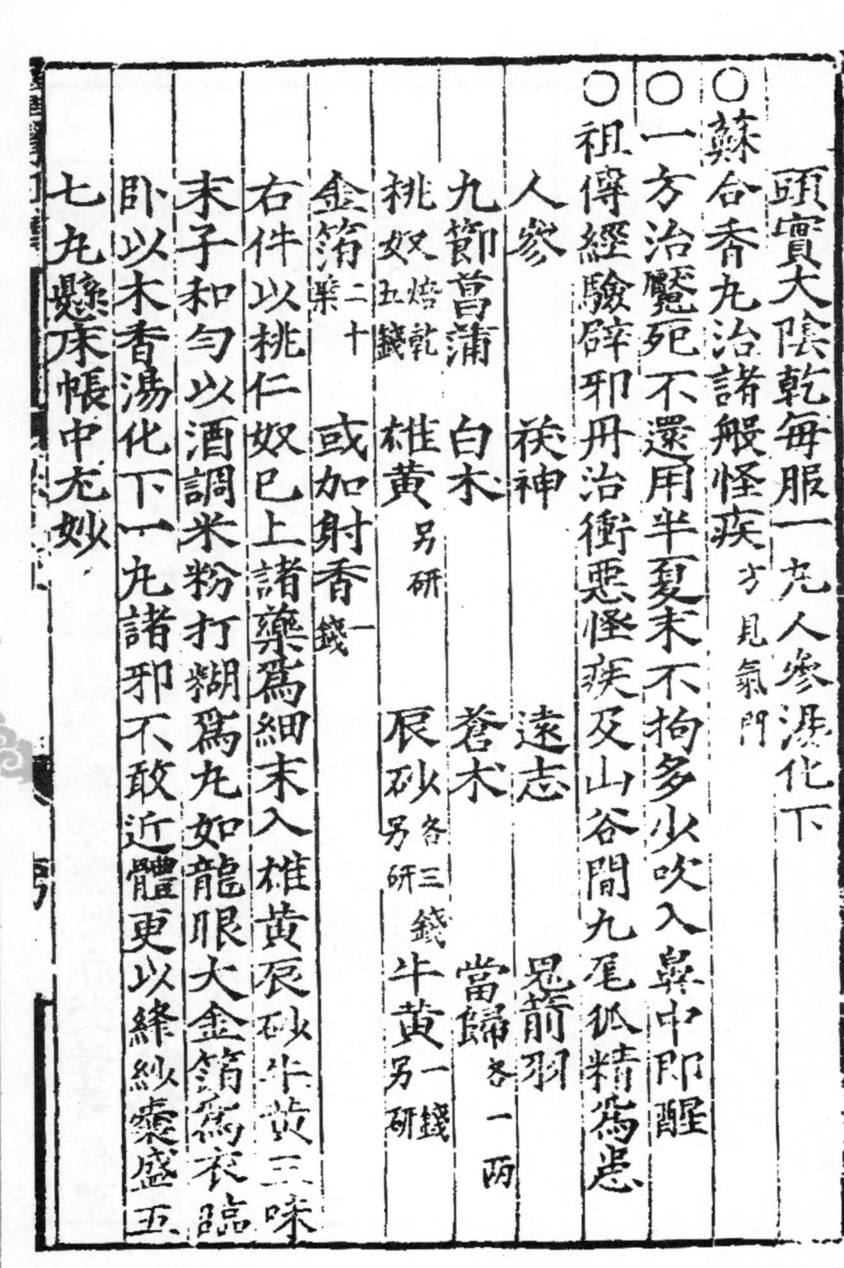

頭實大陰乾每服一丸人參湯化下

○蘇合香丸治諸般怪疾方見氣門

○一方治魘死不還用半夏末不拘多少吹入鼻中即醒

○祖傳經驗辟邪丹治衝惡怪疾及山谷間九尾狐精爲患

人參　茯神　遠志　鬼箭羽

九節菖蒲　白朮　蒼朮　當歸各一兩

桃奴焙乾五錢　雄黃另研　辰砂各三錢另研　牛黃一錢另研

金箔二十片　或加麝香一錢

右件以桃仁奴已上諸藥爲細末入雄黃辰砂牛黃三味末子和匀以酒調米粉打糊爲丸如龍眼大金箔爲衣臨卧以木香湯化下一丸諸邪不敢近體更以絳紗囊盛五七丸懸牀帳中尤妙

○一婦人年二十七美貌得一證如醉如癡頰赤面青畧有潮熱飲食不美其脉乍疎乍數而虛每夜見白衣少年與睡一毉與八物湯服數十貼不効召予治之見其家有白犬卧枕戶閾予曰必此犬作怪命殺犬取其心血及膽汁丸安神定志之藥以八物湯吞下服藥十數貼丸藥一料以安其丸藥用遠志石菖蒲川歸黃連茯神硃砂側栢葉草龍胆等藥也

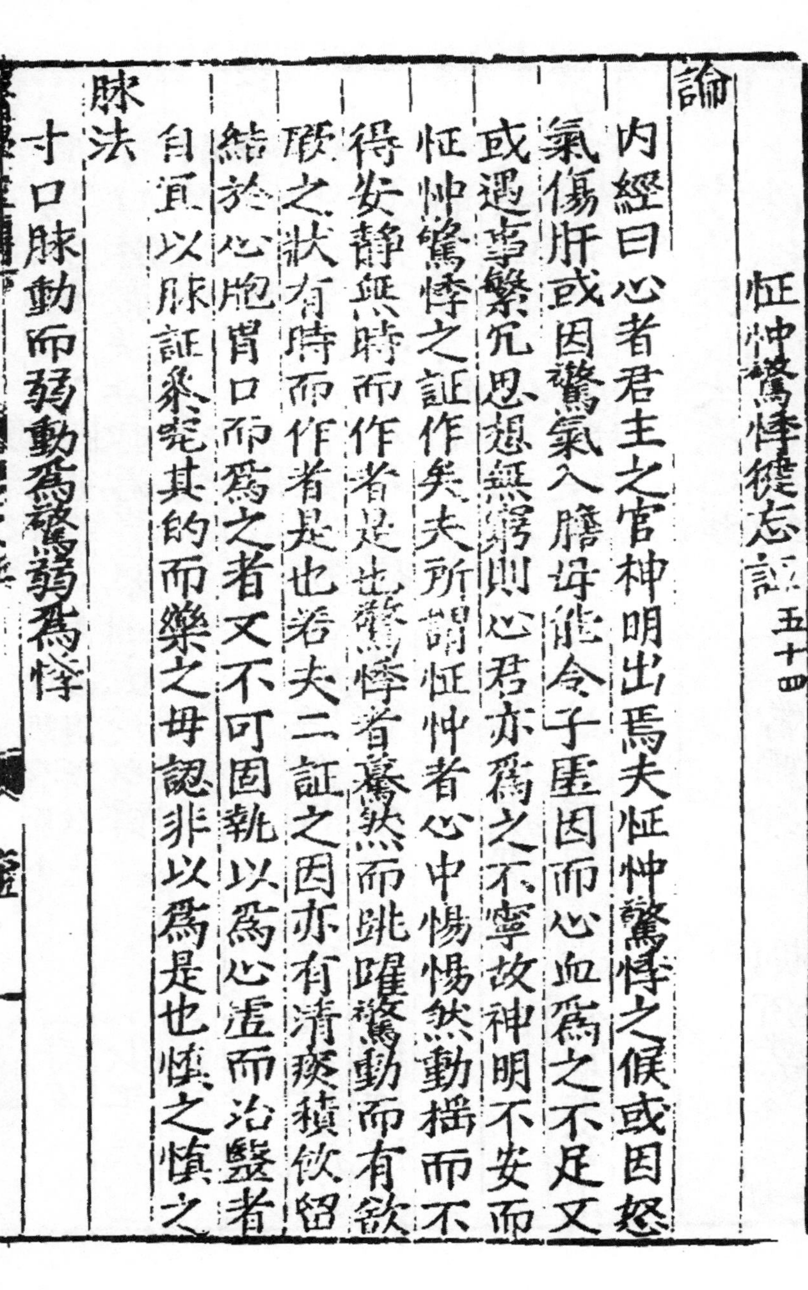

怔忡驚悸健忘證 五十四

論

内經曰心者君主之官神明出焉夫怔忡驚悸之候或因怒氣傷肝或因驚氣入膽母能令子虚因而心血爲之不足又或遇事繁冗思想無窮則心君亦爲之不寧故神明不安而怔忡驚悸之證作矣夫所謂怔忡者心中惕惕然動揺而不得安靜無時而作者是也驚悸者蓦然而跳躍驚動而有欲厥之狀有時而作者是也若夫二證之因亦有清痰積飲留結於心胞胃口而爲之者又不可固執以爲心虚而治醫者自宜以脉證參究其的而藥之毋認非以爲是也慎之慎之

脉法

寸口脉動而弱動爲驚弱爲悸

趺陽脉微而浮浮爲胃氣虛微則不能食此恐懼之脉憂迫所致也

寸口脉緊趺陽脉浮胃氣則虛是以悸

肝脉動暴有所驚駭

方法丹溪方法凡四條　有痰

丹溪曰屬血虛有慮便動屬虛時作時止者痰因火動瘦人多是血少肥人只是痰多時覺心跳者亦是血虛怔忡無時驚悸有時而作

○大法四物湯安神丸之類有痰者用痰藥

○驚悸者屬血虛用硃砂安神丸最好或用痰迷心竅者宜用治痰藥

○一方治勞役太虛心跳

硃砂　白芍藥　當歸身　側栢葉各三錢

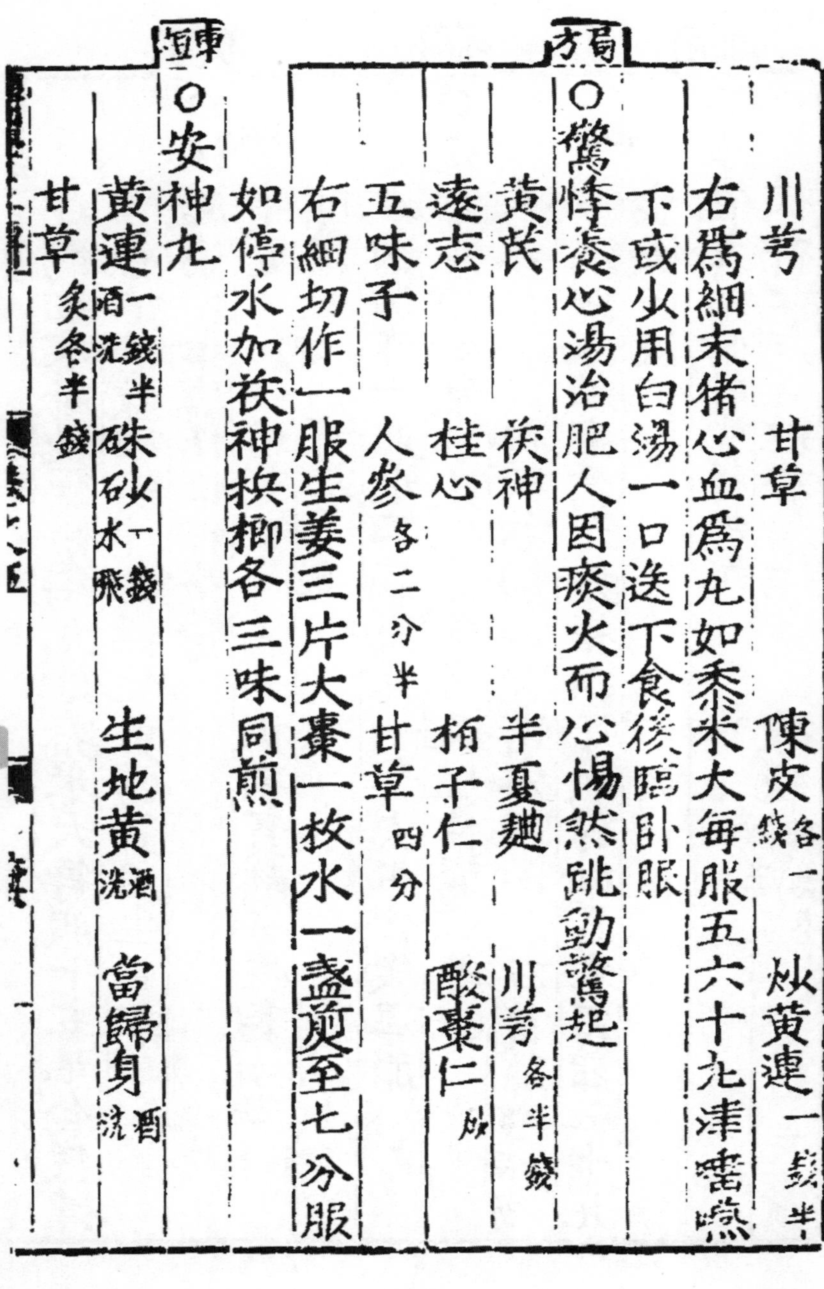

川芎　甘草　陳皮各一錢　炒黄連一錢半

右爲細末，猪心血爲丸，如黍米大。每服五六十丸，津唾嚥下，或少用白湯一口送下，食後臨卧服。

方○驚悸養心湯　治肥人因痰火而心惕然跳動驚起。

黄芪　茯神　半夏麯　川芎各半錢

遠志　桂心　柏子仁　酸棗仁炒

五味子　人參各二分半　甘草四分

右細切，作一服，生姜三片，大棗一枚，水一盞煎至七分服。如停水，加茯神、檳榔各三味同煎。

○安神丸

黄連一錢半，酒洗　硃砂一錢，水飛　生地黄酒洗　當歸身酒洗

甘草炙，各半錢

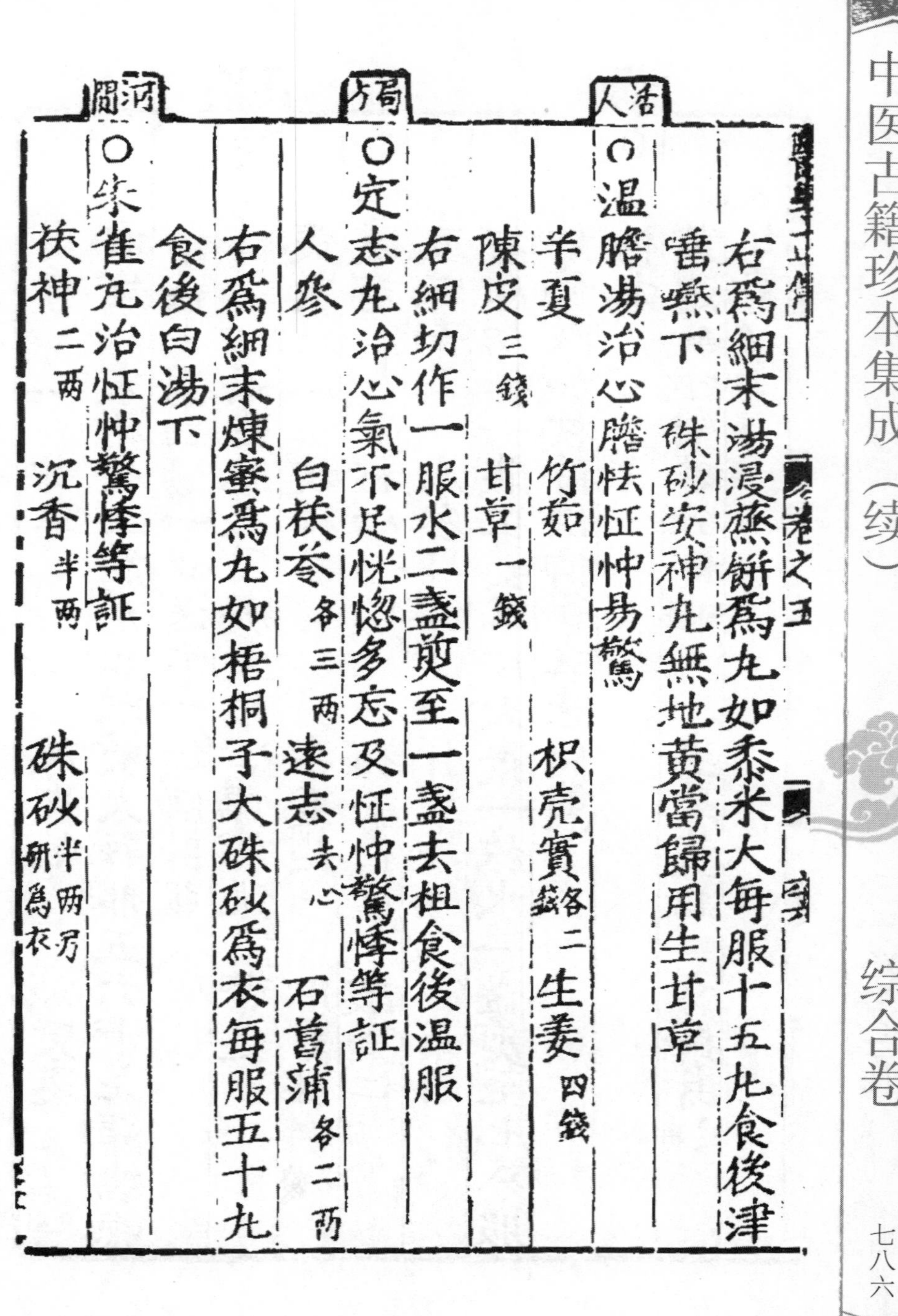

右爲細末湯浸蒸餅爲丸如黍米大每服十五丸食後津嚥下　硃砂安神丸無地黄當歸用生甘草

活人　○温膽湯治心膽怯怔忡易驚

半夏　竹茹　枳殻實各二錢　生姜四錢

陳皮三錢　甘草一錢

右細切作一服水二盞煎至一盞去柤食後温服

局方　○定志丸治心氣不足恍惚多忘及怔忡驚悸等證

人參　白茯苓各三兩　遠志去心　石菖蒲各二兩

右爲細末煉蜜爲丸如梧桐子大硃砂爲衣每服五十丸食後白湯下

河間　○朱雀丸治怔忡驚悸等證

茯神二兩　沉香半兩　硃砂半兩另研爲衣

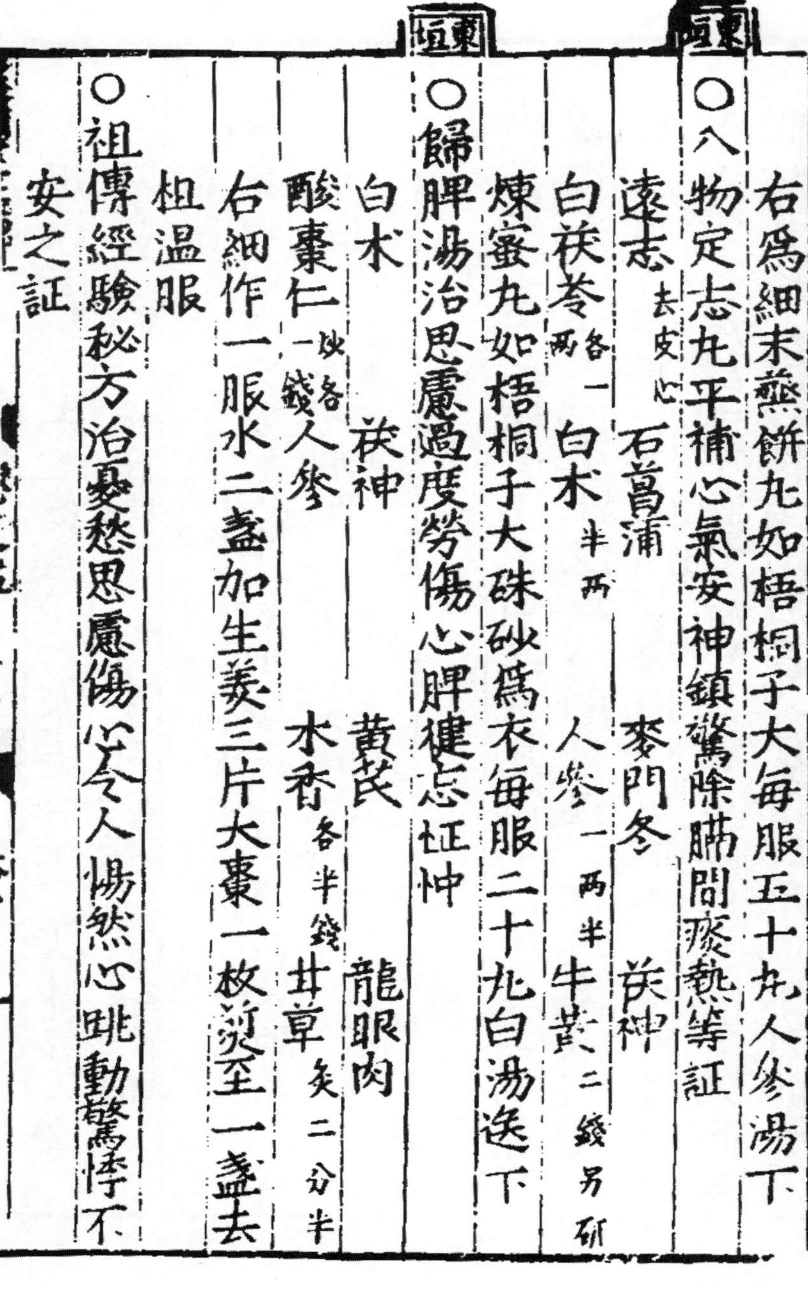

右爲細末蒸餅丸如梧桐子大每服五十丸人參湯下

東垣 ○八物定志丸 平補心氣安神鎮驚除膈間痰熱等証

遠志去皮心　石菖蒲　麥門冬　茯神

白茯苓各一兩　白术半兩　人參一兩半　牛黄二錢另研

煉蜜丸如梧桐子大硃砂爲衣每服二十丸白湯送下

東垣 ○歸脾湯 治思慮過度勞傷心脾健忘怔忡

白术　茯神　黄芪　龍眼肉

酸棗仁炒各一錢　人參　木香各半錢　甘草炙二分半

右細作一服水二盞加生姜三片大棗一枚煎至一盞去柤溫服

○祖傳經驗秘方 治憂愁思慮傷心令人惕然心跳動驚悸不安之証

川歸酒洗用身　生地黃酒洗　遠志去心　茯神各五錢

石菖蒲九節　黃連各二錢半　牛黃一錢另研　辰砂二錢另研

金箔十五片

右以前六味研細入牛黃辰砂二味末于豬心血丸如黍米大金箔爲衣每服五十丸煎湯心湯送下

三消五十五

論

内經曰二陽結謂之消又曰癉成爲消中東垣曰二陽者陽明也手陽明大腸主津液若消則目黃口乾乃津液不足也足陽明胃主血若熱則消穀善飢血中伏火乃血不足也結者津液不足結而不潤皆燥熱爲病也此因數食甘美而多肥故其氣上溢轉爲消渴治當以蘭除陳氣也不可服膏粱

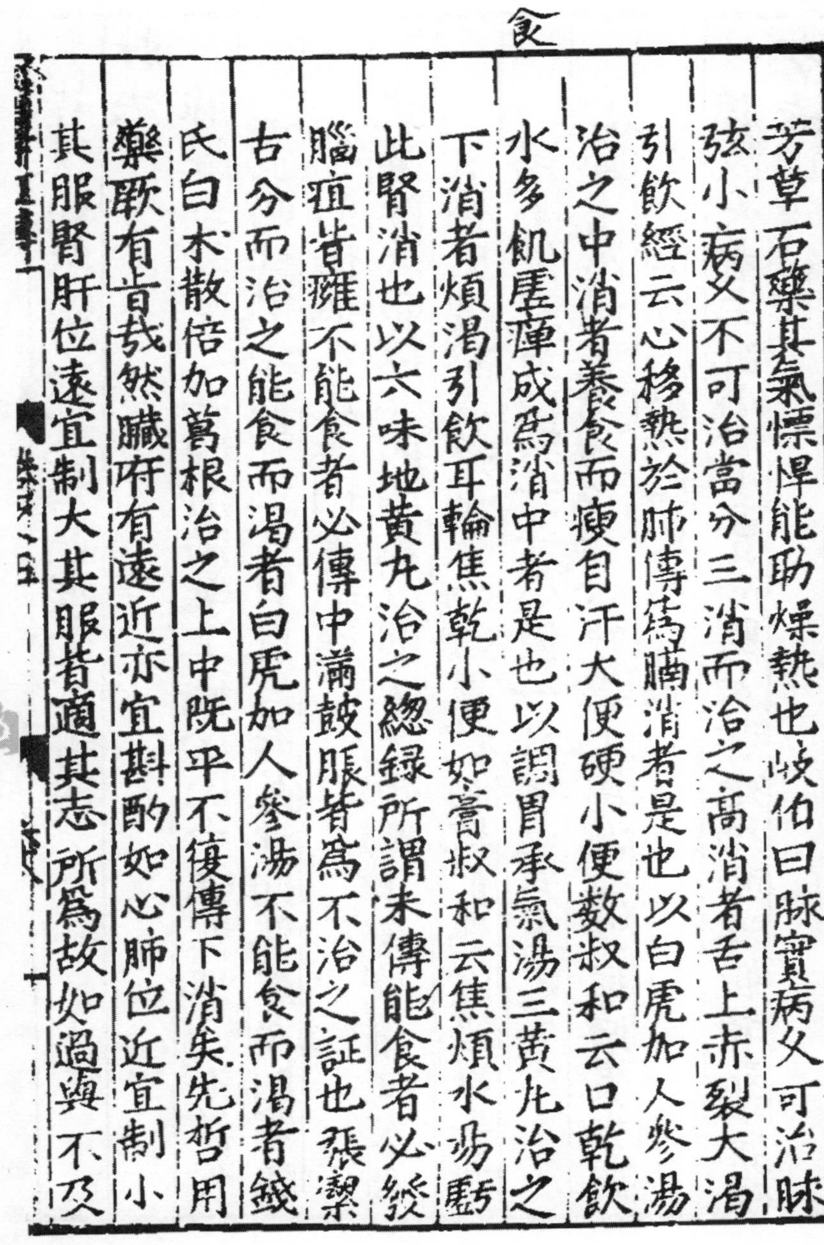

食

芳草石藥其氣慓悍能助燥熱也岐伯曰脉實病久可治脉弦小病久不可治當分三消而治之高消者舌上赤裂大渴引飲經云心移熱於肺傳爲膈消者是也以白虎加人參湯治之中消者善食而瘦自汗大便硬小便數叔和云口乾飲水多飢虛癉成爲消中者是也以調胃承氣湯三黃丸治之下消者煩渴引飲耳輪焦乾小便如膏叔和云焦煩水易虧此腎消也以六味地黃丸治之總録所謂未傳能食者必發腦疽背癰不能食者必傳中滿鼓脹皆爲不治之証也張潔古分而治之能食而渴者白虎加人參湯不能食而渴者錢氏白朮散倍加葛根治之上中既平不復傳下消矣先哲用藥厥有旨哉然臟府有遠近亦宜斟酌如心肺位近宜制小其服腎肝位遠宜制大其服皆適其志所爲故如過與不及

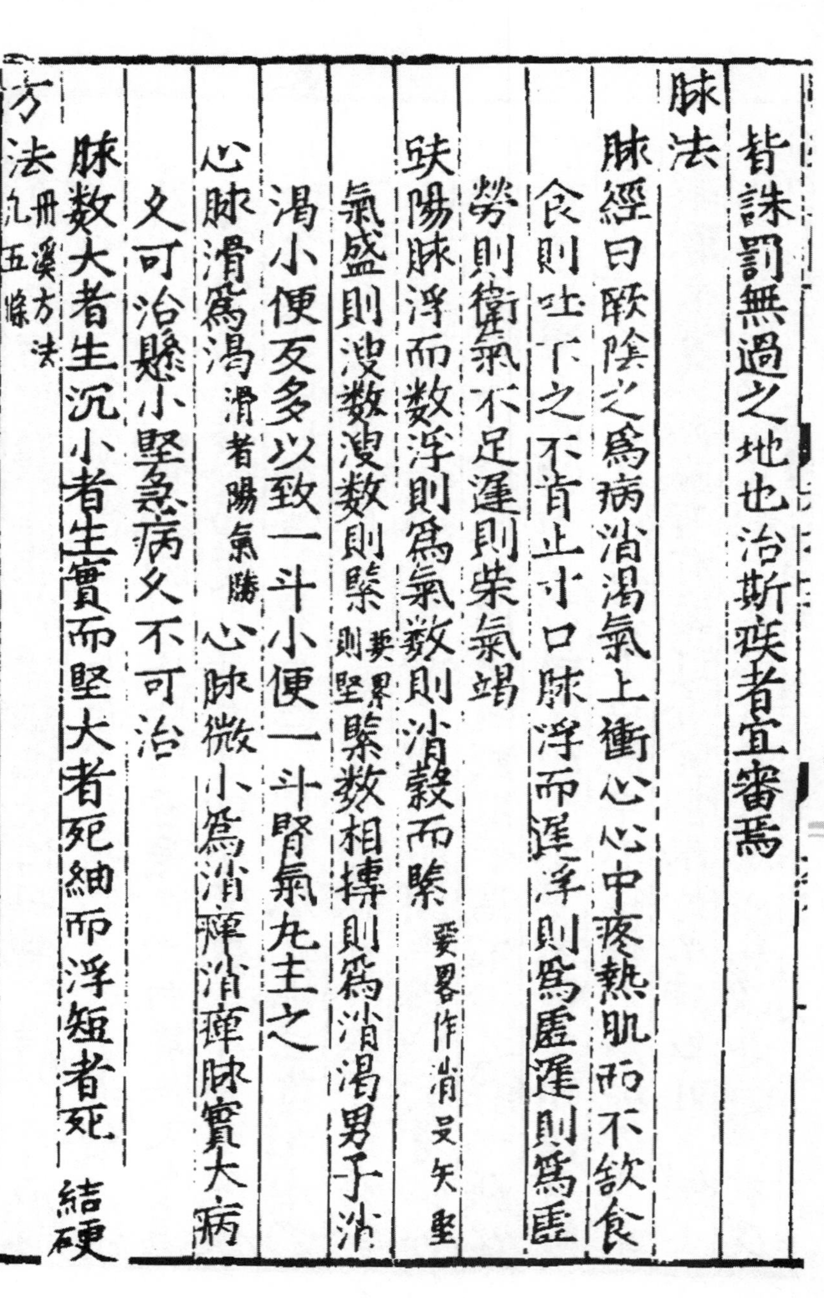

皆誅罰無過之地也治斯疾者宜審焉

脉法

脉經曰厥陰之爲病消渴氣上衝心心中疼熱飢而不欲食食則吐下之不肯止寸口脉浮而遲浮則爲虛遲則爲虛勞則衛氣不足遲則榮氣竭

趺陽脉浮而數浮則爲氣數則消穀而緊（要畧作消旻矢堅）氣盛則溲數溲數則緊（要畧則堅）緊數相摶則爲消渴男子消渴小便反多以致一斗小便一斗腎氣丸主之

心脉滑爲渴（滑者陽氣勝）心脉微小爲消癉消癉脉實大病久可治懸小堅急病久不可治

脉數大者生沉小者生實而堅大者死細而浮短者死（結硬）

方法（丹溪方法凡五條）

丹溪曰養肺降火生血爲主分上中下治

上焦者肺也多飲水而少食小便如常

中中消者胃也多飲食而小便赤黄

下消者腎也小便濁淋如膏之狀

○大法黄連天花粉二味爲末藕汁人乳汁生地黄汁佐以蜜姜汁爲膏和二末留舌上徐徐以白湯少許送下能食者加石膏

○猪肚丸

黄連五兩　麥門冬　知母　栝蔞根各四兩

右爲細末入雄猪肚内縫熟乘熱於石臼中搗爛如乾加蜜之蒸煉蜜丸如梧桐子大每服一百丸食後米飲下可以清心止渴

○天花粉治消渴之聖藥也　凡消渴藥中大禁半夏及不可發汗

○三消者瓊玉膏最妙方見咳嗽門

東垣○和血益氣湯治口乾舌乾小便數舌上赤脉此藥生津液除乾燥生肌肉

柴胡　炙甘草　生甘草　麻黄根各三分

當歸梢酒洗四分　知母酒洗　漢防巳酒洗　羌活各半錢

石膏六分　生地黄酒洗　黄連酒洗八分　黄栢酒洗

升麻各一錢　杏仁去皮另研六分　紅花少許　桃仁去皮另研六分

右細切作一服水二盞煎至一盞温服忌酒醋熱濕麪

東垣○當歸潤燥湯治小便多大便秘澁乾燥桔梗燥渴喜好温飲陰頭退縮舌燥口乾眼澁難開及於黑處見浮雲

細辛一分 生甘草 炙甘草 熟地黄各三分
柴胡去芦六分 黄栢酒洗 知母酒洗 石膏
桃仁泥 當歸身 麻仁 防風
荊芥穗各一錢 升麻一錢半 紅花少許 杏仁七箇另研為泥
小椒三粒
右細切作一服水二盞煎至一盞熱服食遠忌辛熱物

○生津甘露湯一名清凉飲子 治消中能食而瘦口舌乾自汗大便結燥小便頻數

升麻四分 防風去芦 生甘草 漢防己
生地黄各三分 當歸身六分 柴胡 羌活
炙甘草 黄芪 酒知母 酒黄芩各一錢
酒草龍胆 石膏 黄栢各一錢半 紅花少許

桃仁五箇另研　杏仁十箇研

右細作一服水二盞煎至一盞加酒一盃起稍熱服

東垣○辛潤緩肌湯一名清神補氣湯　前消渴証纔愈止有口乾腹不能努

此藥主之

生地黄　細辛各一分　熟地黄　石膏四分

黄栢酒洗　黄連　生甘草　知母各半錢

柴胡去芦　當歸身　荊芥穗各一錢　升麻一錢半

桃仁泥　防風各一錢　紅花少許　杏仁六箇另研

小椒一粒

右細切作一服水二盞煎至一盞稍熱服食遠

東垣○生津甘露飲子治消渴上下齒皆麻舌根強硬腫痛食不能

下時有腹脹或泄黄如糜名曰飧泄渾身色黄目睛黄甚

四肢痿弱前陰如水冷，臀腰背寒，面生黧色，脇下急痛，善嚏，喜怒不常，健忘。

霍香二分　柴胡　黃連　木香各三分

白葵花　麥門冬　當歸身　蘭香各五分

澤瀉　生甘草　山梔子　白豆仁

白芷　連翹　姜黃各一錢　石膏一錢二分

杏仁去皮　酒黃柏各一錢半　炙甘草　酒知母

升麻　人參各二錢　桔梗三錢　全蝎五箇去毒

右為細末，湯浸蒸餅和勻成劑，捏作片子，日中晒半乾，擦碎如黍米大，每服一錢，津嚥下，或白湯送下，遠服。

○黃芪飲治三消

黃芪蜜炙六兩　炙甘草一兩

每服二錢，水煎服。

六味地黃丸方見虛損門

人參白朮湯治胃膈癉熱煩滿飢不欲食癉成爲消中善食而瘦燥熱鬱甚而成消渴多飲水而小便數兼療一切陰虛陽實風熱燥鬱頭目昏眩中風偏枯酒過積毒腸胃燥澁併傷寒雜病產後煩渴氣液不得宣通

人參　白朮　當歸　芍藥

大黃　梔子　荊芥穗　薄荷

桔梗　知母　澤瀉各五錢　茯苓

連翹　栝蔞根　乾葛各一兩　甘草三兩

藿香葉　青木香　官桂各二錢　石膏四兩

寒水石二兩　白滑半斤

右爲細末每服抄五錢水一盞入盆硝半兩生姜三片煎

至半盞絞汁入蜜少許溫服漸加至十餘錢得臟府流利取効如常服以意加減如腸胃燥結溫熱內甚自利者去大黃芒硝服

東垣 ○絳雪散治消渴飲水無度小便數者大有神効

黃芩　黃丹　漢防己　栝蔞實各等分

右為細末每服二錢溫漿水調下臨卧時併進三服即止

東垣 ○人參散治腎消善飲而食小便頻數白濁如膏

人參一分　白朮　澤瀉　栝蔞根

桔梗　梔子　連翹各二分　葛根

黃芩　大黃　薄荷　白茯苓各五分

甘草七分　石膏一錢　滑石　寒水石各一錢半

縮砂

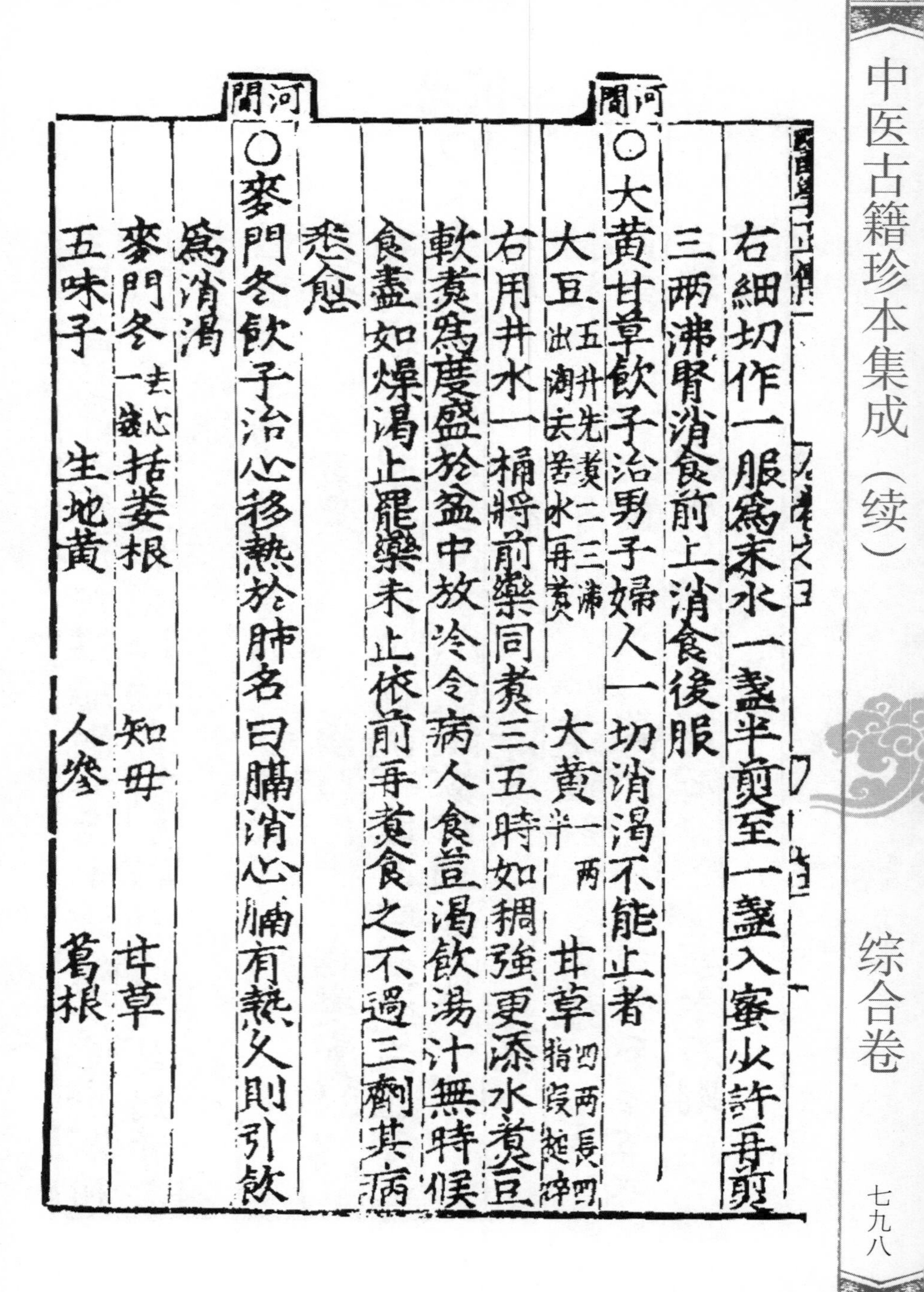

右細切作一服爲末水一盞半煎至一盞入蜜少許再煎三兩沸腎消食前上消食後服

河間○大黃甘草飲子　治男子婦人一切消渴不能止者

大豆五升先煑二三沸出淘去苦水再煑　大黃一兩半　甘草四兩長四指搥碎

右用井水一桶將前藥同煑三五時如稠強更添水煑豆軟爲度盛於盆中放冷令病人食豆渴飲湯汁無時候食盡如燥渴止罷藥未止依前再煑食之不過三劑其病悉愈

河間○麥門冬飲子　治心移熱於肺名曰膈消心肺有熱久則引飲爲消渴

麥門冬去心一錢　括蔞根　知母　甘草

五味子　生地黃　人參　葛根

茯神各半錢

右細切作一服加竹葉七片用水一盞煎至七分温服

○丹溪活套云三消者多屬血虛不生津液俱宜四物湯爲主治上消者本方加人參五味子麥門冬天花粉煎入生藕汁生地黄汁人乳飲酒人加生葛汁○中消者本方加知母石膏滑石寒水石以降胃火○下消者本方加黄栢知母熟地黄五味子之類以滋腎水又間當飲繅絲湯爲上策

○經驗原蠶繭湯治腎消白濁及上中二消飢渴不生肌肉其効如神蓋此物屬火有陰之用大能瀉膀胱中相火引陰水上潮于口而不渴也

剉用

原蠶即再養晚蠶也其繅絲湯極効如無繅絲湯以蠶繭殼絲綿煮湯皆可代之

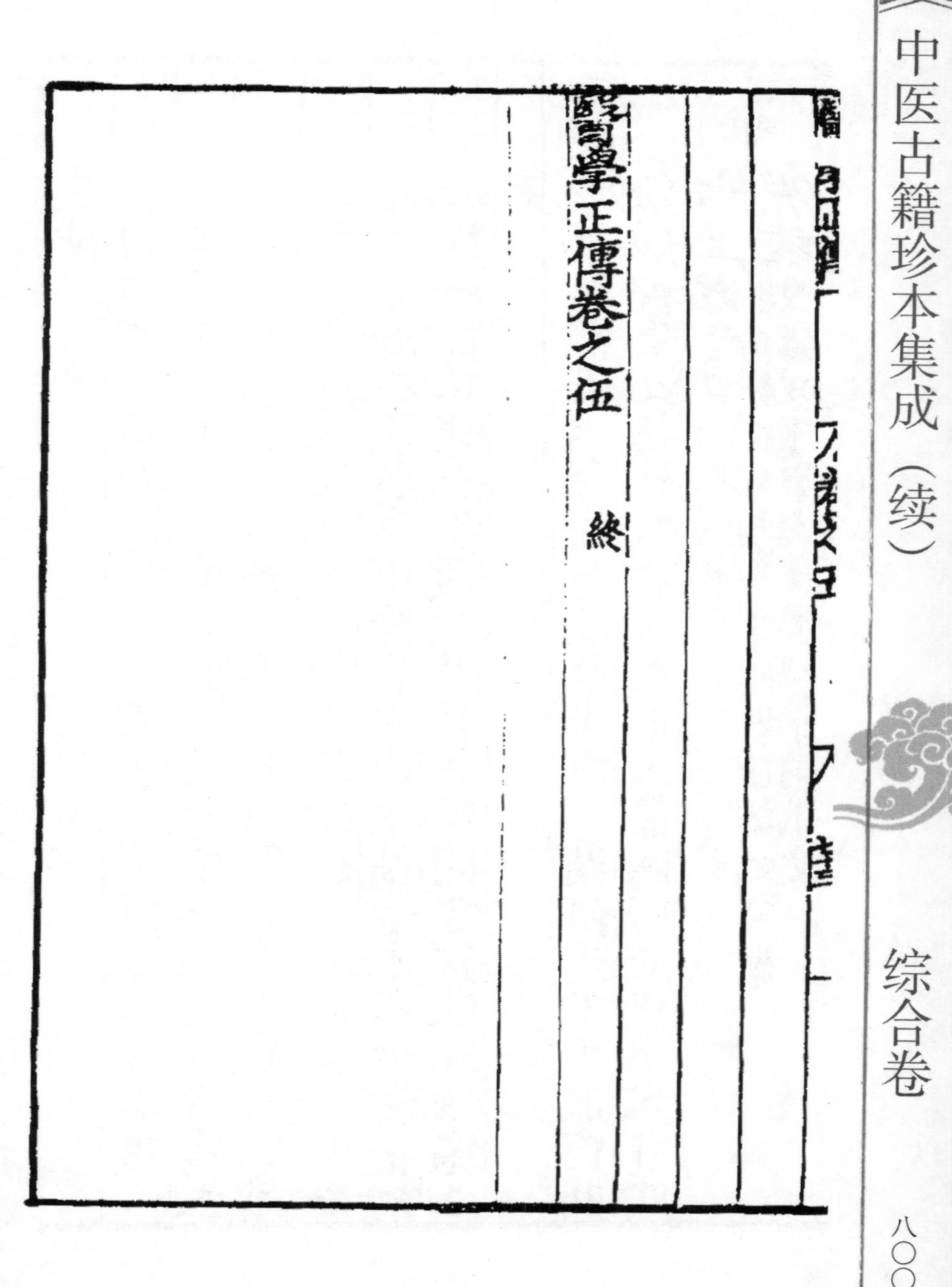

醫學正傳卷之伍　終

校注

①芤（kōu）：一种脉象。脉搏浮大而软，按之中空如葱管

②□□□□：底本此处模糊不清，据吴江本当作「除湿导水」。

③□□□□□：底本此处模糊不清，据吴江本当作「益阳辟外寒」。

④聤耳：耳病，以耳道流脓、听力障碍为主症。

⑤陰陽應象論：据下接文字及《素问》，应作「五脏生成篇」。

⑥□□：底本此处模糊不清，据吴江本当作「后微」。

⑦鈹鍼：中医用于针砭的针，下端剑形，两面有刃，多用以刺破痈疽，排除脓血。

⑧腸澼：指痢疾。

⑨皻（zhā）：同「齇」。鼻上长的小红斑。俗称酒糟鼻。下同。

⑩鼽（qiú）衄：指鼻流清涕和鼻腔出血的病证。

⑪一两：吴江本作「二两」。

⑫□□□：底本此处模糊不清，据吴江本当作「以槐花」。

⑬□□□：底本此处模糊不清，据吴江本当作「去槐花」。

⑭□：底本此处模糊不清，据吴江本当作「出」。

⑮瘈（chì）：中医指抽风、惊厥等病症。下同。

⑯□□□□□□□：底本此处模糊不清，据吴江本当作『山谷间狐媚而言』。

⑰恚（huì）怒：愤怒。

醫學正傳卷之六目錄

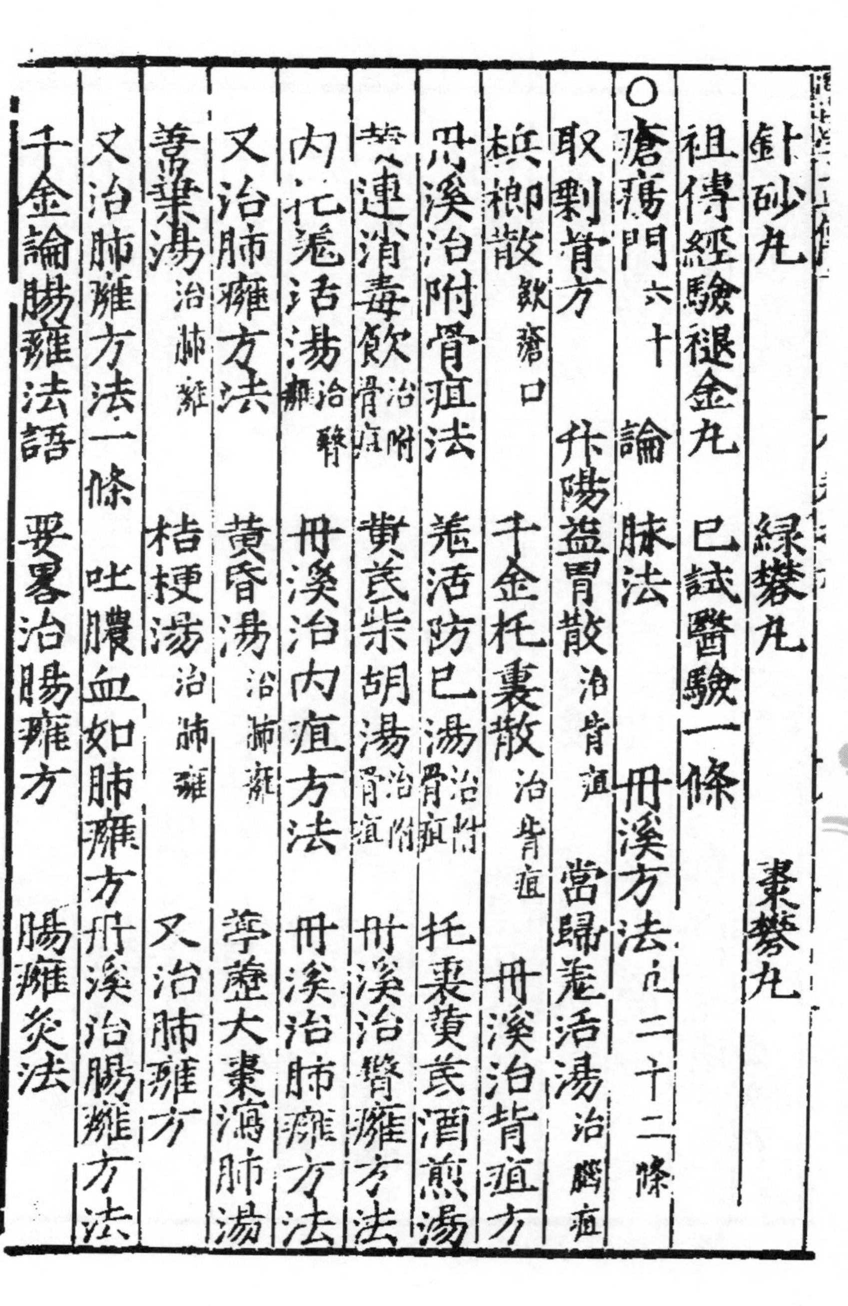

針砂丸　緑礬丸　棗礬丸
祖傳經驗褪金丸　已試醫驗一條
○瘡瘍門六十論　脉法　丹溪方法凡二十二條
取剩骨方　升陽益胃散治骨疽　當歸羌活湯治腦疽
檳榔散斂瘡口　千金托裏散治骨疽　丹溪治背疽方
丹溪治附骨疽法　羌活防已湯治附骨疽　托裏黄芪酒煎湯
黄連消毒飲治附骨疽　黄芪柴胡湯治附骨疽　丹溪治臀癰方法
内託羌活湯治臀癰　丹溪治内疽方法　丹溪治肺癰方法
又治肺癰方法　黄昏湯治肺癰　葶藶大棗瀉肺湯
薏苡湯治肺癰　桔梗湯治肺癰　又治肺癰方
又治肺癰方法一條　吐膿血如肺癰方　丹溪治腸癰方法
千金論腸癰法語　要畧治腸癰方　腸癰灸法

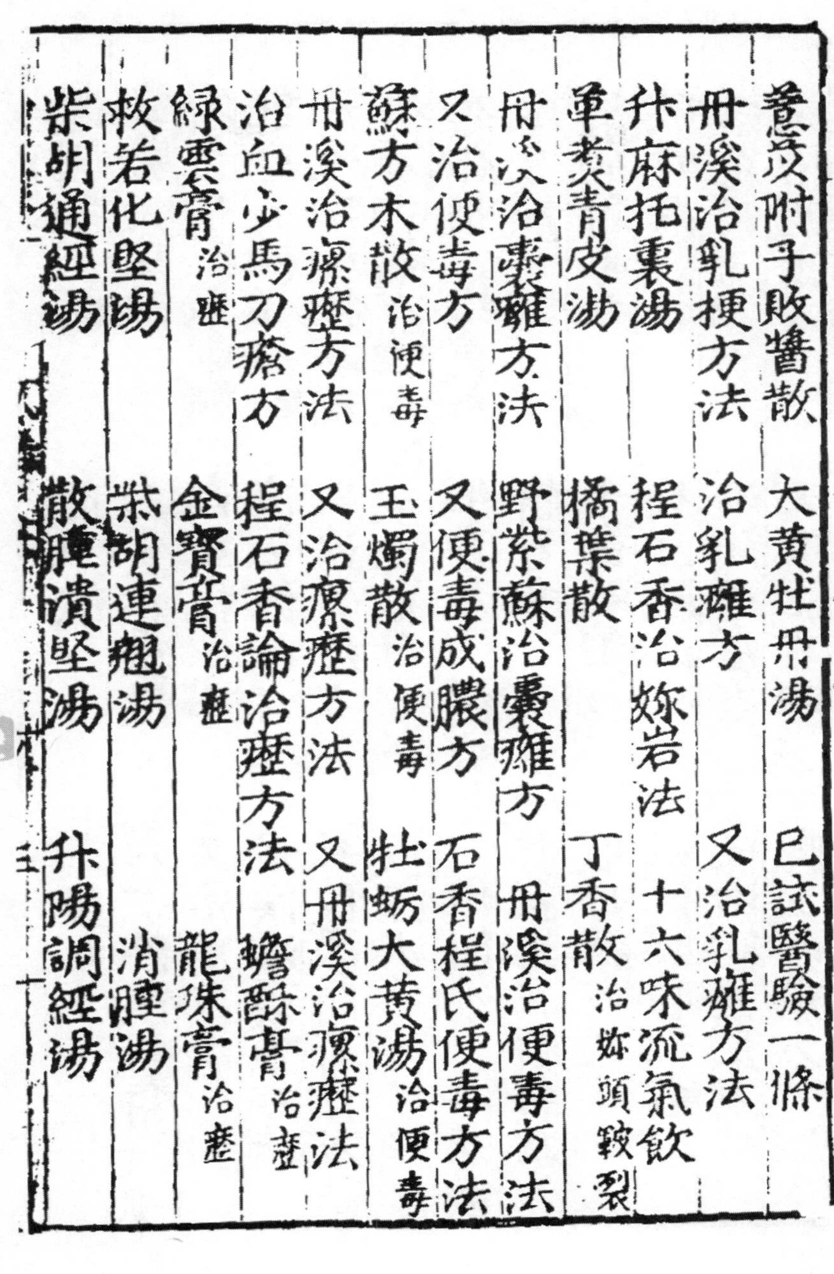

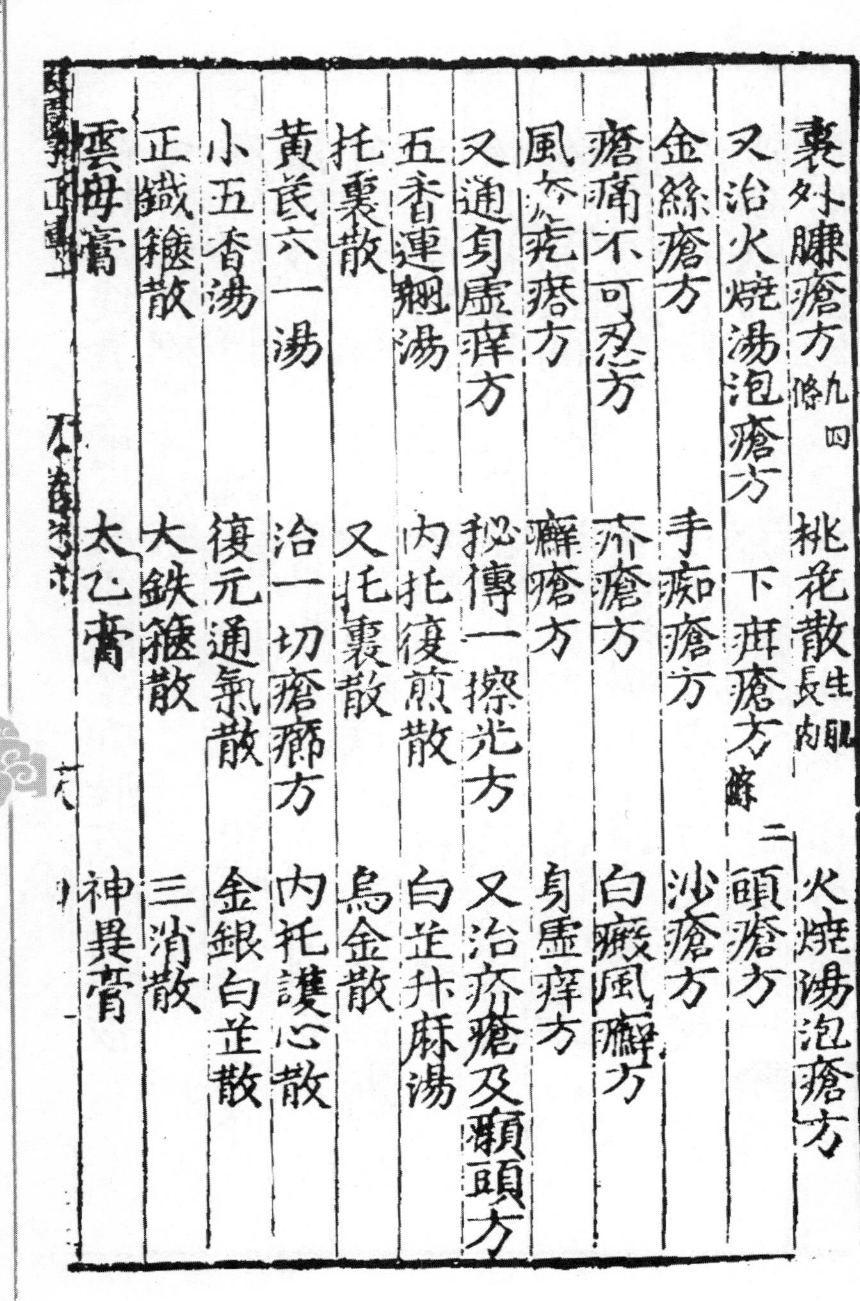

醫學正傳卷之六目録終

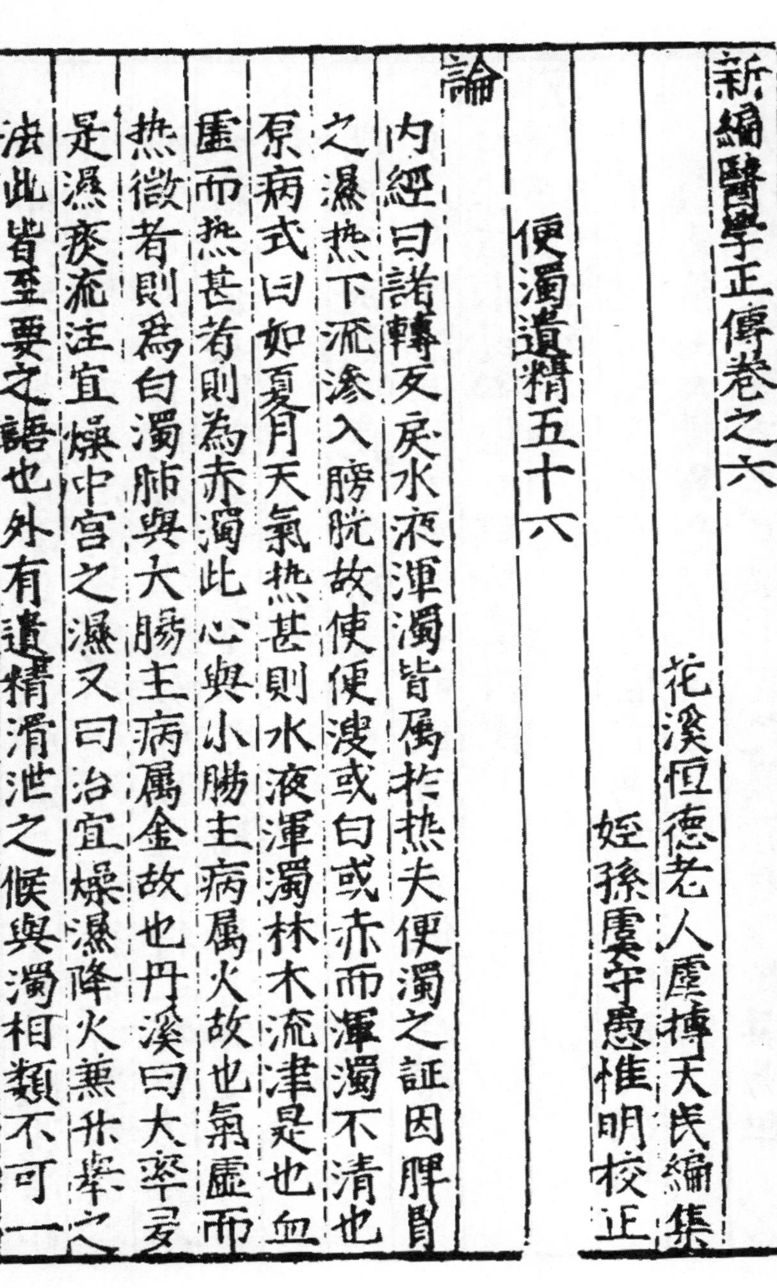

新編醫學正傳卷之六

花溪恒德老人虞摶天民編集
姪孫虞守愚惟明校正

便濁遺精五十六

論

內經曰諸轉反戾水液渾濁皆屬於熱夫便濁之証因脾胃之濕熱下流滲入膀胱故使便溲或白或赤而渾濁不清也原病式曰如夏月天氣熱甚則水液渾濁林木流津是也血虛而熱甚者則為赤濁此心與小腸主病屬火故也氣虛而熱微者則為白濁肺與大腸主病屬金故也丹溪曰大率多是濕痰流注宜燥中宮之濕又曰治宜燥濕降火兼升舉之法此皆至要之語也外有遺精滑泄之候與濁相類不可一

例而推夫遺精者多夢與鬼交而泄名曰夢遺或隨溲溺而出謂之精滑亦有思想無窮所願不遂而得之者治宜安心神以降火又有因好色太過房勞致虛而得之者治法宜滋水藏以復真陰是皆千古不易之定論也學者詳之

脉法

兩尺脉洪數必便濁失精

女人尺脉澁而弱者或洪數而促者皆爲便濁白帶

心脉短小因心虛所致必遺精便濁

方法 丹溪方法凡十九條

丹溪曰便濁屬濕熱有痰有虛赤屬血由小腸屬火故也白屬氣由大腸屬金故也

○大率皆是濕痰流注宜燥中宫之濕赤者乃是濕傷血

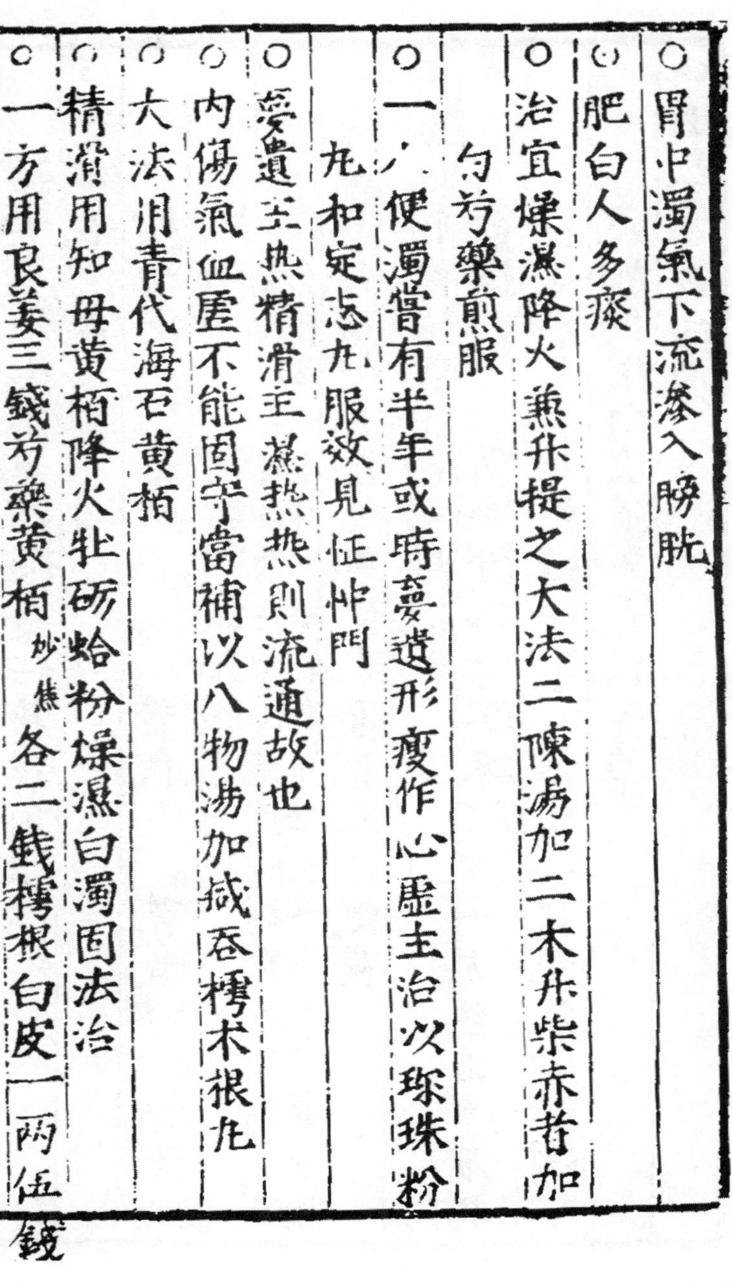
○胃中濁氣下流滲入膀胱
○肥白人多痰
○治宜燥濕降火兼升提之大法二陳湯加二朮升柴赤苓加
白芍藥煎服
○一小便濁嘗有半年或時夢遺形瘦作心虛主治以珍珠粉
丸和定志丸服效見怔忡門
○夢遺主熱精滑主濕熱熱則流通故也
○内傷氣血虛不能固守當補以八物湯加減吞樗朮根丸
○大法用青代海石黃栢
○精滑用知母黃栢降火牡蛎蛤粉燥濕白濁固法治
○一方用良姜三錢芍藥黃栢炒焦各二錢樗根白皮一兩伍錢
為末糊丸每服三十丸

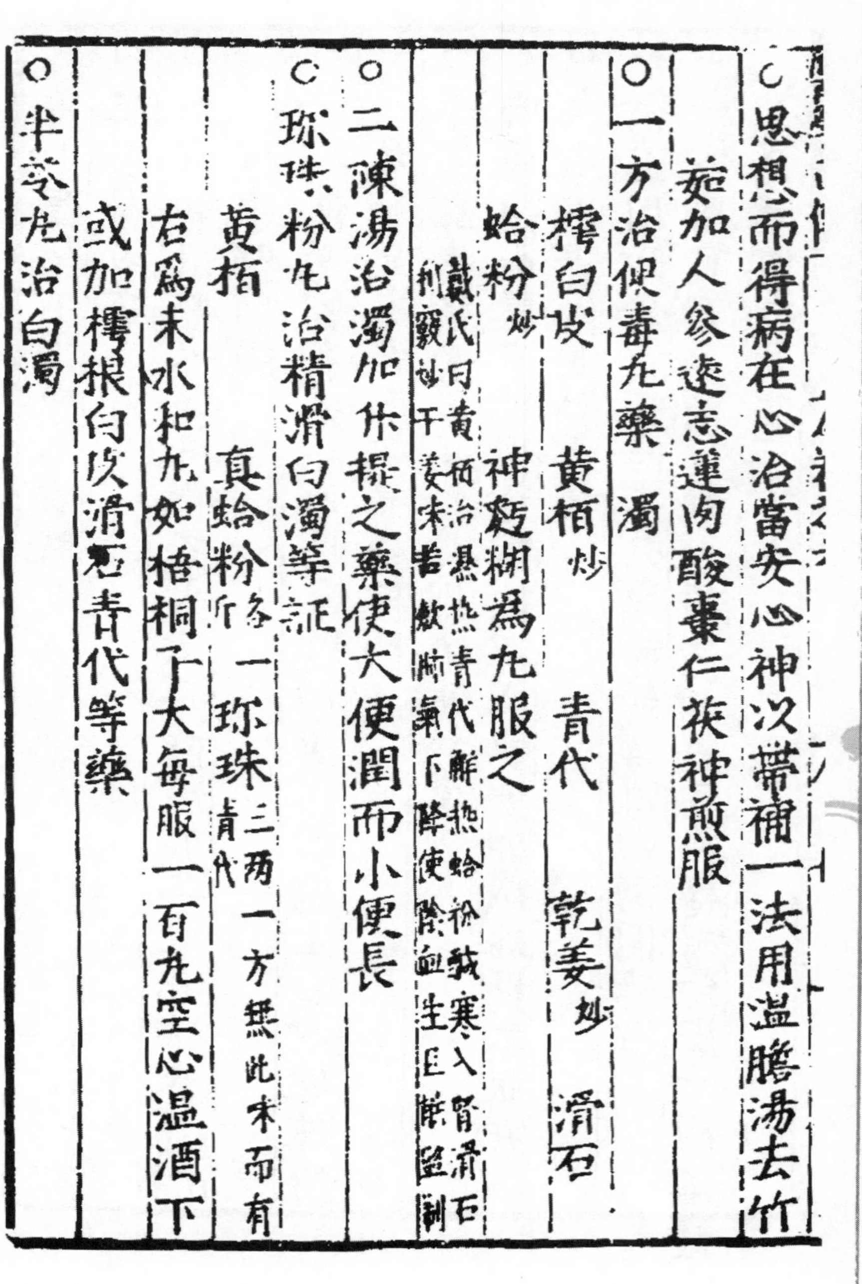
○思想而得病在心治當安心神以帶補一法用温膽湯去竹茹加人參遠志蓮肉酸棗仁茯神煎服

○一方治便毒丸藥　濁

樗白皮　黄栢炒　青代　乾姜炒　滑石

蛤粉炒　神麯糊爲丸服之

戴氏曰黄栢治濕熱青代解熱蛤粉鹹寒入腎滑石利竅炒干姜味苦歛肺氣下降使陰血生且能監制

○二陳湯治濁加升提之藥使大便潤而小便長

○珍珠粉丸治精滑白濁等証

黄栢　真蛤粉各一斤　珍珠三兩一方無此味而有青代

右爲末水和丸如梧桐子大每服一百丸空心温酒下

或加樗根白皮滑石青代等藥

○半苓丸治白濁

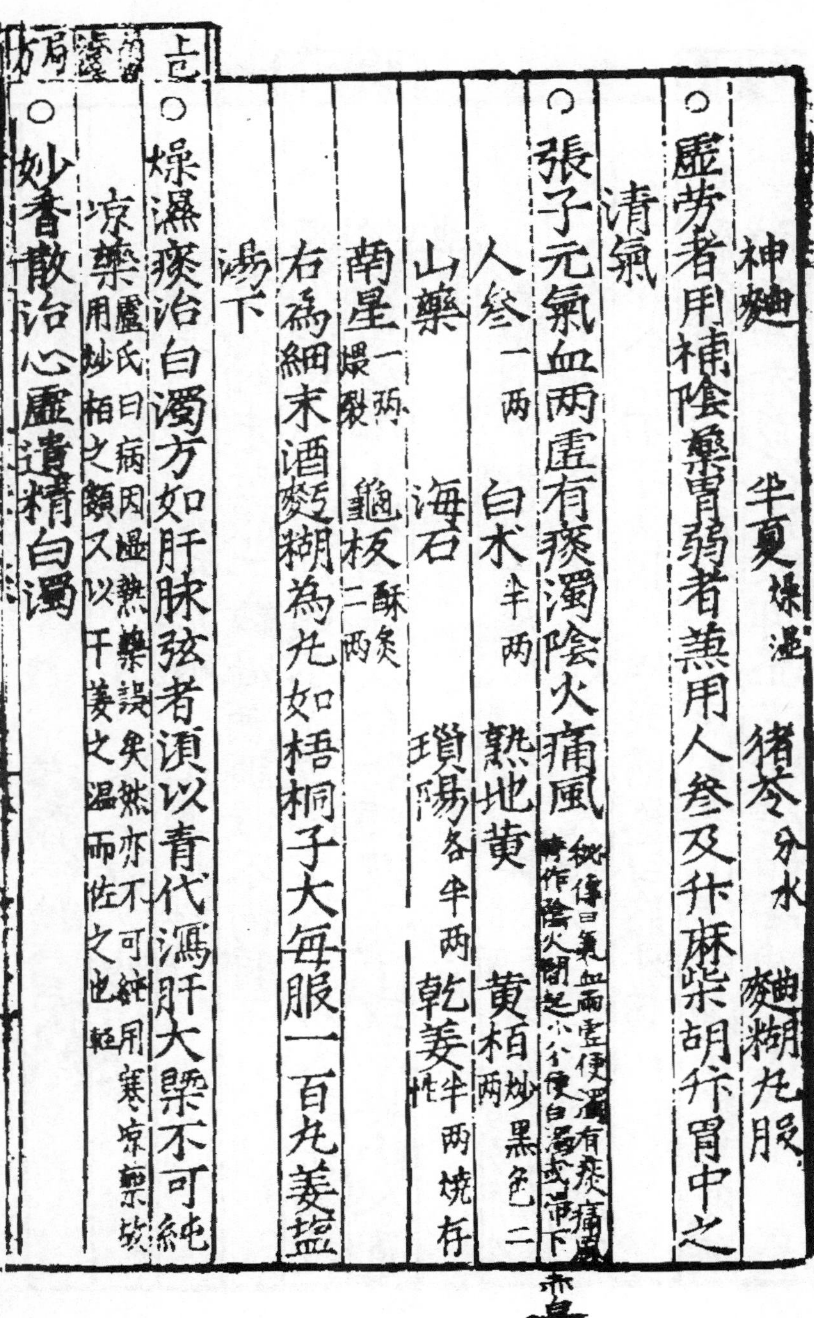

上　溪　局方

神麯　半夏湯洗　猪苓分水　麯糊丸服

○虛勞者用補陰藥胃弱者兼用人參及升麻柴胡升胃中之清氣

○張子元氣血兩虛有痰濁陰火痛風紀傳曰氣血兩虛便濁有痰痛風時作陰火間起小便白濁或帶下赤白

人參一兩　白朮半兩　熟地黃　黃柏炒黑色二兩

山藥　海石　瑣陽各半兩　乾姜半兩燒存性

南星一兩煨製　龜板酥炙二兩

右為細末酒麯糊為丸如梧桐子大每服一百丸姜鹽湯下

○燥濕痰治白濁方如肝脉弦者須以青代瀉肝大槩不可純凉藥盧氏曰病因溫熱藥誤矣然亦不可純用寒凉藥故用炒柏之類又以干姜之溫而佐之也輕

○妙香散治心虛遺精白濁

射香一錢另研　人参半錢　木香二錢半煨　茯苓

茯神　黄芪　遠志去心炒各一两　桔梗

甘草各五錢　辰砂二錢另研　山藥二两姜汁炙

右為細末每服二錢温酒調服不拘時

河間○秘真丸治思想無窮所願不遂意淫于外入房太甚宗筋弛縱發為筋痿及為白淫及白物隨溲而下或憂與陰人通泄耳

白龍骨一两另研　訶子皮大者五枚　縮砂仁半两去壳　硃砂一两另研以壹分為衣

右為細末麪糊為丸如菉豆大每服一丸空心温酒下

一本可字　冷水亦不可多服大秘或用葱白茶湯下

湯液方義○萆薢分清飲治真元不足下焦虚寒小便白濁頻数無度漩面如油光彩不定漩脚澄下凝結如膏糊之狀

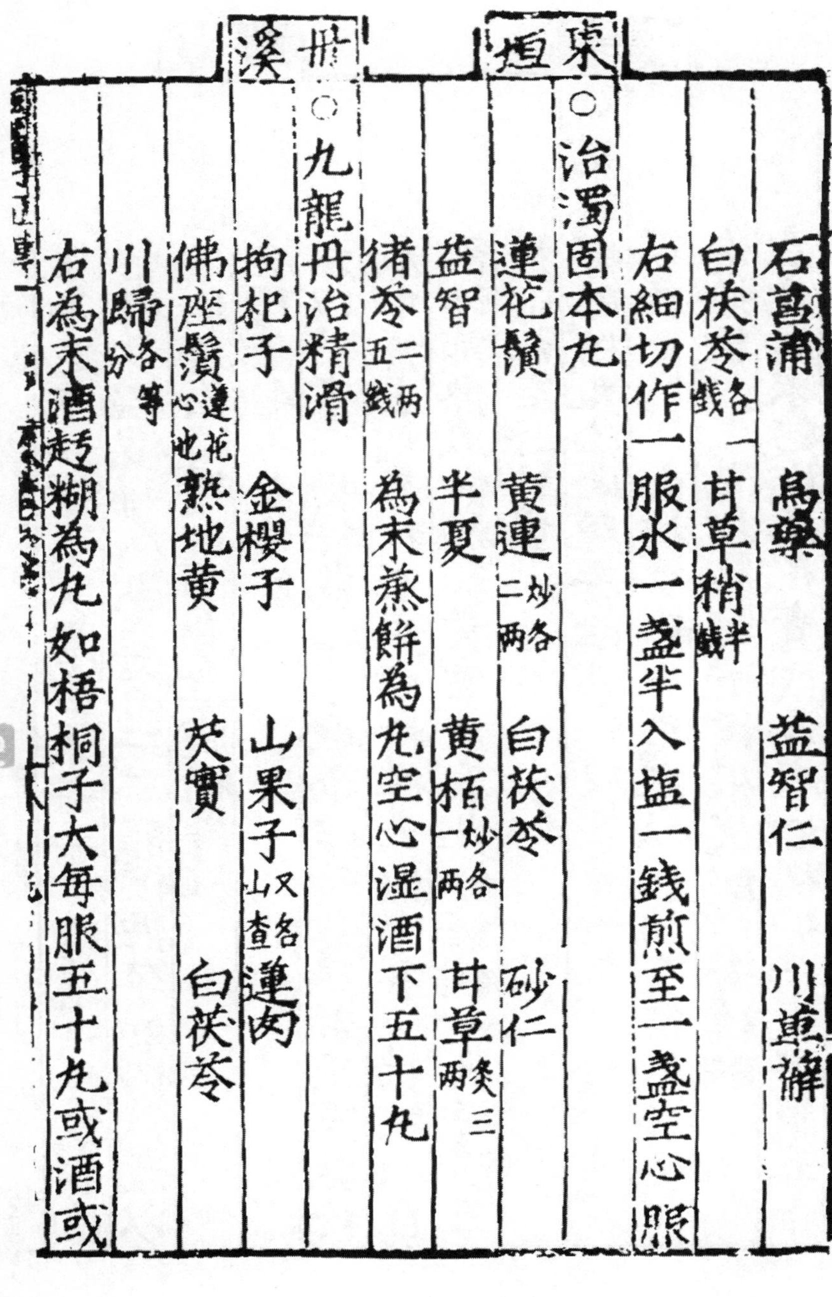

石菖蒲　烏藥　益智仁　川萆薢
白茯苓各一錢　甘草梢半錢
右細切作一服，水一盞半，入鹽一錢，煎至一盞，空心服。

東垣○治濁固本丸
蓮花鬚　黄連炒各二兩　白茯苓　砂仁
益智　半夏　黄栢炒各一兩　甘草炙三兩
猪苓二兩五錢
為末，蒸餅為丸，空心湿酒下五十丸。

丹溪○九龍丹　治精滑
枸杞子　金櫻子　山果子又名山查　蓮肉
佛座鬚蓮花心也　熟地黄　芡實　白茯苓
川歸各等分
右為末，酒麫糊為丸，如梧桐子大，每服五十丸，或酒或

塩汤送下如精滑便濁者服二三日溺清如水飲食倍常行步輕健婦人厭産者二三服便往孕如仍欲産以

○水陸二仙丹治遺精白濁夢泄脱精等証

金櫻子一斗　芡實二斤

右以芡實去殼杵為細末取金櫻子黄熟者用籃盛於水中杵去刺又於石臼中杵碎去核淨再杵細絞取自然汁煎熬成飴糖和芡實末為丸如梧桐子大每服五

一七十丸空心姜塩汤送下

○定志珎珠粉丸治心虚夢泄

人參　白茯苓各三两　遠志去心　石菖蒲各二两

海蛤粉　黄栢炒焦色各三两　樗根皮二两　青代二两

右為細末麪糊為丸青代為衣如梧桐子大每服五十

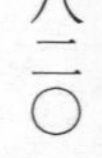

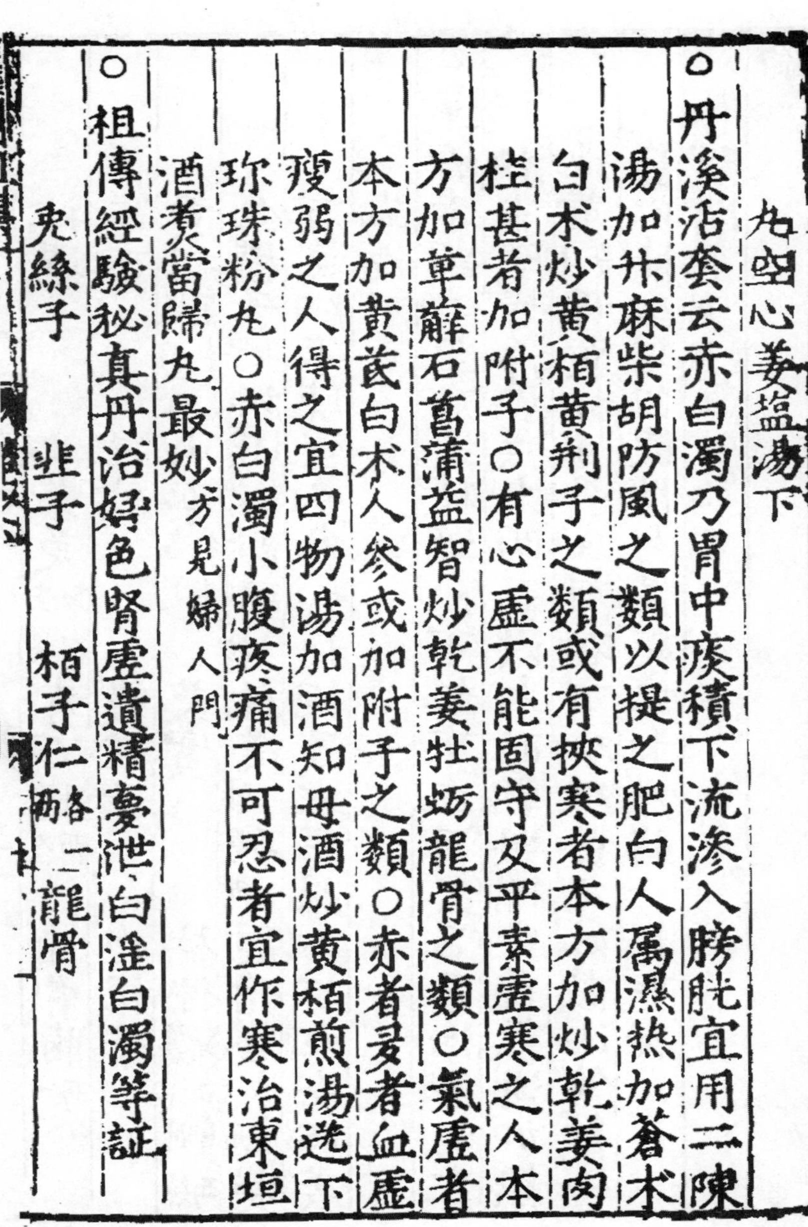

丸空心姜鹽湯下

○丹溪活套云赤白濁乃胃中痰積下流滲入膀胱宜用二陳湯加升麻柴胡防風之類以提之肥白人屬濕熱加蒼术白术炒黃栢黃荆子之類或有挾寒者本方加炒乾姜肉桂甚者加附子○有心虛不能固守及平素虛寒之人本方加萆薢石菖蒲益智炒乾姜牡蛎龍骨之類○氣虛者本方加黃芪白术人參或加附子之類○赤者多者血虛瘦弱之人得之宜四物湯加酒知母酒炒黃栢煎湯送下珍珠粉丸○赤白濁小腹疼痛不可忍者宜作寒治東垣酒煮當歸丸最妙（方見婦人門）

○祖傳經驗秘真丹治好色腎虛遺精夢泄白淫白濁等證

兎絲子　韭子　栢子仁（各一两）　龍骨

牡蠣　山茱萸去核取肉　赤石脂各半兩　補骨脂一兩

遠志　巴戟　覆盆子　枸杞子

黄柏鹽酒炒黑色　山藥各七錢半　芡實　杜仲薑汁炒斷絲各壹兩

金櫻子半青黄者去刺核取肉焙乾貳兩　乾姜一兩炒黑色　鹿角膠一兩半炒成珠

右為細末煉蜜為丸如梧桐子大每服一百丸空心姜

鹽湯下

○蓮塘朱顯二里病遺精潮熱不起床三月矣召予治脉之左

右寸関皆浮虚無力兩尺洪大而軟與補中益氣湯加熟

地黄知母黄栢地骨皮煎吞下珎珠粉丸外做小篾籠一

箇以籠陰莖勿使搭肉服藥三十餘貼一月平安

淋閉門附閉格五十七

論

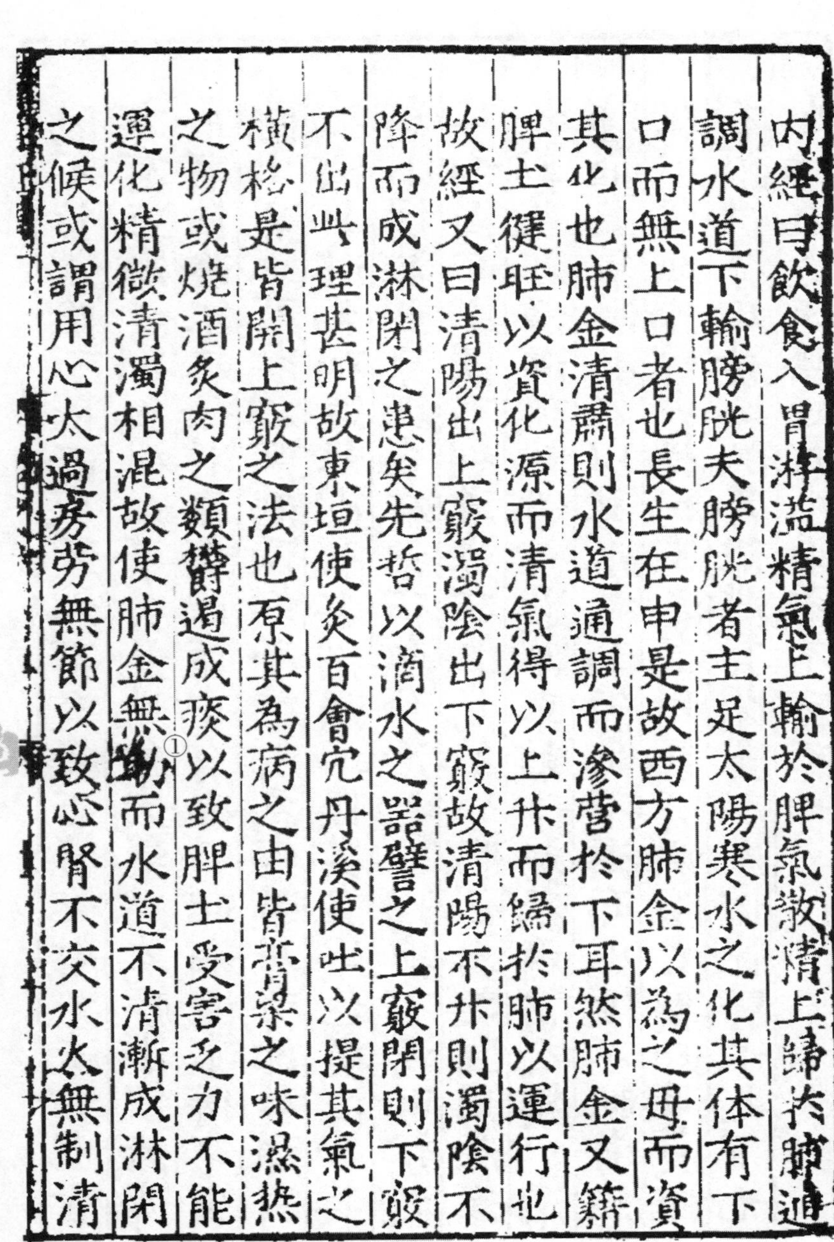

内經曰飲食入胃游溢精氣上輸於脾氣散精上歸於肺通調水道下輸膀胱夫膀胱者主足太陽寒水之化其体有下口而無上口者也長生在申是故西方肺金以為之母而資其化也肺金清肅則水道通調而滲營於下耳然肺金又籍脾土健旺以資化源而清氣得以上升而歸於肺以運行也故經又曰清陽出上竅濁陰出下竅故清陽不升則濁陰不降而成淋閉之患矣先哲以滴水之器譬之上竅閉則下竅不出此理甚明故東垣使灸百會穴丹溪使吐以提其氣之横格是皆開上竅之法也原其為病之由皆膏粱之味濕熱之物或燒酒炙肉之類鬱遏成痰以致脾土受害乏力不能運化精微清濁相混故使肺金無①助而水道不清漸成淋閉之候或謂用心太過房勞無節以致心腎不交水火無制清

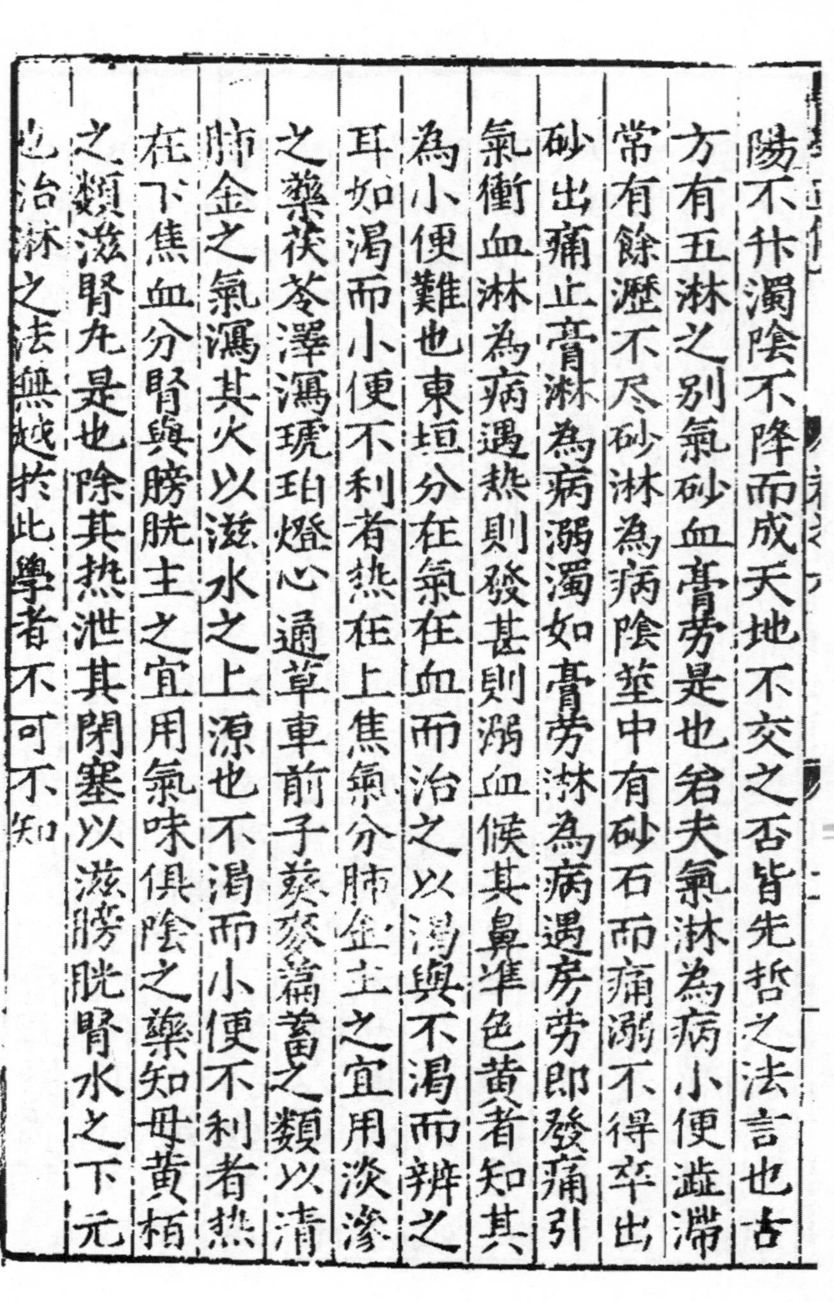
陽不升濁陰不降而成天地不交之否皆先哲之法言也古方有五淋之别氣砂血膏勞是也若夫氣淋為病小便澁滯常有餘瀝不盡砂淋為病陰莖中有砂石而痛溺不得卒出砂出痛止膏淋為病溺濁如膏勞淋為病遇房勞即發痛引氣衝血淋為病遇熱則發甚則溺血候其鼻準色黄者知其為小便難也東垣分在氣在血而治之以渴與不渴而辨之耳如渴而小便不利者熱在上焦氣分肺金主之宜用淡滲之藥茯苓澤瀉琥珀燈心通草車前子瞿麥萹蓄之類以清肺金之氣瀉其火以滋水之上源也不渴而小便不利者熱在下焦血分腎與膀胱主之宜用氣味俱陰之藥知母黄栢之類滋腎丸是也除其熱泄其閉塞以滋膀胱腎水之下元也治淋之法無越於此學者不可不知

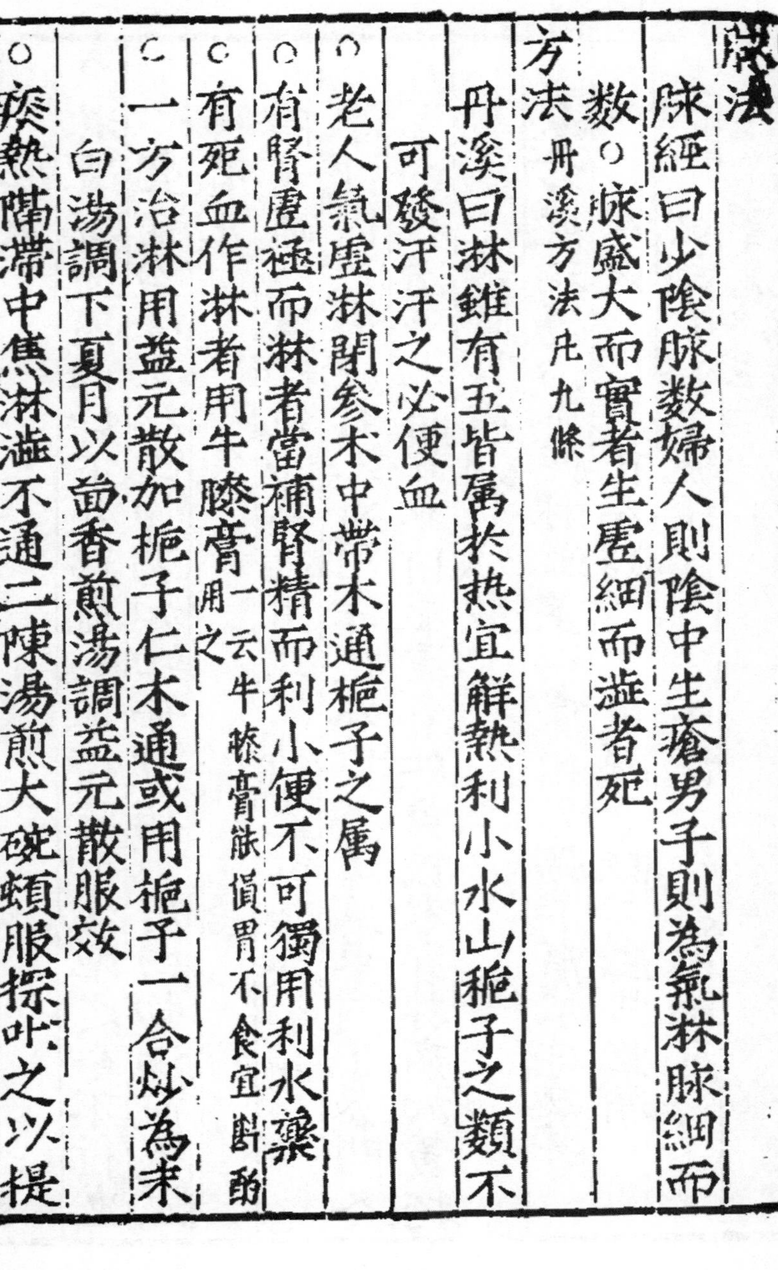
脉法

脉經曰少陰脉数婦人則陰中生瘡男子則為氣淋脉細而数○脉盛大而實者生虚細而澁者死

方法 丹溪方法凡九條

丹溪曰淋雖有五皆屬於热宜解熱利小水山梔子之類不可發汗汗之必便血

○老人氣虚淋閉參术中帶木通梔子之屬

○有腎虚極而淋者當補腎精而利小便不可獨用利水藥

○有死血作淋者用牛膝膏一云牛膝膏能損胃不食宜斟酌用之

○一方治淋用益元散加梔子仁木通或用梔子一合炒為末白湯調下夏月以茴香煎湯調益元散服效

○痰熱隔滯中焦淋澁不通二陳湯煎大碗頓服探吐之以提

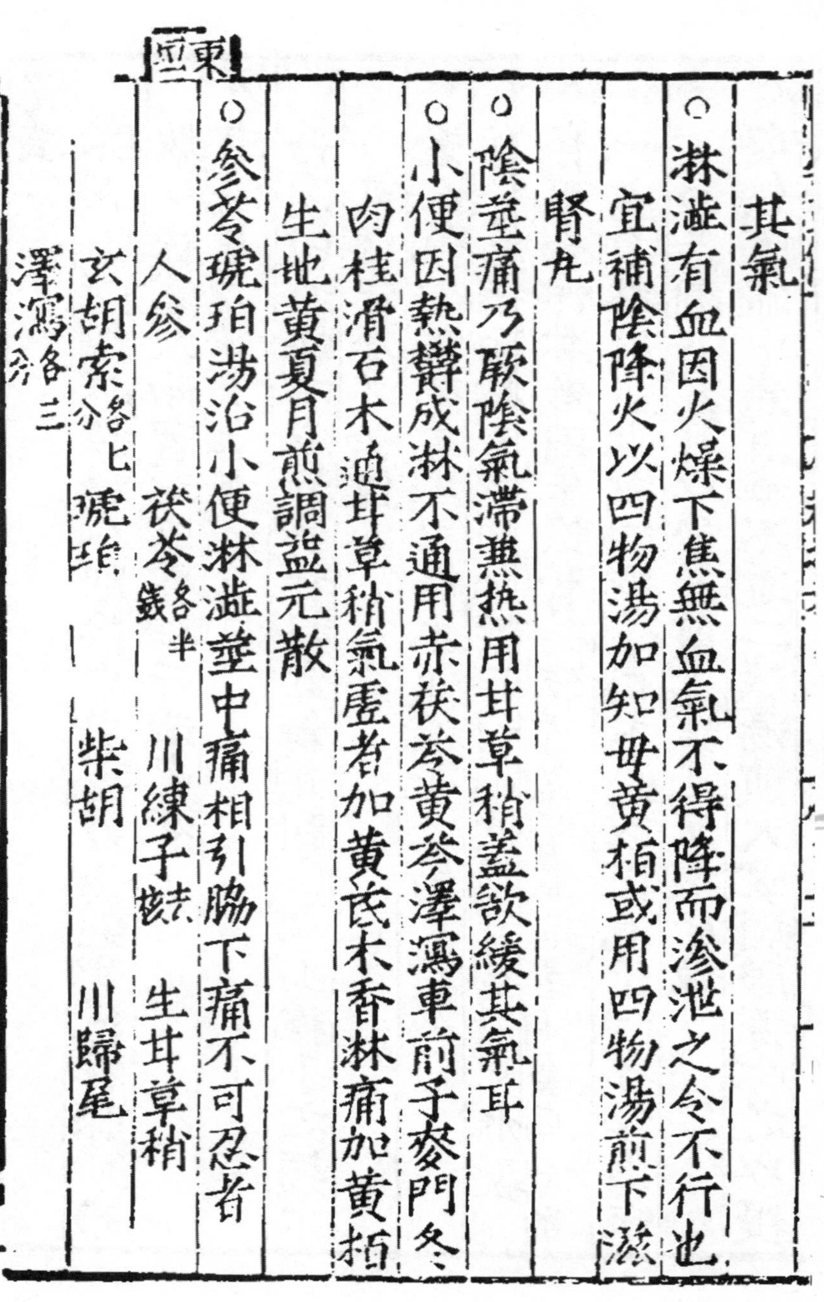

其氣

○淋澁有血因火燥下焦無血氣不得降而滲泄之令不行也宜補陰降火以四物湯加知毋黄栢或用四物湯煎下滋腎丸

○陰莖痛乃厥陰氣滞兼热用甘草稍葢欲緩其氣耳

○小便因熱鬱成淋不通用赤茯苓黄芩澤瀉車前子麥門冬肉桂滑石木通甘草稍氣虚者加黄芪木香淋痛加黄栢生地黄夏月煎調益元散

○參苓琥珀湯治小便淋澁莖中痛相引脇下痛不可忍者

人參　茯苓各半錢　川楝子去核　生甘草稍

玄胡索各七分　琥珀　柴胡　川歸尾

澤瀉各三分

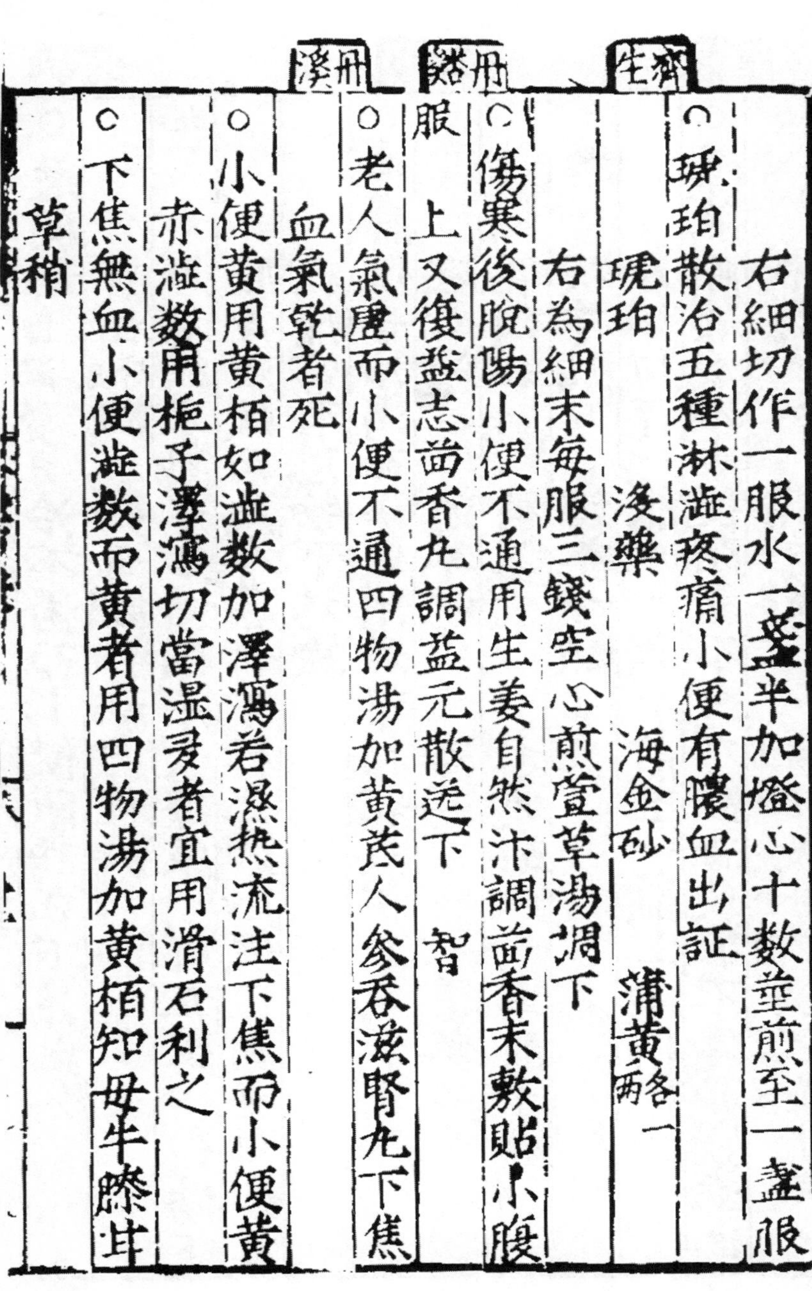

右細切作一服水一盞半加燈心十數莖煎至一盞服

濟生
○琥珀散治五種淋澁疼痛小便有膿血出証

琥珀　海金砂　蒲黄各一兩　沒藥

右為細末每服三錢空心煎萱草湯調下

丹溪
○傷寒後脫陽小便不通用生姜自然汁調茴香末敷貼小腹

上又復益志茴香丸調益元散送下　智

丹溪
○老人氣虛而小便不通四物湯加黄芪人參吞滋腎丸下焦

血氣乾者死

○小便黄用黄柏知母加澤瀉若濕熱流注下焦而小便黄

赤澁數用梔子澤瀉切當温熨者宜用滑石利之

○下焦無血小便澁數而黄者用四物湯加黄柏知母牛膝甘

草梢

東垣

○通關丸 即滋腎丸 治不渴而小便閉熱在下焦血分

黄柏酒洗焙乾 知母酒洗焙乾各一兩 肉桂半錢

丸右為細末熟水如梧桐子大每服一百丸空心白湯下服後須頓兩足令藥易下行也如小便已利莖中如刀刺痛當有惡物下為驗

東垣

○清肺飲子 治渴而小便閉澁不利邪熱在上焦氣分

燈心一分 通草二分 澤瀉 瞿麥

琥珀各半錢 萹蓄 木通各七錢 車前子炒另研

茯苓去皮 猪苓去皮各一錢

右細切作一服水一盞半煎至一盞空心稍熱服

東垣

○導氣除燥湯 治小便閉塞不通乃血澁致氣不運而竅澁也

茯苓去皮 滑石各一錢 知母去毛酒浸炒 澤瀉各一錢半

黄柏二錢酒炒

右細切作一服水二盞煎至一盞空心稍熱服

東垣○腎疸湯治腎疸目黄甚至渾身黄小便赤

羌活　防風　藁本　獨活

柴胡各半錢　升麻一錢已上治目黄渾身黄　白茯苓二分

澤瀉三分　猪苓四分　白术五分　蒼术一錢已上治小便赤澁

黄柏二分　人參三分　葛根五分　神麯六分

甘草半錢

右細切作一服水二盞煎至一盞食前稍熱服

拔萃○小薊湯治下焦熱結血淋

生地黄　小薊根　通草　滑石

梔子仁　蒲黄炒　淡竹葉　當歸稍

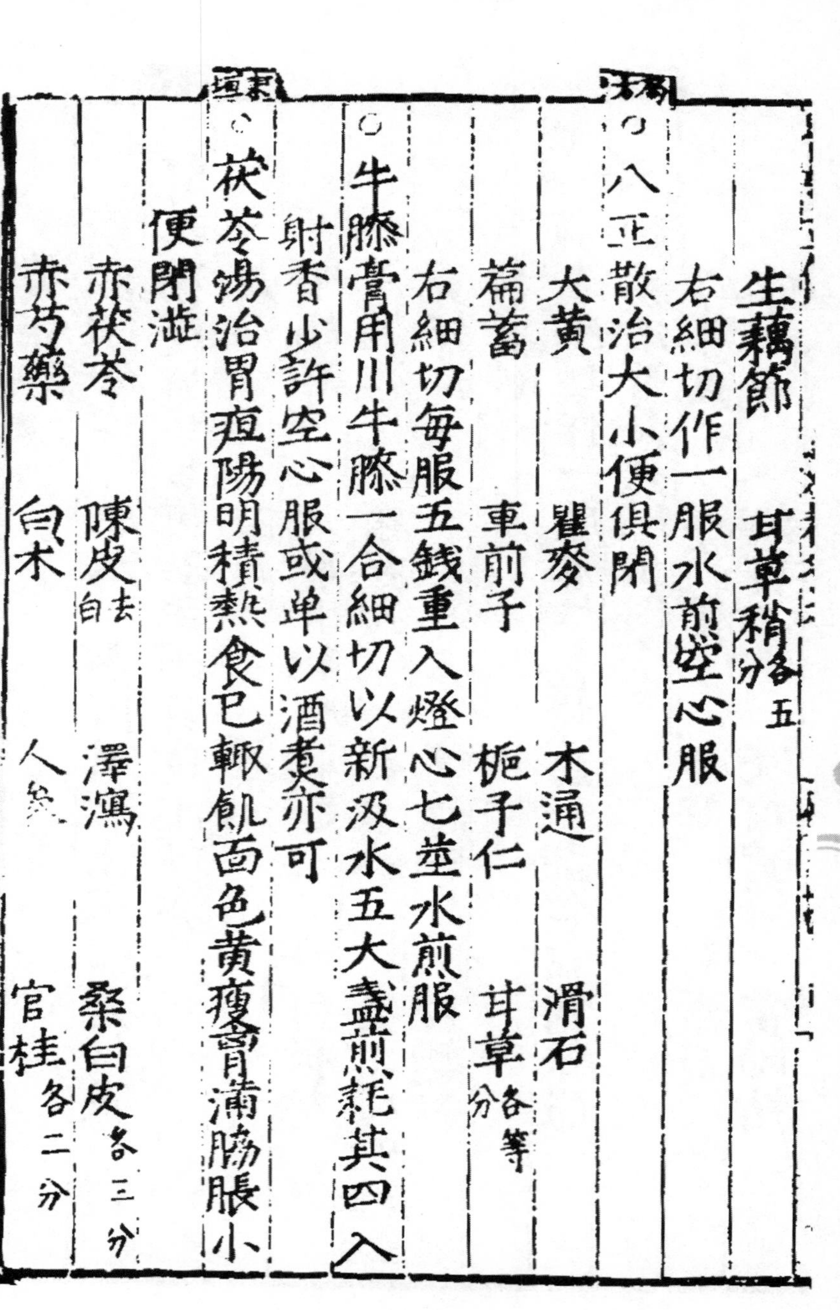

生藕節　甘草稍各五分

右細切作一服水煎空心服

○八正散治大小便俱閉

大黄　瞿麥　木通　滑石

萹蓄　車前子　梔子仁　甘草各等分

右細切每服五錢重入燈心七莖水煎服

○牛膝膏用川牛膝一合細切以新汲水五大盞煎耗其四入

射香少許空心服或单以酒煑亦可

○茯苓湯治胃疸陽明積熱食已輒飢面色黄瘦胃滿脇脹小

便閉澁

赤茯苓　陳皮去白　澤瀉　桑白皮各三分

赤芍藥　白术　人參　官桂各二分

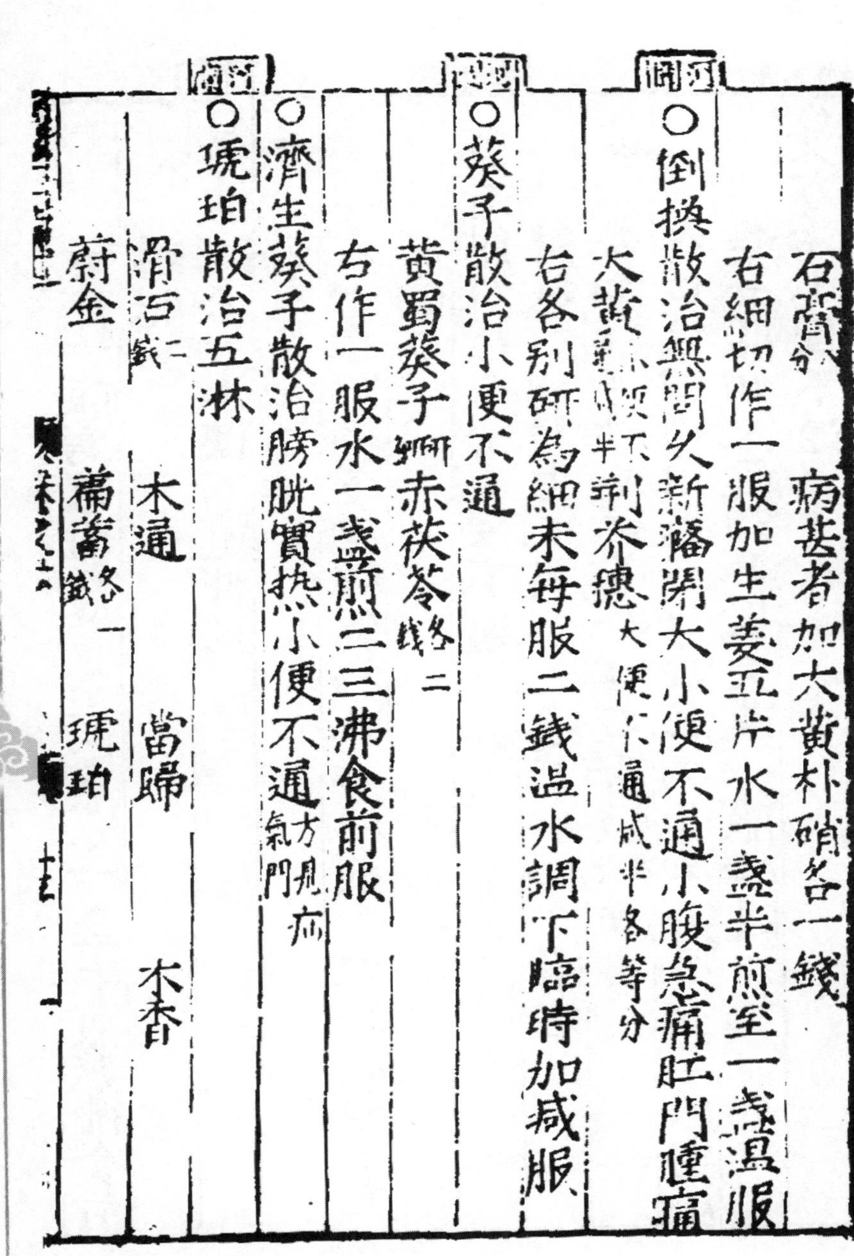

石膏八分　病甚者加大黃朴硝各一錢

右細切作一服加生姜五片水一盞半煎至一盞溫服

河間

〇倒換散治無問久新癃閉大小便不通小腹急痛肛門腫痛

大黃小便不通減半　荊芥穗大便不通減半　各等分

右各別研為細末每服二錢溫水調下臨時加減服

[illegible]

〇葵子散治小便不通

黃蜀葵子細研　赤茯苓各二錢

右作一服水一盞煎二三沸食前服

〇濟生葵子散治膀胱實熱小便不通方見六氣門

河間

〇琥珀散治五淋

滑石二錢　木通　當歸　木香

蔚金　萹蓄各一錢　琥珀

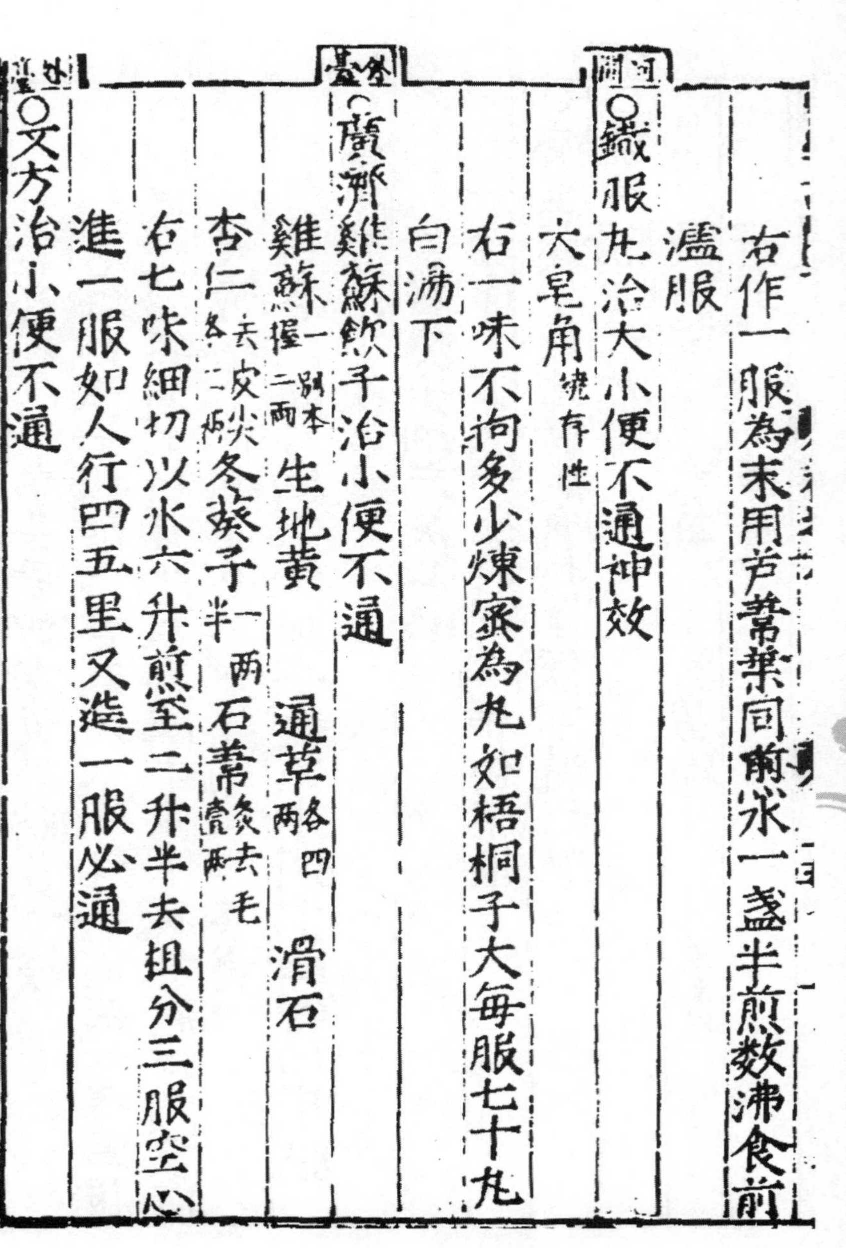

右作一服為末用芦蒿葉同煎水一盞半煎数沸食前溫服

〔河間〕○鐵服丸治大小便不通神效

大皂角（燒存性）

右一味不拘多少煉蜜為丸如梧桐子大每服七十丸白湯下

〔外臺〕○廣濟雞蘇飲子治小便不通

雞蘇（一握 一別本二兩） 生地黃 通草（各四兩） 滑石

杏仁（去皮尖 各二兩） 冬葵子（一两半） 石葦（炙去毛 壹兩）

右七味細切以水六升煎至二升半去租分三服空心進一服如人行四五里又進一服必通

〔外臺〕○又方治小便不通

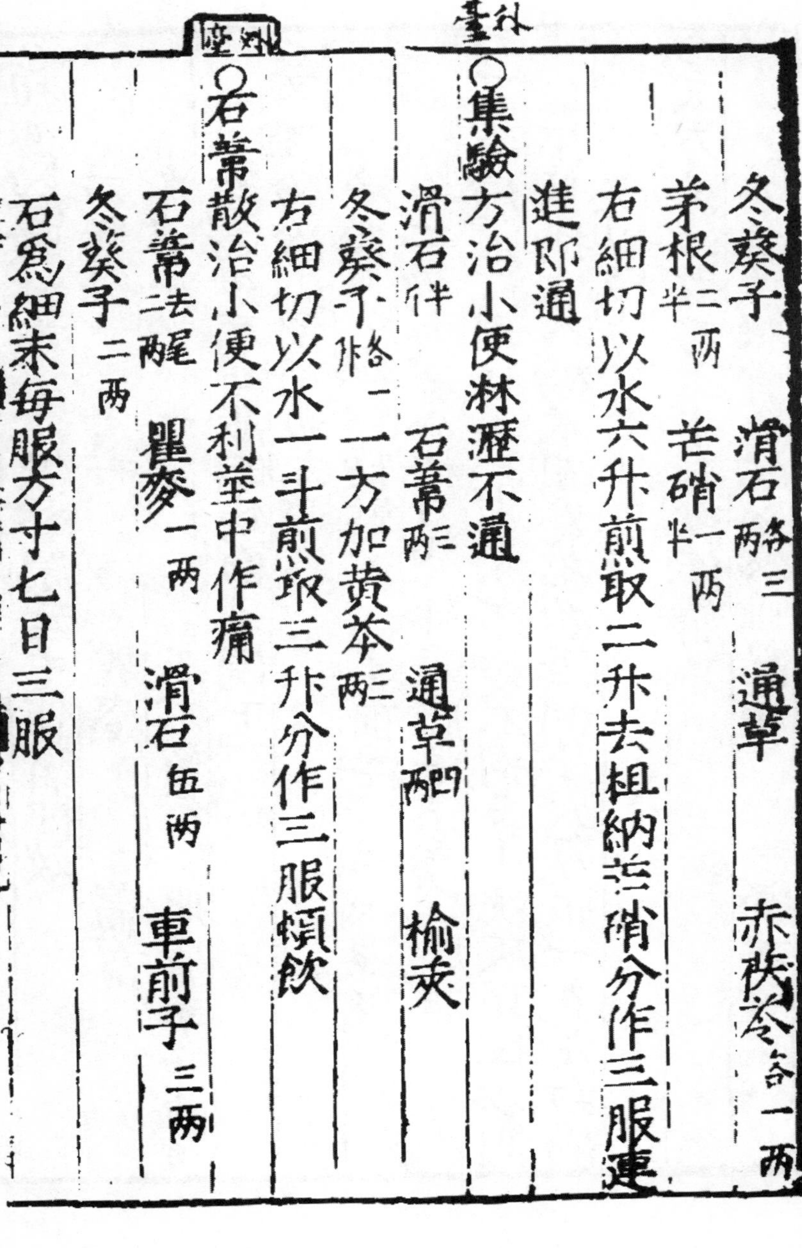

冬葵子　滑石各三两　通草　赤茯苓各一两
茅根二两半　芒硝一两半
右细切，以水六升煎取二升，去柤，纳芒硝，分作三服，连进即通。

补叠
○集验方　治小便淋沥不通。
滑石一两半　石苇三两　通草四两　榆荚
冬葵子各一升，一方加黄芩三两
右细切，以水一斗煎取三升，分作三服，顿饮。

补叠
○石苇散　治小便不利，茎中作痛。
石苇去毛，二两　瞿麦一两　滑石五两　车前子三两
冬葵子二两
右为细末，每服方寸匕，日三服。

○祖傳經驗秘方治小便淋閉莖中作痛神效

石葦去毛　滑石　瞿麥　萹蓄

冬葵子　木通　王不留行　地膚草各等分

右爲細末每服三錢白湯調下

○又經驗治小便溺血立效

金陵草一名旱蓮草一名黑斗草　車前草俗名蝦蟆衣②

右二物各等分杵自然汁每服半茶盞空腹服

○又方治前証用壯年無病人頭髮不拘多小燒灰存性以側栢葉擣汁入糯米糊爲丸如梧桐子大每服一百丸白湯下或四物湯下尤妙

○又方治沙淋乃莖中有砂作痛

石首魚腦骨五對火煅出火毒即白鯗魚腦中骨也　滑石研

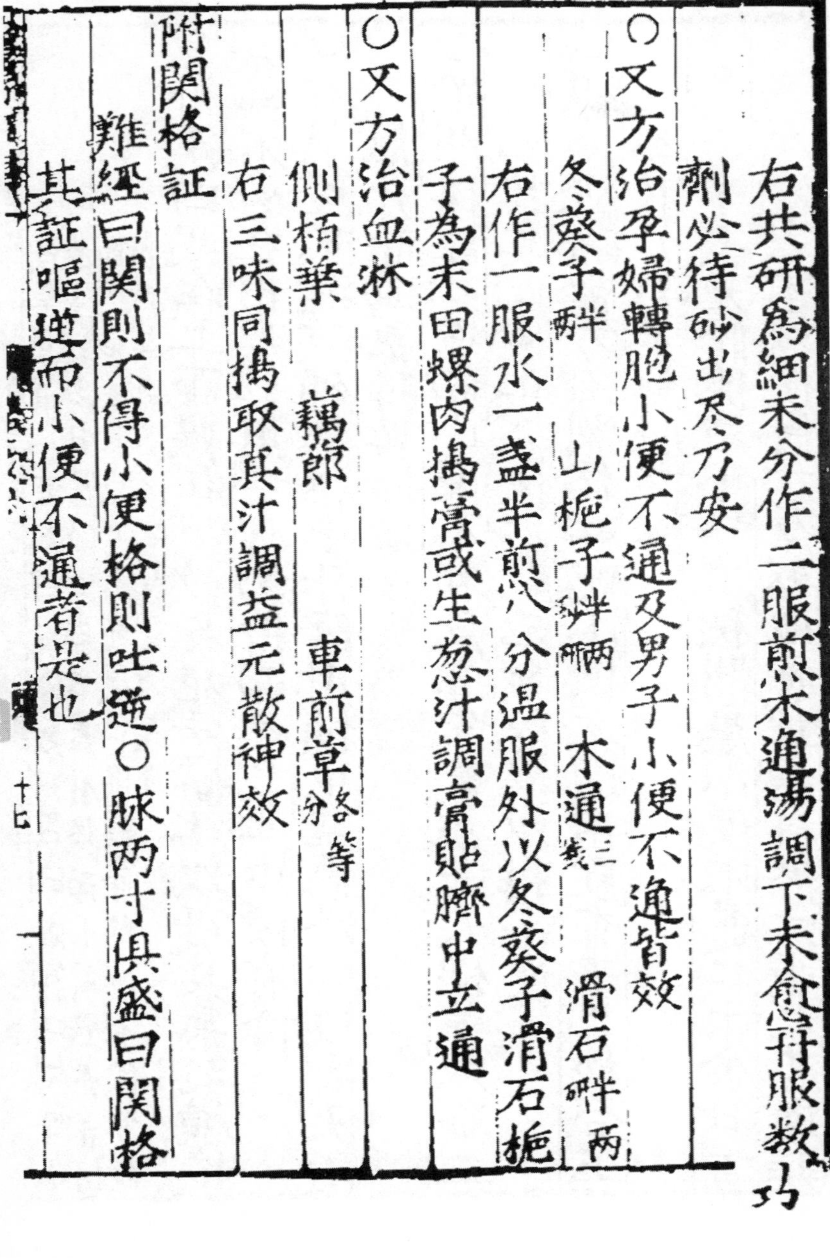

右共研爲細末分作二服煎木通湯調下未愈再服数功

劑必待砂出尽乃安

○又方治孕婦轉胞小便不通及男子小便不通皆效

冬葵子半兩　山梔子炒半兩　木通三錢　滑石半兩

右作一服水一盞半煎八分温服外以冬葵子滑石梔

子為末田螺肉搗膏或生葱汁調膏貼臍中立通

○又方治血淋

側栢葉　藕節　車前草各等分

右三味同搗取其汁調益元散神效

附関格証

難經曰関則不得小便格則吐逆○脉两寸俱盛曰関格

其証嘔逆而小便不通者是也

十七

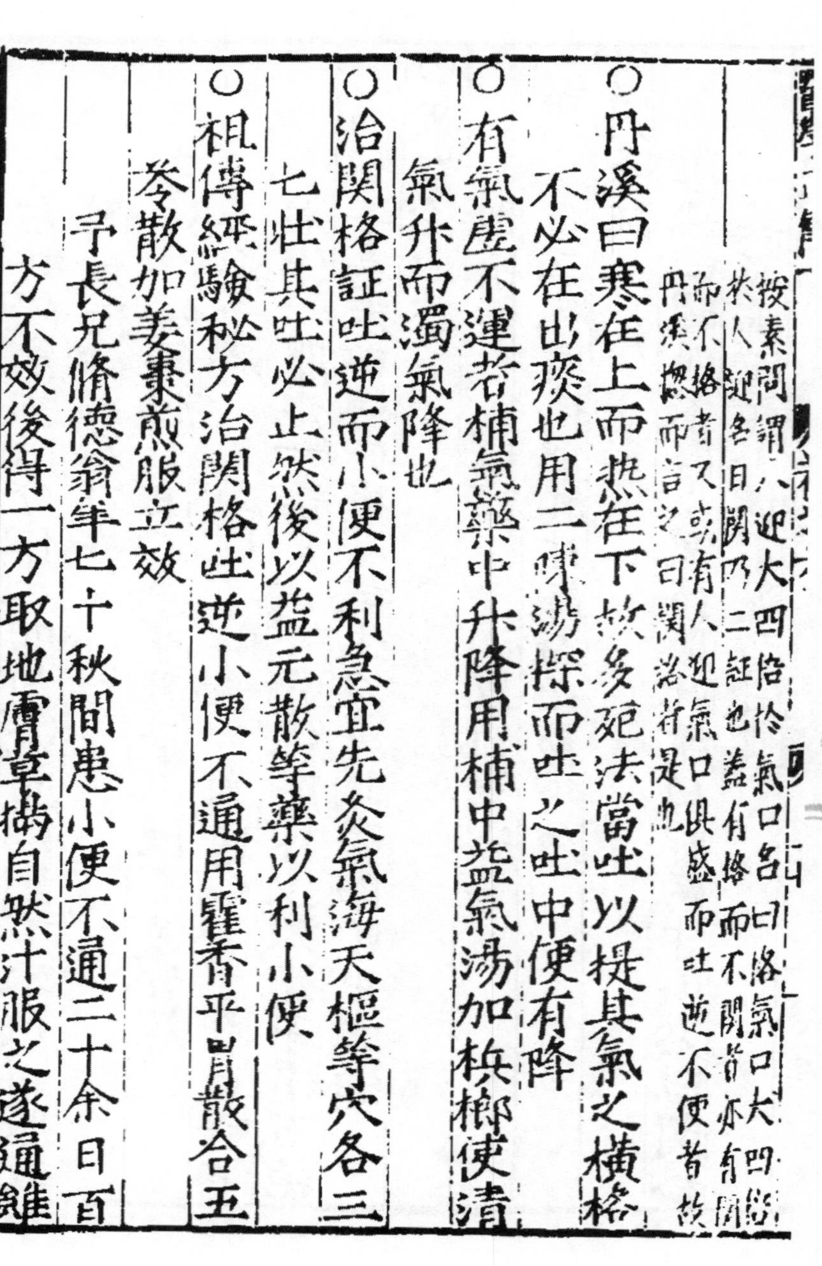

○丹溪曰寒在上而熱在下故多死法當吐以提其氣之横格

按素問謂人迎大四倍於氣口名曰格氣口大四倍於人迎名曰關此二証也蓋有格而不關者亦有關而不格者又或有人迎氣口俱盛而吐逆不便者故丹溪總而言之曰關格者是也

不必在出痰也用二陳湯探而吐之吐中便有降

○有氣虚不運者補氣藥中升降用補中益氣湯加檳榔使清氣升而濁氣降也

○治關格証吐逆而小便不利急宜先灸氣海天樞等穴各三七壯其吐必止然後以益元散等藥以利小便

○祖傳經驗秘方治關格吐逆小便不通用藿香平胃散合五苓散加姜棗煎服立效

予長兄脩德翁年七十秋間患小便不通二十余日百方不效後得一方取地膚草搗自然汁服之遂通雖

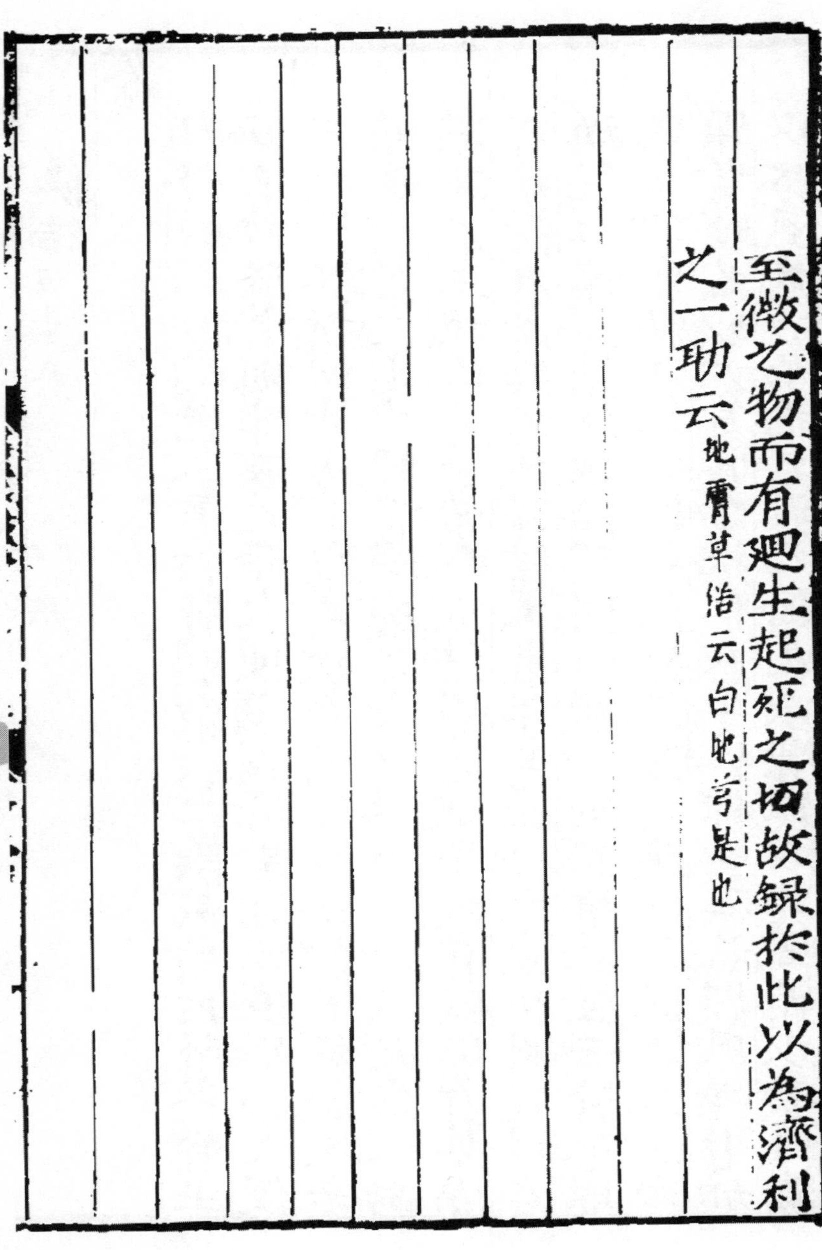

至微之物而有廻生起死之切故録於此以為濟利之一助云地膚草俗云白地苧是也

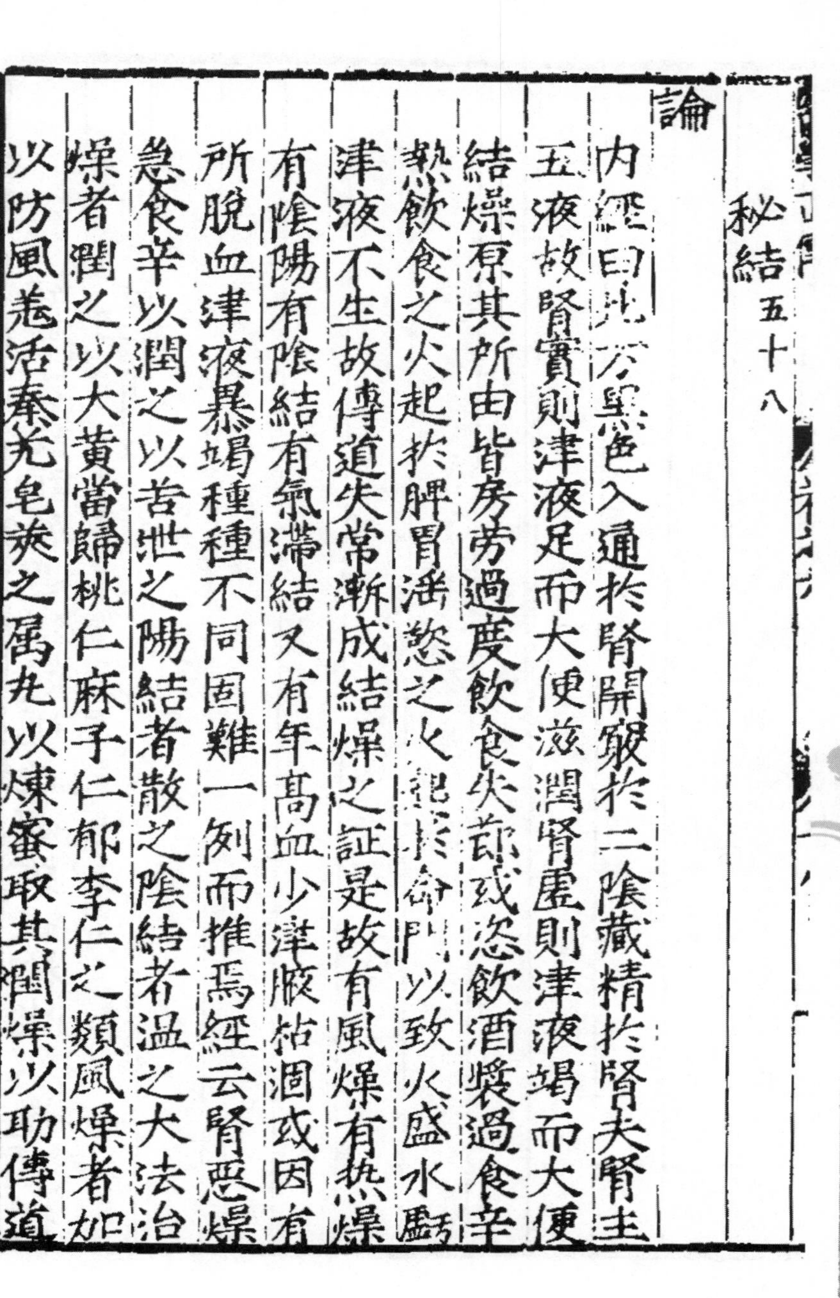

秘結 五十八

論

內經曰北方黑色入通於腎開竅於二陰藏精於腎夫腎主五液故腎實則津液足而大便滋潤腎虛則津液竭而大便結燥原其所由皆房勞過度飲食失節或恣飲酒漿過食辛熱飲食之火起於脾胃淫慾之火起於命門以致火盛水虧津液不生故傳道失常漸成結燥之証是故有風燥有熱燥有陰陽有陰結有氣滯結又有年高血少津液枯涸或因有所脫血津液暴竭種種不同固難一劑而推焉經云腎惡燥急食辛以潤之以苦泄之陽結者散之陰結者溫之大法治燥者潤之以大黃當歸桃仁麻子仁郁李仁之類風燥者加以防風羌活秦艽皂莢之屬丸以煉蜜取其潤燥以助傳道

之勢故結散而疎通矣仍多服補血生津之劑助其真陰固其根本庶無再結之患切勿以巴豆牽牛等峻劑攻下雖暫得通快必致再結愈甚反釀成病根彌固卒難調治或有血虛脉大如葱管發熱而大便結燥者慎不可發汗汗之則重亡津液閉結而死此醫殺之耳活人書有脾約證謂胃強脾弱約束津液不得四布但輸膀胱故小便數而大便難制脾約丸以下脾之結燥使腸潤結化津流入胃而愈丹溪曰然既曰脾約必陰血枯槁內火燔灼熱傷元氣故肺受火邪而津竭必竊母氣以自救夫金耗則土受木傷脾失轉輸肺失傳化宜其大便閉而難小便數而無藏蓄也理宜滋養陰血使陽火不熾金行清化脾土健旺津液入胃大小腸潤而通矣今以此丸用之於熱甚而氣實與西北人禀賦壯實者無

有不安痞閉之於東南方人與热雖盛而氣血不實者雖得暫通將見脾愈弱而腸愈燥矣須知在西北以開結為主在東南以潤燥為要學者其可不知此乎

脉法

脉多沉伏而結　陽結脉沉實而数　陰結脉伏而遲或結

老人虚人便結脉雀啄者不治

方法 丹溪方法九二條

丹溪曰有虚有風有濕有火有津液不足者有寒者有氣結者切不可倒用芒硝大黄及巴豆牽牛等利藥

○久病腹中有實热大便不通宜用潤腸丸微利之不宜用峻利之劑

○脾約丸

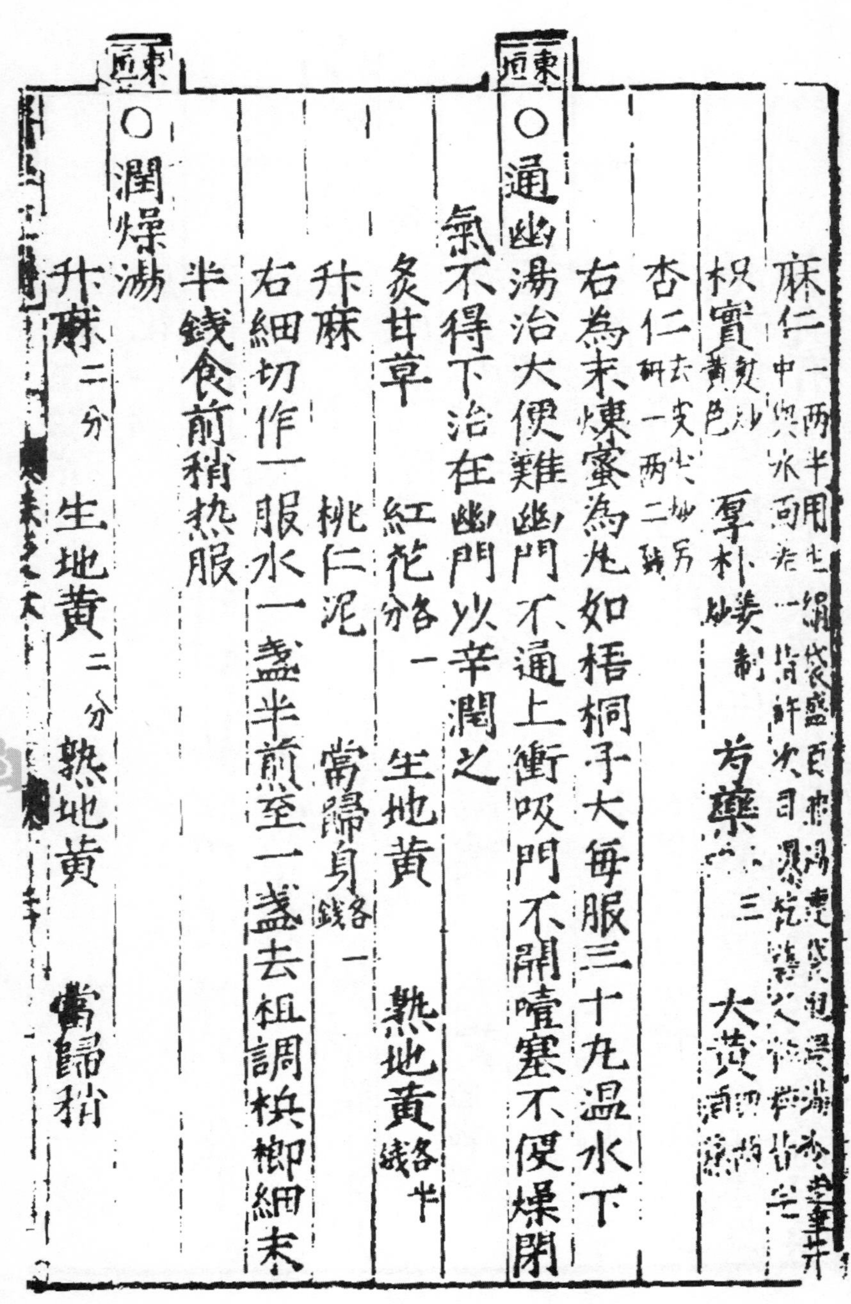

麻仁一两半用水絹袋盛置沸湯[illegible]中與水同[illegible]次日[illegible]

枳實麸炒黄色 厚朴姜製 芍藥[illegible]三 大黄酒[illegible]

杏仁去皮尖炒另研一两二錢

右為末煉蜜為丸如梧桐子大每服三十丸温水下

○通幽湯治大便難幽門不通上衝吸門不開噎塞不便燥閉氣不得下治在幽門以辛潤之

炙甘草 紅花各一分 生地黄 熟地黄各半錢

升麻 桃仁泥 當歸身各一錢

右細切作一服水一盞半煎至一盞去柤調檳榔細末半錢食前稍熱服

○潤燥湯

升麻二分 生地黄二分 熟地黄 當歸梢

大黃酒浸 生甘草 桃仁泥 麻仁各一錢

紅花五分

右除桃仁麻仁另研細外餘細切作一服水一盞半入桃仁麻仁煎至一盞去柤空心稍熱服

○潤腸丸治脾胃中伏火大便閉澁或乾燥閉塞不通全不思食及風結血閉皆能治之

桃仁湯泡去皮略炒 麻仁去殼各一兩 當歸稍 大黃酒浸

羌活各半兩

右除桃仁麻仁另研如泥外其餘杵為極細末煉蜜為丸如梧桐子大每服三五十丸空心白湯下○如風濕而大便不行加煨皂角仁大黃秦艽以利之○如脈澁覺身有氣澁而大便結者加郁李仁大黃以除氣澁燥

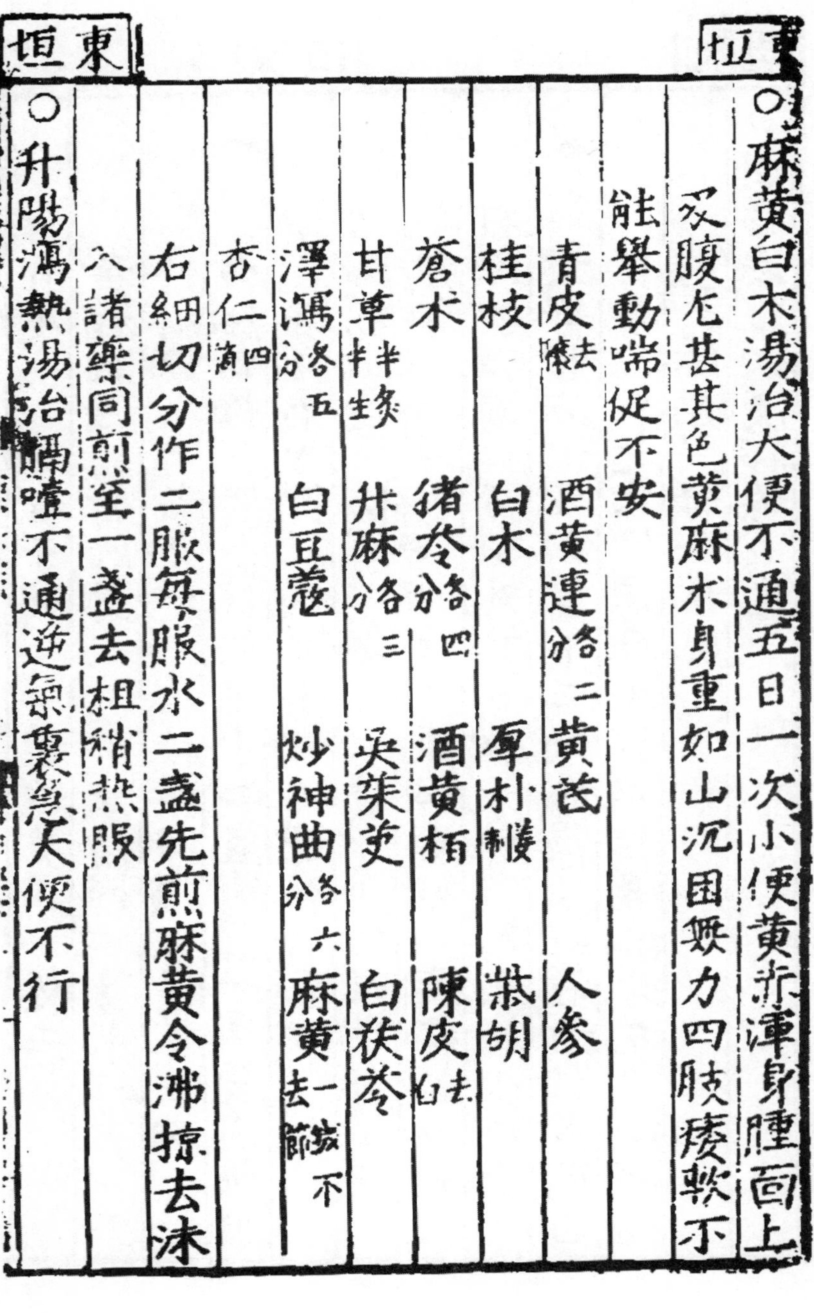

○麻黄白术湯治大便不通五日一次小便黄赤渾身腫面上及腹尤甚其色黄麻木身重如山沉困無力四肢痿軟不能舉動喘促不安

青皮去穰 酒黄連各二分 黄芪 人參
桂枝 白术 厚朴薑制 柴胡
蒼术 猪苓各四分 酒黄柏 陳皮去白
甘草半炙半生 升麻各三分 吳茱萸 白茯苓
澤瀉各五分 白豆蔻 炒神曲各六分 麻黄一錢不去節
杏仁四箇

右細切分作二服每服水二盞先煎麻黄令沸掠去沫入諸藥同煎至一盞去柤稍熱服

○升陽瀉熱湯治膈噎不通逆氣裏急大便不行

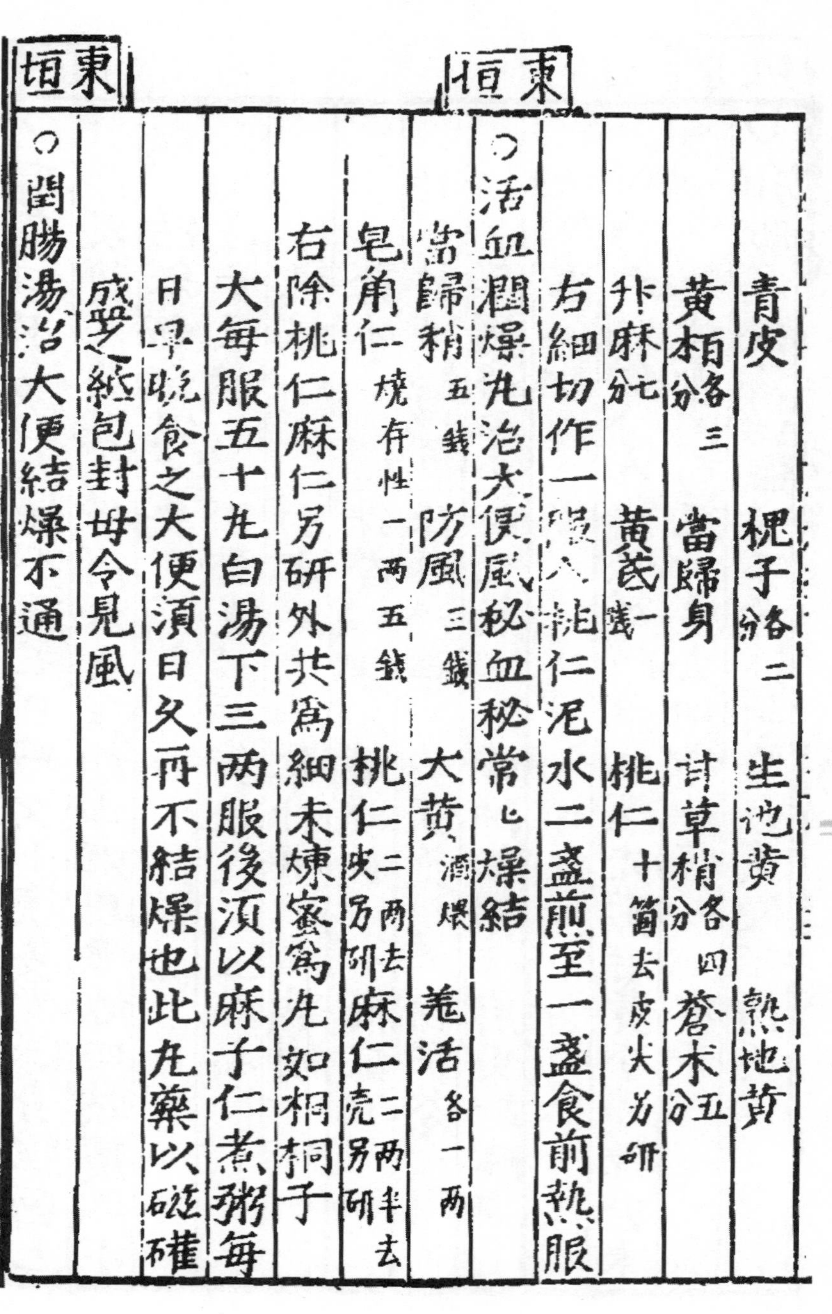

東垣

青皮　梔子各二分　生地黄　熟地黄
黄柏各三分　當歸身　甘草梢各四分　蒼朮五分
升麻七分　黄芪一錢　桃仁十箇去皮尖另研
右細切作一服入桃仁泥水二盞煎至一盞食前熱服

東垣

○活血潤燥丸治大便風秘血秘常常燥結
當歸梢五錢　防風三錢　大黄酒煨　羌活各一兩
皂角仁燒存性一兩五錢　桃仁二兩去皮另研　麻仁二兩半去殼另研
右除桃仁麻仁另研外共爲細末煉蜜爲丸如梧桐子
大每服五十丸白湯下三兩服後須以麻子仁煮粥每
日早晚食之大便須日久再不結燥也此丸藥以磁礶
盛之紙包封毋令見風

○潤腸湯治大便結燥不通

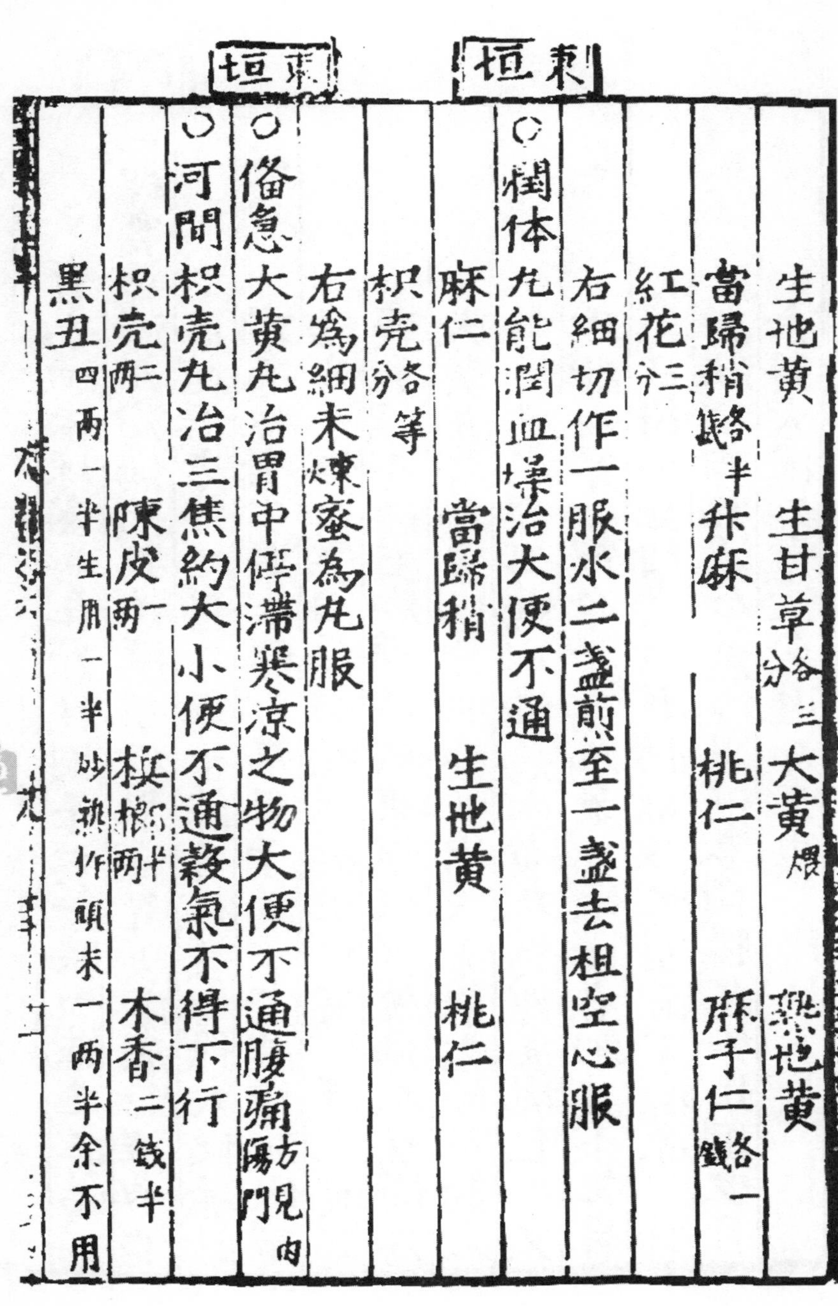

東垣　東垣

生地黄　生甘草各三分　大黄煨　熟地黄

當歸梢各半錢　升麻　桃仁　麻子仁各一錢

紅花三分

右細切作一服水二盏煎至一盏去柤空心服

○潤体丸能潤血燥治大便不通

麻仁　當歸梢　生地黄　桃仁

枳壳各等分

右為細末煉蜜為丸服

○備急大黄丸治胃中停滞寒凉之物大便不通腹痛方見內傷門

○河間枳壳丸治三焦約大小便不通榖氣不得下行

枳壳二兩　陳皮一兩　檳榔半兩　木香二錢半

黑丑四兩一半生用一半炒熟作頭末一兩半余不用

右爲細末煉蜜爲丸如梧桐子大每服十五丸姜湯下

○枳實導滯丸治傷熱物大便不行氣滯胷腹作痛方見内傷門

○本邑趙德秀才之母年五十餘身材瘦小得大便燥結不通飲食少進小腹作痛召予診治六脉皆沉伏而結澁予作血虚治用四物湯加桃仁麻仁煨大黃等藥數服不通反加滿悶與東垣枳實導滯丸及備急大黃丸等藥下咽片時即吐出蓋胃氣虛而不能久留性速之藥耳遂以備急大黃丸外以黃蠟包之又以細針穿一竅令服三丸蓋以蠟匱者制其不犯胃氣故得出幽門達大小腸取效也明日下燥屎一升許繼以四物湯加減作湯使吞潤腸丸如此調理月餘得大便如常飲食進而平安

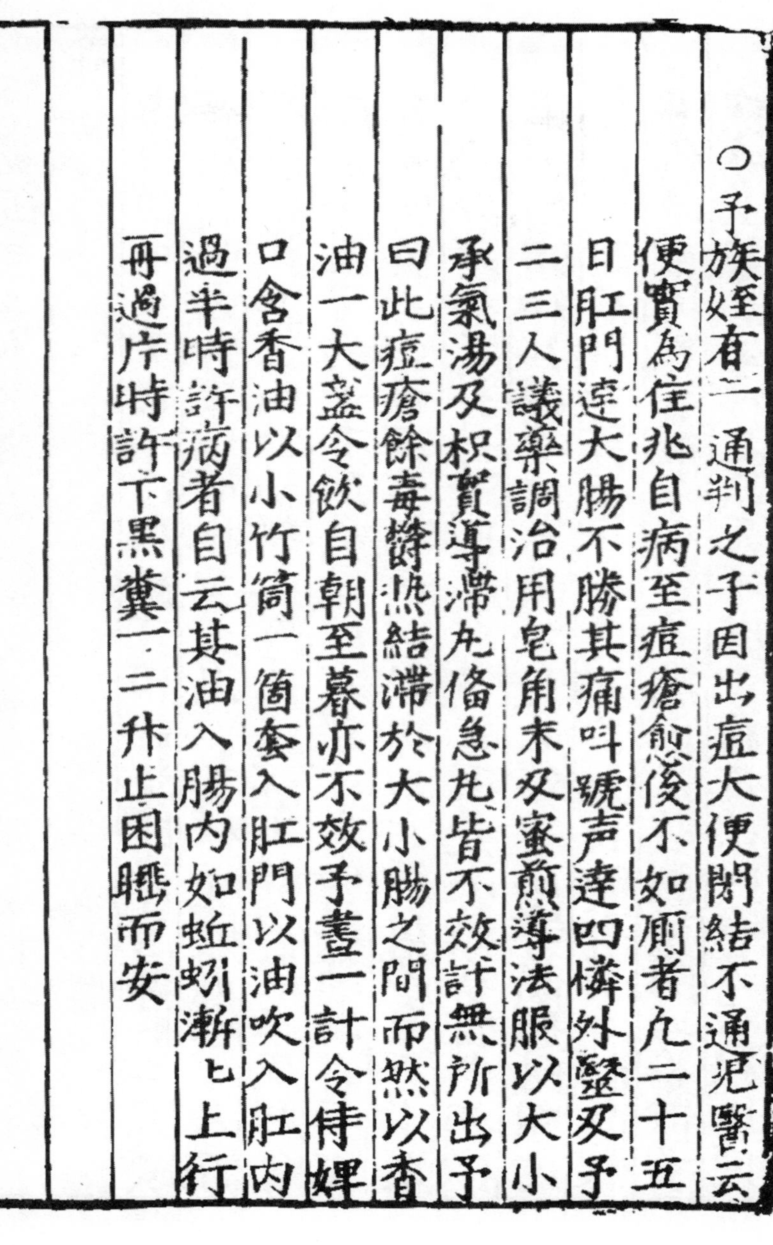

○予族侄有一通判之子因出痘大便閉結不通児醫云便實爲佳兆自病至痘瘡愈後不如厠者凡二十五日肛門連大腸不勝其痛叫號声達四隣外醫及予二三人議藥調治用皂角末及蜜煎導法服以大小承氣湯及枳實導滯丸備急丸皆不效計無所出予曰此痘瘡餘毒鬱熱結滯於大小腸之間而然以香油一大盞令飲自朝至暮亦不效予畫一計令侍婢口含香油以小竹筒一箇套入肛門以油吹入肛内過半時許病者自云其油入腸内如蚯蚓漸漸上行再過片時許下黒糞一二升止困睡而安

論

黄疸 五十九

内經曰中央黄色入通於脾又曰諸湿腫滿皆属脾土夫黄疸爲病肌肉必虚腫而色黄盖濕熱鬱積于脾胃之中久而不散故其土色形于面與肌膚也盖脾主肌肉肺主皮毛母能令子虚母病子亦病矣是故有諸中者必形諸外耳其証有五曰黄汗曰黄疸曰酒疸曰穀疸曰女劳疸雖有五者之分終無寒熱之異丹溪曰不必分五同是濕熱如③盦曲相似正經所謂知其要者一言而終是也外有傷寒熱病陽明内實當下而不得下當汗而不得汗當分利而不得分利故使濕熱怫鬱内甚皆能令人發黄病也先哲制茵蔯五苓散茵蔯湯茯苓滲湿湯之類无不應手獲效故曰治湿不利小便

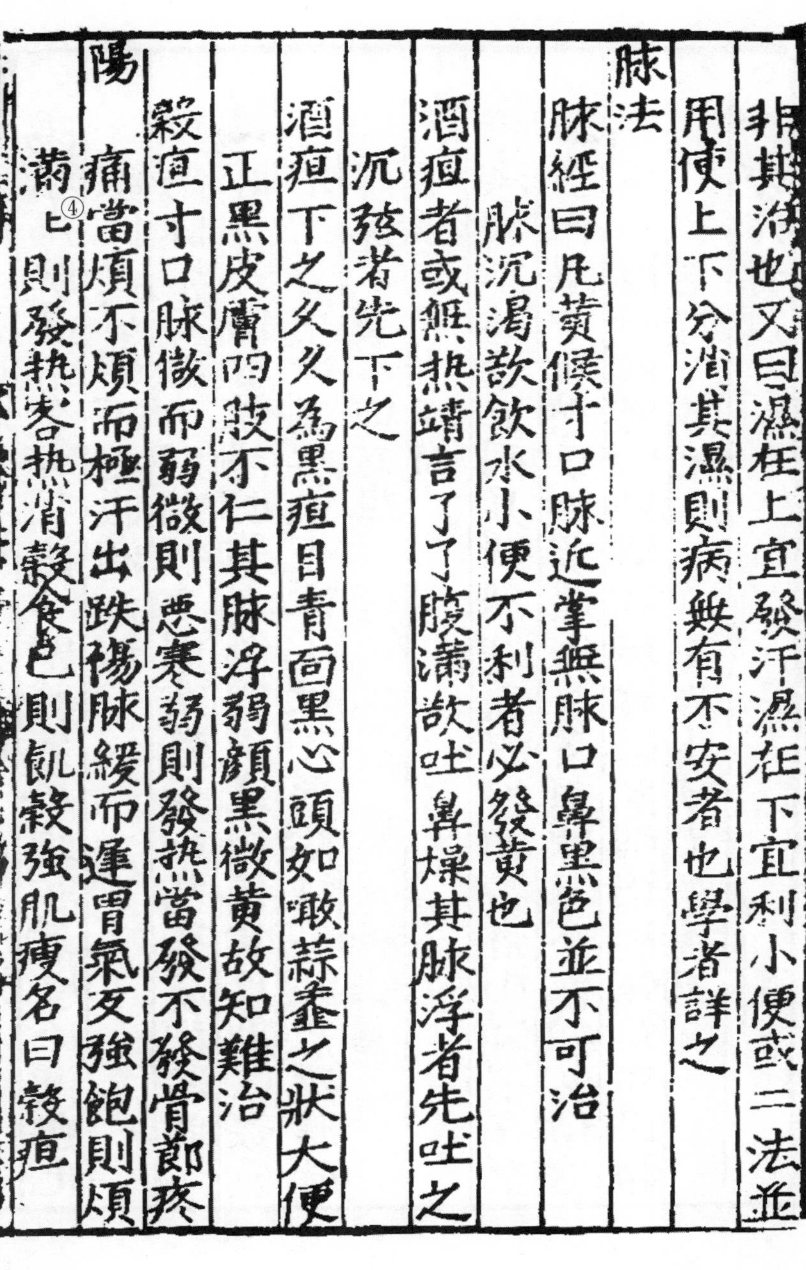

非其治也又曰濕在上宜發汗濕在下宜利小便或二法並用使上下分消其濕則病無有不安者也學者詳之

脉法

脉經曰凡黄候寸口脉近掌無脉口鼻黒色並不可治

脉沉渴欲飲水小便不利者必發黄也

酒疸者或無熱靖言了了腹滿欲吐鼻燥其脉浮者先吐之沉弦者先下之

酒疸下之久久爲黒疸目青面黒心頭如噉蒜齏之狀大便正黒皮膚四肢不仁其脉浮弱顔黒微黄故知難治

穀疸寸口脉微而弱微則惡寒弱則發熱當發不發骨節疼痛當煩不煩而極汗出趺陽脉緩而遲胃氣反強飽則煩滿滿④則發熱客熱消穀食已則飢穀強肌瘦名曰穀疸

陽

陽明病脉遲者食難用飽〻⑤則發寒熱頭眩者必小便難此欲作穀疸雖下之腹滿如故

趺陽脉緊而數〻⑥則爲熱〻⑦則消穀緊則爲寒食則滿也尺脉浮爲傷腎趺陽脉緊爲傷脾風寒相搏食已則眩穀氣不消胃中苦濁〻⑧氣下流小便不通陰被其寒熱流膀胱身体尽黄名曰穀疸

方法 丹溪方法凡五條

丹溪曰不必分五同是濕熱如盦麯相似輕者小溫中丸重者大溫中丸熱多加黃連濕多者茵陳五苓散加食積藥

戴氏曰食積者量其虛實下之其餘但利小便小便清利則黃自退或曰黃疸宜用倒倉法又曰黃疸脾虛脾胃不和食少胃苓湯小便赤加滑石

○一方治黃疸

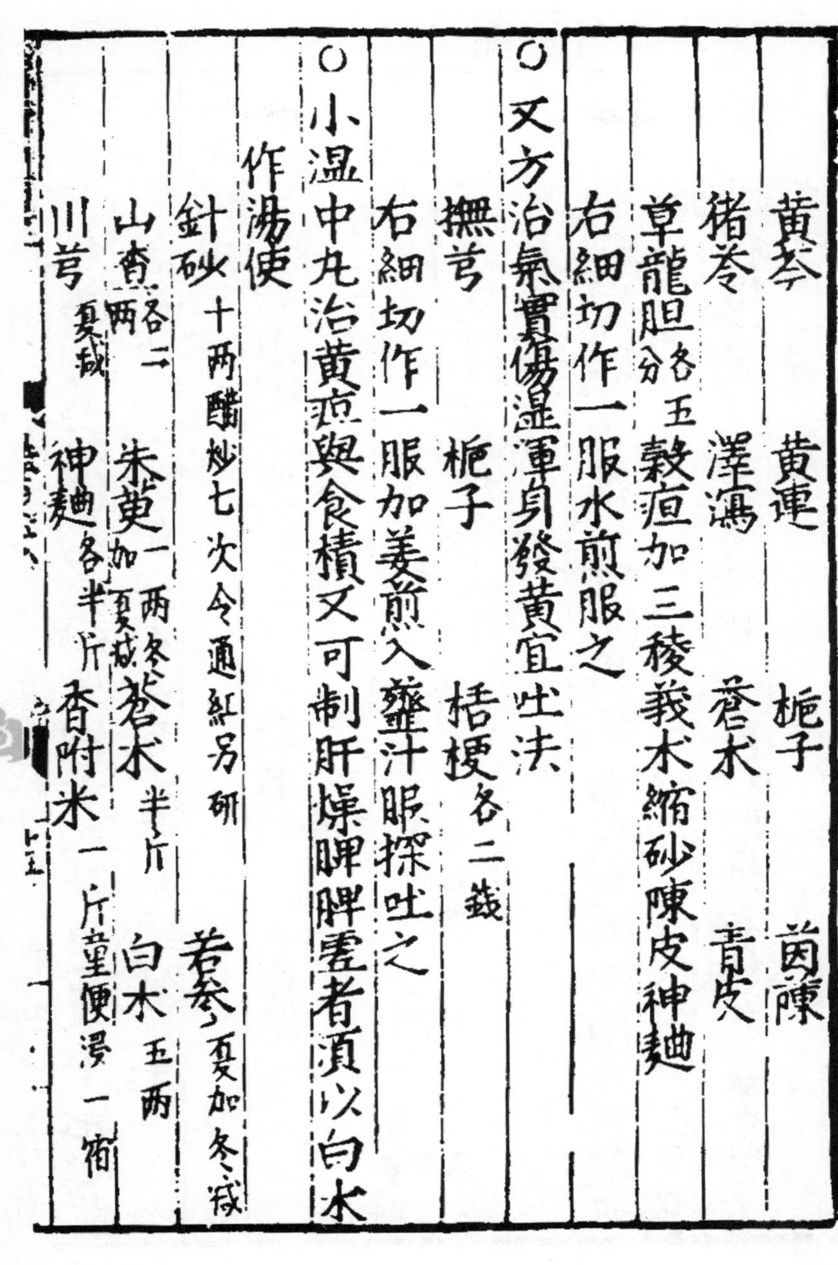

黄芩　黄連　栀子　茵陳

猪苓　澤瀉　蒼术　青皮

草龍胆各五分　穀疸加三稜莪术縮砂陳皮神麯

右細切作一服水煎服之

○又方治氣實傷湿渾身發黄宜吐法

撫芎　栀子　桔梗各二錢

右細切作一服加姜煎入韲汁服探吐之

○小温中丸治黄疸與食積又可制肝燥脾脾虚者須以白术作湯使

針砂十两醋炒七次令通紅另研　苦參夏加冬減

山査各二两　朱萸一两冬加夏減　蒼术半斤　白术五两

川芎夏減　神麯各半斤　香附米一斤童便浸一宿

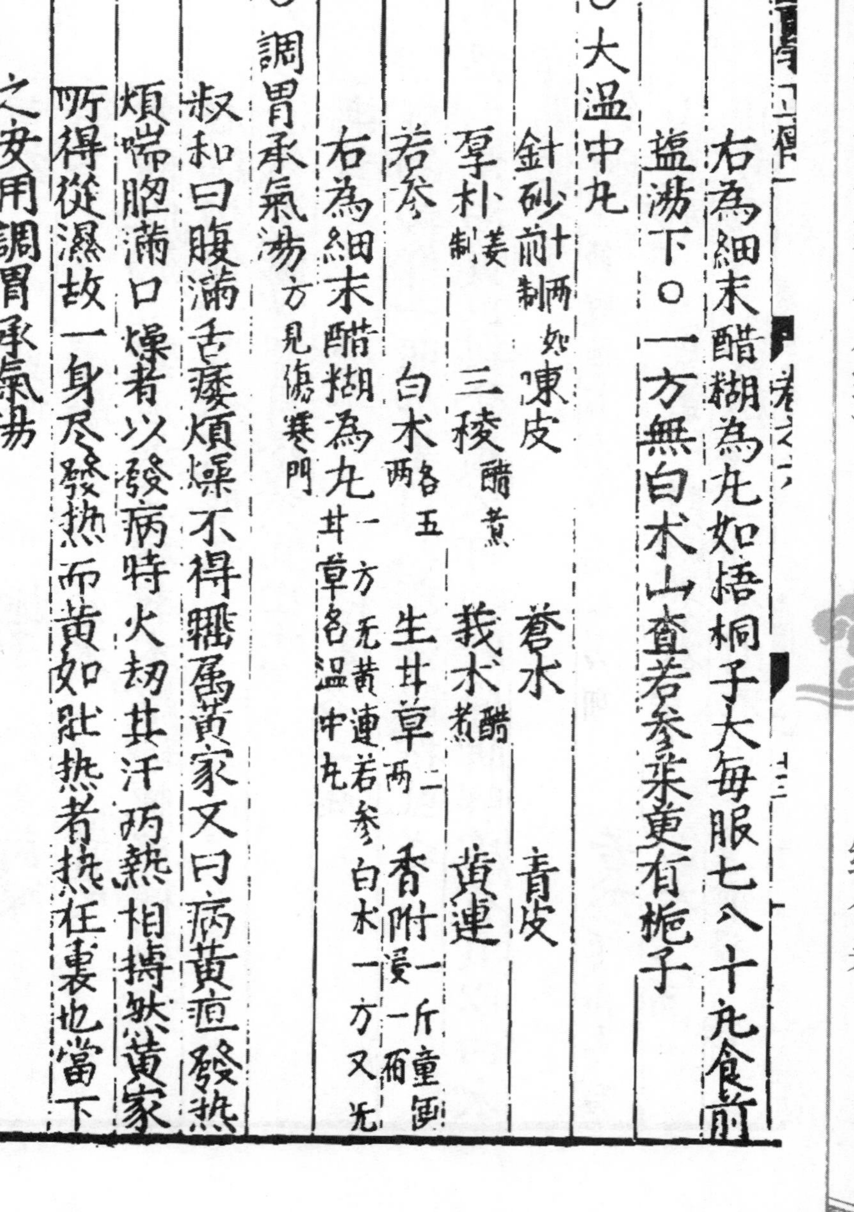

右為細末醋糊為丸如梧桐子大每服七八十丸食前鹽湯下○一方無白朮山查苦參茱萸有梔子

○大溫中丸

針砂十兩如前制　陳皮　蒼朮　青皮

厚朴薑制　三稜醋煮　莪朮醋煮　黃連

苦參　白朮各五兩　生甘草二兩　香附一斤童便浸一宿

右為細末醋糊為丸一方无黃連苦參白朮一方又无甘草名溫中丸

活人○調胃承氣湯方見傷寒門

叔和曰腹滿舌痿煩燥不得睡屬黃家又曰病黃疸發熱煩喘胸滿口燥者以發病時火劫其汗兩熱相搏然黃家所得從濕故一身盡發熱而黃如肚熱者熱在裏也當下之安用調胃承氣湯

○又曰黄疸之病當以十八日為期治之十日以上為差又劇者為難治○又曰病疸而渴者其病難治疸而不渴者其病易治發於陰部其人必嘔發於陽部其人振寒而發熱也師曰諸黄家病但宜利小便假令脉浮當以汗解之宜桂枝加黄芪湯又名黄芪建中湯方見傷寒門

○又曰男子黄小便利自當與小建中湯○又曰黄疸腹滿小便不利而利自汗出此為表和裏實當下之用大黄黄柏梔子芒硝湯

○大黄黄柏梔子芒硝湯

黄柏　芒硝　大黄各四錢　梔子三枚

右細切作一服水一盞半煎至一盞温服

○又曰黄疸病小便色不變欲自利腹滿而喘不可除熱熱除

必噦噦者宜服小半夏湯方見傷寒門

叔和 ○又曰夫病酒發黄疸必小便不利其候心中热足下热是其証也又心中懊憹而热不能食時欲吐名曰酒疸又曰酒疸心中热欲嘔者吐之即愈又曰酒疸黄色心中實热而煩

叔和 ○又曰額上黑微汗出手足心熱薄暮則發膀胱急小便自利名曰女劳疸腹如水狀不治

叔和 ○又曰黄家日晡所當發热而反惡寒此為女劳得之膀胱急小腹滿一身尽黄額上黑足下热因作黑疸其腹脹如水狀大便必黑時溏此女劳之病非水也腹滿者難治硝石礬石散主之

叔和 ○硝石礬石散

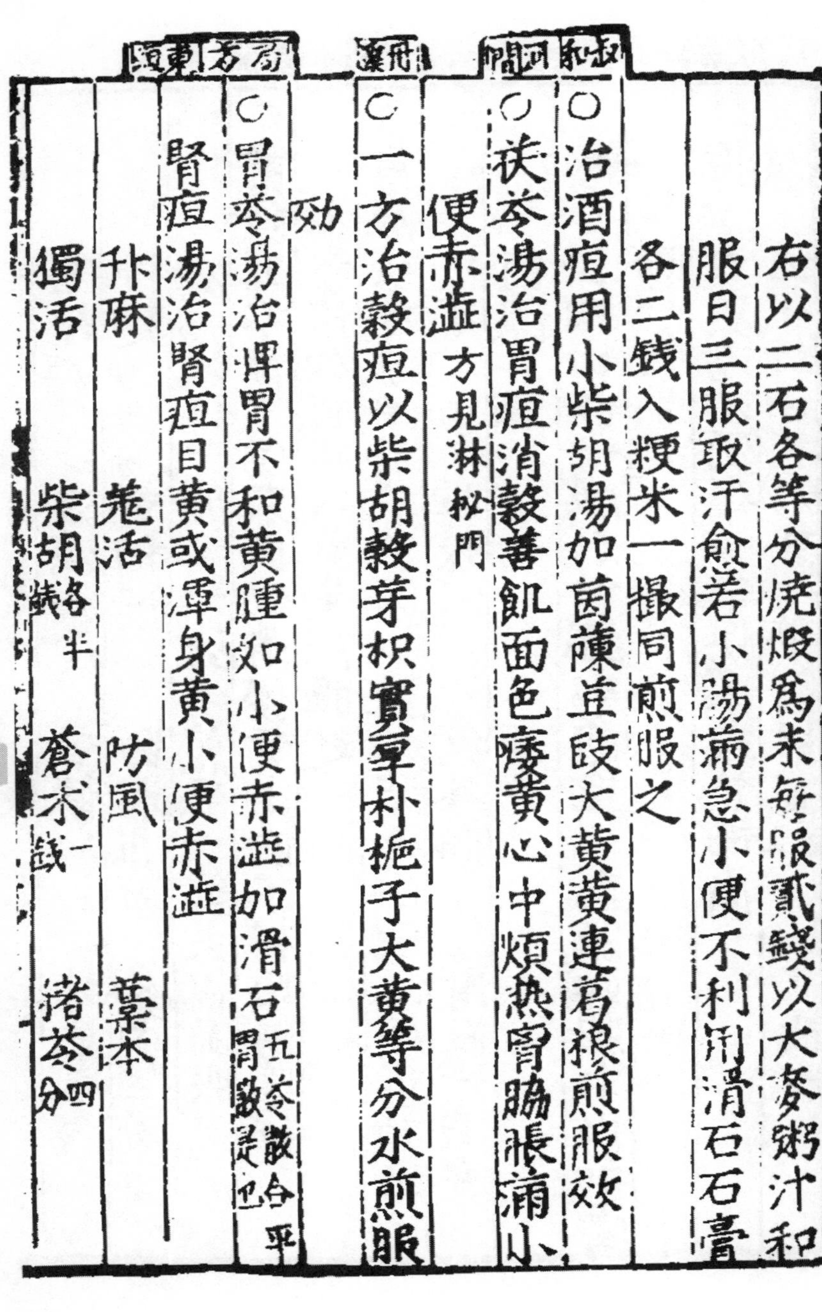

右以二石各等分烧煅爲末每服貳錢以大麥粥汁和服日三服取汗愈若小腸滿急小便不利用滑石石膏各二錢入粳米一撮同煎服之

叔和 ○治酒疸用小柴胡湯加茵蔯豆豉大黄黄連葛根煎服效

河間 ○茯苓湯治胃疸消穀善飢面色痿黄心中煩熱胷脇脹滿小便赤澁 方見淋秘門

丹溪 ○一方治穀疸以柴胡穀芽枳實厚朴梔子大黄等分水煎服

局方 ○胃苓湯治脾胃不和黄腫如小便赤澁加滑石 五苓散合平胃散是也 効

東垣 腎疸湯治腎疸目黄或渾身黄小便赤澁

升麻 羌活 防風 藁本

獨活 柴胡各半錢 蒼术一錢 猪苓四分

葛根五分　澤瀉三分　黄芩二分　甘草三分
神麯炒三分　黄柏二分　白术五分　人參三分

右細切作一服水一盞半煎至一盞去柤温服

活人　○茵蔯五苓散治傷寒或伏暑發黄小便不利煩渴等証

本方倍加茵蔯入姜棗煎服之

活人　○茵蔯茯苓湯治發黄脉沉細數四肢冷小便澁煩躁而渴

茯苓　桂枝　猪苓各一錢　滑石一錢半
茵蔯二錢

右細切作一服水一盞半煎至一盞服如脉未出加當歸一錢半

活人　○梔子大黄湯治酒疸心中懊憹或熱而痛

梔子十四枚　大黄一两　枳實五枚　豈豉一升

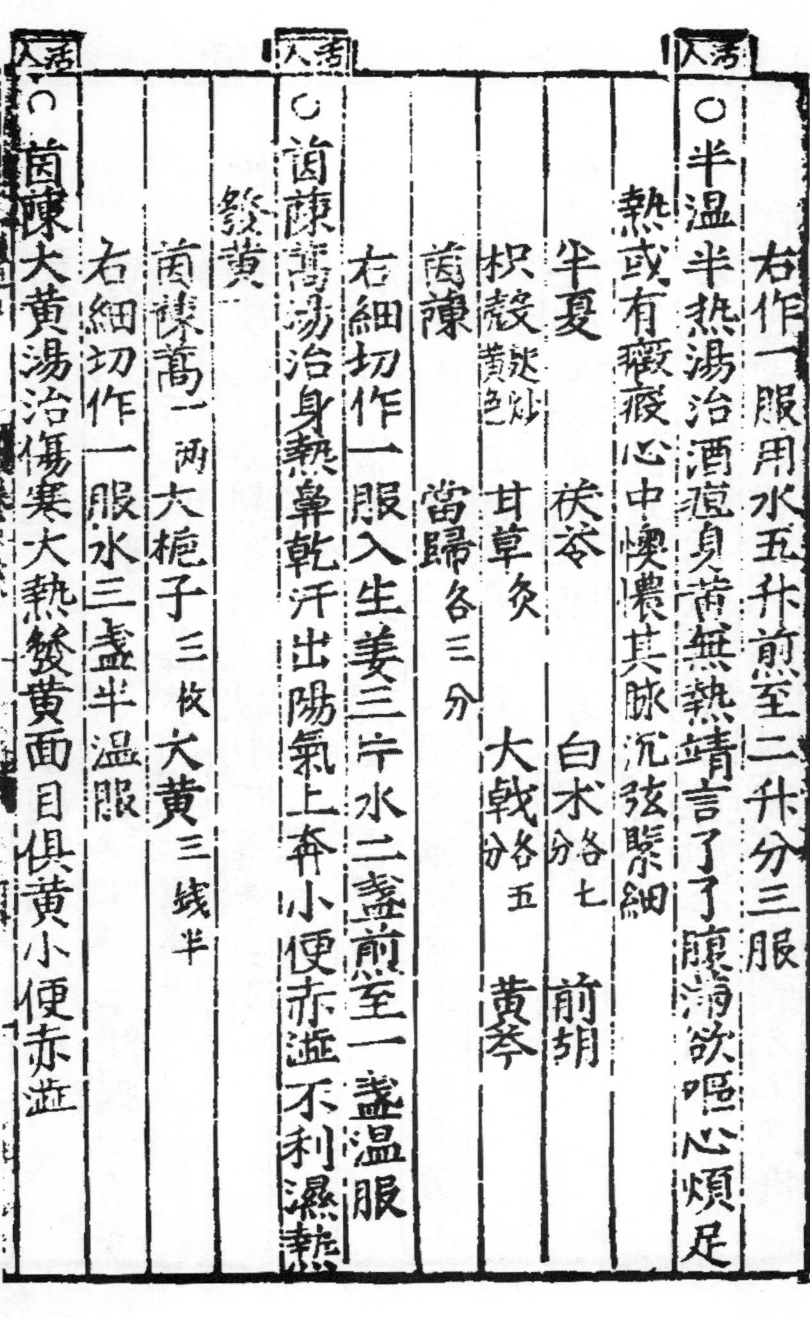

右作一服，用水五升，煎至二升，分三服。

活人 ○半温半热汤　治酒疸身黄无热，靖言了了，腹满欲呕，心烦足热，或有癥瘕，心中懊憹，其脉沉弦紧细。

半夏　茯苓　白术各七分　前胡　枳壳麸炒黄色　甘草炙　大戟各五分　黄芩　茵陈　当归各三分

右细切作一服，入生姜三片，水二盏，煎至一盏，温服。

活人 ○茵陈蒿汤　治身热鼻干，汗出，阳气上奔，小便赤涩不利，湿热发黄。

茵陈蒿一两　大栀子三枚　大黄三钱半

右细切作一服，水三盏半，温服。

活人 ○茵陈大黄汤　治伤寒大热发黄，面目俱黄，小便赤涩。

茵蔯蒿　梔子　柴胡　黄栢

黄芩　升麻　大黄各七分　草龍膽三分半

右細切作一服水一盞半煎至一盞温服

活人〇梔子栢皮湯治身熱不去大便利而煩熱身黄

梔子　黄栢　黄連各三錢半

右細切一服水一盞半煎至一盞温服

活人〇茯苓滲濕湯治黄疸寒熱嘔吐而渴欲飲冷水身目俱黄小便不利不思飲食方見温証門

活人〇小茵蔯湯治發黄脉沉細而遲遍身冷

附子一枚作八片炮　甘草炙一两　茵蔯二两

右細切作三服每服用水二盞煎至一盞温服

活人〇茵蔯四逆湯治發黄脉沉細而遲肢体逆冷腰以上自汗

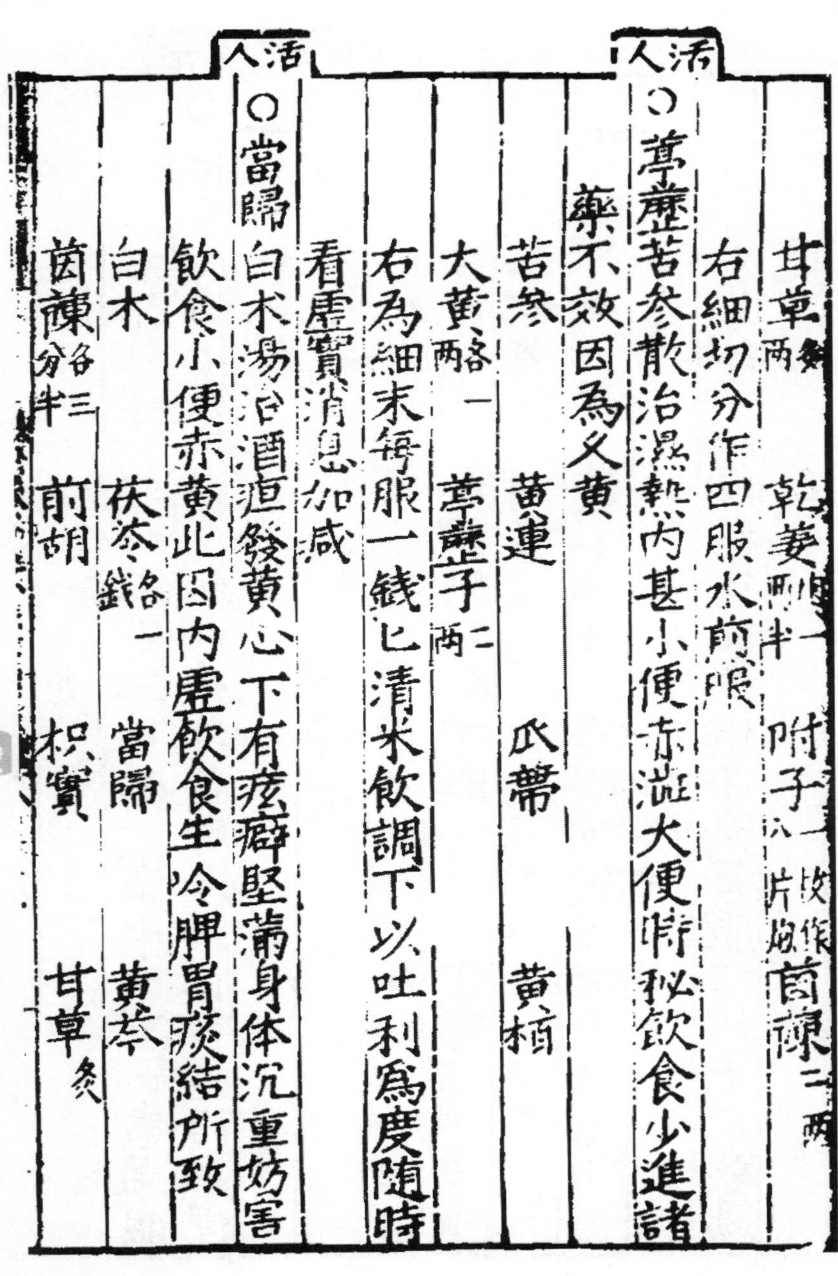
甘草（炙）一两　乾姜（炮）一两半　附子一枚（炮，作八片）　茵陳二两

右細切，分作四服，水煎服。

活人○葶藶苦參散　治濕熱内甚，小便赤澁，大便時秘，飲食少進，諸藥不效，因為久黄。

苦參　黄連　瓜蔕　黄栢　大黄各一两　葶藶子二两

右為細末，每服一錢匕，清米飲調下，以吐利為度，隨時看虚實消息加減。

活人○當歸白术湯　治酒疸發黄，心下有痃癖堅滿，身体沉重，妨害飲食，小便赤黄，此因内虚，飲食生冷，脾胃痰結所致。

白术　茯苓各一錢　當歸　黄芩　茵陳各三分半　前胡　枳實　甘草（炙）

杏仁各六分 半夏八分泡透

右細切作一服加生姜三片水一盞半煎至一盞温服

○抵當湯治傷寒熱鬱瘀血内結身黄脉沉細狂言譫語小便自利大便黒方見傷寒門

○針砂丸治穀疸酒疸濕熱發黄等証

針砂半斤醋炒紅 蒼朮四两米泔浸 香附四两童便浸 神麯炒微黄

茵蔯姜十炒 麥蘗取既炒各二两 芍藥 當歸酒洗去頭

生地黄 川芎 青皮去穰炒各一两半

陳皮去白 莪术醋煑 三稜醋煑各二两 梔子去殻炒

姜黄 升麻 乾漆各半两炒烟尽

右為細末醋糊為丸如梧桐子大每服六七十丸姜湯送下

集験 ○绿礬丸治黄腫病最捷

五倍子半斤炒黑 绿礬四两姜汁炒白 針砂四两醋炒紅色 神麯半斤炒微黄色

右爲細末生姜汁煑紅棗肉爲丸如梧桐子大每服六七十丸温酒下不能飲酒米湯亦可終身忌食蕎麥麪犯之再發難治

寶鑑 ○棗礬丸治食勞身目俱黄

绿礬半斤火煅通紅

右研細紅棗肉爲丸如梧桐子大每服五十丸或酒或姜湯下

○祖傳經驗褪金丸治黄腫絶妙

蒼朮半斤浸 白朮各二两半 甘草炙半两 厚朴姜汁拌炒一两

陳皮去白一两半 針砂炒醋炒紅色 香附童便浸各六两 神麯炒黄色 麥

則成

麥糵麪炒微黄各一兩半　有愧加三棱醋煮　莪朮醋煮各一兩半

右為細末麪糊為丸服忌魚腥濕麪生冷水菓等物

○一男子年三十餘得穀疸症求予治以胃苓湯去桂加茵蔯數十貼黄退自以為安不服藥十數日後至晚目盲不見物予曰此名雀目蓋濕痰盛而肝火有餘也用猪肝煮熟和夜明砂作丸服之目遂明如故來謝予曰未也不早服制肝補脾消痰之劑必則蠱脹作不信半月後腹漸脹痞滿復來治予仍以胃苓湯倍二朮加木通麥門冬煎湯下褪金丸一月平安

論

癰瘍六十

內經曰諸痛痒瘡瘍皆屬心火又曰膏粱之變足生大丁榮氣不從逆於肉理乃生癰腫東垣謂榮氣即胃氣也蓋胃也氣調和則榮衛之氣皆順流而無逆於肉理耳若夫飲食失節肥甘過傷以致濕熱蘊積于腸胃之間燒爍府藏煎熬真陰此經之所謂陰之五宮傷在五味味焉發热久而增氣故溢熱之氣聚於下焦陰火熾盛蓄於八脉八脉沸騰逆於經絡氣凝血滞故其滋養精微之氣不能如常榮於肉理是以結聚而成癰腫矣經曰熱勝則肉腐是也法當視其所發之地各從其經而處治焉夫發於身之表者其名一十有七曰腦發（督脉足太陽經）曰背發（中屬督脉餘皆足太陽經）曰鬓發（手足少陽經）曰眉發（手足太陽

經手足少陽經曰頄發（手足陽明經）曰顋頷發（手陽明經）曰髭發（手足陽明經）曰腋發（手太陽經）曰穿當發（督衝任三脉）曰腿發（表足三陽裏足三陰）曰臀癰（足厥陰經）曰喉癰（任脉陽明經）曰臍癰（任脉陽明）曰乳癰（内陽明經外少陽經乳頭足厥陰經）曰腎癰（足太陽經）曰騎馬癰（足厥陰經）曰囊癰（足厥陰經）發於腔子之内者其名有曰四内疽曰肺癰（手太陰經）曰腸癰（手太陽經手陽明經）曰胃脘癰（足陽明經）共十二經有氣血多少之不同癰疽淺深之有異是故為治之法或疎散或消毒或針烙或内托或外消或瀉利或補益是故腫瘍為實宜瀉利潰瘍為虛宜補益浮露而淺者為癰宜外消藏伏而深者為疽宜内托此千古不易之定議也雖然其証有善而易治者為順惡而難消者為逆其為眼白睛黑目緊小者一逆也不能飲食納藥而嘔食不知味二逆也傷痛渴甚三逆也膊項轉動不便四肢沉重四逆也聲嘶色脫唇

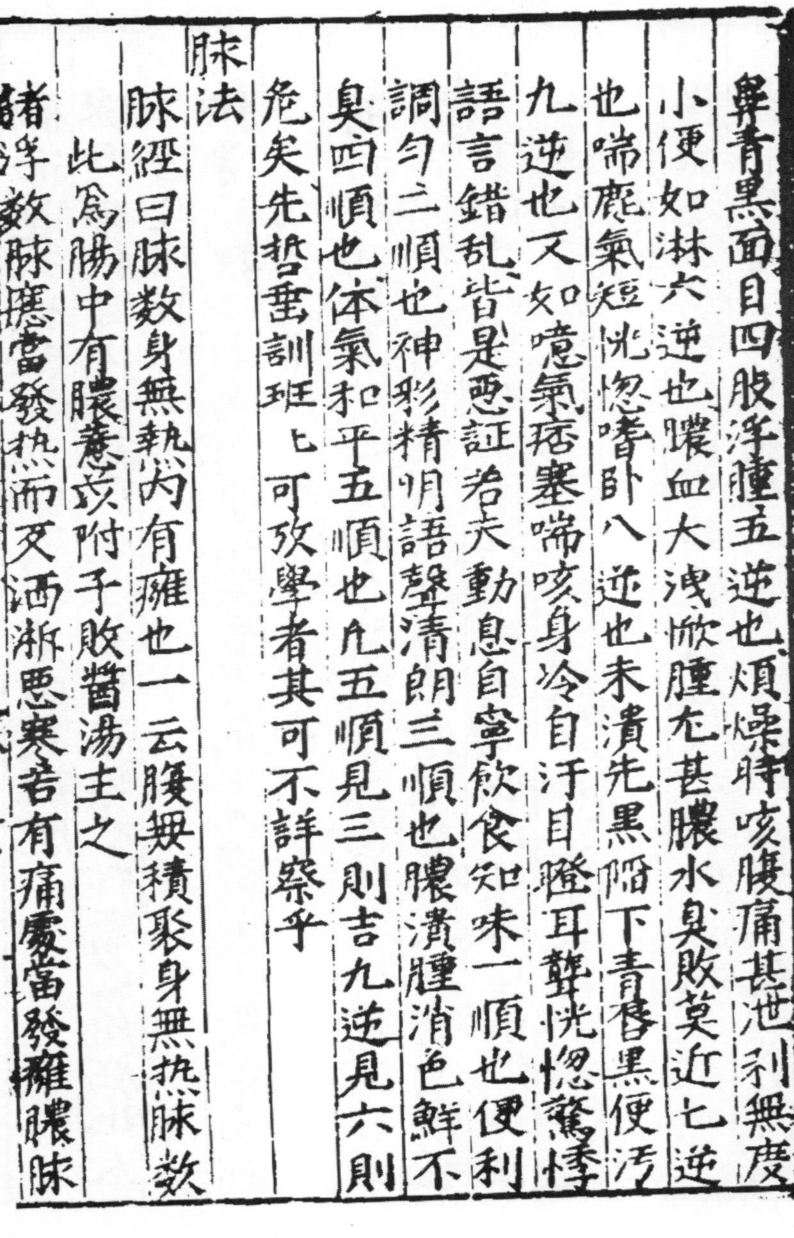

鼻青黑面目四肢浮腫五逆也煩燥時咳腹痛甚泄利無度小便如淋六逆也膿血大泄焮腫尤甚膿水臭敗莫近七逆也喘麤氣短恍惚嗜卧八逆也未潰先黑陷下青昏黑便污九逆也又如噫氣痞塞喘咳身冷自汗目瞪耳聾恍惚驚悸語言錯乱皆是悪証若夫動息自寧飲食知味一順也便利調匀二順也神彩精明語聲清朗三順也膿潰腫消色鮮不臭四順也体氣和平五順也凡五順見三則吉九逆見六則危矣先哲垂訓班班可攷學者其可不詳察乎

脉法

脉經曰脉数身無熱内有癰也一云腹無積聚身無热脉数

此爲腸中有膿薏苡附子敗醬湯主之

諸浮数脉應當發热而反洒淅悪寒若有痛處當發癰膿脉

微而遲反發熱弱而數反振寒當發癰腫

脉浮而数身体無熱形嘿嘿胃中微燥不知痛之所在此人當發癰腫

脉滑而数数則爲熱滑則為實滑則主榮数則主衛榮衛相逢則結為癰熱之所過則為膿也

羽林婦病醫者脉之知婦人腸中有膿為下之即愈蓋寸口脉滑而数滑則為實数則為熱滑則為榮数則為衛衛数下降榮滑上升榮衛相干血為濁敗小腹痞堅小便或澁或時汗出或復惡寒膿為已成設脉遲緊聚為瘀血下之則愈

腸癰之為病其身体甲錯腹皮急按之軟如腫狀

大腸癰者小腹腫按之則痛小便数如淋時時發熱自汗出 ⑩

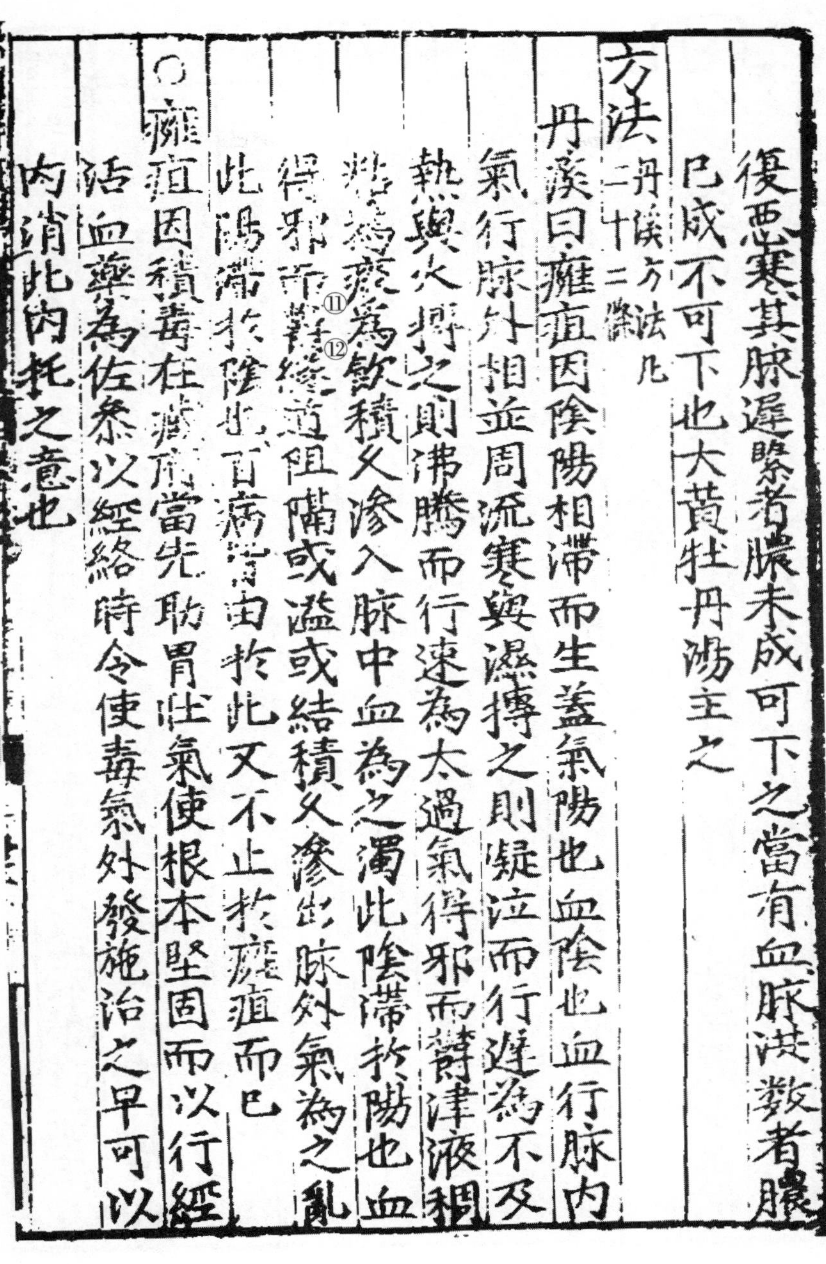

復惡寒其脉遲緊者膿未成可下之當有血脉洪數者膿已成不可下也大黄牡丹湯主之

方法 丹溪方法凡二十二條

丹溪曰癰疽因陰陽相滯而生蓋氣陽也血陰也血行脉内氣行脉外相並周流寒與濕搏之則凝泣而行遲為不及熱與火搏之則沸騰而行速為太過氣得邪而鬱津液稠粘為痰為飲積久滲入脉中血為之濁此陰滯於陽也血得邪而[11]鬱[12]隧道阻隔或溢或結積久滲出脉外氣為之亂此陽滯於陰也百病皆由於此又不止於癰疽而已

○癰疽因積毒在臟腑當先助胃壯氣使根本堅固而以行經活血藥為佐參以經絡時令使毒氣外發施治之早可以内消此内托之意也

○或問内托之法子曰河間治腫焮于外根盤不深形証在表其脉多浮病在皮肉非氣盛則必侵于内急須内托宜復煎散除濕散鬱使胃氣和平如或未已再煎半料飲之如大便閉及寒熱少服黄連湯如微利及煩热已退却與復煎散如此使荣衛俱行邪氣不能内傷也

○外科精要謂排膿内補十宣散治未成者速散已成者速潰誠哉是言也若用之於小瘡癤與冬月亦可轉重就輕移深居淺若潰瘍與夏月用之温散佐以防風白芷吾恐雖有參芪難為倚仗比見世人用此不分輕重時令經絡前後正若盲人騎瞎馬半夜臨深池危哉

○諸經惟少陽厥陰二經生癰疽宜預防之以其多氣少血也血少而肌肉難長瘡久未合必成死証苟不知此遽用驅

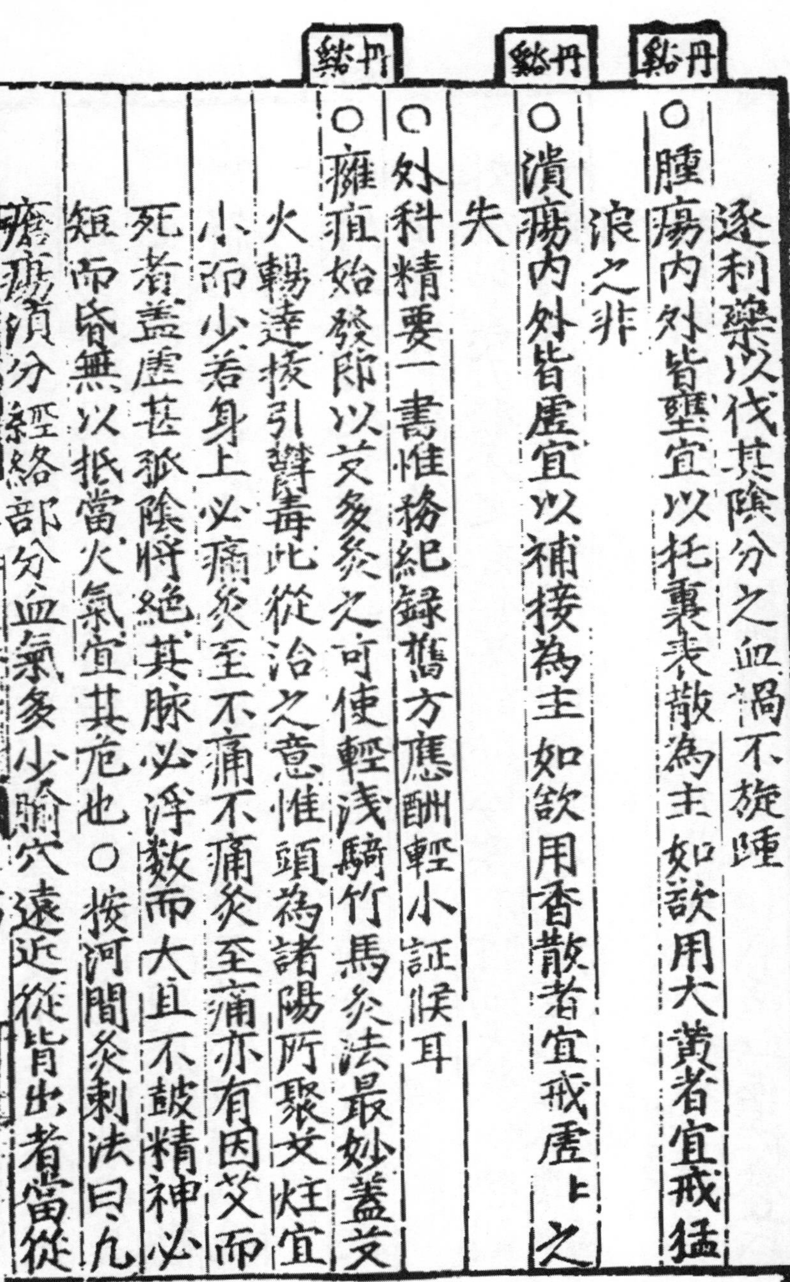

丹谿　丹谿　丹谿

遂利藥以伐其陰分之血禍不旋踵

○腫瘍内外皆壅宜以托裏表散為主如欲用大黄者宜戒猛浪之非

○潰瘍内外皆虛宜以補接為主如欲用香散者宜戒虛上之失

○外科精要一書惟務紀録舊方應酬輕小証候耳

○癰疽始發卽以艾多灸之可使輕浅騎竹馬灸法最妙蓋艾火暢達拔引鬱毒此從治之意惟頭為諸陽所聚艾炷宜小而少若身上必痛灸至不痛不痛灸至痛亦有因艾而死者蓋虛甚孤陰将絶其脉必浮數而大且不鼓精神必短而昏無以抵當火氣宜其危也○按河間灸刺法曰凢瘡瘍須分經絡部分血氣多少俞穴遠近從背出者當從

太陽經五穴，選用至陰、通谷、束骨、崑崙、委中是也。從鬓出者，當從少陽經五穴選用竅陰、夾谿、臨泣、陽輔、陽陵泉是也。從髭出者，當從陽明經五穴，選用厲兌、内庭、陷谷、衝陽、解谿是也。從腦出者，則以絶骨一穴治之。各穴點法俱見開入針灸經歌，不再具。

○蜞針之法，可施於輕小証候，吮出悪血。若積毒在藏府者，徒竭其血於外，無益也。

○外施貼藥，亦發表之意。精要謂貼冷藥有神効。夫氣得熱則散，得冷則斂，何謂神効？經曰：發表不遠熱是也。貼冷藥惟輕小癤毒可也。

○外科用針烙得膿後，服神仙追毒丸。此藥能下積取毒，無取膿之功。若血氣壯实，則膿自出，當以和氣活血藥佐參芪

補接之

○腫瘍用手按之熱則有膿不熱則無膿

○膿出而反痛者此為虛也宜補之亦有穢氣所觸而作痛者宜和解之風冷所逼者宜溫養之

○疽發深不痛者胃氣大虛必死肉多而不知痛也

○腫瘍時嘔者當作毒氣上攻治之潰後當作陰虛補之若年老潰後發嘔不食又宜參芪白朮膏峻補隨証加佐使藥河間謂瘡瘍嘔者濕氣侵于胃也宜倍白朮

參

○癰疽發渴乃血氣兩虛用生芪以補氣當歸地黃以養血或忍冬丸黃芪六一湯皆効

○加味十全大補湯治癰疽潰後補氣血進飲食實為切要凡膿血出多陰陽兩虛此藥有迴生起死之功但不分經絡

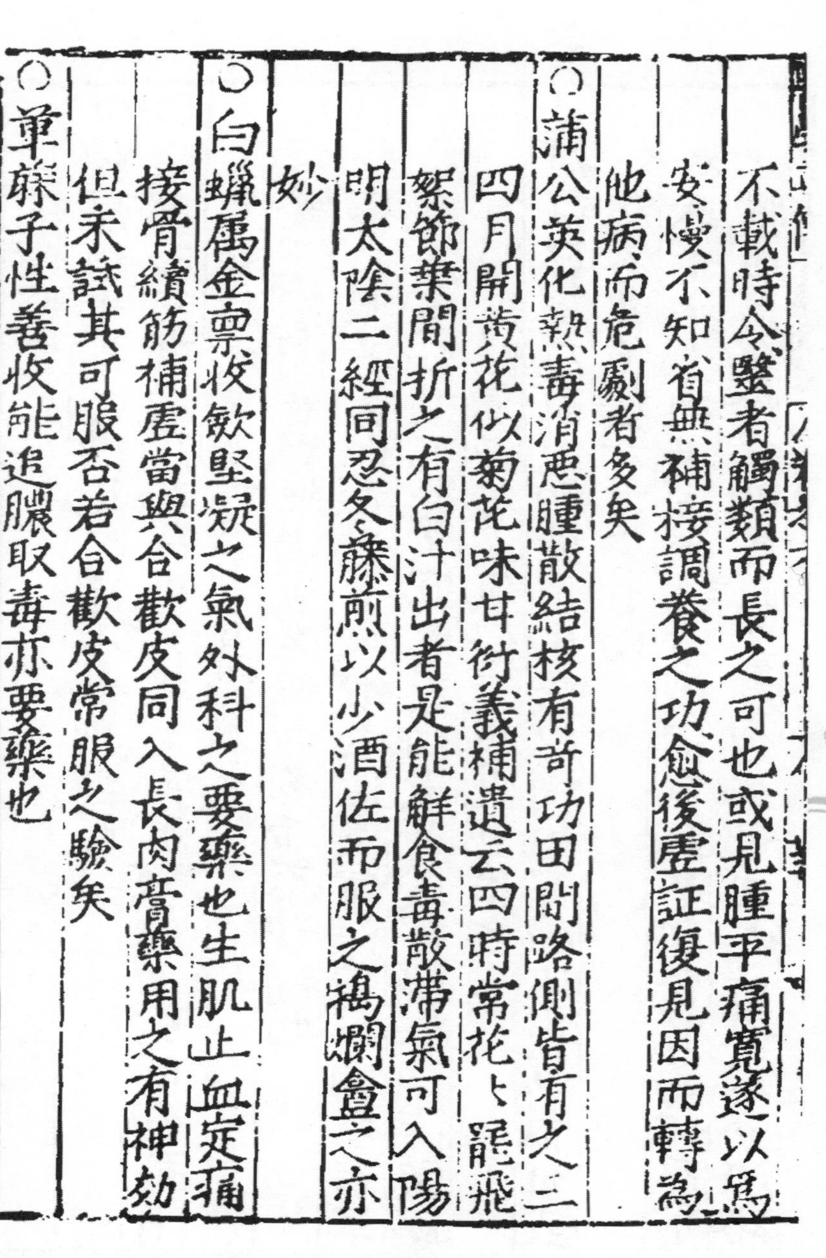

不載時令鑒者觸類而長之可也或見腫平痛寬遂以為安慢不知省無補接調養之功愈後虛証復見因而轉為他病而危劇者多矣

○蒲公英化熱毒消惡腫散結核有奇功田間路側皆有之三四月開黃花似菊花味甘衍義補遺云四時常花ヒ罷飛絮節葉間折之有白汁出者是能解食毒散滯氣可入陽明太陰二經同忍冬藤煎以少酒佐而服之禍瀾盦之亦妙

○白蠟屬金禀收斂堅凝之氣外科之要藥也生肌止血定痛接骨續筋補虛當與合歡皮同入長肉膏藥用之有神効但未試其可服否若合歡皮常服之驗矣

○萆蔴子性善收能追膿取毒亦要藥也

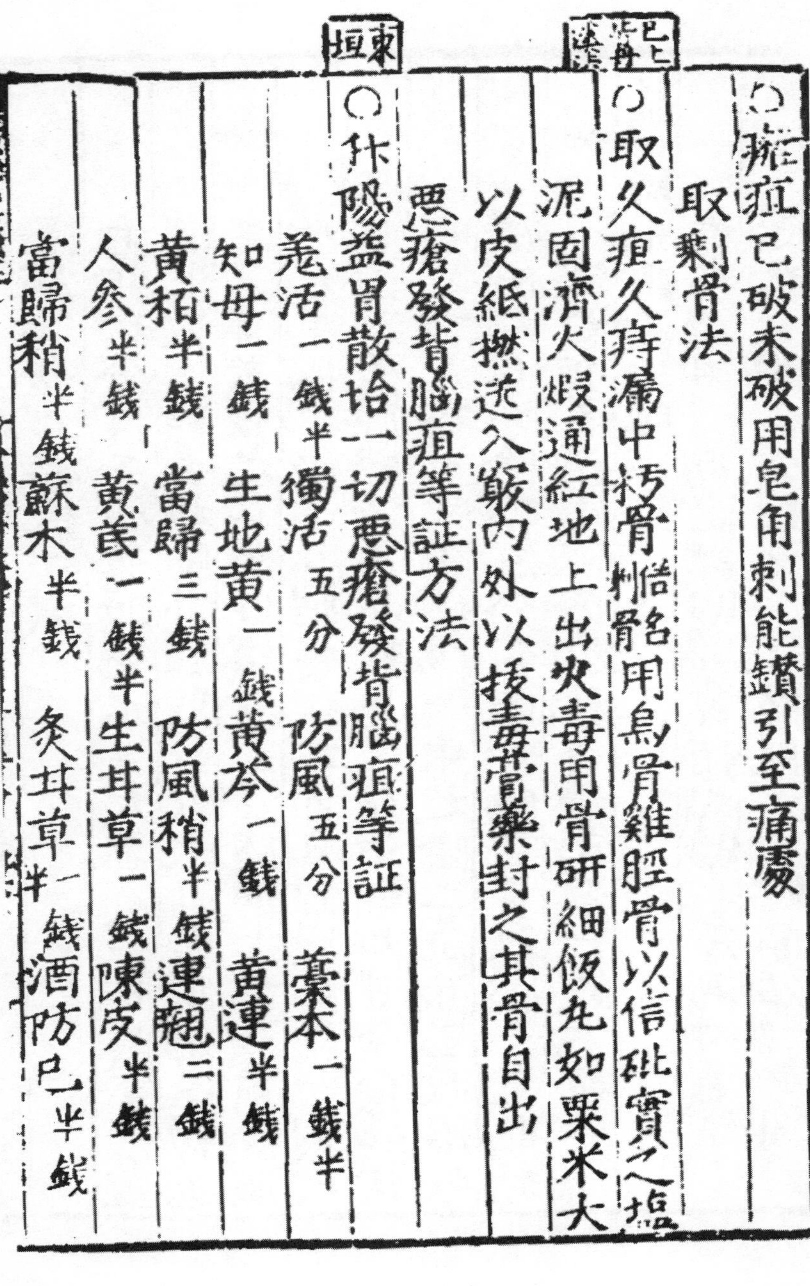

○癰疽已破未破用皂角刺能鑽引至痛處

已上丹溪

取剩骨法

○取久疽久痔漏中朽骨（俗名剩骨）用烏骨雞脛骨以信砒實之鹽泥固濟火煅通紅地上出火毒用骨研細飯丸如粟米大以皮紙撚送入竅內外以拔毒膏藥封之其骨自出

惡瘡發背腦疽等証方法

東垣

○托陽益胃散 治一切惡瘡發背腦疽等証

羌活一錢半 獨活五分 防風五分 藁本一錢半
知母一錢 生地黄一錢 黄芩一錢 黄連半錢
黄栢半錢 當歸三錢 防風稍半錢 連翹二錢
人參半錢 黄芪一錢半 生甘草一錢 陳皮半錢
當歸稍半錢 蘇木半錢 炙甘草一錢半 酒防己半錢

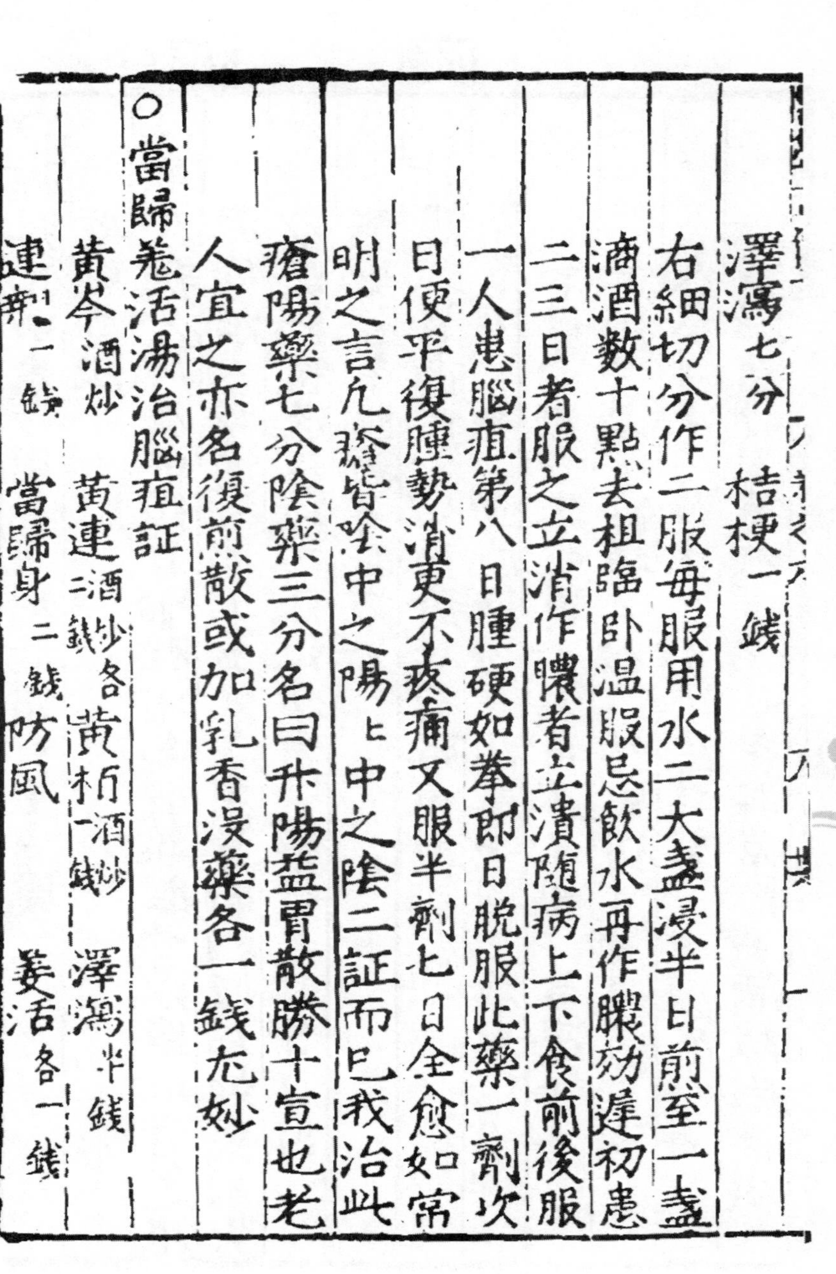

澤瀉七分　桔梗一錢

右細切分作二服每服用水二大盞浸半日煎至一盞滴酒数十點去柤臨卧温服忌飲水再作膿効遲初患二三日者服之立消作膿者立潰隨病上下食前後服一人患腦疽第八日腫硬如拳即日脱服此藥一劑次日便平復腫勢消更不疼痛又服半劑七日全愈如常明之言凡瘡皆陰中之陽々中之陰二証而已我治此瘡陽藥七分陰藥三分名曰升陽益胃散勝十宣也老人宜之亦名復煎散或加乳香没藥各一錢尤妙

○當歸羗活湯治腦疽証

黄芩酒炒　黄連酒炒各二錢　黄柏酒炒一錢　澤瀉半錢

連翹一錢　當歸身二錢　防風　羗活各一錢

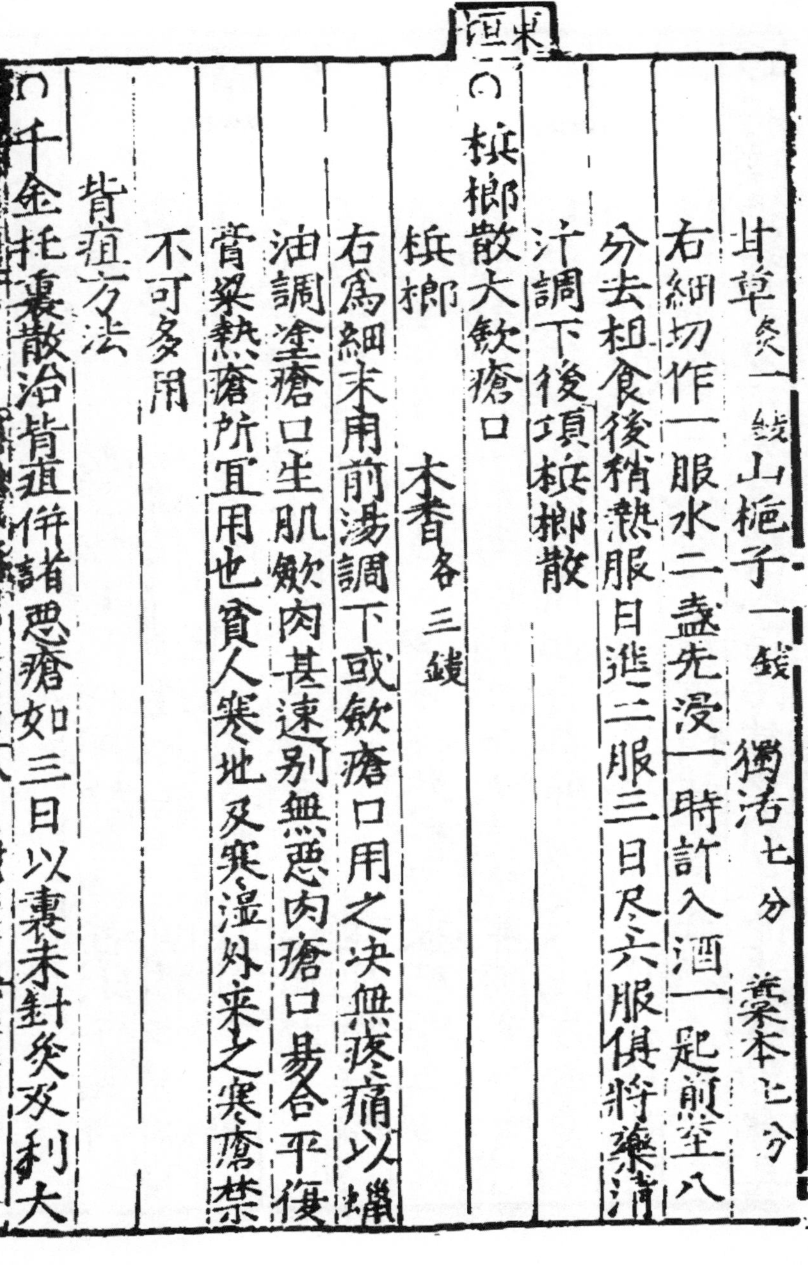

甘草炙一錢 山梔子一錢 獨活七分 藁本七分

右細切作一服，水二盞先浸一時許，入酒一匙，煎至八分，去柤，食後稍熱服，日進二服，三日尽六服，俱將藥清汁調下後項檳榔散。

○檳榔散 大斂瘡口

檳榔 木香各三錢

右爲細末，用前湯調下，或斂瘡口用之，决無疼痛，以蠟油調塗瘡口，生肌斂肉甚速，别無惡肉，瘡口易合平復，膏粱熱瘡所宜用也，貧人寒地及寒濕外來之寒瘡禁不可多用。

背疽方法

○千金托裏散 治背疽并諸惡瘡，如三日以裏未針灸及利大

便者則可消矣

羌活一錢半　防風酒洗半錢　防風稍半錢　藁本一錢半

當歸身三錢　當歸稍半錢　連翹三錢　黄芩三錢酒浸

耆

黄芩一錢半　人參一錢半　炙甘草一錢半　生甘草半錢

陳皮半錢　蘇木　五味子　酒黄栢

酒防巳各半錢　桔梗　梔子　生地黄酒浸各一錢

酒大黄三錢　酒黄連一錢　木猪苓一錢半　麥門冬二錢

右細切分作二服每服用水三大盞浸半日煎至一盞稍熱服後一服如前併粗再煎服忌冷水此方如瘡病即便忙服無不效者若瘡勢巳發三四日或成膿則不消也罹經歷二次發背疽皆得此方而愈

〇丹溪治背疽方用大黄防風羌活甘草節生地黄當歸身具

母白芷赤芍药皂角刺黄芩作大剂煎服气虚加人参黄芪疮溃后亦宜加之

附骨疽方法

○丹溪曰附骨疽者皆因久得厚味又劳役与酒后涉水得此阳滞于阴之证也又曰环跳穴痛不止防生附骨疽以苍术为君佐以黄柏之辛行以青皮冬加桂枝夏加条芩体虚者加杜仲牛膝以生甘草为使作大料煎入姜汁食前饮之痛甚者恐前药十数贴发不动少加麻黄一二贴又不动者恐疽将成急掘地坑以火煅坑通红沃以小便令患赤体坐于坑中以席或绵衣围抱下体使热气熏蒸腠理开气血通畅而愈

○羌活防风汤治附骨疽初发于太阳厥阴太阴分者苦

羌活　川芎　蒼朮　防已
木香　連翹　射干　甘草
白芍藥　木通　當歸尾　蘇木各七分
右細切水酒各一大盞煎至七分食前服美膳壓之

東垣
○托裏黃芪湯治骨疽初發於足少陽陽明分者
柴胡一錢二分　連翹八分　肉桂八分　黍粘子八分
黃芪八分　當歸尾一錢半　黃栢四分　升麻四分
甘草炙四分　白芷一錢
右細切作一服酒一盞水一盞半煎至一大盞空心服
美膳壓之

東垣
○內托黃芪酒煎湯治瘡生腿外側或因寒濕得附骨疽於足
少陽經分微侵足陽明經堅破漫腫行步作痛或不能行

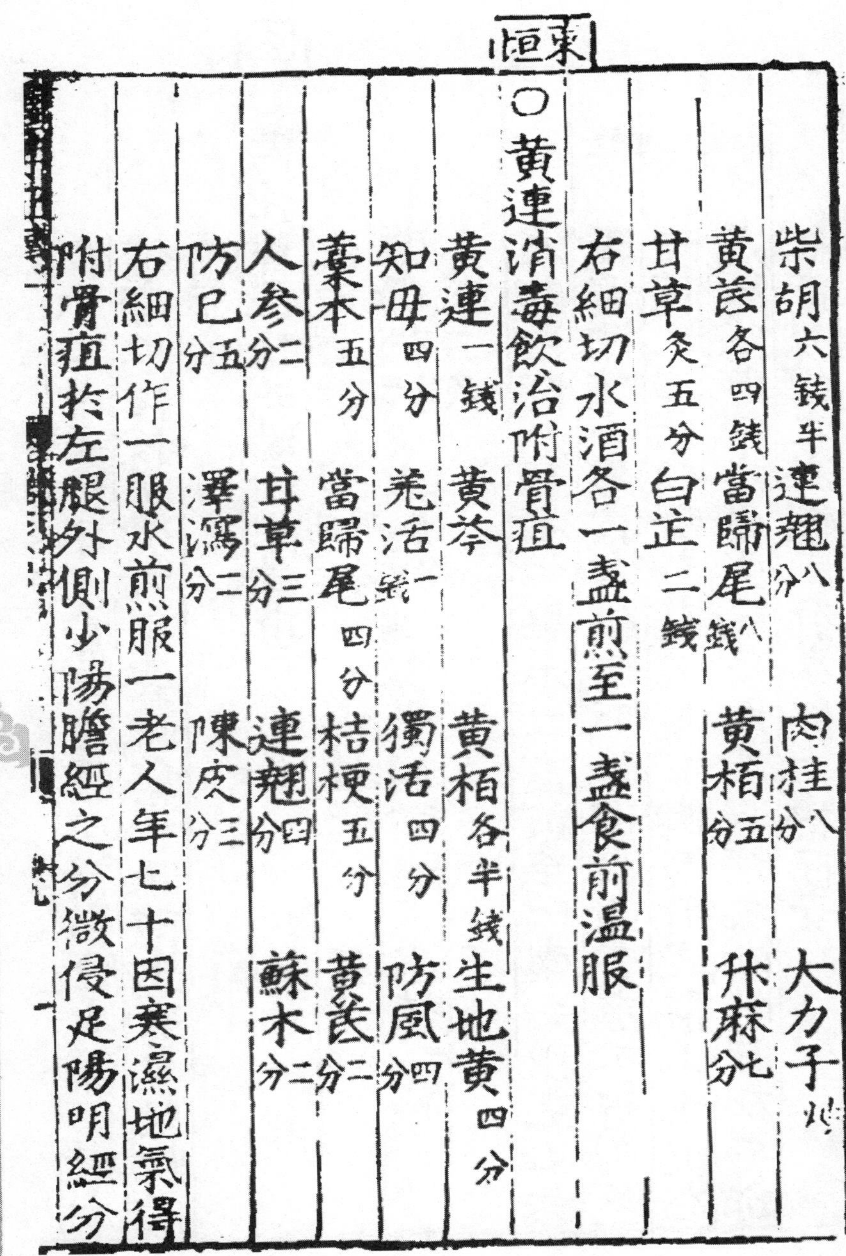

柴胡六錢半 連翹八分 肉桂八分 大力子炒
黄芪各四錢 當歸尾八錢 黄柏五分 升麻七分
甘草炙五分 白芷二錢
右細切，水酒各一盞，煎至一盞，食前溫服。

東垣 ○黄連消毒飲 治附骨疽
黄連一錢 黄芩 黄柏各半錢 生地黄四分
知母四分 羌活一錢 獨活四分 防風四分
藁本五分 當歸尾四分 桔梗五分 黄芪二分
人参二分 甘草三分 連翹四分 蘇木二分
防己五分 澤瀉二分 陳皮三分
右細切，作一服，水煎服。一老人年七十，因寒濕地氣得附骨疽於左腿外側少陽膽經之分，微侵足陽明經分

濶六七寸長一小尺隱硬漫腫不辨肉色皮澤但行步作痛以指按至骨大痛與此藥一服即止次日堅軟腫消而愈

○內托黃芪柴胡湯治附骨疽

生地黃一分　黃柏二分　肉桂二分　羌活五分

當歸稍七分半　土瓜根酒洗　柴胡稍各一錢　連翹一錢三分

黃芪二錢

右細切作一服酒一盞水二盞煎至一盞去柤空心熱服賈德茂小男於大腿近膝股內出附骨疽不辨肉色漫腫光澤木硬瘡勢甚又其左脚乃肝之髀上也更在足厥陰肝經之分少侵足太陰脾經之分其脉左三部細而弦按之洪緩微有力與此藥而安

東垣

臀癰方法

○丹溪曰：臀癰者，臀居小腹之後，在下，此陰中之陰，道遠位僻，雖曰太陽多血，然氣運不到，血亦罕來，中年後尤慮患此。縱有腫痛，參之脉証，但見虛弱，便與滋補血氣，可保終吉。若無積補之功，其禍多在結痂之後，或半年已來，乃病多致失手，慎之慎之。

○內托羌活湯　治足太陽經中左右尺脉俱緊，按之無力，尻臀生癰，堅硬腫痛大作。

羌活　黃柏酒炒，各二錢　防風　藁本

當歸尾各一錢　肉桂三分　連翹　甘草炙

蒼术　陳皮各五分　黃芪一錢半

右細切，作一服，水二盞，酒一盞，煎至一盞，去柤，稍熱空

心服以衣覆蓋癰上使藥力行去衣

内疽方法

○丹溪曰内疽者皆因飲食之火挾七情之火相鬱而發飲食者陰受之七情者藏府受之宜其發在腔子而頭向内非干腸胃肓膜也宜以内托之藥托出于外以針開之而愈先用四物湯加桔梗香附生姜煎服膿出後亦用四物湯調理而安

肺癰方法

○丹溪肺癰先須發表千金方曰病咳唾膿血其脉數實或口中咳胷中隱隱痛脉反滑數者為肺癰其脉緊數為膿未成緊去而但數者膿已成也

○要畧治肺癰先以小青龍湯一貼以解表之風寒邪氣然後

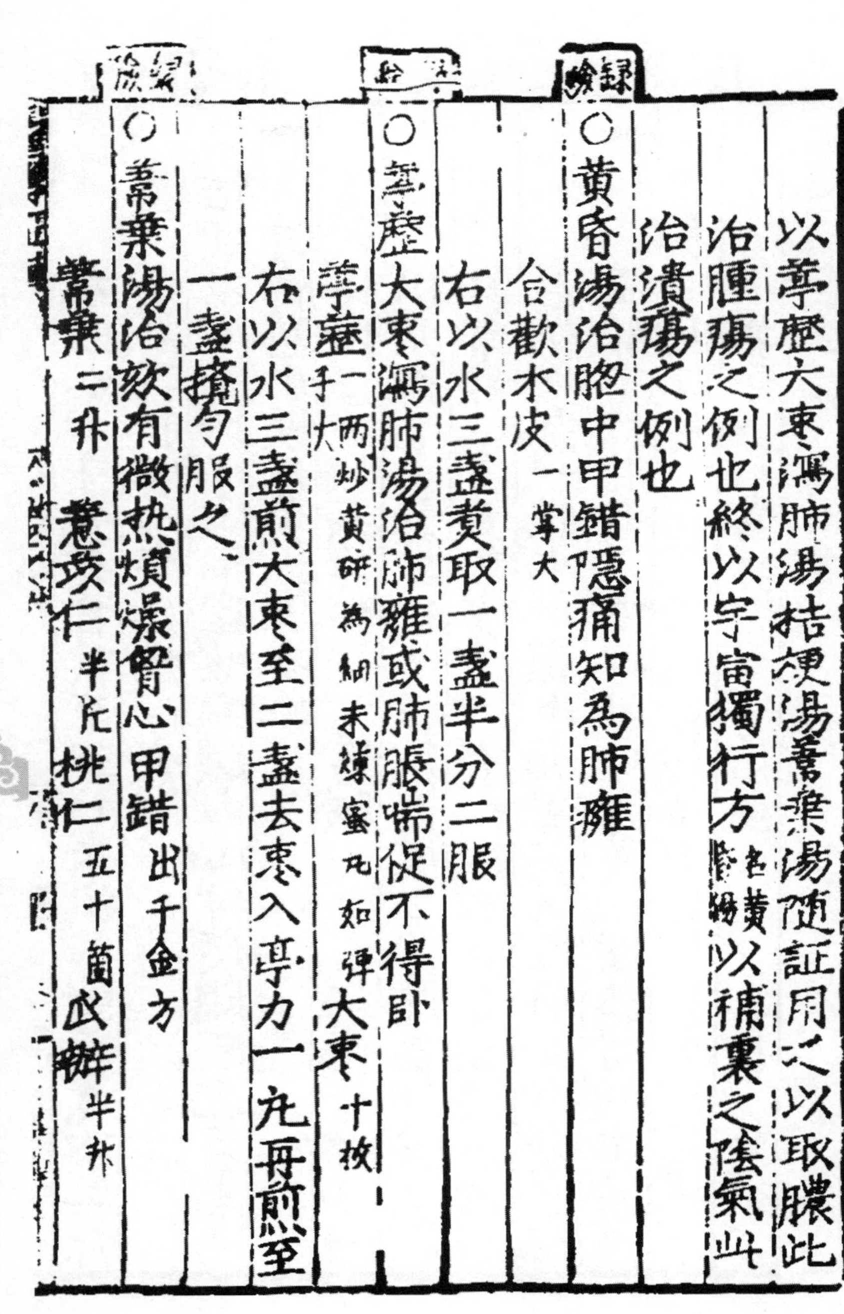
以葶藶大棗瀉肺湯桔梗湯葦葉湯隨証用之以取膿此治腫瘍之例也終以守宮獨行方（名黃昏湯）以補裏之陰氣此治潰瘍之例也

○黃昏湯治胸中甲錯隱痛知為肺癰

合歡木皮（一掌大）

右以水三盞煮取一盞半分二服

○葶藶大棗瀉肺湯治肺癰或肺脹喘促不得卧

葶藶（一兩炒黃研為細末煉蜜丸如彈子大）大棗（十枚）

右以水三盞煎大棗至二盞去棗入葶藶一丸再煎至一盞攪勻服之

○葦葉湯治欬有微熱煩燥胸心甲錯出千金方

葦葉（二升）薏苡仁（半斤）桃仁（五十箇）瓜瓣（半升）

右以水一斗先煮蒿葉至五升去柤入諸藥煮取二升分温再服當吐痰如粥而愈

○桔梗湯治肺癰心胸氣壅咳嗽膿血心神煩悶咽乾多渴兩脚腫滿小便赤黄大便多澁

桔梗　貝母煨各一　當歸　瓜蔞子各八分
枳殼炒五分　薏苡仁八分　桑白皮五分　防己五分
甘草節三分　黄芪五分　杏仁去皮炒另研　百合各三分

右細切作一服水一盞半加生姜五片煎至八分去柤温服不拘時若大便秘者加大黄小便澁者加木通

○又方治前証

瓜蔞子　當歸　桔梗　貝母
白芷　甘草各一錢

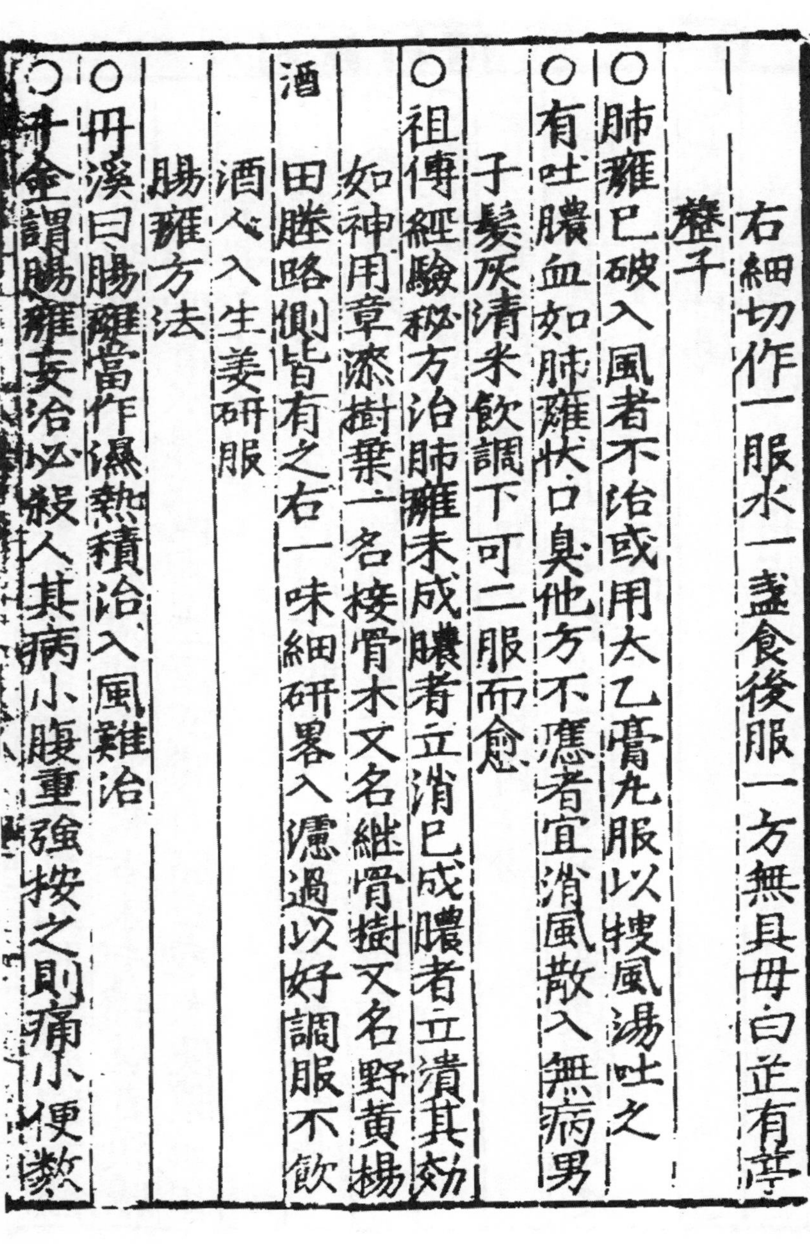
右細切作一服水一盞食後服一方無貝母白芷有葶
藶子
○肺癰已破入風者不治或用太乙膏丸服以搜風湯吐之
○有吐膿血如肺癰狀口臭他方不應者宜消風散入無病男
子髮灰清米飲調下可二服而愈
○祖傳經驗秘方治肺癰未成膿者立消已成膿者立潰其效
如神用章漆樹葉一名接骨木又名繼骨樹又名野黃楊
酒田塍路側皆有之右一味細研畧入濾過以好調服不飲
酒人入生姜研服
腸癰方法
○丹溪曰腸癰當作濕熱積治入風難治
○千金謂腸癰妄治必殺人其病小腹重強按之則痛小便數

淋時時汗出復惡寒身皮甲錯腹皮急如腫狀脉數者微有膿也巢云洪數已有膿脉若遲緊者未有膿甚者腹脹大轉側有水聲或遶臍生瘡或膿自臍出或大便膿血羽林婦證具前脉法下

丹溪 ○腸癰治法要畧以薏苡附子敗醬散千金以大黃牡丹湯

○灸法屈兩肘正肘頭銳骨端灸一百壯下膿血而安

金匱 ○薏苡附子敗醬散

薏苡仁一錢 炮附子一分 敗醬三分

右為細末每服方寸匕水二盞煎至一盞連柤頓服之小便當下膿血而食愈

千金 ○大黃牡丹湯

大黃四分 牡丹皮一兩 桃仁五十枚去皮尖煎另研

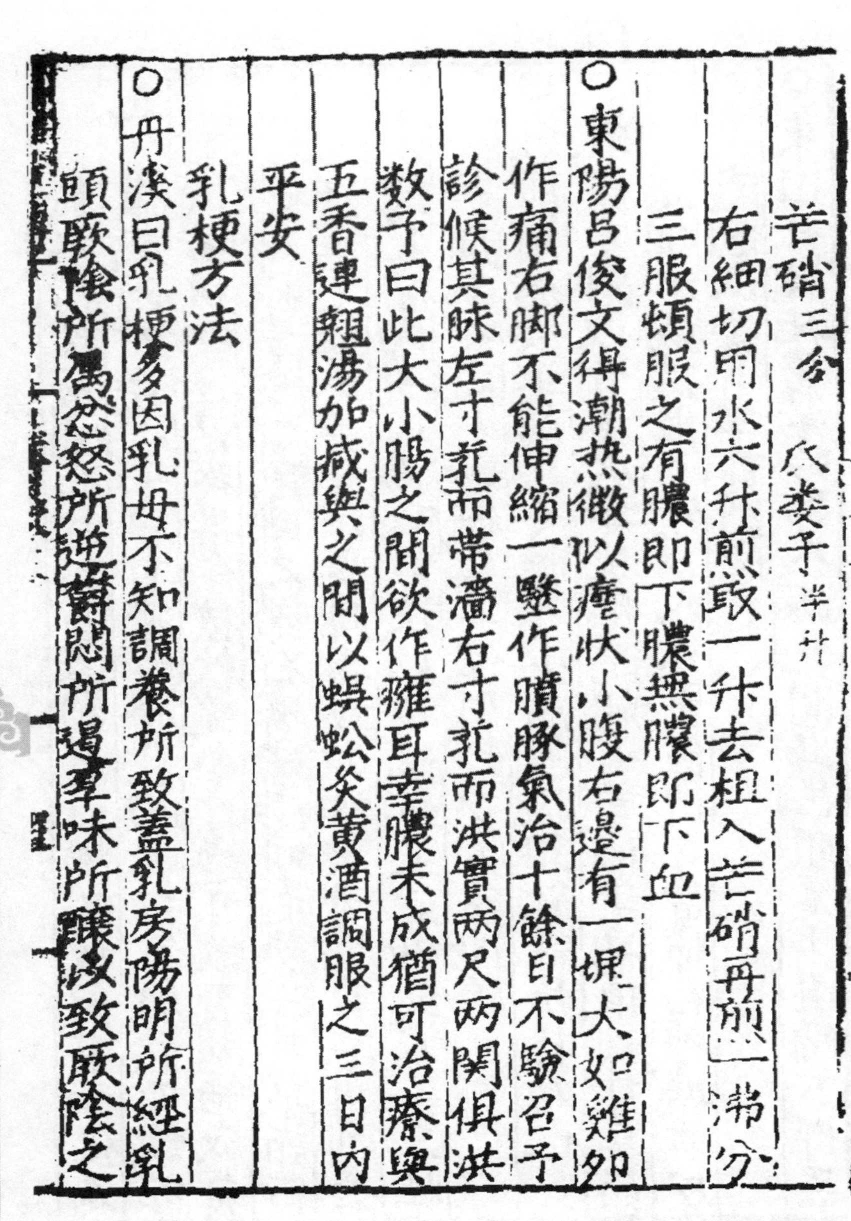

芒硝三分　瓜娄子半升

右細切用水六升煎取一升去柤入芒硝再煎一沸分三服頓服之有膿即下膿無膿即下血

○東陽呂俊文得潮热微似瘧狀小腹右邊有一塊大如雞卵作痛右脚不能伸縮一醫作臏豚氣治十餘日不驗召予診候其脉左寸芤而帶濇右寸芤而洪實兩尺兩關俱洪数予曰此大小腸之間欲作癰耳幸膿未成猶可治療與五香連翹湯加减與之間以蜈蚣炙黄酒調服之三日内平安

乳梗方法

○丹溪曰乳梗多因乳母不知調養所致盖乳房陽明所經乳頭厥陰所屬忿怒所逆鬱悶所遏厚味所釀以致厥陰之

氣不行故竅閉而汁不通陽明之血沸騰故熱甚而化為

乳

膿或因所乳之子膈有滯痰含乳而睡口氣焮熱所吹而成結核初便忍痛揉令核軟吮令汁透可散否則結成矣治法以青皮踈厥陰之滯石膏清陽明之熱生甘草節行汚濁之血瓜蔞子消導腫毒或加沒藥青橘葉皂角刺金銀花當歸身或湯或散須以少酒佐之若加艾火二三壯於痛處灸之尤妙彼粗工便用針刀必成拙病

丹溪

○乳癰用蒲公英同忍冬藤入少酒煎服即欲睡是其効也

乳癰未潰以青皮瓜蔞桃仁連翹川芎橘葉皂角刺甘草節隨証加減煎服已潰以人參黃芪川芎當歸白芍藥青皮連翹瓜蔞甘草節煎服

○東垣升麻托裏湯治婦人兩乳間出黑頭瘡〻頂陷下作黑

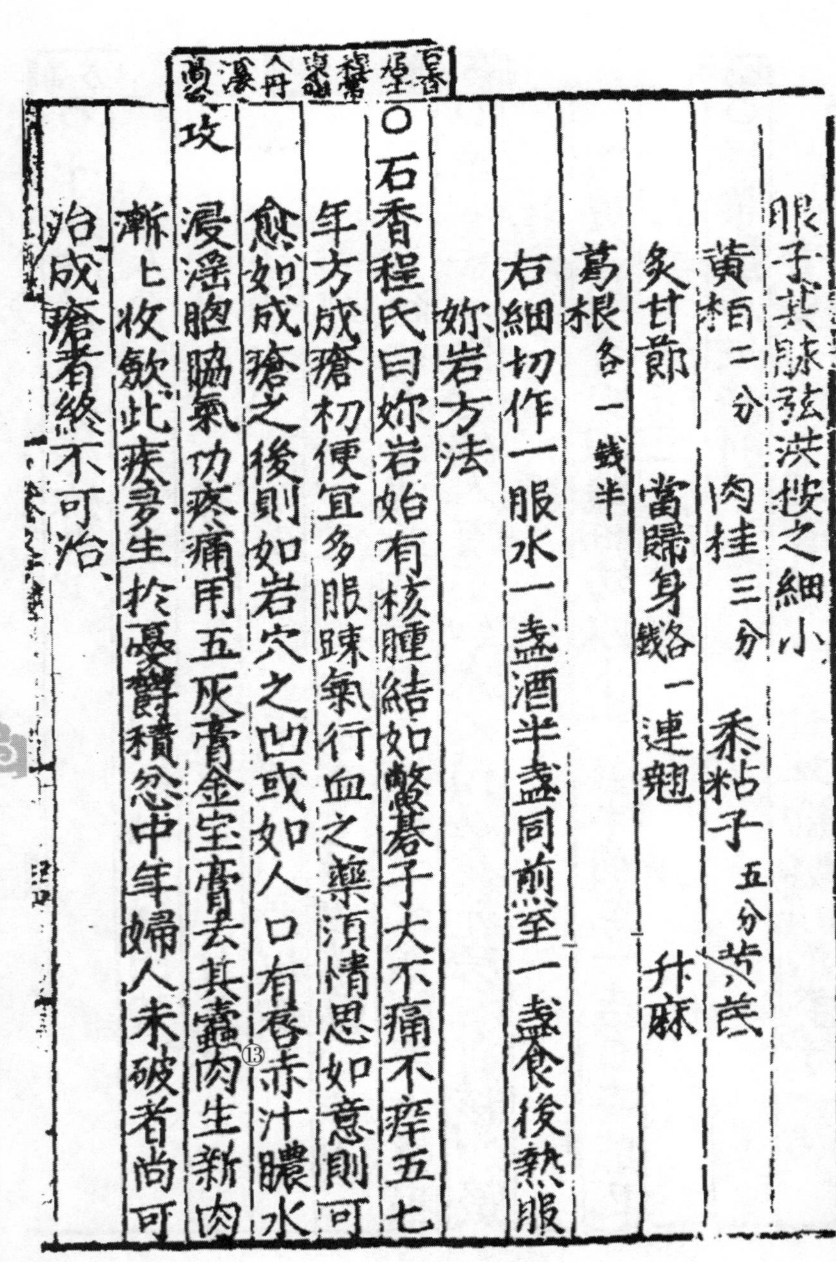

服子其脈弦洪按之細小

黄柏二分　肉桂三分　黍粘子五分　黄芪五分

炙甘節　當歸身各一錢　連翹　升麻

葛根各一錢半

右細切作一服水一盞酒半盞同煎至一盞食後熱服

妳岩方法

〇石香程氏曰妳岩始有核腫結如鼈碁子大不痛不痒五七年方成瘡初便宜多服疎氣行血之藥須情思如意則可愈如成瘡之後則如岩穴之凹或如人口有昚赤汁膿水浸淫胸脇氣攻疼痛用五灰膏金宝膏去其蠹肉生新肉漸漸收斂此疾多生於憂鬱積忿中年婦人未破者尚可治成瘡者終不可治

局方 ○十六味流氣飲治妳岩、

人参　黄芪　川歸各一錢　川芎

肉桂　厚朴　白芷　甘草各半錢

桔梗三分　防風　烏藥　檳榔

芍藥　枳殼　木香各半錢　紫蘇一錢半

右細切作一服或加青皮一錢水二大盞煎至一盞服

丹溪 ○單煮青皮湯治婦人百不如意久積憂鬱乳房內有核如鱉棊子

每服用青皮四錢細切以水一盞半煎至一盞日二服已上二方間服至核消住藥

丹溪 ○橘葉散治証如前

青皮　石膏煅　甘草節各半錢　瓜蔞子一錢

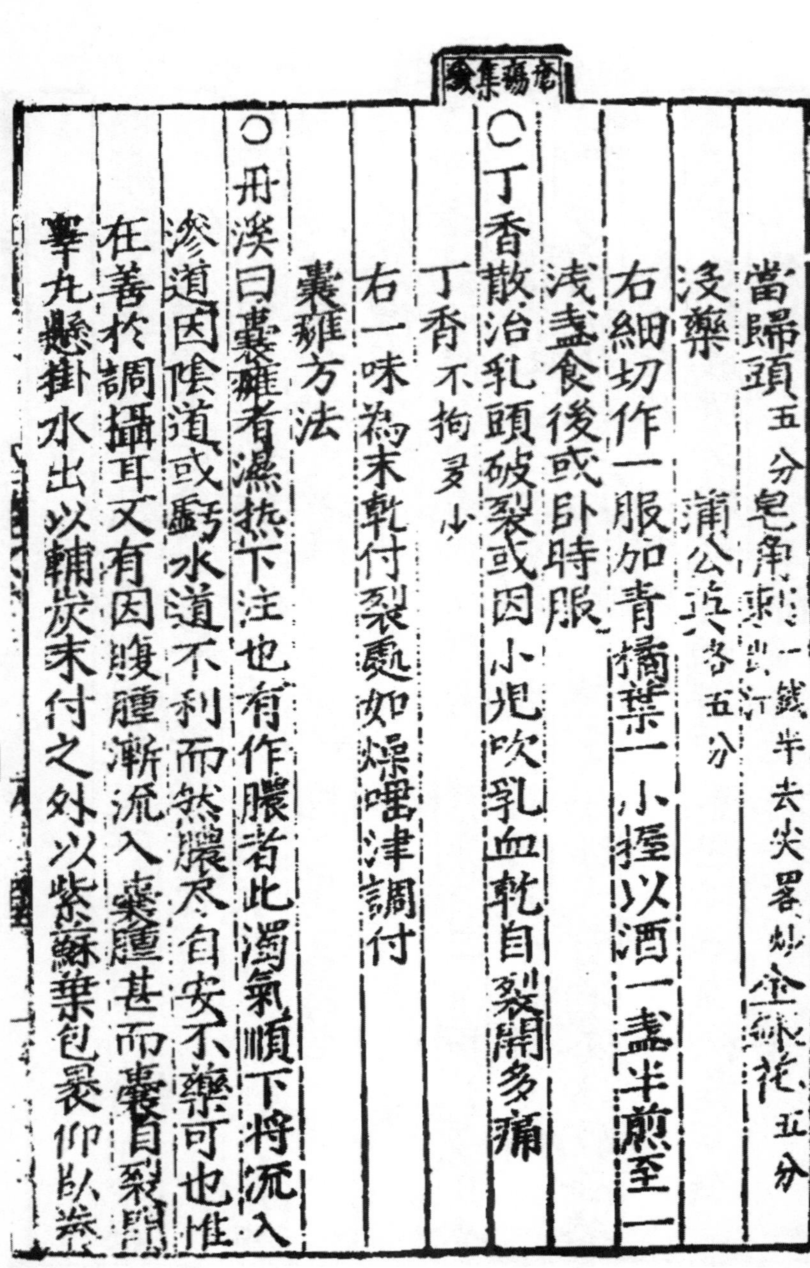

當歸頭五分　皂角刺一錢半，去尖，略炒　金銀花五分

沒藥　蒲公英各五分

右細切作一服，加青橘葉一小握，以酒一盞半，煎至一淺盞，食後或卧時服。

○丁香散　治乳頭破裂，或因小兒吹乳，血乾自裂開，多痛。

丁香不拘多少

右一味為末，乾付裂處，如燥，唾津調付。

囊癰方法

○丹溪曰：囊癰者，濕熱下注也。有作膿者，此濁氣順下，將流入滲道，因陰道或虧，水道不利而然，膿盡自安，不藥可也，惟在善於調攝耳。又有因腹腫漸流入囊，腫甚而囊自裂開，睾丸懸掛水出，以麩炭末付之，外以紫蘇葉包裹，仰卧養

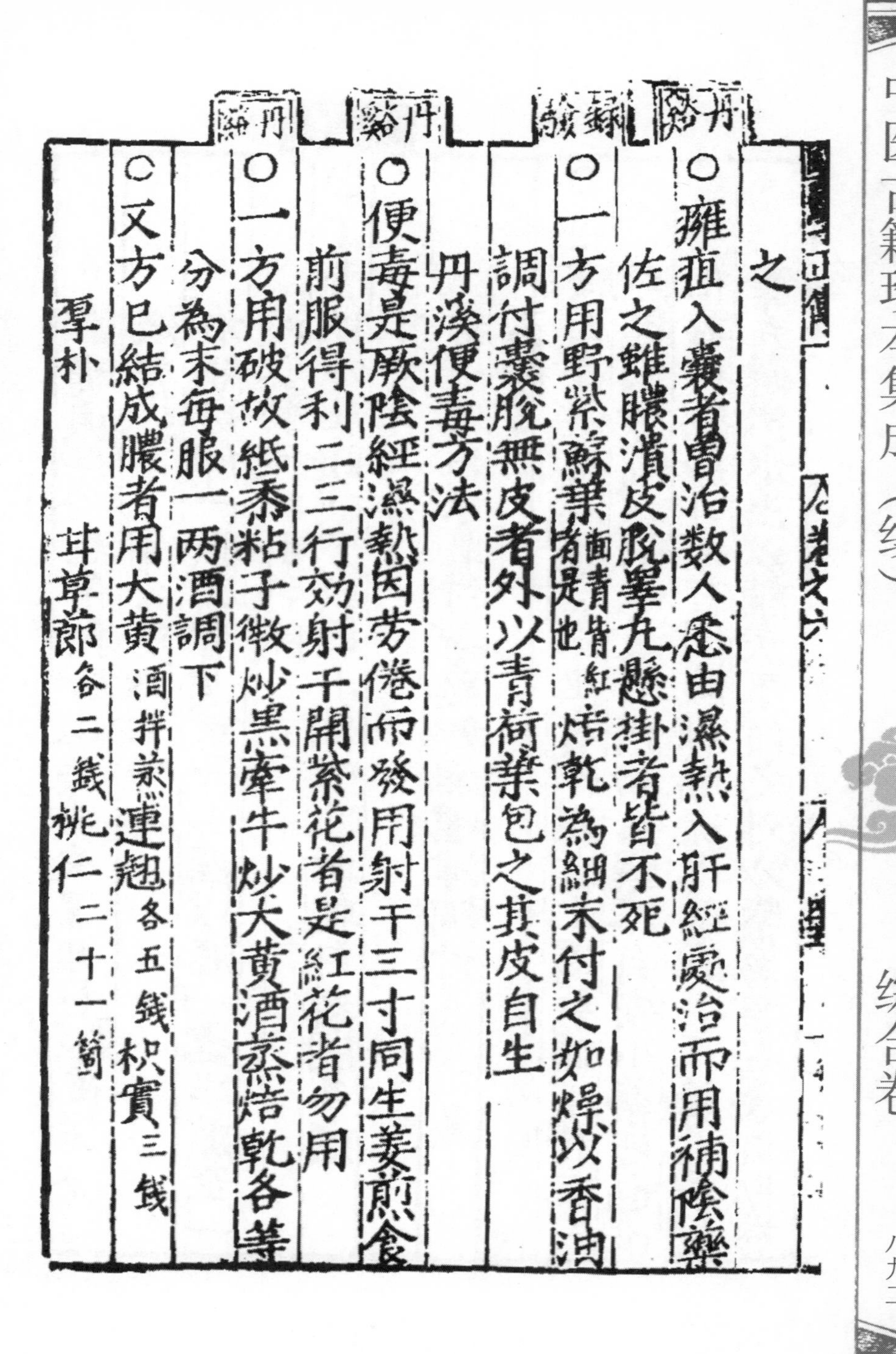

之

丹溪 ○癰疽入囊者曾治数人悉由濕熱入肝經處治而用補陰藥佐之雖膿潰皮脫睾丸懸掛者皆不死

錄驗 ○一方用野紫蘇葉面青背紅者是也焙乾為細末付之如燥以香油調付囊脫無皮者外以青荷葉包之其皮自生

丹溪便毒方法

丹溪 ○便毒是厥陰經濕熱因劳倦而發用射干三寸同生姜煎食前服得利二三行効射干開紫花者是紅花者勿用

丹溪 ○一方用破故紙黍粘子微炒黒牽牛炒大黄酒蒸焙乾各等分為末每服一两酒調下

○又方已結成膿者用大黄酒拌蒸連翘各五錢枳實三錢厚朴 甘草節各二錢桃仁二十一箇

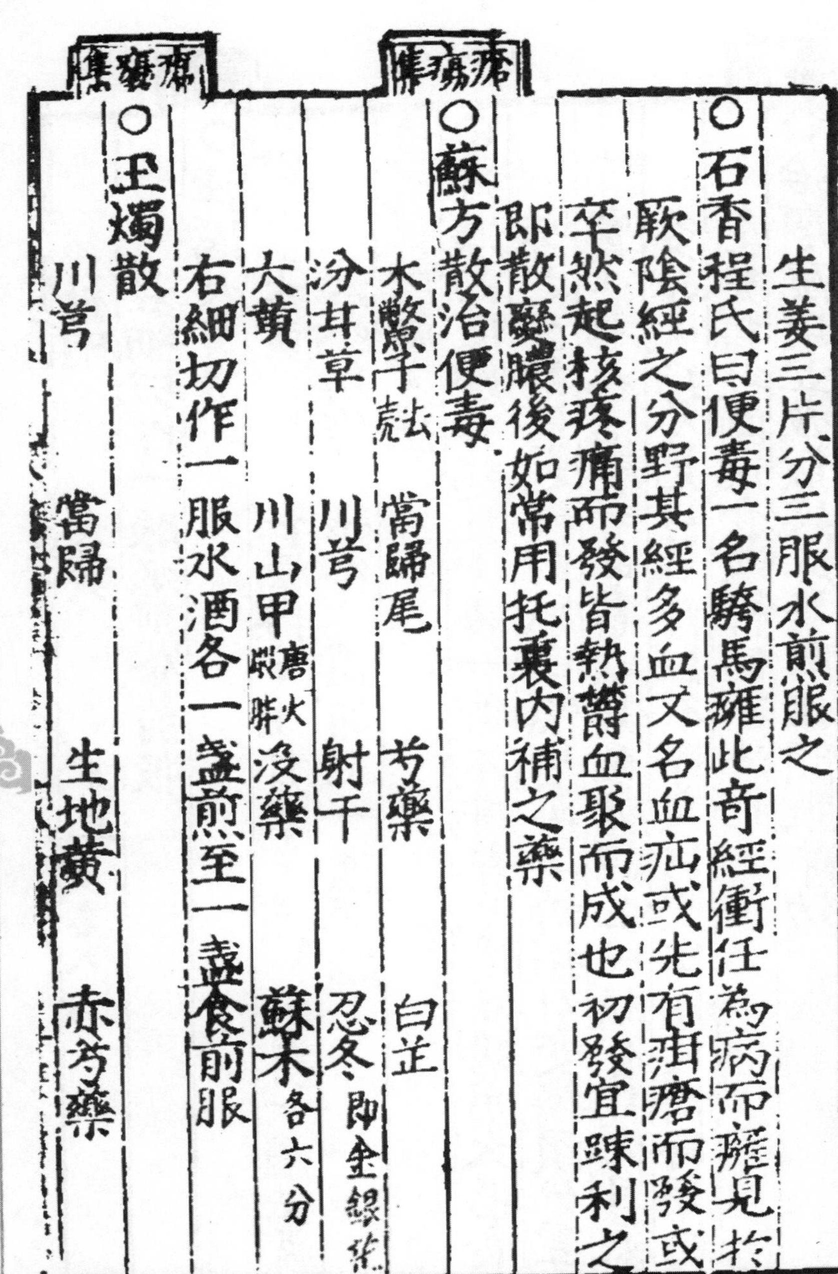

生姜三片，分三服，水煎服之。

○石香程氏曰：便毒一名騎馬癰，此奇經衝任為病，而癰見於厥陰經之分野。其經多血，又名血疝。或先有疳瘡而發，或卒然起核疼痛而發，皆熱鬱血聚而成也。初發宜踈利之即散，膿後如常用托裏內補之藥。

○蘇方散 治便毒

木鱉子去殼　當歸尾　芍藥　白芷

汾甘草　川芎　射干　忍冬即金銀花

大黃　川山甲唐火煨脆　沒藥　蘇木各六分

右細切，作一服，水酒各一盞，煎至一盞，食前服。

○玉燭散

川芎　當歸　生地黃　赤芍藥

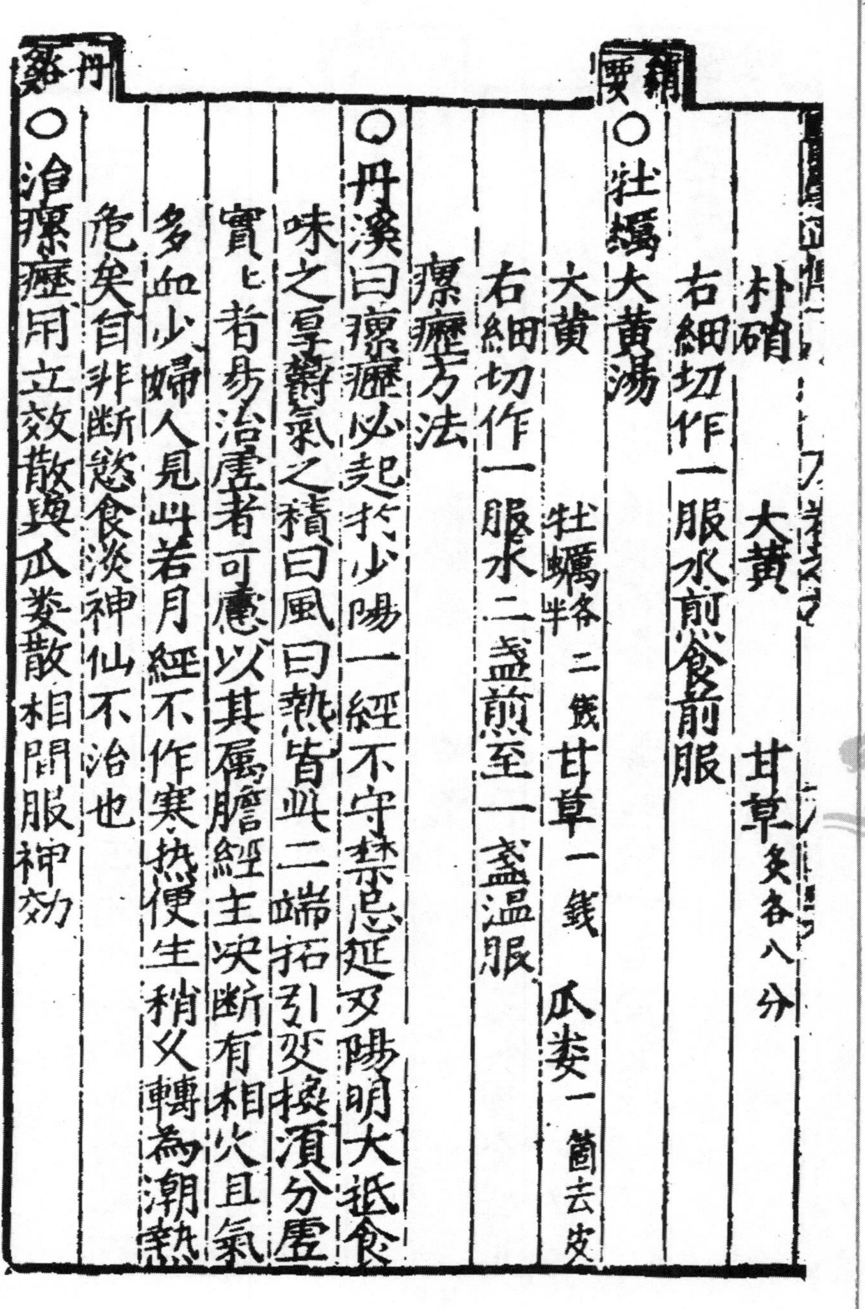

精要

朴硝　大黄　甘草炙各八分

右細切作一服水煎食前服

○牡蠣大黄湯

大黄　牡蠣各二錢半　甘草一錢　瓜蔞一箇去皮

右細切作一服水二盞煎至一盞溫服

瘰癧方法

丹溪

○丹溪曰瘰癧必起於少陽一經不守禁忌延及陽明大抵食味之厚鬱氣之積曰風曰熱皆此二端拓引變換須分虛實實者易治虛者可慮以其屬膽經主決斷有相火且氣多血少婦人見此若月經不作寒熱便生稍久轉為潮熱危矣自非斷慾食淡神仙不治也

○治瘰癧用立效散與瓜蔞散相間服神効

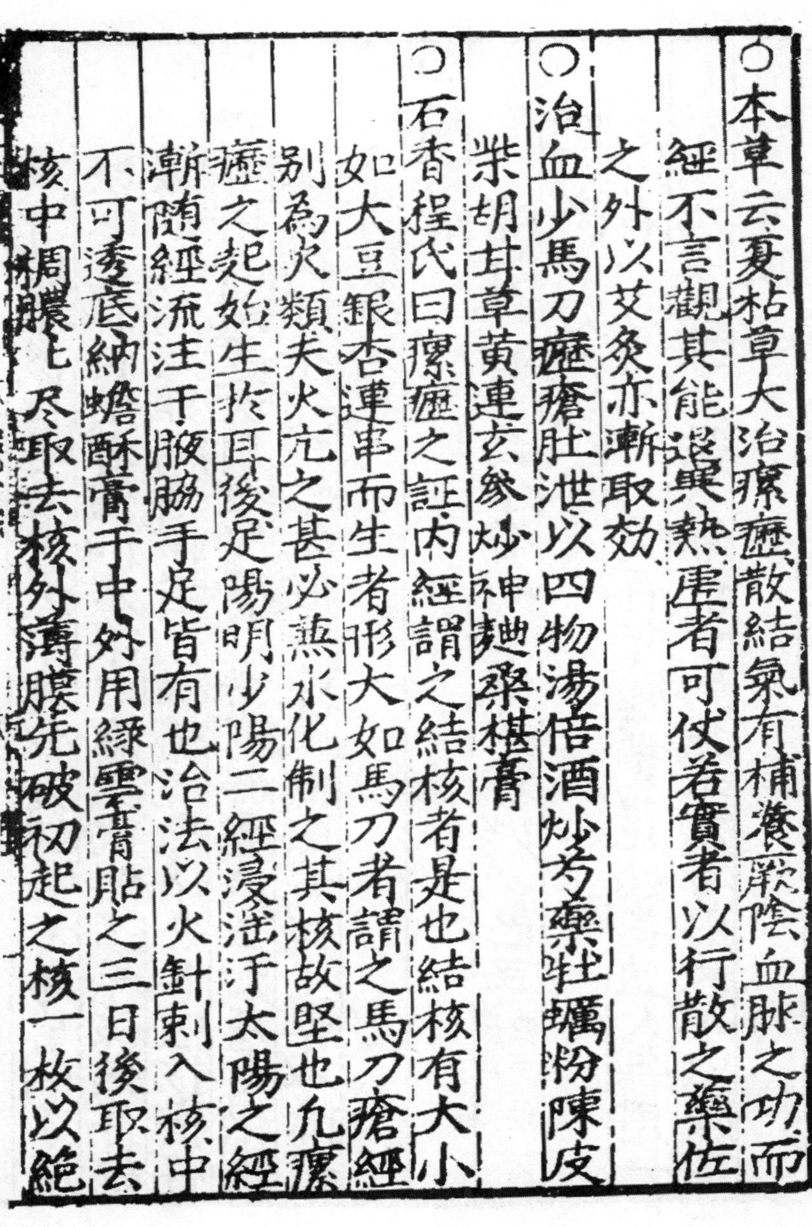
○本草云夏枯草大治瘰癧散結氣有補養厥陰血脈之功而經不言觀其能退寒熱虚者可仗若實者以行散之藥佐之外以艾灸亦漸取効

○治血少馬刀癧瘡肚泄以四物湯倍酒炒芍藥牡蠣粉陳皮柴胡甘草黄連玄參炒神麯桑椹膏

○石香程氏曰瘰癧之証内經謂之結核者是也結核有大小如大豆銀杏連串而生者形大如馬刀者謂之馬刀瘡經别爲火類夫火亢之甚必兼水化制之其核故堅也凡瘰癧之起始生於耳後足陽明少陽二經浸淫于太陽之經漸隨經流注于腋脇手足皆有也治法以火針刺入核中不可透底納蟾酥膏于中外用緑雲膏貼之三日後取去核中㨨膿已盡取去核外薄膜先破初起之核一枚以絶

其源服藥後出者皆愈或不肯收如銀杏者尽皆闢了用藥取之其自潰者猶如木菓之腐熟肉雖潰而核猶存故膿水淋漓久難得愈治者用鉄烙燒赤烙去其破核猶存者併肉潰處次用金寶膏龍珠膏等藥追去蠹惡之根遂能長肉而愈隨經絡証候服除風熱兼引經之藥以除根本可獲全功也

○蟾酥膏

蟾酥如大豆許　白丁香十五枚　寒水石少許　巴豆五粒　寒食麪少許

右各另研和作一處再研煉蜜為丸如菉荳大每用一丸或二三丸納入針竅中如膿未尽再用數丸以膿尽為度

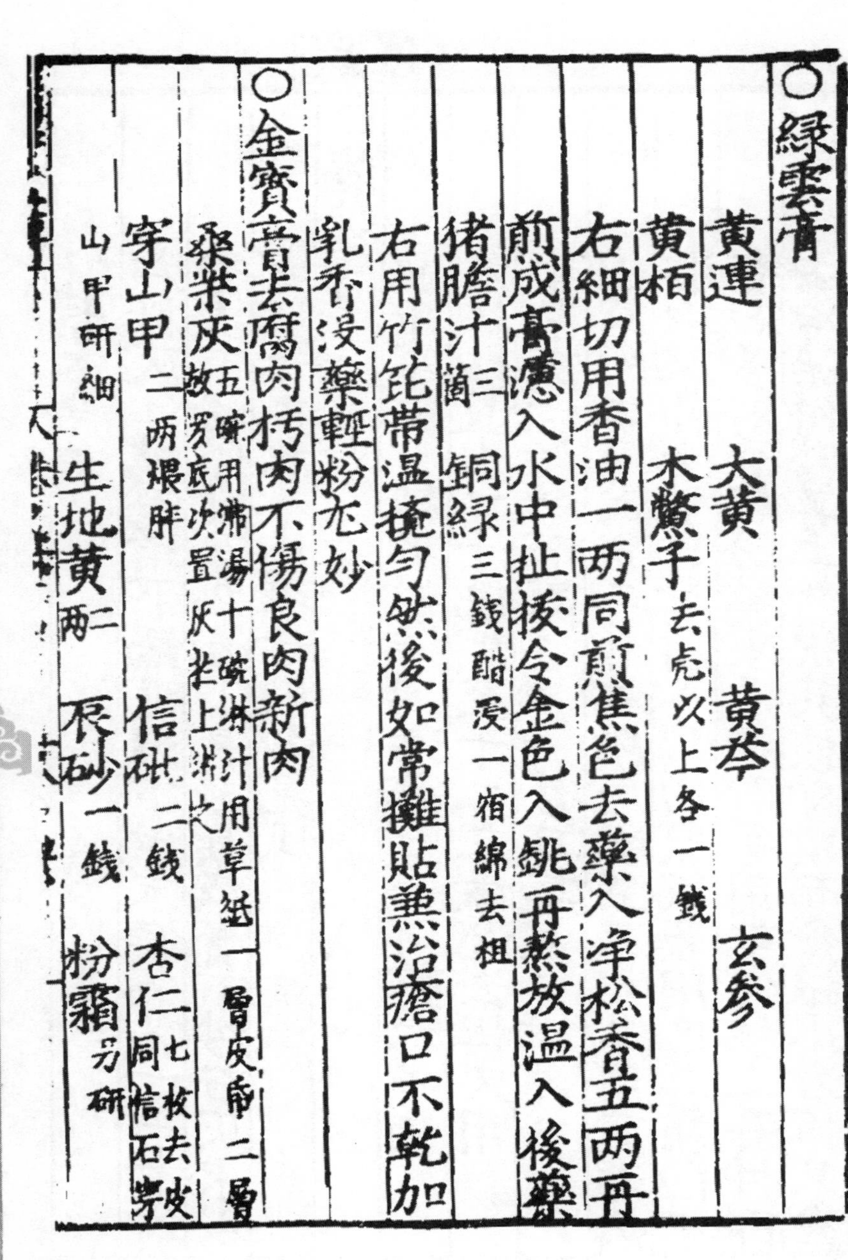

〇綠雲膏

黄連　大黄　黄芩　玄參

黄栢　木鱉子去殼以上各一錢

右細切用香油一两同煎焦色去藥入浄松香五两再煎成膏濾入水中扯拔令金色入銚再熬放温入後藥

猪膽汁三箇　銅綠三錢醋浸一宿綿去粗

右用竹蓖帶温攪匀然後如常攤貼兼治瘡口不乾加乳香沒藥輕粉尤妙

〇金寶膏去腐肉朽肉不傷良肉新肉

桑柴灰五碗用滚湯十碗淋汁用草紙一層皮紙二層放簍底次置灰於上淋之

穿山甲二两煨胖山甲研細　信砒二錢　杏仁七枚去皮同信石炒

生地黄二两　辰砂一錢　粉霜另研

已上眷右香方

射香各半錢

右將灰汁濾澄清下鍋煎濃下甲末候焦乾一半下射香次下粉霜乾及九分下辰砂候成膏下炒石灰末以成塊子即收入小罐子內勿見風

○龍珠膏

龍牙草五兩 棘棗根半兩 海藻二錢半 蘇木半兩

右細切量水二十碗煎至十二三碗濾去粗又用桑柴灰二碗半 石灰二碗半 蒼耳草灰二碗半

以草紙二層皮帋二層放羅底次置灰於上用煎湯熱淋取灰汁十碗許澄清入鍋內煎成膏用巴豆霜白丁香石膏射香輕粉磁罐子收貯每用取付核上再付即去旧藥併醫再上新藥其核即潰而愈根小者但只塗

東垣

藥於根上其核自潰

○救苦化堅湯　治瘰癧馬刀挾瘿在耳下或耳後下頸至肩上或入缺盆中乃手足少陽之經分其瘰癧在頦下或至頰車乃陽明之經分受心脾之邪而作也今將二証合而治之

黃芪一錢護皮毛間腠理虛及活血氣爲瘡家之聖藥又實表補元氣之妙劑也

人參三分補肺氣之藥也如氣短不調及喘者宜加之

炙甘草半錢能調中和諸藥瀉火益胃氣亦能去瘡中之邪

真漏芦　升麻各一錢　葛根半錢此三味俱足陽明本經藥也

連翹一錢此一味乃十二經瘡中之藥不可無也能散諸血結氣聚此瘡家之神藥也

牡丹皮三分去腸胃中留滞宿血　當歸身三分

生地黃三分　熟地黃三分此三味諸經中和血生血凉血藥也

白芍藥三分如夏月倍之其味酸氣寒能補中益氣之醫治腹痛必用之冬寒不可用

內桂二分大辛熱能散結積陰證瘡瘍須當少用之此去皮⑭用之意又為寒陰覆蓋其瘡用大辛熱去浮凉之氣以有頌燥者去之

柴胡八分功同連翹如瘡不在少陽經則去之

黍粘子三分無腫不用　羌活一錢　獨活　防風半錢

⑮已上三味必問手足太陽證脊痛項強不可回顧腰似折項似拔者是也其防風一味辛溫如瘡在膈已上雖無手足太陽經證亦當用之為能散結去上部風邪

昆布二分其味大鹹若堅硬者宜用蓋鹹能軟堅也　荊三稜炮二分

廣术炮三分者不須用此二味若瘡堅硬甚者用之如不甚堅硬

益智二分如唾多者胃不和也或病人吐沫吐食胃中寒者加之無則勿用也

麥蘗麪一錢又能消食補脾腹中縮急神麯炒二分食不消化者用少

黃連三分治煩悶　厚朴姜制一錢二分如腹脹者加之　黃柏炒三

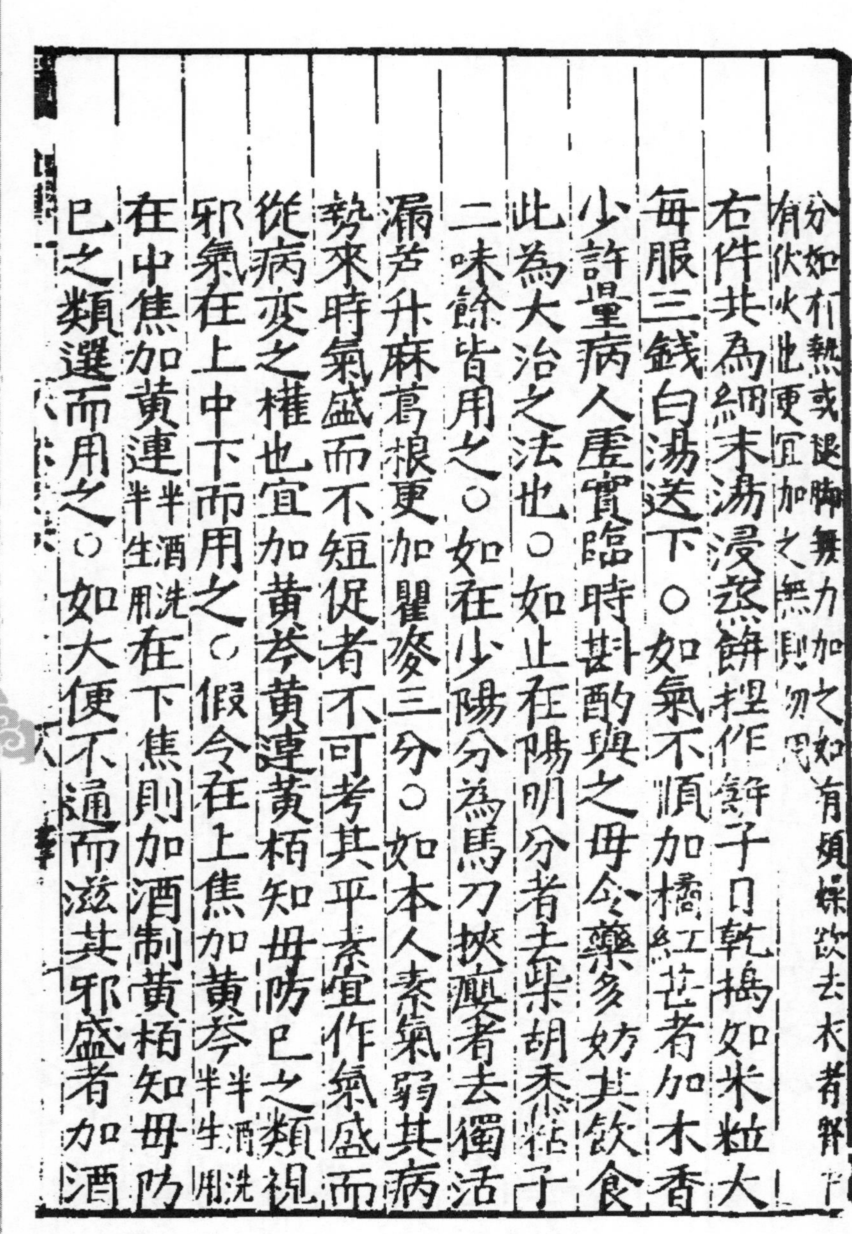
分如有熱或腿脚無力加之如有煩燥欲去衣者骨中有伏火也更宜加之無則勿用

右件共為細末湯浸蒸餅捏作餅子日乾搗如米粒大每服三錢白湯送下○如氣不順加橘紅茈者加木香少許量病人虛實臨時斟酌與之毋令藥多妨其飲食此為大治之法也○如止在陽明分者去柴胡黍粘子二味餘皆用之○如在少陽分為馬刀挾癭者去獨活漏芦升麻葛根更加瞿麥三分○如本人素氣弱其病勢來時氣盛而不短促者不可考其平素宜作氣盛而從病變之權也宜加黃芩黃連黃栢知毋防巳之類視邪氣在上中下而用之○假令在上焦加黃芩半酒洗半生用在中焦加黃連半酒洗半生用在下焦則加酒制黃栢知毋防巳之類選而用之○如大便不通而滋其邪盛者加酒

制大黄以利之○如血燥而大便乾燥者加桃仁泥酒制大黄二味○如風結燥不行者加麻仁大黄以潤之○如風澁而大便不行加煨皂角仁大黄秦艽以利之○如脉澁覺身有氣澁而大便不通者加郁李仁大黄以除風燥也○如陰寒之病為寒結秘而大便不通以局方中半硫丸或加炮附子干姜煎水冷服之○大抵用藥之法不惟瘡瘍一家諸疾病重人素氣弱者當去苦寒之藥多加人參黄芪甘草之類瀉火而先補其元氣餘皆倣此

柴胡連翹湯治男子婦人馬刀瘡

中桂一分　當歸稍五分　黍粘子　炙甘草

酒黄栢　生地黄各一　柴胡一錢半　黄芩炒

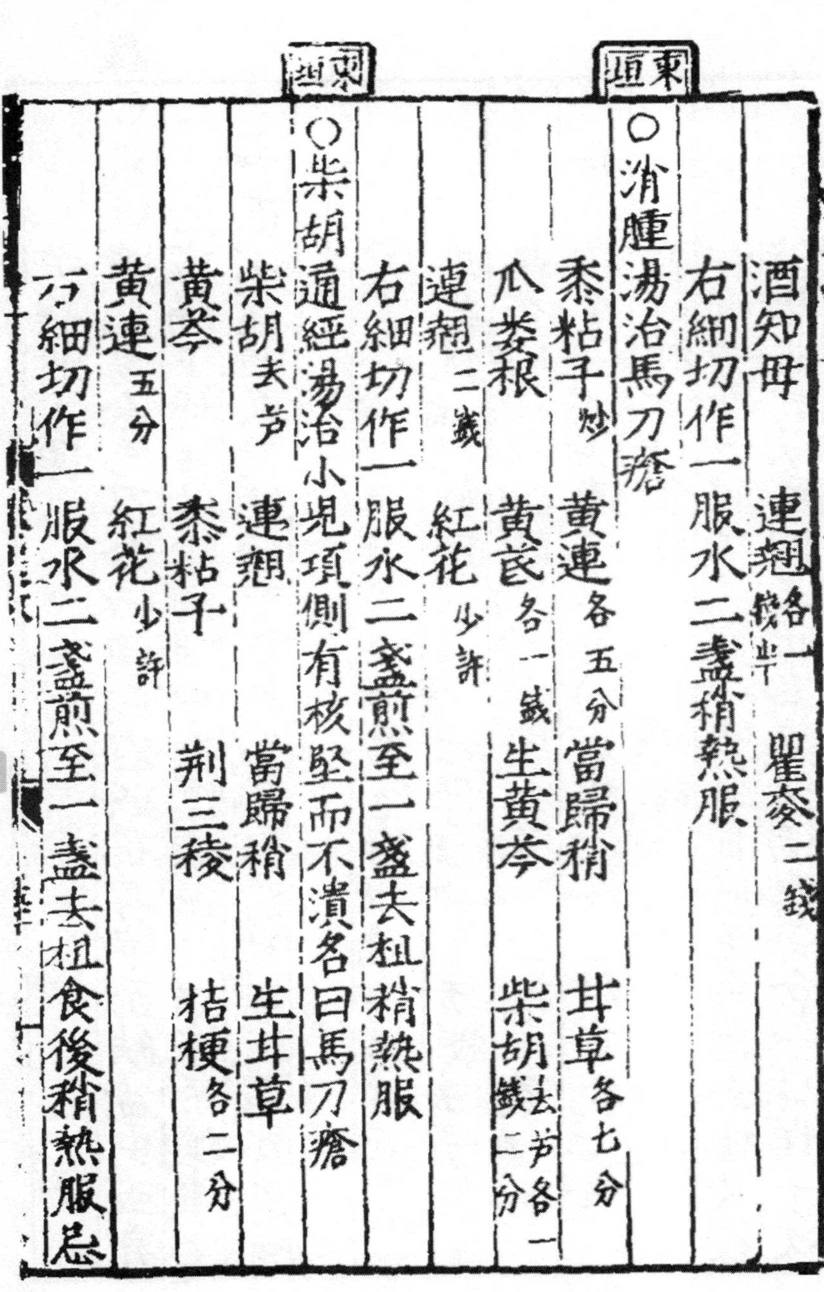

酒知母　連翹各一錢半　瞿麥二錢

右細切作一服水二盞稍熱服

東垣

○消腫湯治馬刀瘡

黍粘子炒　黃連各五分　當歸稍　甘草各七分

瓜蔞根　黃芪各一錢　生黃芩　柴胡去芦各一錢二分

連翹二錢　紅花少許

右細切作一服水二盞煎至一盞去粗稍熱服

東垣

○柴胡通經湯治小児項側有核堅而不潰名曰馬刀瘡

柴胡去芦　連翹　當歸稍　生甘草

黃芩　黍粘子　荊三稜　桔梗各二分

黃連五分　紅花少許

右細切作一服水二盞煎至一盞去粗食後稍熱服忌

苦藥泄大便

○散腫潰堅湯治馬刀瘡結硬如石或在耳下至缺盆中或肩上或脇下皆手足少陽經中及瘰癧遍於頦或至頰車堅而不潰在足陽明經中所出或二証瘡已破流膿水並皆治之

黃芩八分酒洗半炒半生　草龍膽酒洗炒四次

瓜蔞根酒洗　黃柏酒製炒　知母酒炒　桔梗去芦

昆布酒洗各五分　柴胡四分　炙甘草　荆三稜酒洗

廣术酒拌炒　連翹各三分　葛根二分　白芍藥二分

當歸稍二分　黃連　升麻一分

右細切作一服水二盞先浸半日煎至一盞去柤食後稍热服於臥處伸足在高處頭低垂每含一口作十次

嚥下服畢少頃依常安臥取藥在膈上停蓄故也另攢一料作細末煉蜜為丸如菉豆大每服百餘丸以煎藥送下或加海藻五分炒入亦妙以海藻反甘草此東垣用藥妙處也醫莫曉此

○升陽調經湯治瘰癧遶頸或至頰車此皆出足陽明胃經中來若瘡深遠隱曲肉底是足少陰腎經中來乃戊脾傳於癸腎是夫傳與妻俱作塊子堅硬大小不等並皆治之或作丸亦可

升麻八分　葛根　草龍膽用酒四次制炒

黃芩　廣术　荆三稜三味俱酒制炒

炙甘草四分　當歸梢　芍藥各三分　黃柏酒炒二分

知母酒炒一錢　一本有黃連酒洗　連翹　桔梗各五分　生黃芩四分

右細切作一服水二盞先浸半日煎至一盞去柤臨臥

稍熱服外另称十貼之数為細末煉蜜丸如菉荳大每服一百丸服藥時足高去枕仰臥噙一口作十次嚥之留一口在後送下丸藥服畢寢臥如常

○連翹散堅湯治耳下或至缺盆或有上生瘡堅硬如石動之無根名曰馬刀瘡從手足少陽經中來也或生两脇下或已流膿作瘡未破並皆治之

柴胡一錢二分　草龍膽酒制四次　土瓜根酒制炒各一錢

黄芩酒炒二次七分　當歸梢　生黄芩　廣术

荆三稜酒炒　連翹　白芍藥各五分　炙甘草三分

黄連酒炒二次　蒼术米泔浸各二分

右細切作一服外另秤十貼之數為細末煉蜜丸如菉荳大每服百余丸煎者用水二盞先浸大半日煎至一

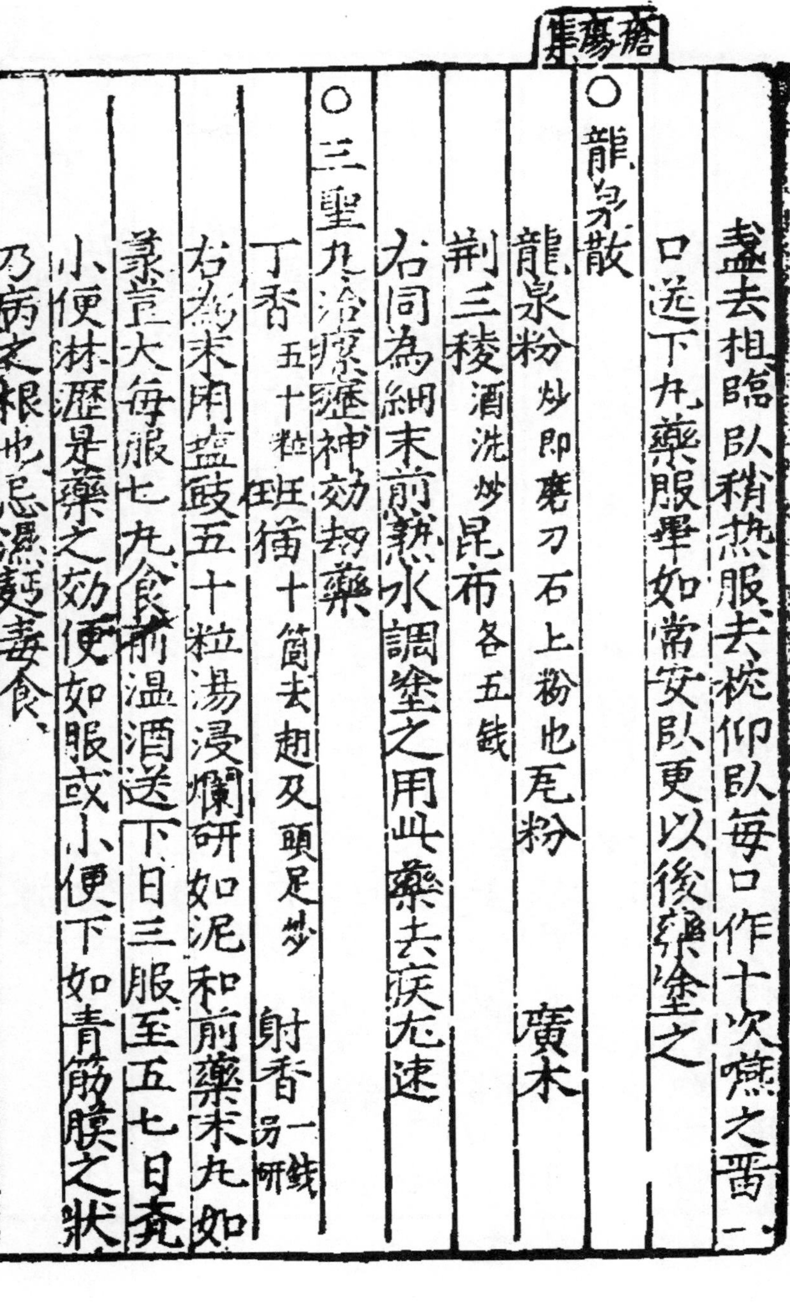

瘡瘍集

盡去柤臨臥稍熱服去枕仰臥每口作十次嚥之留一口送下丸藥服畢如常安臥更以後藥塗之

○龍泉散

龍泉粉 炒即磨刀石上粉也 瓦粉 廣木 荊三稜 酒洗炒 昆布 各五錢

右同為細末煎熱水調塗之用此藥去疾尤速

○三聖丸 治瘰癧神効妙藥

丁香 五十粒 斑猫 十箇去翅及頭足炒 麝香 一錢另研

右為末用鹽豉五十粒湯浸爛研如泥和前藥末丸如菉豆大每服七丸食前溫酒送下日三服至五七日覺小便淋瀝是藥之効便如服或小便下如青筋膜之狀乃病之根也忌濕麪毒食

〇立驗大聖散治瘰癧劫藥

斑貓大者三十箇去頭及翅足用糯米一合同炒米黃色去米用斑貓

白姜蠶一錢去系嘴炒　黑牽牛半生半炒共三錢取頭末一錢

荆芥穗一錢

右為細末每服一錢空心無灰老酒下服此藥須忌魚肉酒醋塩醬及發風動氣等物止可吃菜蔬白粥且如次早服藥隔夜不吃夜粥黃昏煎川木通湯調下玉雪妙灵散二錢童次日五更酒調立驗大聖散一貼如不能飲酒用燈心木通湯調下至日中覺小腹疼痛小便澁痛又用燈心湯調下琥珀末一錢或玉屑妙灵散亦可當利惡物從小便中出如蒲萄肉狀中有凝血一點或未下三日後可再服至日中前用六丁神散一服繼

生

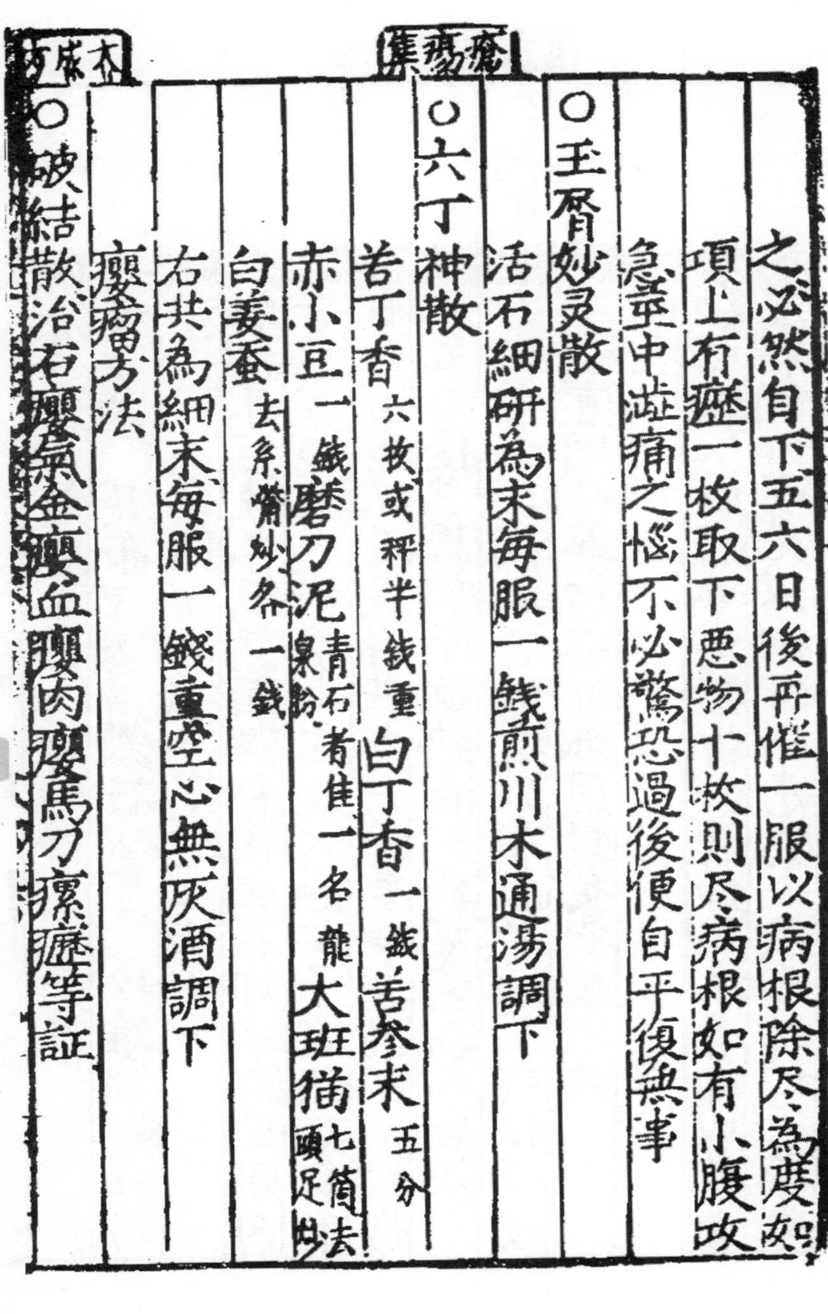

之必然自下五六日後再催一服以病根除尽為度如項上有瘰一枚取下悪物十枚則尽病根如有小腹攻急氣中澁痛之惱不必驚恐過後便自平復無事

○玉屑妙灵散

活石細研為末每服一錢煎川木通湯調下

○六丁神散

苦丁香六枚或秤半錢重　白丁香一錢　苦參末五分

赤小豆一錢　磨刀泥青石者佳一名龍泉粉　大班猫七箇去頭足炒

白姜蚕去糸嘴炒各一錢

右共為細末每服一錢重空心無灰酒調下

癭瘤方法

○破結散治石癭氣癭血癭肉癭馬刀瘰癧等証

海藻酒洗净 龍胆草酒洗 海蛤粉 通草
貝母去心 昆布酒洗净 礬石枯 松蘿各三錢今以桑寄生
代赭 麥麯炒四錢 半夏麯二錢
右為細末每服二錢熱酒調食後服忌甘草鯽魚雞肉五辛生菜○有人於項上生癧大如茄子潮熱不食形瘦日久百方不效後得此方去松蘿加真桑寄生一倍服三五日後其瘡軟而散熱退而愈屢驗數人皆效

○南星散治皮膚頸項面上瘤大者如拳小者如栗或軟或硬不痒不痛宜用此藥切不可輒用針灸多致不救

生南星大者一枚
右細研爛入好醋五七點杵如膏如無生者即以乾者為末醋調如膏先以細針刺患處令氣透却以膏藥攤

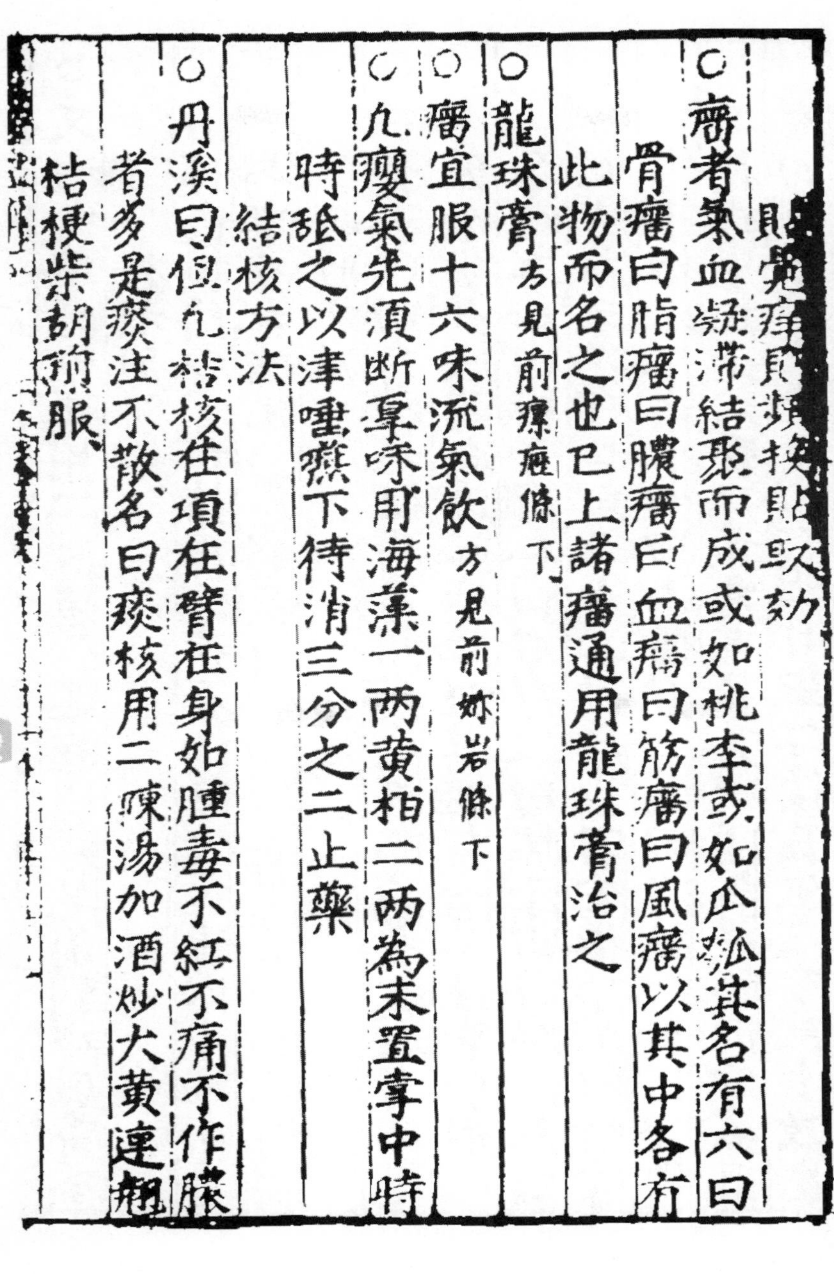

貼覺癢貼頻換貼取効

○癭者氣血凝滯結聚而成或如桃李或如瓜瓠其名有六曰骨癭曰脂癭曰膿癭曰血癭曰筋癭曰風癭以其中各有此物而名之也已上諸癭通用龍珠膏治之

○龍珠膏方見前瘰癧條下

○癭宜服十六味流氣飲方見前妳岩條下

○凡癭氣先須断厚味用海藻一两黄柏二两為末置掌中時時舐之以津嚥下待消三分之二止藥

結核方法

○丹溪曰但凡結核在項在臂在身如腫毒不紅不痛不作膿者多是痰注不散名曰痰核用二陳湯加酒炒大黄連翹桔梗柴胡煎服

○又方治背核作痛用二陳湯加連翹川芎皂角刺防風黄芩酒炒蒼术煎服

○治耳後項門各有一核用炒姜蚕酒蒸大黄青代牛膽南星為末蜜丸噙化

疔腫方法

○石香程氏曰疔腫之証皆畜熱毒之深而成者也近者多見因食災牛疫馬之肉而成此証其形有十三種皆以形而名之耳一曰麻子疔二曰石疔三曰雄疔四曰雌疔五曰火疔六曰爛疔七曰三十六種疔八曰蛇眼疔九曰鹽膚疔十曰水洗疔十一曰刀鐮疔十二曰浮鷗疔十三曰牛拘疔惟三十六種疔最為可畏其狀頭黑浮起形如黑豆四畔大赤色今日生一明日生二後日生三乃至十數疤

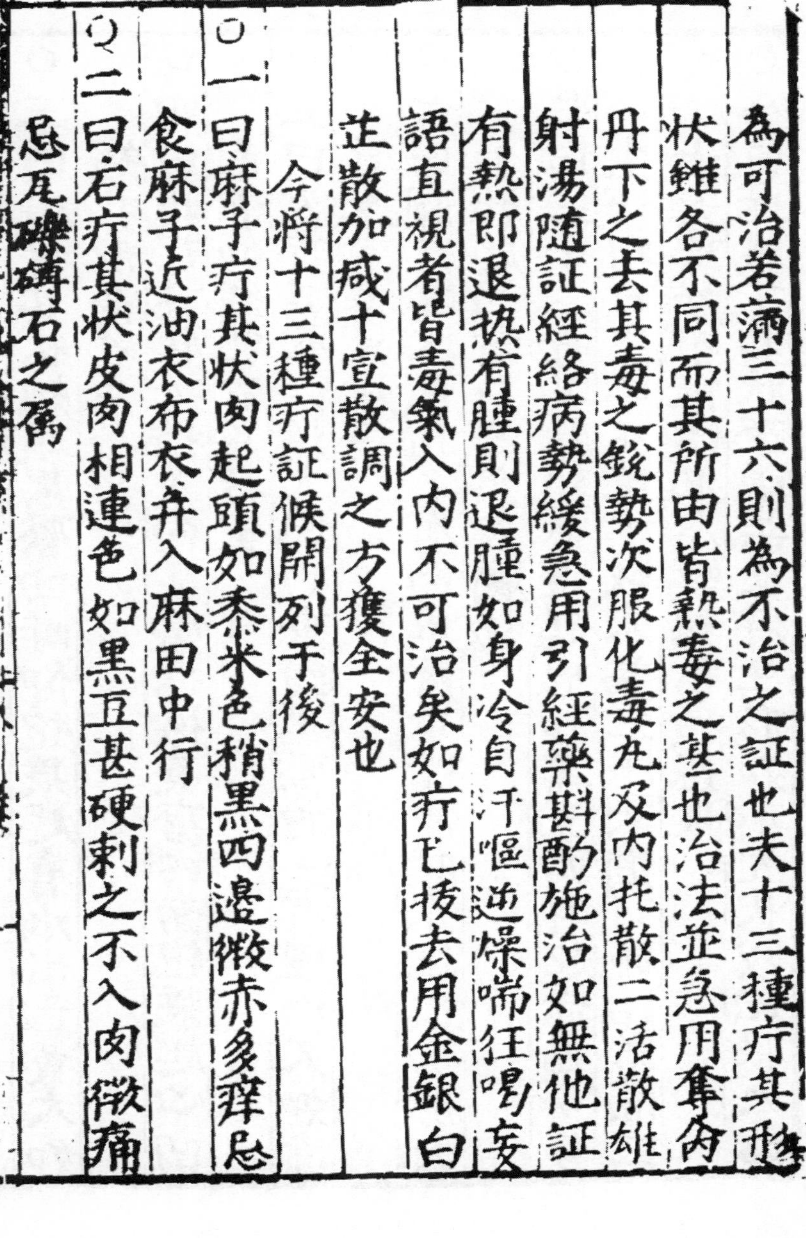
為可治若滿三十六則為不治之証也夫十三種疔其形狀雖各不同而其所由皆熱毒之甚也治法並急用奪命丹下之去其毒之銳勢次服化毒丸及內托散二活散雄射湯隨証經絡病勢緩急用引經藥斟酌施治如無他証有熱即退熱有腫則退腫如身冷自汗嘔逆煩喘狂喝妄語直視者皆毒氣入內不可治矣如疔已拔去用金銀白芷散加減十宣散調之方獲全安也

今將十三種疔証候開列于後

○一曰麻子疔其狀肉起頭如黍米色稍黑四邊微赤多痒忌食麻子近油衣布衣并入麻田中行

○二曰石疔其狀皮肉相連色如黑豆甚硬刺之不入肉微痛忌瓦礫磚石之屬

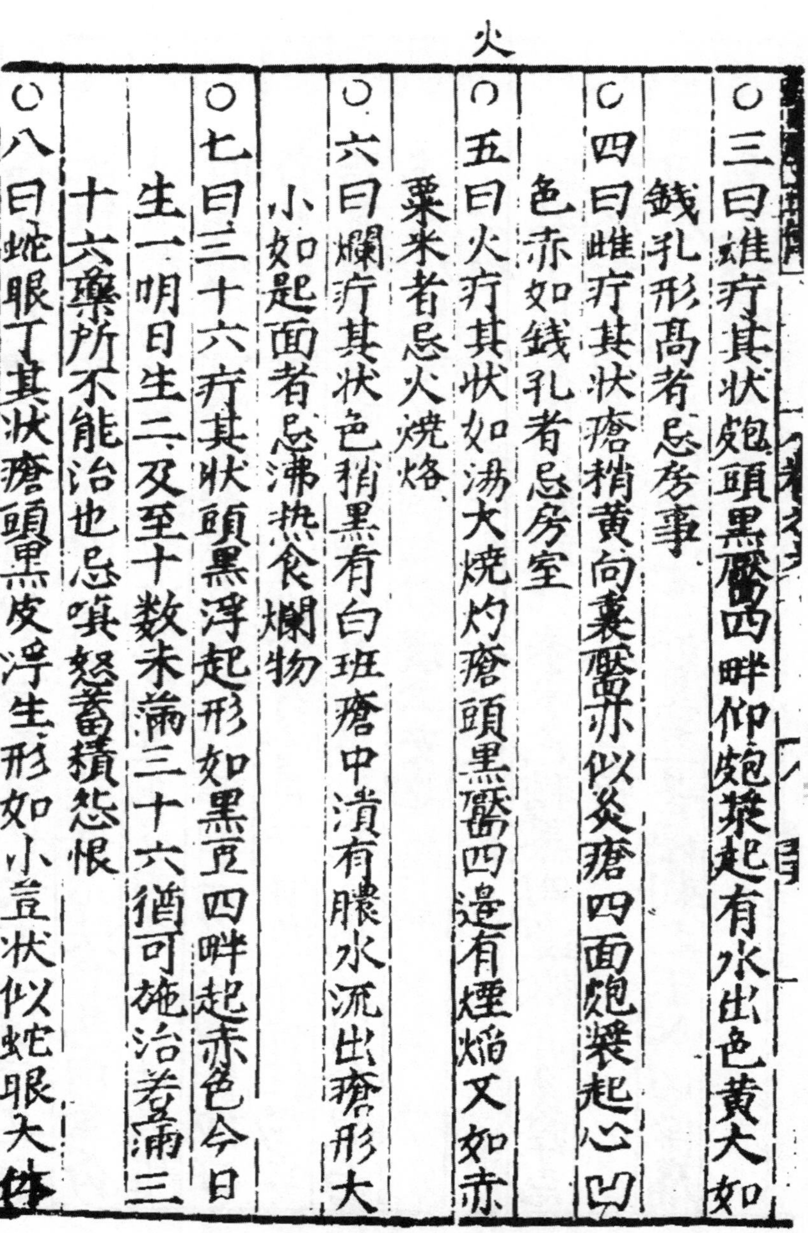

火

○三曰雄疔其状皰頭黑靨四畔仰皰漿起有水出色黄大如
錢孔形高者忌房事
○四曰雌疔其状瘡稍黄向裏靨亦似炎瘡四面皰漿起心凹
色赤如錢孔者忌房室
○五曰火疔其状如湯火燒灼瘡頭黑靨四邊有煙熖又如赤
粟米者忌火燒烙
○六曰爛疔其状色稍黑有白班瘡中潰有膿水流出瘡形大
小如起面者忌沸熱食爛物
○七曰三十六疔其状頭黑浮起形如黑豆四畔起赤色今日
生一明日生二又至十数未滿三十六猶可施治若滿三
十六藥所不能治也忌嗔怒畜積愁恨
○八曰蛇眼疔其状瘡頭黑皮浮生形如小豆状似蛇眼大体

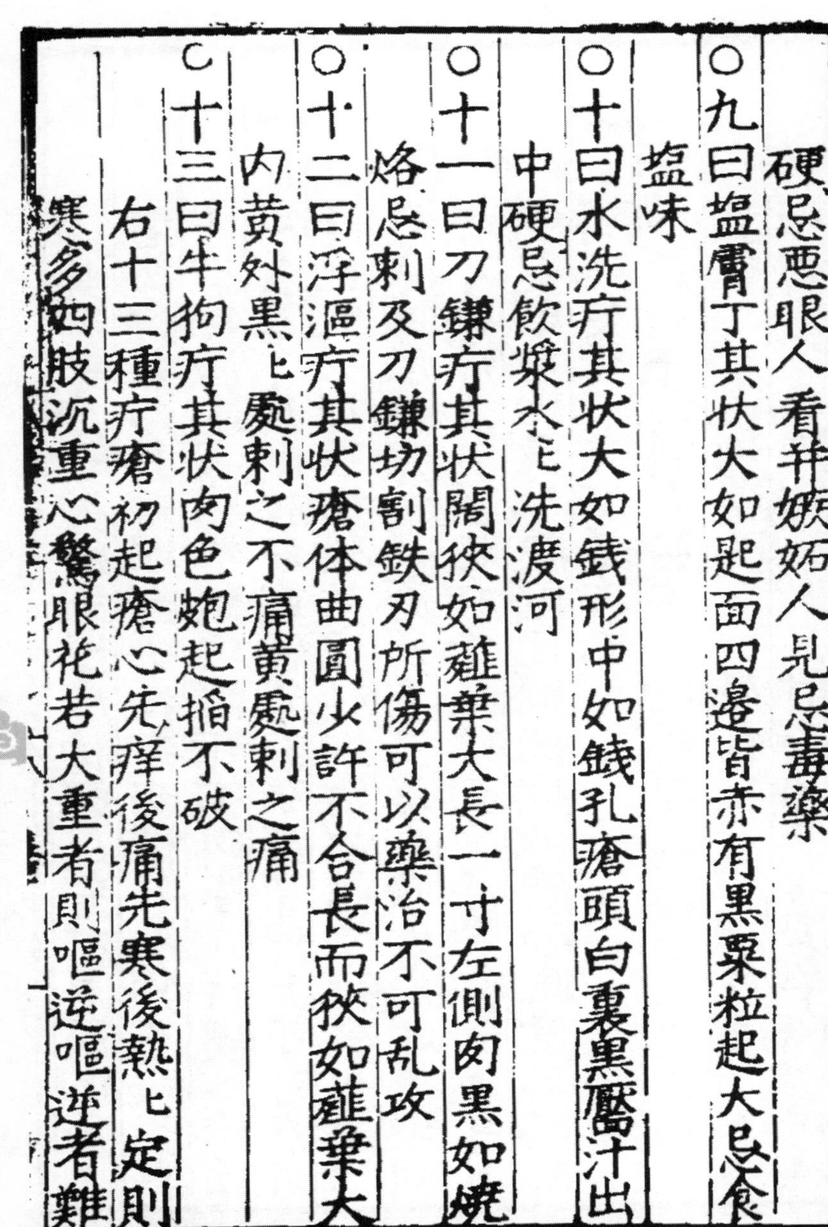

硬忌惡眼人看并嫉妬人見忌毒藥

○九曰鹽膚丁其狀大如匙面四邊皆赤有黑粟粒起大忌食鹽味

○十曰水洗疔其狀大如錢形中如錢孔瘡頭白裏黑黶汁出中硬忌飲漿水々洗渡河

○十一曰刀鐮疔其狀闊狹如薤葉大長一寸左側肉黑如燒烙忌刺及刀鐮切割鐵刃所傷可以藥治不可乱攻

○十二曰浮漚疔其狀瘡体曲圓少許不合長而狹如薤葉大内黄外黑々處刺之不痛黄處刺之痛

○十三曰牛拘疔其狀肉色皰起掐不破

右十三種疔瘡初起瘡心先痒後痛先寒後熱々定則寒多四肢沉重心驚眼花若大重者則嘔逆嘔逆者難

治其麻子疔一種始末惟痒初録忌者不得觸犯七七

者發作難治其浮漚疔牛拘疔兩種無所禁忌縱不療亦不能殺人其狀寒熱與諸疔不同皆宜將護依法治療禁忌不得觸犯若或觸犯脊強瘡痛極甚不可忍者是也又云疔腫初發時突起如釘故謂之疔令人惡心惡寒四肢強痛一日瘡変為焦黑色腫大光起根鞕剌之不覺痛皆其候也在手足頭面胞背骨節間最急其餘處則可治毒入腹則煩悶恍惚似醉如此者三二日間死矣皆不可不速治也

○返魂丹經云汗之則瘡愈必用此藥汗之

乳香　没藥　辰砂　雄黄各一錢半

輕粉　片腦　射香各五分　海羊即蝸牛也不拘多少

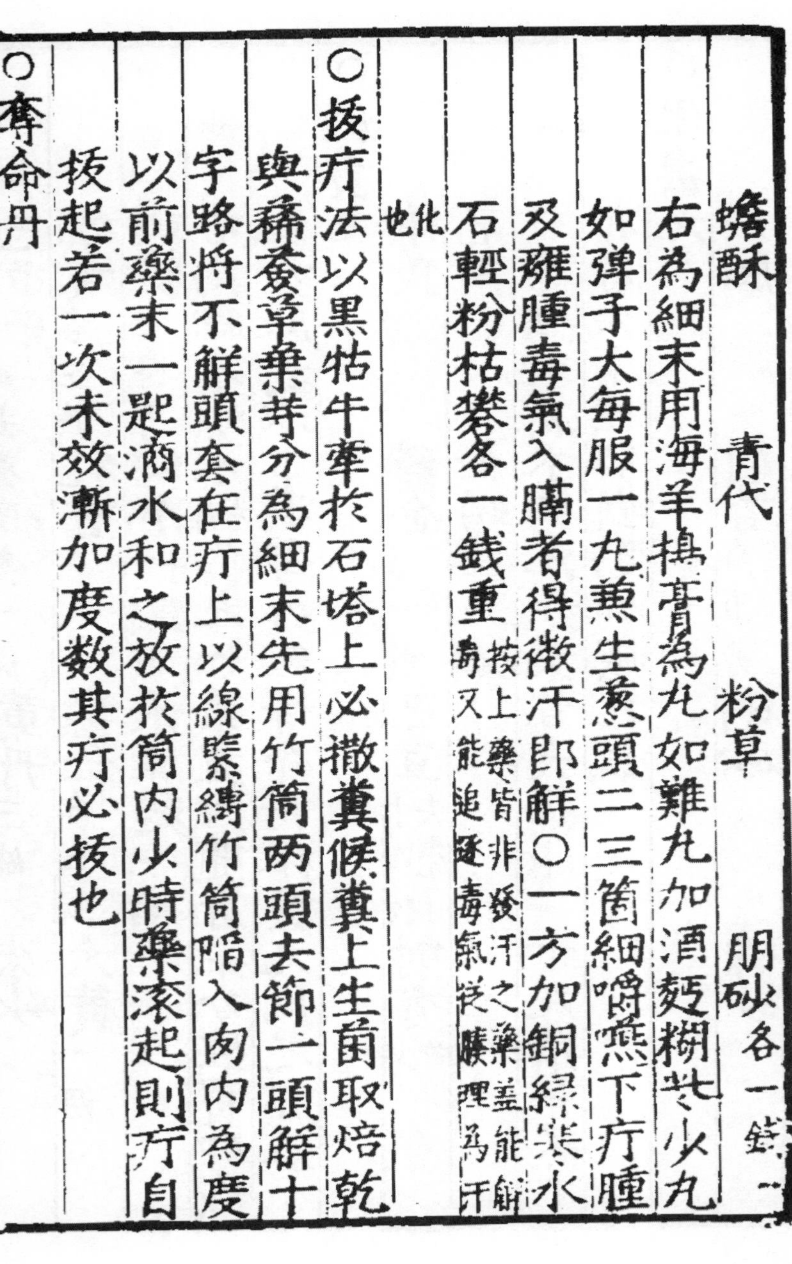

蟾酥　青代　粉草　朋砂各一錢

右為細末用海羊搗膏為丸如雞丸加酒麪糊共少丸如彈子大每服一丸煎生葱頭二三箇細嚼燕下疔腫及癰腫毒氣入臟者得徹汗即解〇一方加銅緑柴水石輕粉枯礬各一錢重按上藥皆非發汗之藥蓋能解毒又能追逐毒氣從腠理為汗化也

〇拔疔法以黑牯牛糞於石塔上必撒糞候糞上生菌取焙乾與蘇蚕草藥茸分為細末先用竹筒两頭去節一頭解十字路將不解頭套在疔上以線緊縛竹筒陷入肉內為度以前藥末一匙滴水和之放於筒內少時藥滚起則疔自拔起若一次未效漸加度數其疔必拔也

〇奪命丹

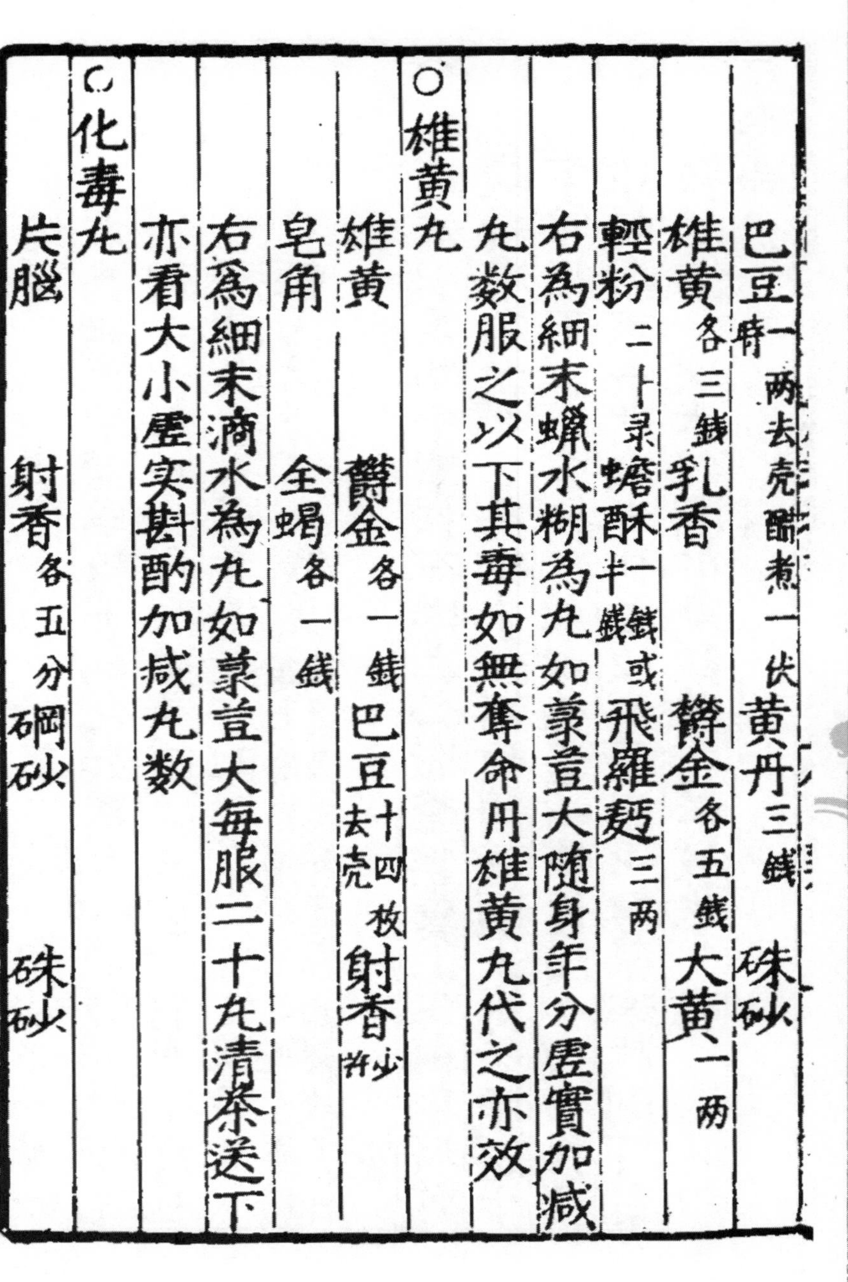

巴豆肘一两去壳醋煮一伏 黄丹三錢 硃砂

雄黄各三錢 乳香 欝金各五錢 大黄一两

輕粉二十录 蟾酥一錢半錢或 飛羅麪三两

右為細末蠟水糊為丸如菉豈大隨身年分虛實加減

丸数服之以下其毒如無奪命丹雄黄丸代之亦效

○雄黄丸

雄黄 欝金各一錢 巴豆十四枚去壳 射香少許

皂角 全蝎各一錢

右爲細末滴水為丸如菉豈大每服二十丸清茶送下

亦看大小虛实斟酌加減丸数

○化毒丸

片腦 射香各五分 硇砂 硃砂

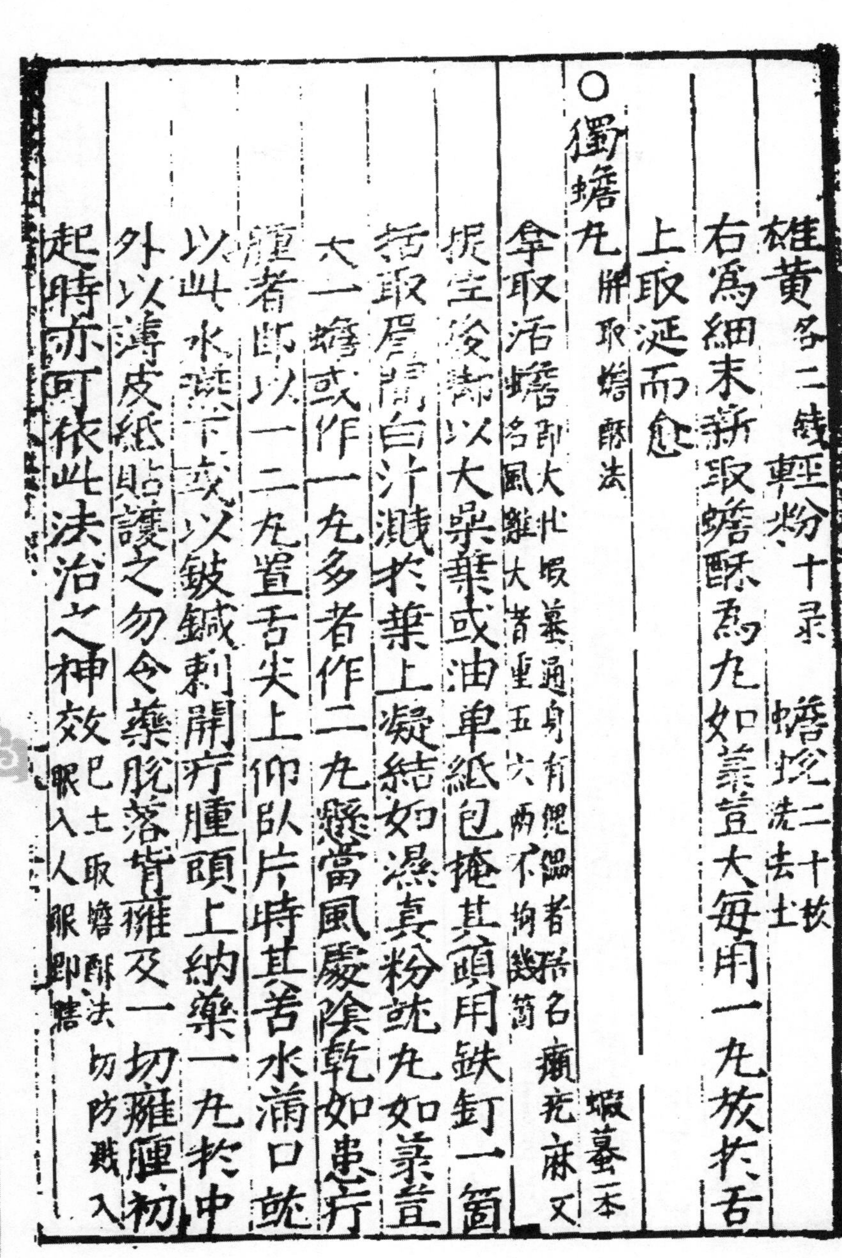

雄黃各二錢　輕粉十录　蟾蜍二十枚洗去土

右為細末，新取蟾酥為丸，如菉荳大，每用一丸放於舌上，取涎而愈。

○獨蟾丸　附取蟾酥法　蝦蟇一本

拿取活蟾即大壯蝦蟇通身有傀癗者俗名癩疙麻又名風雞大者重五六兩不拘幾箇捉定，後將以大枲葉或油單紙包掩其頭，用鉄釘一箇括取眉間白汁，濺於葉上，凝結如濕真粉，就丸如菉荳大，一蟾或作一丸，多者作二丸，懸當風處陰乾，如患疔瘡者，斷以一二丸，置舌尖上，仰臥片時，其苦水滿口，就以此水嚥下，或以鈹鍼刺開疔腫頭上，納藥一丸於中，外以薄皮紙貼護之，勿令藥脫落，背癰及一切癰癤初起時，亦可依此法治之，神效。已上取蟾酥法切防濺入眼入人眼即瞎

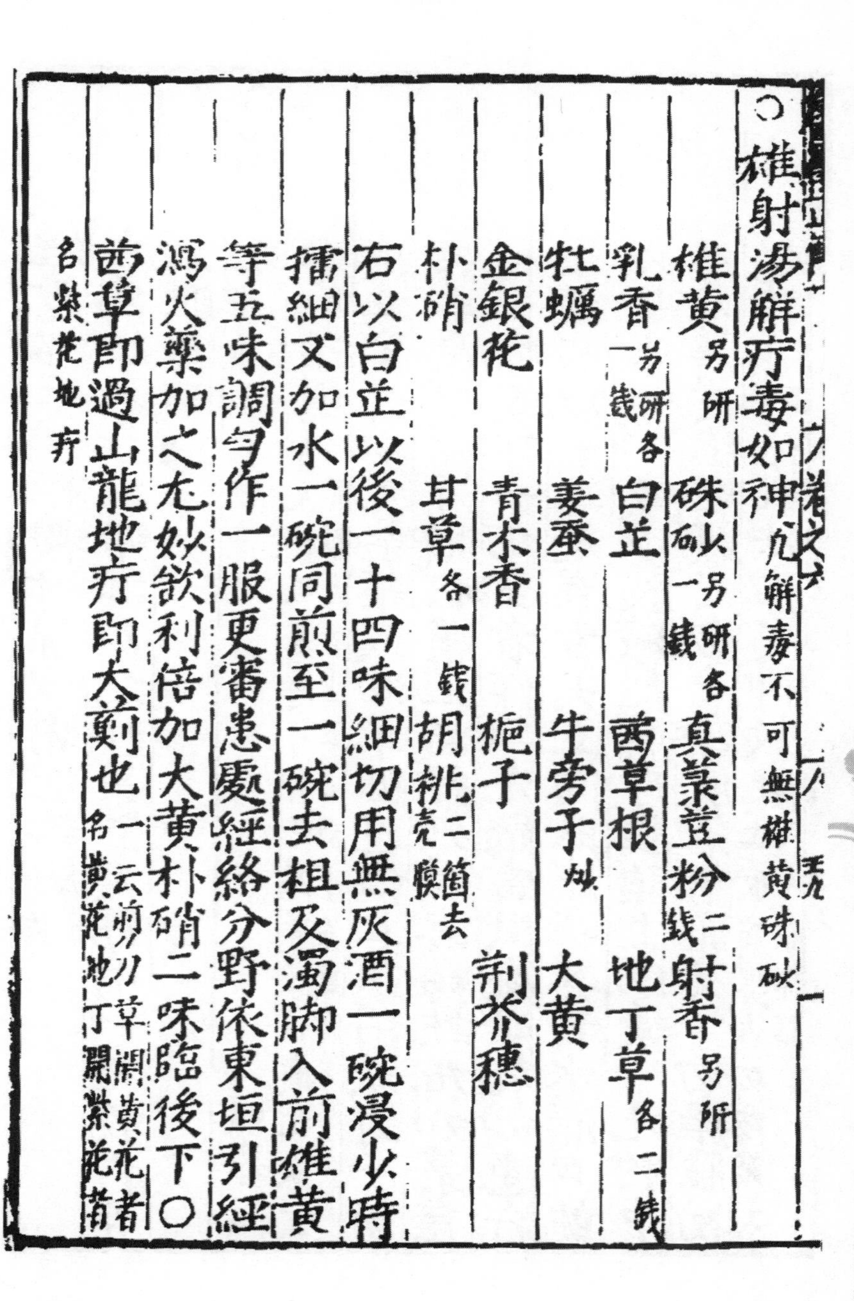

○雄射湯解疔毒如神凡解毒不可無雄黃硃砂

雄黃另研　硃砂另研各一錢　真菉荳粉二錢　射香另研

乳香另研各一錢　白芷　茜草根　地丁草各二錢

牡蠣　姜蚕　牛旁子炒　大黃

金銀花　青木香　梔子　荊芥穗

朴硝　甘草各一錢　胡桃二箇去殼煨

右以白芷以後一十四味細切用無灰酒一碗浸少時擂細又加水一碗同煎至一碗去柤及濁脚入前雄黃等五味調勻作一服更審患處經絡分野依東垣引經瀉火藥加之尤妙欲利倍加大黃朴硝二味臨後下○茜草即過山龍地疔即大薊也一云前刀草開黃花者名黃花地丁開紫花者名紫花地疔

○二活散

羌活　獨活　當歸　烏藥

赤芍藥　金銀花酒洗　連翹　天花粉

甘草節　白芷各四錢半　紅花　蘇木

荆芥　蟬蛻　乾葛各三錢　檀香二錢

右為細末每服三錢煎蒼耳湯調下

○取疔散

雄黃　硇砂　蟾酥　信石各一錢

巴豆十粒　輕粉十盏

右将疔四畔用針刺破醋調塗付疔落後用長肉拔毒膏藥貼之

○解毒丸

白芷十两 木香五两 蘿蔔子去壳醋浸炒另研细末秤四两

貫衆取新者去皮切晒乾杵末秤四两 朴硝四两石 硇砂一钱六分石砂

京墨八钱各另研

右和匀糯米糊丸如龍眼大青代為衣陰乾每服一九

無灰酒磨化下

○賀藍先生解毒丸解諸藥毒及山嵐瘴氣災牛馬猪羊肉毒魚腥菸菜毒暑热濕毒傷寒濕毒小兒斑疹喉痺急証紅赤癰腫及諸般無名腫毒

黄栢　貫衆　茯苓　藍根

葛根　生地黄　椎黑豆　甘草

滑石　宿砂　陰地蕨　波苛各三两

益智　大黄　寒水石　紫河車即金線重樓

馬勃　草龍胆　姜蚕炒　百藥煎

山枝子各一两

右為細末煉蜜丸每一两分作十丸細嚼新汲水送下

小兒驚風薄荷汁下蜜水浸蒸餅為丸亦可或加黄連

白芷

○萬病解毒丸

射干　文蛤即五倍子　杏仁　石膏

續随子去壳去油　蚤休即金線重楼　土硃　大戟

山豆根　山茨菰　白藥子　大黄酒蒸各二两

射香二錢　青代　葳灵仙　白芷各一两

黄連　風化硝各半两

右為末糯米糊為丸如弾子大青代活石細研為衣陰

乾此藥解一切毒蠱毒鼠莽毒河豚毒魚毒菌毒疫死牛馬肉毒喉痺骨鯁竹木刺毒並用急流水磨下癰疽發背疔腫瘡瘍毒蛇犬咬蜈蚣蜂蝎螫毒刀斧湯火傷並用井花水磨下併塗傷處婦人鬼胎惡氣積塊虫積心胷痞滿肚腹膨脹並用好酒磨下

○千金漏芦湯治疔腫神効

漏芦　連翹　黄芩　白歛

枳殼　升麻　麻黄去根節　朴硝各一兩另研

大黄　地丁　金銀花各半兩

右除朴硝外為細末後入硝和勻每服三錢水一盞生姜三片薄荷三葉煎至七分空心溫服利下惡物止藥

○取疔腫方

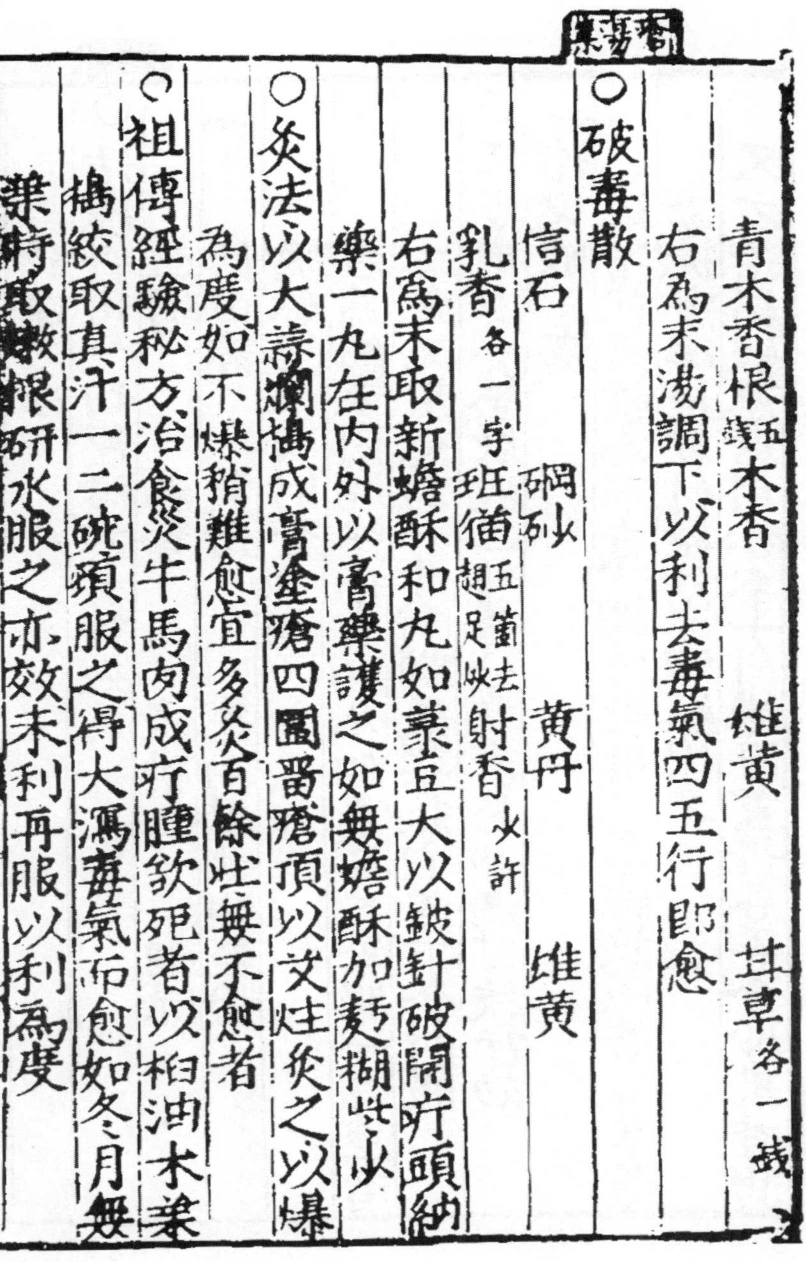

青木香根五錢 木香 雄黃 甘草各一錢

右為末湯調下以利去毒氣四五行即愈

○破毒散

信石 硇砂 黃丹 雄黃

乳香各一字 班猫五箇去翅足炒 射香少許

右爲末取新蟾酥和丸如菉豆大以鈹針破開疔頭納藥一丸在內外以膏藥護之如無蟾酥加麪糊些少

○灸法以大蒜爛擣成膏塗瘡四圍留瘡頂以艾炷灸之以爆為度如不爆稍難愈宜多灸百餘壯無不愈者

○祖傳經驗秘方治食灸牛馬肉成疔腫欲死者以桕油木葉擣絞取真汁一二碗頓服之得大瀉毒氣而愈如冬月無葉將取嫩根研水服之亦效未利再服以利為度

諸瘡方法

○活魂丹治一切惡瘡大有神效

血竭　乳香　没藥　銅緑

枯白礬　黄丹　穿山甲一錢煨胖　輕粉

蟾酥各五分　射香少許

右爲細末用蝸牛搗膏爲丸如菉豆大每服一丸重者二丸又用葱白一寸嚼爛裹藥熱酒送下食前服

○又方用真姜蚕蟬蜕二味等分爲末香油調付拔疔效

○治諸般惡瘡⑯

經霜芭蕉葉爲末香油調付先用忍冬藤葱椒蒼耳草煎湯洗瘡净挹乾付藥外以油紙掩之

又方治諸般惡瘡用松香　白鍊泥　黄丹各等分炒黑香油

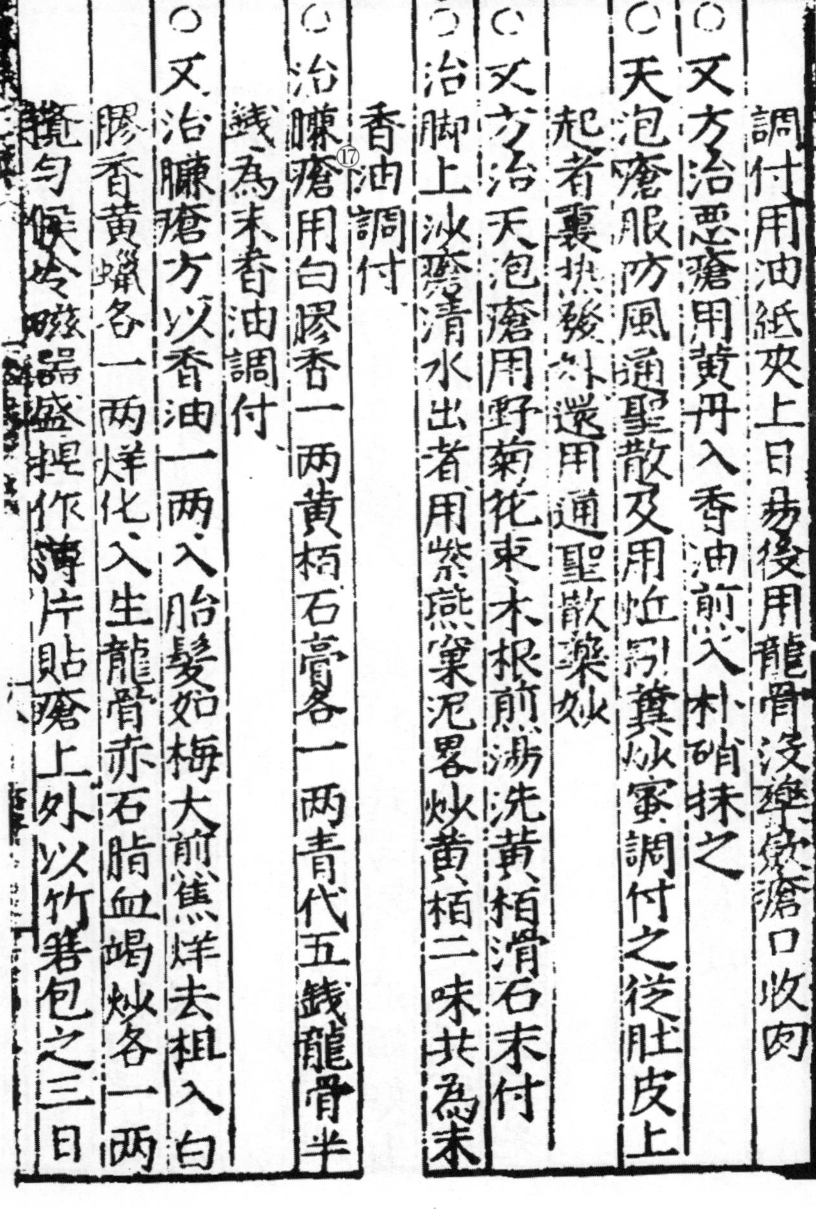

調付用油紙夾上日易後用龍骨沒藥斂瘡口收肉
○又方治惡瘡用黄丹入香油煎熟入朴硝抹之
○天泡瘡服防風通聖散及用灶馬糞炒蜜調付之從肚皮上
起者裏熱發外還用通聖散藥炒
○又方治天泡瘡用野菊花棗木根煎湯洗黄柏滑石末付
○治脚上沙瘡清水出者用紫燕窠泥器炒黄柏二味共為末
香油調付
○治臁瘡⑰用白膠香一兩黄柏石膏各一兩青代五錢龍骨半
錢為末香油調付
○又治臁瘡方以香油一兩入胎髮如梅大煎焦烊去粗入白
膠香黄蠟各一兩烊化入生龍骨赤石脂血竭炒各一兩
攪匀候冷磁器盛捏作薄片貼瘡上外以竹箬包之三日

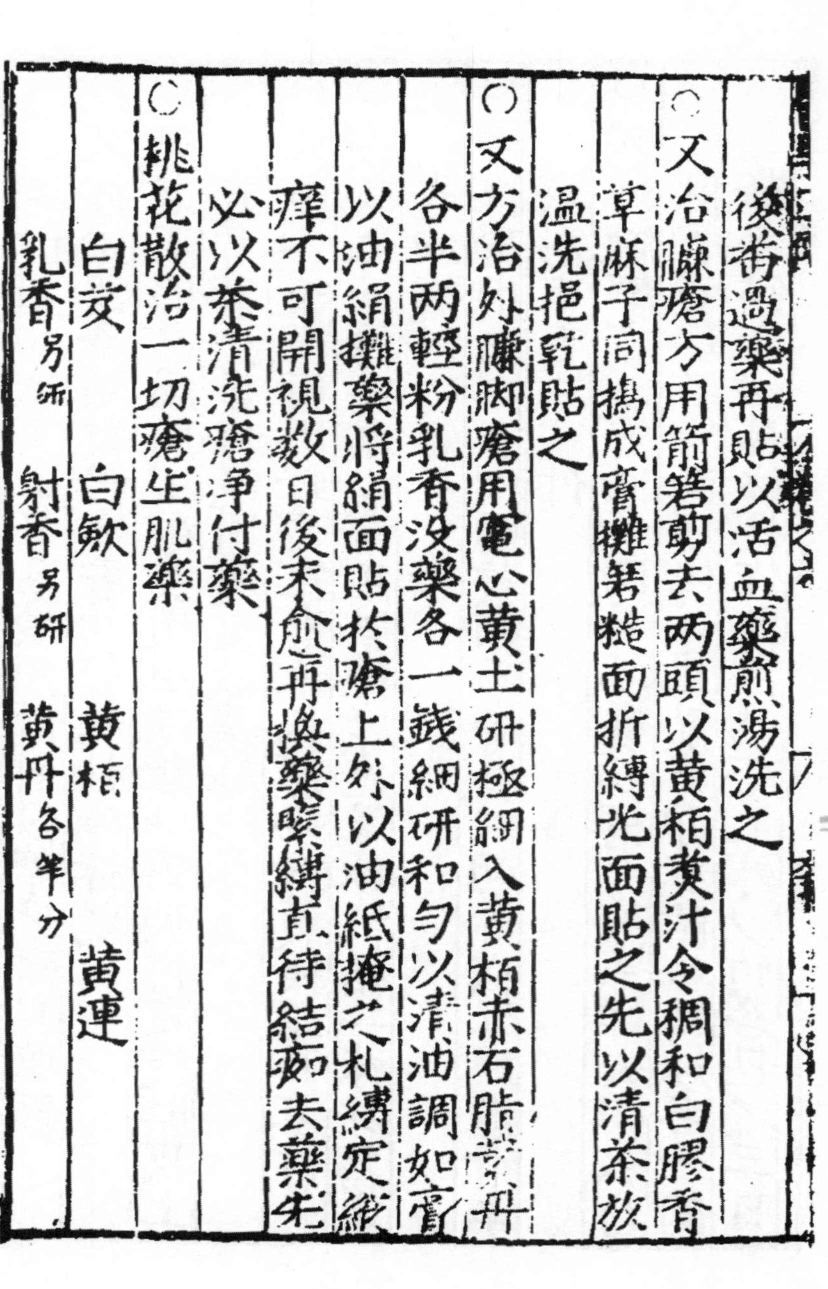

後肯過藥再貼以活血藥煎湯洗之

○又治臁瘡方用箭箬剪去兩頭以黃栢黃汁令稠和白膠香草麻子同搗成膏攤箬糙面折縛光面貼之先以清茶放温洗挹乾貼之

○又方治外臁脚瘡用竈心黃土研極細入黃栢赤石脂黃丹各半兩輕粉乳香沒藥各一錢細研和匀以清油調如膏以油絹攤藥將絹面貼於瘡上外以油紙掩之扎縛定縱痒不可開視數日後未愈再換藥緊縛直待結痂去藥先必以茶清洗瘡净付藥

○桃花散治一切瘡生肌藥

白芨　白歛　黃栢　黃連

乳香另研　射香另研　黃丹各半分

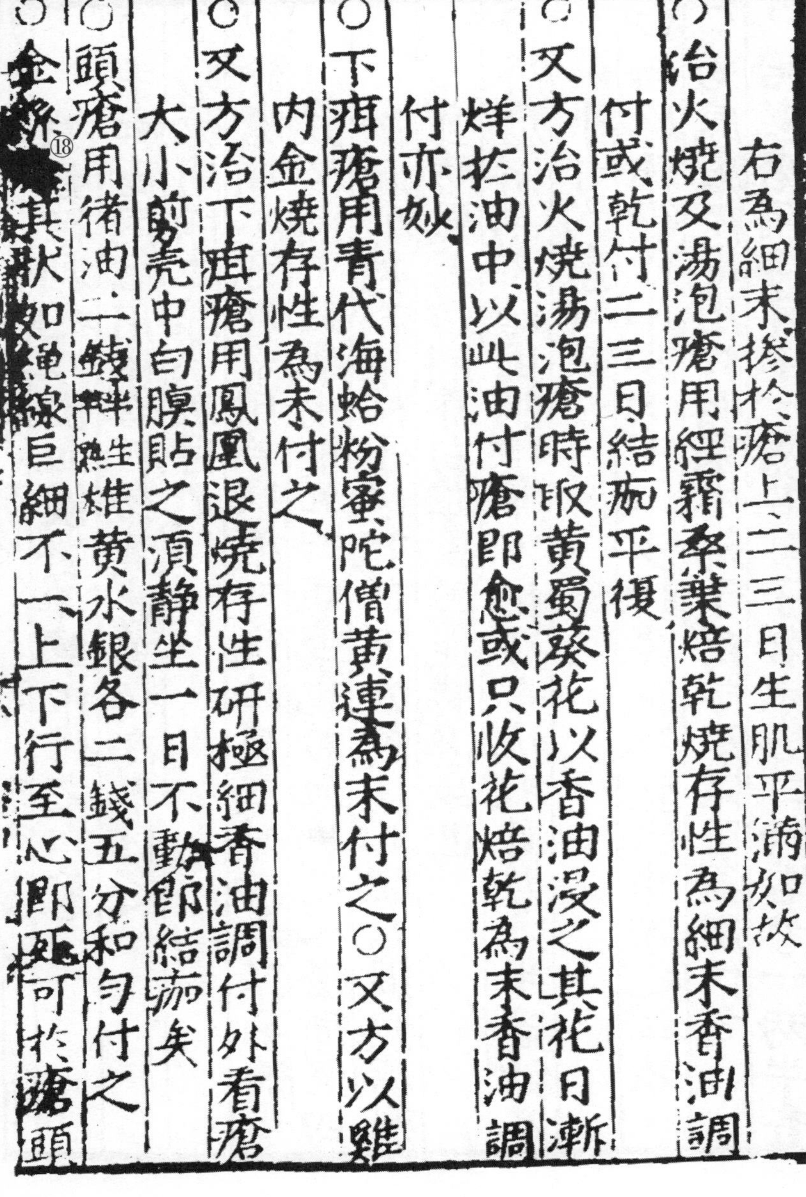

右為細末摻於瘡上二三日生肌平滿如故

○治火燒及湯泡瘡用經霜桑葉焙乾燒存性為細末香油調付或乾付二三日結痂平復

○又方治火燒湯泡瘡時取黄蜀葵花以香油浸之其花日漸烊於油中以此油付瘡即愈或只收花焙乾為末香油調付亦妙

○下疳瘡用青代海蛤粉蜜陀僧黄連為末付之○又方以雞内金燒存性為末付之

○又方治下疳瘡用鳳凰退燒存性研極細香油調付外看瘡大小剪殻中白膜貼之須靜坐一日不動即結痂矣

○頭瘡用豬油一錢半生雄黄水銀各二錢五分和勻付之

○金絲⑱[illegible]其狀如繩線巨細不一上下行至心即死可於瘡頭

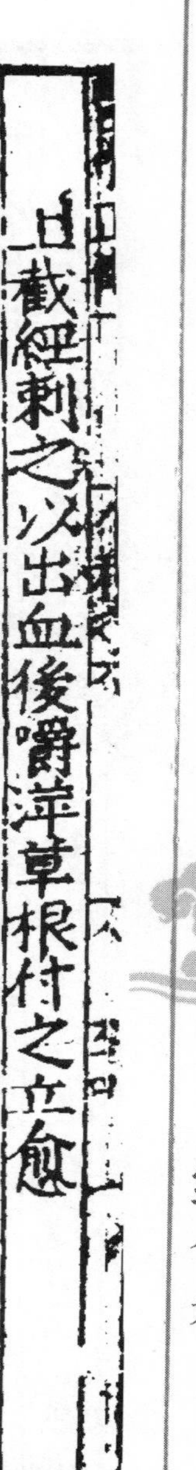

且截經刺之以出血後嚼萍草根付之立愈

○手瘑瘡用皂角枯礬輕粉黄連黄栢為末付之

○砂瘡用掃地藤燒灰付之

○諸瘡痛不可忍者用苦寒藥可施於資禀厚者若禀氣薄者宜於補中益氣湯中加苦寒藥也若血熱之人瘡痛宜四物湯加黄芩鼠粘子連翹在下加黄栢若肥人濕熱瘡痛宜防風羌活荊芥白芷蓋風能勝濕故也

○疥瘡併馬疥瘡用馬鞭草不犯鉄器搗取自然汁半盞飲盡十日内愈神效

○白癜風癬以小麥攤石上以鉄器燒紅壓出油搽之立效

○治風癬疥瘡用梓樹葉木綿子羯羊屎鼠屎盒灘付之

○治癬瘡用浮萍末一两蒼耳子蒼术各二两苦參一两半香

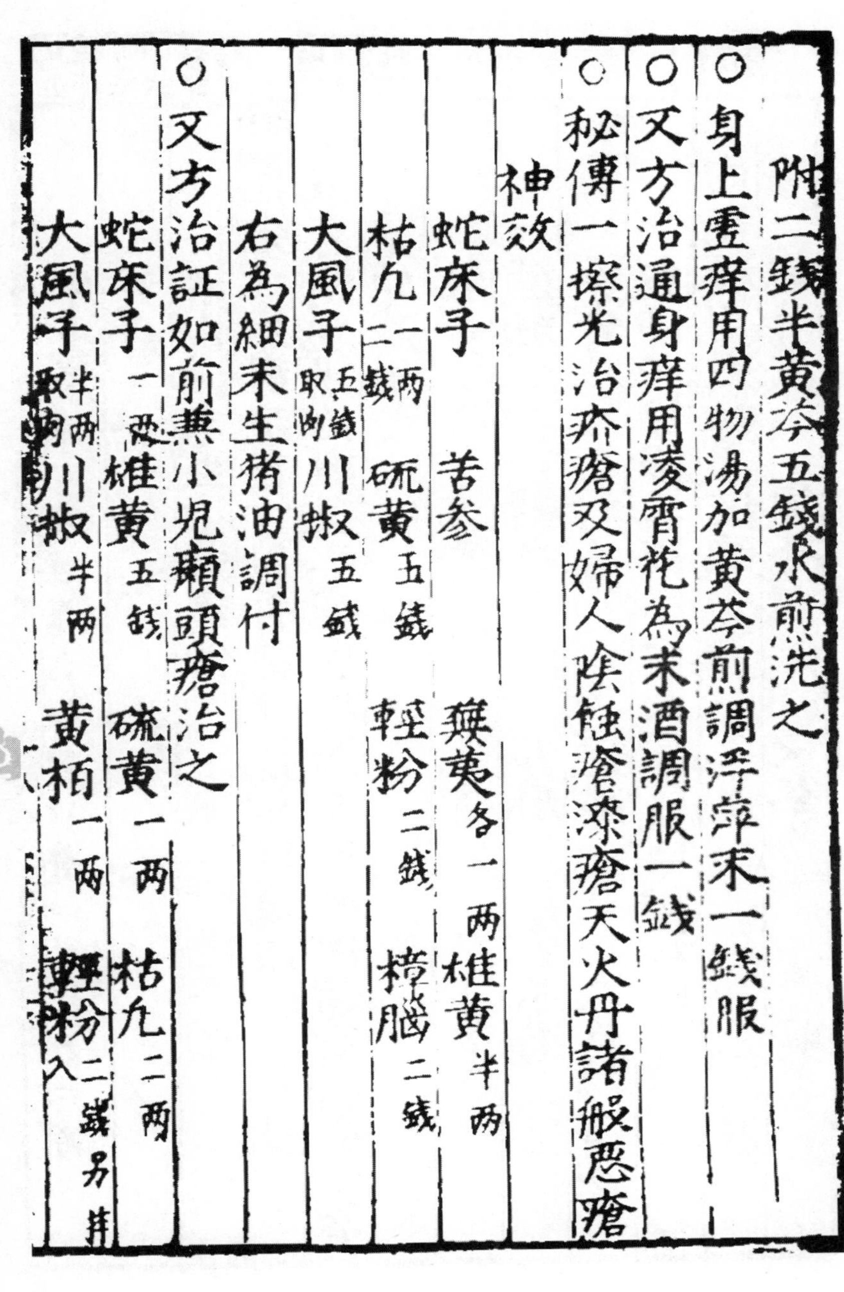

附二錢半黄芩五錢水煎洗之

○身上壹痒用四物湯加黄芩煎調浮萍末一錢服

○又方治通身痒用凌霄花為末酒調服一錢

○秘傳一擦光治疥瘡及婦人陰蝕瘡漆瘡天火丹諸般惡瘡神效

蛇床子　苦參　蕪荑各一兩　雄黄半兩

枯凡一兩二錢　硫黄五錢　輕粉二錢　樟腦二錢

大風子五錢取肉　川椒五錢

右為細末生猪油調付

○又方治証如前兼小児癩頭瘡治之

蛇床子一兩　雄黄五錢　硫黄一兩　枯凡二兩

大風子半兩取肉　川椒半兩　黄柏一兩　輕粉二錢另拌入

牛皮岸熏牛皮煙岸也如無以香炉岸代之一两

黄丹一两

右為細末生猪油調付

○凡先哲治癰疽要方俱採摭于後以備選用

○五香連翹湯治癰疽未成膿者服之可散但當看時令及資禀加减用之

乳香　木香　沉香　丁香

連翹　射干　升麻　木通

桑寄生　麝香　獨活　大黄各等分

右細切每服三錢水一大盞煎七分去柤温服

○内托復煎散托裏健胃

地骨皮　黄芩　茯苓　芍藥

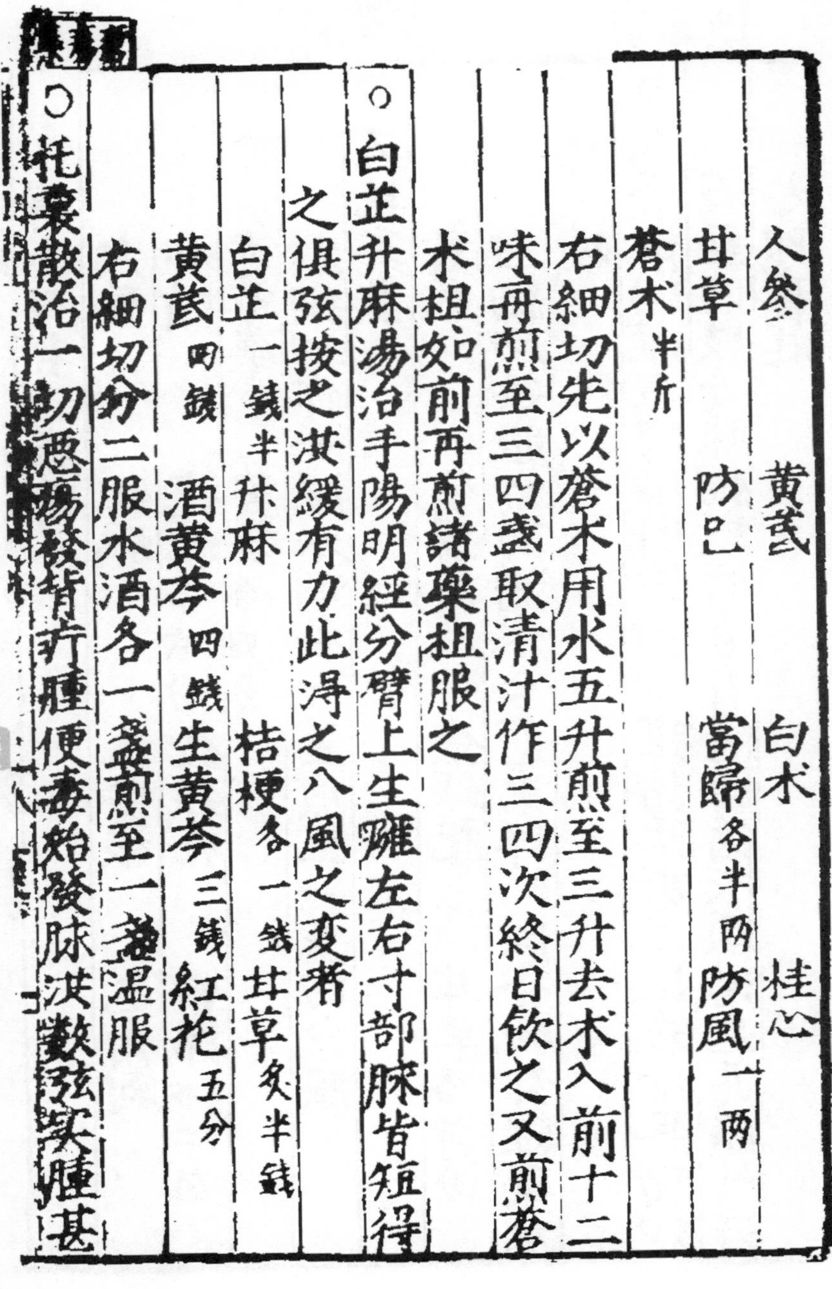

人參　黃芪　白朮　桂心

甘草　防己　當歸各半兩　防風一兩

蒼朮半斤

右細切先以蒼朮用水五升煎至三升去朮入前十二味再煎至三四盞取清汁作三四次終日飲之又煎蒼朮柤如前再煎諸藥柤服之

○白芷升麻湯治手陽明經分臂上生癰左右寸部脉皆短得之俱弦按之洪緩有力此得之八風之變者

白芷一錢半　升麻　桔梗各一錢　甘草炙半錢

黃芪四錢　酒黃芩四錢　生黃芩三錢　紅花五分

右細切分二服水酒各一盞煎至一盞溫服

○托裏散治一切惡瘡發背疔疽便毒始發脉洪數弦實腫甚

將作膿者三服消尽

大黄　牡蠣　瓜蔞根　皂角刺

朴硝　連翹各六分　金銀花　當歸各二錢

赤芍藥　黄芩各四分

右細切作一服水酒各一盞煎至一盞四分服

○又托裏散

黄芪　當歸　金銀花　甘草各等分

右細切每服一两酒水合煎更詳部位各加引經藥尤妙

○烏金散治癰疽疔腫時毒附骨疽諸惡瘡等証若瘡黒陷如石堅四肢冷脉細或時昏冒譫語循衣煩渴危篤服此汗之即瘡起

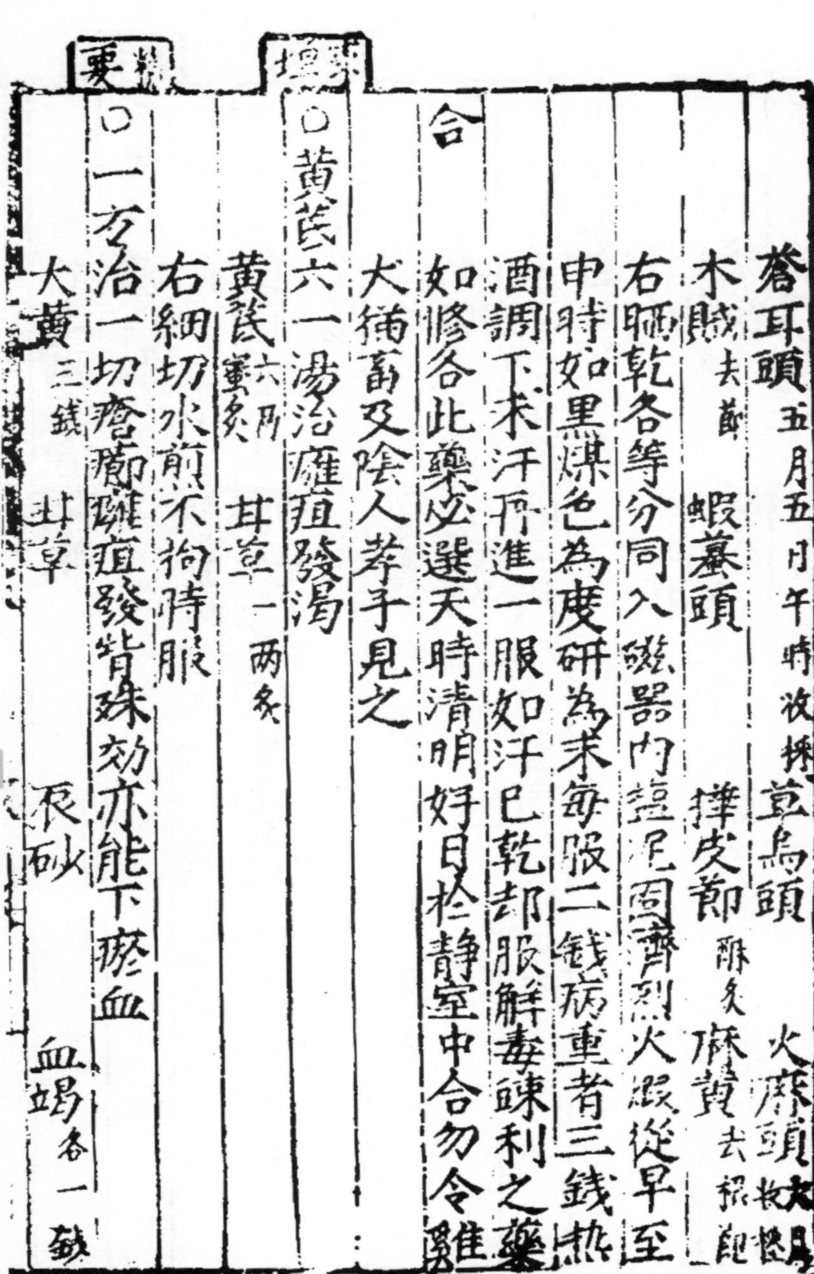

蒼耳頭五月五日午時收採 草烏頭 火麻頭收採大風

木賊去節 蝦蟆頭 樺皮節酥炙 麻黃去根節

右曬乾各等分同入磁器內鹽泥固濟烈火煅從早至中時如黑煤色為度研為末每服二錢病重者三錢熱酒調下求汗再進一服如汗已乾卻服解毒疏利之藥

合

如修合此藥必選天時清明好日於靜室中合勿令雞犬貓畜及陰人孝子見之

〇黃芪六一湯治癰疽發渴

黃芪蜜炙六兩 甘草一兩炙

右細切水煎不拘時服

〇一方治一切瘡癤癰疽發背殊效亦能下瘀血

大黃三錢 甘草 辰砂 血竭各一錢

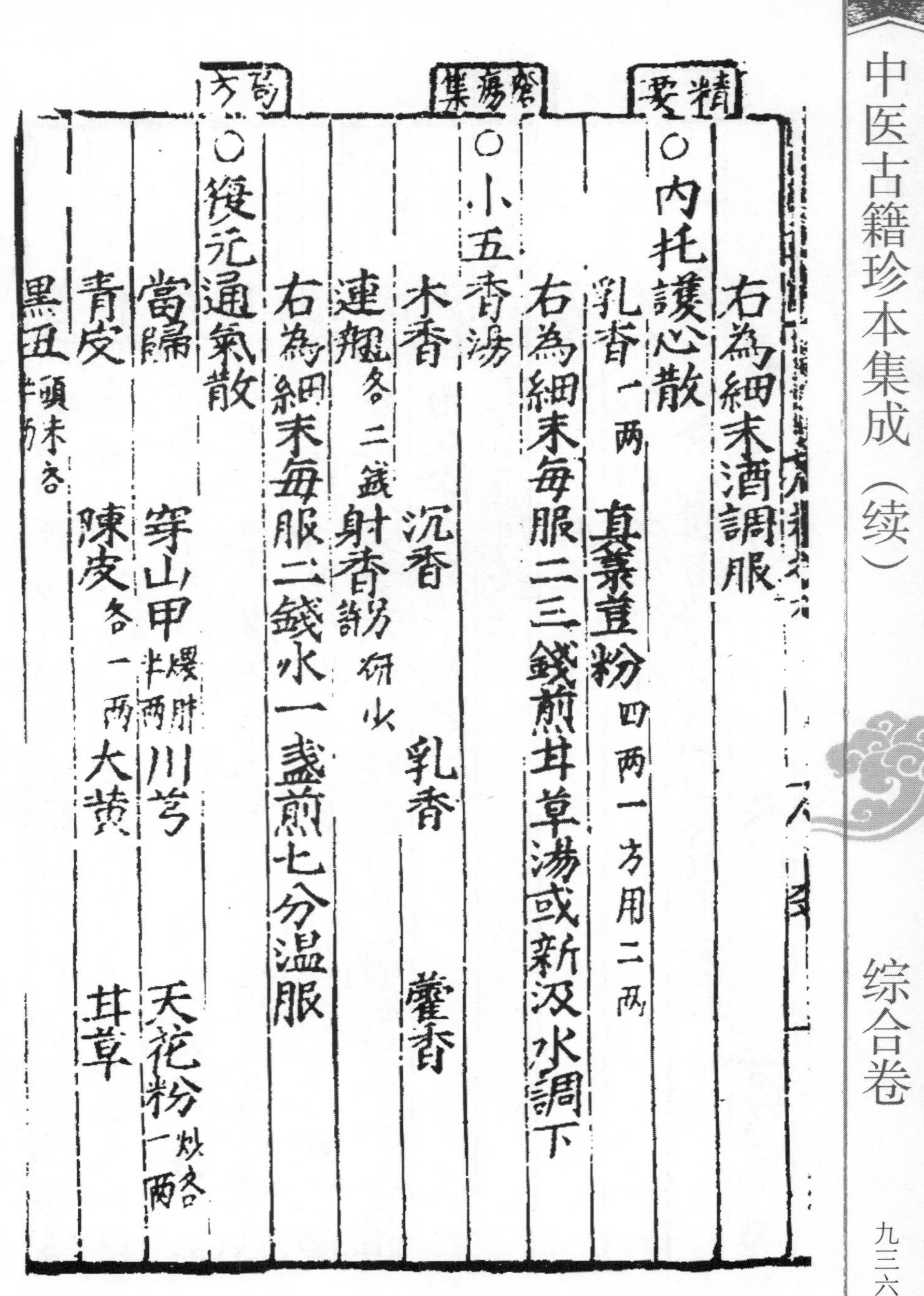

右為細末酒調服

○內托護心散

乳香一兩　真菉荳粉四兩一方用二兩

右為細末每服二三錢煎甘草湯或新汲水調下

○小五香湯

木香　沉香　乳香　藿香

連翹各二錢　射香另研少許

右為細末每服二錢水一盞煎七分溫服

○復元通氣散

當歸　穿山甲煨胖半兩　川芎　天花粉炒各一兩

青皮　陳皮各一兩　大黃　甘草

黑丑頭末各半兩

右為細末每服二錢溫酒調

東垣　〇金銀白芷散

黄芪　當歸各一錢　棟榔　川芎各五分

甘草一錢　天花粉五分　乳香　沒藥各三分

皂角刺去尖炒　金銀花各一錢半　防風三分　白芷一錢

右為細末分三服每服水酒各半盞煎連柤服

瘡瘍集　〇正鈇箍散

貝母去心五兩　白芷　蒼耳草灰　醋拌曬干各二兩

或加龍骨二錢尤妙

右為細末水調或香油調貼瘡上

瘡瘍集　〇大鈇箍散

芙蓉　豬卷皮　木鱉子各四兩　白芷

黄栢　寒水石各二两　大黄　紫荆皮各一两
赤豆　白歛各二两　白芨一两　防風半两
貝母二两　真地青　羌活各一两
右為細末凉水調圜癰四畔如肉脆去白芨白歛加生
地黄地榆用芭焦油調付熱甚者用三消散

瘡瘍集

○三消散退極热証赤腫焮開者
朴硝　硇硝　大黄　梔子炒黑色
寒水石　南星各等分
右為末生地黄汁調塗貼芙蓉葉汁調亦可

瘡瘍集

○雲母膏治一切癰疽瘡癤折傷等証
蜀椒去目及閉口者微炒　白芷　没藥
赤芍藥　肉桂　當歸　塩花

菖蒲　麒麟竭　黄芪　白芨
芎藭　木香　龍胆草　白芷
防風　厚朴　射香　桔梗
柴胡　松脂　人参　蒼术
黄芩　乳香　附子　茯苓
良姜　合歡皮各五錢　硝石　甘草
雲母各四兩　栢葉　桑白皮　槐枝
柳枝　水銀以絹另包待膏成以手細彈鋪在上各養膏用
陳皮各二兩　清油四十兩　黄丹二十兩
右除雲母硝石麒麟竭乳香沒藥射香黄丹鹽花八味另研外余藥並細切入油浸七日文火煎以柳枝不住手攪候匝沸乃下火沸定又上火如此者三次以藥黑

色爲度去柤再熬後入丹與八味末仍不住手以槐柳枝攪滴水中成珠不軟不硬爲度磁器收貯候溫將水銀彈上用時先刮去水銀或服或貼隨宜用之其功甚大也

○太乙膏治一切癰疽瘡瘍貼之神效亦可內服須詳証經絡作湯使送下

玄參　白芷　當歸　肉桂

大黃　赤芍藥　生地黃各一兩　黃丹

真麻油二斤

右細切入油浸夏三日冬十日春秋七日文火煎黑色去柤入黃丹再熬以槐柳枝不住手攪滴水中成珠不軟不硬磁器收貯

神異膏　治諸般癰腫癤毒殊效

露蜂房有蜂兒多者佳一兩　玄參半兩　黃芪七錢半

金蛇退半兩用水鹽洗淨焙乾　杏仁一兩去皮尖　黃丹五兩飛

香油十兩　亂髮如雞子大一團無病壯年男子者佳皂水洗淨

右先將香油入亂髮於銚中文火熬候髮焦烊盡以杏仁投入候杏仁黑色用真綿濾出粗再將油入銚內然後下黃芪玄參二味文火熬一二時久住火候片時火力稍息旋入露蜂房蛇退二味以柳枝不住手攪慢火熬至紫黑色又再用綿濾過去粗入爐中文武火熬下丹急攪千餘轉滴水中成珠子膏即成矣冬月略嫩些夏月略硬些磁器盛貯隨意攤貼

○萬捷青雲膏　治諸般癰腫未成膿者貼散已成膿者拔毒追

脹腹中痞塊上瘧疾貼大椎及身柱其效如神

白松香一斤去木屑　草麻子三百粒去殼

杏仁三百粒去殼　銅青三兩　乳香一兩半　没藥一兩半

輕粉二錢

右共作一處用鐵槌木砧於日中搗成膏如燥少加香

油杵之或用石臼木杵搗亦可用磁器盛緋帛攤貼[illegible]

中揀不見火

○一方治背癰附骨疽乳癰及一切癰腫未成膿者發散極效

槐花一兩炒焦色　胡桃十箇新鮮不油者連殼磨火煨熟去殼

右二味於沙盆內研爛如泥熱酒調和粗温服如能飲

酒人多飲愈效一醉後而癰腫散矣

○豨薟散治癰疽發背及一切癧毒等證效如神

豨薟草其葉長如牛舌其氣如猪臭者 小薊根

五瓜龍即五葉藤 生大蒜

右四味各等分細研用酒和匀濾去粗服一碗得大汗通身而愈

○又方治諸般癰腫神效已上並祖傳方

新採天門冬一味約三五兩洗淨入沙盆内研細以好酒濾起濾去粗頻服未效再服一二服必愈

論

癘風（癘與癩通）六十一

内經曰風之傷人也或為寒熱或為熱中或為寒中或為癘風又曰癘者因榮衛熱胕其氣不清故使其鼻柱壞而色敗皮膚瘍潰風寒客扵脉而不去名曰癘風丹溪曰是受天地閒殺物之風故也然近見病此者原其所由多是熱血得寒所致或夏月勞甚而入寒泉澡浴或冬月酒後而乃踏氷履霜及入水取魚由是濕熱鬱于内而不散風寒客于外而不行内外怫鬱既久而漸成肌肉之敗腐矣經所謂熱勝則肉腐是也大抵此證肺歸重扵手足陽明之經蓋手足陽明者胃與大腸主之脾肺二經之府也脾主肌肉而肺主皮毛乃府及扵藏病也經又曰腸胃為市無物不受無物不包故其

熱毒積于中而形於外耳故治法必先取陽明而後及於太陰亦本而標之之義也又濕热甚必生風風甚則生虫如腐草為螢之類又治法必先殺其虫瀉其火然後生血凉血枯風道滯降陽升陰皆為治之急務也治雖多門大畧不越乎此也學者詳之

脉法

脉兩寸浮而緊　或浮而洪　陽脉浮弦陰脉實大

脉浮緩者易治　洪大而数者難愈　沉實者難愈

脉溢者病在上　脉浮者病在下皆為不治之証也

方法 丹溪方法九五條

丹溪曰大風病是受天地間殺物之風古人謂之厲風者以其酷烈暴悍可畏耳人得之分在上在下氣受之則在上

血受之則在下氣血俱受則在上復在下然皆不外乎陽
明一經陽明者胃與大腸也無物不受治之者須致意看
其疙瘩與瘡上体先見者多者在上也下体先見者多者
在下也在上者以醉仙散取涎血於齒縫中出在下者以
通天再造散取惡物蟲積於穀道中出後用防風通聖散
調之更用三稜針於委中出血夫上下同得者甚重自非
醫者神手病者鐵心罕能免此夫從上或從下以漸而來
者皆是可治之證人見其病勢之緩多忽之以法治之雖
已全愈若不絕味斷慾皆不免再發而終於不救也予治
五人矣其不死者惟一婦人因貧甚無物可食耳余皆三
四年後再發孫真人云嘗治四五百人終無一人免於死
非真人不能治蓋無一人能守禁忌耳其婦於本病外又

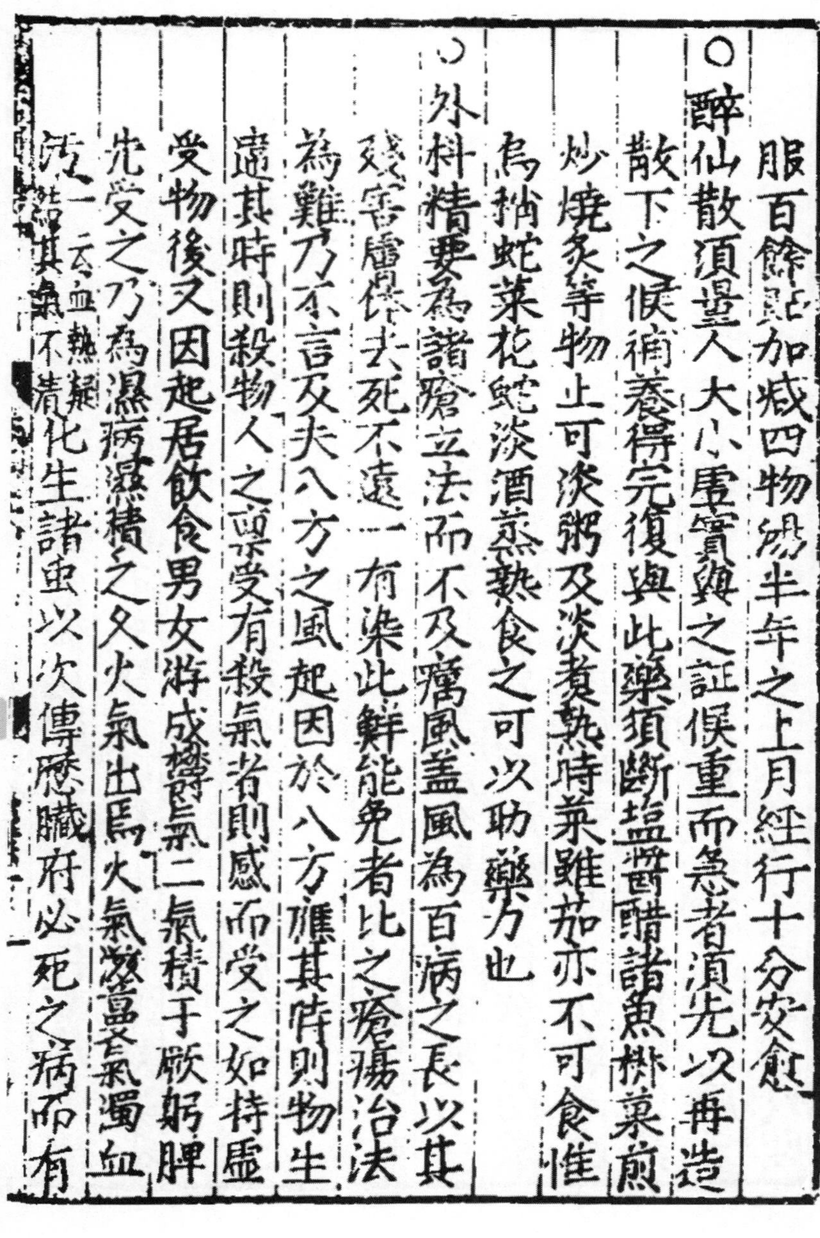

服百餘貼加減四物湯半年之上月經行十分安愈

○醉仙散須量人大小虛實與之証候重而急者須先以再造散下之候補養得完復與此藥須斷塩醬醋諸魚椒菓煎炒燒炙等物止可淡粥及淡煮熟時菜雖茄亦不可食惟烏梢蛇菜花蛇淡酒蒸熟食之可以助藥力也

○外科精要為諸瘡立法而不及癘風蓋風為百病之長以其殘害膚體去死不遠一有染此鮮能免者比之瘡瘍治法為難乃不言及夫八方之風起因於八方應其時則物生違其時則殺物人之稟受有殺氣者則感而受之如持虛受物後又因起居飲食男女淫欲成鬱氣二氣積于厥婦脾先受之乃為濕病濕積之久火氣出焉火氣鬱蒸氣濁血泣（一云血熱凝）結其氣不清化生諸虫以次傳歷臟府必死之病而有

可主之理其始病者胃氣微傷脾主肌肉流行甚緩傳變以漸或可藉医藥之功而免謂之必死非惟医不知藥悉畀不能禁絶可哀也夫

○近見粗工用藥佐以大風子油殊不知此藥性熱有燥痰之功而傷血至有病將愈而先失明者

○宋洞虛云大風有五黑色不治余皆可治虫食肝眉落食肺鼻崩食脾声啞食心足底穿膝虛腫食腎耳鳴啾啾耳弦生瘡或痒或痛如針刺狀食身則皮痒如虫行自頭面來為順風自足起者為逆風多因感寒熱與痰濁雜氣而成治法先以雷公散即再造散下之以稀粥養半月勿妄動作勞後以醉仙散中間或吐或利不必怕怯但顋喉頭面腫吞不得下旋出惡水或齒縫中出臭水血絲或言不得或悶

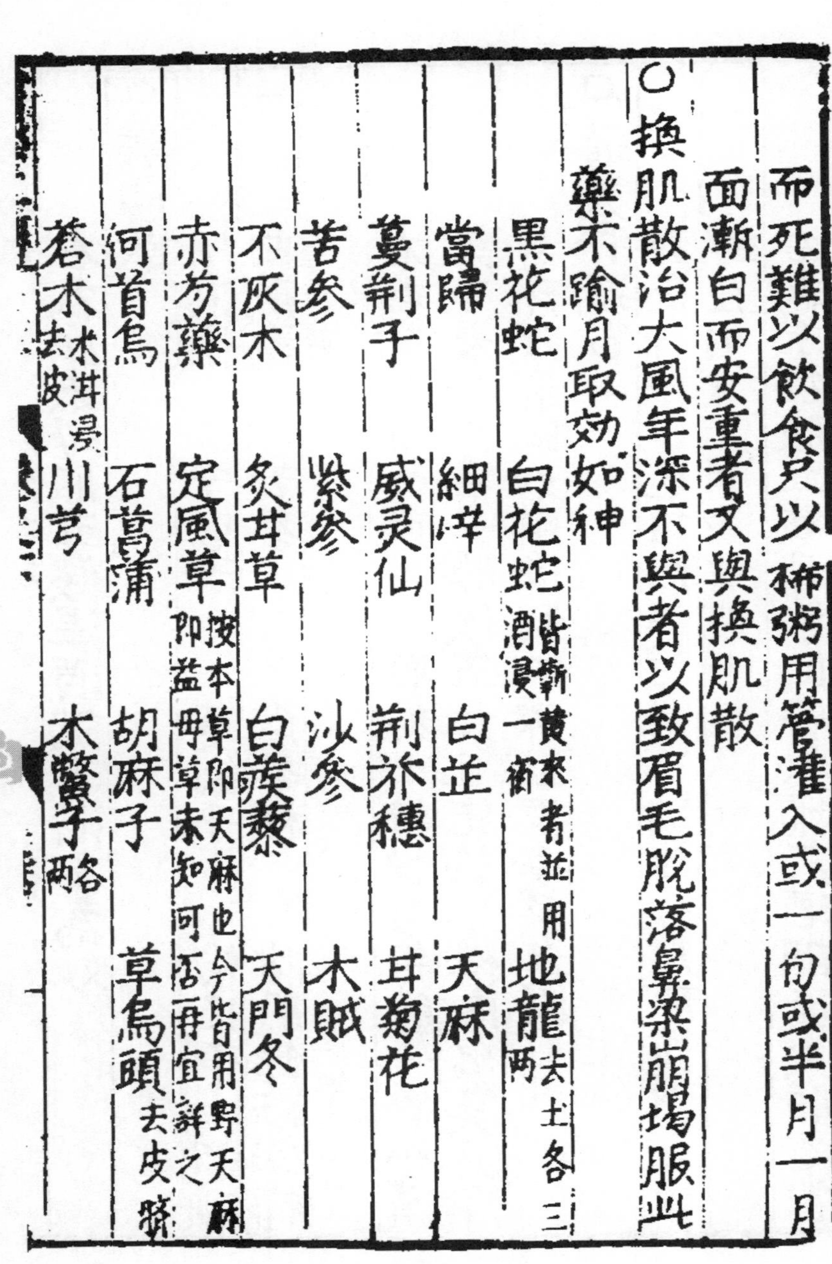
而死難以飲食只以稀粥用管灌入或一旬或半月一月面漸白而安重者又與換肌散

○換肌散治大風年深不與者以致眉毛脫落鼻梁崩塌服此藥不踰月取効如神

黑花蛇　白花蛇皆蘄黃來者並用酒浸一宿　地龍去土各三兩

當歸　細辛　白芷　天麻

蔓荊子　威灵仙　荊芥穗　甘菊花

苦參　紫參　沙參　木賊

不灰木　炙甘草　白蒺藜　天門冬

赤芍藥　定風草按本草即天麻也今皆用野天麻即益母草未知可否再宜辨之

何首烏　石菖蒲　胡麻子　草烏頭去皮臍

蒼木米泔浸去皮　川芎　木鱉子各兩

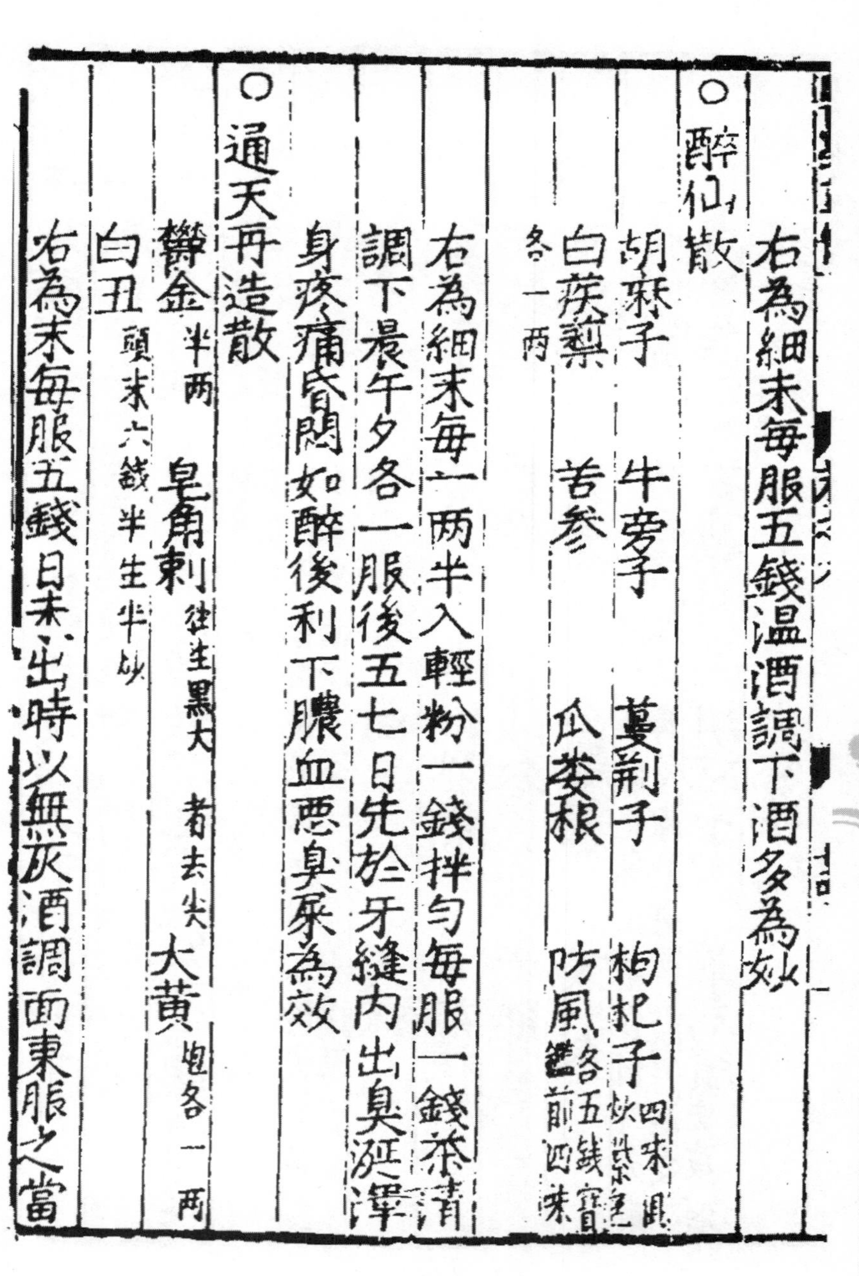

右為細末每服五錢溫酒調下酒多為妙

○醉仙散

胡麻子 牛蒡子 蔓荊子 枸杞子 四味同炒紫色

白蒺藜 苦參 瓜蔞根 防風 各五錢寶 鑑前四味

各一兩

右為細末每一兩半入輕粉一錢拌勻每服一錢茶清調下晨午夕各一服後五七日先於牙縫內出臭涎渾身疼痛昏悶如醉後利下膿血惡臭屎為效

○通天再造散

鬱金 半兩 皂角刺 經生黑大者去尖 大黃 炮各一兩

白丑 頭末六錢半生半炒

右為末每服五錢日未出時以無灰酒調面東服之當

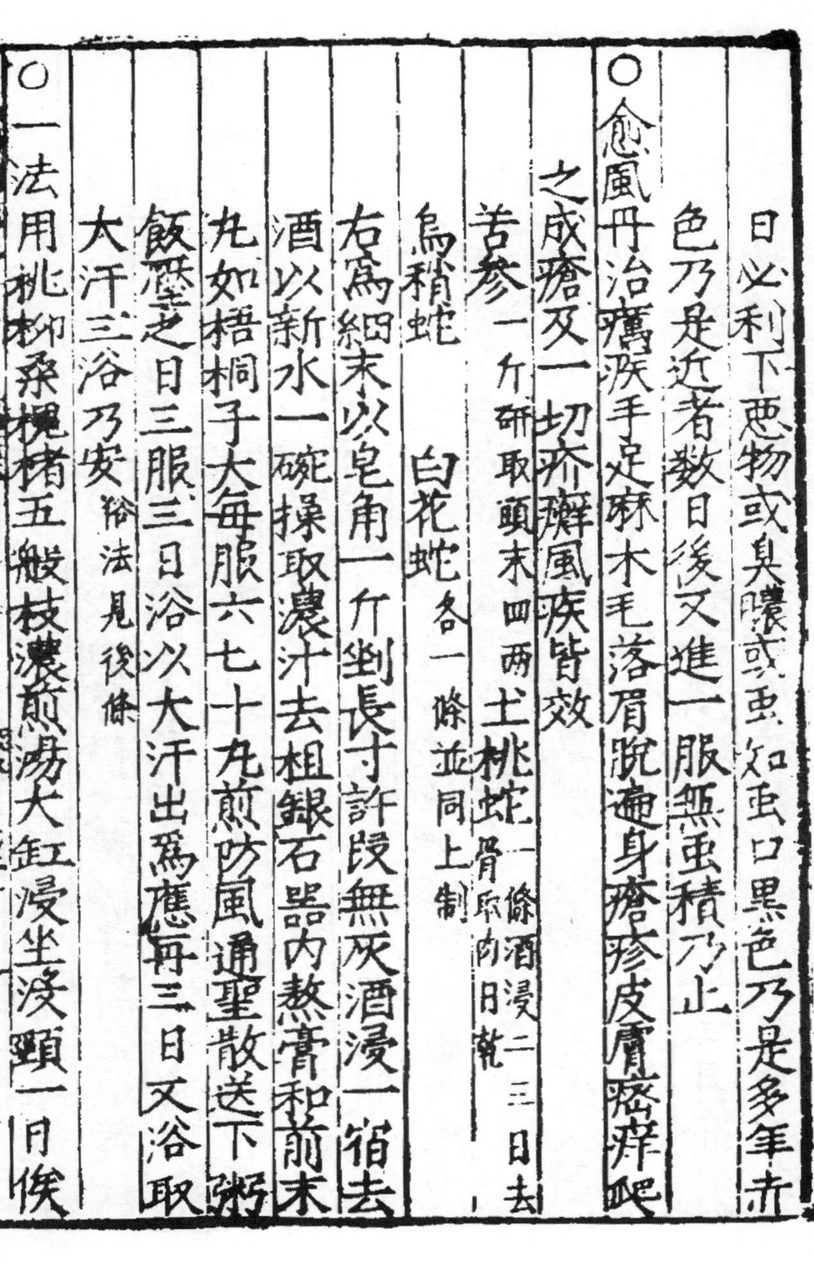

日必利下恶物或臭脓或虫如虫口黑色乃是多年赤色乃是近者数日后又进一服无虫积乃止

○愈风丹治疠疾手足麻木毛落眉脱遍身疮疹皮肤瘙痒爬之成疮及一切疥癣风疾皆效

苦参一斤研取头末四两　土桃蛇一条酒浸二三日去骨取肉日干

乌稍蛇　白花蛇各一条并同上制

右为细末以皂角一斤剉长寸许段无灰酒浸一宿去酒以新水一碗揉取浓汁去柤银石器内熬膏和前末丸如梧桐子大每服六七十丸煎防风通圣散送下粥饭压之日三服三日浴以大汗出为应每三日又浴取大汗三浴乃安浴法见后条

○一法用桃柳桑槐楮五般枝浓煎汤大缸浸坐没颈一日候

湯如油安矣○本草治惡疾遍身生瘡濃煎蒼耳湯浴浸半
日大效此神方也○又以荊芥穗大黃梔子蔚金地黃杜
仲防風羌活獨活白蒺藜等分爲細末以大風子油入熟
蜜丸如梧桐子大每服茶清送下四五十丸一日三服須
守戒三五年日誦觀音千萬声以攝其心禁其慾乃安也
○一法以苦參五斤好酒三斗漬一月每服一合日三服常與
不絕斎脾既安細末服之亦良右治癘疹方出圖經陶隱
居以酒漬飲治惡瘡久服輕身日華子以為殺虫本草除
伏熱養肝膽氣予常以蒼耳葉爲君以此物爲佐更以酒
煮烏蠡魚代補蛇之或缺研細糊丸如梧桐子大每服五
六十丸加至七八十丸熱茶清送下日三服一二月而安
君入紫萍尤捷紫萍多水蛭須寒月於山溪取之浄洗去

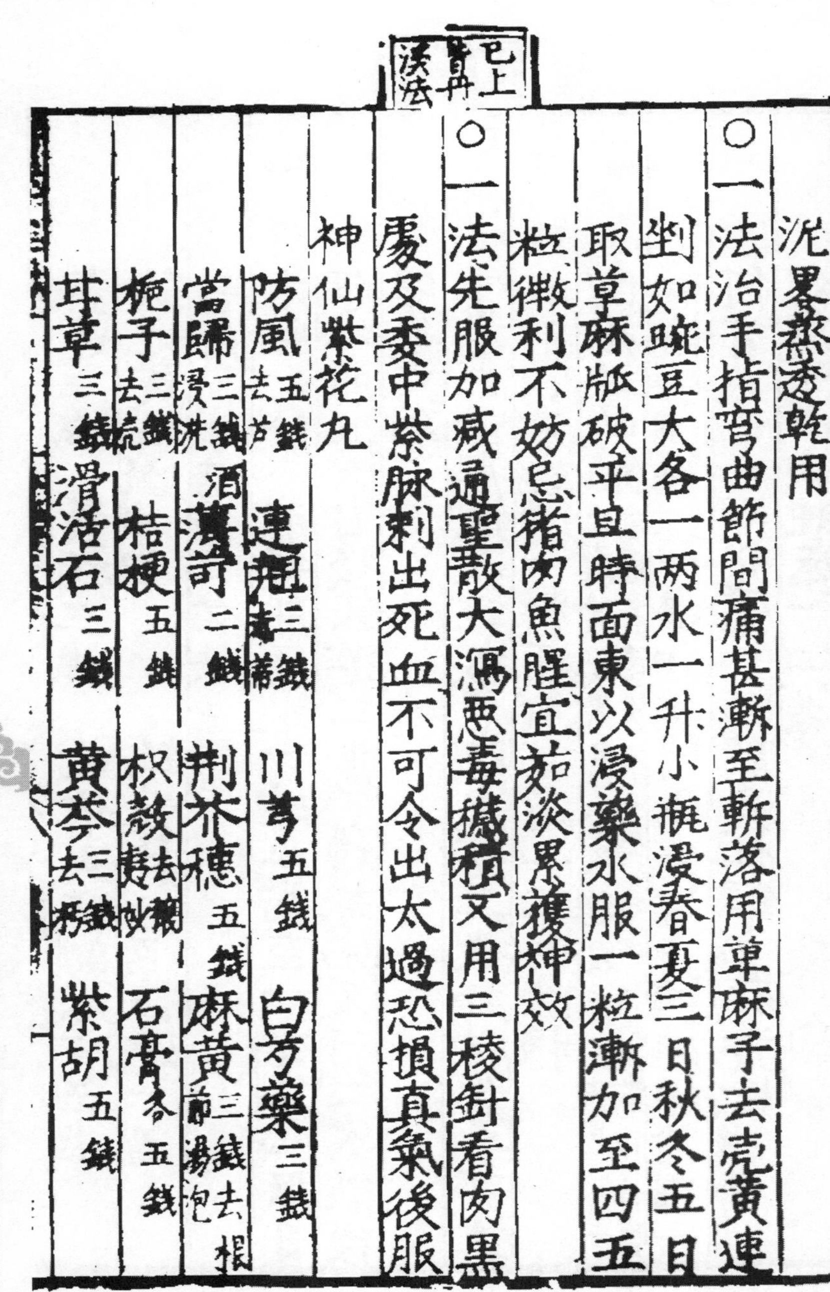

泥罨蒸透乾用

○一法治手指彎曲節間痛甚漸至斷落用草麻子去殼黃連剉如豌豆大各一兩水一升小瓶浸春夏三日秋冬五日取草麻瓶破平旦時面東以浸藥水服一粒漸加至四五粒微利不妨忌豬肉魚腥宜茹淡累獲神效

已上皆丹溪法

○一法先服加減通聖散大瀉惡毒穢積又用三稜鍼看肉黑處及委中紫脉刺出死血不可令出太過恐損真氣後服

神仙紫花丸

防風五錢去芦　連翹三錢去蒂　川芎五錢　白芍藥三錢

當歸三錢酒浸洗　薄荷二錢　荊芥穗五錢　麻黃三錢去根節湯泡

梔子三錢去殼　桔梗五錢　枳殼去穰麩炒　石膏各五錢

甘草三錢　滑石三錢　黃芩三錢去朽　柴胡五錢

外錄試驗方

黄連五錢　黄栢三錢　生地黄三錢半酒　羌活五錢
熟地黄三錢半酒　錦大黄六两　芒硝一两
皂角刺一两獨生者去尖

右細切分八服每服用水一碗半煎至一碗空心服日進二服五六日後又進二服待補養完又行二次然後服後丸藥

○神仙紫蒼丸治癘風及諸般惡瘡風瘡其效如神但要藥真無有不效者輕者一料可愈重者二三料除根

白花蛇一具出蘄黄州黑質白紋龍頭虎口背上二十四箇方勝花尾尖有一佛指甲新鮮者作蛀窩者不堪用去頭尾各四五寸許一两為率連皮骨用一两半
何首烏　荊芥穗　威灵仙各四錢　麻黄連根節二錢
胡麻子一錢　蛇床子二錢

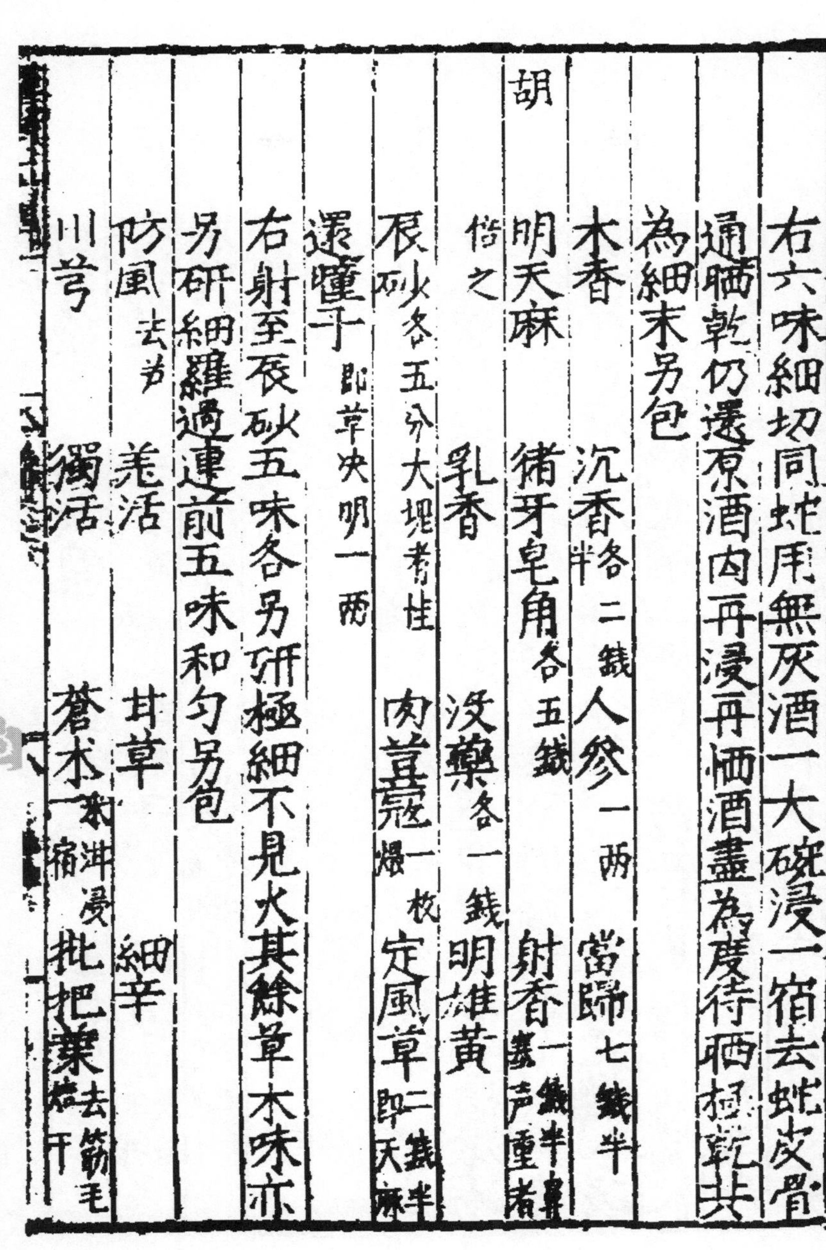

右六味細切同蛇用無灰酒一大碗浸一宿去蛇皮骨
通晒乾仍還原酒内再浸再晒酒盡為度待晒極乾共
為細末另包
木香　沉香各二錢半　人參一兩　當歸七錢半
胡　明天麻　猪牙皂角各五錢　射香一錢半真者蛋声重者
偺之　乳香　沒藥各一錢　明雄黃
辰砂各五分大塊者佳　肉荳蔻一枚爆　定風草二錢半即天麻
還瞳子即草决明一兩
右射至辰砂五味各另研極細不見火其餘草木味亦
另研細羅過連前五味和勻另包
防風去芦　羌活　甘草　細辛
川芎　獨活　蒼术米泔浸一宿　枇杷葉去筋毛炙干

白芍藥　白蒺藜　金銀花　五加皮
香白芷　苦參各五錢　胡麻子　白附子米泔浸炒
麻黃　川牛膝　草烏頭米泔浸炮　川烏米泔浸炮
石菖蒲各二錢半
右為細末另包
總合法治用大風子三斤新鮮者佳發油黃色者不堪用去殼以磁罐一箇盛之火入無灰酒以皮紙竹箬重重包口勿令泄氣頓滾湯中勿令沒罐口外以物蓋鍋口塞封固文武火蒸候黑爛為度杵無沓滓成油分作三分每一分入第二號藥八錢重第一號藥六錢重第三號藥一兩五錢重和勻加糯米飯搗極膠粘如梧桐子大晒乾勿見火每服二十丸漸加至五六十丸雞鳴將午時臨臥時各一服茶清送下忌房

芳醎酸酒醋醬淹猪羊雞馬駒肉魚腥煎煿水菓五辛姜
椒大料辛辣热物耆癸景豈之類若不忌口斷慾則藥無
功雖愈再發其余肉味病愈後一年可食但猪羊雞肉終
身用忌此法乃治癩之神方也不可輕忽

跌傷方法

○治跌撲損傷用蘇木以活血黃連以降火白术以和中童便
煎為妙在下者可下瘀血但先須補托在上者宜飲韭汁
或和粥吃切不可飲冷水盖血得寒則凝但一絲血入心
即死

○骨損者用古文錢五分醋浸乳香没藥各一錢酒研服或用
接骨散、

○死成接骨丹

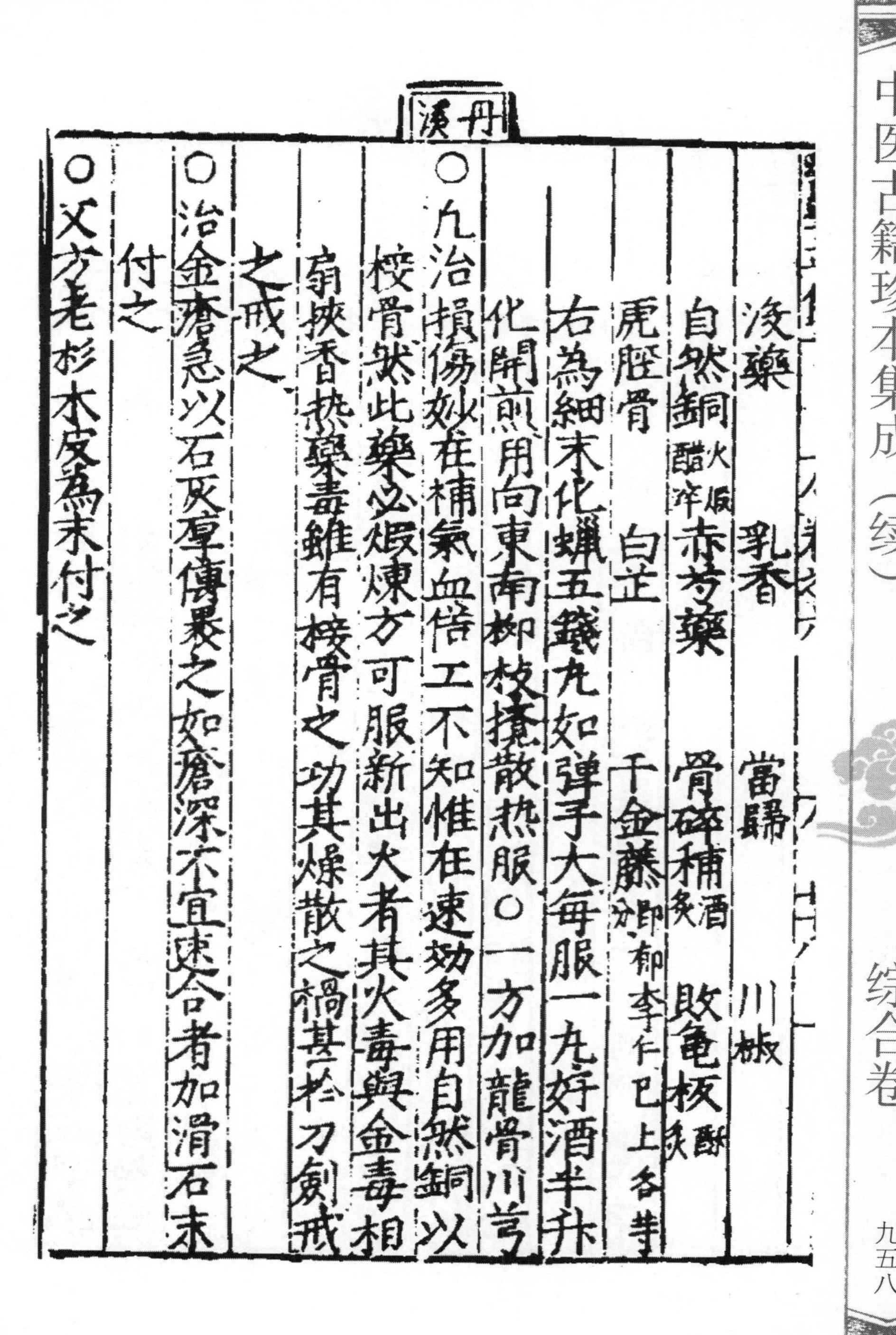

丹溪

没藥　乳香　當歸　川椒

自然銅（火煅醋淬）　赤芍藥　骨碎補（酒炙）　敗龜板（酥炙）

虎脛骨　白芷　千金藤（即郁李仁，巳上各等分）

右為細末，化蠟五錢，丸如彈子大，每服一丸，好酒半升化開煎，用向東南柳枝攪散，熱服。○一方加龍骨、川芎。

○凡治損傷，妙在補氣血，俗工不知，惟在速效，多用自然銅以接骨，然此藥必煅煉方可服，新出火者其火毒與金毒相扇，挾香熱藥毒，雖有接骨之功，其燥散之禍甚於刀劍，戒之戒之。

○治金瘡急，以石灰厚傅裹之，如瘡深不宜速合者，加滑石末付之。

○又方：老杉木皮為末付之。

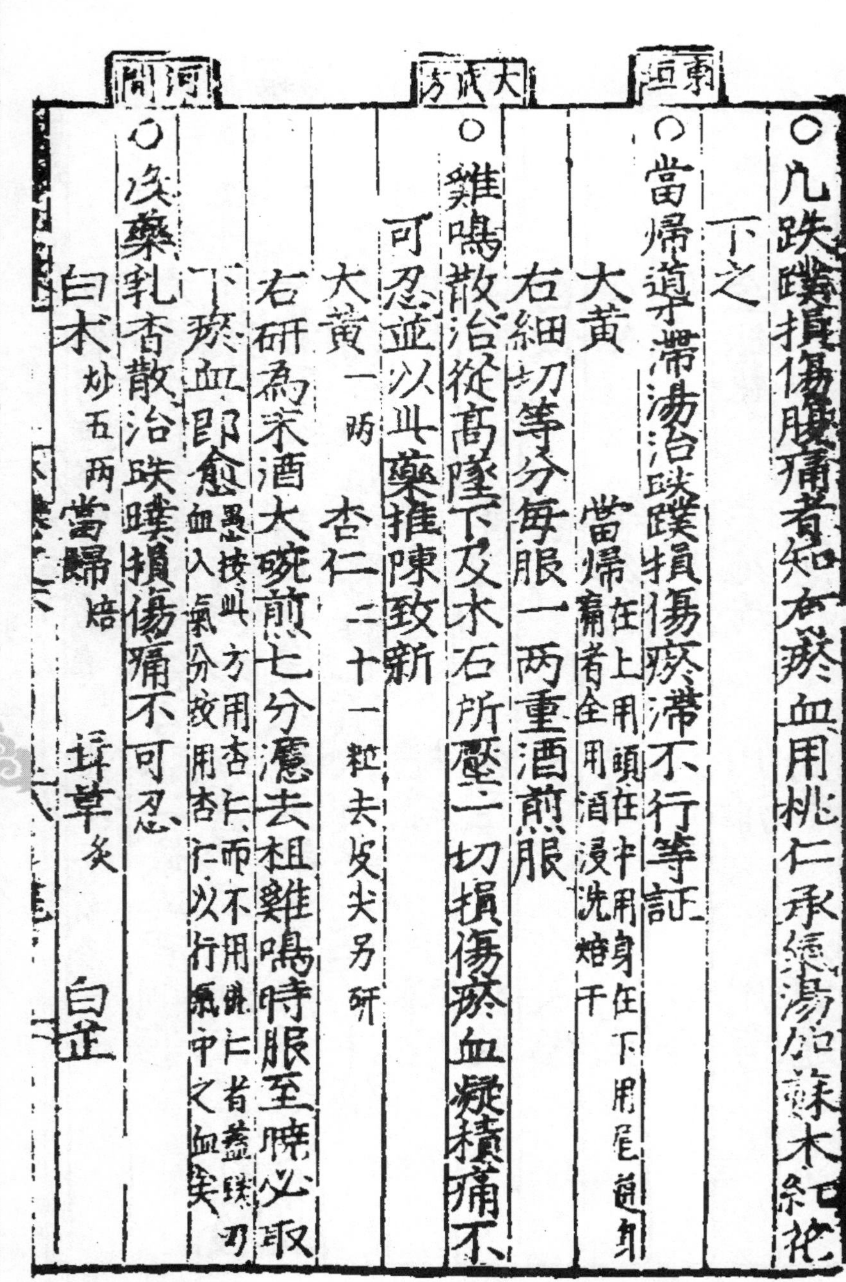

○凡跌撲損傷腹痛者知有瘀血用桃仁承氣湯加蘇木紅花下之

東垣

○當歸導滯湯治跌撲損傷瘀滯不行等証

大黃　當歸在上用頭在中用身在下用尾通身痛者全用酒浸洗焙干

右細切等分每服一兩重酒煎服

大成方

○雞鳴散治從高墜下及木石所壓一切損傷瘀血凝積痛不可忍並以此藥推陳致新

大黃一兩　杏仁二十一粒去皮尖另研

右研爲末酒大碗煎七分濾去租雞鳴時服至曉必取下瘀血即愈愚按此方用杏仁而不用桃仁者蓋跌仆血入氣分故用杏仁以行氣中之血矣

河間

○没藥乳香散治跌撲損傷痛不可忍

白朮炒五兩　當歸焙　甘草炙　白芷

沒藥另研各一兩半　肉桂去皮　乳香另研各一兩

右為末和勻再研極細每服二錢溫酒調下

○杖丹膏藥方治受杖責後如死血瘀腫宜先刺出惡血然後以此膏貼之三四日平復或早失調理成癰者貼之即散及治諸般癰疽瘡癤毒已潰未潰貼之無不神效

甘草　肉桂　蛇蛻　蟬蛻

露蜂房　連翹　白芷　白芨

白斂　白朮　蒼朮　人參

玄參　苦參　芍藥　南星

升麻　厚朴　梔子　百合

金銀花　天花粉　川歸　川芎

穿山甲炒脆為末　羌活　獨活　黃連

黄芩　黄柏　大黄　生地黄

紅花　蘇木　柴胡　鱉甲醋炙為末

青木香　何首烏　防風　荊芥穗

藿香　雲母石　花蕊石各一兩　亂髮壯年無病男子者一

坭　乾蟾一隻即風雞　鳳凰胎一隻即完中不轉頭雞黄池陰干用

桃柳桑枝各五莖

右各細切用香油六斤重浸藥三五日入鍋内熬色去粗入黄丹三斤别用槐柳枝不住手攪膏成候温入後

藥末

乳香　沒藥　龍骨各一兩　輕粉五錢

血竭一兩　射香二錢

右攪匀磁器收貯臨期看瘡大小攤貼

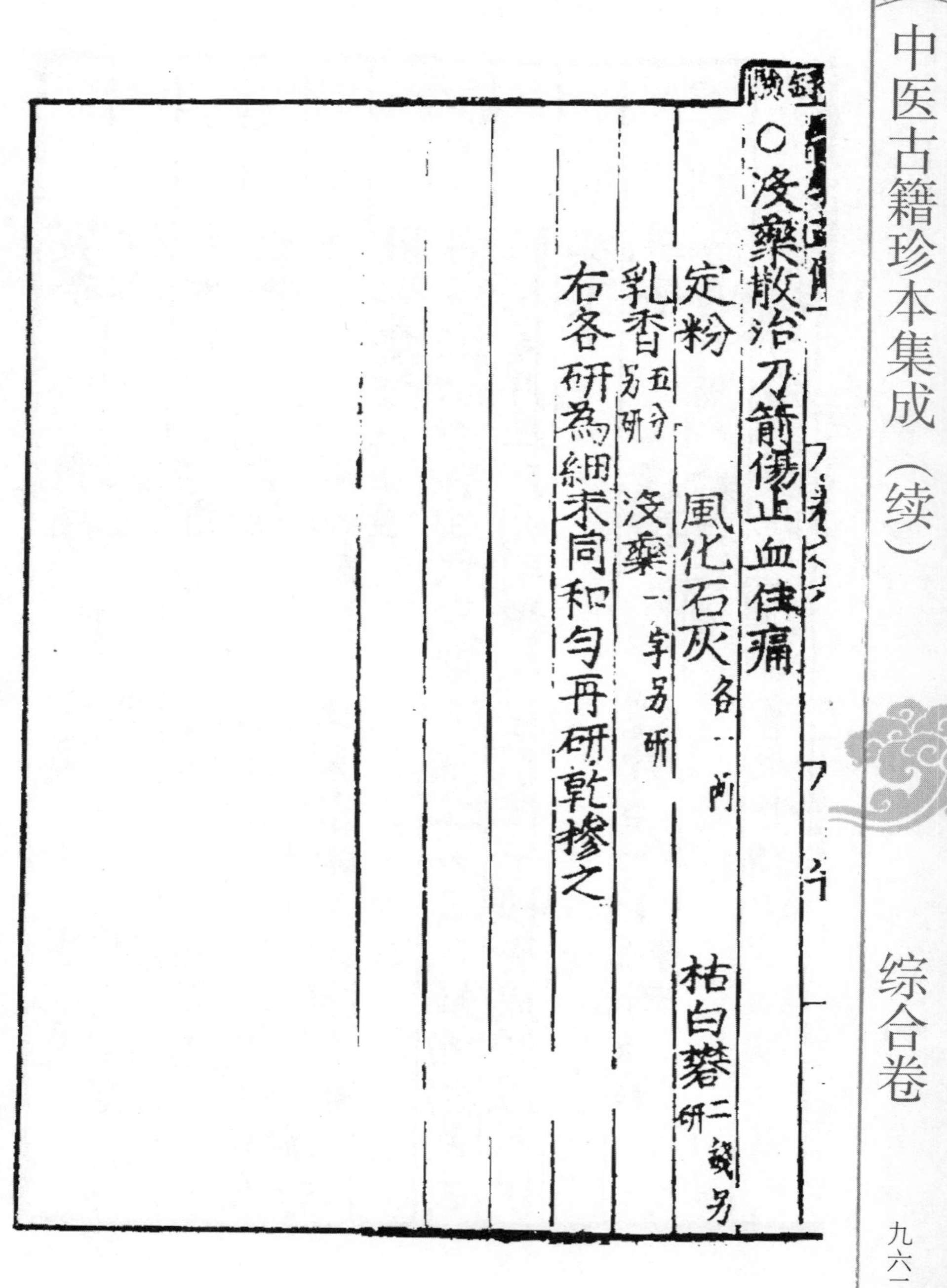

○没藥散治刀箭傷止血住痛

定粉　風化石灰各一两　枯白礬二錢另研

乳香五分另研　没藥一字另研

右各研爲細末同和匀再研乾摻之

論

破傷風六十二

内經曰風者百病之始也清淨則腠理閉拒雖有大風苛毒而弗能為害也若夫破傷風証因事擊破皮肉往往視為尋常殊不知風邪乘虛而客襲之漸而變為惡候又諸瘡久不合口風邪亦能内襲或用湯淋洗或着艾焚灸其湯火之毒氣亦與破傷風邪無異其為証也皆能傳播經絡燒爍真氣是以寒熱間作甚則口噤目斜身體強直如角弓反張之狀死在旦夕誠可哀憫治之之法當同傷寒處治因其有在表在裏半表半裏三者之不同故不離乎汗下和三法也是故在表汗之在裏者下之在表裏之間者宜和解之又不可過其法也閭閻野人多不識此証殺人之易早不求醫治療而

袖手待斃哀哉

脈法

表脈浮而無力太陽也　脈長有力陽明也

脈浮而弦小者少陽也

河間曰太陽宜汗陽明宜下少陽宜和解若能明此三法而治不中病者未之有也愚按河間先生論破傷風脉証詳明甚矣何其但云三陽而不及於三陰蓋風邪在於三陽之經便宜按法早治而愈若浮傳入三陰其証已危或腹滿自利口噪咽乾舌卷卵縮皆無可生之証故置而弗論也

方法

丹溪曰破傷風同傷寒壞証治看在何經而用本經藥驅逐之誤則殺人劉河間有法有方宜選而用之

河間○羌活防風湯治破傷風邪初傳在表

羌活　防風　川芎　藁本

當歸　芍藥各一錢　甘草　地榆

細辛各五分

右細切作一服水一盞半煎至一盞去柤熱服不拘時候量緊慢加減用之熱則加大黄一錢大便秘只加大黄五分緩緩令通

○白术防風湯若服前藥太過令自汗者宜服此藥

白术一錢　防風二錢　黄芪一錢半

右細切作一服水一盞半煎至一盞溫服不拘時藏府和而有自汗可用此藥破傷風藏府秘小便赤自汗不止者因服熱藥汗出不休者故知無寒也宜速下之先用小芎黄湯二三服後用大芎黄湯下之

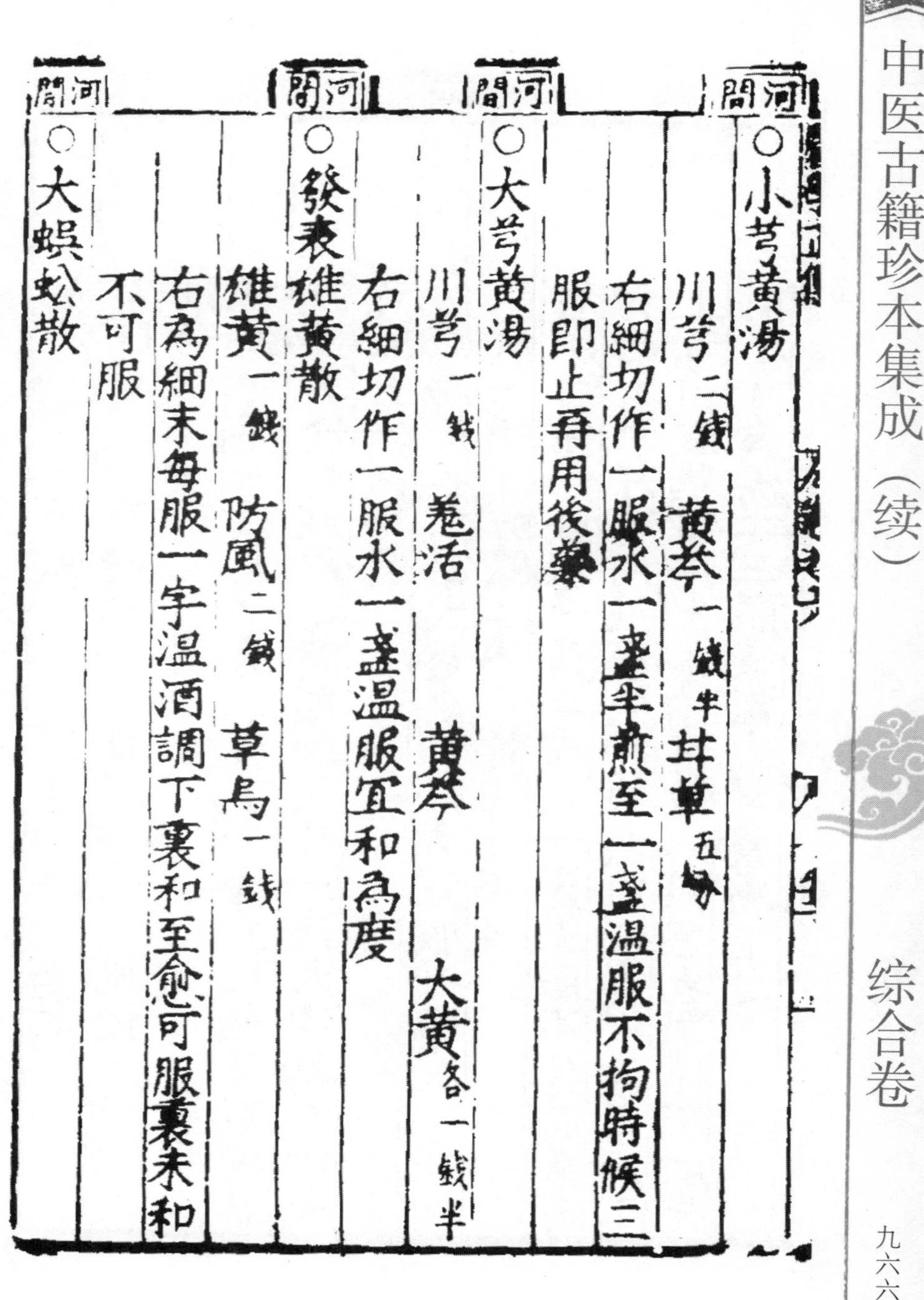

河間

○小芎黄湯

川芎二錢　黄芩一錢半　甘草五分

右細切作一服水一盞半煎至一盞温服不拘時候三服即止再用後藥

河間

○大芎黄湯

川芎一錢　羌活　黄芩　大黄各一錢半

右細切作一服水一盞温服宜和為度

河間

○發表雄黄散

雄黄一錢　防風二錢　草烏一錢

右為細末每服一字温酒調下裏和至愈可服裏未和不可服

河間

○大蜈蚣散

蜈蚣黄赤足各一條 江漂五錢即魚[illegible]鰾

左蟠龍五錢炒烟尽為度即野鴿糞

右為細末每服一錢清酒調下治法依前用裹和至愈可服但有裏証不可服次當下之用蜈蚣散四錢巴豆霜半錢飯丸而菉荳大每服一丸漸加至六七丸清酒調蜈蚣散少許送下宜利為度內外風去可服羌活湯緩緩而治不拘時候服之羌活湯者治半在表半在裏之藥也

○大羌活湯

羌活　菊花　麻黄　川芎

石膏　防風　前胡　黄芩

細辛　甘草　枳壳　白茯苓

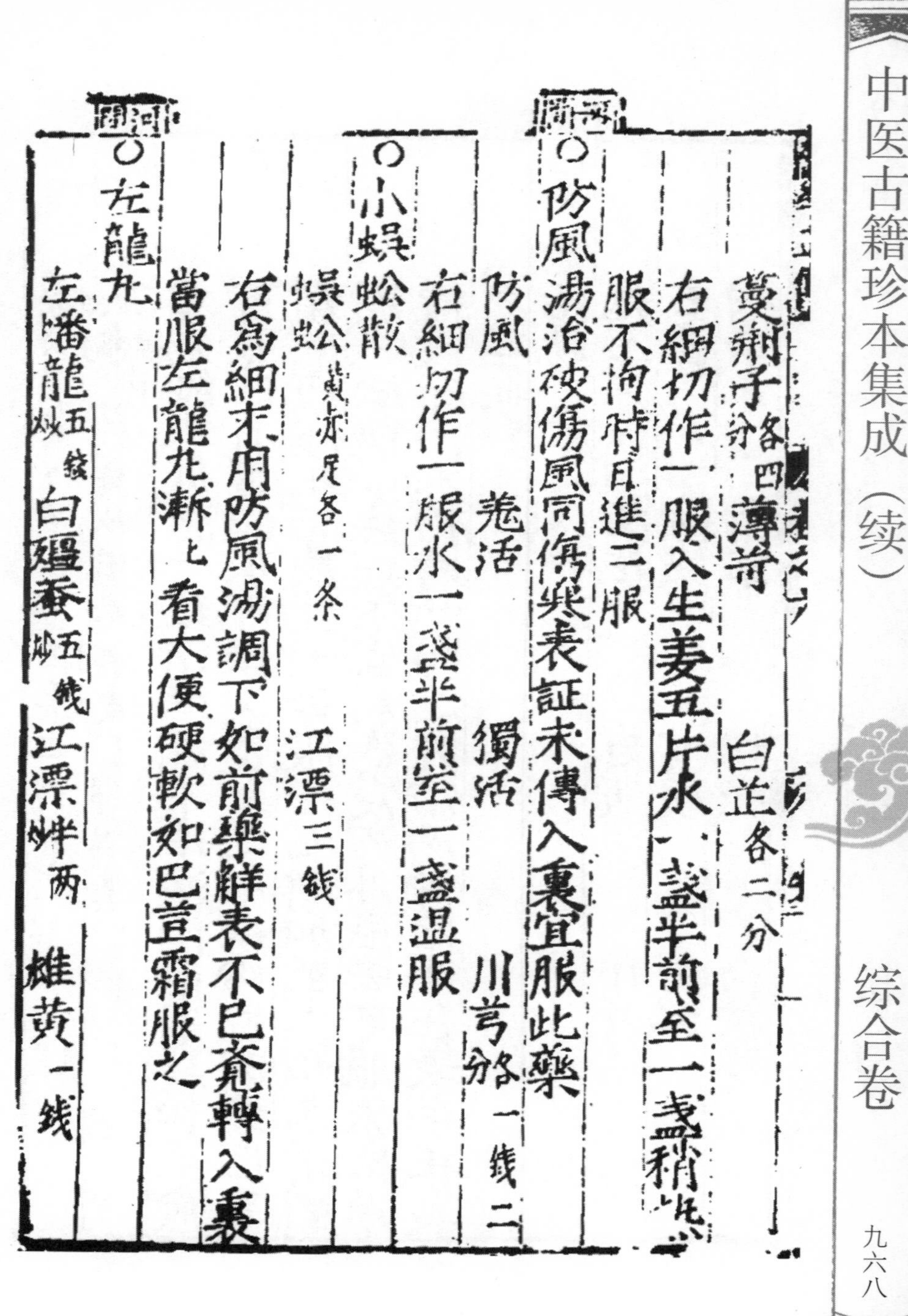

蔓荆子各四分 薄荷 白芷各二分

右細切作一服入生姜五片水一盞半煎至一盞稍熱服不拘時日進三服

○防風湯治破傷風同傷寒表証未傳入裏宜服此藥

防風 羌活 獨活 川芎各一钱二分

右細切作一服水一盞半煎至一盞温服

○小蜈蚣散

蜈蚣黄赤足各一条 江漂三钱

右為細末用防風湯調下如前藥觧表不已覔轉入裏當服左龍丸漸〻看大便硬軟加巴荳霜服之

○左龍丸

左蟠龍炒五钱 白殭蚕炒五钱 江漂炒半两 雄黄一钱

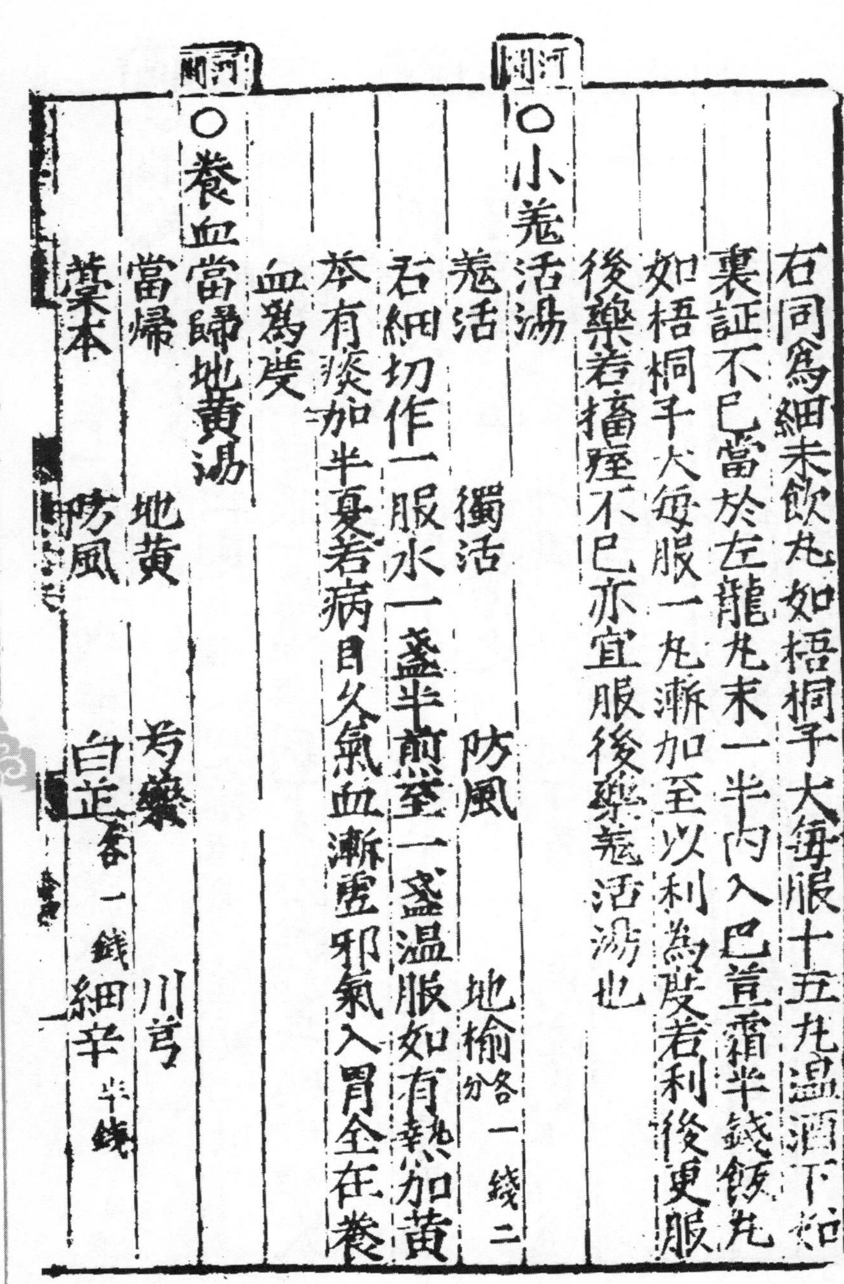
右同爲細末，飲丸如梧桐子大，每服十五丸，温酒下。如裏証不已，當於左龍丸末一半內入巴豆霜半錢，飯丸如梧桐子大，每服一丸，漸加至以利爲度。若利後更服後藥，若搐痓不已，亦宜服後藥羗活湯也。

河間 ○小羗活湯

羗活　獨活　防風　地榆各一錢二分

右細切作一服，水一盞半，煎至一盞，温服。如有熱，加黄芩；有痰，加半夏。若病日久，氣血漸虚，邪氣入胃，全在養血爲度。

河間 ○養血當歸地黄湯

當歸　地黄　芍藥　川芎

藁本　防風　白芷各一錢　細辛半錢

右細切作一服水一盞半煎至一盞服

河間○椎龍散治表藥

南星三錢　半夏五錢　天麻五錢　雄黃二錢半

右爲細末每服一錢温酒調下如有涎於此藥中加大黃爲下藥

河間○地榆防風散治破傷風中風半在表半在裏頭微汗身無汗不可發汗宜以表裏治之

地榆　防風　地丁香　馬齒莧各等分

右爲細末每服三錢温米飲調下

河間○白术湯治破傷風大汗不止筋攣手足搐搦

白术　葛根各二錢　升麻　黃芩各二錢

芍藥四錢　甘草半錢

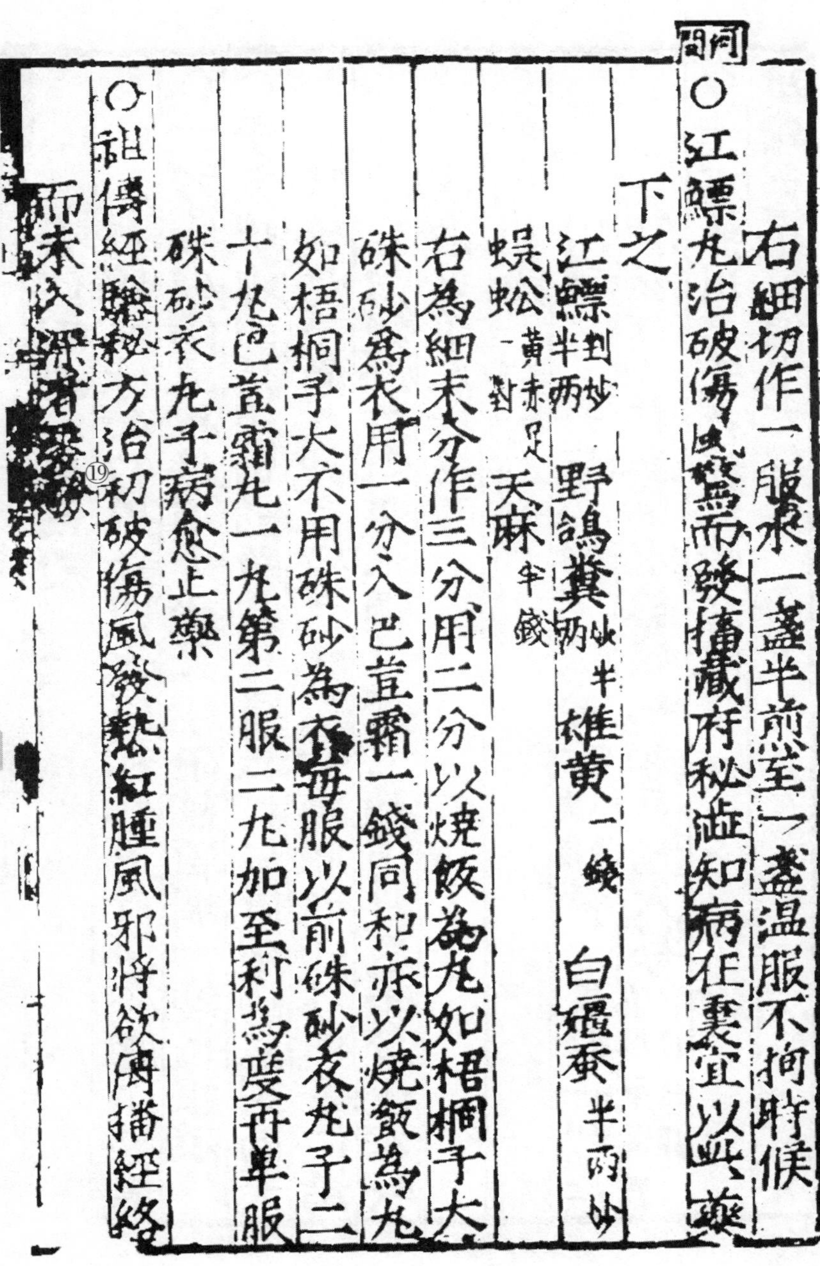

右細切作一服水一盞半煎至一盞温服不拘時候

○江鰾丸治破傷風驚而發搐藏府秘澁知病在裏宜以此藥下之

江鰾剉炒半兩　野鴿糞炒半兩　雄黄一錢　白殭蚕半兩炒

蜈蚣一對黄赤足　天麻半錢

右爲細末分作三分用二分以燒飯爲丸如梧桐子大硃砂爲衣用一分入巴荳霜一錢同和亦以燒飯爲丸如梧桐子大不用硃砂爲衣每服以前硃砂衣丸子二十丸巴荳霜丸一丸第二服二丸加至利爲度再單服硃砂衣丸子病愈止藥

○祖傳經驗秘方治初破傷風發熱紅腫風邪将欲傳播經絡而未入深者發⑲[illegible]

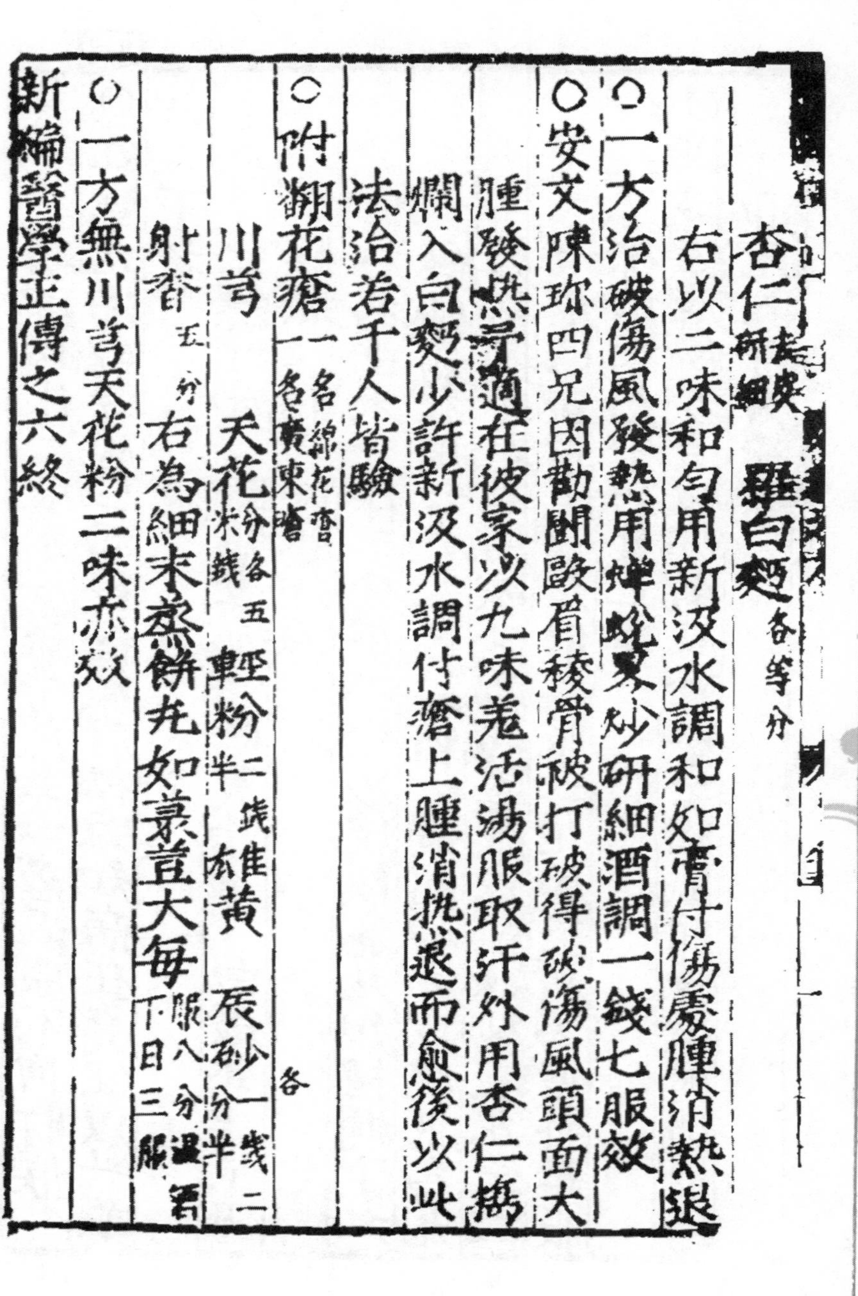

杏仁去皮研細　雞白麪各等分

右以二味和勻用新汲水調和如膏付傷處腫消熱退

〇一方治破傷風發熱用蟬蛻炒少研細酒調一錢七服效

〇安文陳琢四兄因鬭毆眉稜骨被打破得破傷風頭面大腫發熱并適在彼家以九味羌活湯服取汗外用杏仁搗爛入白麪少許新汲水調付瘡上腫消熱退而愈後以此法治者千人皆驗

〇附翻花瘡一名綿花瘡一名黃蠟瘡

川芎　天花粉各五錢　輕粉二錢半　雄黃　辰砂各一錢二分半

射香五分　右為細末蒸餅丸如菉豆大每服八分溫酒下日三服

〇一方無川芎天花粉二味亦效

新編醫學正傳之六終

校注

①□：底本此处模糊不清，据吴江本当作『助』。

②□□□□□：底本此处模糊不清，据吴江本当作『俗名虾蟆衣』。

③盦（ān）：同『盦』。覆盖。

④□：底本此处模糊不清，据吴江本当作『满』。

⑤□：底本此处模糊不清，据吴江本当作『饱』。

⑥□：底本此处模糊不清，据吴江本当作『数』。

⑦□：底本此处模糊不清，据吴江本当作『热』。

⑧□：底本此处模糊不清，据吴江本当作『浊』。

⑨□：底本此处模糊不清，据吴江本当作『脑』。

⑩□□□：底本此处模糊不清，据吴江本当作『自汗出』。

⑪□：底本此处模糊不清，据吴江本当作『郁』。

⑫□：底本此处模糊不清，据吴江本当作『隧』。

⑬蠹（dù）肉：腐肉。『蠹』，腐蚀。

⑭□□□□：底本此处模糊不清，据吴江本当作『此寒因热』。

⑮□□：底本此处模糊不清，据吴江本当作『似折』。

⑯恶：同『恶』。

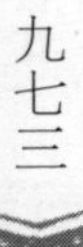

⑰臁（lián）瘡：一种生在腿部的皮肤病，初痒后痛，红肿成片，日久溃烂，疮口经久不愈，且易复发。

⑱□□□：底本此处模糊不清，据吴江本当作『金丝疮』。

⑲□□□□：底本此处模糊不清，据吴江本当作『深者屡验』。

醫學正傳卷之七目録

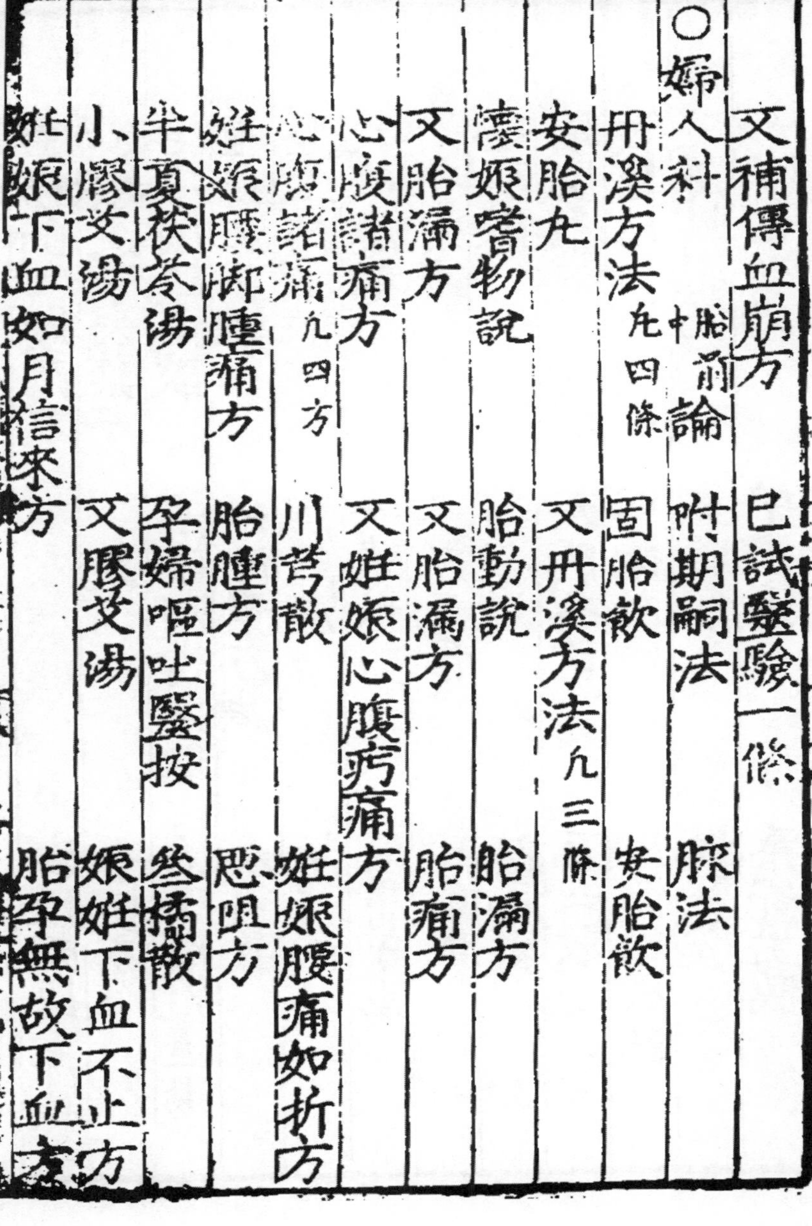

嚴氏清魂散　愈風湯　新產不可用芍藥
產後乳汁不通方　產後泄瀉痢方　乳母小水短火說
產婦損破尿脬　黑神散　人參當歸散
當歸黃芪湯　失笑散　三聖散
抵聖散　當歸羊肉湯　茯苓散
當歸散　黃芪湯　增損四物湯
四物一黃散　產寶黑龍丹　烏金散
調經散　正脾散　栢子仁散
琥珀散　交感地黃煎丸　七珍散
調中湯　定痛散　麻仁丸
羊肉湯　滋腸五仁丸　固經丸
熟乾地黃丸　拒勝湯　八味理中丸

旋覆花湯　四神散　當歸養血丸
補脬①飲　當歸黃芪飲　當歸散
蓖仁膏　硫黃湯　乳汁不通方
湧泉湯　鍾乳散　母猪蹄湯
丹溪活套

醫學正傳卷之七目録終

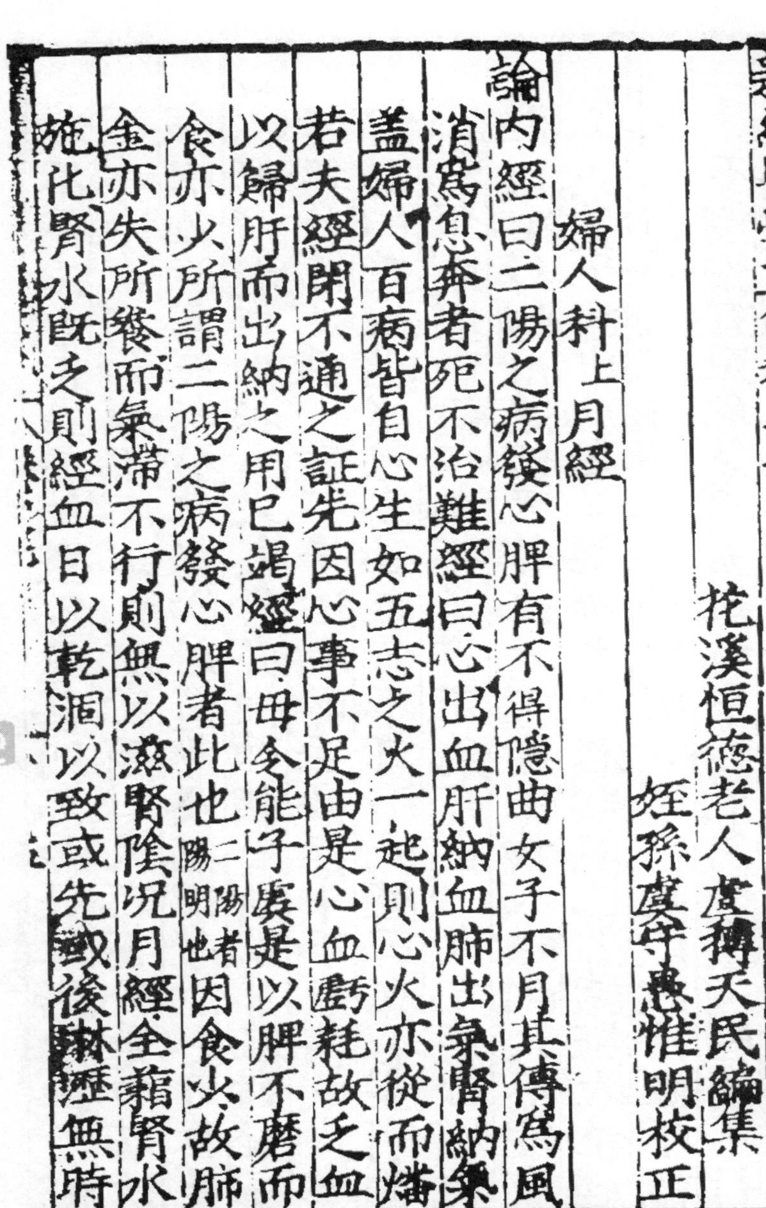

新編醫學正傳卷之七

花溪恒德老人虞摶天民編集

姪孫虞守愚惟明校正

婦人科上

月經

論內經曰二陽之病發心脾有不得隱曲女子不月其傳爲風消爲息奔者死不治難經曰心出血肝納血肺出氣腎納氣蓋婦人百病皆自心生如五志之火一起則心火亦從而燔若夫經閉不通之証先因心事不足由是心血虧耗故乏血以歸肝而出納之用已竭經曰母令能子虛是以脾不磨而食亦少所謂二陽之病發心脾者此也（二陽者陽明也）因食少故肺金亦失所養而氣滯不行則無以滋腎陰況月經全藉腎水施化腎水既乏則經血日以乾涸以致或先或後淋瀝無時

若不早治漸而至於閉塞不通甚則爲癥瘕血膈勞極之証不易治也又如崩漏不止之証先因心火亢甚於是血脉泛溢以致肝實而不納血出納之道遂廢經曰子能令母實是以肝腎之相火挾心火之勢亦從而相扇所以月水錯經妄行無時而泛溢也若不早治漸而至於崩中不息甚則化爲白濁白淫血枯發熱勞極之証不可治矣經曰邪氣盛則實正氣奪則虚所謂心血不足者正氣奪也心火亢甚者邪氣盛也邪氣者相火也丹溪曰天非此火不能生物人非此火不能有生但貴乎適中凡動必聽命乎心君則無巳上諸証大抵經閉不行與夫經漏不止其初皆由心事不足以致月經不調早不調治直至危篤求醫雖妙手莫能爲矣東垣經閉不行有三論崩漏不止亦有三論學者宜參究其論以治之不可

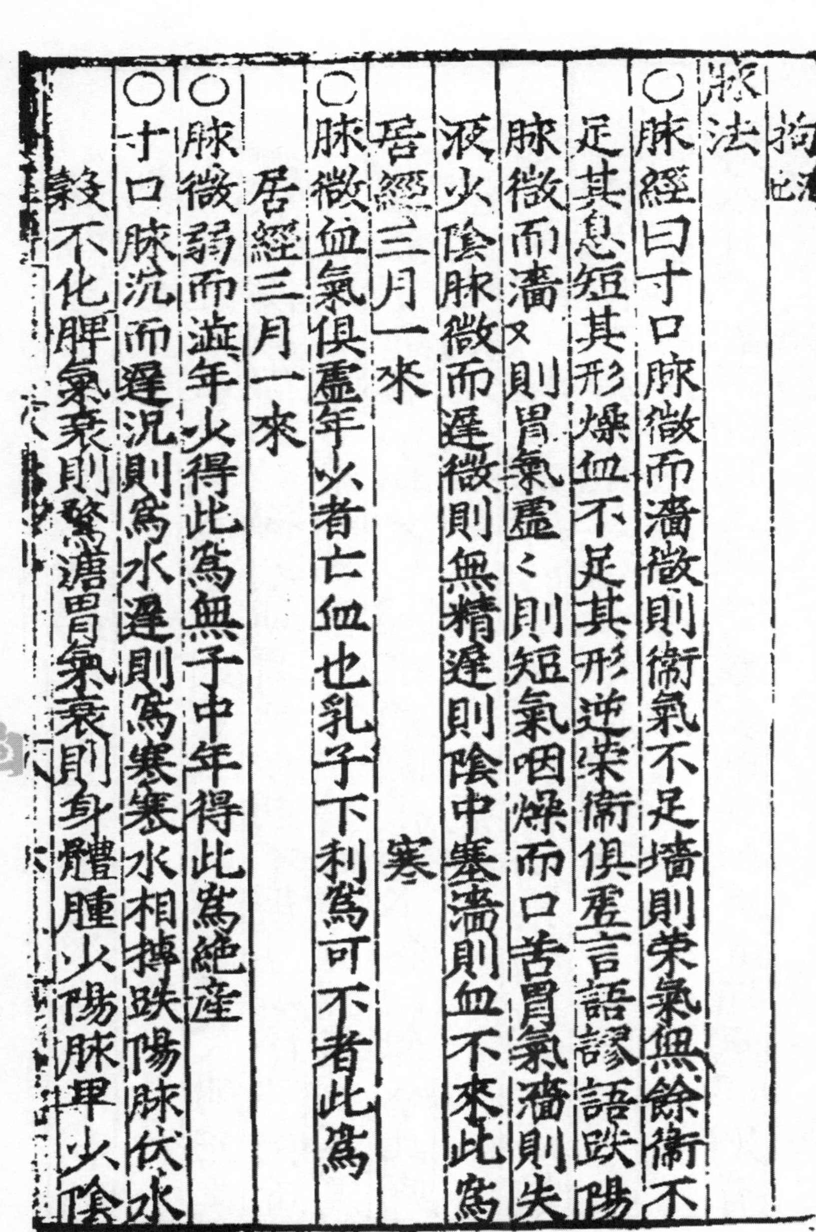

拘忌

脉法

○脉經曰寸口脉微而濇微則衛氣不足濇則榮氣無餘衛不足其息短其形燥血不足其形逆榮衛俱虛言語謬語趺陽脉微而濇又則胃氣虛虛則短氣咽燥而口苦胃氣濇則失液少陰脉微而遲微則無精遲則陰中寒濇則血不來此爲居經三月一來　寒

○脉微血氣俱虛年少者亡血也乳子下利爲可不者此爲居經三月一來

○脉微弱而澁年少得此爲無子中年得此爲絶産

○寸口脉沉而遲沉則爲水遲則爲寒寒水相搏趺陽脉伏水穀不化脾氣衰則鶩溏胃氣衰則身體腫少陽脉卑少陰

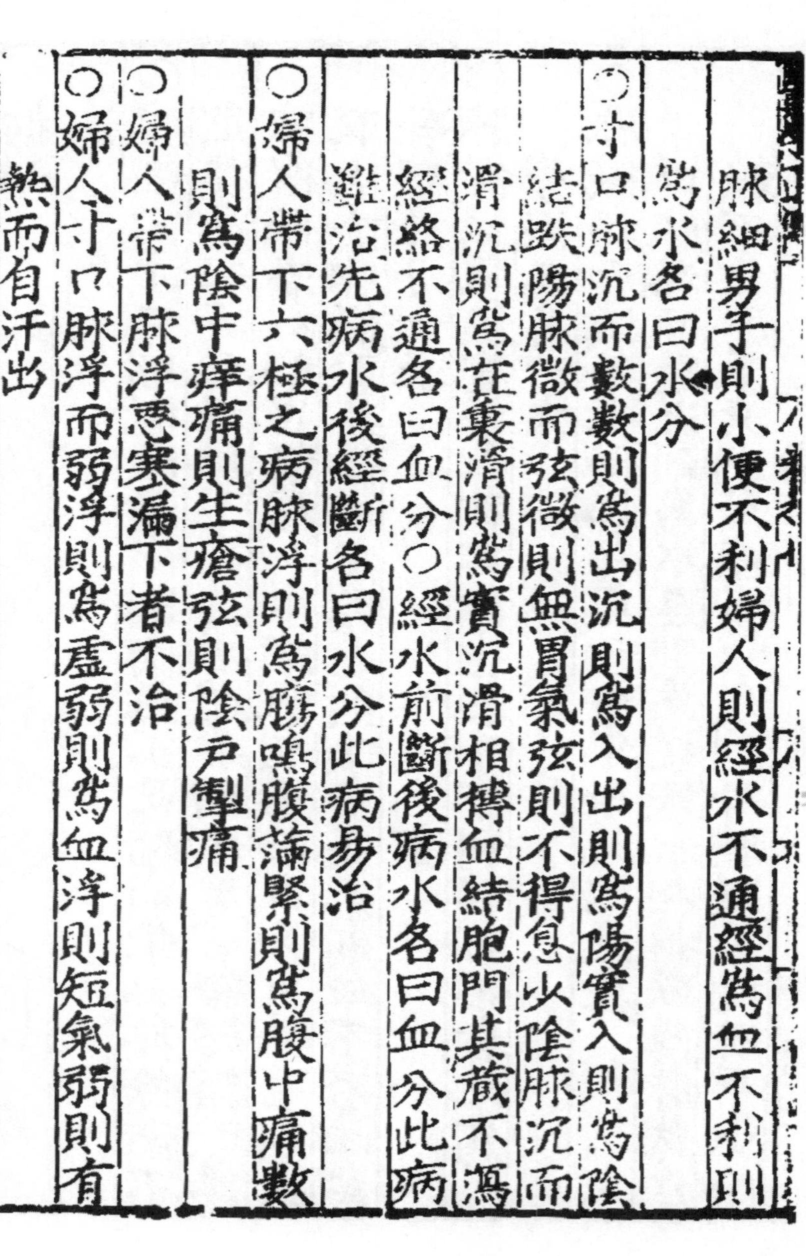

脉細男子則小便不利婦人則經水不通經爲血不利則爲水名曰水分

○寸口脉沉而數數則爲出沉則爲入出則爲陽實入則爲陰結趺陽脉微而弦微則無胃氣弦則不得息少陰脉沉而滑沉則爲在裏滑則爲實沉滑相搏血結胞門其藏不瀉經絡不通名曰血分○經水前斷後病水名曰血分此病難治先病水後經斷名曰水分此病易治

○婦人帶下六極之病脉浮則爲腸鳴腹滿緊則爲腹中痛數則爲陰中痒痛則生瘡弦則陰戶掣痛

○婦人帶下脉浮惡寒漏下者不治

○婦人寸口脉浮而弱浮則爲虛弱則爲血浮則短氣弱則有熱而自汗出

○趺陽脉浮而濇浮則氣滿濇則有寒喜噫吞酸其氣時下小腹則寒

○少陰脉滑而數者陰中生瘡

○少陰脉數則氣淋陰中生瘡

○少陰脉弦者白腸必挺核

○少陰脉浮而動浮則爲虛動則爲痛婦人則脱下

○婦人漏血下赤白日下血數升脉急疾者死遲者生

○婦人漏下赤白不止脉小虛滑者生大緊實數者死

○婦人疝瘕積聚脉弦急者生虛弱小者死

○少陰脉浮而緊緊則疝瘕腹中痛半產而墮傷浮則亡血惡寒絶產

○肥人脉細胞中有寒故令少子其色黃者胷上有寒

○婦人月經一月再來者經來其脉欲自如常而反微不利不汗泄者其經二月必來

丹溪曰經候有枯閉不通者有不及期與過期者有妄行者有色紫黑及淡者有成塊者有作疼者夫經不通或因墮胎及多產傷血或因久患潮熱銷血或因久發盜汗耗血或因脾胃不和飲食少進而不生血或因痢疾失血治宜生血補血除熱調胃之劑隨證用之或因七情傷心心氣停結故血閉而不行宜調心氣通心經使血生而經自行矣

方法（丹溪方法凡二十三條）

○虗中有熱月事不來以四物湯加黃芩治之

○常過期者血少也以

芎歸芩朮美湯藥治之②

○過期紫黑有塊作痛血熱也以
四物湯加香附黄連

○過期色淡挾痰者以
二陳湯加芎歸

○常不及期者血熱也以
四物湯加黄芩黄連香附肥人多兼痰藥治之

○血枯經閉者以
紅
四物湯加經花桃仁

○痰多佔住血海地位因而下多者目必漸昏肥人多有之以
南星蒼朮川芎香附作丸服之

○肥人軀脂滿經閉者以

瘦軀一本作腸

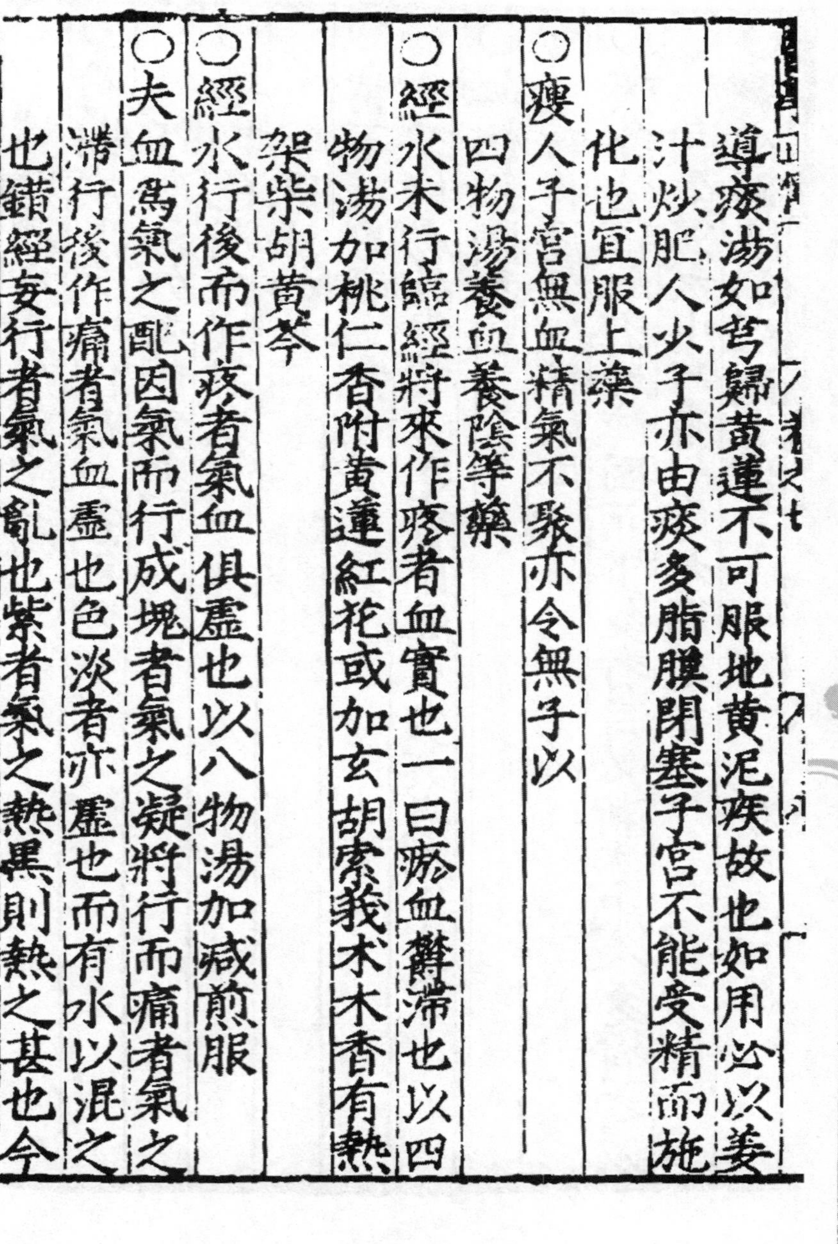

導痰湯如芎歸黃連不可服地黃泥痰故也如用必以姜汁炒肥人少子亦由痰多脂膜閉塞子宮不能受精而施化也宜服上藥

○瘦人子宮無血精氣不聚亦令無子以四物湯養血養陰等藥

○經水未行臨經將來作疼者血實也一曰瘀血鬱滯也以四物湯加桃仁香附黃連紅花或加玄胡索莪术木香有熱加柴胡黃芩

○經水行後而作疼者氣血俱虛也以八物湯加減煎服

○夫血爲氣之配因氣而行成塊者氣之凝將行而痛者氣之滯行後作痛者氣血虛也色淡者亦虛也而有水以混之也錯經妄行者氣之亂也紫者氣之熱黑則熱之甚也今

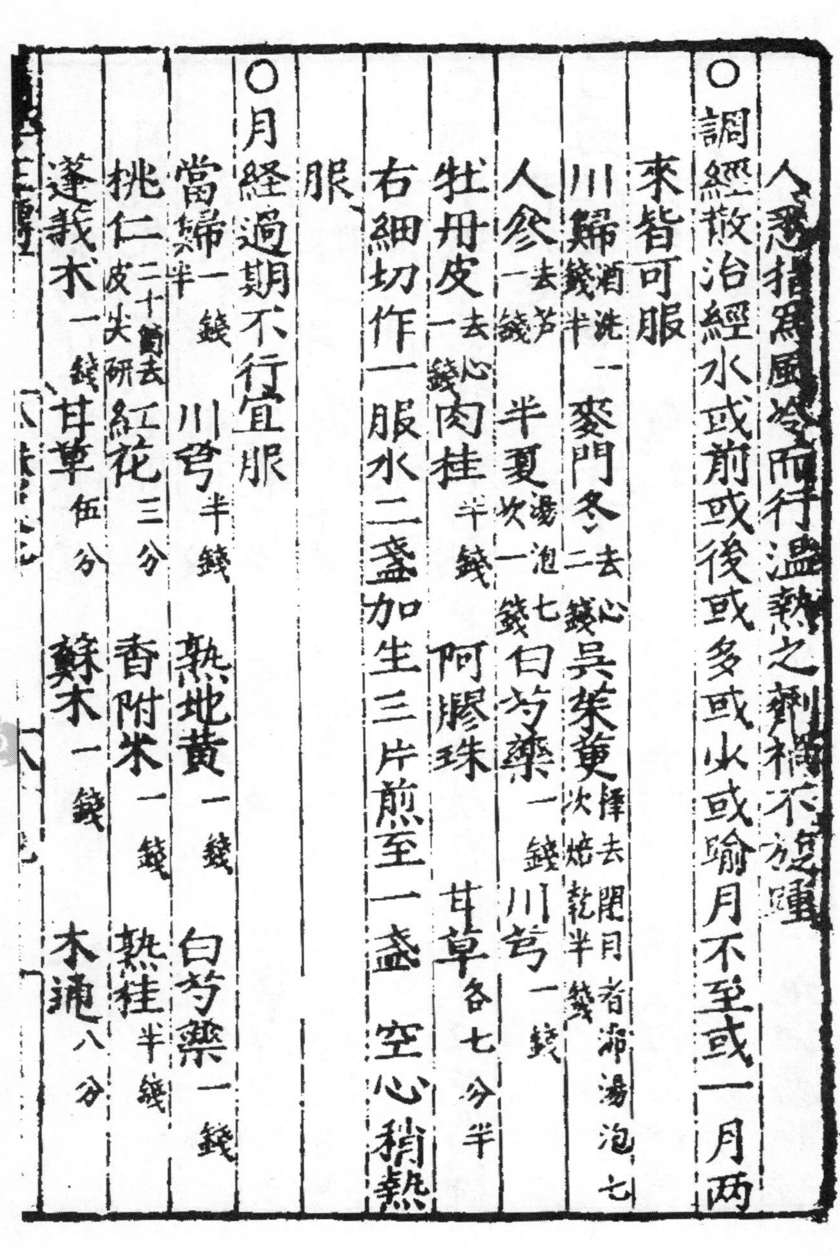

人或感風冷而行溫熱之劑補不足之理

○調經散治經水或前或後或多或少或踰月不至或一月兩

來皆可服

川歸酒洗一錢半　麥門冬去心二錢　吳茱萸揀去閉口者滾湯泡七次焙乾半錢

人參去芦一錢　半夏湯泡七次一錢　白芍藥一錢　川芎一錢

牡丹皮去心一錢　肉桂半錢　阿膠珠　甘草各七分半

右細切作一服水二盞加生三片煎至一盞　空心稍熱

服

○月經過期不行宜服

當歸一錢半　川芎半錢　熟地黃一錢　白芍藥一錢

桃仁二十箇去皮尖研　紅花三分　香附米一錢　熟桂半錢

蓬莪朮一錢　甘草伍分　蘇木一錢　木通八分

右細切作一服水一盞半煎至一盞空心温服

○月經先期而來宜服

歸身一錢半　川芎半錢　白芍藥八分　生地黄一錢

阿膠珠半錢　艾葉半錢　條芩一錢　甘草半錢

香附一錢　黄柏半錢　知母半錢　黄連八分姜汁拌炒

右細切作一服水煎空心服

○經不通用馬鞭草杵汁熬膏為丸或燒存性為丸紅花當歸煎湯送下

○固經丸治經水過多不止

黄芩　龜板　白芍藥各一兩　樗根白皮七錢半

黄柏炒三錢　香附童便浸一宿焙乾二錢半

右為細末酒糊為丸如梧桐子大每服七十丸白湯下

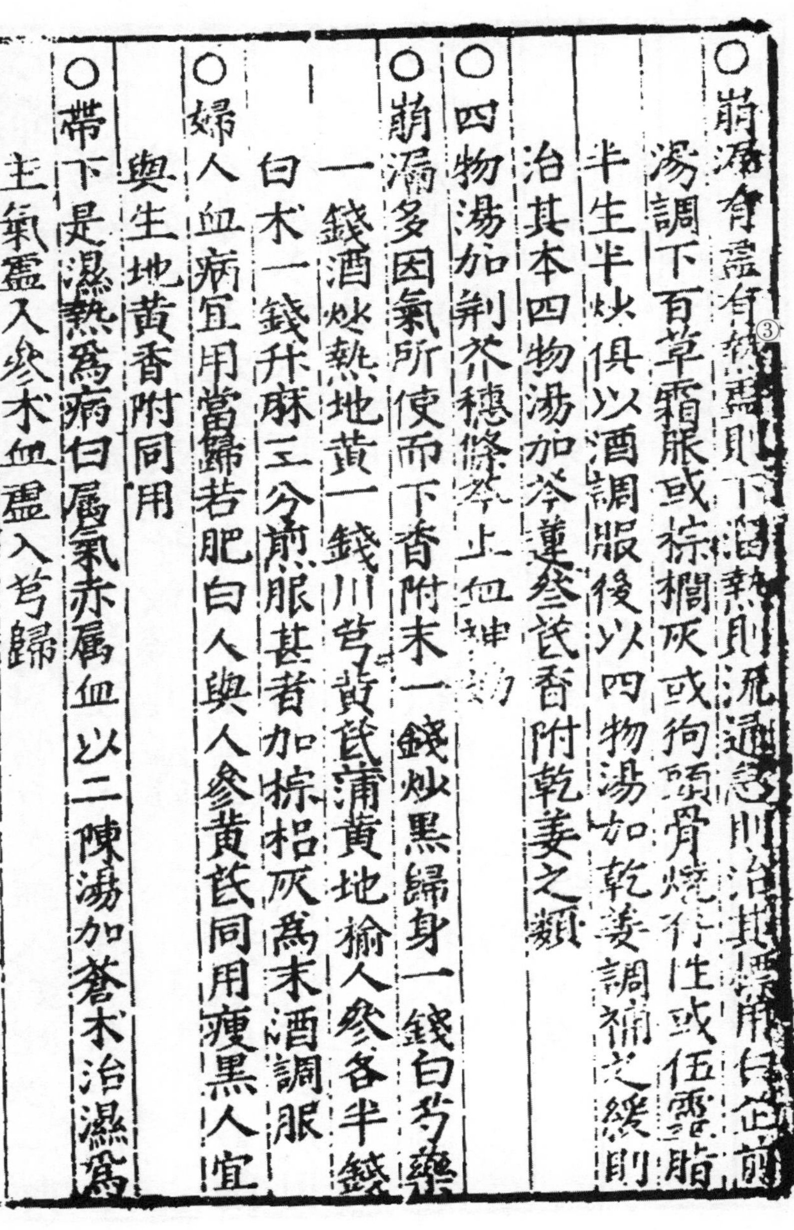

○崩漏有虛有熱③虛則下溜熱則流通急則治其標用白芷煎湯調下百草霜服或棕櫚灰或狗頭骨燒存性或伍靈脂半生半炒俱以酒調服後以四物湯加乾姜調補之緩則治其本四物湯加芩連參芪香附乾姜之類

○四物湯加荆芥穗條芩止血神效

○崩漏多因氣所使而下香附末一錢炒黑歸身一錢白芍藥一錢酒炒熟地黄一錢川芎黄芪蒲黄地榆人參各半錢白术一錢升麻三分煎服甚者加棕榈灰爲末酒調服

○婦人血病宜用當歸若肥白人與人參黄芪同用瘦黑人宜與生地黄香附同用

○帶下是濕熱爲病白屬氣赤屬血以二陳湯加蒼术治濕爲主氣虛入參术血虛入芎歸

○帶下是胃中痰積流下滲入膀胱當升之無人知此以二陳湯加蒼白术升麻柴胡甚者上用吐法以提其氣下用二陳加二术仍用瓦壟子以燥其濕痰

○肥人帶下多是濕痰用海石半夏南星黄柏蒼术川芎香附樗皮冬加乾姜瘦人火有此病有者是熱以滑石樗皮川芎海石青代丸服

○結痰帶下以小胃丹津液嚥下數丸候積下後以補藥調治

○一方治白帶

樗白皮　山茱萸　苦參　香附各伍錢

龜板酒炙　枳子各二兩　黄柏一兩　乾姜

貝母各二錢半　白芍藥七錢半

右為細末酒糊為丸服

○又方 白芷四兩以石灰半斤淹三宿濾去灰以芷炒焦爲末清米飲調空心服之

○又方以黃荆子一味炒焦爲末米飲調服上可治心④痛下可治白帶以其能燥溫痰也

○羅先生治帶用十棗湯神祐丸玉燭散此法實者可用虛者不可峻攻

○帶下必須斷厚味凡用藥寒月少加姜附臨機應變用之

○一人上有頭風鼻涕下有白帶用南星蒼术酒芩辛夷川芎黃柏炒焦 滑石半夏牡蛎粉丸服

○四物湯乃婦人衆疾之總司也

當歸 川芎 白芍藥 熟地黃

右細切等分水煎服

○東垣治崩漏帶下多主於寒學者宜再思之不可一途而論經曰陰虛陽搏謂之崩觀此可知

○東垣曰葵花白者治白帶赤者治赤帶用之果驗

○東垣調經升陽除溼湯治女子漏下惡血月事不調或暴崩不止多下水漿之物皆因飲食不節勞倦所傷或素有心氣不足致令心火乘脾必怠惰嗜臥困倦乏力氣短氣急脾主滋榮周身者也脾胃虛而心胞乘之故漏下月水不調也況脾胃為血氣陰陽之根蒂也當除溼去熱抑風氣上伸以勝其溼又云火鬱則發之

當歸酒洗 獨活各半錢 蔓荆子七分 防風

炙甘草 升麻 藁本各一錢 柴胡

羌活 蒼朮 黃芪各一錢半

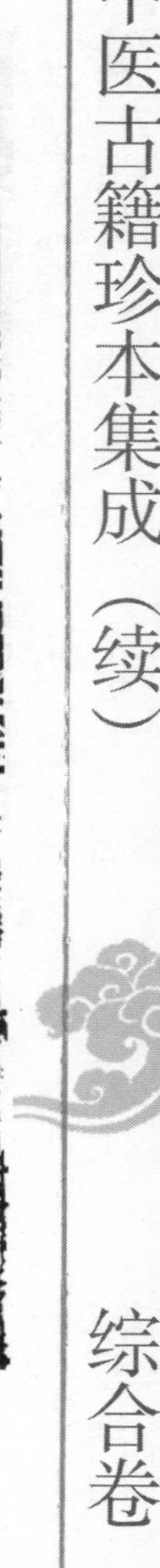

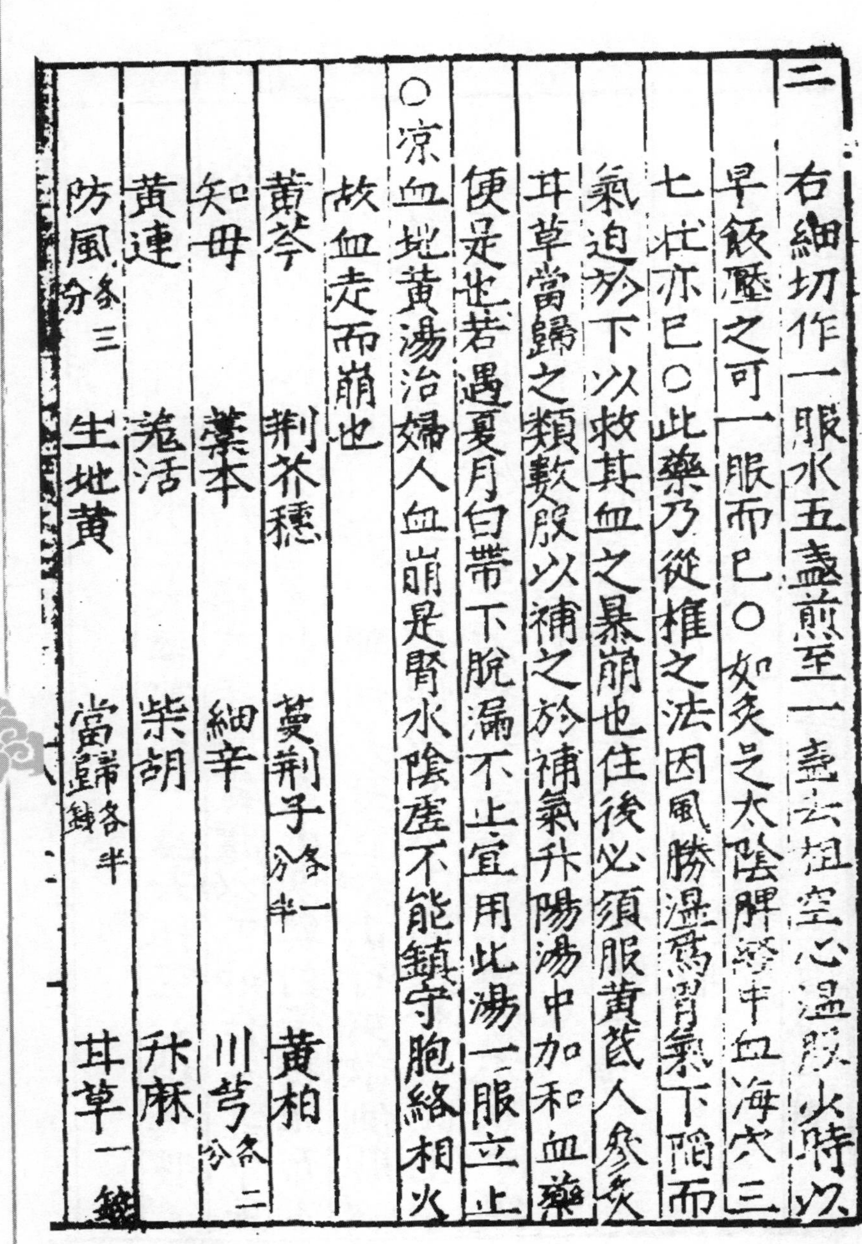

右細切作一服水五盞煎至一盞去柤空心温服少時以早飯壓之可一服而已○如灸是太陰脾經中血海穴三七壯亦已○此藥乃從権之法因風勝湿爲胃氣下陷而氣迫於下以救其血之暴崩也住後必須服黄芪人參炙甘草當歸之類數服以補之於補氣升陽湯中加和血藥便是也若遇夏月白帶下脫漏不止宜用此湯一服立止

○凉血地黄湯治婦人血崩是腎水陰虚不能鎮守胞絡相火故血走而崩也

黄芩　荆芥穗　蔓荆子各一分半　黄柏

知母　藁本　細辛　川芎各二分

黄連　羌活　柴胡　升麻

防風各三分　生地黄　當歸各半錢　甘草一錢

紅花少許

右細切作一服水三大盞煎至一盞去柤空心稍熱服

○酒煮當歸丸治癩疝白帶下疰脚氣腰以下如在冰雪中居火炕以重衣重蓋猶寒肌肉消瘦小便與白帶長流而不禁固面白目青目䀮䀮無所見身重如山行步欹側腿膝枯細大便閉澁心下痞悶懊憹食不下面垢背寒此上中下三陽俱虛脉沉緊而澁按之空虛洪而無力亦爲中寒之証乃氣血俱盡之極也

茴香五錢 黑附子炮 良姜各七錢 當歸一兩

右四味細切以好酒一升半煮至酒盡焙乾

炙甘草 苦楝生用 丁香各半錢 木香

升麻各一錢 柴胡二錢 炒黄塩 全蝎各三錢

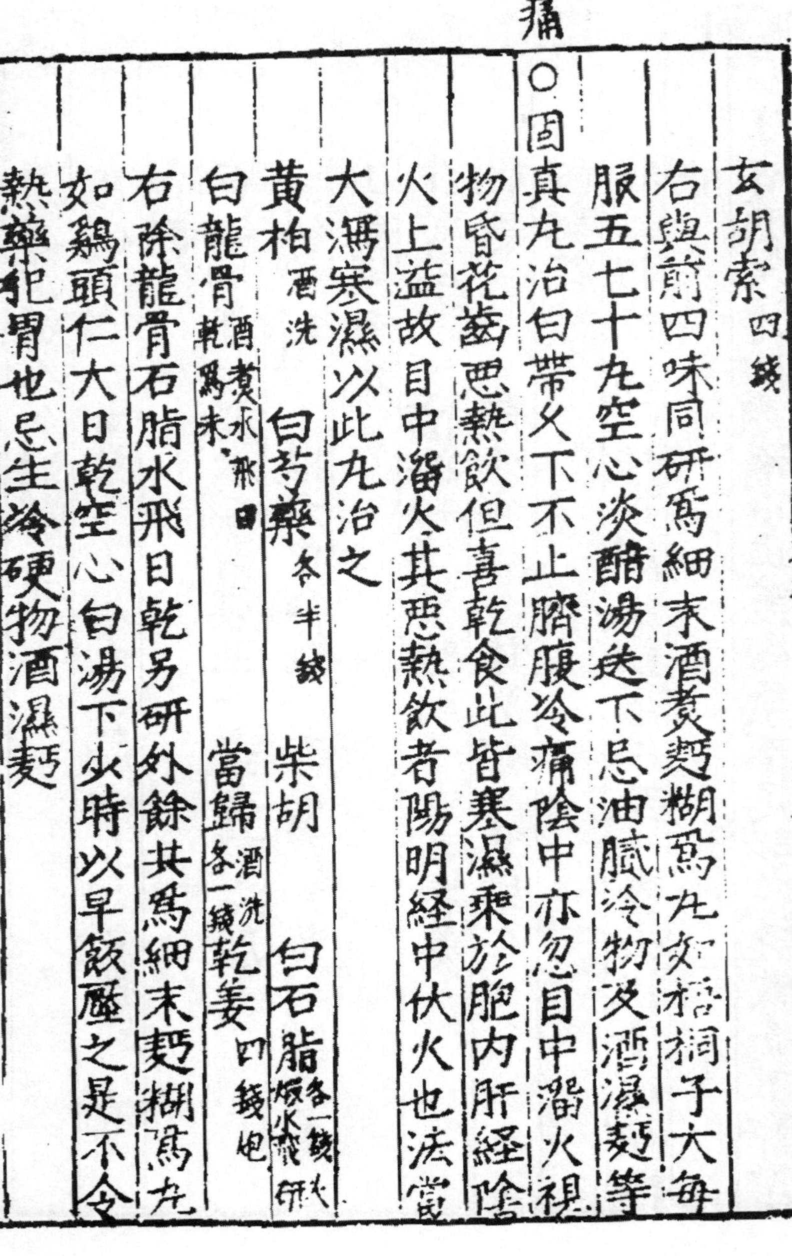

痛

玄胡索四錢

右與前四味同研為細末酒煮麪糊為丸如梧桐子大每服五七十丸空心淡醋湯送下忌油膩冷物及酒濕麪等

○固真丸治白帶久下不止臍腹冷痛陰中亦忽目中溜火視物昏花齒惡熱飲但喜乾食此皆寒濕乘於胞內肝經陰火上溢故目中溜火其惡熱飲者陽明經中伏火也法當大瀉寒濕以此丸治之

黃柏酒洗　白芍藥各半錢　柴胡　白石脂各一錢火煅水飛研

白龍骨酒煮水飛日乾為末　當歸各一錢酒洗　乾姜四錢炮

右除龍骨石脂水飛日乾另研外餘共為細末麪糊為丸如雞頭仁大日乾空心白湯下少時以早飯壓之是不令熱藥犯胃也忌生冷硬物酒濕麪

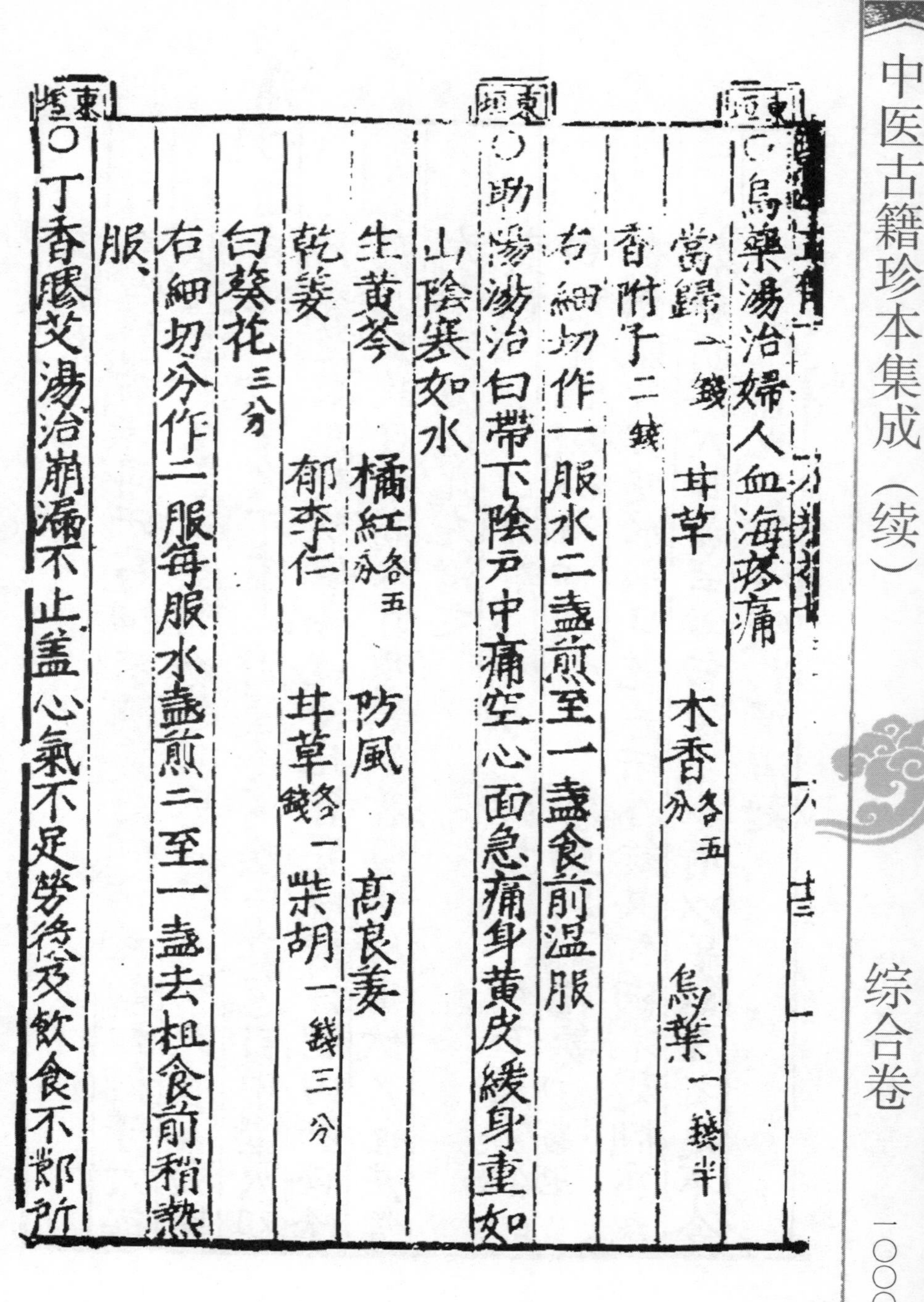

東垣〇烏藥湯治婦人血海疼痛

當歸一錢　甘草　木香各五分　烏藥一錢半

香附子二錢

右細切作一服水二盞煎至一盞食前温服

東垣〇助陽湯治白帶下陰戶中痛空心而急痛身黃皮緩身重如

山陰寒如水

生黄芩　橘紅各五分　防風　高良姜

乾姜　郁李仁　甘草各一錢　柴胡一錢三分

白葵花三分

右細切分作二服每服水二盞煎至一盞去柤食前稍熱

服

東垣〇丁香膠艾湯治崩漏不止蓋心氣不足勞役及飲食不節所

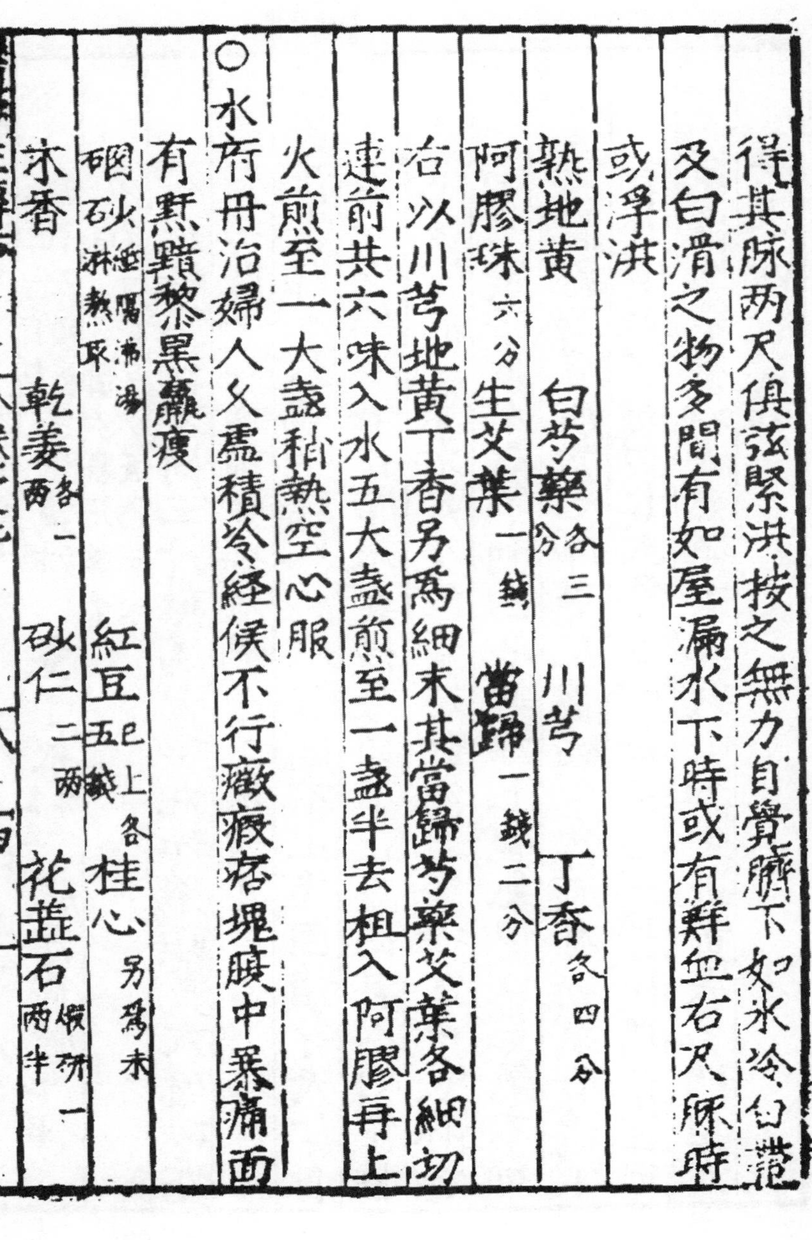

得其脉两尺俱弦緊洪，按之無力，自覺臍下如氷冷，白帶及白滑之物多，間有如屋漏水下，時或有鮮血，右尺脉時或浮洪。

熟地黄　白芍藥各三分　川芎　丁香各四分　阿膠珠六分　生艾葉一錢　當歸一錢二分

右以川芎、地黄、丁香另為細末，其當歸、芍藥、艾葉各細切，連前共六味，入水五大盞，煎至一盞半，去柤，入阿膠，再上火煎至一大盞，稍熱空心服。

○水府丹　治婦人久虛積冷，經候不行，癥瘕痞塊，腹中暴痛，面有䵟黯黎黑羸瘦。

硇砂火經陽沸湯淋熬取　紅豆五錢已上各　桂心另為末　木香　乾姜各一兩　砂仁二兩　花蕊石一兩半煅研

斑蝥一百箇去頭足 生地黃汁 童子尿各一升 臘月狗膽七枚

元青三百箇去頭足糯米一处同炒黃色去米

右九味爲細末同三汁熬爲膏和丸如雞頭實大硃砂爲衣每服一丸食前細嚼溫酒送下米飲亦可

○黃芪當歸人參湯治婦人經水暴崩不止先因損身失血自後一次縮一十日而來其後暴崩不止盖因其人心窄性急多驚而心氣不足及飲食不節得之診得掌中寒脉沉細而緩帶數九竅不利四肢無力上喘氣促口鼻氣不調脾胃虛弱胃脘當心而痛左脇縮急當臍有動氣腹鳴下氣大便難宜先治其本餘証可去安心定志和脾胃益元氣補血養神以大熱劑去其寒火加生地黃去命門相火不令四肢痿弱

黃連二分　生地黃三分　炒神麯　橘紅

桂枝各五分　草荳蔻六分　黃芪　人參

麻黃不去節各一錢　當歸身一錢半　杏仁五枚另研如泥

右細切作一服水二盞半先煎麻黃令沸掠去沫煎至二盞下諸藥同煎至一盞食前服立止又以草豆蔻丸十五丸以止胃脘客寒之痛再與肝積之藥除其病根

○當歸芍藥湯治婦人經水漏下不止其色鮮紅時值炎月先因勞役脾胃虛弱氣短氣逆自汗不止身熱悶亂不思飲食四肢困倦大便時泄後復因心氣不足經水暴下不止微覺氣下行氣逆氣短懶於語言此藥主之

柴胡二分　炙甘草　生地黃各三分　黃芪一錢

陳皮連白　熟地黃各五分　蒼术米泔浸　白术

川芎　白芍藥各一錢半

右細切作一服水二盞煎至一盞空心溫服

東垣〇柴胡調經湯治經水不止其色鮮紅項筋急腦痛脊骨強痛不安

炙甘草　當歸身　葛根各三分　獨活

藁本　升麻各半錢　柴胡七分　羌活

蒼朮各一錢　紅花少許

右細切作一服水二盞煎至一盞空心溫服取微汗立止

東垣〇益胃升陽湯治婦人經候凝結黑血成塊左𦢊有血瘕水泄不止食有時不化後血塊暴下并水泄俱作是前後二陰有形血脫竭於下既久經候猶不調水泄日三四行食罷煩心飲食減少人形瘦弱血脫益氣古聖人之法也先補

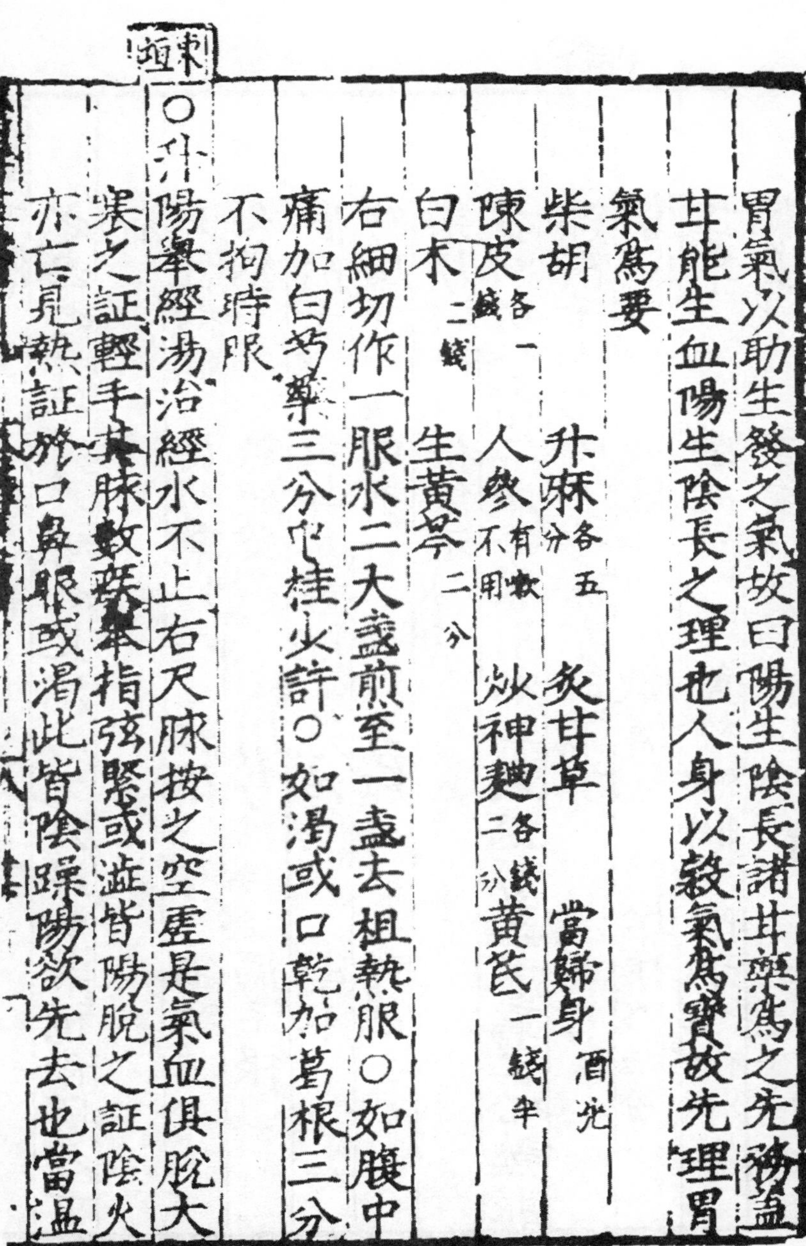

胃氣以助生發之氣故曰陽生陰長諸甘藥爲之先務益甘能生血陽生陰長之理也人身以穀氣爲寶故先理胃氣爲要

柴胡　升麻各五分　炙甘草　當歸身酒洗

陳皮各一錢　人參有嗽不用　炒神麯各錢二分　黃芪一錢半

白术二錢　生黃芩二分

右細切作一服水二大盞煎至一盞去柤熱服○如腹中痛加白芍藥三分中桂少許○如渴或口乾加葛根三分不拘時服

○升陽舉經湯治經水不止右尺脉按之空虛是氣血俱脫大寒之證輕手其脉數疾舉指弦緊或澁皆陽脫之證陰火亦亡見熱證於口鼻眼或渴此皆陰躁陽欲先去也當温

之舉之升之浮之燥之此法乃大升浮血氣補命門之下脫

肉桂夏月不用　白芍藥各二分　紅花半分　細辛三分

人參　熟地黃　川芎各半分　獨活根

黑附子炮　炙甘草各七分半　羌活　藁本

防風各一錢　白朮　當歸　黃芪

柴胡各一錢二分　桃仁泥火許

右細切分作二服每服用水二大盞煎至一盞空心熱服

〇當歸附子湯治臍下冷痛赤白帶下

當歸四分　炒鹽三分　蠍稍　升麻各五分

甘草炙六分　柴胡七分　黃柏火許為引用　附子炮一錢

乾姜炮　良姜各八分

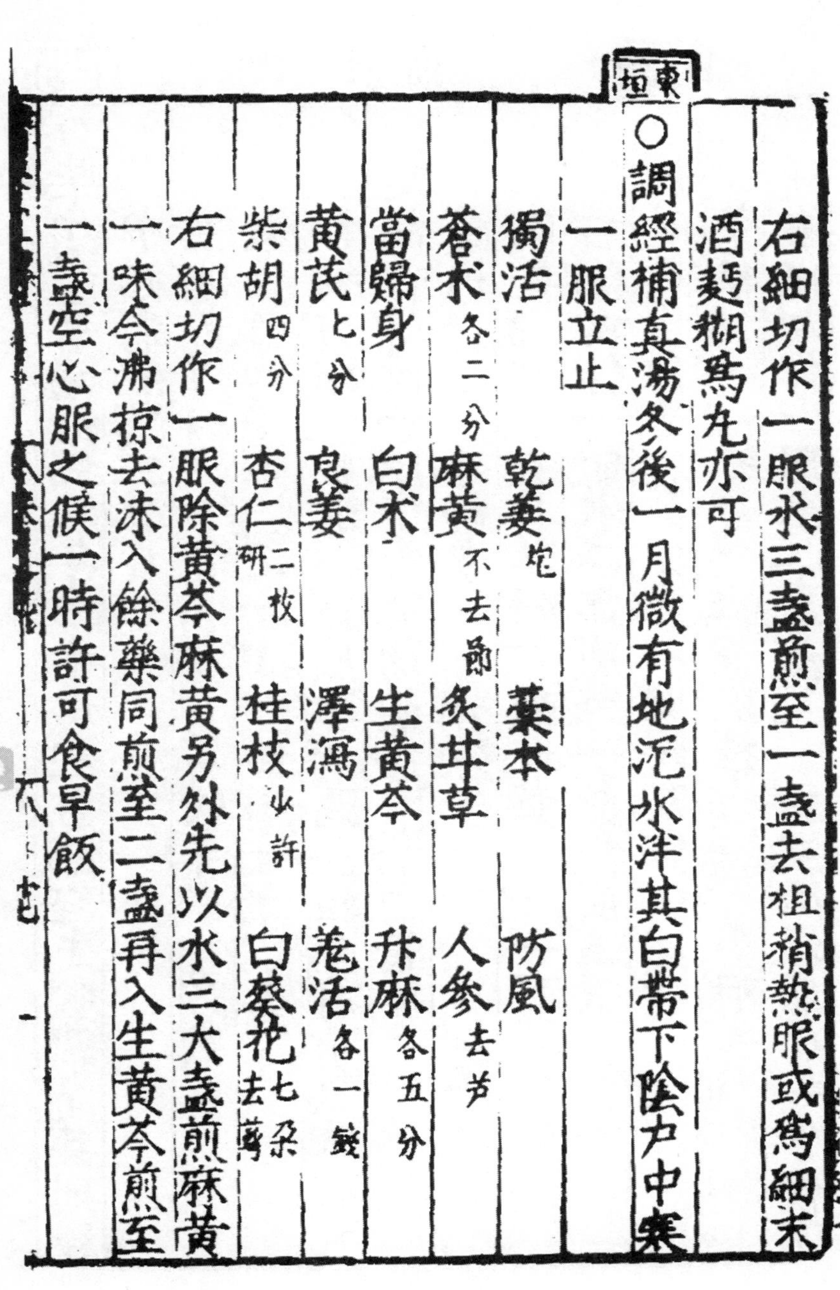
右細切作一服水三盞煎至一盞去柤稍熱服或爲細末
酒麪糊爲丸亦可

東垣○調經補真湯冬後一月微有地泥水泮其白帶下陰戶中寒
一服立止

獨活　乾姜炮　藁本　防風
蒼朮各二分　麻黄不去節　炙甘草　人參去芦
當歸身　白朮　生黄芩　升麻各五分
黄芪七分　良姜　澤瀉　羌活各一錢
柴胡四分　杏仁二枚研　桂枝少許　白葵花七朵去蕚

右細切作一服除黄芩麻黄另外先以水三大盞煎麻黄
一味令沸掠去沫入餘藥同煎至二盞再入生黄芩煎至
一盞空心服之候一時許可食早飯

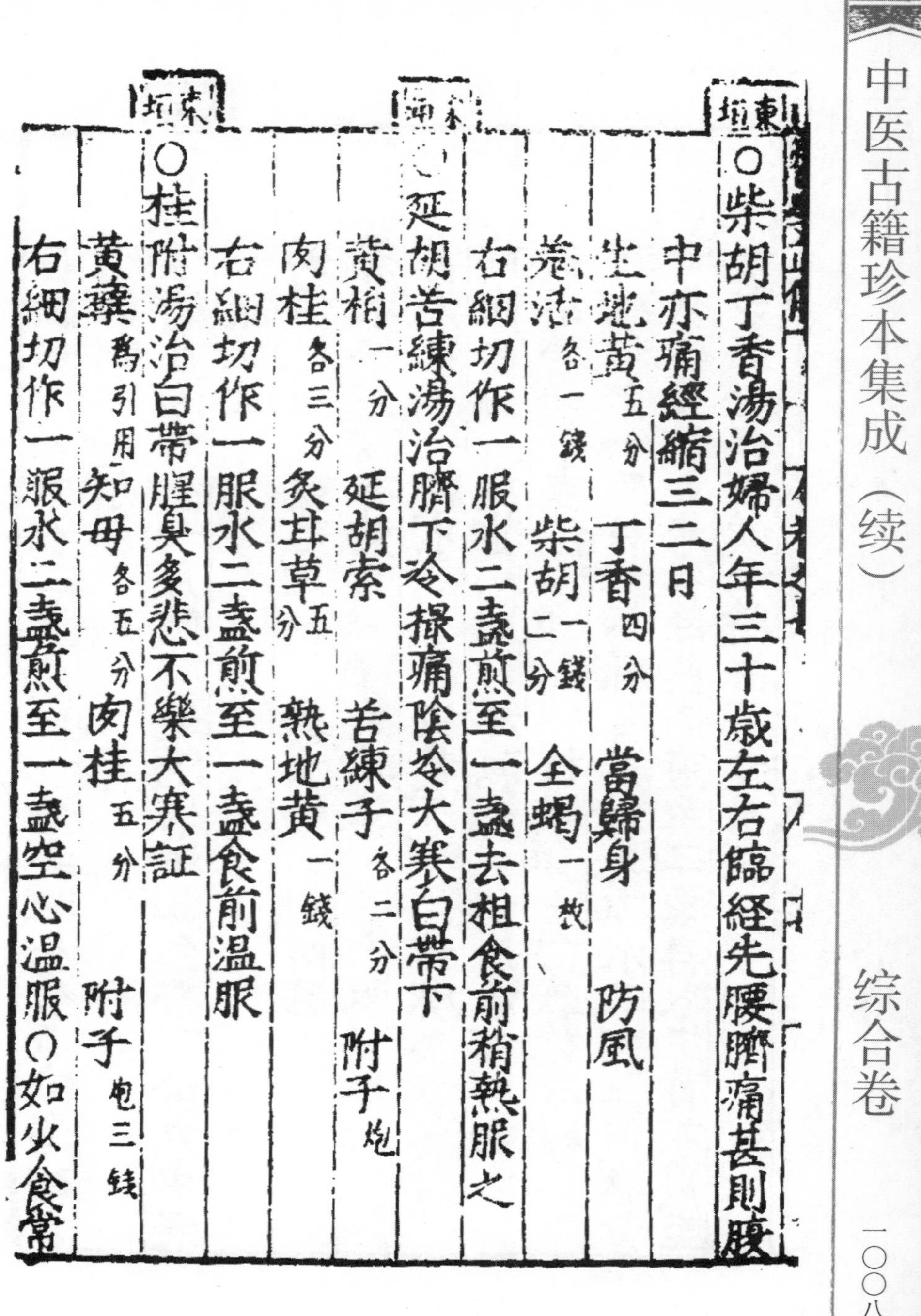

東垣 ○柴胡丁香湯治婦人年三十歲左右臨經先腰臍痛甚則腹中亦痛經縮三二日

生地黃五分 丁香四分 當歸身 防風

羌活各一錢 柴胡一錢 全蝎一枚

右細切作一服水二盞煎至一盞去柤食前稍熱服之

東垣 ○延胡苦楝湯治臍下冷撮痛陰冷大寒白帶下

黃柏一分 延胡索 苦楝子各二分 附子炮

肉桂各三分 炙甘草五分 熟地黃一錢

右細切作一服水二盞煎至一盞食前溫服

東垣 ○桂附湯治白帶腥臭多悲不樂大寒証

黃蘗爲引用 知母各五分 肉桂五分 附子炮三錢

右細切作一服水二盞煎至一盞空心溫服○如少食常

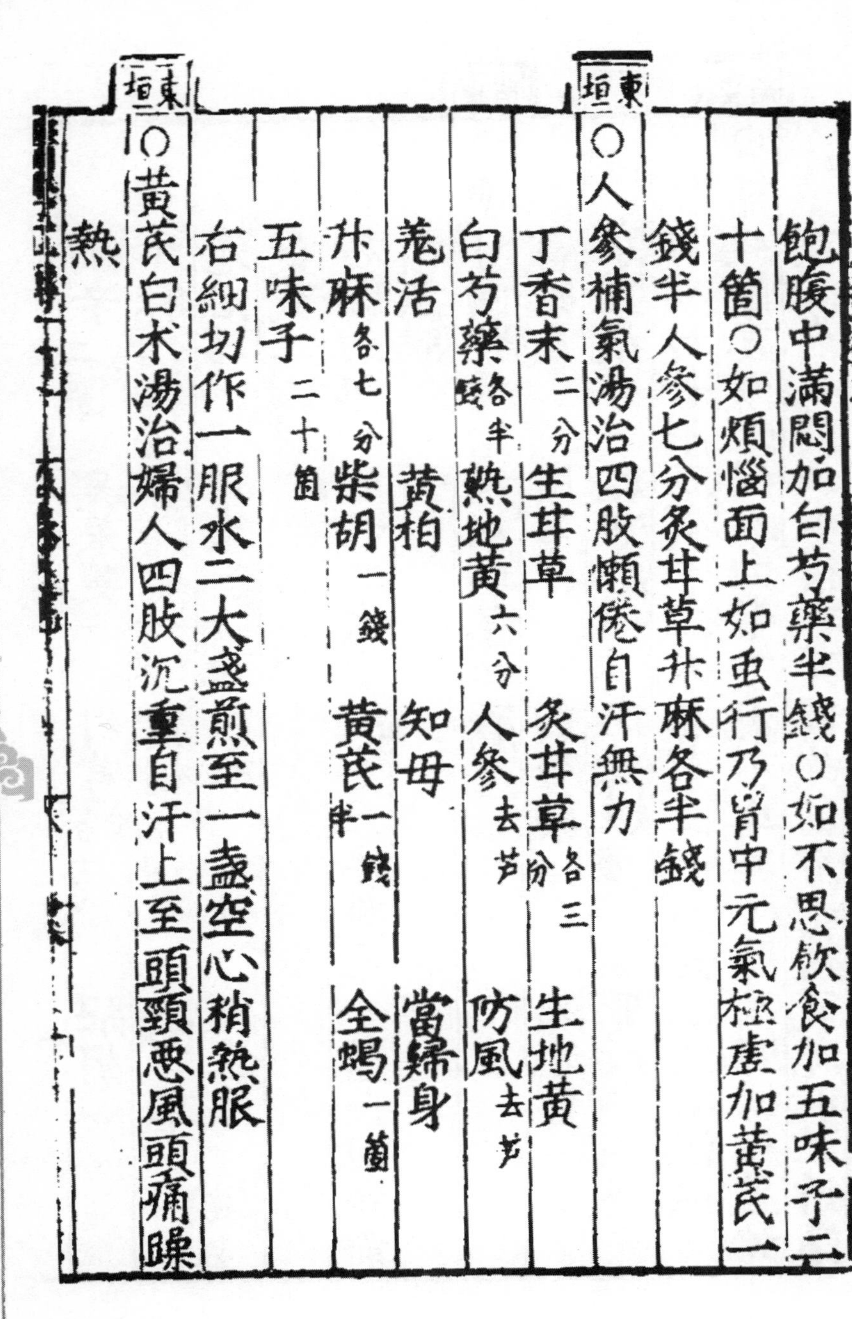

飽脹中滿悶加白芍藥半錢○如不思飲食加五味子二十箇○如煩惱面上如虫行乃胃中元氣極虛加黃芪一錢半人參七分炙甘草升麻各半錢

東垣○人參補氣湯治四肢懶倦自汗無力

丁香末二分　生甘草　炙甘草各三分　生地黃
白芍藥各半錢　熟地黃六分　人參去芦　防風去芦
羌活　黃柏　知母　當歸身
升麻各七分　柴胡一錢　黃芪一錢半　全蝎一箇
五味子二十箇

右細切作一服水二大盞煎至一盞空心稍熱服

東垣○黃芪白朮湯治婦人四肢沉重自汗上至頭頸惡風頭痛躁熱

細辛二分　吴茱萸　川芎各三分　柴胡
升麻各四分　當歸身六分　黄柏酒洗　炙甘草
羌活各六分　五味子一錢　白术　人參各一錢半
黄芪二錢半
右細切作一服水二大盞生姜五片煎至一盞去柤食前
稍熱服

東垣
○增味四物湯治婦人血積血瘕
當歸　川芎　白芍藥　熟地黄
京三稜　乾漆炒烟尽另研　肉桂去麤皮　廣茂各等分
右細切每服五錢水二大盞煎至一盞去柤空心溫服

東垣
○補經固真湯治婦人白帶下流不止其心胞尺脉微細盖始
病血崩久則血亡復亡其陽故白滑之物下流不止所謂

崩中日久爲白帶也，乃本經血海枯竭，津液復亡，不能滋養筋骨，以本部行經藥爲引用，以大辛甘油膩之藥潤其枯而滋津液，以大辛熱之藥補其陽道，生其血脉，以苦寒之藥泄其肺而救上熱傷氣，以人參補之，以微苦温之藥爲佐而益元氣。

白葵花（研爛，四分）　陳皮（五分，不去白）　生黄芩（細研，另入）　郁李仁（去皮尖，研如泥）

甘草（炙）　柴胡（各一錢）　乾姜（細末）　人參（二錢）

右細切，除黄芩外，以水三盞煎至一盞半，入黄芩同煎至一盞，去柤，空心熱服，少時以早飯壓之。

○温胃補血湯　治婦人耳鳴，鼻不聞香臭，口不知穀味，胃氣不快，四肢困倦，行步欹側，髮脫落，食不下，膝冷，陰汗，帶下，喉中吩吩，不得卧，口燥咽乾，太息，頭不可以回顧，項筋緊急

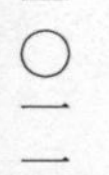

脊骨強痛頭旋眼黑頭痛噴嚏

生地黃　白朮　藿香　黃柏各二分

牡丹皮　蒼朮　王瓜根　陳皮

吳茱萸各三分　當歸身四分　柴胡　人參

炙甘草　地骨皮各五分　升麻　生甘草各六分

黃芪一錢　丁香一箇　桃仁三箇　白葵花

右細切作一服水二大盞煎至一盞食前熱服

○立効散治婦人血崩不止

當歸　蓮花心　白綿子　紅花

茅花已上各一兩

右剉如豆大白紙包裹泥固火煆存性為細末每服三錢

○如乾血氣研血竭為引温酒調服或加輕粉半錢如血

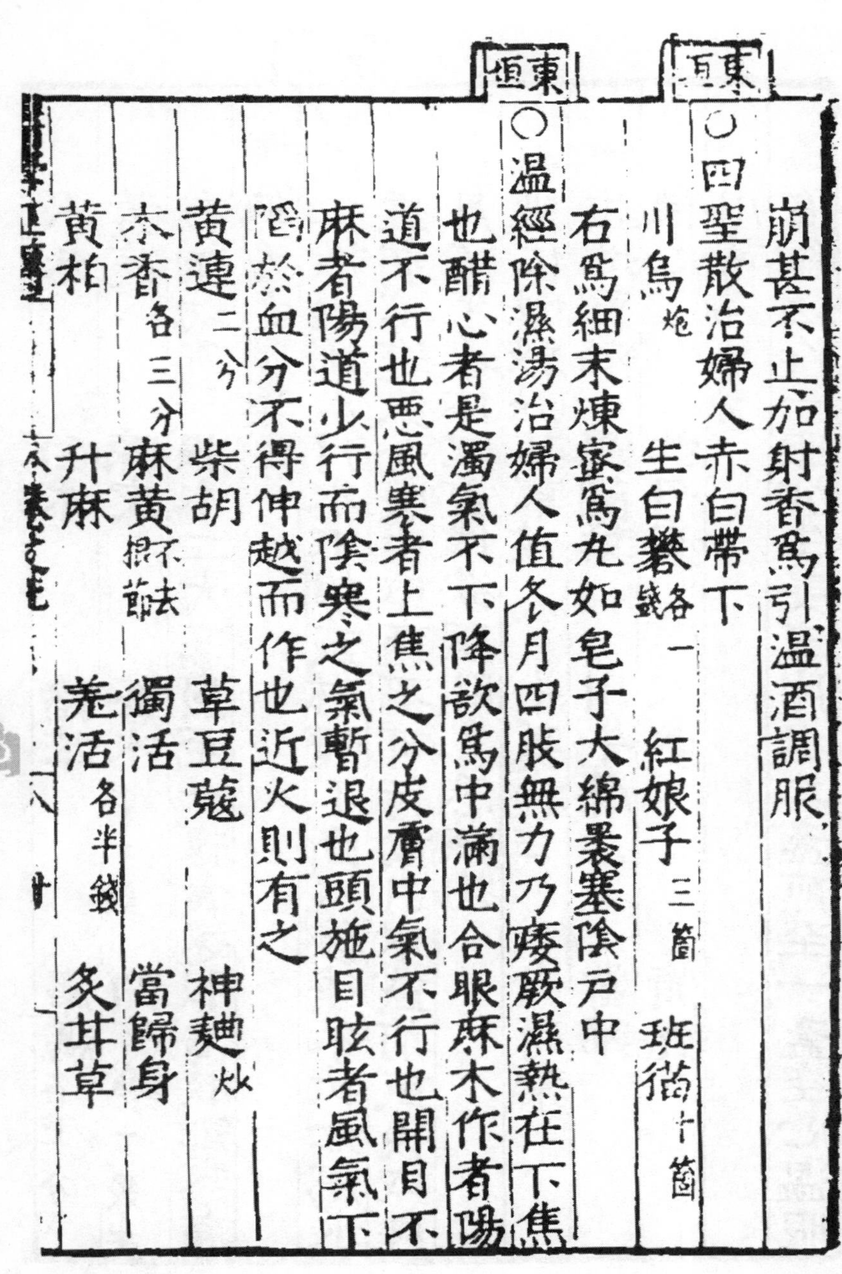

崩甚不止加射香為引溫酒調服

東垣

○四聖散治婦人赤白帶下

川烏炮 生白礬各一錢 紅娘子三箇 斑猫十箇

右為細末煉蜜為丸如皂子大綿裹塞陰戶中

東垣

○溫經除濕湯治婦人值冬月四肢無力乃痿厥濕熱在下焦也醋心者是濁氣不下降欲為中滿也合眼麻木作者陽道不行也惡風寒者上焦之分皮膚中氣不行也開目不麻者陽道少行而陰寒之氣暫退也頭旋目眩者風氣下陷於血分不得伸越而作也近火則有之

黃連二分 柴胡 草豆蔻 神麴炒

木香各三分 麻黃不去根節 獨活 當歸身

黃柏 升麻 羌活各半錢 炙甘草

人参　白术　猪苓　澤瀉各七分

黄芪　陳皮　蒼术各一錢　白芍藥一錢半

右細切作一服水二大盞煎至一盞食遠服治肢節疼痛無力之勝藥也

○桃仁散治婦人月水不調或淋瀝不斷々後復來狀如瀉水虛弱不進飲食腹中堅痛不可行動月水或前或後或經月不來舉体沉重惟欲眠卧多思酸物

桃仁去皮尖麸炒另研　甘草炙　半夏各三分　赤芍藥

生地黄各一錢　澤蘭葉　川牛膝　當歸

桂心　牡丹皮　人參　蒲黄

川芎各七分

右細切作一服加生姜三片水二盞煎至一盞空心溫服

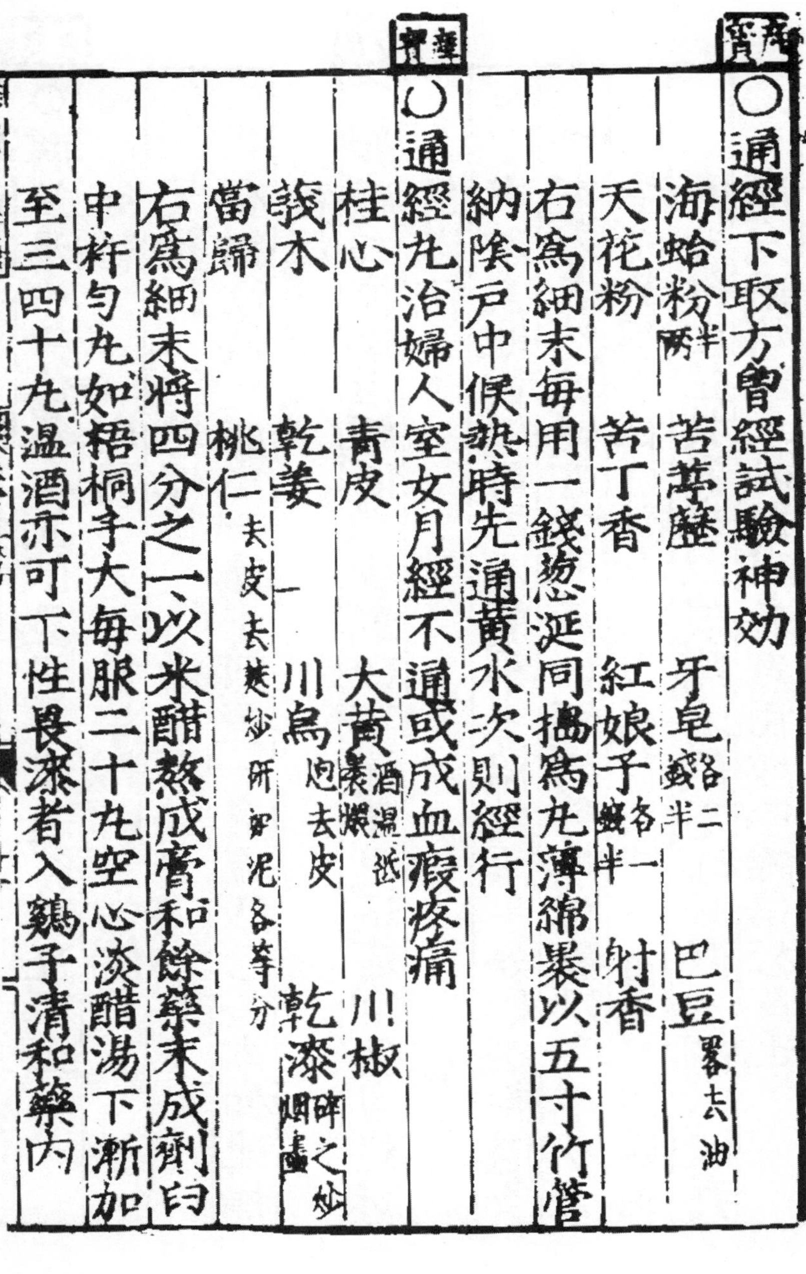

○通經下取方曾經試驗神効

海蛤粉半兩　苦葶藶　牙皂各二錢半　巴豆去油

天花粉　苦丁香　紅娘子各一錢半　射香

右爲細末每用一錢葱涎同擣爲丸薄綿裹以五寸竹管納陰戶中候熱時先通黄水次則經行

○通經丸治婦人室女月經不通或成血瘕疼痛

桂心　青皮　大黄酒濕紙裹煨　川椒

莪木　乾姜　川烏炮去皮　乾漆碎之炒烟盡

當歸　桃仁去皮去尖炒研如泥各等分

右爲細末將四分之一以米醋熬成膏和餘藥末成劑臼中杵匀丸如梧桐子大每服二十丸空心淡醋湯下漸加至三四十丸温酒亦可下性畏漆者入鷄子清和藥内

良方

○膠艾湯治勞傷氣血衝任虛損月水過多淋瀝不止

阿膠炒成珠 川芎 甘草炙各半錢 當歸

艾葉各七分半 熟地黃 白芍藥各一錢

右細切作一服水一盞半煎至一盞溫服○一方加地榆

黃芪見胎前門

良方

○加減四物湯治經候微少漸致不通手足煩疼刑瘦潮熱脉息微數

本方去地黃川芎加澤蘭葉三倍甘草半分如經候過多本方去熟地黃加生地黃如經行身熱脉數頭昏本方加柴胡黃芩如經行微少或脹或痛四肢疼痛本方加延胡索沒藥白芷共爲末以淡醋湯調下如經候不調心腹疞痛只用芎歸二味煎服名君臣散以歸倍於芎也

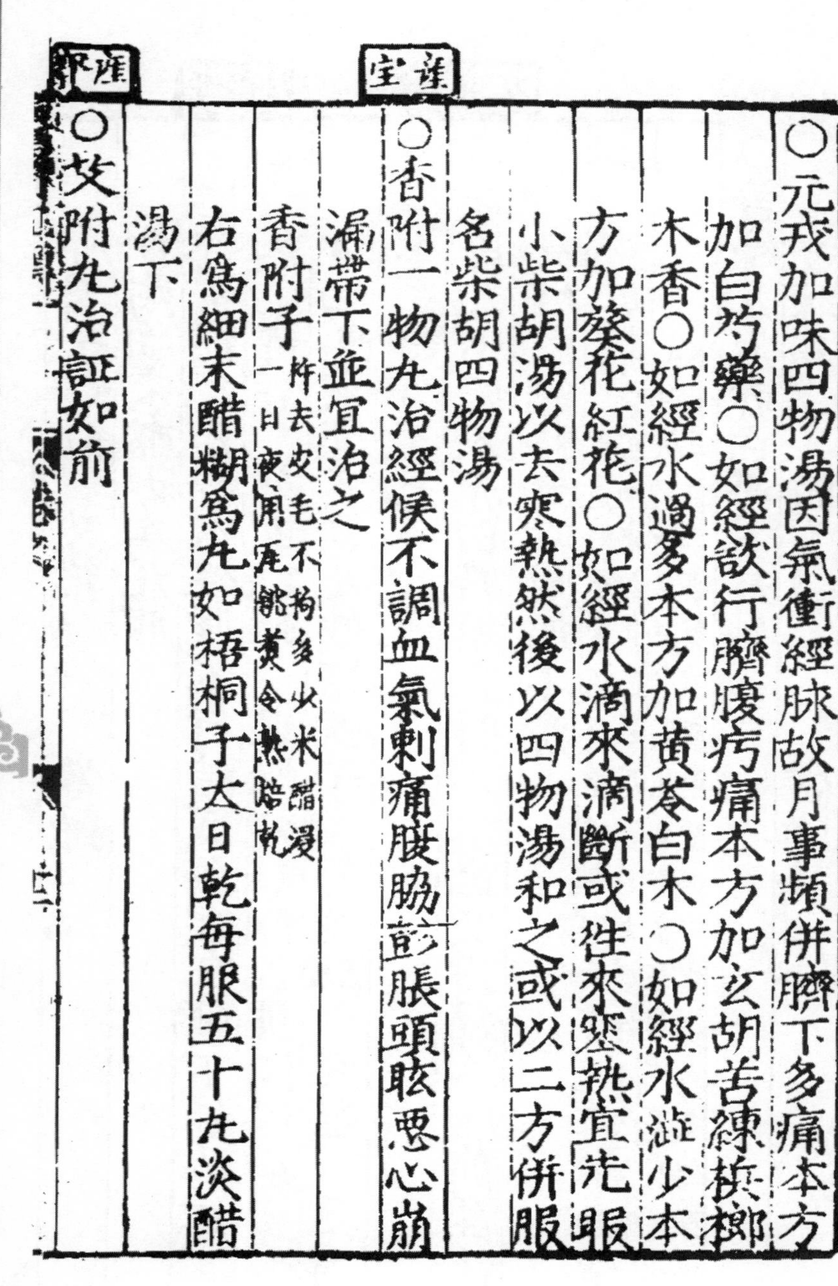

○元戎加味四物湯因氣衝經脈故月事頻併臍下多痛本方加白芍藥○如經欲行臍腹疞痛本方加玄胡苦楝檳榔木香○如經水過多本方加黃芩白朮○如經水澁少本方加葵花紅花○如經水滴來滴斷或往來發熱宜先服小柴胡湯以去寒熱然後以四物湯和之或以二方併服名柴胡四物湯

○香附一物丸治經候不調血氣刺痛腰脇膨脹頭眩惡心崩漏帶下並宜治之

香附子（一斤去皮毛不拘多少米醋浸一日夜用瓦銚煮令熟焙乾）

右為細末醋糊為丸如梧桐子大日乾每服五十丸淡醋湯下

○艾附丸治證如前

香附子一斤醋煑　艾葉四兩　當歸二兩

右為細末醋糊為丸服

米一作沫

經驗

○地黃⑤通經丸　治婦人經候不行結成血瘕在臍下如覆杯

熟地黃三兩　虻蟲去頭足炒　水蛭糯米同炒去米　桃仁各五十箇

右細為末煉蜜為丸如梧桐子大每服五十丸空心溫酒

下未知加至七八十丸

良方

○益母丸　治婦人赤白帶惡露時下不止及治婦人胎前產後

及經中諸般奇病無所不療

益母草一名茺蔚子葉花方莖俗名野天麻五月採陰乾磨為細末勿化鐵器煉蜜為丸如彈子大每服一丸用熱酒加童便化下熱氣者木香湯化下或只以末子每服二錢或酒或童便調下此婦人之仙藥也

○苦楝丸　治赤白帶下最妙

苦楝碎酒浸　茴香炒　當歸各等分　聖惠

右爲細末酒糊爲丸如梧桐子大每服五十丸空心温酒送下

丹溪活套曰

凡婦人經候不調皆當以四物湯爲主治○如經候過而腹中作痛綿綿無休息者屬血虚本方倍當歸熟地黄兼氣虚者本方加人參黄芪扶寒者加乾姜○如經候將來腹中陣陣痛乍作乍止者血氣實也本方用生地黄加黄連香附桃仁紅花玄胡索牡丹皮之類○如經水常不及期而行者血熱也本方用生地黄加黄連黄芩白芷之類○如經水常過期而來者瘦人多憑是血少本方倍當歸熟地方加黄芪甘草少佐以紅花兎仁泥以爲生血之引用也○肥人大概是氣虚挾痰阻滞升降然也本方去地黄加參芪甘草茯苓半

夏陳皮香附等藥○常過期而紫黑成塊者血熱也多作腹痛本方用生地黄加香附黄連玄胡索五灵脂乳香没藥之類○過期而血淡色者痰多血少也本方用生地黄合二陳湯煎服○肥盛婦人或三二箇月一行者痰盛而軀脂閉塞經脉以導痰湯加芎歸香附蒼白术之類○如經水適來適断往來寒熱如瘧者本方合小柴胡煎服○如經行過三五日腹中綿綿走痛者此血行而滯氣未尽行也本方加木香檳榔煎服立愈

○杜寧經驗秘方治婦人室女月經不通漸成脹滿及治男子墜馬跌撲損傷以致瘀血停積欲成血蠱病者悉皆治之名曰桃奴飲子

桃奴桃樹上微桃乾竹不落者冬月或正月收 豭鼠糞即雄鼠糞也兩頭尖者是

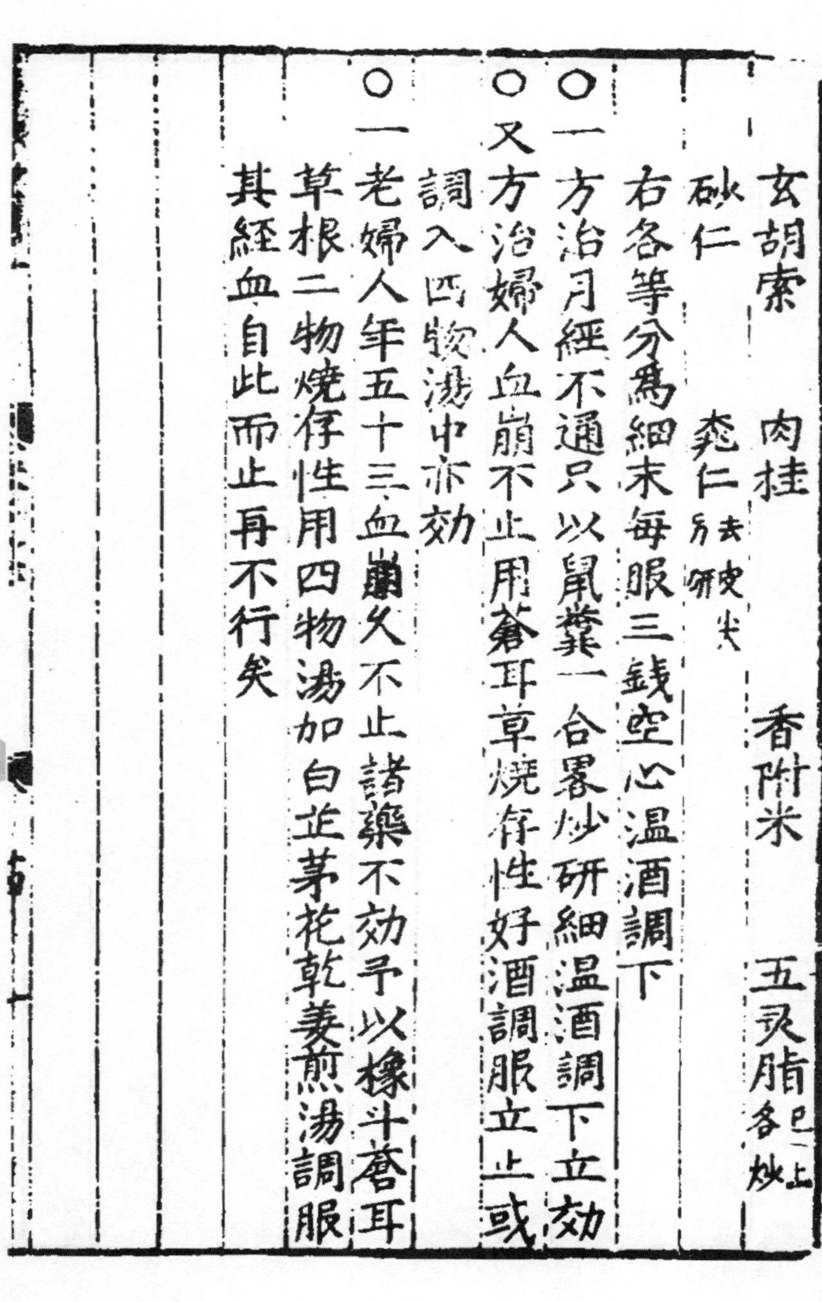

玄胡索　肉桂　香附米　五灵脂已上各炒

砂仁　桃仁去皮尖另研

右各等分為細末每服三錢空心温酒調下

○一方治月經不通只以鼠糞一合畧炒研細温酒調下立効

○又方治婦人血崩不止用蒼耳草燒存性好酒調服立止或調入四物湯中亦効

○一老婦人年五十三血崩久不止諸藥不効予以椽斗蒼耳草根二物燒存性用四物湯加白芷茅花乾姜煎湯調服其經血自此而止再不行矣

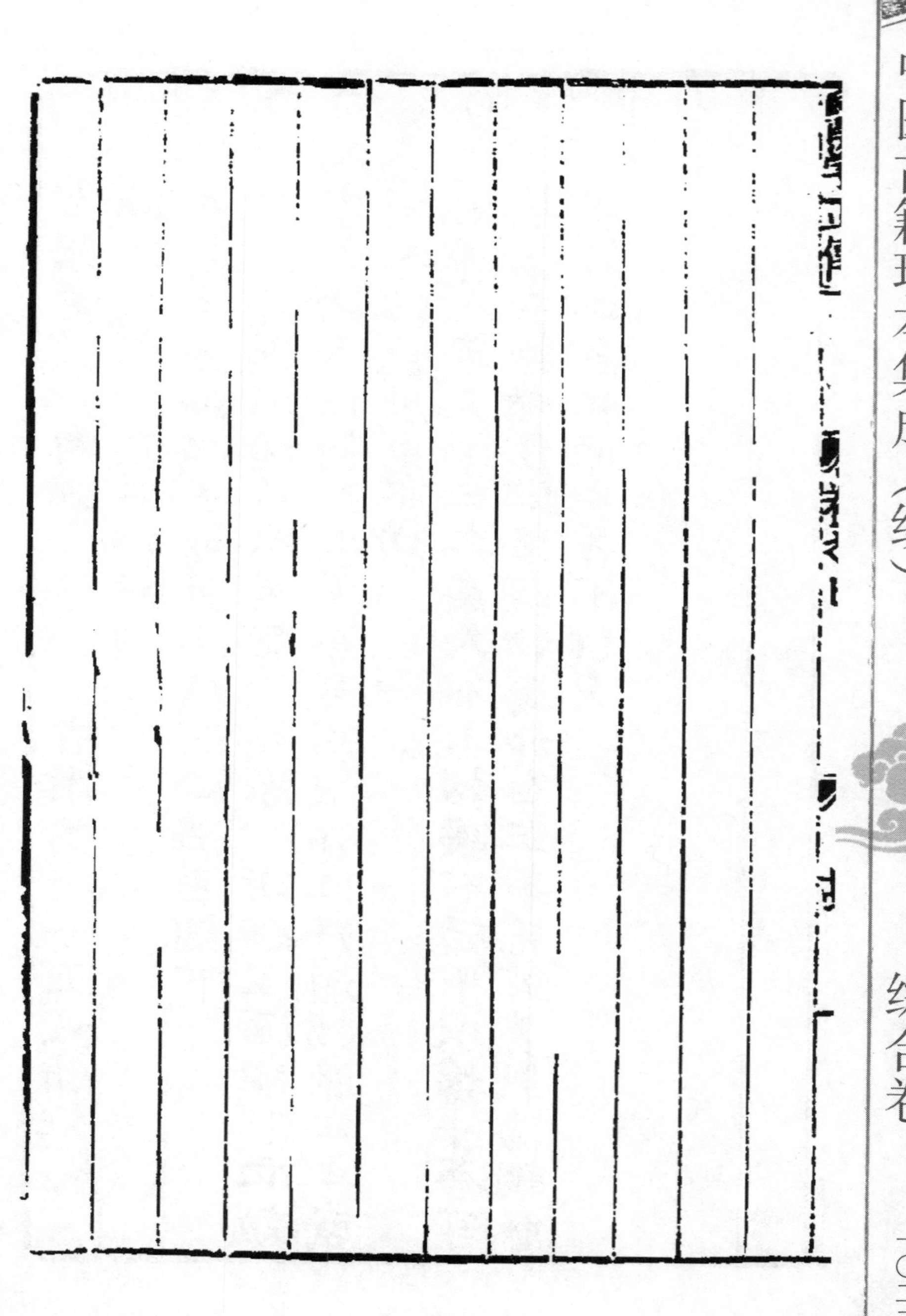

婦人科中 胎前

論

内經曰：陰搏陽別，謂之有子（謂陰脉搏手，其中別有陽脉也）。是爲血氣和平，陽施而陰化也。蓋爲人之夫婦，猶天地然，天地之道，陰陽和而後萬物育；夫婦之道，陰陽和而後男女生。是故欲求嗣者，先須調其婦之經脉，經脉既調，則氣血和平，氣血和平則百病不生，而樂乎有子矣。脉經曰：診其手少陰之脉動甚者，妊子也。蓋手少陰心脉也，心主血脉故也。又腎爲胞門子戶，尺中腎脉按之不絶，當妊子也。又曰：婦人妊娠一月之時，足厥陰脉養之；二月足少陽脉養之；三月手少陰脉養之；四月手少陽脉養之；五月足太陰脉養之；六月足陽明脉養之；七月手太陰脉養之；八月手陽明脉養之；九月足少陰脉養之；十月是太陽脉養之是以諸經脉各養三十日也若夫至期當養之經虛實不調則胎孕爲之不安甚則下血而墮矣夫手足十二經氣血盈虧不同如手足厥陰太陽少氣多血手足太陰少陰少血多氣手足少陽氣多血少手足陽明氣盛血多安胎之法宜各按月依經視其氣血虛實而調之固無胎墮之患其或感冒風寒別生異証又宜各按法而調治之機要曰治胎產之病當從厥陰經論之毋犯胃氣及上二焦謂之三禁不可汗不可下不可利小便若發汗者如傷寒下早之証利大便者則脉數已動于脾利小便者則内亡津液胃中枯燥剌方之法能不犯三禁則榮衛自和而寒熱止矣皆醫者之繩墨也其爲妊娠之婦早當絶去嗜慾安養胎元性宜静而不宜躁体宜動而不宜分未宜凉而不宜熱衣宜温

邊一作編

而不宜褻毋久立毋久坐毋久行毋久臥又宜却去一切肥甘煎煿油膩辛辣鹹酸水果魚鱉狐兔鵝雀之類即無胎漏胎痛胎動下血子腫子癇等証及横産逆生胎死腹中之患矣丹溪曰難産之婦皆是八九箇月内不能謹慾以致氣血虛故也傳曰古者婦人姙子寢不側坐不邊立不蹕不食邪味割不正不食席不正不坐目不視邪色耳不聽淫聲口不出傲言夜則令瞽誦詩道正事則生子形容端正才過人矣古所謂胎教也姙娠之婦可不慎歟

附期嗣論

夫人欲求嗣必先視其婦之經脉調否其或未調必以藥而調之經脉既調宜以人事副之按其法而行之庶不失其候也訣云三十時中兩日半二十八九君須算落紅滿地是佳

期金水過時空雁亂霍亂之時枉費工樹頭樹底覓殘紅但鮮開花能結子何愁丹桂不成叢此盖婦人月經方絕金水纔生此時子宮正開乃受精結胎之候妙合太和之時過此佳期則子宮閉而不受胎矣然男女之分各有要妙存焉如月候方經一日三日五日交會者成男二日四日六日交會者成女過此則不孕矣又云陰血先至陽精後衝縱氣來乘血開裹精陰外陽内則成坎卦之象而爲男若陽精先入陰血後參橫氣來助精開裹血陰内陽外則成離卦之象而爲女若胎成三月之内男女未分之時亦有轉女爲男之術其法以鉄斧一柄置於姙婦床蓆之下勿令人見知更佩雄黄一二兩於姙婦身左或佩萱花亦可已上三法皆驗不可輕忽傳曰不孝有三無後爲大古詩云無官一身輕有子萬事

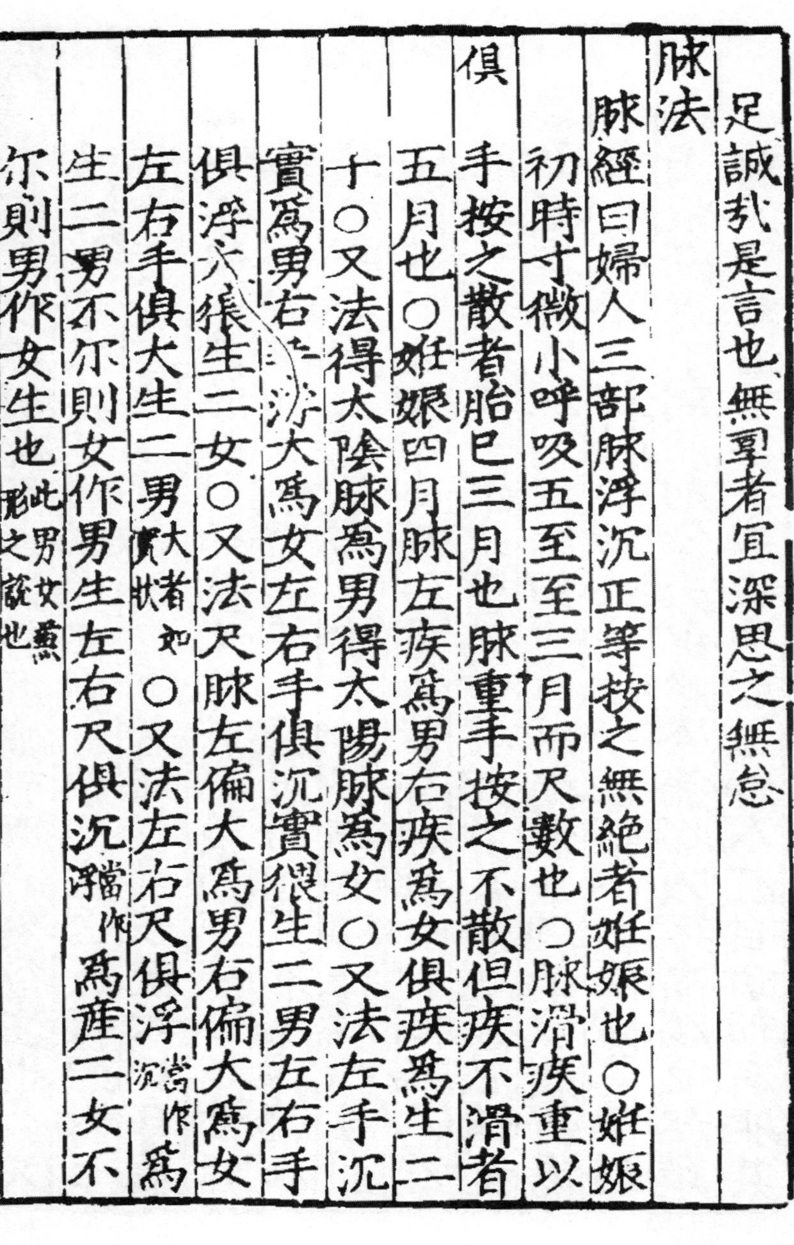

足誠哉是言也無𦊓者宜深思之無怠

脉法

脉經曰婦人三部脉浮沉正等按之無絶者妊娠也○妊娠初時寸微小呼吸五至至三月而尺數也○脉滑疾重以俱手按之散者胎已三月也脉重手按之不散但疾不滑者五月也○妊娠四月脉左疾爲男右疾爲女俱疾爲生二子○又法得太陰脉爲男得太陽脉爲女○又法左手沉實爲男右手浮大爲女左右手俱沉實猥生二男左右手俱浮大猥生二女○又法尺脉左偏大爲男右偏大爲女左右手俱大生二男（大者如實狀）○又法左右尺俱浮（浮當作沉）爲生二男不尔則女作男生左右尺俱沉（沉當作浮）爲産二女不尔則男作女生也（此男女屬形之說也）

孕子

〇婦人懷娠脉離經而浮設腹痛引腰脊爲欲生也〇又法婦人欲生其脉離經半夜覺日中即生也〇懷娠六七月脉實大牢強弦緊者生沉細者死〇懷妊至六七月暴下斗餘水其胎必倚而墮此非時孤漿預下故也〇寸口脉洪而濇洪則爲氣濇則爲血氣動丹田其形則溫濇在於下胎冷若氷陽氣胎活陰氣必終（洪則爲氣者生濇則爲血者死）欲別陰陽其下必殭假令陽經蓄血若杯（陰爲死胎陽爲蓄血）問婦人双胎其一獨死其一獨生醫爲下其死者其病則愈然後竟免軀其脉何以别之師曰寸口脉衛氣平調榮氣緩舒陽施陰化精盛有餘陰陽俱盛故知双軀今少陰微緊血則濁凝經養不周胎則偏夭少腹冷滿膝臏疼痛腰重起難此爲血理若不早去害母失胎〇婦人經自斷而有軀其

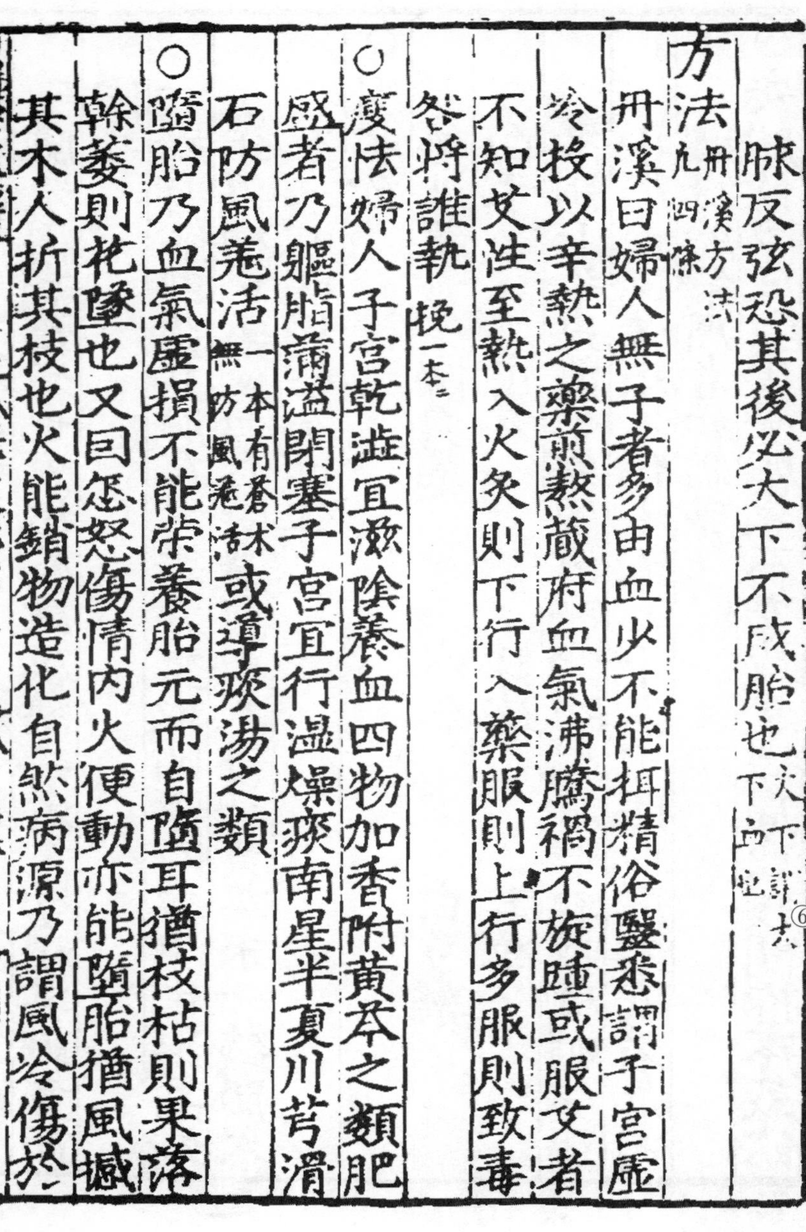

脉反弦恐其後必大下不成胎也大下謂大下血也⑥

方法丹溪方法九四條

丹溪曰婦人無子者多由血少不能攝精俗醫悉謂子宮虛冷投以辛熱之藥煎熬藏府血氣沸騰禍不旋踵或服艾者不知艾性至熱入火灸則下行入藥服則上行多服則致毒咎將誰執挽一本

○瘦怯婦人子宮乾澁宜滋陰養血四物加香附黃芩之類肥盛者乃軀脂滿溢閉塞子宮宜行濕燥痰南星半夏川芎滑石防風羌活一本有蒼术無防風羌活或導痰湯之類

○墮胎乃血氣虛損不能榮養胎元而自墮耳猶枝枯則果落藤萎則花墜也又曰忿怒傷情內火便動亦能墮胎猶風撼其木人折其枝也火能銷物造化自然病源乃謂風冷傷於

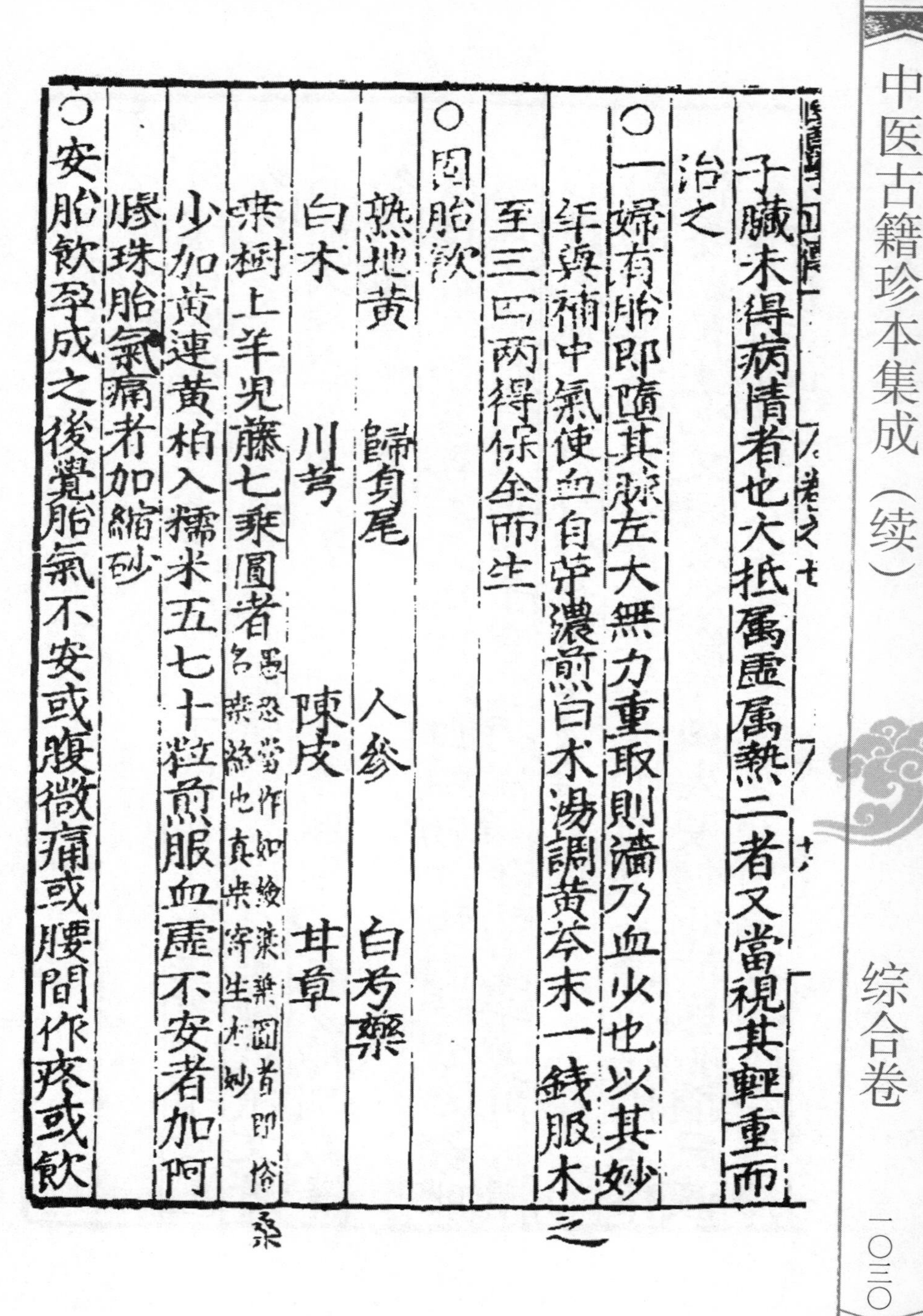

子臟未得病情者也大抵屬虛屬熱二者又當視其輕重而治之

○一婦有胎即墮其脉左大無力重取則濇乃血少也以其妙年與補中氣使血自榮濃煎白术湯調黃芩末一錢服之至三四兩得保全而生

○固胎飲

熟地黃　歸身尾　人參　白芍藥

白术　川芎　陳皮　甘草

桑樹上羊兒藤七乘圓者愚恐當作如綫藥葉圓者即桑名桑絲也真桑寄生尤妙少加黃連黃柏入糯米五七十粒煎服血虛不安者加阿膠珠胎氣痛者加縮砂

○安胎飲孕成之後覺胎氣不安或腹微痛或腰間作疼或飲

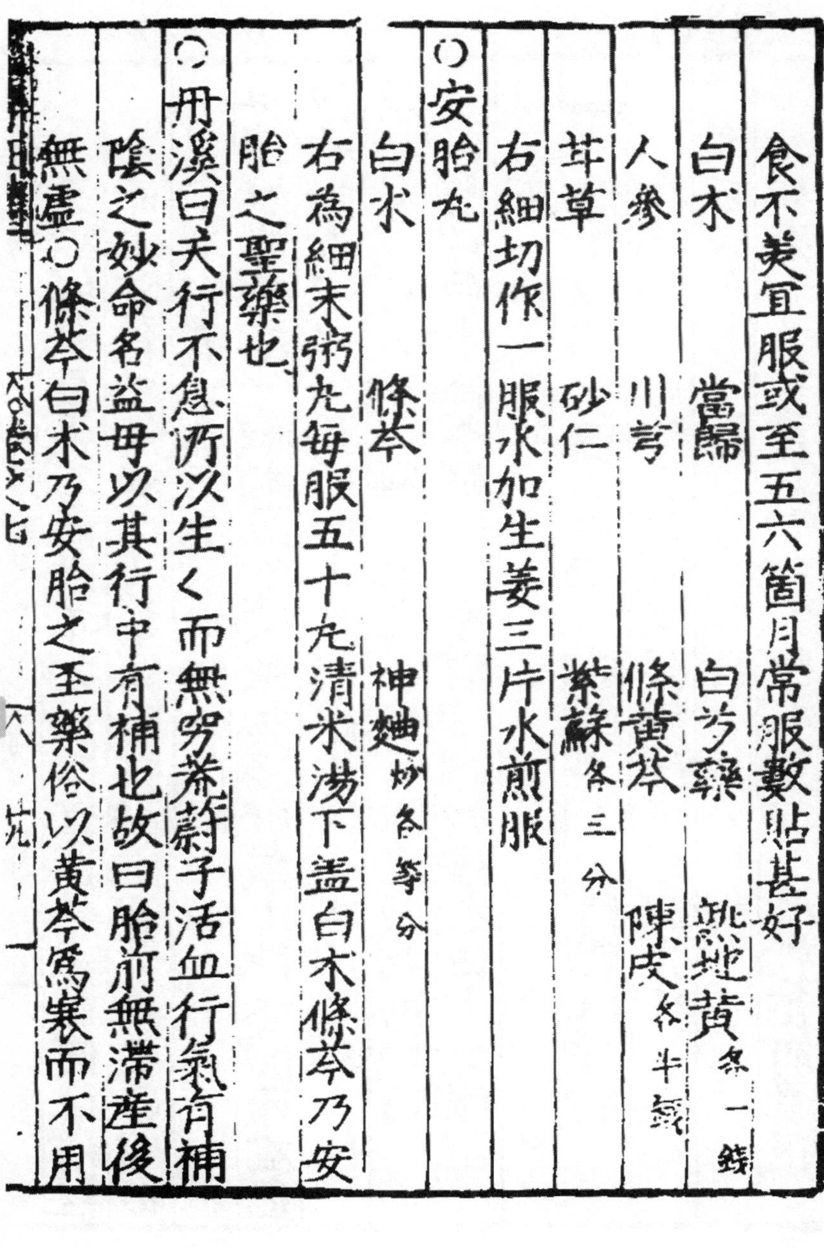

食不美宜服或至五六箇月常服數貼甚好

白朮　當歸　白芍藥　熟地黄各一錢

人參　川芎　條黄芩　陳皮各半錢

甘草　砂仁　紫蘇各三分

右細切作一服水加生姜三片水煎服

○安胎丸

白朮　條芩　神麯炒各等分

右為細末粥丸每服五十丸清米湯下盖白朮條芩乃安胎之聖藥也

○丹溪曰天行不息所以生生而無窮茺蔚子活血行氣有補陰之妙命名益母以其行中有補也故曰胎前無滯產後無虛○條芩白朮乃安胎之聖藥俗以黄芩爲寒而不用

又謂溫熱藥能養胎殊不知胎孕宜清熱養血使血循經而不妄行乃能養胎黃芩必取細挺沉實者用之○縮砂安胎以其止痛行氣故也砂仁非八九個月內不宜多用

○懷娠嗜物乃一藏之虛如受酸物乃肝藏止能養胎而虛也

○胎動者因火逼動胎逆上作喘急用條芩香附之類

○胎漏謂有胎而血漏下也屬氣虛有熱用四物湯加阿膠珠白朮條芩縮砂炒香附炒黑加糯米白水煎服

○又方治胎漏下血

條芩五錢　白朮一兩　砂仁炒　阿膠炒成珠各三錢

右為細末每服二錢煎艾湯調服水煎服亦可

又方

枳殼炒　黃芩各半兩　白朮一兩　水煎食前溫服

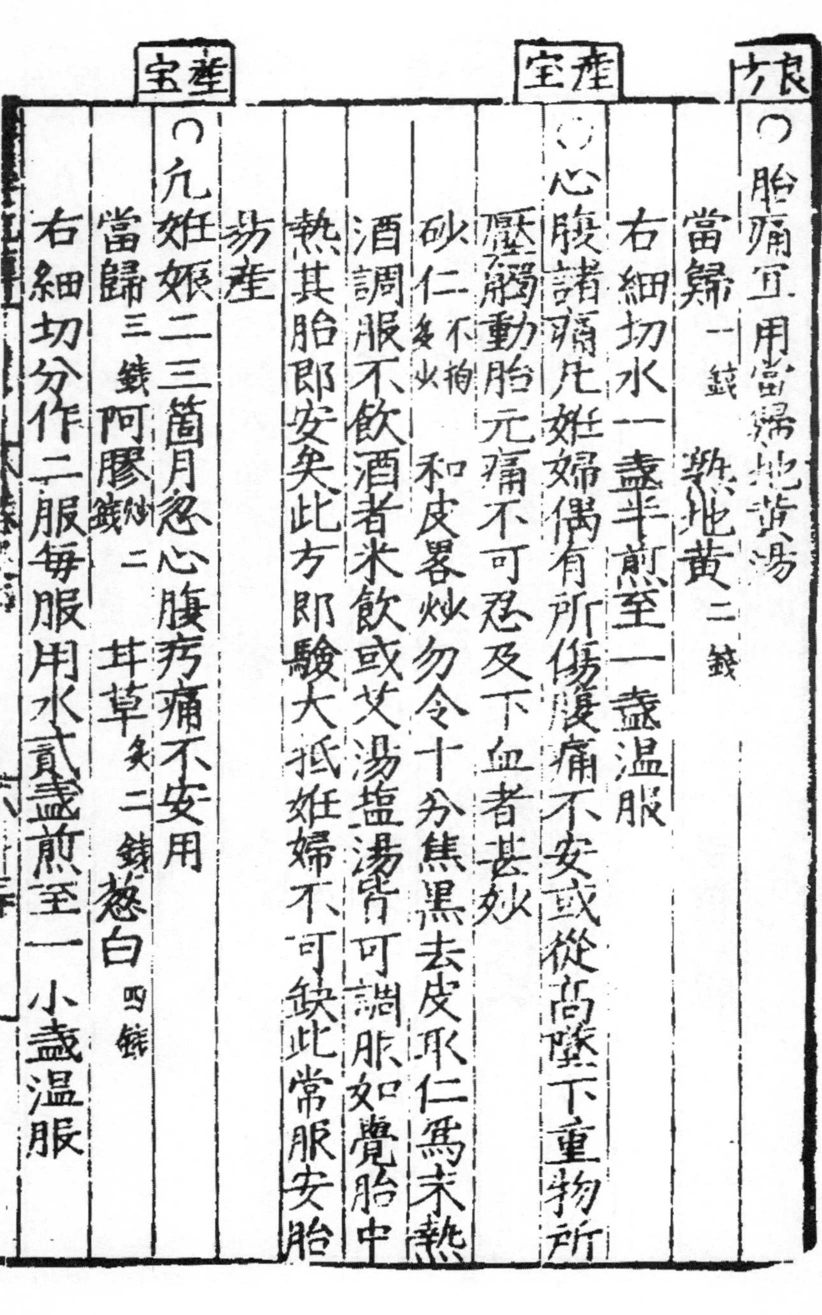

良方

○胎痛宜用當歸地黄湯

當歸一錢　熟地黄二錢

右細切水一盞半煎至一盞温服

産宝

○心腹諸痛凡姙婦偶有所傷腹痛不安或從高墜下重物所壓觸動胎元痛不可忍及下血者甚效

砂仁多少不拘　和皮略炒勿令十分焦黑去皮取仁爲末熱酒調服不飲酒者米飲或艾湯鹽湯皆可調服如覺胎中熱其胎即安矣此方即驗大抵姙婦不可缺此常服安胎易産

産宝

○凡姙娠二三箇月忽心腹疞痛不安用

當歸三錢　阿膠炒二錢　甘草炙二錢　葱白四錢

右細切分作二服每服用水貳盞煎至一小盞温服

○九姙婦四五箇月忽心腹疞痛

大棗十四枚燒令黑　鹽一錢燒令赤

右爲末取一撮許酒調服之立愈

○治姙娠心腹大痛氣欲絶者

川芎　川歸　茯苓　厚製朴各一两

右細切作一服用水三升煎至一升分二服立飯而愈

○川芎散治婦素有冷氣冲心如刀刺者

川芎一錢　人參　吳茱萸各半錢　茯苓

桔梗各四分　當歸一錢　制朴半錢　芍藥七分半

枳殼　炙甘草各三分

右細切作一服水一盞半煎至一盞稍熱服

○姙娠腰痛如折不能轉側

鹿角半兩

右以火燒令赤酒淬再燒再淬以碎爲度細末酒調服

○治姙娠腰脚腫痛

白伏苓　白术　乾姜　甘草炙各一錢

杏仁三錢去皮尖研

右細切作一服水一盞半煎至一盞温服

○胎腫謂有胎或手足或頭面通身浮腫者是也屬濕多或用

山梔子一合炒爲末米湯調下丸服亦可

○惡阻乃有孕而惡心阻其飲食者是也多從痰治用二陳湯

之類○又方以白术爲丸服一曰肥人是痰瘦人是熱

○半夏茯苓湯治惡阻不食吐逆頭眩四肢怠墮煩疼惡寒自汗

半夏湯炮七次透過心姜汁拌炒黄色　生姜各一錢　茯苓七分

熟地黄　陳皮　桔梗　全覆花先溦不用

人參　芍藥　甘草　川芎各半錢

右細切水煎空心服〇千金方有紫蘇細辛各半錢

十六 醫按　〇一婦孕兩月嘔吐頭眩醫以參术川芎陳皮茯苓服之愈重脉弦左爲甚此惡阻病必怒氣所激問之果然肝氣既逆又挾胎氣參术之補大非所宜以茯苓湯下抑青丸二十四粒五服稍安脉畧數口苦乾食即口酸意其膈間滯氣未盡行以川芎陳皮梔子生姜伏令煎湯下抑青丸十五粒而愈但口酸易飢此肝熱未平以熱湯下抑青丸二十粒愈後兩手脉平和而右甚弱其胎必墮此時肝氣既平可用參术以防之服一日而胎自墮矣

良方　〇參橘散治妊娠三月内惡阻吐逆不食或心虛煩悶

橘紅　茯苓各一錢　麥門冬　白术

厚朴姜制　甘草炙各半錢

右細切作一服加生姜三片竹茹一錢或加人參一錢水一盞煎七分溫服

○小膠艾湯治妊婦因顛仆挫跌胎動不安或胎搶上逼心或腰痛血下

阿膠一兩炒成珠　艾葉二兩　指迷方加秦机一兩

右克細末用水三升煎至一升半分三服

○膠艾湯不問月數淺深安胎及妙及一本作極

熟地黃　艾葉　當歸　甘草炙

川芎　阿膠各半錢　黃芪二分半

右細切作一服水一盞半煎至一盞溫服

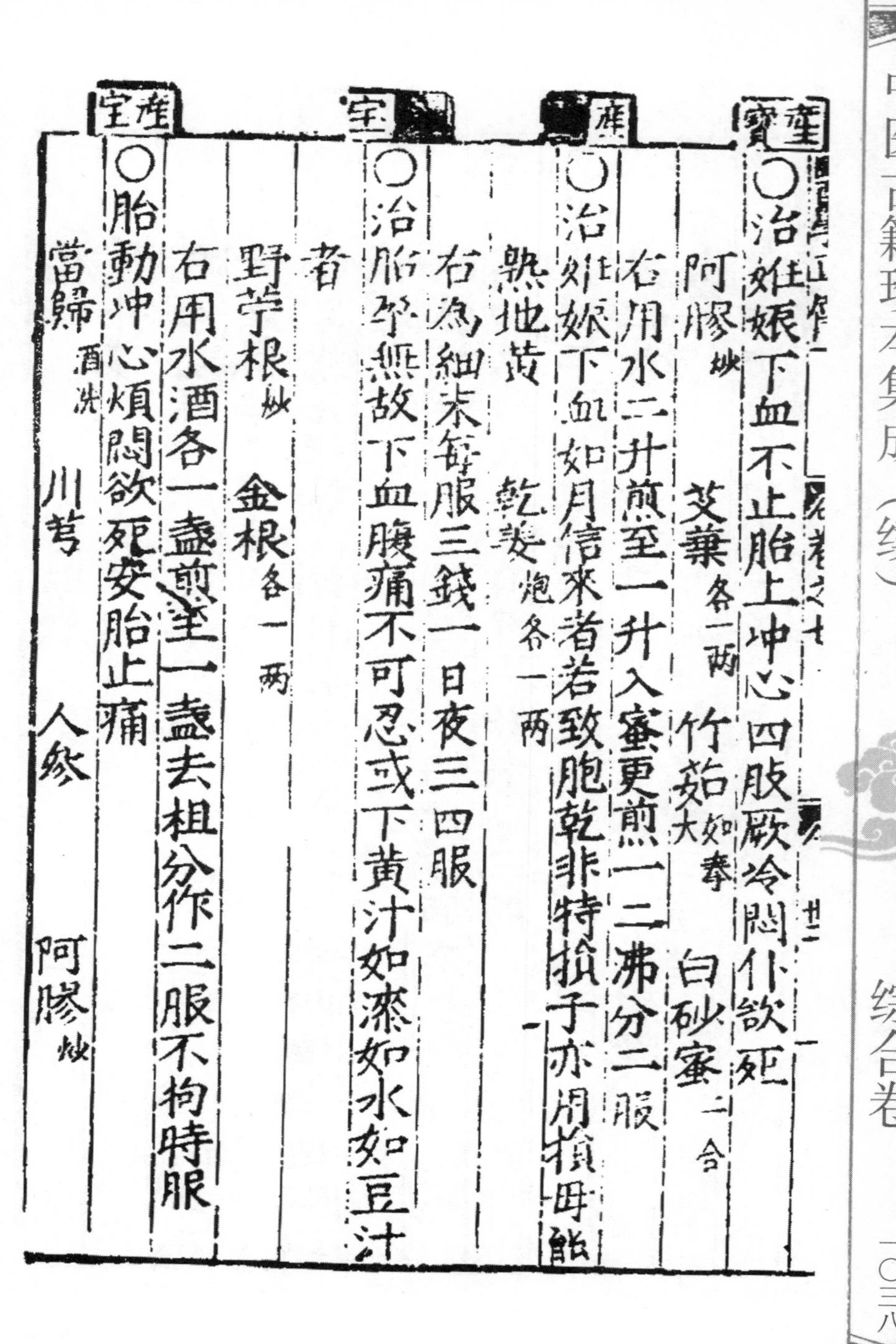

○治姙娠下血不止胎上冲心四肢厥冷悶亂欲死

阿膠炒　艾葉各一兩　竹茹如拳大　白砂蜜二合

右用水二升煎至一升入蜜更煎一二沸分二服

○治姙娠下血如月信來者若致胞乾非特損子亦用損母能

熟地黄　乾姜炮各一兩

右為細末每服三錢一日夜三四服

○治胎孕無故下血腹痛不可忍或下黄汁如漆如水如豆汁者

野苧根炒　金根各一兩

右用水酒各一盞煎至一盞去柤分作二服不拘時服

○胎動冲心煩悶欲死安胎止痛

當歸酒洗　川芎　人參　阿膠炒

甘草一兩炙　葱白切一升各

右用水七升煎至三升分三服

○妊娠因舉重仆跌損傷胎氣不安或子死腹中

川芎一兩

右爲細末每服一匕連進三服死胎即下

○治妊娠遺尿失禁

白薇　白芍藥各等分

右爲細末酒調方寸匕日三服

○子煩　妊娠苦煩悶不安又曰心煩熱悶謂之子煩

麦門冬　伏令　防風　知毋各一錢

右細切作一服用水二盞煎至一盞入竹瀝一二匙服

○犀角散治子煩

犀角屑　地骨皮　條芩　麥門冬

赤伏苓各一錢　甘草半錢

右細切作一服水一盞半煎至一盞入竹瀝一合温服

○當歸飲治子煩

當歸一錢半　川芎　阿膠珠　豆豉

桑寄生各七分半　葱白七莖

右細切作一服水一盞半煎至一盞温服

○竹瀝湯治子煩

竹瀝一合　防風　黄芩　麥門冬各一錢

白伏令一錢半

右細切作一服水一盞半煎至一盞去柤入竹瀝再煎数沸温服

〇產寶澤瀉散治妊娠氣壅身体腹脇浮腫喘急氣促小便閉澁不利謂之子滿

澤瀉　桑白皮　枳殼麸炒黄色　檳榔

木通　赤茯苓各等分

右細切每服四錢加生姜五片水一盞煎八分溫服

金匱

〇張仲景曰婦人本肌肉肥盛頭舉自滿今反羸瘦頭舉中隆胞系了戾亦多致此病但利小便即愈宜服腎氣丸盖藥中有茯苓故也地黄爲君功在補胞

良方

〇木通散治妊娠身体浮腫四肢脹急小便不利謂之子腫

木通一錢　木香　訶子皮各三分　香薷一錢

枳殼炒半錢　檳榔半錢　桑白皮一錢　條芩半錢

紫蘇莖葉一錢

右細切作一服加生姜三片水一盏半煎至一盏温服

産寶〇全生白朮散治姙婦面目虚浮肢体腫脹名曰子腫

白朮一两　生姜皮　大腹皮　陳皮

伏苓各半两　指迷方用伏苓皮多来白皮無朮

右爲細末毎服二錢米飲調下

産寶〇鯉魚湯治姙娠腹脹滿或通身浮腫小便不利或胎死腹中

此方甚驗

當歸　白芍藥各一錢　白伏苓一錢半　白朮二錢

橘紅半錢　鯉魚一尾不拘大小

右細切作一服將鯉魚去鱗腸白水煮熟去魚用汁一盏

七

半生姜七片煎至一盏空心服當見胎水下如水去未盡

或胎死腹中脹悶未除再合一劑服之水盡脹除爲度

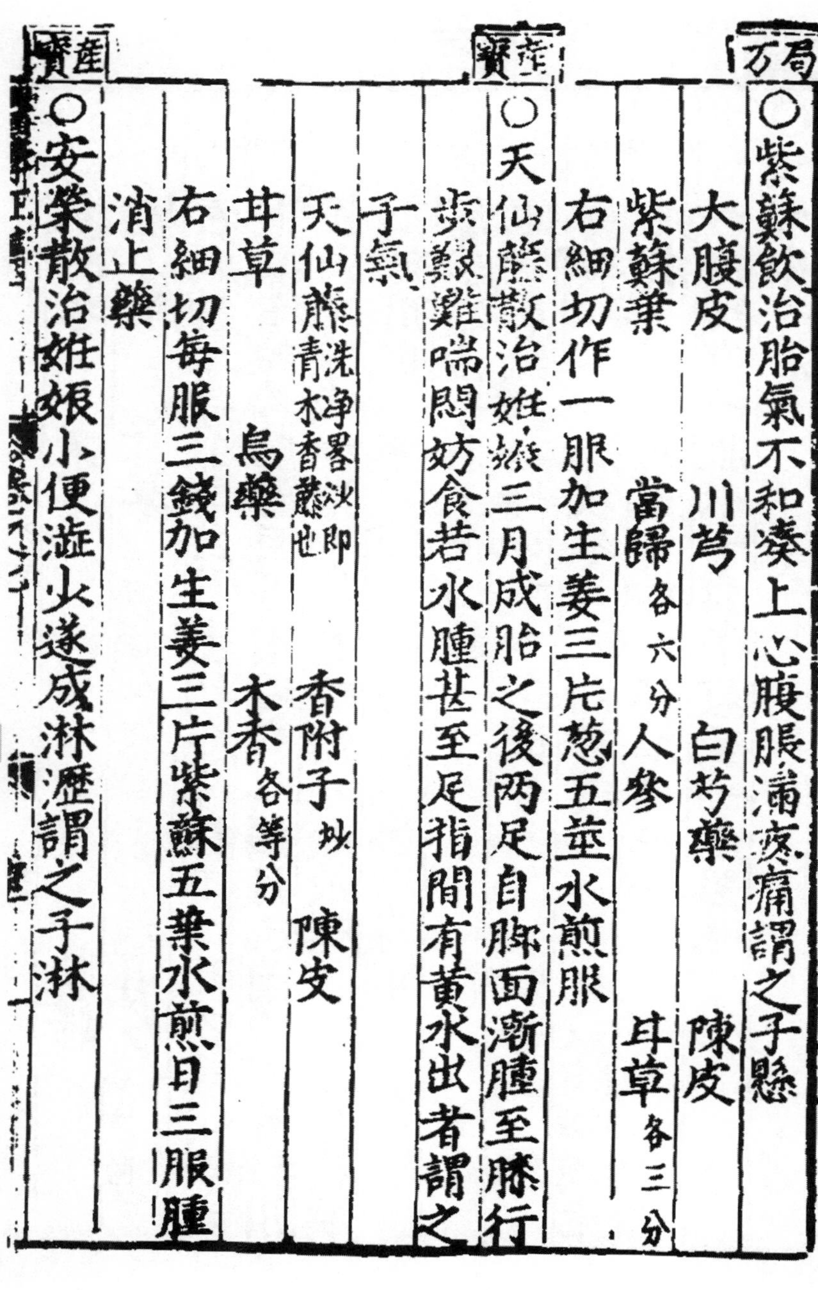

【局方】○紫蘇飲治胎氣不和湊上心腹脹滿疼痛謂之子懸

大腹皮　川芎　白芍藥　陳皮

紫蘇葉　當歸各六分　人參　甘草各三分

右細切作一服加生姜三片葱五莖水煎服

【産寶】○天仙藤散治妊娠三月成胎之後兩足自脚面漸腫至膝行步艱難喘悶妨食若水腫甚至足指間有黄水出者謂之子氣

天仙藤洗淨畧炒即青木香藤也　香附子炒　陳皮

甘草　烏藥　木香各等分

右細切每服三錢加生姜三片紫蘇五葉水煎日三服腫消止藥

【産寶】○安榮散治妊娠小便澀少遂成淋瀝謂之子淋

麥門冬　通草　滑石　當歸

燈心草　甘草各五錢　人參　川芎各一兩

右爲細末每服二錢煎麥門冬湯調下○此方恐滑石太墮而滑胎若胎臨月可用若六七箇月已前俱不可輕用宜去此味或加梔子萹蓄石榆之類最穩瞿麥亦恐損胎不可用也

○地膚子湯治子淋小便澁数

地膚草與芥菜相似俗名白地莓　車前子各一錢　知母去毛炒

黄芩　赤茯苓　白芍藥　枳殼麩炒黄色各七分

升麻　通草　甘草各三分

右細切作一服水一盞半煎至一盞温服

○又方治子淋

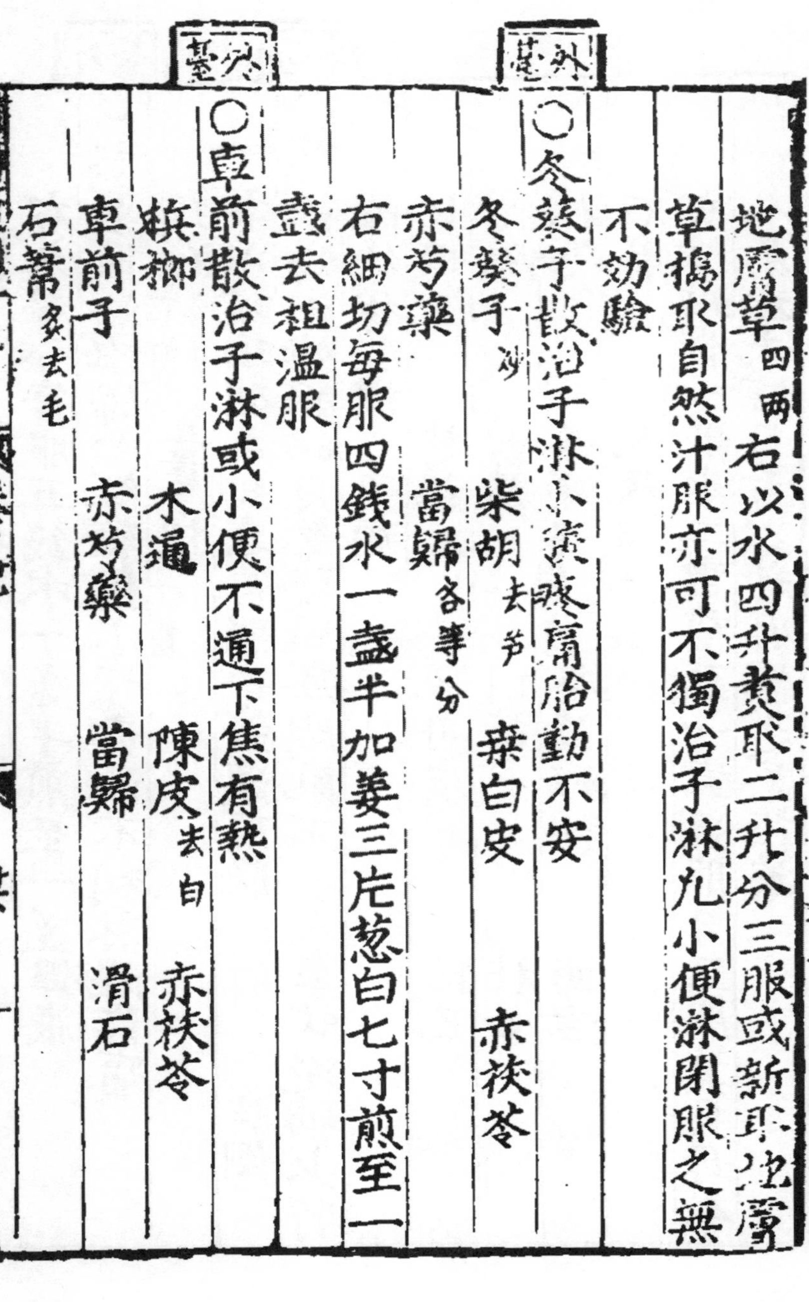

地膚草四兩　右以水四升煑取二升分三服或新取地膚草搗取自然汁服亦可不獨治子淋凡小便淋閉服之無不効驗

外臺　○冬葵子散治子淋小便澁腰痛胎動不安

冬葵子炒　柴胡去芦　桑白皮　赤茯苓

赤芍藥　當歸各等分

右細切每服四錢水一盞半加姜三片葱白七寸煎至一盞去租溫服

外臺　○車前散治子淋或小便不通下焦有熱

檳榔　木通　陳皮去白　赤茯苓

車前子　赤芍藥　當歸　滑石

石韋炙去毛

右各等分每服五錢水一盞半煎至一盞溫服

外臺

○忘憂散治姙婦心經蘊熱小便赤澁不利淋瀝作痛

琥珀多少不拘　萱草根一握

右以琥珀研為細末每服半錢濃煎服　眩倒

局方

○葛根湯治姙娠臨月忽發風痓悶亂不省人事吐逆眩少時

醒後復發謂之子癇

貝母　葛根　牡丹皮　防巳

防風　當歸　川芎　桂心

茯苓　澤瀉各半錢　甘草炙二分半　獨活

石膏　人參各一錢

右細切作一服水二盞煎至一盞溫服日三服其貝母令

人易産未臨月者以升麻代之忌菘菜

局方

○防己湯治姙娠中風口噤四肢強直角弓反張

防己五錢　羌活一錢半

右為細末別用黑豆一合炒焦黑投好酒中沸定去豆調藥末斡開⑦口灌之稍醒再灌有效

局方

○消風散治姙娠頭旋目眩視物不見顋頰腫核

石膏煅　甘菊花去萼　防風去芦　荆芥穗

羌活　羚羊角鎊　川芎　大豆黃卷炒

當歸酒浸洗　白芷各半錢　甘草二分半

右細末作一服加茅茶半錢水一盞半煎至一盞食後温服

局方

○天門冬飲治姙娠外感風寒久嗽不已謂之子嗽

天門冬　紫菀茸　知母去毛酒洗　桑白皮蜜炙各一錢

五味子　桔梗去蘆各半錢

方藥

右細切作一服水一盞半煎至一盞嗽血者加阿膠半錢
大便澁者加苦亭歷子半錢

○百合散治妊娠咳嗽心煩不欲飲食

百合　紫菀茸　麥門冬　桔梗去蘆
桑白皮各一錢　甘草半錢　竹茹一錢

右細切作一服水一盞半煎至一盞入蜜半匙再煎二三
沸去柤溫服

○丹溪參朮飲治妊娠轉胞

四物湯加　人參　白朮　半夏湯泡過
陳皮　甘草

右細末加姜水煎服

○丹溪曰轉胞之證胎婦之禀受弱者憂悶多者性急躁者食

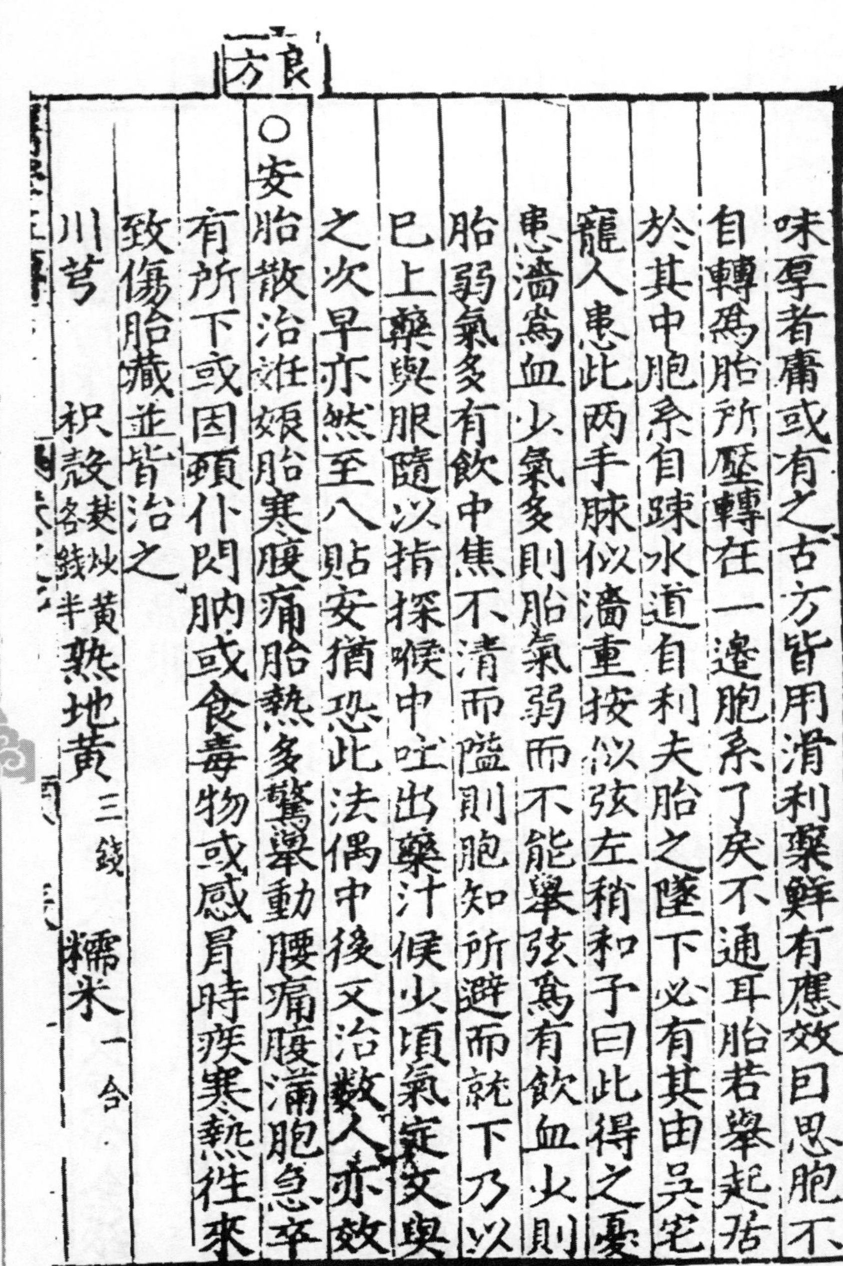

良方

味厚者庸或有之古方皆用滑利藥鮮有應效曰思胞不自轉爲胎所壓轉在一邊胞系了戾不通耳胎若舉起活於其中胞系自疎水道自利夫胎之墜下必有其由吳宅寵人患此兩手脉似濇重按似弦左稍和予曰此得之憂患濇爲血少氣多則胎氣弱而不能舉弦爲有飲血少則胎弱氣多有飲中焦不清而隘則胞知所避而就下乃以已上藥與服隨以指探喉中吐出藥汁候少頃氣定又與之次早亦然至八貼安猶恐此法偶中後又治數人亦效

○安胎散治妊娠胎寒腹痛胎熱多驚舉動腰痛腹滿胞急卒有所下或因顛仆閃肭或食毒物或感冒時疾寒熱往來致傷胎藏並皆治之

川芎 枳殼麸炒黄各錢半 熟地黄三錢 糯米一合

右細切作一服水一盞半生姜三片大棗一枚更加金銀三五錢同煎至一盞溫服

經驗　〇如聖散治姙娠腹痛胎動不安

鯉魚皮　當歸　熟地黄　阿膠炒成珠

白芍藥　川芎　川續斷酒浸　甘草炙各等分

右細切每服四錢水一盞半生姜三片苧麻根半錢許煎至一盞溫服〇一方加乾姜竹茹無續斷

良方　〇加味四物湯治姙娠下血不止

本方加艾葉三十片　阿膠珠一錢

右細切每服四錢水一盞半加烏梅肉少許同煎至一盞熱服連進三四服即止

良方　〇苧根湯止血安胎

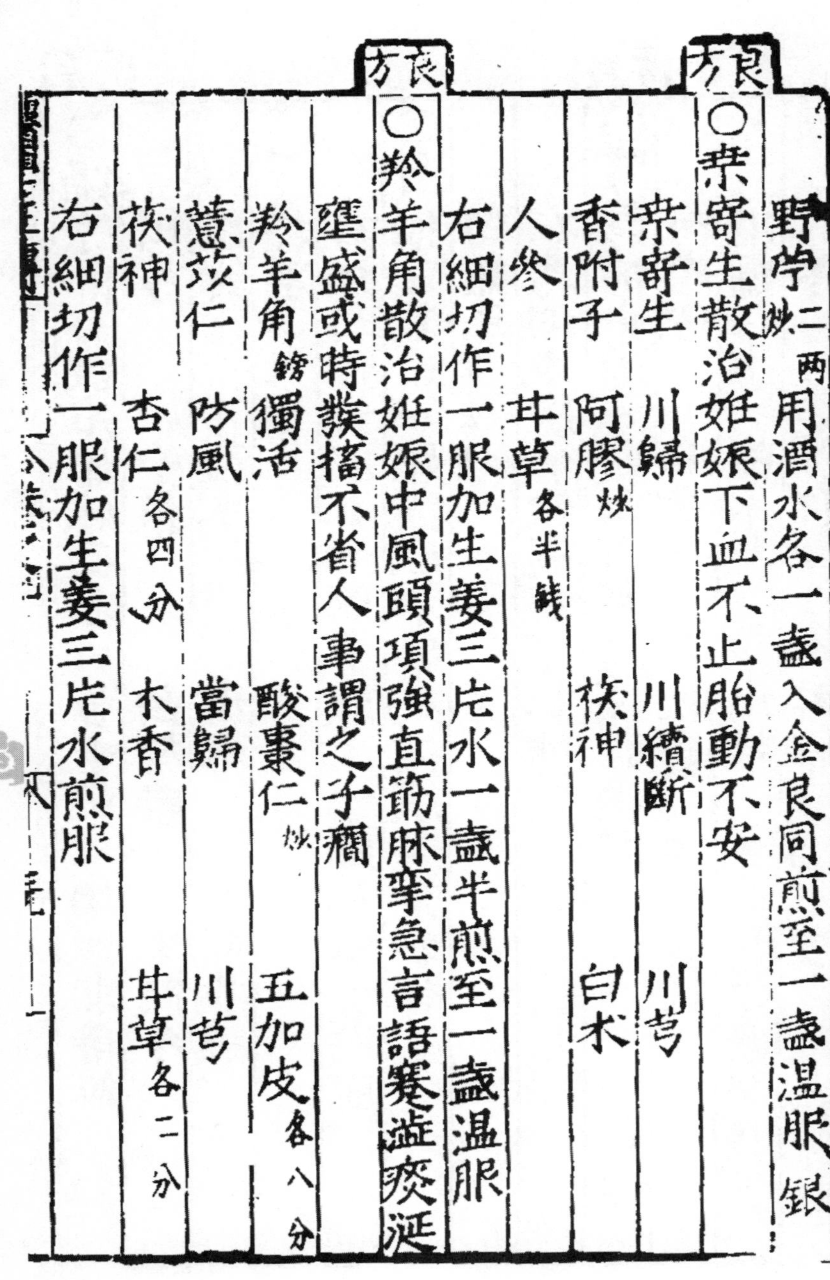

野苧炒二兩用酒水各一盞入金良同煎至一盞温服銀

良方○桑寄生散治姙娠下血不止胎動不安

桑寄生　川歸　川續斷　川芎

香附子　阿膠炒　茯神　白朮

人參　甘草各半錢

右細切作一服加生姜三片水一盞半煎至一盞温服

良方○羚羊角散治姙娠中風頭項強直筋脉攣急言語蹇澁痰涎壅盛或時發搐不省人事謂之子癇

羚羊角鎊　獨活　酸棗仁炒　五加皮各八分

薏苡仁　防風　當歸　川芎

茯神　杏仁各四分　木香　甘草各二分

右細切作一服加生姜三片水煎服

產寶

○歸涼節命散治姙娠面赤口苦舌乾心煩腹脹等証

川芎 苧根 白芍藥 麥門冬

川歸 白朮 糯米 荆芥穗

甘草各半錢

右細切作一服水一盞半煎至一盞入蜜一匙服

○白扁豆散治姙娠誤服草藥及諸般毒藥毒物

白扁豆生去皮

右爲細末清米飲調方寸匕神效

良方

○芎藭補中湯養新血去瘀血補虚扶危

阿膠珠 五味子 乾姜各四分 黄芪蜜炙

川歸酒浸 白朮 川芎 赤芍藥各七分

人參 杜仲炒 甘草炙各三分

良方

右細切作一服水一盞半煎至一盞温服後有一方名同

多木香治小産

○當歸芍藥湯治妊娠下痢赤白腹中疞痛

白芍藥一錢　當歸　白茯苓　澤瀉

白术　條芩各半錢　甘草　黄連

木香　檳榔各三分

右細切作一服水一盞半煎至一盞温服　如白痢腹痛

甚者恐有寒也去芩連加乾姜三分

産寶

○芎术香連丸治証同前

阿膠珠　白术各五錢　乳香　木香各二錢半

枳殼麸炒　乾姜炮各二錢　黄連一兩茱萸同炒　砂仁炒

川芎各五錢

右為細末醋糊為丸如梧桐子大每服三十丸白湯下

産寶

○治妊娠泄瀉兩脇虛鳴臍下冷痛由食瓜果生冷等物及當風取涼所致者

訶子皮煨　白朮各一錢　陳皮　良姜炒

木香　白芍藥酒炒　炙甘草各半錢　肉豆蔻麵裹煨半錢

右細切加生姜五片水一盞半煎至一盞溫服

産寶

○芎蘇散治妊娠外感風寒渾身壯熱頭目眩運

紫蘇葉　川芎　白芍藥　白朮

麥門冬　陳皮　乾葛各六分　甘草三分

右細切作一服加生姜五片葱白三寸水一盞半煎至一盞溫服不拘時候

良方

○升麻六物湯治妊娠六七箇月傷寒壯熱或發赤斑變異溺血

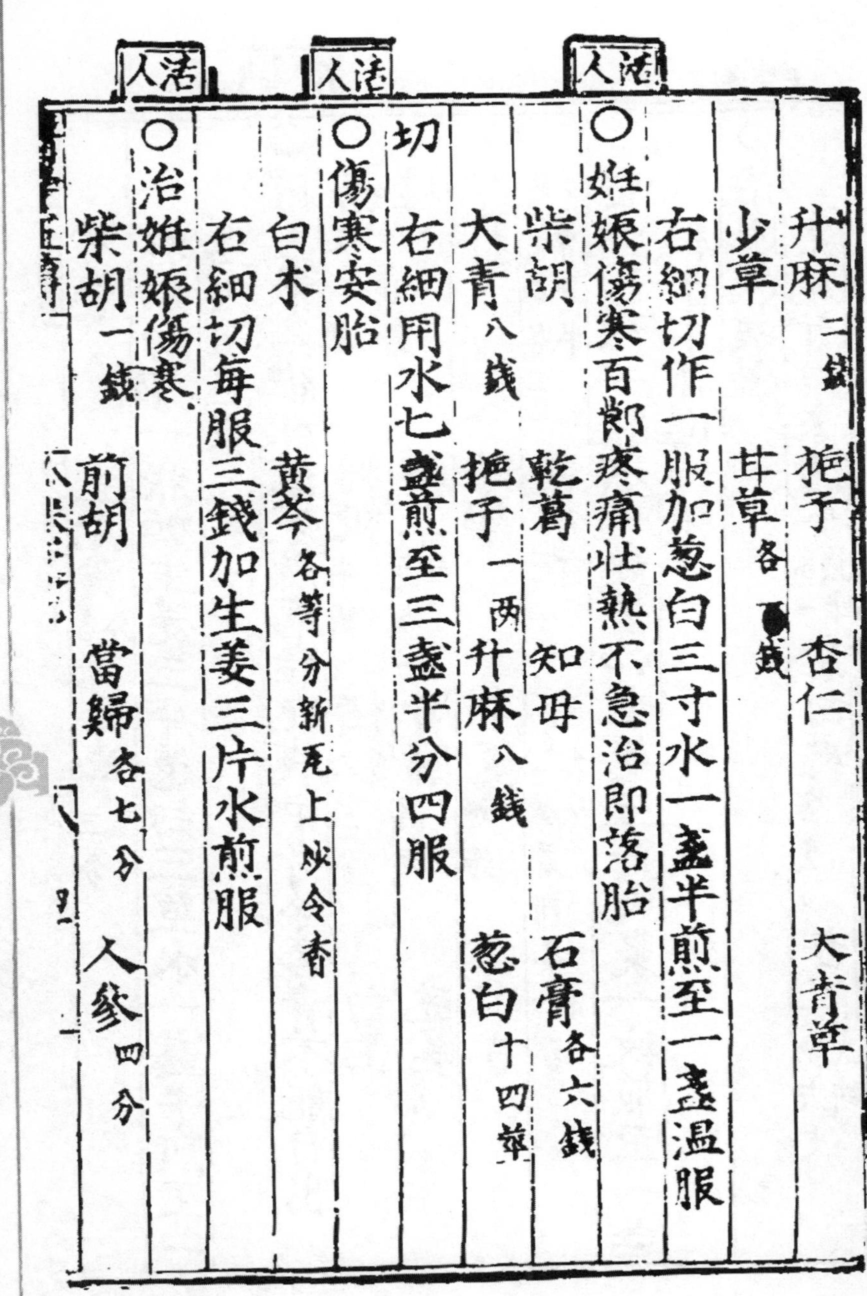

升麻二錢　梔子　杏仁　大青草

少草　甘草各一錢

右細切作一服加葱白三寸水一盞半煎至一盞溫服

活人

○妊娠傷寒百節疼痛壯熱不急治即落胎

柴胡　乾葛　知母　石膏各六錢

大青八錢　梔子一兩　升麻八錢　葱白十四莖

切

右細用水七盞煎至三盞半分四服

活人

○傷寒安胎

白术　黄芩各等分新瓦上炒令香

右細切每服三錢加生姜三片水煎服

活人

○治妊娠傷寒

柴胡一錢　前胡　當歸各七分　人參四分

芍藥 生地黃各六分 甘草三分

右細切作一服加生姜三片葱白三莖水一盞半煎至一盞去柤溫服

産寶

○催生散治妊娠傷寒熱病胎死腹中身冷唇青不能自出

蒼朮一錢 桔梗半錢 橘紅三分 白芷

桂心去皮 甘草炙各一分半 當歸酒洗 乾姜炮

厚朴 芍藥 半夏炮透 川芎

枳殼炒各二分半 南木香 杏仁炒另研各一分

右細切作一服水一盞半加生姜三片大棗一枚煎至一盞溫服未下再進一服

産寶

○治妊娠咳嗽

紫苑茸 麥門冬各一錢半 桑白皮蜜炙 杏仁炒去皮尖研

生資　録驗

炙甘草各二分半　桔梗去芦炒三分

右細切加生姜三片竹茹一塊彈子大用水一盞半煎至一盞去粗入白蜜一蛤殼許再煎數沸温服

○姙娠痰嗽見紅

歸身　熟地黄　天門冬　麥門冬

紫菀各半錢　桑白皮蜜炙　杏仁　甘草炙

桔梗　片黄芩　五味子　阿膠炒成珠各二分半

右細切作一服痰盛加竹茹一團水煎入小薊汁同服

○小產後下血不止

人參　黄芪　當歸　白术

白芍藥　艾葉　甘草炙　阿膠炒

川芎　青皮　香附　砂仁

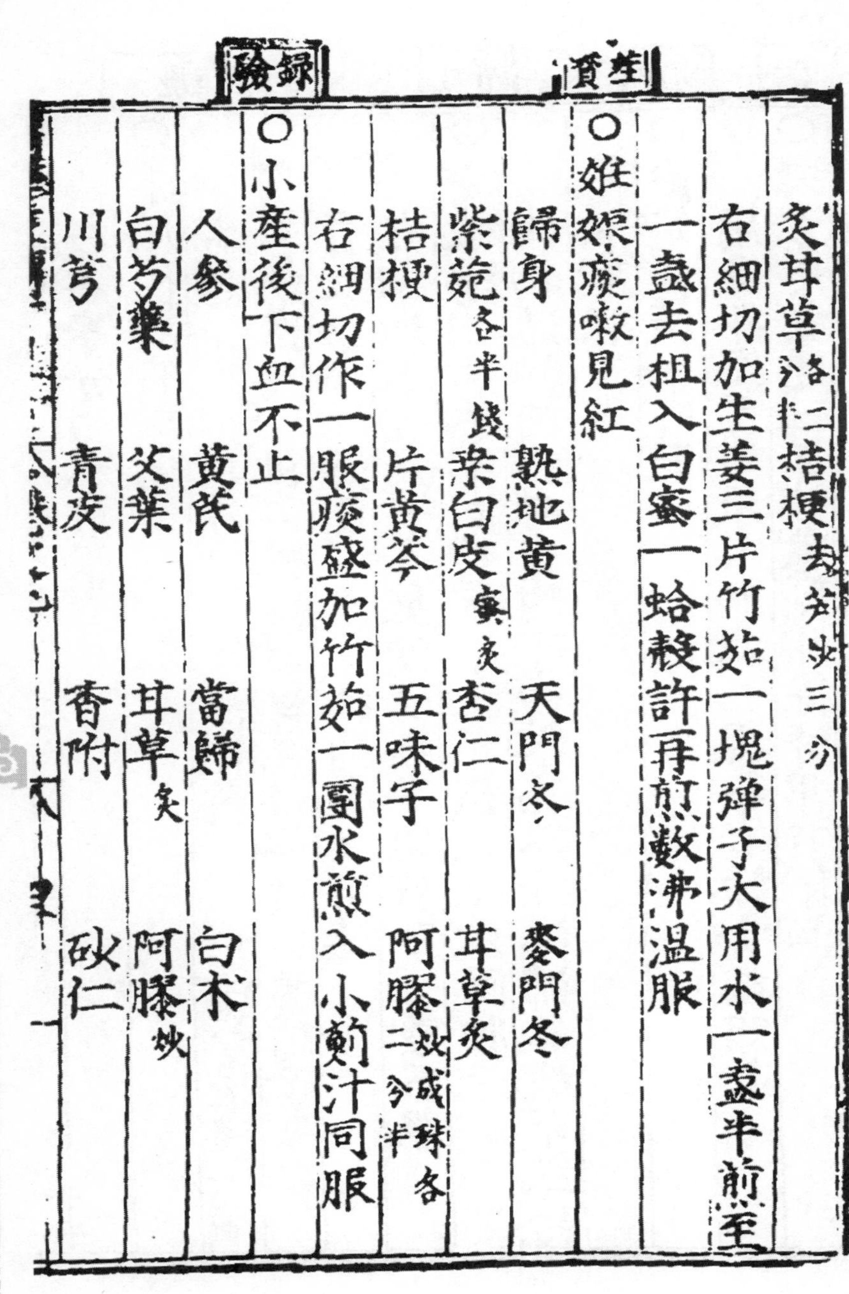

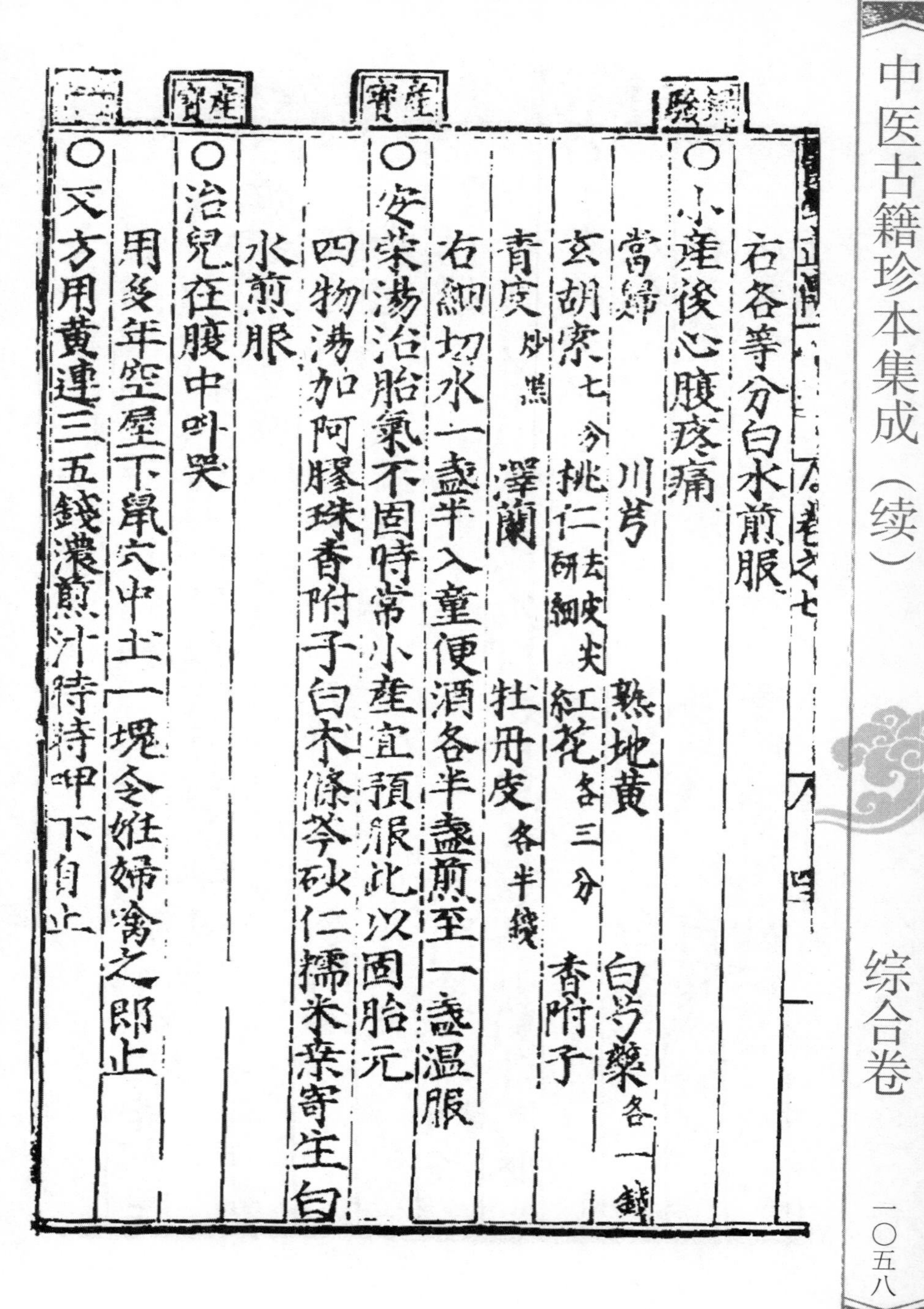

右各等分白水煎服

○小產後心腹疼痛

當歸　川芎　熟地黄　白芍藥各一錢

玄胡索七分　桃仁去皮尖研細　紅花各三分　香附子

青皮炒黑　澤蘭　牡丹皮各半錢

右細切水一盞半入童便酒各半盞煎至一盞温服

○安榮湯治胎氣不固時常小產宜預服此以固胎元

四物湯加阿膠珠香附子白术條芩砂仁糯米桑寄生白

水煎服

○治兒在腹中叫哭

用多年空屋下鼠穴中土一塊令妊婦噙之即止

○又方用黄連三五錢濃煎汁時時呷下自止

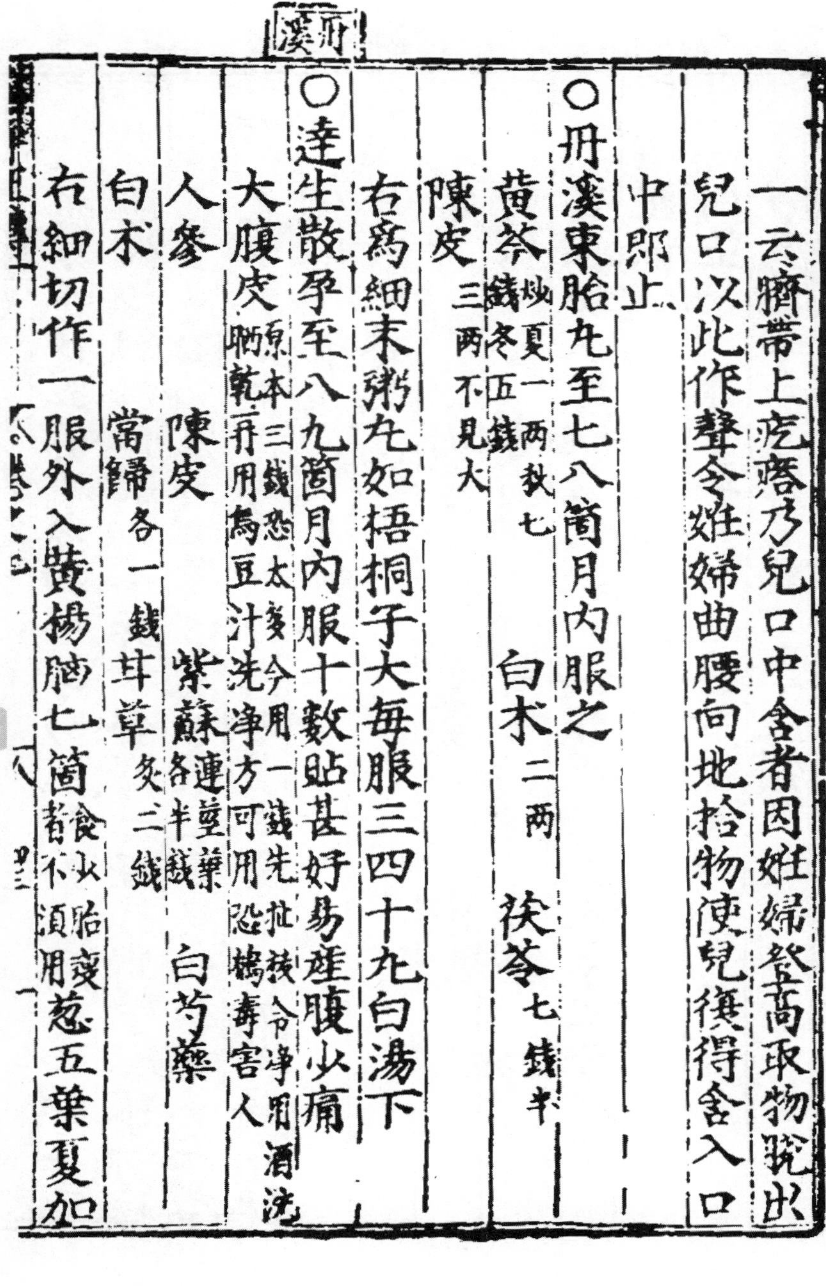

一云臍帶上疙瘩乃兒口中含者因姙婦登高取物脫出兒口以此作聲令姙婦曲腰向地拾物使兒復得含入口中即止

○丹溪束胎丸至七八箇月內服之

黃芩（炒，夏一兩，秋七錢，冬五錢）　白朮（二兩）　茯苓（七錢半）

陳皮（三兩，不見火）

右爲細末粥丸如梧桐子大每服三四十丸白湯下

○達生散孕至八九箇月內服十數貼甚好易產腹少痛

大腹皮（原本三錢恐太多今用一錢先扯拔令淨用酒洗晒乾再用烏豆汁洗淨方可用恐鴆毒害人）

人參　陳皮　紫蘇（連莖葉，各半錢）　白芍藥

白朮　當歸（各一錢）　甘草（炙，二錢）

右細切作一服外入黃楊腦七箇（食少胎瘦者不須用）葱五葉夏加

黄芩黄連五味子春加川芎防風秋加澤瀉冬加砂仁或通加枳殻砂仁胎動不安加金銀三五錢野苧麻根一錢氣上逼心加紫蘇地黄性急加柴胡多怒或加黄芩佐之食少加砂仁神麯渴加麥門冬黄芩能食倍加黄楊腦此物能瘦胎不長有痰加半夏黄芩

○臨月用以養胎方

當歸　川芎　黄芩　陳皮

白术　香附各一錢　白芷半錢　甘草二分

右細切水煎調益元散一錢服虚者加人參七分

○催生散

白芷炒焦黑　百草霜　白滑石各等分

右爲細末煎芎歸湯調下二三錢

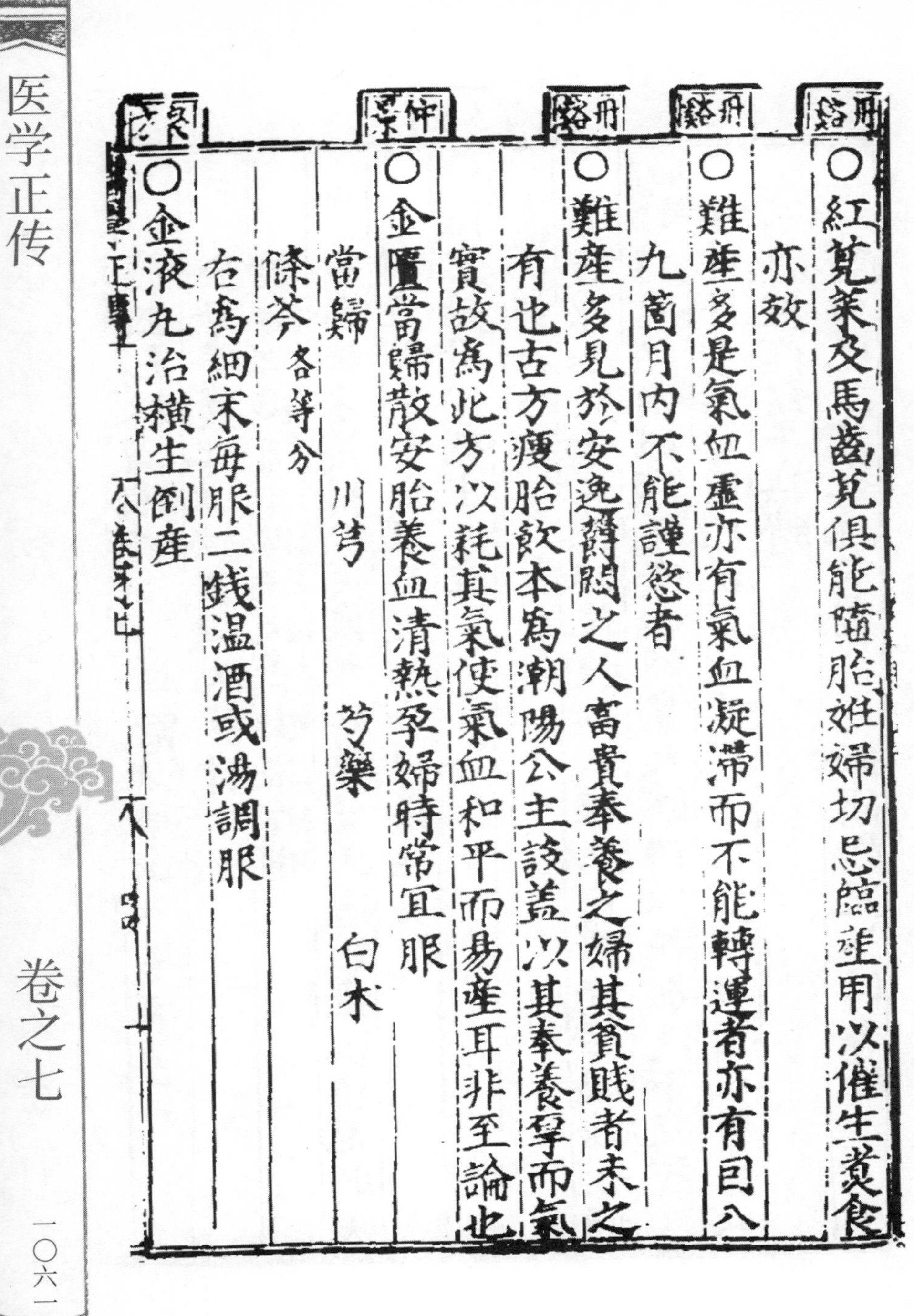

〇紅莧菜及馬齒莧俱能墮胎姙婦切忌臨産用以催生煮食亦效

〇難産多是氣血虚亦有氣血凝滞而不能轉運者亦有曰八九箇月内不能謹慾者

〇難産多見於安逸賛閒之人富貴奉養之婦其貧賤者未之有也古方瘦胎飲本爲湖陽公主設蓋以其奉養厚而氣實故爲此方以耗其氣使氣血和平而易産耳非至論也

〇金匱當歸散安胎養血清熱孕婦時常宜服

當歸　川芎　芍藥　白朮

條芩各等分

右爲細末每服二錢温酒或湯調服

〇金液丸治横生倒産

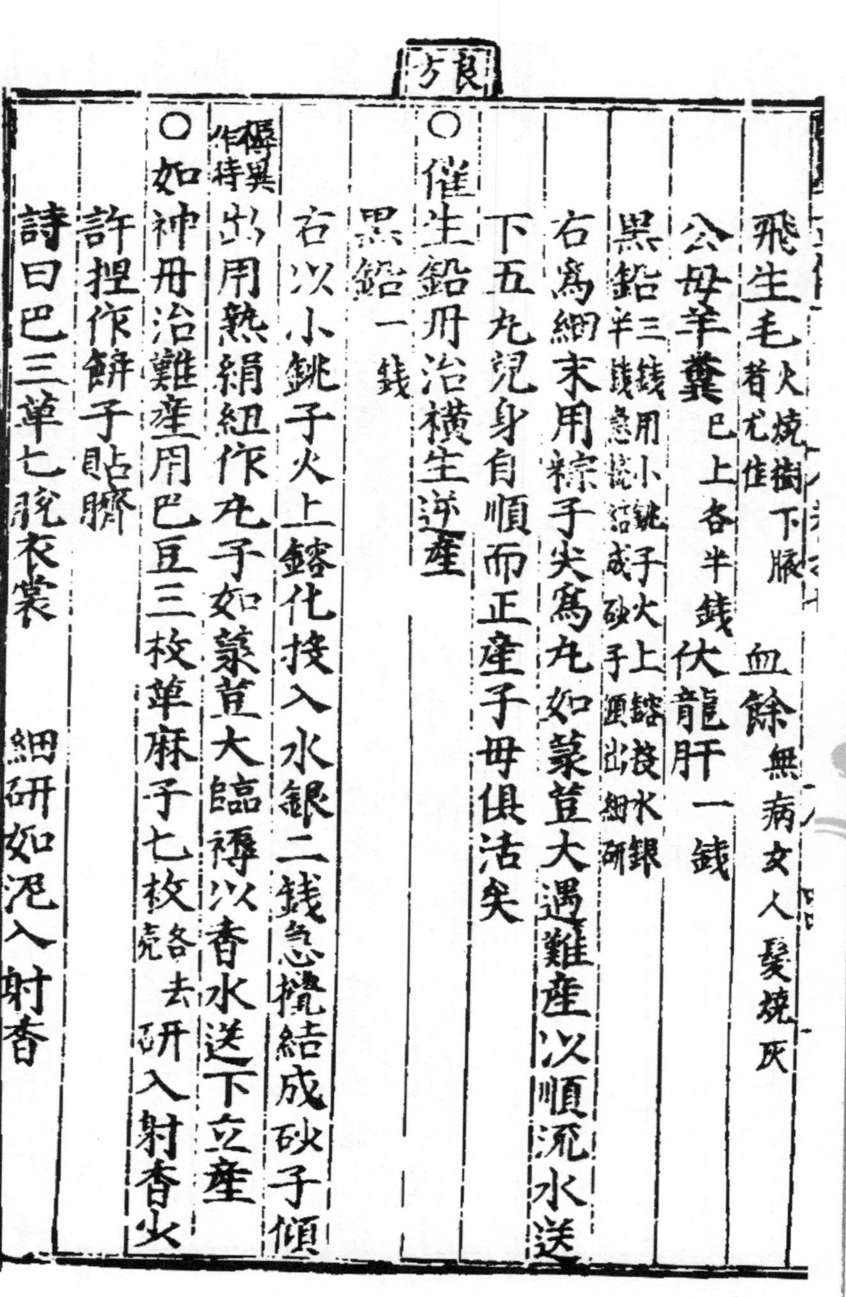

飛生毛火燒樹下脈着尤佳　血餘無病女人髮燒灰

公母羊糞已上各半錢　伏龍肝一錢

黑鉛三錢用小銚子火上鎔投水銀半錢急攪結成砂子傾出細研

右為細末用粽子尖為丸如菉荳大遇難產以順流水送下五丸兒身自順而正產子母俱活矣

○催生鉛丹治橫生逆產

黑鉛一錢

右以小銚子火上鎔化投入水銀二錢急攪結成砂子傾出用熟絹紐作丸子如菉荳大臨褥以香水送下立產傳異作特

○如神丹治難產用巴豆三枚萆麻子七枚各去殼研入射香火許捏作餅子貼臍

詩曰巴三萆七脫衣裳　細研如泥入射香

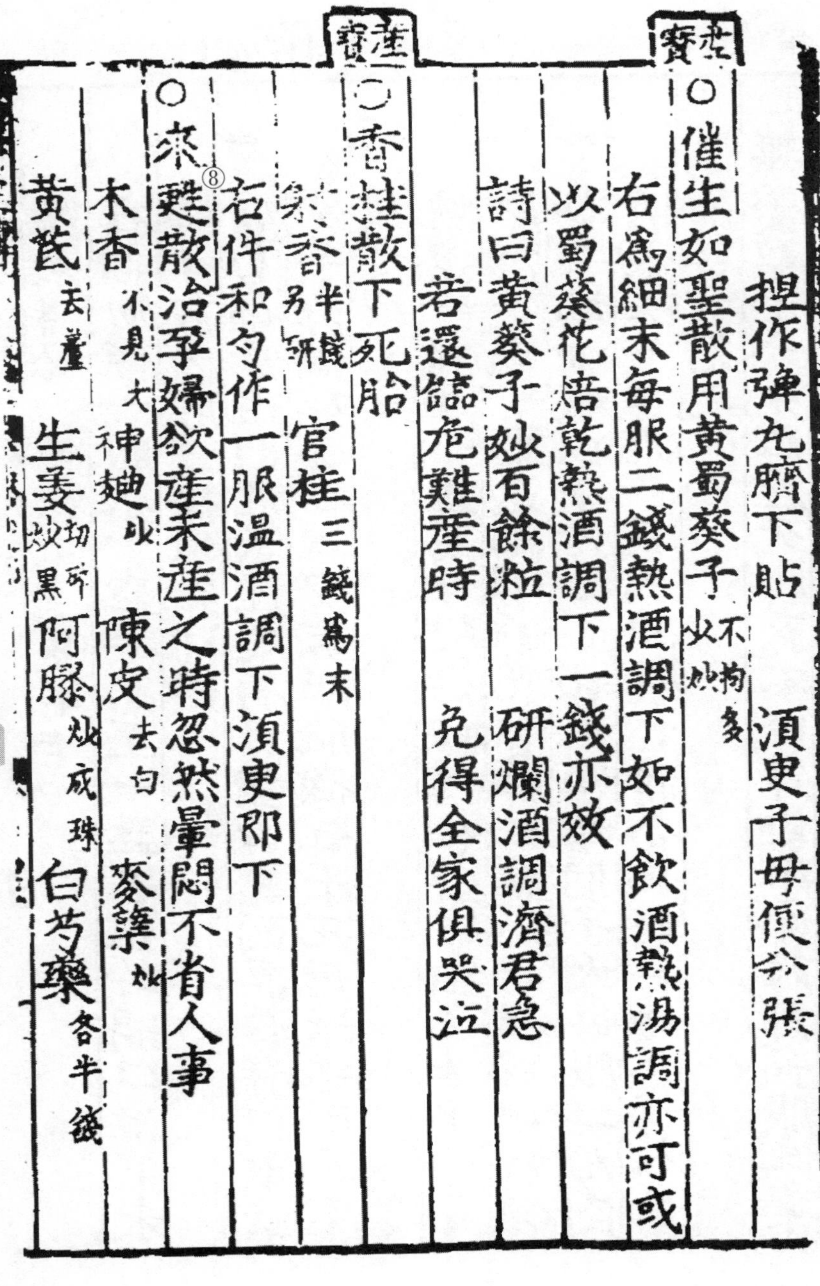

捏作彈丸臍下貼　須臾子母便分張

産寶 ○催生如聖散　用黄蜀葵子不拘多少炒

右爲細末每服二錢熱酒調下如不飲酒熱湯調亦可或以蜀葵花焙乾熱酒調下一錢亦效

詩曰黄葵子炒百餘粒　研爛酒調濟君急
若還臨危難産時　免得全家俱哭泣

産寶 ○香桂散　下死胎

麝香半錢另研　官桂三錢爲末

右件和勻作一服温酒調下須臾即下

○來甦散⑧　治孕婦欲産未産之時忽然暈悶不省人事

木香不見火　神麯炒　陳皮去白　麥蘖炒
黄芪去蘆　生姜切片炒黑　阿膠炒成珠　白芍藥各半錢

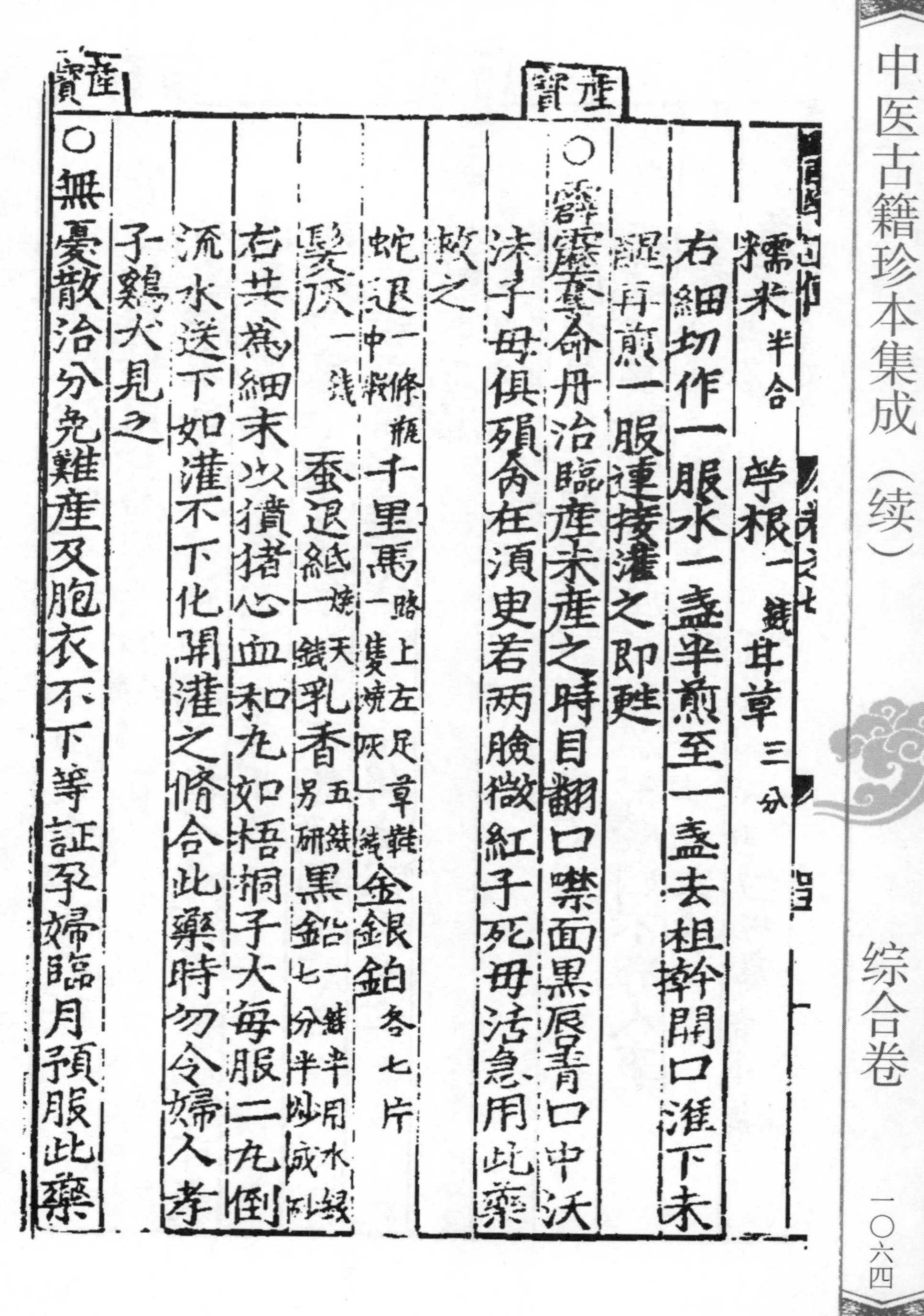

糯米半合　苧根一錢　甘草三分

右細切作一服水一盞半煎至一盞去柤斡開口灌下未醒再煎一服連接灌之即甦

○霹靂奪命丹治臨産未産之時目翻口噤面黑唇青口中沃沫子母俱殞兩臉微紅子死母活急用此藥救之

蛇退一條瓶中燒　千里馬路上左足草鞋一隻燒灰一錢　金銀鉑各七片

髮灰一錢　蚕退紙燒一錢　天乳香五錢另研　黑鉛一錢半用水銀七分半炒成砂

右共為細末以獖猪心血和丸如梧桐子大每服二丸倒流水送下如灌不下化開灌之脩合此藥時勿令婦人孝子雞犬見之

○無憂散治分免難産及胞衣不下等証孕婦臨月預服此藥

日进二服，则子易生而胞易落也。

当归酒洗 川芎 白芍药各七分 木香不见火

甘草各五分 枳壳麸炒黄色 乳香各一钱 血余灰四分

右为细末，分作二服，水一盏煎八分，滤去柤，温服，不拘时。

○催生夺命如神丹

牡丹皮 枳壳麸炒 赤芍药各一钱 蛇退二钱

青皮 阿胶珠 甘草炙 五加皮

芸薹子 管仲 马鸣退炙焦，各半钱

花蕊石大块，半钱 乳香一字，另研

右为细末，炼蜜丸，如弹子大。临产细嚼一丸，枣汤送下。未产小顷，又嚼一丸，以产为度。

○芎归汤 一名佛手散。治妊娠因事跌仆，子死腹中，恶露妄下。

産寶

疼痛不已口噤欲絶用此藥搽之若子死腹中立便逐下若腹痛隨止子母俱安又治臨産難生胞衣不下及産後血暈不省人事狀如中風血崩惡露不止腹中血刺疞痛血滯浮腫血入心經語言顛倒如見鬼神血風相搏身熱頭痛或似瘧非瘧一切胎前産後危急狼狽垂死等証並皆治之

當歸（酒洗去蘆）一兩　川芎七錢

右細切分作四服每服用水一盞煎水將乾投酒一盞半煎五七沸温服如口噤斡開灌之如人行五里許再灌盡此四服便省立産神驗

○奪命丹治胞衣不下蓋兒之初生惡血流入衣中衣爲血所脹塞故不得下須臾冲上逼心即死急服此藥

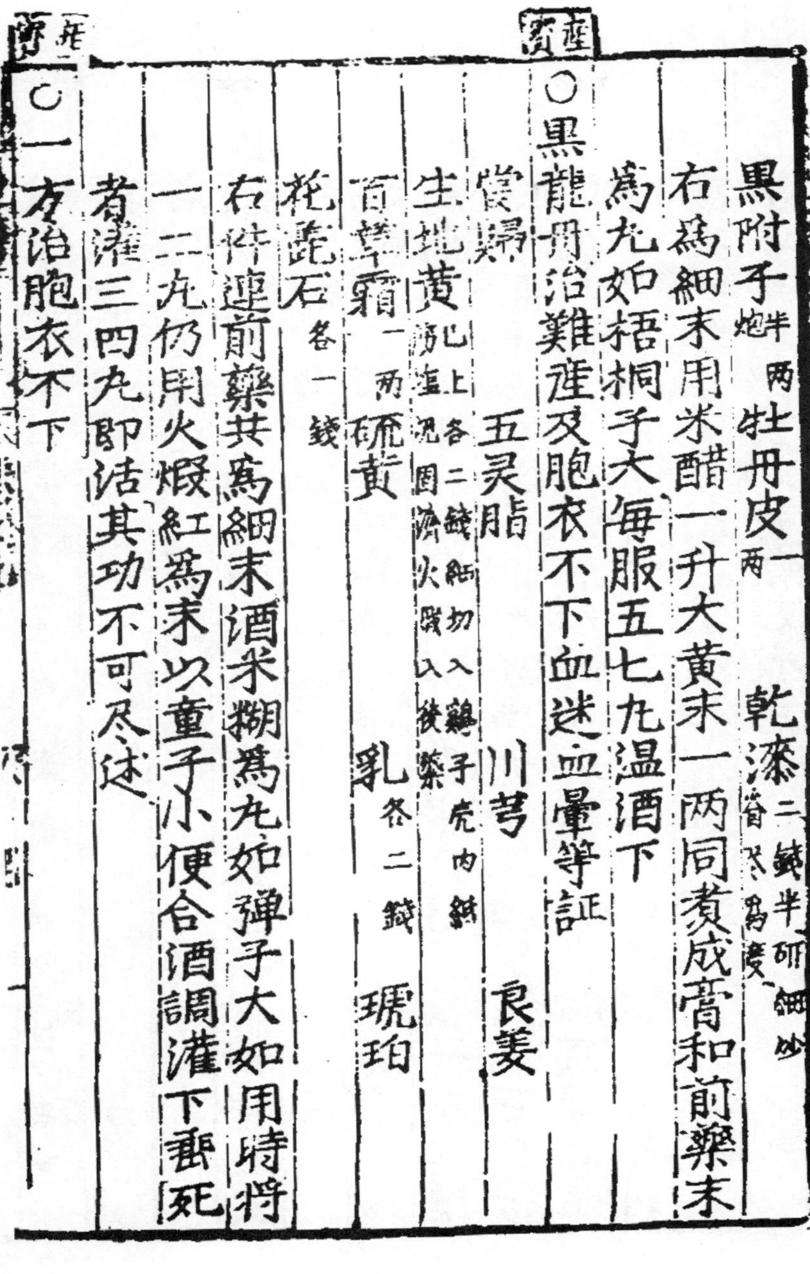

黑附子半两炮　牡丹皮一两　乾漆二錢半研細炒煙尽爲度

右爲細末用米醋一升大黄末一两同煑成膏和前藥末爲丸如梧桐子大每服五七丸温酒下

○黑龍丹治難産及胞衣不下血迷血暈等証

當歸　五灵脂　川芎　良姜

生地黄已上各二錢細切入雞子殼内紙封塩泥固濟火煅入後藥

百草霜一两　硫黄　乳各二錢　琥珀

花蕊石各一錢

右件連前藥共爲細末酒米糊爲丸如彈子大如用時将一二丸仍用火煅紅爲末以童子小便合酒調灌下甚死者灌三四丸即活其功不可尽述

○一方治胞衣不下

川牛膝二錢 當歸一錢半 木通三錢 滑石四錢

黃葵子二錢半

右用水煎連進三四服立下

奇方

○枳殼散 妊娠八九箇月內胎氣壅滿常宜服之滑胎易産安和子臟益血舒氣

枳殼二兩麸炒黃色 粉甘草炙一兩半 香附子炒一兩

右爲細末每服二錢空心沸湯點服日進三服一方加糯米炒同爲末白湯點服令兒易産初生胎氣微黑百日後肥白此爲古方之冠若妊婦稍弱者單衣恐胎寒腹痛胎弱多驚於內加當歸一兩木香半兩不見火如此用之則陽不致強陰不致弱二氣調和有益胎嗣

○自妊娠初得以至臨月藥石禁忌歌

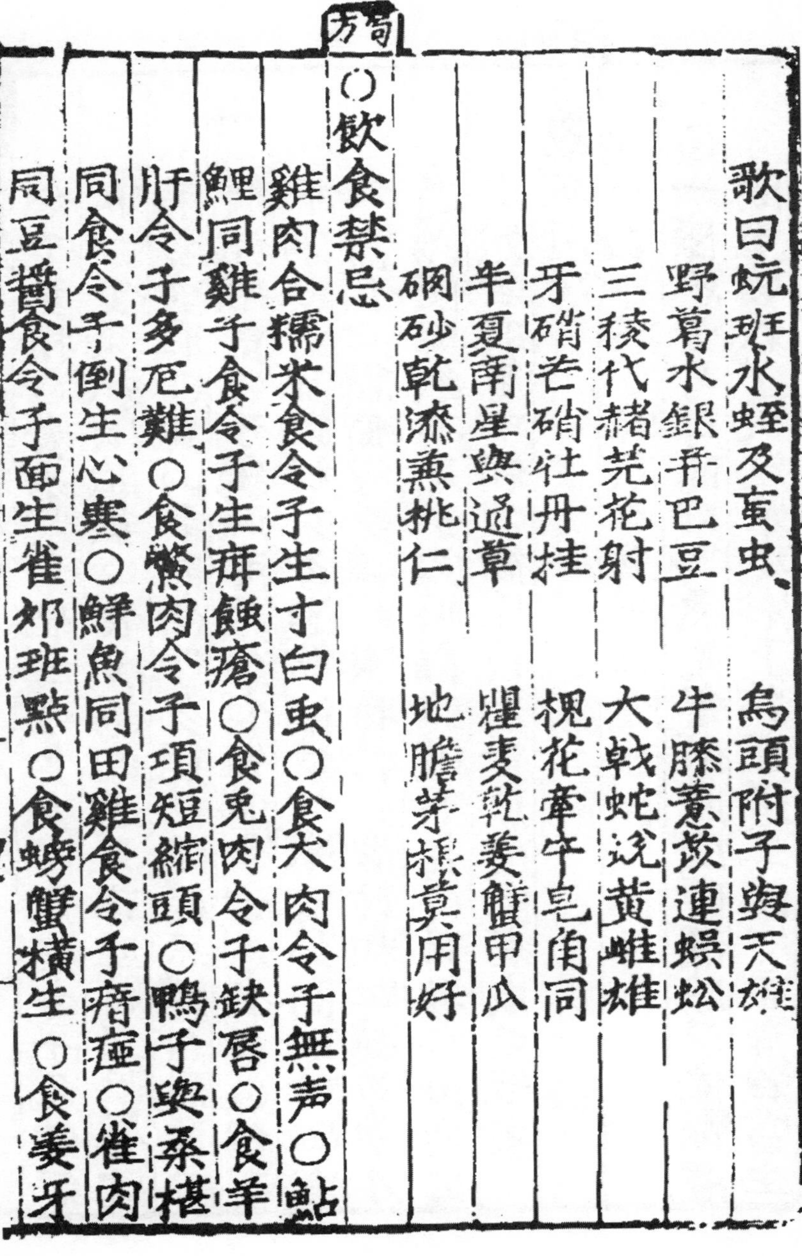

歌曰蚖班水蛭及虻虫　烏頭附子與天雄
野葛水銀并巴豆　牛膝薏苡連蜈蚣
三稜代赭芫花射　大戟蛇蜕黄雌雄
牙硝芒硝牡丹桂　槐花牽牛皂角同
半夏南星與通草　瞿麦乾姜蟹甲爪
硇砂乾漆兼桃仁　地膽茅根莫用好

○飲食禁忌

雞肉合糯米食令子生寸白虫○食犬肉令子無声○鮎鯉同雞子食令子生疳蝕瘡○食兔肉令子缺唇○食羊肝令子多厄難○食鱉肉令子項短縮頭○鴨子與桑椹同食令子倒生心寒○鮮魚同田雞食令子瘖瘂○雀肉同豆醬食令子面生雀郊班點○食螃蟹横生○食姜牙

令子多指○食氷漿令絶産○食雀肉飲酒令子多淫無恥○食茨菰消胎氣○食驢馬肉過月難産○豆醬合藿菜食墮胎○食山羊肉令子多病○鰍鱔無鱗魚難産○食諸般菌生子驚風而夭○食雀腦令子患雀目○勿妄服湯藥勿妄亂針灸勿過飲酒漿勿擧重登高陟險心有大驚子必癲癇勿多睡卧須時時少歩動和血脉勿勞力過傷使腎氣不足子必解顱腦破不合○衣毋太温食毋太飽若脾胃不和榮衛虚損子必羸瘦多病戒之戒之

○臨産須知

○一臨月不可洗頭以免横生逆産

○一懷妊十月已滿陰陽氣足忽然臍腹陣痛胎孕偏傾腰間重腹穀道挺迸漿水淋下其兒遂生此乃正産若當生

自有其時，如瓜熟蒂懸，栗熟自落之類。

○一凡臨產，宜擇年高有識穩婆及純謹婦人三四人扶持。

一凡外來閑雜之人，喪服穢濁之婦，須宜杜絶，勿令觸犯胎氣，致產不利，產後客氣犯兒，亦主傷害。

○凡臨產房中，不得喧鬧，宜緊閉門户，静以待生。

一月歲滿足，方覺腹痛，不可驚動太早，早則舉家(霍)[慌]亂，卜筮問神巫覡之流，稱說鬼神多方哄嚇，媒利產婦，聞之恐怖，夫恐則氣怯，氣怯則上焦閉，下焦脹，氣乃不行，以致難產。如犯此，急宜服紫蘇飲，以寬其氣。

一凡臨月，忽然腹痛，或作或止，或一日、二日、三五日，胎水已來，腹痛不密者，名曰弄痛，非當產也。又有一月前忽然腹痛，如欲便產，却又不產者，名曰試月，非當產也。不問胎水

止

來與不來俱不妨事但當寬心候時若果當產時腰腹痛極不已穀道挺迸眼中火出其時便產豈有或痛不痛欲產不產之候耶人多於此胡行亂做枉了性命可不愼歟

一凡初覺腹痛而腰不甚痛者未產也且扶行熟忍若行不得則凭物而立行得又行

一世人不識但見腹痛絶作便謂生產坐婆趂往者不候時至便言試水試水併胞漿先破風入產戶以致腫脹門戶狹小乾澁難產

一將產之時產母甚痛不肯舒伸行動固執曲腰眠睡胎元轉動尋到生門已被遮閉又轉又尋幷三胎巳無力決至難產

一初覺不痛且當任意坐卧勉強飲食毋致臨產乏力

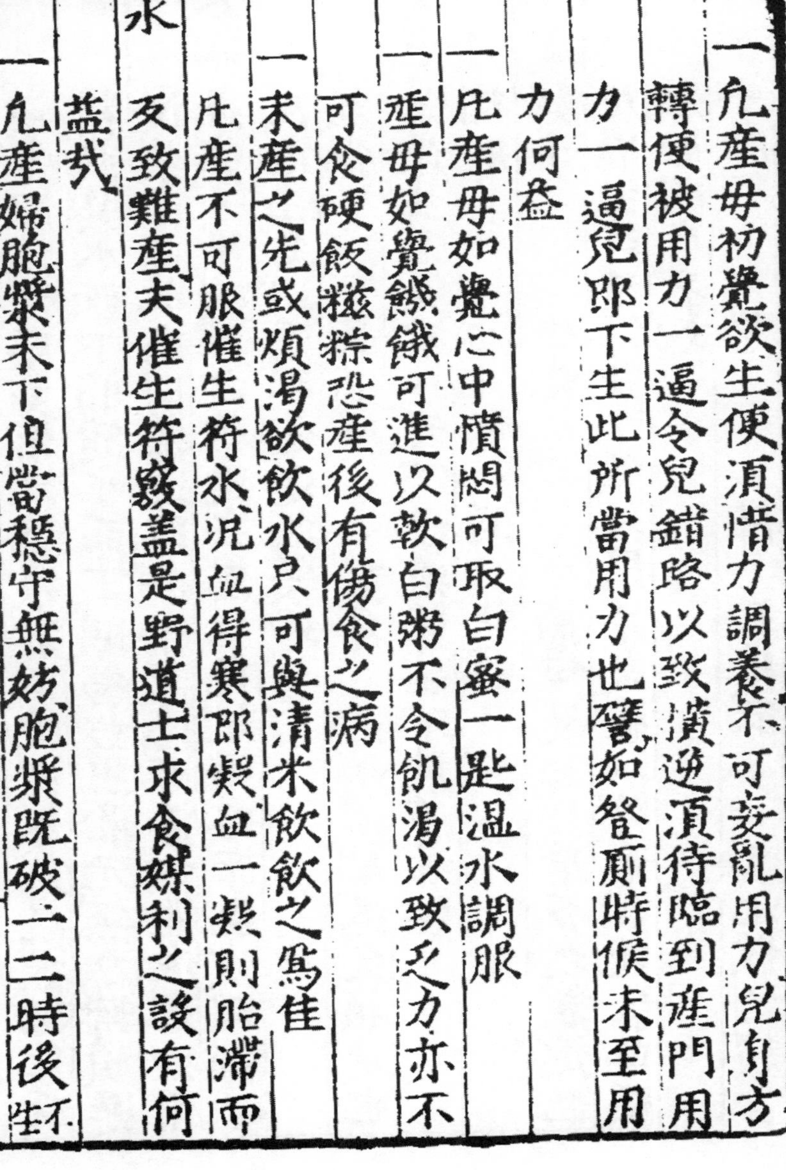

一凡産母初覺欲生便須惜力調養不可妄亂用力兒身方轉便被用力一逼令兒錯路以致横逆須待臨到産門用力一逼兒即下生此所當用力也譬如登厠將候未至用力何益

一凡産母如覺心中煩悶可取白蜜一匙温水調服

一産母如覺饑餓可進以軟白粥不令飢渴以致乏力亦不可食硬飯糍粽恐産後有傷食之病

一未産之先或煩渴欲飲水只可與清米飲飲之爲佳

凡産不可服催生符水況血得寒即凝血一凝則胎滯而

水反致難産夫催生符皆是野道士求食媒利之設有何益哉

一凡産婦胞漿未下但當穩守無妨胞漿既破一二時後生不

便當服催生藥要緊夫胞漿者本胞內養兒之水也兒既折胞其水既下胎隨水而下則為易生胎元無力轉頭遲慢漿下即血來閉塞道路令子無路可通故難産也如用蜀葵子等破血之藥逐去惡血兒兒得路而生故曰催生藥也

令

一凡催生多用滑利迅速之藥如

兎腦　筆頭灰　弩牙　蛇退之類是也

二凡催生若見水血先下子道乾澁不能下者如

豬脂　油　蜜　酒　葱白

葵子　牛乳　榆白皮　滑石之類是也

三凡催生若積得勞力之久風冷乘虛入於子宮使氣血凝滯而難産者如

牛膝　葱　桂　五積散　順元散之類

四九催生有觸犯惡氣心煩燥悶難產者如

射香　朱砂　乳香　青竹茹之類

○夫產育之難者皆由產婦不曾預聞講說生育道理臨事倉惶用力失宜遂有難產之危是故有逆產者則先露足有先橫生者則手露坐產者則先露其臂此皆用力太早之過夫當臍腹疼痛之初兒身纔轉而未順用力一逼遂致橫逆若手足先露者用細針刺兒手足心一二分深三四刺之以鹽塗其上輕輕送入兒得痛驚轉一縮即順生之矣或兒腳先下者謂之踏蓮花生急以鹽塗兒腳底又可急搔之併以鹽摩母腹上則正生矣

○灸法治難產及胞衣不下急於產母右腳小指尖頭上灸三壯炷如小麥大立產

○凡横倒難産用蛇蜕一條全者蚕退紙一方右以二物入新甆瓶中塩泥固濟燒存性爲末煎榆白皮湯入乳香同調服下則順生

○又方治横生先露手足

阿膠炒　滑石一两　冬葵子一合　酥油一两

每服四錢水一大盞煎至七分連進二三服

○又方治横逆不順手死腹中用

伏龍肝灶心紅土也　右爲細末温酒調下一二錢其兒頭戴土而出甚驗

○礙産

凡兒身已順門戶俱正兒已露頂而不能生此曰兒身回轉肚帶攀住兒肩不能下也治法急令産母仰卧輕輕推

產一本作令

此名偏產

兒向上徐徐引手以中指按兒肩下其臍帶須候兒身正順產母用力一送兒即下生○又法令穩婆款款分開臍帶外將紙撚

○凡兒身向未順生路未正被產母用力一逼令兒偏生或左腿或右腿或臂或左右額角雖兒身已逼產門而不能下但云兒已露頂非頂也治法當令產母仰卧看生人輕輕推兒近上以手正其頭用力一逼即下若是頭之後骨偏拄穀道兒則露額當令看生人以綿衣炙令溫煖裹手急於穀道外傍輕輕推兒頭令正然後用力一送兒即下生

○治盤腸產法　有臨產則子腸先出甚可驚恐治法以盆盛溫水溫潤其腸令產母仰卧且以言語安慰其心却用好

○米醋半盞和新汲水七分攪勻忽噀產母面或背則打顫

而收每一噀令一縮三噀三縮腸則盡收矣合用參芪歸芎等大劑補藥加升柴防風之類以升舉之未有不效者也○又法急以草麻子去殼研細貼產母頭頂上即收

○一方治產難数日子死腹中不出母氣欲絕

瞿麥六兩 通草三兩 桂心三兩 牛膝四兩 榆白皮四兩

一方無榆白皮有天花粉四兩大能墮胎右細切用水九升煎取三升去祖分三服頻飲即下

○又方牛膝丸下死胎

壯一本 杜牛膝三兩 紫金藤七錢 肉桂二錢 當歸四錢 蜀葵根七錢 射香半錢

右為末米糊為丸如梧桐子大硃砂為衣每服五十丸乳香湯送下

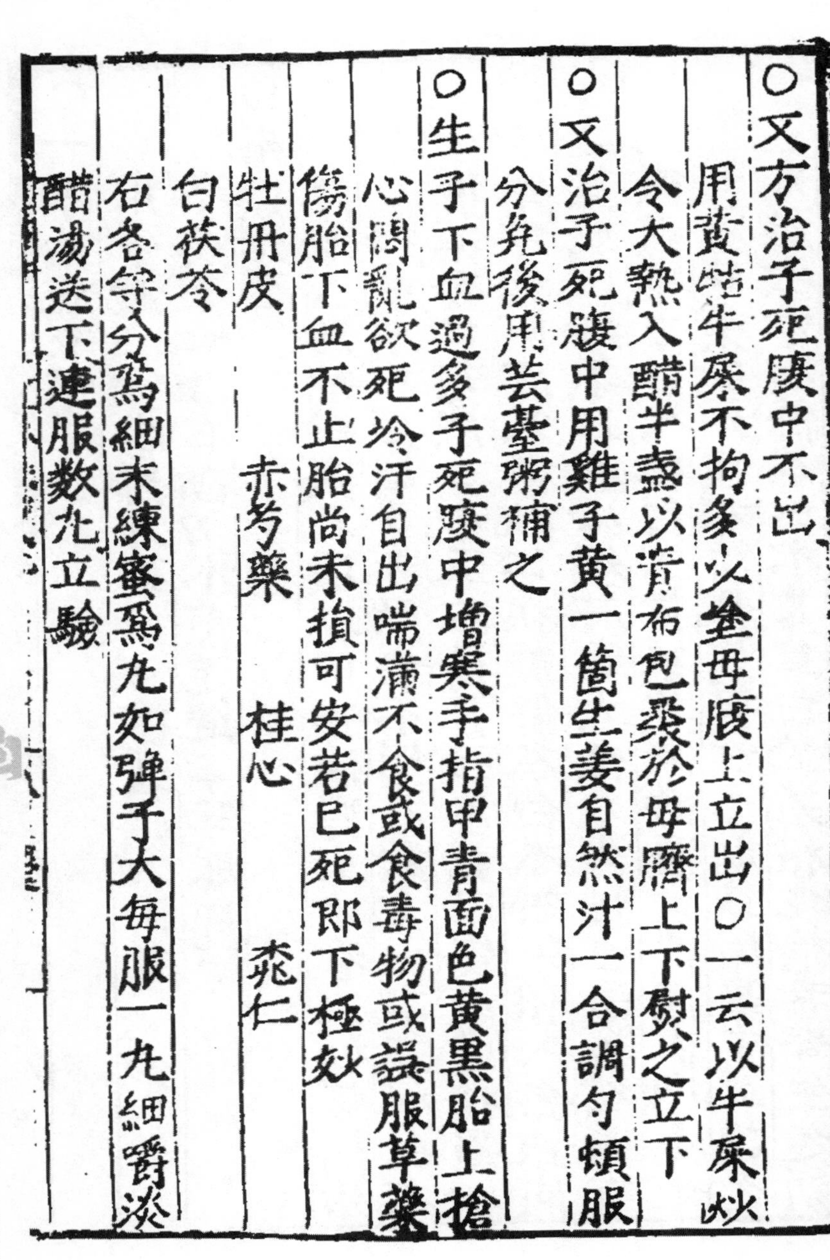
○又方治子死腹中不出

用黄牯牛屎不拘多少塗母腹上立出○一云以牛屎炒令大熱入醋半盞以青布包裹於母臍上下熨之立下

○又治子死腹中用雞子黄一箇生姜自然汁一合調匀頓服分免後用芸薹粥補之

○生子下血過多子死腹中增寒手指甲青面色黄黑胎上搶心悶亂欲死冷汗自出喘滿不食或食毒物或誤服草藥傷胎下血不止胎尚未損可安若已死即下極效

牡丹皮　赤芍藥　桂心　桃仁

白茯苓

右各等分爲細末煉蜜爲丸如彈子大每服一丸細嚼淡醋湯送下連服數丸立驗

○一方治胞衣不下

川牛膝三錢 當歸身尾二錢 木通三錢 滑石四錢

冬葵子二錢半 右細切水煎熱連進二三服即下

○丹溪活套

凡婦人胎前諸疾只須以四物湯爲主治看証加減調治○如覺腹中煩悶口苦厭食不問月数多少本方加白术條芩砂仁煎服○如五六箇月後胎動不安或造搶逼心本方加阿膠艾葉砂仁枳殻條芩白术野苧根入金銀同煎服○如氣血虛心煩脉虛大無力或忡怔手戰及時有微熱本方加人参白术黄芩甘草酸棗仁遠志麥門冬地骨皮等藥○如五六箇月前無故下血或因事下血謂之漏胎本方加條芩白术甘草白芷茅根地榆荆芥寄生之類

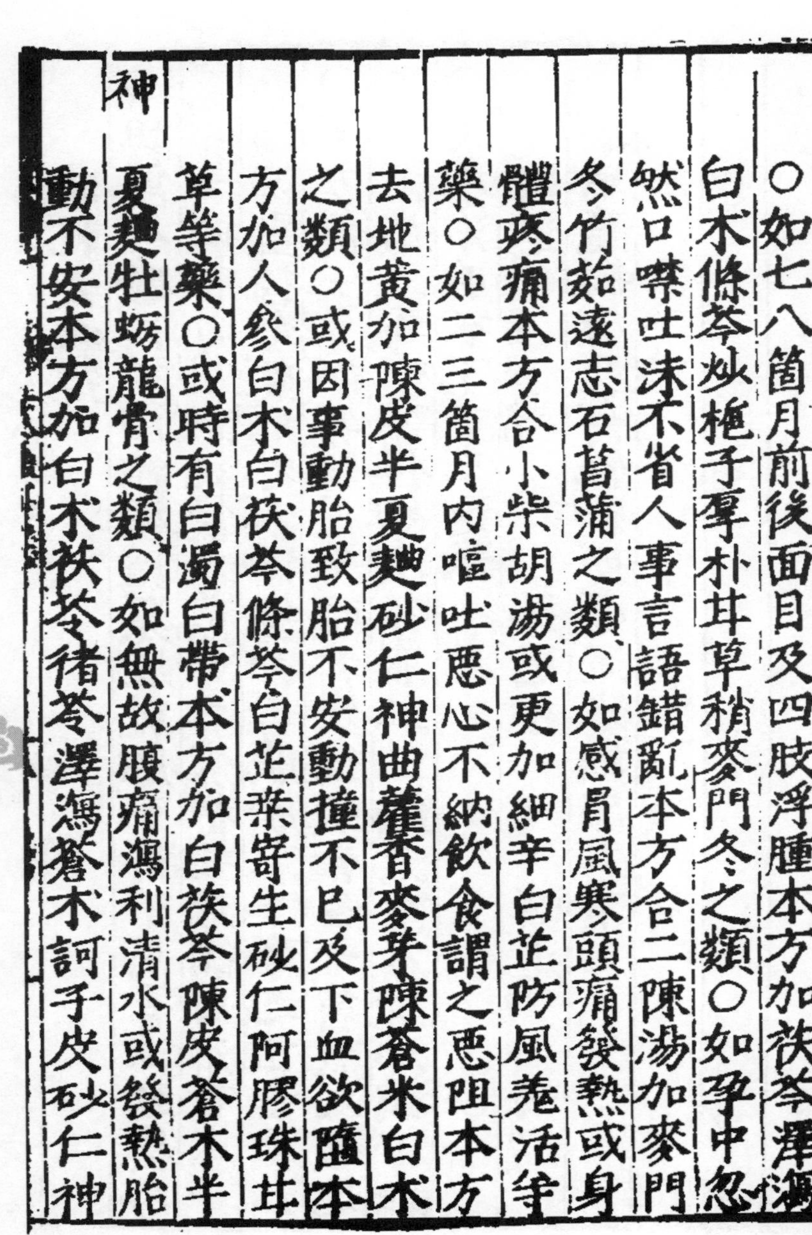
○如七八箇月前後面目及四肢浮腫本方加茯苓澤瀉白术條芩炒梔子厚朴甘草稍麥門冬之類○如孕中忽然口噤吐沫不省人事言語錯亂本方合二陳湯加麥門冬竹茹遠志石菖蒲之類○如感冒風寒頭痛發熱或身體疼痛本方合小柴胡湯或更加細辛白芷防風羌活等藥○如二三箇月內嘔吐惡心不納飲食謂之惡阻本方去地黃加陳皮半夏麯砂仁神曲藿香麥芽陳蒼米白术之類○或因事動胎致胎不安動撞不已及下血欲墮本方加人參白术白茯苓條芩白芷桑寄生砂仁阿膠珠甘草等藥○或時有白濁白帶本方加白茯苓陳皮蒼术半

神

夏麯牡蠣龍骨之類○如無故腹痛瀉利清水或發熱胎動不安本方加白术茯苓豬苓澤瀉蒼术訶子皮砂仁神

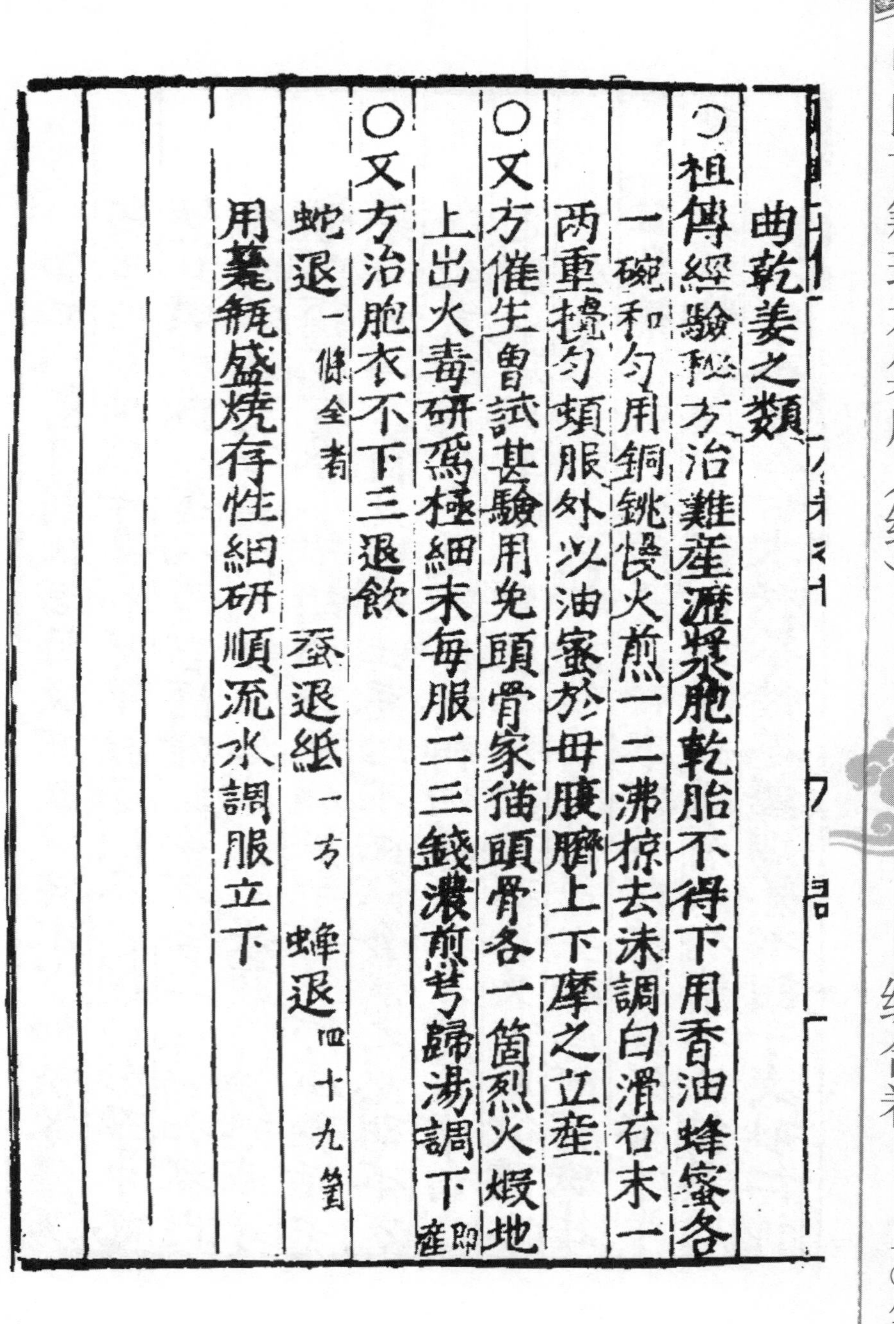

曲乾姜之類

○祖傳經驗秘方治難産瀝漿胞乾胎不得下用香油蜂蜜各一碗和匀用銅銚慢火煎一二沸掠去沫調白滑石末一兩重攪匀頓服外以油蜜於母腹臍上下摩之立産

○又方催生曾試甚驗用兔頭骨家猫頭骨各一箇烈火煅地上出火毒研爲極細末每服二三錢濃煎芎歸湯調下即産

○又方治胞衣不下三退飲

蛇退一條全者　蚕退紙一方　蟬退四十九箇

用甕瓶盛燒存性細研順流水調服立下

論

婦人科下 産後

内經曰一息不運則機緘窮一毫不續則穹壤判所謂氣血周流循環無端少有不續則身危矣若夫姙娠之婦子在腹中毋子一氣流通全賴漿水滋養十月数足血氣完全形神俱備忽如夢覺自能用手折胞求路而出既出胞外毋子分體呼吸殊息其可久羈於内而使其氣化不運不續哉夫胎元壯健者胞既折即隨漿而下故易産也其困弱者轉頭遲緩胞漿既乾汚血來塞道路凝滯是以横生逆産子死腹中而産毋之命死在須臾可不畏乎凡見将生之際胞漿既下踰時尚未分免便當傍惶設計用藥逐去惡血使子路通暢而無難産之患豈可袖手以待斃哉是故催生之藥即芎歸

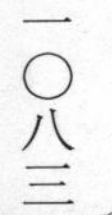

益母草冬葵子之類皆使之逐去污血者也若腰腹未甚痛漿水少淋瀝而下名爲試漿實非胞内真漿也且宜寬心守待切不可輕易便令穏婆接取産母用力逼胎太早多致横逆不順切須謹愼其或先見手足不順者額偏露者但當以手輕輕撲正以待其自下可也若分免之後胞衣未下者猶爲可慎宜多方用藥逐下甚不可令粗率之婦摘取嘗見有擗破尿脬致終身之害者有取下肝葉而産母隨時殞命者可不謹與若夫難産之婦皆是産前恣欲所致非獨難産且産後諸疾皆由是而生焉或有乍寒乍熱似瘧非瘧或大熱頭疼體痛如傷寒狀或卒中口噤如痓如癇或左癱右瘓角弓反張或妄言見鬼心神惶惑或耳目口鼻忽覺黑氣如烟薰之狀或腹中作痛綿綿不絶已上諸証若非惡露未盡即

惶一本作懼者

是勞傷血氣大虛之証丹溪曰凡産前當清熱養血爲主産後宜大補氣血爲要雖有雜証以末治之此萬世不易之確論也雖然亦有臨蓐太早或澡浴身垢以致感冒風濕或多啖雜子糍粽難消之物皆能惡寒發熱變証多端醫者宜歪邪心診察脉候以扶危拯急不可苟且妄治以夭折人之天必

脉法

脉經曰新産婦人有三病一者病痓二者病鬱冒三者大便難云云 師曰亡津液胃燥故大便難産婦鬱冒其脉微弱嘔不能食大便反堅但頭汗出所以然者血虛而厥厥而必冒冒家欲解必大汗出以血虛下厥孤陽上出故但頭汗出所以産婦喜汗出者亡陰血虛陽氣獨盛故當汗出陰陽乃復所以便堅者嘔不能食也小柴胡湯主之病解能食七八日

而更發熱者，此爲胃熱氣實，承氣湯主之。

婦人産後七八日，無太陽証，小腹堅痛，此爲惡露不盡。四五日不大便，趺陽脉微實，再倍其人發熱，日晡所煩躁者，譫語，不能食，利之即愈，宜承氣湯，以熱在裏，結在膀胱也。

按丹溪曰：産後宜大補氣血爲主，雖有雜証，以末治之。又曰：産後不可汗下，但和以仲景治傷寒法，用承氣、小柴胡等藥或退産後之熱，恐非至到可法之語，姑述於此，以與賢者共議而擇之可也。

丹溪曰：産前脉細小，産後脉洪數，皆死。又曰：産前脉當洪數，既産而洪數如故，豈得不死？此亦大槩言之，今見産後豈無脉洪數而生者。

方法丹溪方法，凡一十條

丹溪曰：産後當大補氣血爲主，雖有雜証，以末治之。

○産後補虚，用參、朮、黄芪、陳皮、歸身尾、川芎、炙甘草。如發熱輕，則加茯苓淡滲之，其熱自除；重則加乾姜。或云大熱而用乾

一本喎斜

姜何也曰此熱非有餘之邪熱乃陰虛生內熱耳蓋乾姜能入肺分利肺氣又能入肝分引衆藥生血然必與補陰藥同用之此造化之妙非天下之至神其孰能與於此哉

産後發熱惡寒或口眼歪邪等証皆是血氣虛甚當以大補氣血爲主治左手脉不足補血藥多於補氣藥右手脉不足補氣藥多於補血藥切不可用小續命湯表散之劑

○産後惡露未盡腹痛者當去惡血若腹不痛者非惡血也

○惡露不盡小腹作痛名兒枕痛用五靈脂香附爲末醋糊丸甚者加擂尖桃仁一云用神麴糊丸白术陳皮湯下氣虛者四君子湯下

○治血刺痛用當歸乃和血之法若因積血而刺痛者宜桃仁紅花當歸頭之類血在下焦當用歸尾

○産後血運用韭葉細切盛於有嘴瓶中以滾醋泛之急封瓶口以瓶嘴納産婦鼻中即甦（或用秤錘又磚石燒紅投醋中薰之亦良法也）

○又方用鹿角一段燒存性出火毒爲末酒調灌下即醒

○血運因氣血俱虚痰火泛上作運二陳導痰隨氣血加减硃砂安神丸亦可服以麥門冬湯下

○一方治血運

人參（一兩） 紫蘇（半兩） 右細切童便酒水三物同煎服

○嚴氏清魂散治産後血運昏不知人

澤蘭葉 人參（各一兩） 荆芥穗（四兩） 甘草（炙八錢）

川芎（二兩） 右爲細末每服二錢温酒入童便調下更用漆器燒烟薰之頻置醋炭更服此藥

○愈風湯治産後中風口噤牙關緊急手足瘛瘲角弓反張

荆芥穗　當歸各等分焙乾

右爲細末每服三錢荳淋酒調下童便亦可○豆淋酒用

大黑豆不拘多少火炒焦投好酒中

丹溪 ○新産後不可用芍藥以其酸寒能伐發生之氣也

句方 ○産後乳汁不通用通草七分瞿麥穗胡天花粉各一錢桔梗

二錢青皮白芷木通赤芍藥連翹甘草各半錢作一貼水

煎食後細細飲之更摩乳房或無子食乳者要消乳用麥

蘗二兩炒分作四服白湯調下

丹溪 ○産後泄瀉利用陳皮白朮茯苓川芎酒炒芍藥黄芩滑石炙

甘草煎服立効○一方無甘草有乾姜按二物皆不可缺

丹溪 ○九乳母但覺小水短少即是病生便須服藥調治盖兒飲母

乳母安兒安防患未形治法之善者也

○有産婦因收生者不謹損破尿脬而致淋瀝不禁因思肌肉破尚可完補診其脉虛甚蓋難産因氣血虛故産後猶虛試與峻補以參朮為君芎歸為臣桃仁陳皮黃芪茯苓為佐以豬羊脬煎湯熬藥汁極饑飲之一月而安盖氣血驟長其脬即完恐稍遲亦難成功也

○黑神散治産後惡露不盡或胎衣不下血氣攻沖心腹疼痛及血迷血運等證

黑豆炒半升　熟地黃　當歸酒浸洗　肉桂去麁皮

乾姜炮　甘草炙　白芍藥　蒲黃各四兩

右為細末每服二錢童便和酒調服

濟生方無蒲黃有附子

○人參當歸散治産後去血過多血虛則陰虛陰虛生內熱令

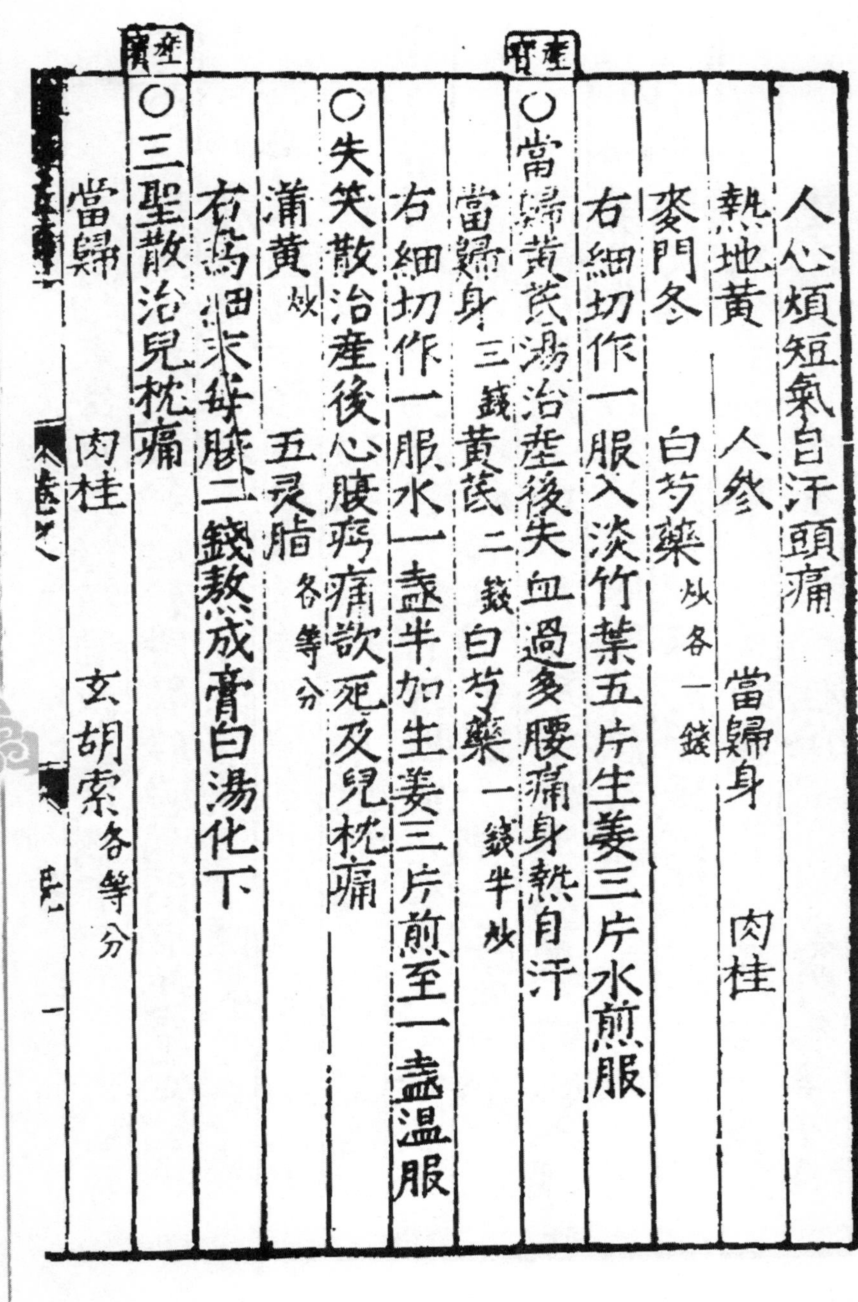
人心煩短氣自汗頭痛

熟地黄　人參　當歸身　肉桂

麥門冬　白芍藥炒各一錢

右細切作一服入淡竹葉五片生姜三片水煎服

產寶　○當歸黄芪湯治產後失血過多腰痛身熱自汗

當歸身三錢　黄芪二錢　白芍藥一錢半炒

右細切作一服水一盞半加生姜三片煎至一盞温服

○失笑散治產後心腹疞痛欲死及兒枕痛

蒲黄炒　五灵脂各等分

右為細末每服二錢熬成膏白湯化下

產寶　○三聖散治兒枕痛

當歸　肉桂　玄胡索各等分

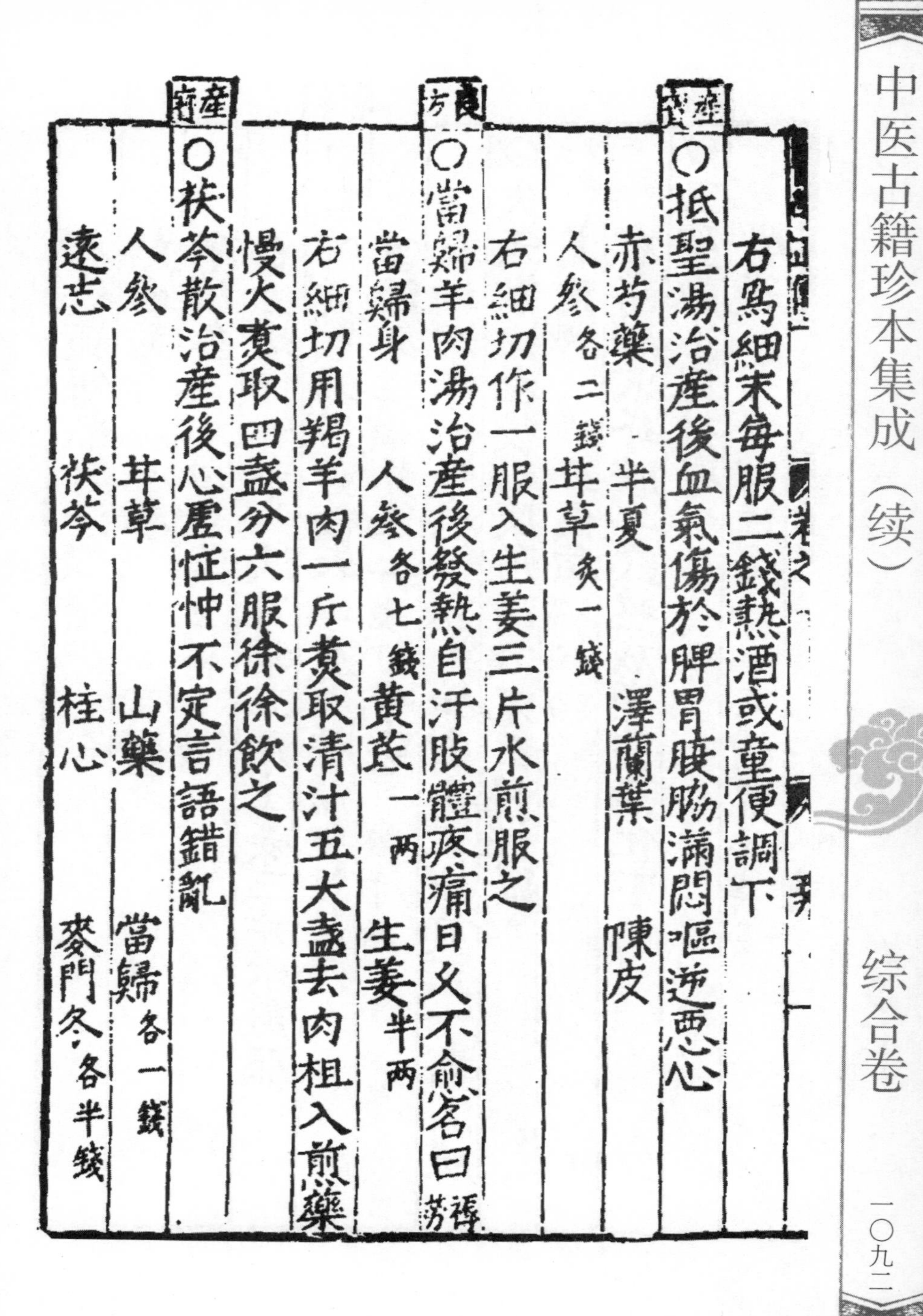

右爲細末每服二錢熱酒或童便調下

【產寶】○抵聖湯治產後血氣傷於脾胃腹脇滿悶嘔逆惡心

赤芍藥　半夏　澤蘭葉　陳皮

人參各二錢　甘草炙一錢

右細切作一服入生姜三片水煎服之

【良方】○當歸羊肉湯治產後發熱自汗肢體疼痛日久不愈名曰蓐勞

當歸身　人參各七錢　黄芪一两　生姜半两

右細切用羯羊肉一斤煮取清汁五大盞去肉柤入煎藥

慢火煮取四盞分六服徐徐飲之

【產寶】○茯苓散治產後心虛怔忡不定言語錯亂

人參　甘草　山藥　當歸各一錢

遠志　茯苓　桂心　麥門冬各半錢

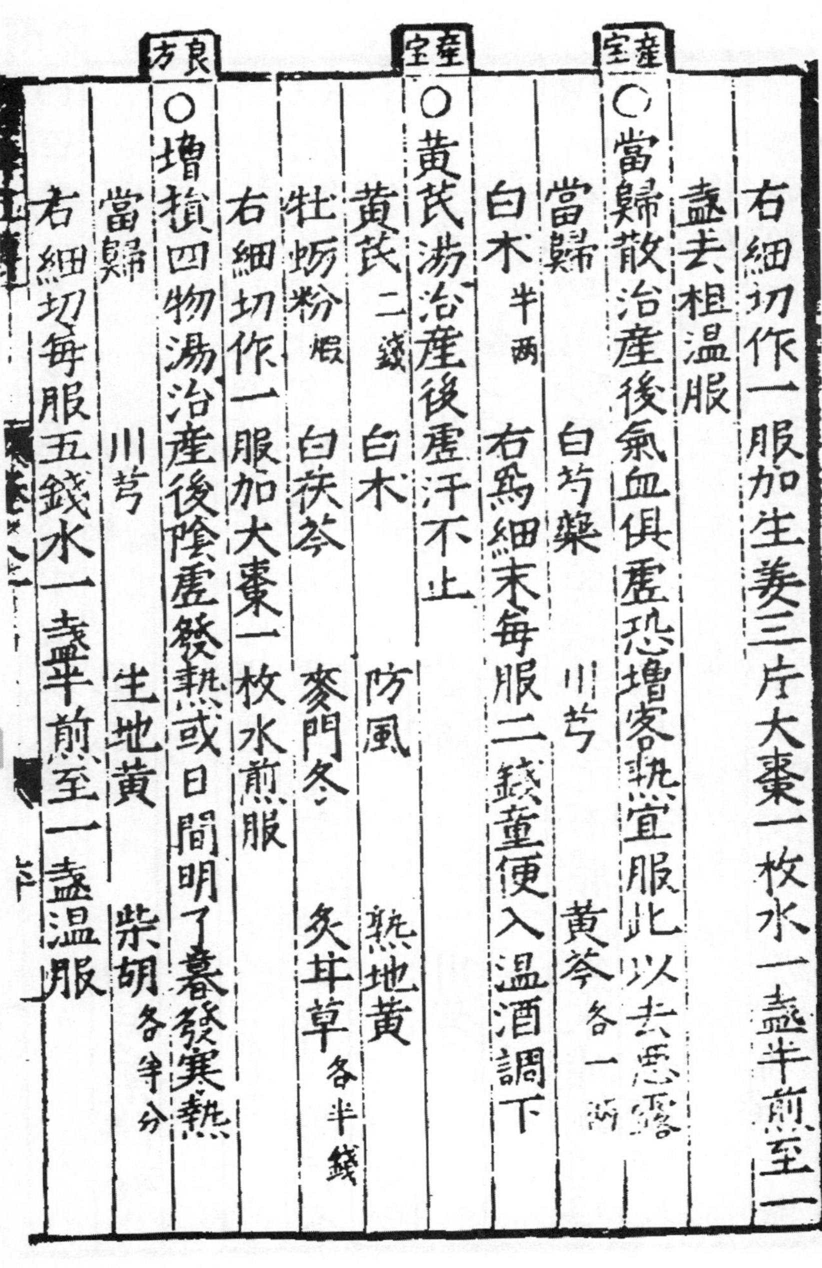

右細切作一服加生姜三片大棗一枚水一盞半煎至一盞去柤温服

產室

○當歸散治產後氣血俱虛恐增客熱宜服此以去惡露

當歸　白芍藥　川芎　黄芩各一兩

白术半兩

右爲細末每服二錢童便入温酒調下

產室

○黄芪湯治產後虛汗不止

黄芪二錢　白术　防風　熟地黄

牡蛎粉煅　白茯苓　麥門冬　炙甘草各半錢

右細切作一服加大棗一枚水煎服

良方

○增損四物湯治產後陰虛發熱或日間明了暮發寒熱

當歸　川芎　生地黄　柴胡各半分

右細切每服五錢水一盞半煎至一盞温服

○四物一黄散治產服腹中血塊作痛後

當歸炒 川芎炒 熟地黃 白芍藥炒各半兩

蒲黃炒二錢半

右爲細末每服二錢空心温酒調下

○產寶黑龍丹治產後一切血疼垂死者但灌藥得下無有不安者

五灵脂 生地黃 當歸 川芎

高良姜各二錢

鍋

右細切用砂火窩一箇盛藥外以赤石脂爲細末醋調封縫又以紙筋盐泥固濟文武火煆過置地上出火毒研細入後藥

硫黃一錢半 花蕊石另煆一錢 乳香另研一錢半 琥珀另研一錢

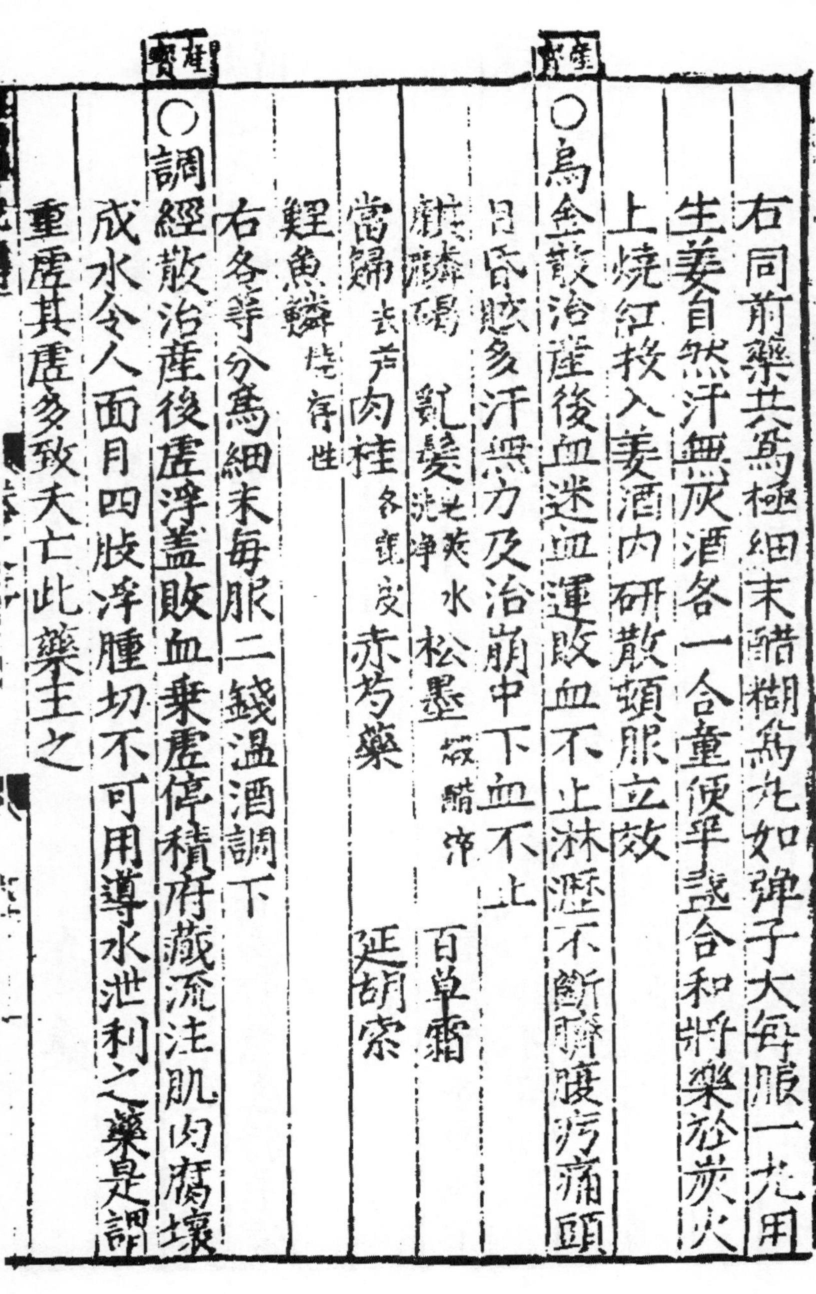

右同前藥共爲極細末醋糊爲丸如彈子大每服一丸用生姜自然汁無灰酒各一合童便半盞合和將藥於炭火上燒紅投入姜酒内研散頓服立效

○烏金散治產後血迷血運敗血不止淋瀝不斷臍腹疙痛頭目昏眩多汗無力及治崩中下血不止

麒麟竭　亂髮（皂莢水洗淨）　松墨（煅醋淬）　百草霜

當歸（去芦）　肉桂（各麁皮）　赤芍藥　延胡索

鯉魚鱗（燒存性）

右各等分爲細末每服二錢溫酒調下

○調經散治產後虛浮蓋敗血乘虛停積府藏流注肌肉腐壞成水令人面目四肢浮腫切不可用導水泄利之藥是謂重虛其虛多致夭亡此藥主之

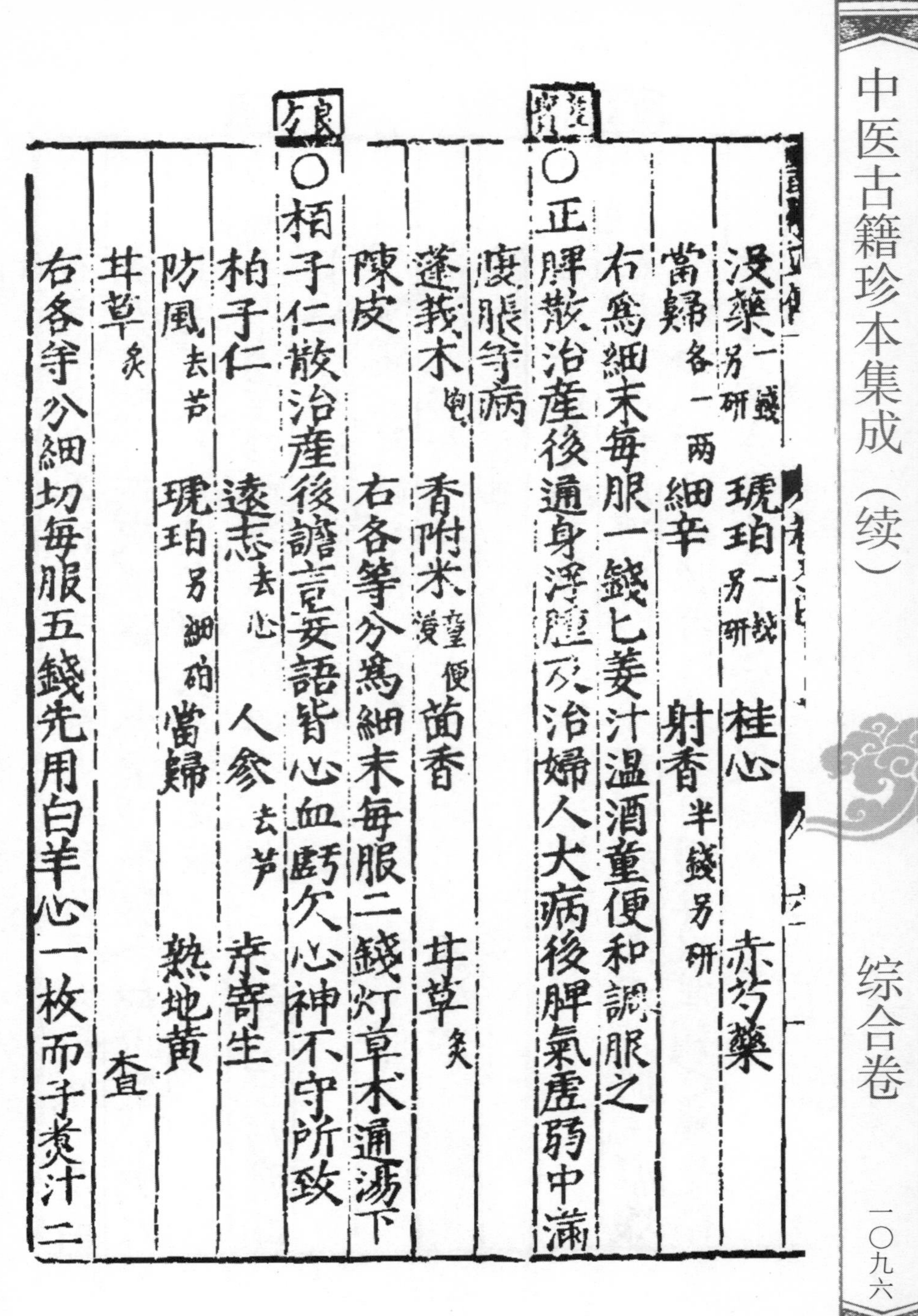

没藥一錢另研　琥珀一錢另研　桂心　赤芍藥
當歸各一兩　細辛　射香半錢另研
右爲細末每服一錢匕姜汁温酒童便和調服之
○正脾散　治産後通身浮腫及治婦人大病後脾氣虚弱中滿
腹脹等病
蓬莪术炮　香附米童便浸　茴香　甘草炙
陳皮　右各等分爲細末每服二錢灯草木通湯下
○栢子仁散　治産後譫言妄語皆心血虧欠心神不守所致
柏子仁　遠志去心　人參去芦　赤寄生
防風去芦　琥珀另細研　當歸　熟地黄
甘草炙　查
右各等分細切每服五錢先用白羊心一枚而于煮汁二

盡煎藥至一盞去羊心及柤溫服不拘時

局方

○琥珀散 治產後瘀血攻心迷悶妄言見鬼

琥珀　鐵粉各一兩　人參　茯神

生地黃　阿膠珠各七錢半　硃砂五錢　甘草

射香各一錢另研

右為細末和勻每服一錢用金銀煎湯調下

局方

○交感地黃煎丸 治產後舌強不語眼見黑花或發狂見鬼及

胞衣不下心腹脹滿等證

生地黃新採者　生姜各二斤各用石臼杵研以布攪去汁留柤以新瓦各炒乾

當歸去芦一兩　延胡索炒一兩　蒲黃炒香四兩　琥珀一兩另研

右為細末煉蜜為丸如彈子大每服一丸煎當歸湯化下

食前服

攪一本絞

〇七珍散治産後不語

人參　石菖蒲　川芎　熟地黄各一兩

細辛一錢　防風五錢去芦

右爲細末每服一錢匕薄荷湯調下不拘時服

〇調中湯治産後瀉利臍腹疞痛六脉沉細

高良姜　當歸　桂心　白芍藥

附子炮去皮臍　川芎各一錢　甘草炙半錢

右細切作一服加生姜五片水一盞半煎至一盞温服

〇定痛散治産後惡血不尽腹中作痛

當歸　芍藥各二錢　肉桂一錢

右細切作一服酒水合一盞半生姜五片煎至一盞服

〇麻仁丸治産後大便秘結

麻仁去殼　枳殼　人參　大黃

當歸各等分

右為細末，煉蜜為丸，如梧桐子大，每服二十丸，白湯下，未通，漸加丸數，以便潤為度。

局方　○羊肉湯　治產後腹中疞痛，氣血不足，羸弱力倦，及寒月中生產，寒氣入於產門，臍下脹滿，手不可犯，此寒疝也，此藥主之。此方乃張仲景之方，曾試經驗。

精羖羊肉四兩　當歸二兩　生姜一兩　陳皮二兩

右細切，水三碗，酒一盞，煎至一碗，去柤，分二服，加葱鹽亦可。

局方　○滋腸五仁丸　治產後血氣虛損，大腸閉澁，傳道艱難。

杏仁去皮尖，麩炒　桃仁如上制，各一兩　柏子仁半兩

松子仁二錢半　郁李仁一錢，麩炒　橘紅四兩，別研為末

右五仁另研爲膏合橘皮末和勻再研煉蜜丸如梧桐子大每服三十丸加至五六十丸食前清米飲下一方加當歸稍五錢

局方 〇固經丸治產後血氣未復而有房事及勞後損傷致血暴崩或淋漓不止

艾葉　赤石脂　補骨脂　木賊各半兩

附子一隻炮去皮臍

右爲細末米糊爲丸如梧桐子大每服二十丸溫酒下或陳米飲下

局方 〇熟乾地黃散治證同前亦治婦人一切崩中下血不止頭目沉重

熟地黃一兩半　甘草一分半　蒲黃炒黑色半錢　蟹爪微炒一錢半

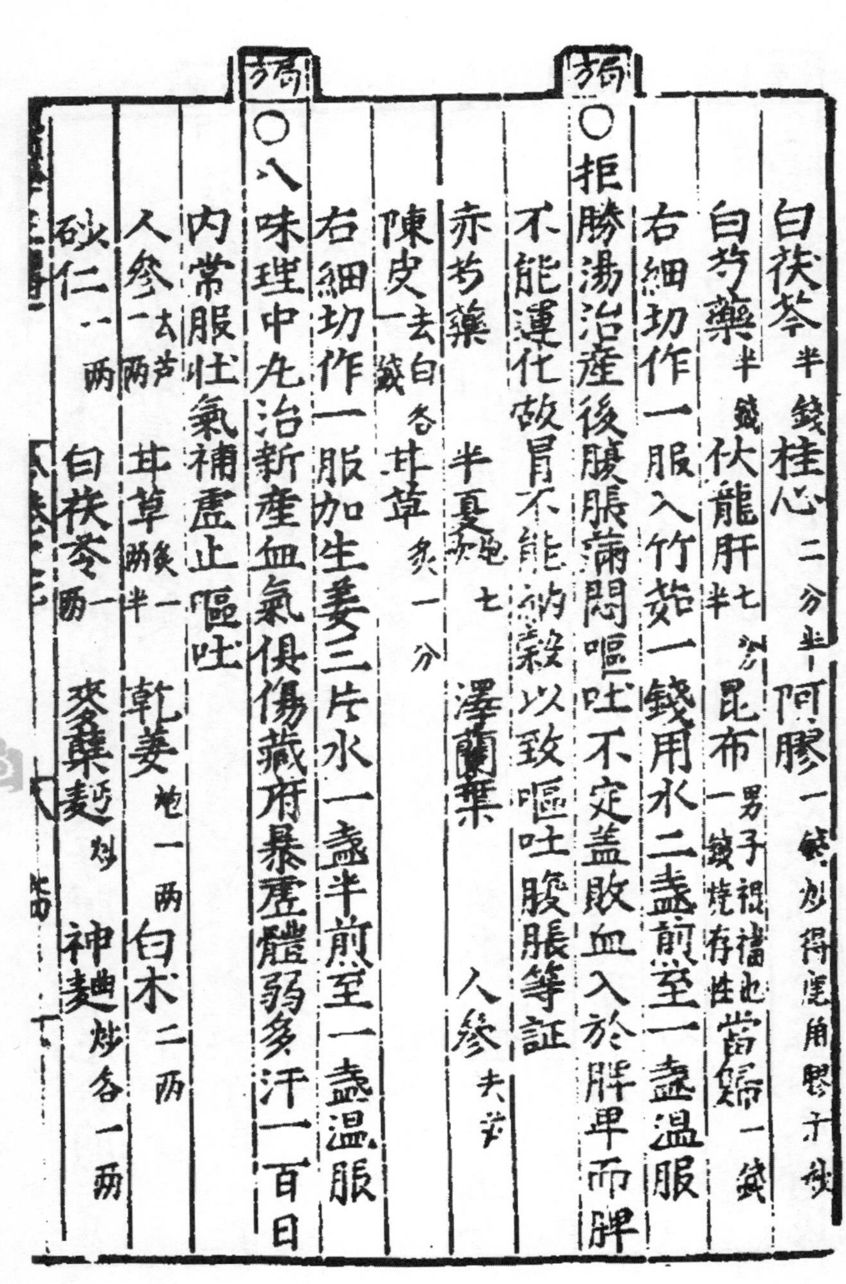

白茯苓半錢　桂心二分半　阿膠一錢炒得鹿角膠亦代

白芍藥半錢　伏龍肝七分半　裩布男子裩襠也一錢燒存性　當歸一錢

右細切作一服，入竹茹一錢，用水二盞，煎至一盞，溫服。

○拒勝湯　治產後腹脹滿悶，嘔吐不定，蓋敗血入於脾胃，而脾不能運化，故胃不能納穀，以致嘔吐腹脹等證。

赤芍藥　半夏泡七次　澤蘭葉　人參去芦

陳皮去白各一錢　甘草炙一分

右細切作一服，加生姜三片，水一盞半，煎至一盞，溫服。

○八味理中丸　治新產血氣俱傷，藏府暴虛，體弱多汗，一百日內常服，壯氣補虛，止嘔吐。

人參一兩去芦　甘草一兩半炙　乾姜炮一兩　白朮二兩

砂仁一兩　白茯苓一兩　麥蘖炒　神麴炒各一兩

右爲細末米糊爲丸如梧桐子大每服三十丸食前姜湯下有痰者宜加半夏麯

○旋覆花湯治產後感冒風寒咳嗽喘急痰涎壅實坐卧不能

前胡　麻黃去節　杏仁去皮尖麸炒研　五味子

茯苓　甘草炙　旋覆花　半夏麯

荊芥穗　赤芍藥各半錢

右細切作一服加生姜三片大棗一枚水一盞半煎至一盞去柤温服

○四神散治產後留血不消積聚作塊急切疼痛下利不止

當歸去芦　乾姜　川芎　赤芍藥各半分

右爲細末每服三錢温酒調下

○當歸養血丸治產後惡血不散發熱腹痛及惡露不盡臍腹

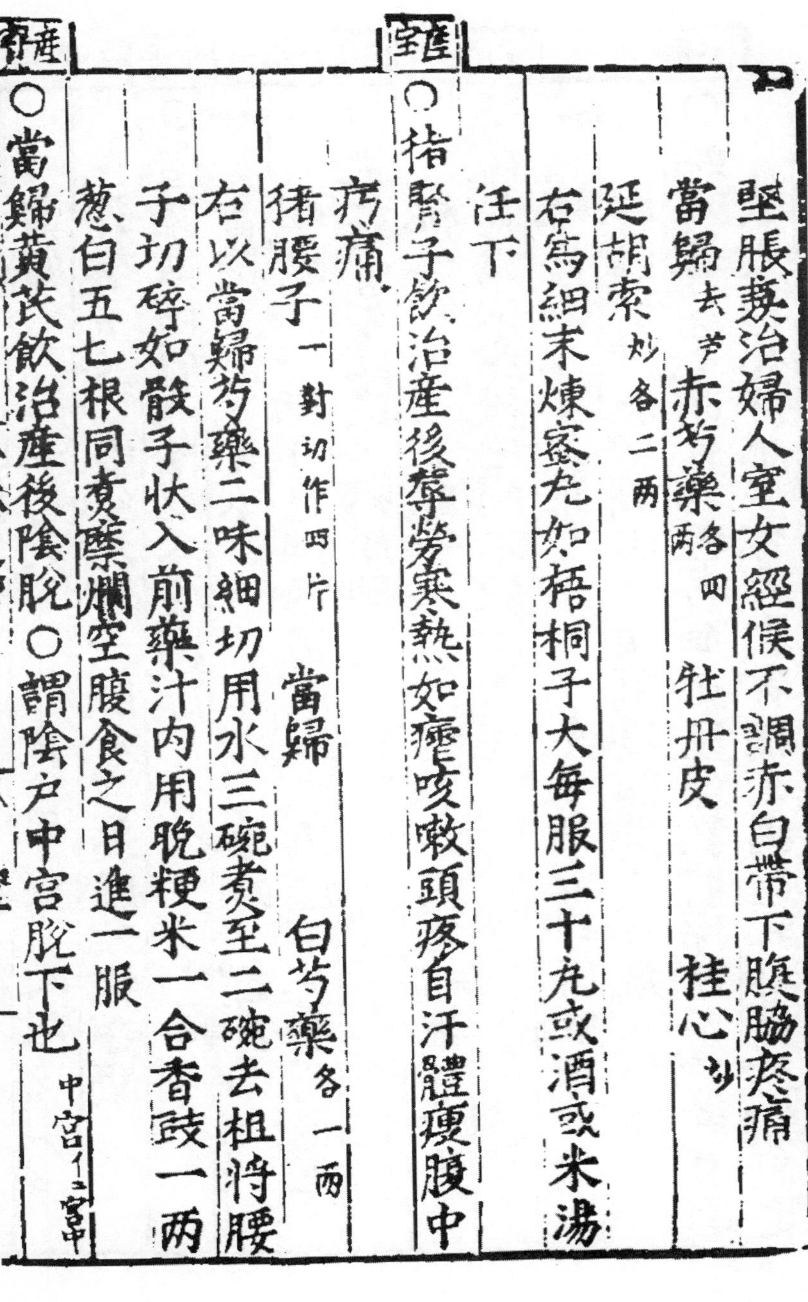

產室

堅脹兼治婦人室女經候不調赤白帶下臍脇疼痛

當歸去芦 赤芍藥各四兩 牡丹皮 桂心炒

延胡索炒各二兩

右為細末煉蜜丸如梧桐子大每服三十丸或酒或米湯

任下

○猪腎子飲治產後蓐勞寒熱如瘧咳嗽頭疼自汗體瘦腹中

疞痛

猪腰子一對切作四片 當歸 白芍藥各一兩

右以當歸芍藥二味細切用水三碗煮至二碗去柤將腰

子切碎如骰子狀入前藥汁內用晚粳米一合香豉一兩

葱白五七根同煮糜爛空腹食之日進一服

產門

○當歸黃芪飲治產後陰脫○謂陰户中宮脫下也

中宮イニ宮中

當歸　白芍藥　黃芪　人參各二錢

升麻半錢　右細切作一服水煎溫服未收再服

○當歸散治婦人陰脫又名疝㿗

當歸　黃芩　白芍藥各一兩　蝟皮半兩燒存

牡蠣煆二兩　右爲細末溫酒或米湯調下忌登高舉重

○桃仁膏治產後陰腫煩悶

桃仁　五味子　枯礬　爲末研桃仁膏拌付

○硫黃湯治產後玉門不斂

硫黃四兩　吳茱萸　兔絲子各一兩半　蛇床子一兩

右細切每服四錢水一碗煎湯頻洗之自斂

○婦人乳汁不通有二種有血氣壅盛乳脉滯而不行者有血氣虛弱乳汁絕少者夫虛者補之用鍾乳粉猪蹄鯽魚之

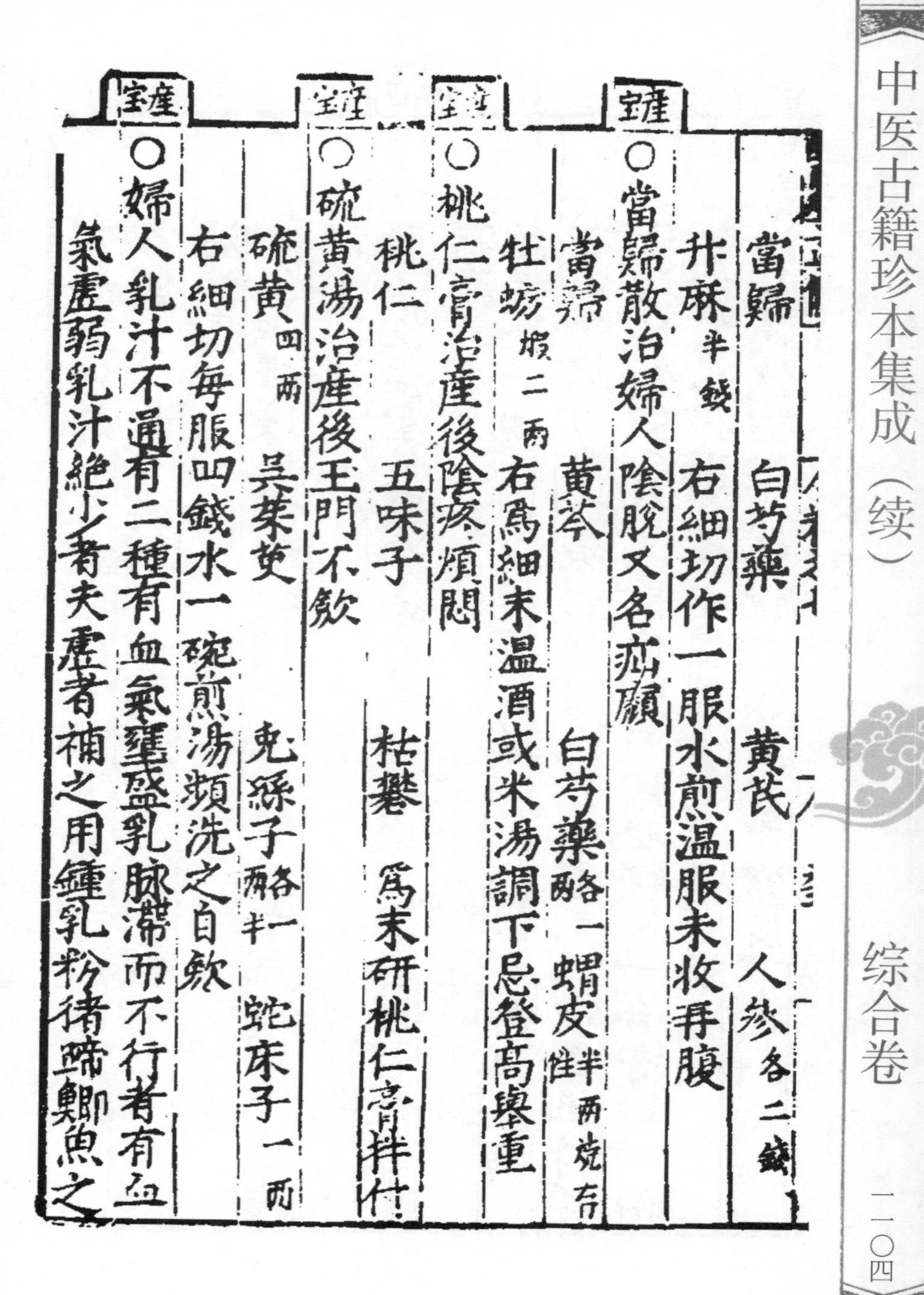

類盛者行之用漏蘆湯土瓜根之類方見于後

（産難）○漏芦湯治婦人肥盛氣脉壅滯乳汁不通或留結爲癰腫痛將欲成膿者

漏芦二兩半　蛇退炙一条　土瓜根十根切片炒焦

按王瓜當作王瓜謹記月令四月王瓜生即此物也其實如瓜皮而小如荔枝色黄蘇蔓葉圓無缺者是

右爲末每服貳錢酒調下仍吃熱葱湯助之

（産寶）○鍾乳散治婦人氣虛血少脉澁不行乳汁絶少

鍾乳粉細研　每服二錢濃煎漏芦湯調下

（局方）○母猪蹄湯治乳汁不通

母猪蹄一隻　通草四兩　用水一斗煑取四五升取汁飲之未下更作一料服之

○丹溪活套云

新產不可用芍藥以其酸寒能伐發生之氣十日之內忌之只以黄芪四物湯爲補虛之要藥以黄芪易芍藥是也○如氣虛者本方加參术茯苓甘草發熱者加乾姜○自汗多者少用川芎勿用茯苓倍蜜炙黄芪○如口渴加五味子麥門冬○如腹痛者非芍藥不可雖新產亦用但以酒炒不妨○如惡露不下作痛四物湯煎調香附五灵脂末服甚者加桃仁泥四五分○新產子宫未斂作痛名兒枕痛又名瘕母塊痛用醋炒芍藥枳殼甘草水煎入少米醋或以三物爲末醋湯調服酸以收之之義也○產後有惡血不去發寒熱成癥瘕者四物湯加三稜蓬术乳香没藥香附五灵脂乾漆桃仁紅藍花之類○產後腹痛不息宜四物湯加烏藥香附桂心高良姜陳皮童便和醋煎服甚效○產後月餘經血淋瀝不止四物

加白芷升麻調血餘灰〇産後陰痛四物加藁本防風〇産後通身浮腫四物加乳香沒藥桂心木通大腹皮高良姜血竭檳榔海金沙〇産後子腸不收八物湯加升麻防風須以酒炒黄芪為君〇産後中風口眼歪斜八物加附子荊芥少加防風羌活煎服

新編醫學正傳卷之七終

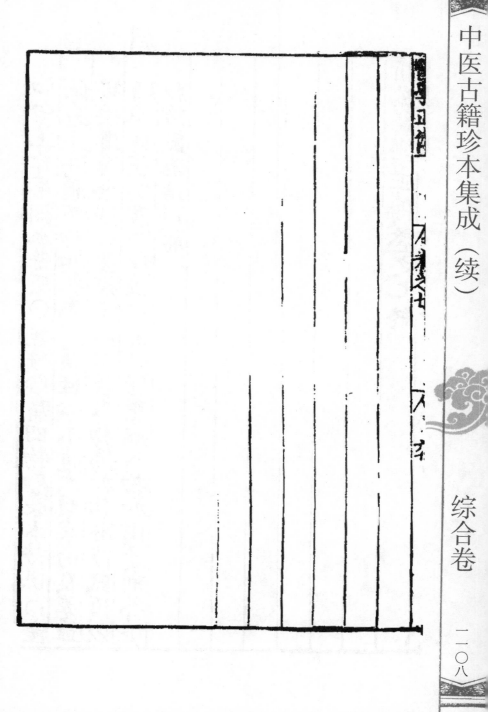

校注

①□□：底本此处模糊不清，据吴江本当作『猪肾』。

②□□□□□□□：底本此处模糊不清，据吴江本当作『芎归参术兼痰药』。

③□□□□：底本此处模糊不清，据吴江本当作『有虚有热』。

④□□：底本此处模糊不清，据吴江本当作『心痛』。

⑤□□：底本此处模糊不清，据吴江本当作『地黄』。

⑥□□：底本此处模糊不清，据吴江本当作『谓大』。

⑦□□□：底本此处模糊不清，据吴江本当作『擀开口』。

⑧甦：『苏』的异体字。

⑨斡：吴江本作『擀』，据上下文义应作『斡』，义胜。

醫學正傳卷之八目録

小兒科

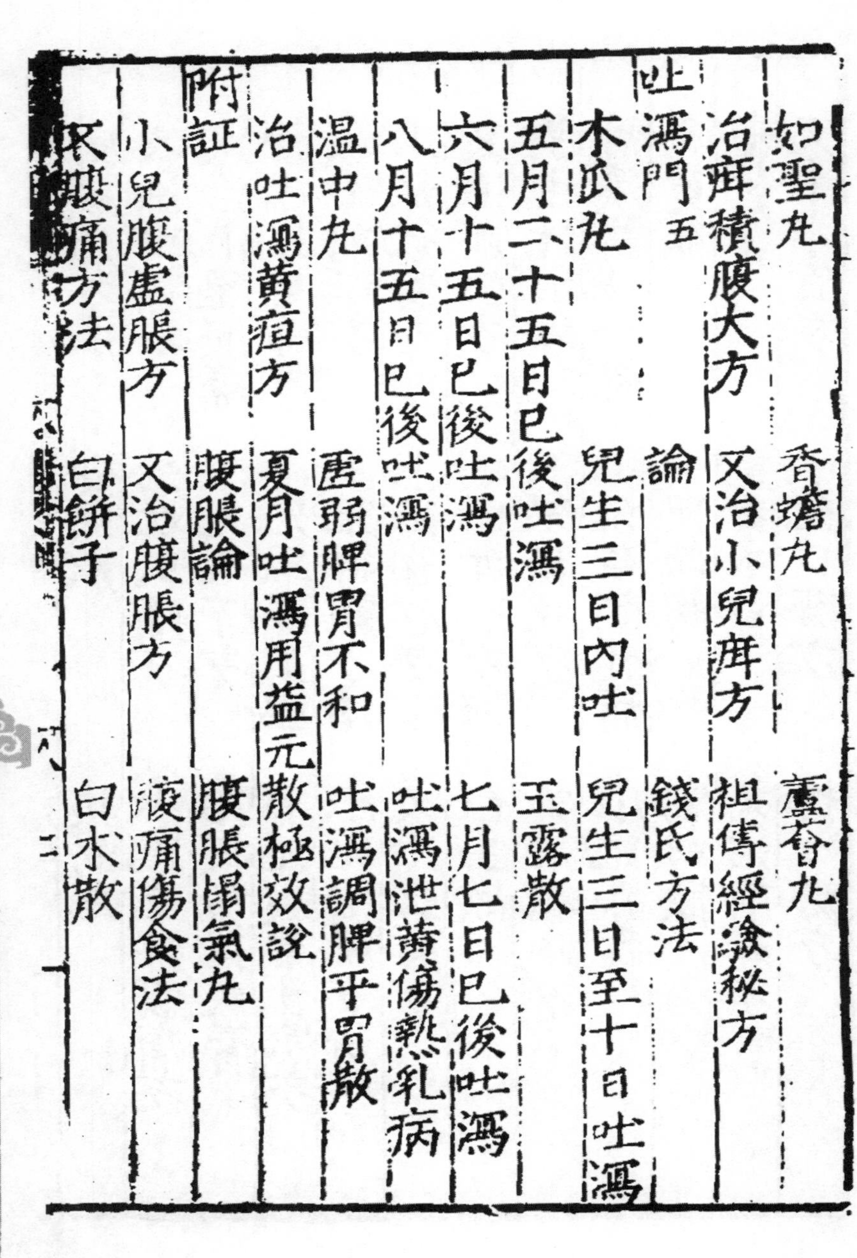

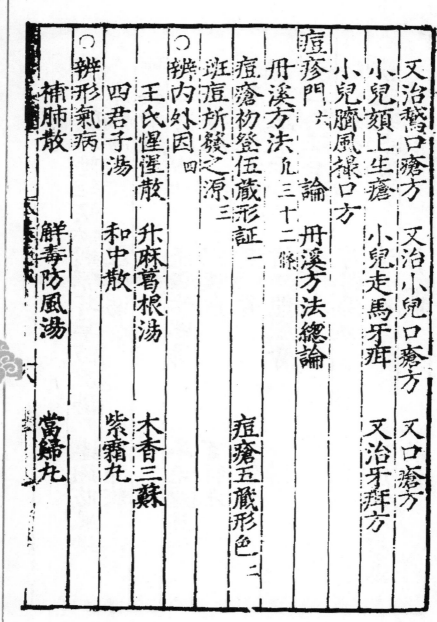

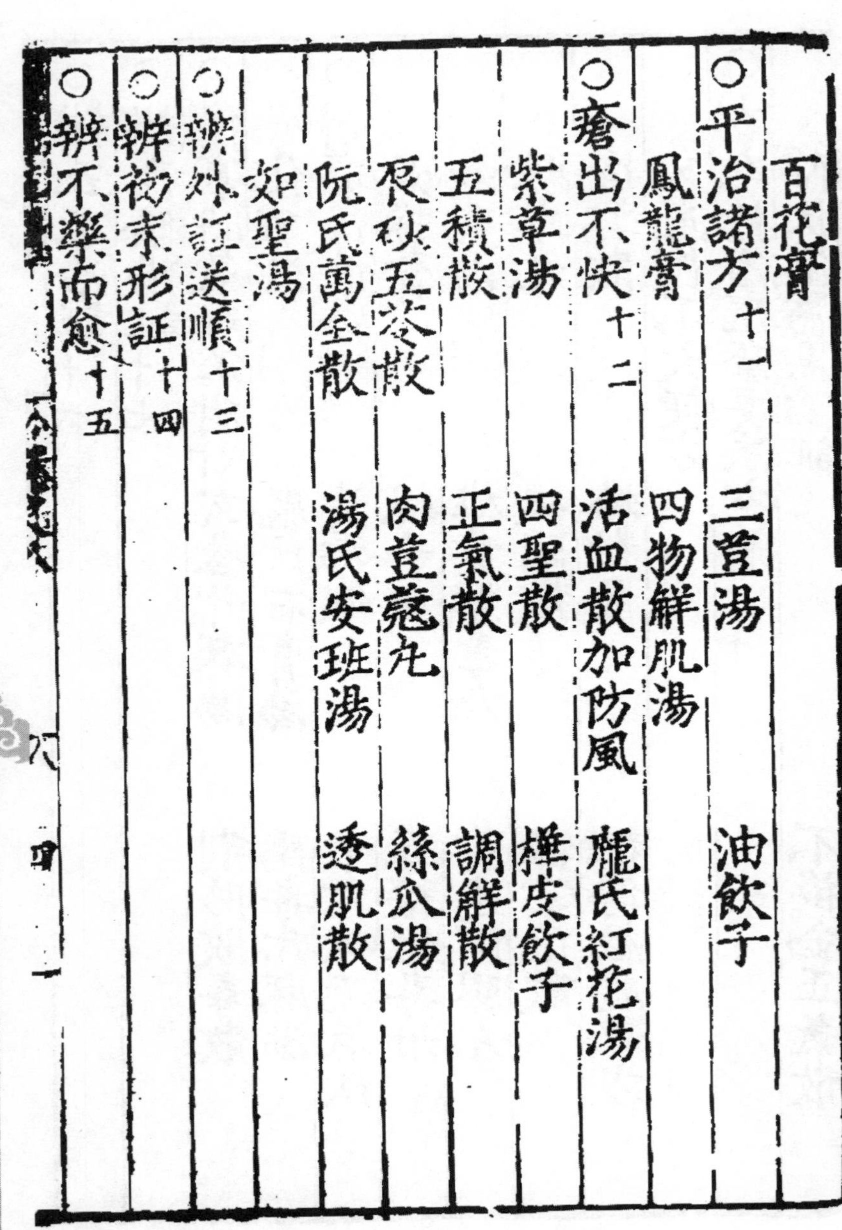

辟穢丹　再甦散　傅風膏

白龍散　敗草散　馮氏天花散

罩胎散　獨聖散　安胎散

醫學正傳卷之八目錄終

新編醫學正傳卷之八

花溪恒德老人虞摶天民編集
姪孫虞守愚惟明校

小兒科

論

嘗聞小方脉科古人謂之啞科最費調治誠哉是言也蓋以嬰之流難問証難察脉耳抑且臟腑脆嫩而孟浪之劑與夫峻寒峻熱之藥俱不可輕用試詳論之夫孺子之在襁褓中也内無七情六慾之交戰外無大風大寒之相侵奚其幼科之疾若是之繁且甚與抑考其証太半胎毒而少半傷食也其外感風寒之証什一而已曰變蒸曰痘疹曰班爛曰驚悸曰風癇曰發搐曰痰涎曰赤瘤曰白禿曰解顱曰重舌木舌已上諸証豈非

孕母不謹胎毒之所致與夫小兒之在胎也母飢亦飢母飽亦飽辛辣適口胎氣隨熱情慾動中胎息輙躁或多食煎煿或恣味辛酸或嗜慾無節或喜怒不常皆能令子受患其爲母者胎前既不能謹節產後又不能調護是以惟務姑息不能防微杜漸或未滿百晬而遂與醎酸之味或未數週歲而輙與肥甘之物百病由是而生焉曰吐瀉曰黃疸曰五疳曰腹脹曰腹痛曰水腫曰瘧曰痢曰痰喘豈非吃食過傷調養失宜之所致與先正所謂古者婦人妊子寢不側座不邊立不蹕不食邪味等語厥有旨哉其餘飲食男女養胎幼幼之法必深得造化生生不息之意故古人多壽考兒少夭折者即此之由也嘗見今有稟性溫良之婦有娠不嗜慾從口生子少病而痘疹亦稀亦可以爲師法矣爲兒醫者臨證之際宜察色觀容不可鹵莽假如額赤知爲

心熱鼻紅知為脾熱左腮青知為肝有餘右頤白知為肺不足頦白知為腎虛之類更參之以虎口三關之脈其少兒之病情斯過半矣傳曰幼吾幼以及人之幼仁人之心斯言其可忽諸

又論變蒸

夫小兒之初生血氣未足陰陽未和臟腑未實骨格未全有變蒸之後每三十二日一發熱或吐或汗或呻吟不食此為長血脈全智意之常供不須治而自愈按諸家所論皆謂乃小兒長骨脈藏府與神志也自生之日始每三十二日一變凡人有三百六十五骨除手足四十五碎骨外正有三百二十骨自生下骨而上一日十骨三十二日乃為一變骨氣始全一變生一藏或一府十變則藏府始足每變發為虛熱諸證亦有胎氣壯實暗變而無發熱證者此骨節藏府由變而全胎毒亦因變而散

也爲兒醫者可不審乎

脉法總論

按古法曰凡小兒證候難以手太陰尺寸脉診如一歲至六歲曰嬰孩惟以男左女右手次指三關之脉以爲驗病輕重死生之訣第一節名風關無脉則無病有脉則病輕第二節名氣關脉見則病重尚可以藥治而已第三節名命關脉見則病劇乃九死一生之惡候也多不可治七歲八歲曰齔④九歲十歲曰髫⑤始可以一指探掌後尺寸三部之脉而以一息七八至爲無病之常脉十一歲至十肆歲曰童丱而以一息五六至爲常脉也數則爲熱遲則爲寒浮則爲虚爲風沉則爲實爲積爲痛浮而數者爲乳癇驚悸歷而軟者爲慢驚瘈瘲緊而實者爲風癇牢而革者爲便秘沉而弦者爲食積爲腹痛緊而弦者爲氣急爲

風寒共数者爲熱伏結爲傷食軟細者爲虫痱若氣促脉代散乱無倫次者死在須臾而不治也業幼科者其可不尽心於此乎

今將手指三關之脉繪面分注開列于後

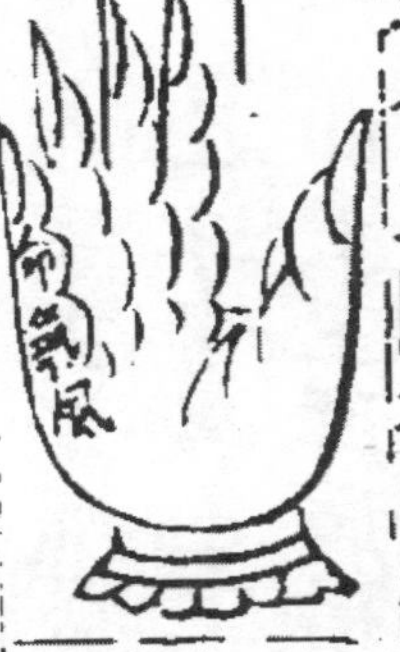

一風關易治

二氣關病重

三命關死候

三關青是四足驚　三關赤是水驚　三關黑是人驚

如有此三關通度脉候是極重之証必死餘並可治

風關青如魚刺易治乃初驚之候也黑色難治

氣關青如魚刺主疳勞身熱易治

命關青如魚刺主虚風邪傳脾難治

風關青黑色如懸針主水驚易治

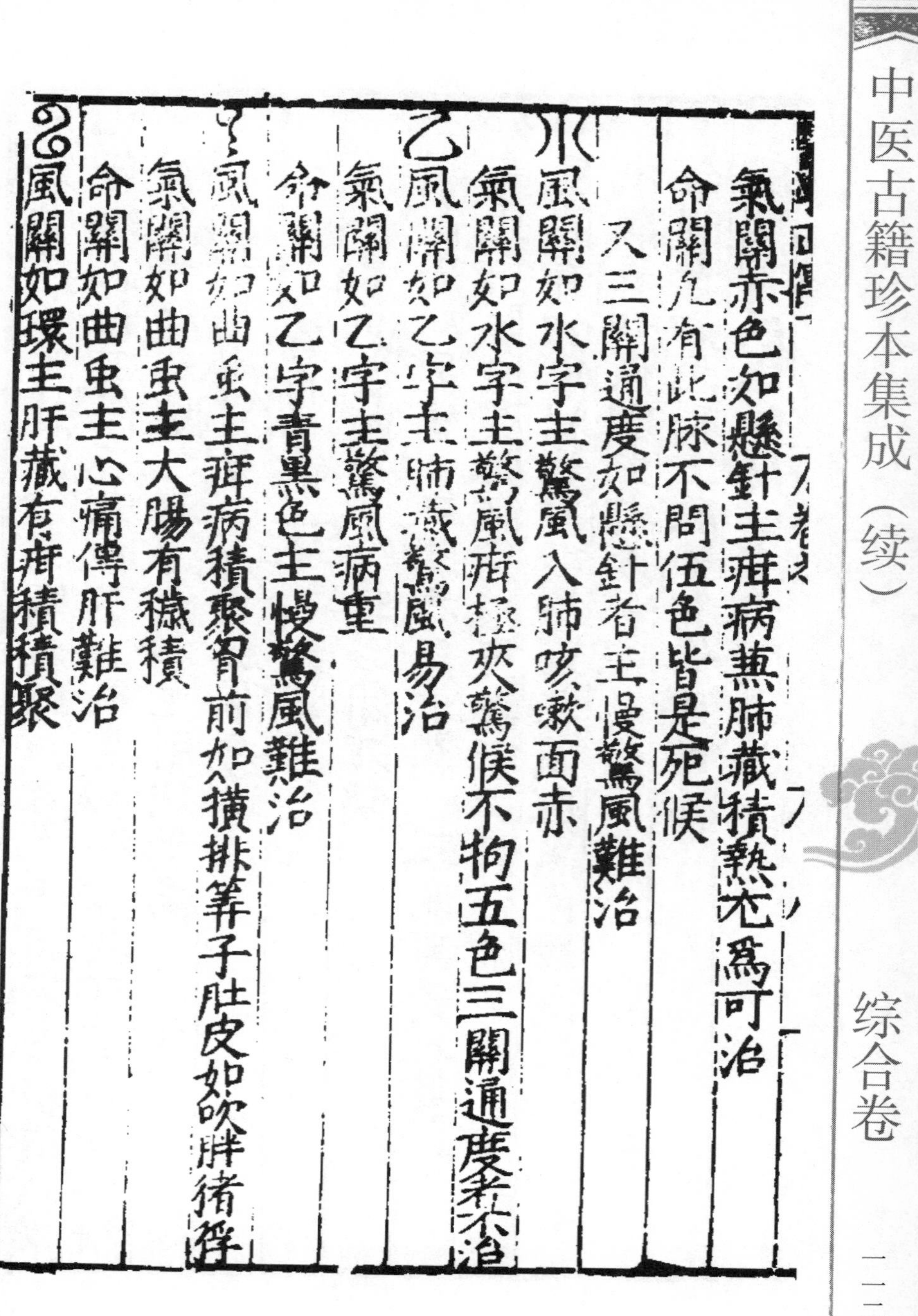

氣關赤色如懸針主脾病兼肺藏積熱尤爲可治
命關凡有此脉不問伍色皆是死候
又三關通度如懸針者主慢驚風難治
水風關如水字主驚風入肺咳嗽面赤
氣關如水字主驚風疳極夾驚候不拘五色三關通度者不治
乙風關如乙字主肺藏驚風易治
氣關如乙字主驚風病重
命關如乙字青黑色主慢驚風難治
風關如曲虫主脾病積聚胷前如横排筭子肚皮如吹脹猪脬
氣關如曲虫主大腸有穢積
命關如曲虫主心痛傳肝難治
風關如環主肝藏有脾積積聚

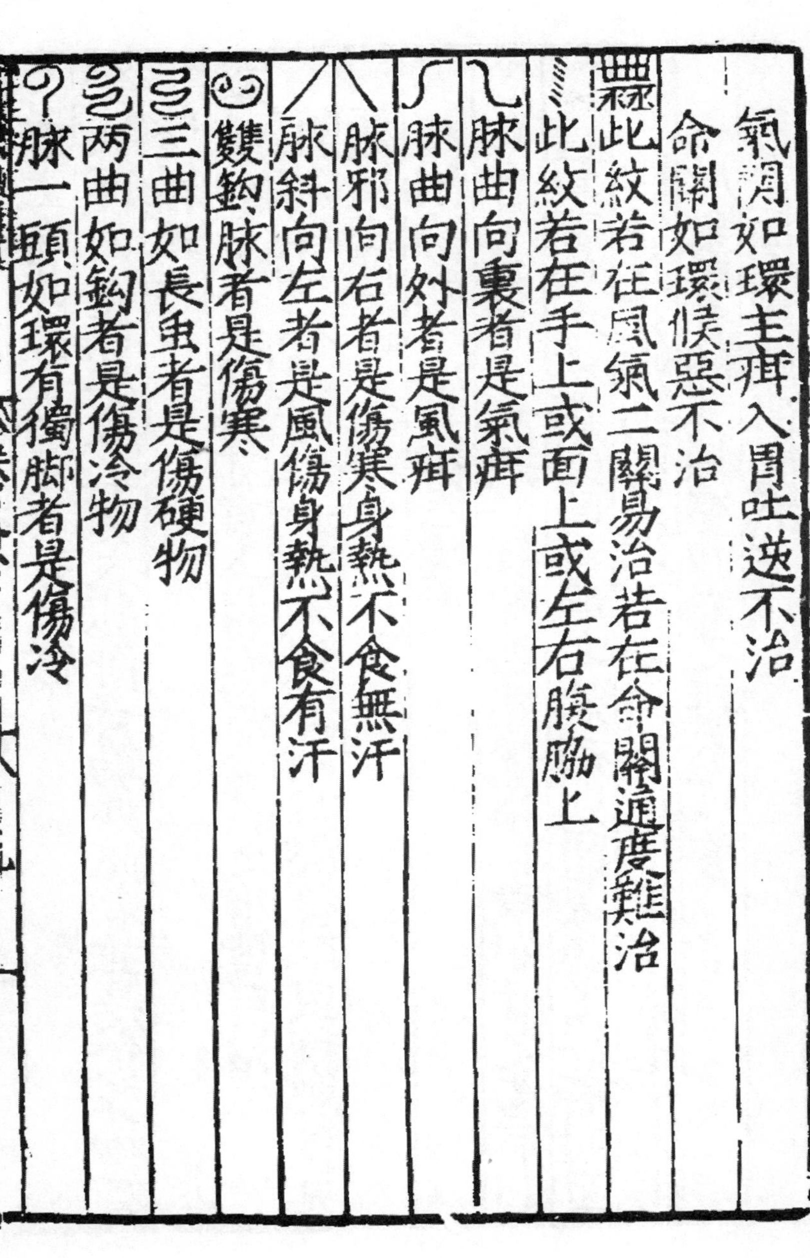

氣閉如環主疳入胃吐逆不治

命關如環候惡不治

此紋若在風氣二關易治若在命關過度難治

此紋若在手上或面上或左右腹脇上

脉曲向裏者是氣疳

脉曲向外者是風疳

脉邪向右者是傷寒身熱不食無汗

脉斜向左者是風傷身熱不食有汗

雙鈎脉者是傷寒

三曲如長虫者是傷硬物

兩曲如鈎者是傷冷物

脉一頭如環有獨脚者是傷冷

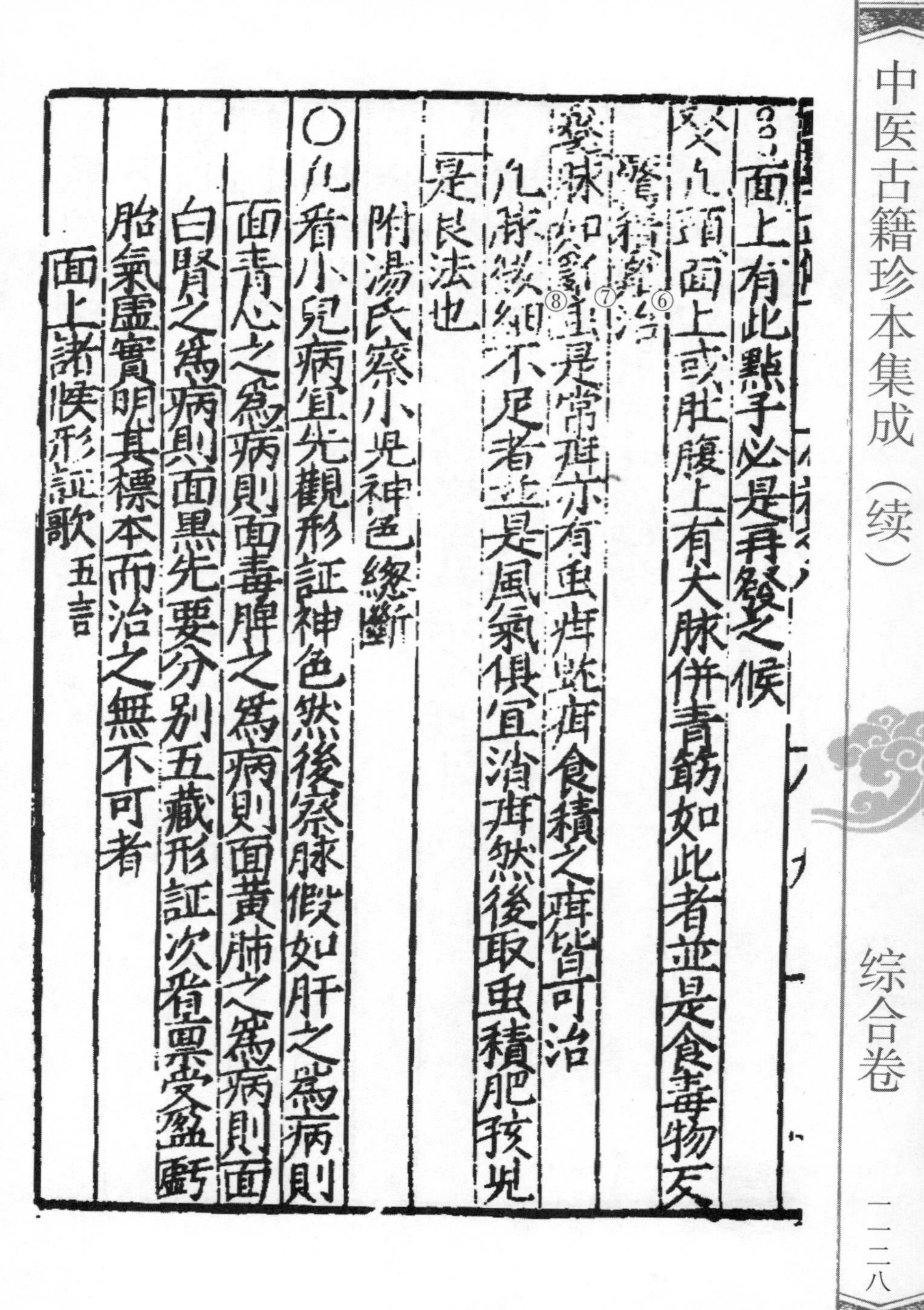

○面上有此點子必是再發之候

又凡頭面上或肚腹上有大脉併青筋如此者並是食毒物太

饞積難治⑥

嗜味如鹽主⑦是常疳亦有虫疳此疳食積之疳皆可治

凡脉⑧微細不足者並是風氣俱宜消疳然後取虫積肥孩兒

是良法也

附湯氏察小兒神色總斷

○凡看小兒病宜先觀形証神色然後察脉假如肝之為病則

面青心之為病則面赤脾之為病則面黄肺之為病則面

白腎之為病則面黑先要分别五藏形証次看禀受盈虧

胎氣虚實明其標本而治之無不可者

面上諸候形証歌 五言

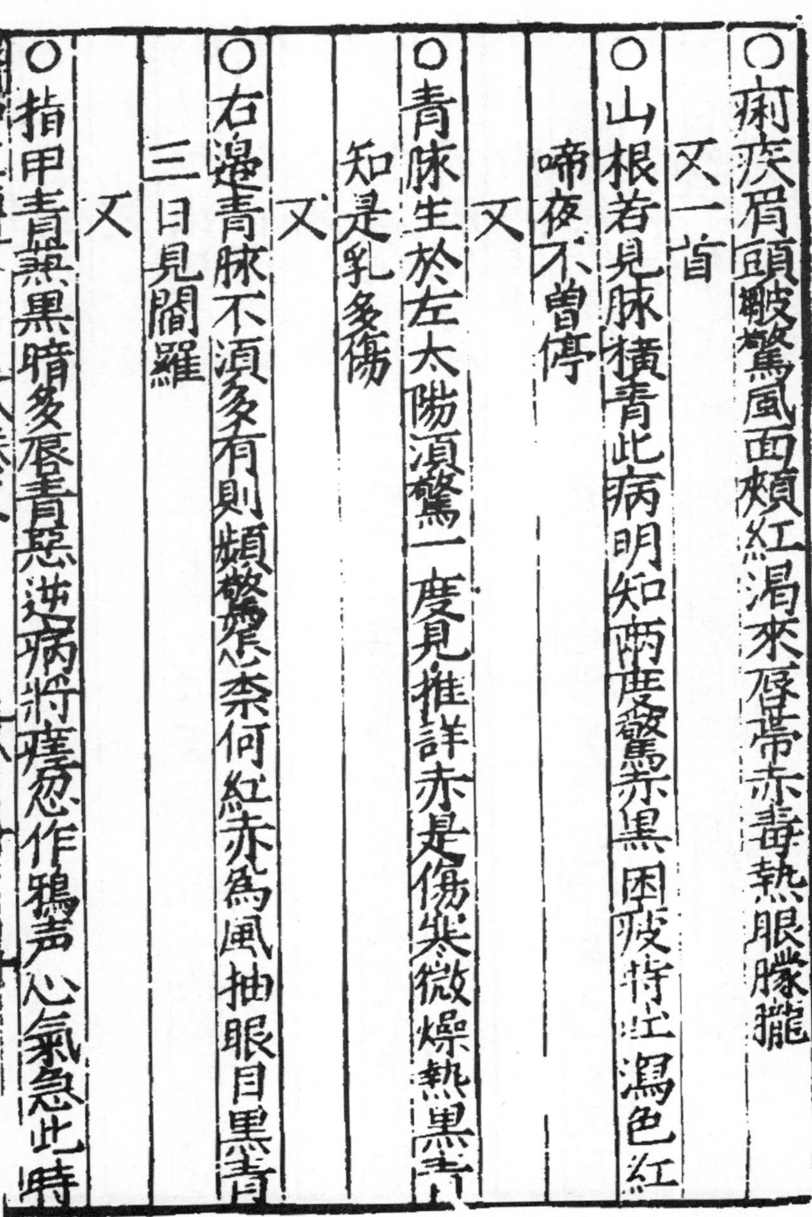

○痢疾眉頭皺驚風面頰紅渴來脣帶赤毒熱眼朦朧

又一首

○山根若見脉横青此病明知兩度驚赤黒困疲將吐瀉色紅

啼夜不曾停

又

○青脉生於左太陽須驚一度見推詳赤是傷寒微燥熱黒青

知是乳多傷

又

○右邊青脉不須多有則頻驚怎奈何紅赤為風抽眼目黒青

三日見閻羅

又

○指甲青兼黒暗多脣青惡逆病將瘥忽作鴉声心氣急此時

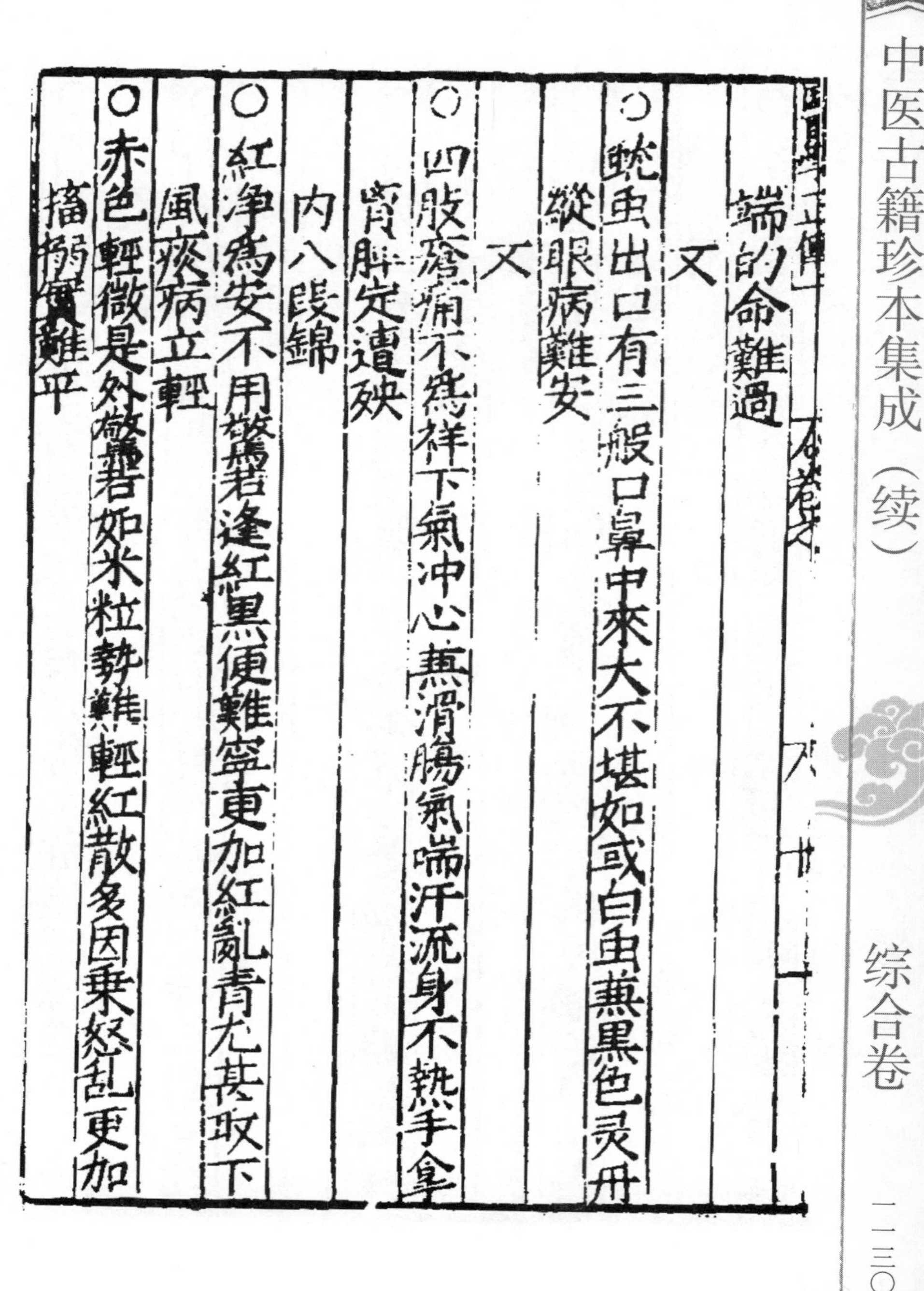

端的命難過

又

○蚘虫出口有三般口鼻中來大不堪如或白虫兼黑色灵丹

縱服病難安

又

○四肢瘡痛不爲祥下氣冲心兼滑腸氣喘汗流身不熱手拿

胷胼定遭殃

内八段錦

○紅淨爲安不用驚若逢紅黑便難寧更加紅亂青尤甚攻下

風痰病立輕

○赤色輕微是外驚若如米粒勢難輕紅散多因乘怒乱更加

搐搦實難平

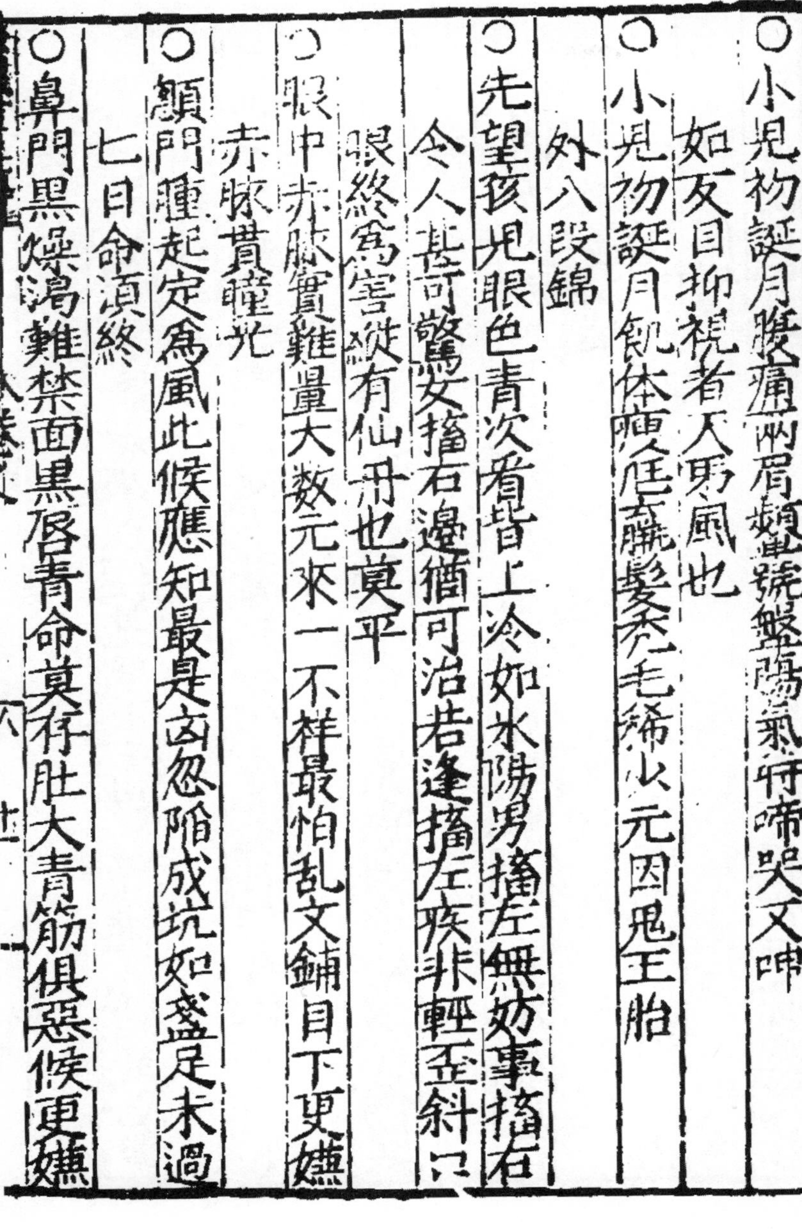

○小兒初誕月腹痛兩眉頻蹙號盤腸氣府啼哭又呻

如反目抑視者天弔風也

○小兒初誕月飢体瘦尪羸髮竪毛稀少元因鬼王胎

外八段錦

○先望孩兒眼色青次看眥上冷如水陽男搐左無妨事搐右

令人甚可驚女搐右邊猶可治若逢搐左疾非輕歪斜只

眼絲為害縱有仙丹也莫平

○眼中赤脉貫雞暈大数元來一不祥最怕乱文鋪目下更嫌

赤脉貫瞳光

○顖門腫起定為風此候應知最是凶忽陷成坑如盞足未過

七日命須終

○鼻門黑燥渴難禁面黑唇青命莫存肚大青筋俱惡候更嫌

醫學正傳卷之八　　八　十二

還有直身紋

○[illegible]⑨[illegible]紫帶青看來立便見風生青紅碎雜風將起必見

[illegible]微黃[illegible]⑩形

○亂紋[illegible]⑪鈎紫纏青急急求醫免命傾盛紫再加身体熱須知

藏府受風生

○紫小紅多六畜驚紫紅相等即疳成紫点有形如米粒傷寒

夾食証堪評

○紫散風傳脾藏閉紫青口渴是風癇紫隱深沉難治療風痰

祛散命須還

○黑輕可治死還生紅赤傷寒痰積停赤青脾受風邪証青黑

脾風作慢驚⑫

○紅赤連兮赤[illegible]輕必然乳母不相應兩手忽然無脉見定知

衡恶祀神灵

論

急慢驚風一

内經曰諸風掉眩皆屬肝木夫小兒八歲已前曰純陽蓋其真水未旺心火已炎故肺金受制而無以平木故肝木常有餘而脾土常不足也爲父母者而有失於保養其或衣服寒暖不調以致外邪侵襲或飲食之飢飽失節以致中氣損傷是故急慢驚風之候作矣夫惟急驚屬肝木風邪有餘之証治宜清凉苦寒瀉氣之藥慢驚屬脾土中氣不足之候治宜中和甘温補中之劑若夫急驚之候因聞不常之声或遇驢馬禽獸之嘷以致面青口噤或声嘶而厥發過則容色如故良久復作其身熱面赤引飲口鼻中氣熱大小便黄赤色惺惺不寐蓋熱甚則生痰痰盛則生風偶因驚而發耳宜用錢氏利驚丸瀉青丸抱龍丸

宣風散伍福化毒丹等藥慢驚之証多因飲食不節損傷脾胃以致吐瀉日久中氣大虛而致發搐發則無休止時其身冷面黄不渴口鼻中氣寒大小便青白昏睡露睛目上視手足瘈瘲筋脉拘攣盖脾虛則生風風盛則筋急俗名天弔風者即此候也治宜東垣黄芪湯錢氏釣藤丸温白丸丹溪參术湯送下硃砂安神丸之類錢氏謂急驚爲無陰之証因心經實熱而因不能以配陽是爲陽盛陰虛之候也謂慢驚爲無陽之証因脾土虛甚而陽不能以勝陰是爲陰盛陽虛之候也愚按小兒急慢驚風之証其虛實寒熱如天淵之隔故急驚者十生一死慢驚者十死一生俗醫多不諳此理混爲一途而治誤人多矣業幼科者宜推幼幼及人之心爲心庶免斯世無夭枉之赤子矣幸甚

脉訣 並見前總章

方法 丹溪方法 凡二條

丹溪曰：錢氏方乃小兒科之祖，其立例極妙，若能增損而用之，無不驗也。

又曰：驚風有二，慢驚屬脾虛，所主多死，宜溫補，一云當養脾，用參术煎湯下安神丸。○急驚屬痰熱，宜涼瀉，一云用養血藥作湯下降火清痰丸子、抱龍丸之類。世以一藥通治二證，甚謬。

○東垣治驚論曰：外物驚，宜鎮心，以黄連安神丸；若氣動所驚，宜寒水石安神丸。大忌防風丸治風辛溫之藥，必殺人。何也？辛散浮溫熱者，火也。因驚而泄青色，先鎮肝，以硃砂之類，勿用寒涼之氣，大禁涼驚丸。風木旺必克脾胃，當先實其土，後瀉其木。閻孝忠編集錢氏方，以益黄補土，誤矣。其

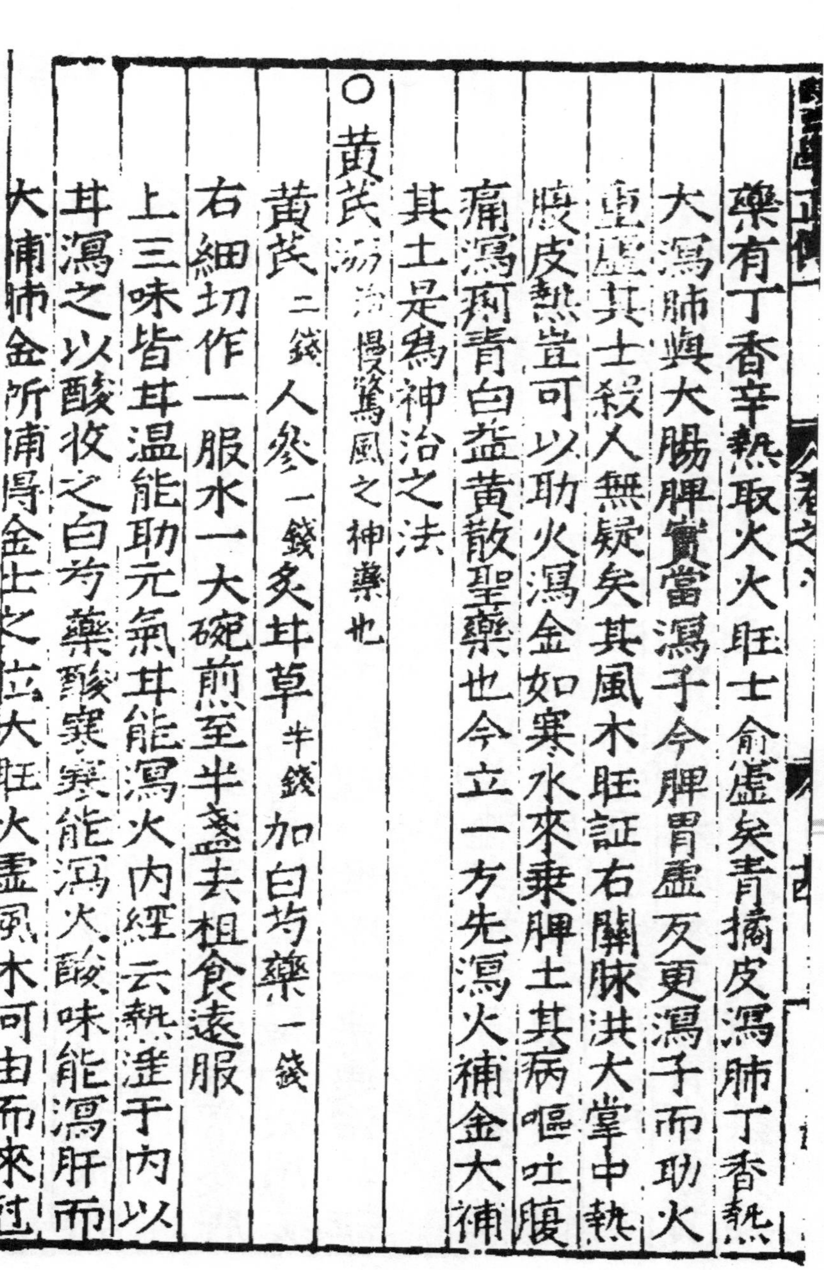

藥有丁香辛熱取火火旺土愈虛矣青橘皮瀉肺丁香熱大瀉肺與大腸脾實當瀉子今脾胃虛反更瀉子而助火重虛其土殺人無疑矣其風木旺証右關脉洪大掌中熱腹皮熱豈可以助火瀉金如寒水來乘脾土其病嘔吐腹痛瀉痢青白益黃散聖藥也今立一方先瀉火補金大補其土是為神治之法

○黃芪湯治慢驚風之神藥也

黃芪二錢 人參一錢 炙甘草半錢 加白芍藥一錢

右細切作一服水一大碗煎至半盞去柤食遠服

上三味皆甘溫能助元氣甘能瀉火内經云熱淫于内以甘瀉之以酸收之白芍藥酸寒寒能瀉火酸味能瀉肝而大補肺金所補得金土之位大旺火虛風木可由而來尅

土然後瀉風之邪。丁文曰：夫益黃散、理中丸、養神丸之類，皆治脾胃寒濕太盛神品之藥也。若得脾胃中伏熱⑬勞役⑭不足之證，及服熱藥巴豆之類，致胃虛而成慢驚⑮之證，用之必傷人命。夫慢驚風者，皆由久瀉脾胃虛而生也。錢氏以羌活膏療慢驚風，誤矣。脾虛者，由火邪乘土位，故曰從後來者為虛邪⑯。火旺能實其木，木旺故來尅土。當於心經中以甘溫補土之源，更於脾土中瀉火以甘寒，更於脾土中補金以酸涼，使脾土中金旺火衰，風木自虛矣。損食多進，藥愈上藥是也。

○益黃散 治胃中風熱

黃芪二錢 陳皮去白 人參各一錢 白芍藥七分

生甘草 炙甘草各五分 黃連少許

右為細末分三服每服用水一盞煎至半盞食前服

○錢氏安神丸治邪熱驚啼心熱面黃頰赤壯熱

麥門冬去心　馬牙硝　白茯苓　乾山藥

寒水石　甘草炙各半兩　硃砂一兩　龍腦一字

右為末細煉蜜為丸如芡實大每服半丸砂糖水磨化下

慢驚用參术煎濃汁化下

○錢氏白术散治積痛和胃生津止瀉頻瀉利將欲成慢驚風

着服之訣効

人参　白术　木香　白茯苓去皮

甘草炙　藿香各一錢　乾葛二錢

右細切分二服每服水一中煎至半盞溫服○冊溪加山

藥白扁豆　肉豆蔻煨各一錢用薑一片煎○治慢驚風已

作加細辛天麻各一錢全蝎三枚去稍毒白附子八分⑰炮湯泡

同煎服不拘時候

○方治驚風用毋丁香一粒細嚼人中白小許以其毋中指取血調擦牙上即甦

○急慢驚發熱口瘡手心伏熱痰熱痰嗽痰喘並用湧法重劑用瓜蒂散輕劑用苦參赤小豆末以酸虀汁調服吐之吐後稍定更用防風通聖散為末蜜丸服之間以桑羊乾為末米飲調服以平其風氣

○又方治急慢驚風

薄荷葉　寒水石各半兩　青代　白殭蚕

硃砂各一錢　全蝎二枚炒　豬牙皂角　槐角各半錢

右為細末灯草湯和乳汁調時時灌之

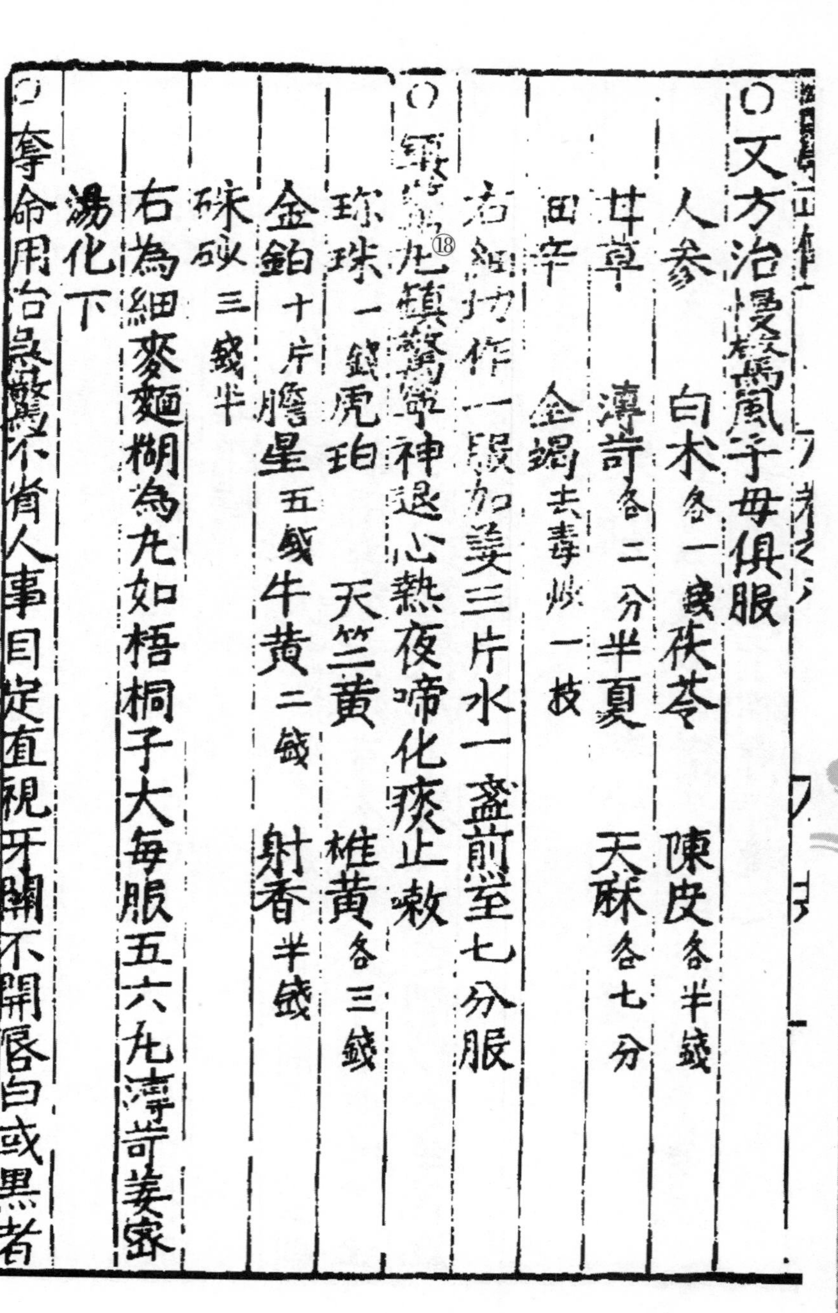

○又方治慢驚風子母俱服

人参　白术各一錢　茯苓　陳皮各半錢

甘草　薄荷各二分　半夏　天麻各七分

細辛　全蝎去毒炒一枚

右細切作一服加姜三片水一盞煎至七分服

○鎮驚丸⑱鎮驚寧神退心熱夜啼化痰止嗽

珍珠一錢　虎珀　天竺黃　雄黃各三錢

金箔十片　膽星五錢　牛黃二錢　射香半錢

硃砂三錢半

右為細麥麵糊為丸如梧桐子大每服五六丸薄荷姜蜜湯化下

○奪命散治急驚不省人事目定直視牙關不開脣白或黑者

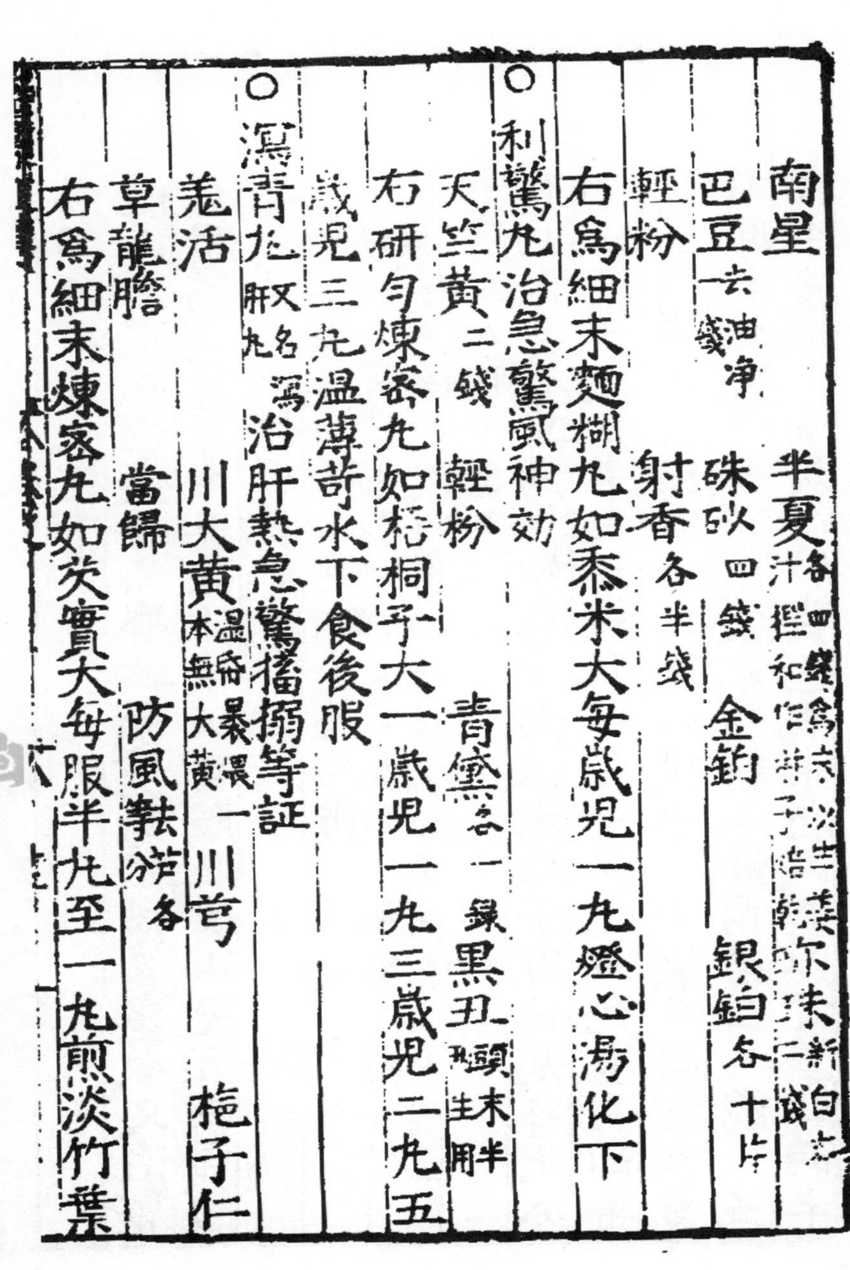

南星　半夏各四錢為末以生姜汁搜和作餅子陰乾　下沫新白者研二錢

巴豆去油淨一錢　硃砂四錢　金箔　銀箔各十片

輕粉　射香各半錢

右為細末麵糊丸如黍米大每歲兒一丸燈心湯化下

○利驚丸　治急驚風神効

天竺黃二錢　輕粉　青黛各一錢　黑丑頭末半生用

右研勻煉蜜丸如梧桐子大一歲兒一丸三歲兒二丸五歲兒三丸溫薄荷水下食後服

○瀉青丸又名瀉肝丸　治肝熱急驚搐搦等證

羌活　川大黃濕紙裹煨一本無大黃　川芎　梔子仁

草龍膽　當歸　防風去蘆各等分

右為細末煉蜜丸如芡實大每服半丸至一丸煎淡竹葉

湯同砂糖温水化下

○抱龍丸治傷風瘟疫身熱昏睡氣麁風熱痰實壅嗽又治驚風潮搐及蠱毒中暑沐浴後並可服壯實小兒宜時與服之則免痰熱驚搐之証

雄黄（二錢半水飛） 辰砂（別研二錢） 天竺黄（一兩）

天南星（焙為末臘月納牛膽中陰乾百日取研秤四兩如無只將生者去皮臍炒熟用然不及臘星）

麝香（半兩別研恐大多今用二錢半）

右為末煑甘草湯丸如皂子大温水化下百日兒每丸分作三服一歲兒半丸五歲兒二丸亦丸三五丸室女白帶伏暑用鹽小許細嚼一二丸新汲水送下臘月用雪水煑甘草和丸尤佳一法用漿水或新水浸南星三日煑三五沸去皮取白肉切焙炒黄色為末每八兩以甘草二兩半

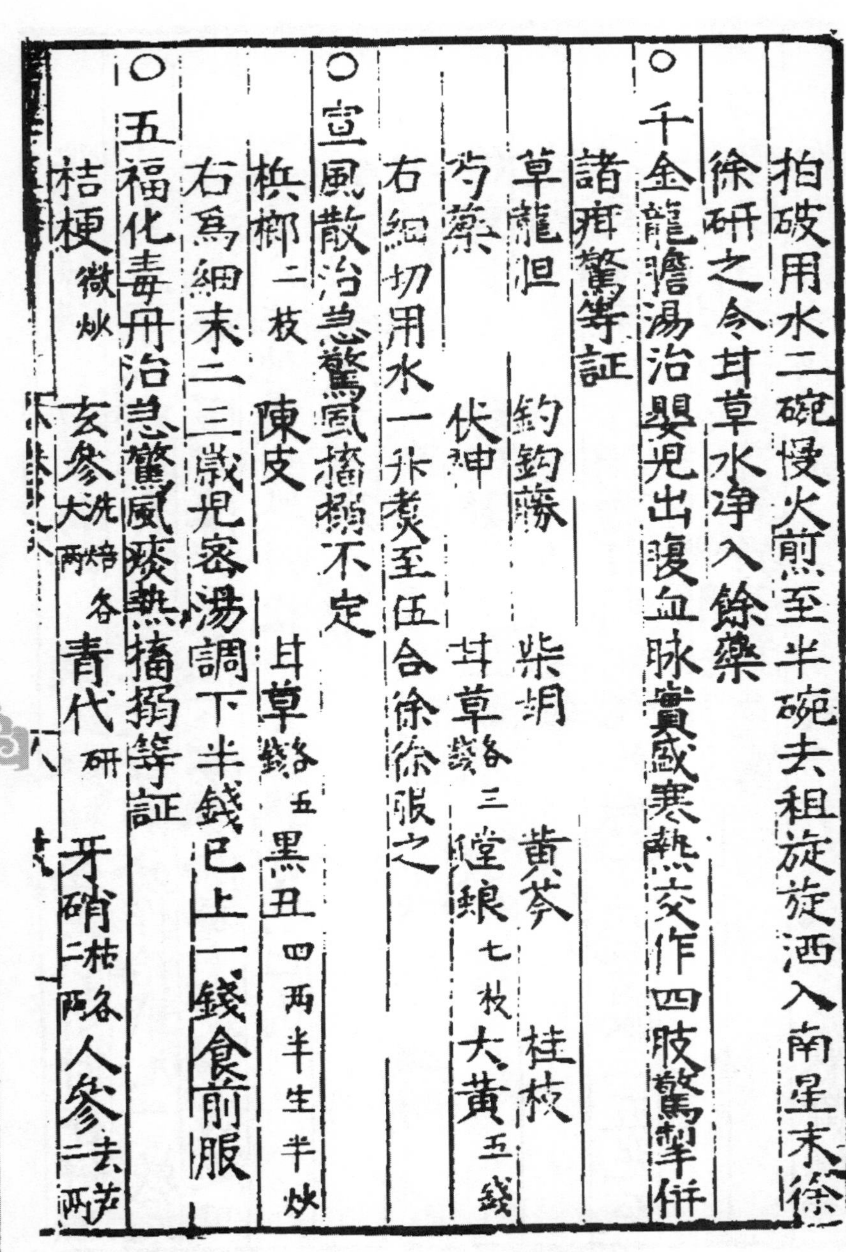

拍破用水二碗慢火煎至半碗去柤旋旋洒入南星末徐徐研之令甘草水净入餘藥

○千金龍膽湯治嬰兒出腹血脉盛實寒熱交作四肢驚掣併諸癎驚等証

草龍胆　鈎鈎藤　柴胡　黄芩　桂枝

芍藥　伏神　甘草各三錢　螳螂七枚　大黄五錢

右細切用水一升煮至伍合徐徐服之

○宣風散治急驚風搐搦不定

檳榔二枚　陳皮　甘草各五錢　黑丑四兩半生半炒

右爲細末二三歳兒客湯調下半錢已上一錢食前服

○五福化毒丹治急驚風痰熱搐搦等証

桔梗微炒　玄參洗焙各大兩　青代研　牙硝枯各二兩　人參去芦二兩

茯苓去皮五兩　甘草炙一兩半　銀箔入研為粉　金箔入研為末　射香半錢另研

右為細末入研藥拌勻煉蜜丸每兩分作拾貳丸一歲兒每一丸分四服用薄荷水化下瘡疹餘毒上攻口齒涎血臭氣以生地黃自然汁化一丸以鷄翎刷口內

○金箔丸治急慢驚風痰涎壅盛

半夏湯泡七次　天南星煨裂　白附子炮　防風去芦去叉半兩

椎黃　硃砂各二錢半　生犀末一錢　牛黃

龍腦　射香各半錢　金箔二十片

右為細末姜汁調麵打糊為丸如麻子大每服三五丸至一二十丸人參湯下慢驚去龍腦

○鈎藤飲治吐利脾胃氣弱虛風慢驚

鈎鈎藤半錢單泡　防風去芦　人參　麻黃去節

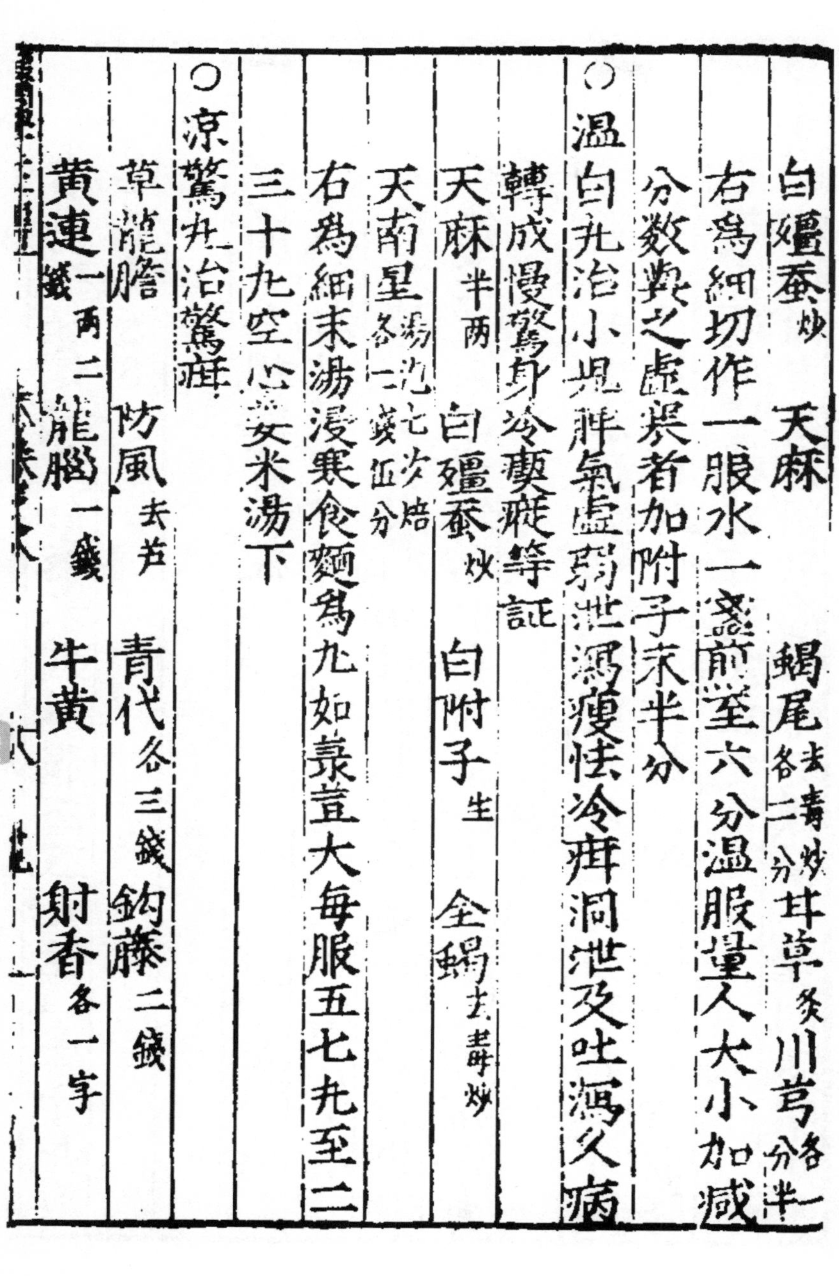

白殭蚕炒　天麻　蝎尾去毒炒各二分　甘草炙　川芎各一分半

右為細切作一服水一盞煎至六分温服量人大小加減分數與之虛冷者加附子末半分

○温白丸治小兒脾氣虛弱泄瀉瘦怯冷疳洞泄及吐瀉久病轉成慢驚身冷瘈瘲等証

天麻半两　白殭蚕炒　白附子生　全蝎去毒炒

天南星湯泡七次焙各二錢伍分

右為細末湯浸寒食麪為丸如菉豆大每服五七丸至二三十丸空心姜米湯下

○凉驚丸治驚疳

草龍膽　防風去芦　青代各三錢　鈎藤二錢

黃連一两二錢　龍腦一錢　牛黃　射香各一字

右爲細麥麵糊丸如黍米大每服三五丸至一二十丸煎金銀湯送下

發搐⑲

男發搐目左視無声右視有声

女發搐目右視無声左視有声相勝故也更看所發時候

○早辰發搐因寅卯辰時潮熱目上視手足動揺口流熱涎頸筋急此肝木太旺當補腎抑肝補腎地黃丸抑肝瀉青丸主之

○日午發搐因巳未時潮熱心神驚悸目上視白睛赤色牙關緊急口流涎手足動揺此心火太旺也當補肝瀉心補肝地黃丸瀉心導赤散涼驚丸主之

○日晚發搐因申酉時潮熱搐而喘目微斜視睡則露睛足手

冷大便下薄淡黃水此是肺病當補脾而益心肝補脾益
黃散抑心導赤散抑肝瀉青丸主之
○夜間發搐因亥子丑時潮熱不能搐而卧不穩身体溫無壯
熱目睛緊斜視喉中有痰大便銀褐色乳食不消多睡不
醒當補脾抑心補益黃散抑心導赤散凉驚丸主之
○傷風發搐口中氣出熱呵欠頓悶手足動搖當發散大青膏
主之小兒稟賦素怯者多病此
○傷食發搐身体溫多睡多噫或吐不欲食而搐當先定搐搐
退用白餅子後服安神丸
○一百日內發搐有真假二證真者不過三二次必死假者發頻
不為重真者內生驚癇假者外傷風冷蓋血氣未實不能
勝邪乃發搐也奚知假者口中氣出熱也治之宜發散大

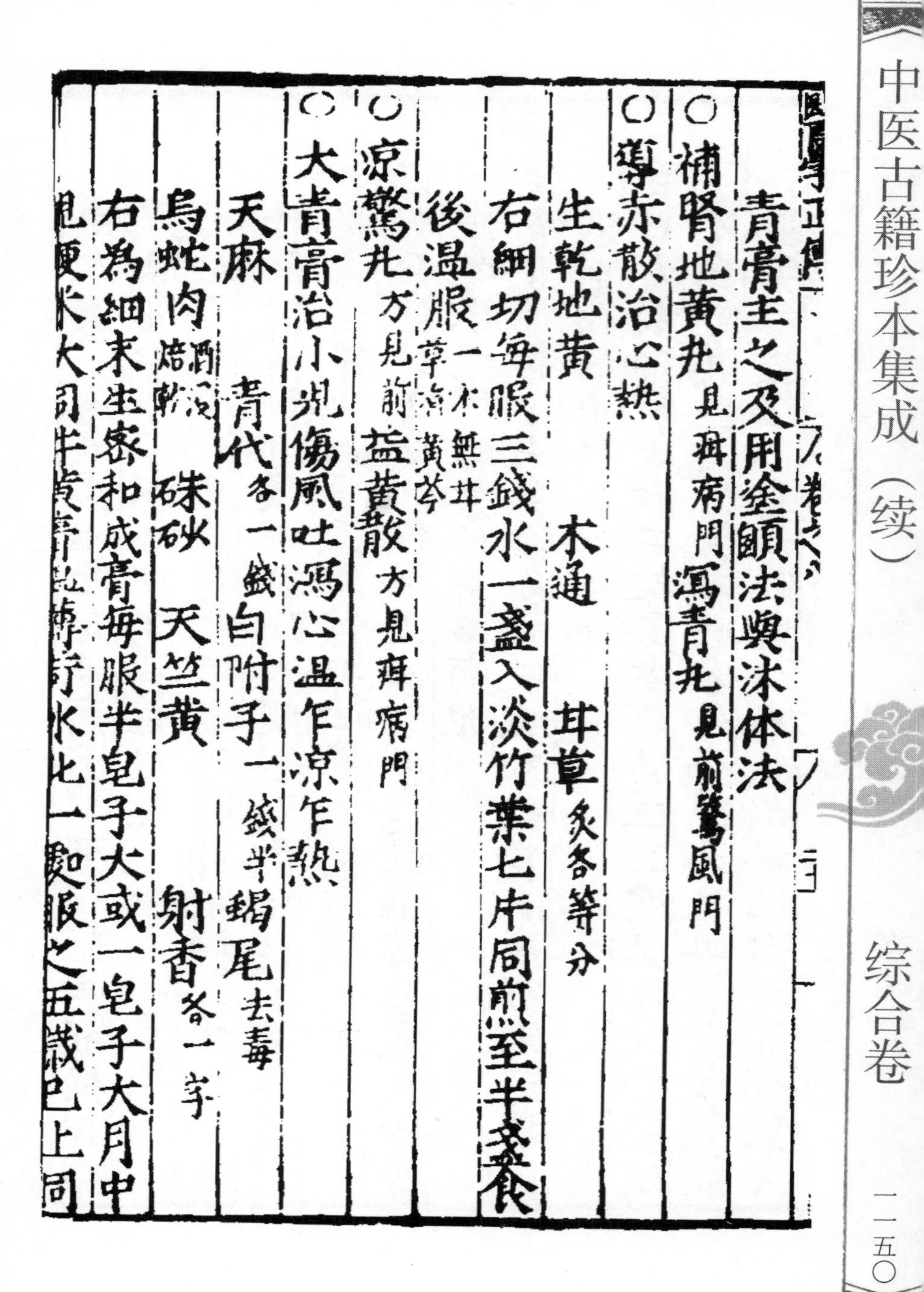

青膏主之及用塗顖法與沐体法

○補腎地黃丸 見痢病門　瀉青丸 見前驚風門

○導赤散治心熱

生乾地黃　木通　甘草 炙各等分

右細切每服三錢水一盞入淡竹葉七片同煎至半盞食後温服 一本無甘草添黃芩

○涼驚丸 方見前　益黃散 方見痢病門

○大青膏治小兒傷風吐瀉心温乍涼乍熱

天麻　青代 各一錢　白附子 一錢半　蝎尾 去毒

烏蛇肉 酒浸焙乾　硃砂　天竺黃　射香 各一字

右為細末生蜜和成膏每服半皂子大或一皂子大月中兒粳米大同牛黃膏薄荷水化一處服之五歲已上同

甘露飲服錢本有天麻無大青換此如蜀孝忠加減方也

○牛黃膏治熱及傷風壯熱引飲

雄黃　甘草　甜硝　寒水石生研各二錢

蔚金一錢　菉豆粉伍錢　腦子一錢

右為細末和勻蜜和成膏薄荷水化下半皂子大食後服

○甘露飲治心胃熱咽痛口舌生瘡併瘡疹已發未發皆可服⑳

又治熱氣上攻牙齦腫牙齒動搖含嗽併服㉑方見瘡疹門

○白餅子㉒又名玉餅子㉓治小兒腹中有癖但飲乳嗽而生痰

滑石　輕粉　半夏湯泡七次　南星各一錢

巴豆二十四粒去皮膜用水一升煮水盡為度一作水三升

右研勻巴豆後入衆藥以糯米飯為丸如菉豆大捏作餅子三歲已上兒三五餅已下一二餅煎薄荷湯下臨臥服

○塗顖法

射香　蜈蚣末　牛黄末　青代末各一字

蝎尾去毒為末半錢　薄荷葉半錢

右同為細末研勻熟棗肉劑為膏新綿上塗勻貼顖上四方可出一指許火上炙手頻熨百日裏外兒可用此浴法

○浴体法治肥胎併胎怯胎熱

烏蛇肉酒浸焙為末　白礬　青代各二錢　天麻二錢

蝎尾去毒為末　硃砂各半錢　射香一字

右同研為細末每服用三錢水三碗桃枝一握同煎至十數沸温熱浴之勿浴背

○伍癇三

凡治小兒五癇皆隨臟㉔治之每臟各有一獸所屬如犬

癇反折上竄犬叫肝也○牛癇目直視腹滿牛叫脾也鷄癇驚跳反折手縱鷄叫肺也○猪癇如尸吐沫猪叫腎也○羊癇目瞪吐舌羊叫心也○伍癇重者死病後甚者亦死治法並用五色丸主之

○伍色丸

硃砂另研　珍珠末各五錢　水銀二錢半一作二兩　雄黃一兩一作三兩

黑鉛二兩同水熬○按用黑鉛二兩水銀當作二兩者爲是無疑矣

右煉蜜丸如麻子大每服三四丸煎金銀薄荷湯下

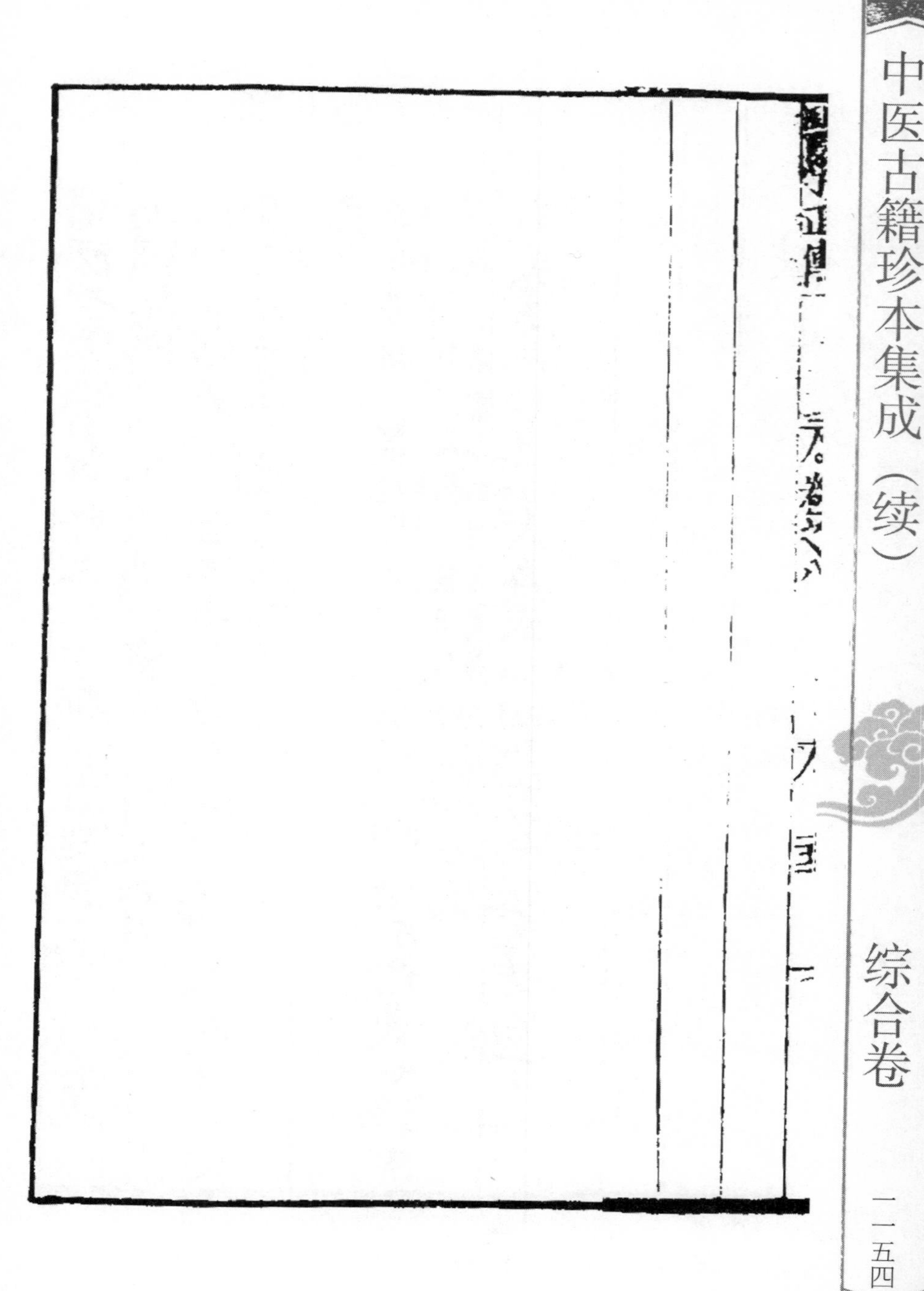

諸疳証四

論

内經曰：數食肥令人内熱，數食甘令人中滿。蓋其病因肥甘所致，故命名曰疳。若夫襁褓中之乳子與四五歲之孩提，乳餔未息，胃氣未全，而穀氣尚未充也。父母不能調相，惟務姑息舐犢之愛，遂令恣食肥甘與夫瓜果生冷及一切烹飪調和之味，朝餐暮食，漸成積滯膠固，以致身熱体瘦，面色痿黄，或肚大青筋，虫痛瀉利，而諸疳之証作矣。錢仲陽曰：小兒病疳，多因大病後或吐瀉後以藥下之，致脾胃虛損，亡津液而成。蓋此証實由愚醫之所害耳。斯言也，特一端耳，未可悉以為然。其所謂大病吐瀉，豈非飲食之所致與？夫仲陽為兒醫之祖，豈有誤耶？其所論諸疳形証治法，班班可攷，學者不可不審。如疳在肝則膜遮睛法當補肝地黃丸主之疳在心則面頰赤身体壯熱法當補心安神丸主之疳在脾則体黄腹大好食泥土法當補脾益黃散主之疳在肺則氣喘口鼻生瘡亦當補脾益黃散主之此虛者補其母也疳在腎則極瘦而身生瘡亦法當補腎地黃丸主之筋疳則瀉血而瘦當服補肝地黃丸骨疳喜卧冷地當服補腎地黃丸肉疳則目腫腹脹利色無常或沫青白漸而瘦弱此冷証也宜服木香丸外疳鼻下赤爛自揉鼻頭有瘡不結痂遶目而生當用治瘡爛蘭香散白粉散等藥法曰諸疳皆依本藏而補其母則子自安假令日中潮熱是心經虛熱也肝爲心之母宜先補肝〻實而後瀉心〻得母氣則内平而潮熱愈矣餘皆倣此大抵疳病當辨冷熱肥瘦而治其初病者爲肥熱疳久病者爲瘦冷疳冷則用木香丸熱則當用胡黃連丸冷熱疳並宜

用聖丸之類惟小兒之府藏柔弱不可痛擊大下必亡津液而成疳証爲兒醫者常當以幼幼之心爲心而善調之毋縱巨膽妄爲施治以絶人之嗣續幸甚

脉法 並見前總章

方法

○黃丸 補肝腎虛 治肝疳白膜遮睛筋疳瀉血胃疳身瘦瘡疥骨疳喜臥冷地又治胃怯不言解顱小兒年長不能行者專服神効

熟地黃酒洗　山茱萸　乾山藥　澤瀉

牡丹皮　白茯苓各三錢

右爲細末煉蜜爲丸如梧桐子大三歲以下兒三丸至五丸熱水空心化下年長者量增丸數

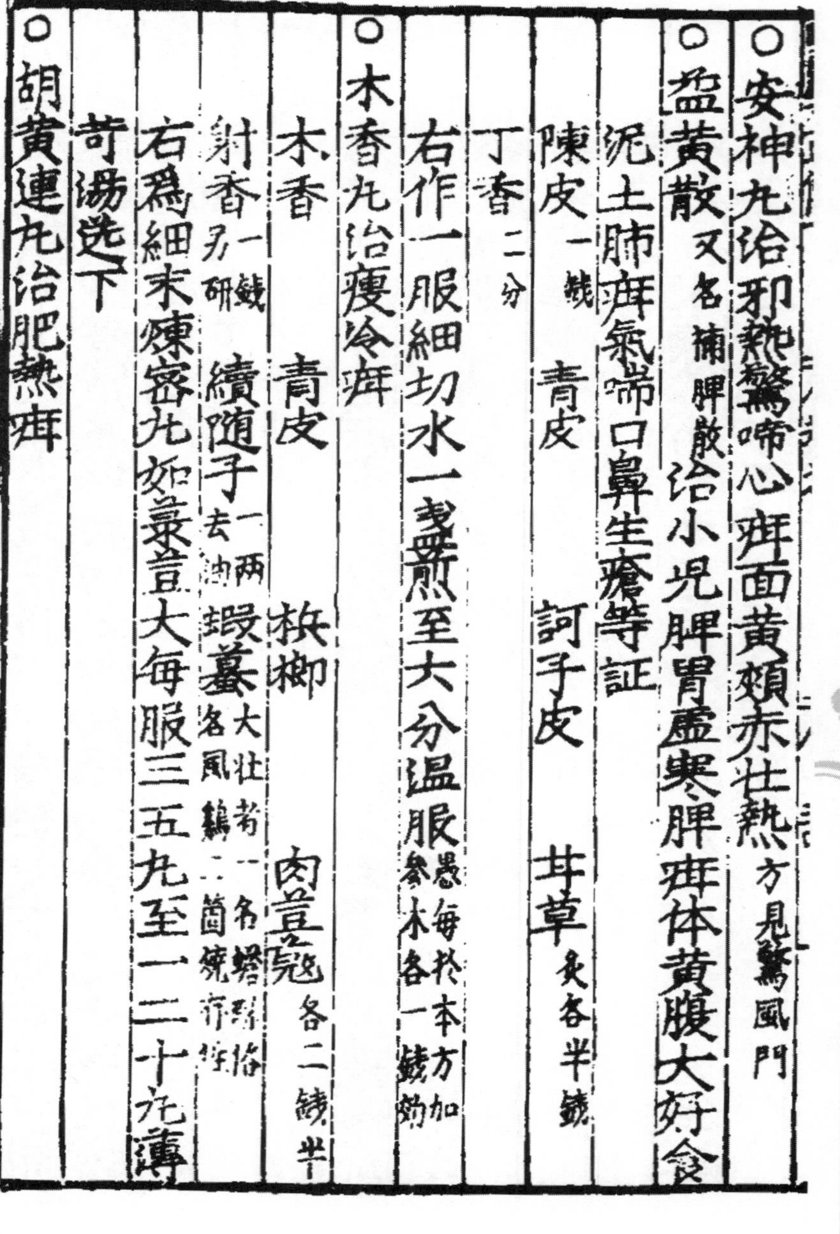

○安神丸治邪熱驚啼心𤼵面黄頰赤壯熱方見驚風門

○益黄散又名補脾散治小兒脾胃虚寒脾𤼵体黄腹大好食泥土肺𤼵氣喘口鼻生瘡等証

陳皮一錢　青皮　訶子皮　甘草炙各半錢

丁香二分

右作一服細切水一盞煎至六分温服愚每於本方加參朮各一錢妙

○木香丸治瘦冷𤼵

木香　青皮　檳榔　肉豆蔻各二錢半

麝香一錢另研　續隨子一兩去油　蝦蟇大壯者一名蟾蜍俗名風鷄二箇燒存性

右為細末煉蜜丸如菉豆大每服三五丸至一二十丸薄荷湯送下

○胡黄連丸治肥熱𤼵

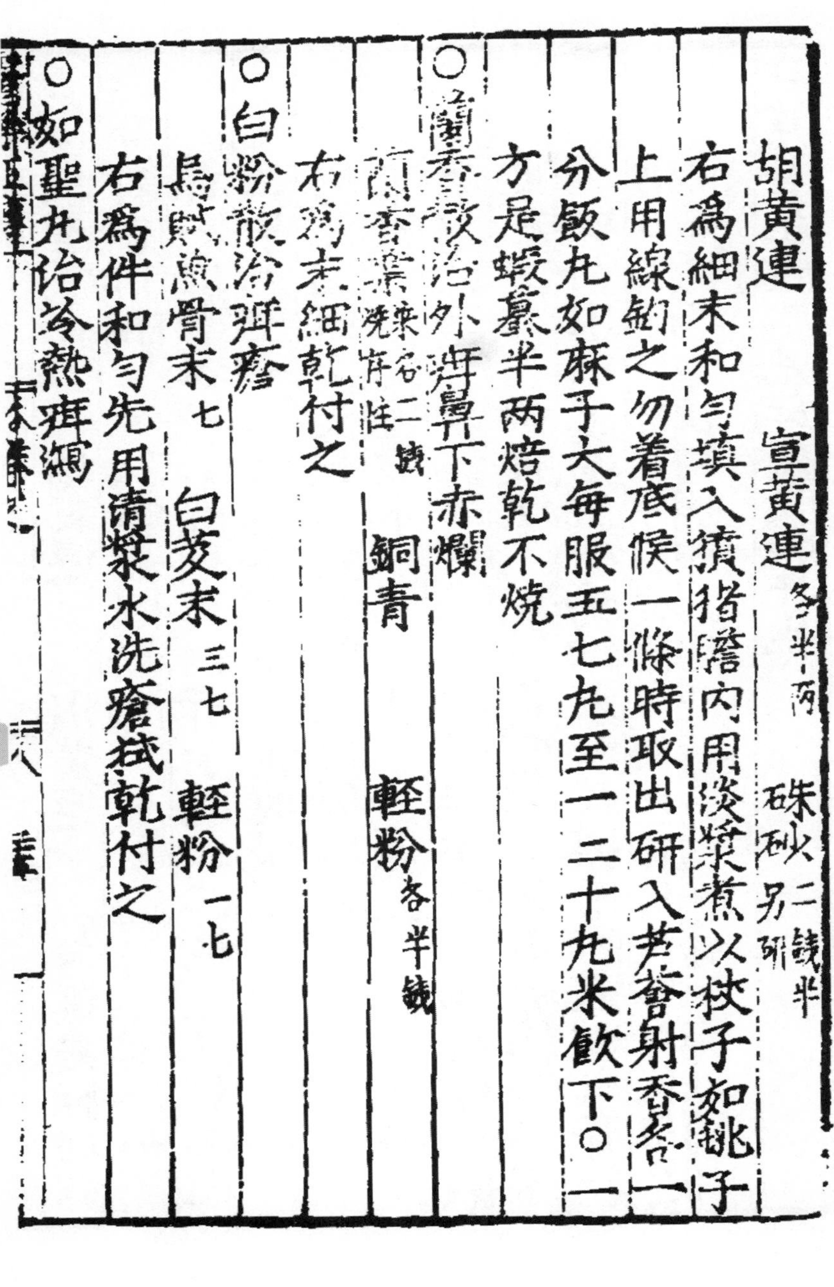

胡黃連　宣黃連各半两　硃砂二錢半另研

右爲細末和勻填入猜猪膽內用淡漿煮以杖子如銚子上用線釣之勿着底候一條時取出研入芦薈射香各一分飯丸如麻子大每服五七丸至一二十丸米飲下。一方是蝦蟆半两焙乾不焼

○蘭香散　治外痔鼻下赤爛

蘭香葉菜名燒存性二錢　銅青　輕粉各半錢

右爲末細乾付之

○白粉散　治斑瘡

烏賊魚骨末七　白芨末三七　輕粉一七

右爲件和勻先用清漿水洗瘡拭乾付之

○如聖丸　治冷熱斑瘡

史君子一兩去殼　胡黃連　川黃連　白蕪荑去皮炒各二兩

射香半錢另研　乾蝦蟆五介酒煮成膏

右爲細末以蝦蟆膏和丸如麻子大二三歲兒五七丸已上十丸至十五丸人參湯下不拘時服

○香蟾丸治疳消食積虫積肉積及治腹脹大

三稜　蓬莪朮　青皮　陳皮　神曲炒

麥蘖曲炒　草龍膽　檳榔各五錢　木香二錢　川練子去核

史君子　胡黃連　川黃連各四錢　白朮一兩　乾蟾五箇

右以白朮以上藥俱研爲細末以乾蟾用醋煮爛成膏和藥如乾再加醋糊爲丸如麻子大每服十五丸清米湯送下

○芦薈丸治小兒疳氣腹脹骨熱

蘆薈　木香　檳榔各二錢半　蝦蟇酒浸炙黄去骨

黄連各一兩　蕪荑去皮　青皮　陳皮各伍錢

巴豆三七粒去殼同上四味炒黄去豆

右爲細末猪膽汁丸如小豆大三歲兒三十丸米湯下

○又方治疳積腹大

胡黄連去疳積一云去果子積　阿魏醋浸去肉積各五分　麝香當門子四粒

川黄連炒去熱積又去酒積　神麯炒去食積各二錢

右爲細末猪膽汁和丸如麻子大每服三十丸白术湯送下○一方有蘆薈半錢

○又方治小兒疳病

黄連　白术　山查肉各五錢　胡黄連

蘆薈各三錢　蕪荑二錢五分　神麯

右為細末猪膽汁為丸如麻子大量兒大小加减丸数與之

○祖傳經驗秘方檳榔丸小兒疳病積氣成塊腹大有蟲等証其只如神

檳榔一两　三稜煨去毛切碎炒　蓬莪术醋炒各半两　青皮去瓤麸炒黄色

陳皮去白半两　蕪荑水洗净二錢半　雷丸去壳五錢　鶴虱三錢略炒

乾漆五錢炒煙盡　木香三錢不見火一　良姜二錢陳壁土同炒　砂仁一錢

麥糵炒五錢　胡黃連三錢　甘草三錢炙　神麯五錢炒黄色

山查肉五錢

右為細末醋糊為丸如菉豆大每服三伍十丸空心淡姜湯送下

吐瀉五

論

内經曰諸嘔吐酥暴注下迫皆屬於熱又曰濕勝則濡泄夫小兒之吐瀉皆由乳食過度傳化失常蓋食鬱則成熱熱鬱則成酸痰而成吐成瀉此必然之理也又曰食滯於胃口者爲吐食滯於大小腸者爲瀉有生下而遂吐不休者胞胎中穢惡流於腸胃而爲吐也丹溪曰錢氏五補五瀉之法俱可選用謹遵而依法具録如左

脈法 並見前總章

方法

錢氏曰小兒初生下吐蓋拭掠兒口中穢惡不盡嚥入喉中故吐木瓜丸主之凡生子於未發声之先急宜取口中惡血以綿裹令淨後以黃連甘草二味等分煎汁灌

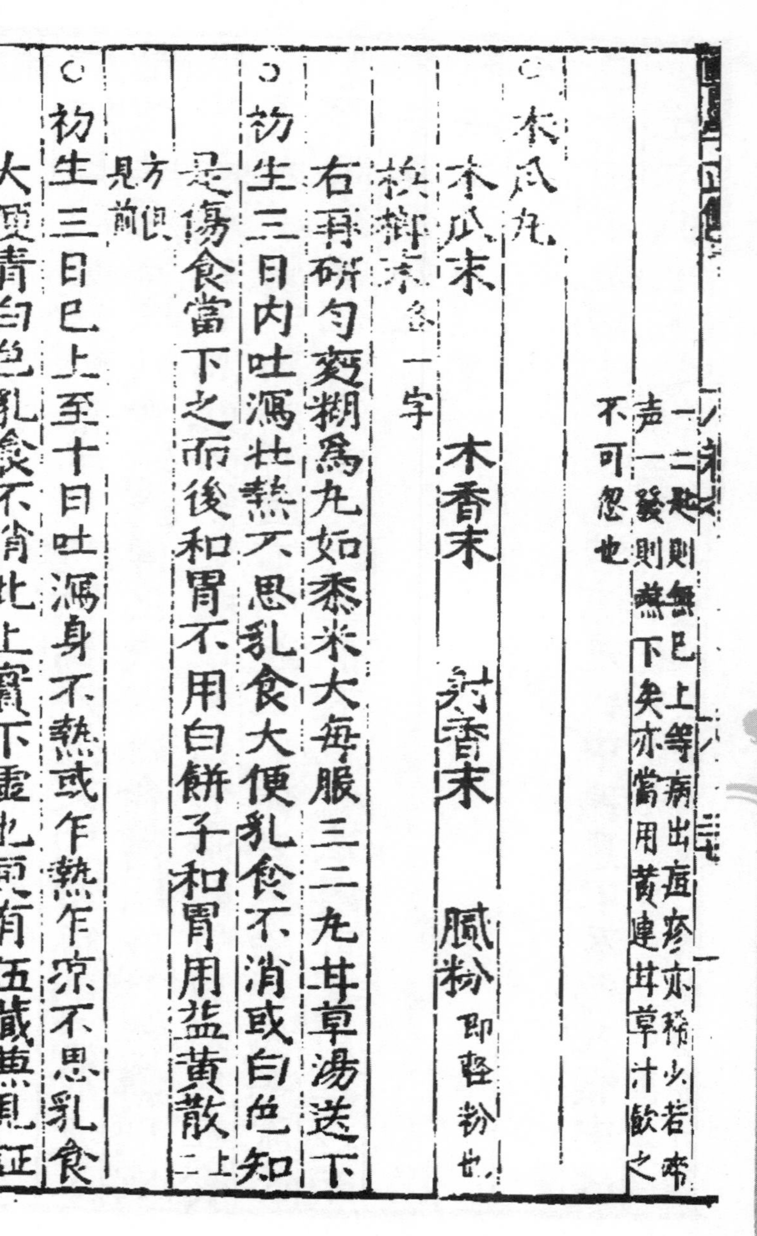

一二起則無已上等病出痘疹亦稀少若帝
声一發則熱下矣亦當用黄連甘草汁飲之
不可忽也

○木瓜丸

木瓜末　木香末　麝香末　膩粉即輕粉也

檳榔末各一字

右再研勻麪糊為丸如黍米大每服三二丸甘草湯送下

○初生三日內吐瀉壯熱不思乳食大便乳食不消或白色知是傷食當下之而後和胃不用白餅子和胃用益黃散上二方俱見前

○初生三日已上至十日吐瀉身不熱或乍熱乍凉不思乳食大便青白色乳食不消此上實下虛也更有伍藏兼見證宜詳○肺病則壅天露睛喘氣○心則驚悸飲水○脾則

困倦饒睡○肝則呵欠頓悶○腎則不語畏明當先見兒熱藏補脾益黃散主之　此二証多病於夏秋也常先見兒熱藏其義未詳恐有脫簡以俟知者正之

○伍月二十五日以後夏至後十日也吐瀉身壯熱此熱乃藏腑中十分中九分熱也或因傷熱乳食吐乳不消瀉深黃色玉露散主之

○玉露散一名甘露散

石膏　寒水石各半两　生甘草二錢半

右為細末每服一字或半錢溫水調下

○六月十五日以後大暑即後吐瀉身溫似熱藏腑六分熱四分冷也嘔吐乳食不消瀉黃白色似渴或食乳或不食食前少服益黃散食後多服玉露散

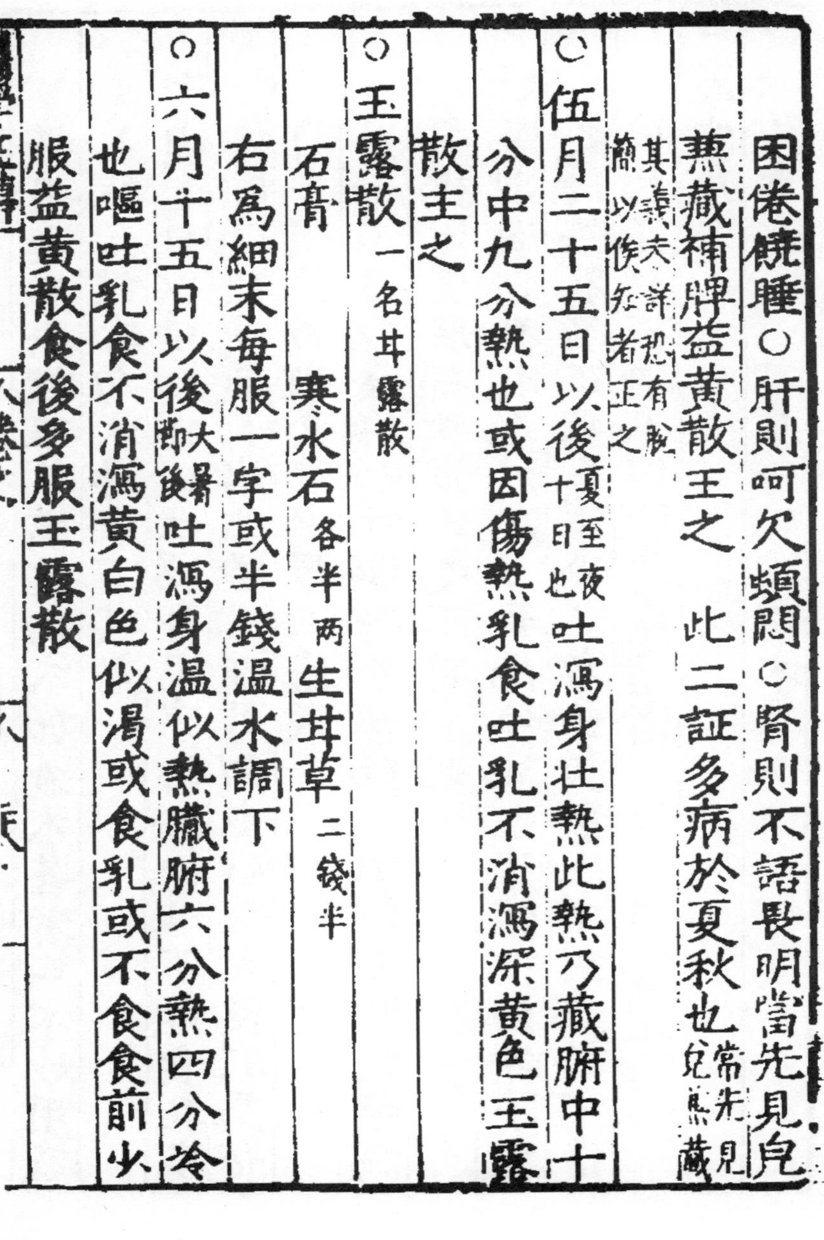

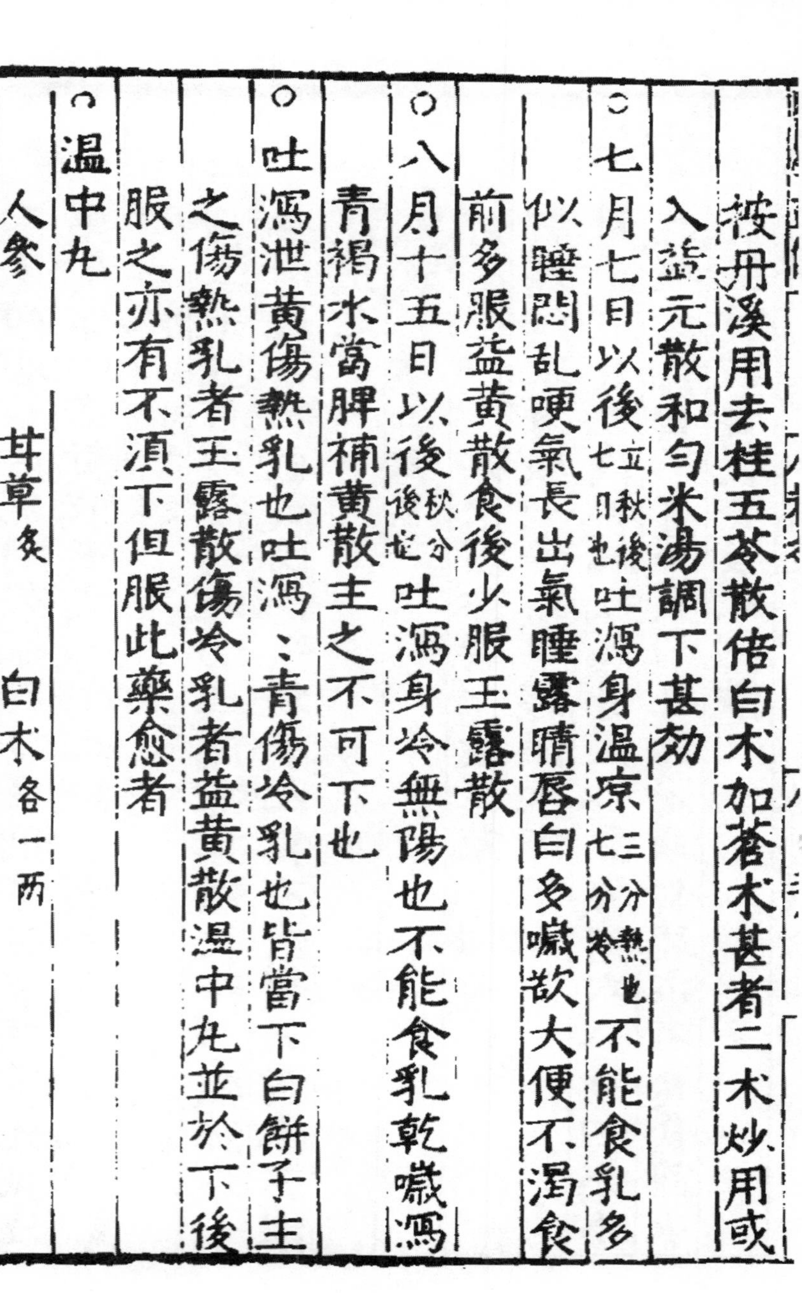

按丹溪用去桂五苓散倍白术加蒼术甚者二术炒用或入益元散和匀米湯調下甚効

○七月七日以後（立秋後七日也）吐瀉身温凉（三分熱也七分冷）不能食乳多似睡悶乱哽氣長出氣睡露睛唇白多噦欲大便不渴食前多服益黄散食後少服玉露散

○八月十五日以後（秋分後也）吐瀉身冷無陽也不能食乳乾噦瀉青褐水當脾補黄散主之不可下也

○吐瀉泄黄傷熱乳也吐瀉：青傷冷乳也皆當下白餅子主之傷熱乳者玉露散傷冷乳者益黄散温中丸並於下後服之亦有不須下但服此藥愈者

○温中丸

人參　甘草炙　白术各一两

右爲細末姜沙麪糊爲丸爲黍米大每服一二十丸粳米飲下

○虛弱脾胃不和不能食乳致飢肉消瘦亦有因大病後或吐瀉後脾胃尚弱不能傳化穀氣也有冷者時下利唇口青白有熱者身溫壯熱肌肉微黃此冷熱虛羸也冷者木香丸夏月不可服如有証亦須少服之熱者胡黃連丸冬月不宜服有証須少服木香丸胡黃連丸二方並見前

○吐瀉調脾平胃散入熟蜜和蘇合香丸名萬安膏米飲調服

○一方治吐瀉黃疸

三稜　莪术　青皮　陳皮　神麴炒

麥蘗麪炒　黃連　甘草炙　白朮　茯苓各等分

右爲細末溫水調服傷乳食吐瀉加山查時氣吐瀉加滑

石發熱加薄荷

○夏月吐瀉用益元散極効當表而出之

○附證

愚按小方脉科惟急慢驚風與夫痘疹等証最爲酷疾以其急凶反掌生死須臾故也次則五疳吐瀉爲証不一亦不可以易而治也已上四証各立篇目辨論詳明外其余一切小疾繁瑣多端一一不能詳盡故各附於吐瀉之後以俻檢閱參用云爾

一腹脹　二腹痛　三夜啼　四痰熱

五鮮顱　六吃泥　七脫囊　八脫肛

九赤瘤　十臍汁出　十一頭瘡　拾二尾骨痛

十三重舌木舌　十四撮口口瘡　十五走馬牙疳　十六臍風撮口

腹脹條

夫腹脹由脾胃虛氣攻作也亦有實者必悶乱喘滿可下之宜用紫霜丸白餅子不喘滿者虛也不可下若誤下致脾虛氣上附肺而行肺與脾子母皆虛肺主目胞腮之類脾主四肢母氣虛甚則目胞腮腫也色黄者屬脾也治用揭氣丸漸消之未愈漸加丸数不可以丁香木香桂皮荳蔻大溫散藥治之蓋脾虛氣未出腹脹而不喘者可以溫散藥治使上下分消其氣則愈也若虛氣已出附肺而行則脾胃内弱每生虛氣入於四肢面目矣小児易爲虛實脾虛不受寒溫服寒則生冷証服溫則生熱証當識此不可也胃久虛熱多生疸病或引飲不止脾虛不能勝濕隨肺之氣上行於四肢若氷狀濕氣浸浮於肺則大喘也此當服搨氣丸而愈

○搨氣丸　治小兒虛脹如腹大者加蘿蔔子名褐丸子

胡椒一兩　蝎尾去毒半兩　一方二味各四十九箇

右爲細末麵糊爲丸如粟米大每服五七丸至一二十丸陳米飲下無時○一方有木香一錢

○治小兒腹虛脹先服搨氣丸不愈腹中有食積結糞小便黃微喘脉伏而實時欲飲水能食者可下之宜消積丸紫霜丸蓋脾初虛而後結有積所治宜先補脾而後下之後又補脾則愈也不可補肺恐生虛氣

○一方腹脹

蘿蔔子　紫蘇梗　乾葛　陳皮各等分

甘草少許

右爲切水煎服食少者加白朮

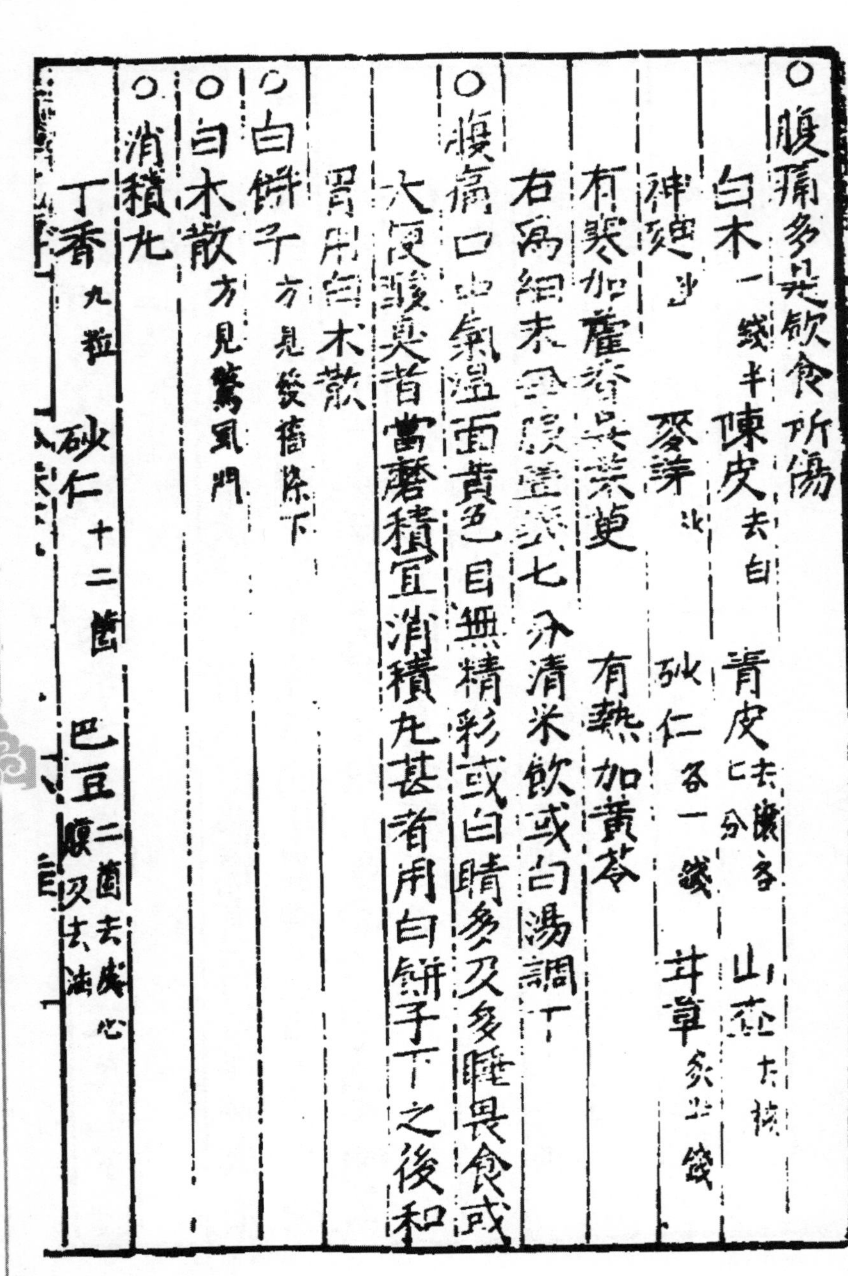

○腹痛多是飲食所傷

白朮一錢半 陳皮去白 青皮去穰各七分 山查去核

神麯炒 麥芽炒 砂仁各一錢 甘草炙半錢

有寒加藿香吳茱萸 有熱加黄芩

右爲細末每服壹錢七分清米飲或白湯調下

○腹痛口中氣溫面黄色目無精彩或白睛多及多睡畏食或大便酸臭者當磨積宜消積丸甚者用白餅子下之後和胃用白朮散

○白餅子方見發搐條下

○白朮散方見驚風門

○消積丸

丁香九粒 砂仁十二箇 巴豆二箇去皮心膜及去油

右爲細末麪糊爲丸如黍米大三歲已上三五丸已下一

二丸温水下

○心腹痛吐涎白口中沃沫及清水出發痛有時當作蚘虫治

又曰九種痛食痛冷痛虫痛大同小異惟虫痛者當口淡

而沫自出小兒本怯故胃寒冷故虫動而心頭痛與癇畧

相似但目不斜而手不搐耳安虫散主之

○安虫散 寳鑑用米糊爲丸名安虫丸

黄粉炒黄色 檳榔 川楝子去核 鶴虱各二兩

白礬二錢半火枯

右爲細末每服一字大者半錢或壹錢温米飲下臨痛時

服

○集効丸 治虫痛

木香　鶴虱炒　檳榔　訶子錢上炒

蕪荑　附子去皮臍炮　乾姜二　大黄兩半

烏梅去核二錢半

右爲細末，煉蜜丸，陳皮湯下，或醋湯下。一方加黄芩、黄連。

○一方治蟲，用雞子炒白蠟，醋酒糊丸服。一云治寸白蟲

○一方治蚘蟲作痛，用二陳湯加苦楝根煎服，或口以苦楝根向東南生不出土者，刮去壓皮，取白皮細切，濃煎汁一盞，徐徐飲之，不可飲多，先以糖蜜或炒肉食之，引虫頭向上，然後服之，看兒大小斟酌與之。

○小兒吃粽腹痛，用白酒藥加黄連末，合研，湯調服之，即愈。

○一方治小兒腹痛

甘草炙　乾姜各二錢　伏龍肝一兩　人参

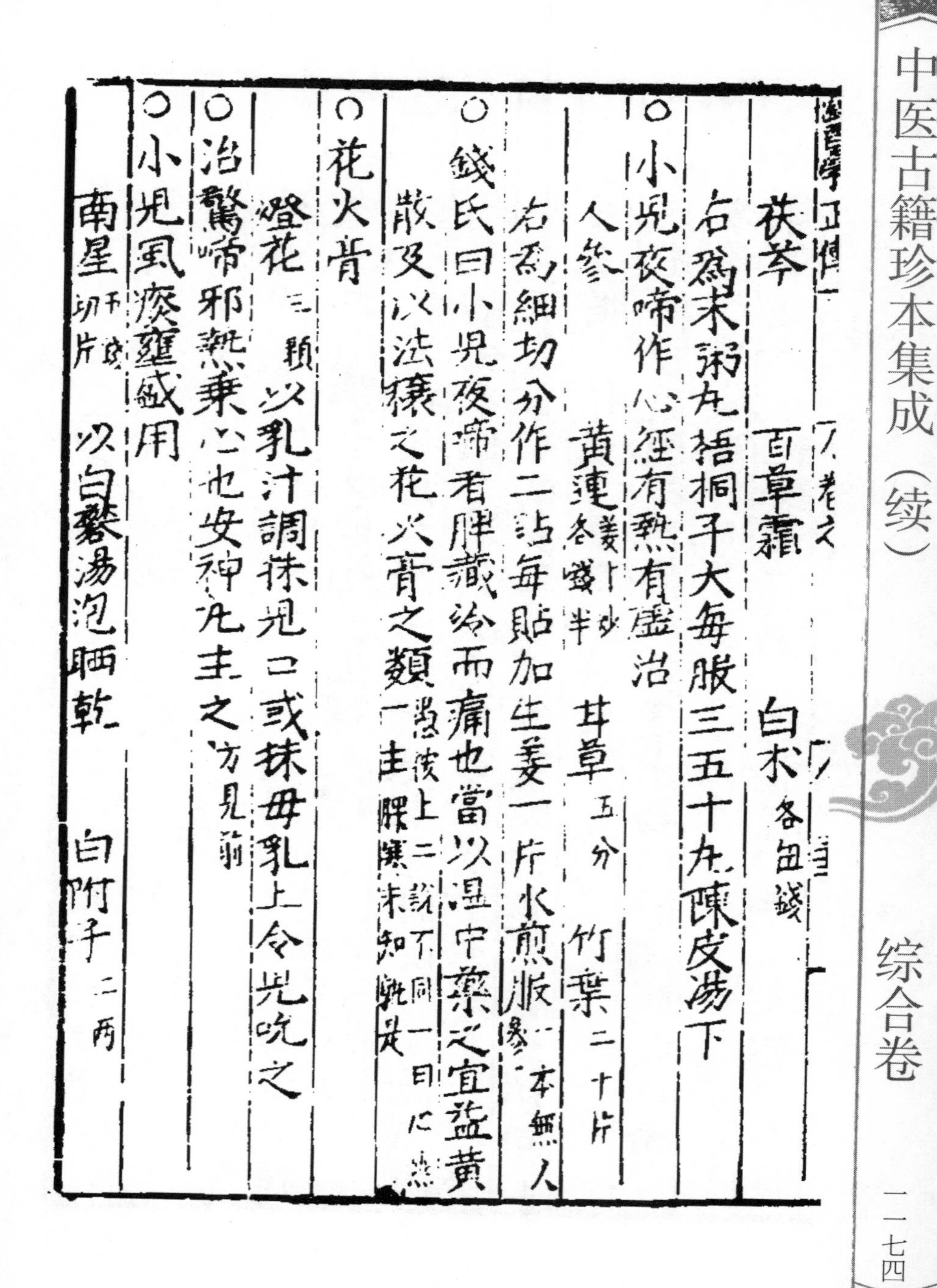

茯苓　百草霜　白术各五錢

右爲末粥丸梧桐子大每服三五十丸陳皮湯下

○小兒夜啼作心經有熱有虛治

人參　黃連姜汁炒各一錢半　甘草五分　竹葉二十片

右爲細切分作二貼每貼加生姜一片水煎服參一本無人

○錢氏曰小兒夜啼者脾臟冷而痛也當以温中藥之宜益黄散及以法禳之花火膏之類一遇後上二説不同一日心熱一主脾寒未知孰是

○花火膏

燈花三顆以乳汁調抹兒口或抹母乳上令兒吮之

○治驚啼邪熱乘心也安神丸主之方見前

○小兒風痰壅盛用

南星干錢切片以白礬湯泡晒乾　白附子二兩

右二件共末為麪糊為丸如芡實大每服一丸姜蚕薄荷湯化下

○小兒痰熱骨蒸用

二陳湯半兩　加升麻二錢　葛根　白芍藥一錢半　人參一錢　五味子三十粒

右細切分三貼加姜棗水煎服

○又方治前証用

胡黃連　檳榔各一錢　陳皮　雷丸各一錢半　神麴　半夏麴　史君子　白花蔘各二錢

右為細末麪糊為丸如黍米大每服三五十丸白湯下

○小兒解顱頭縫不合也不因母氣虛與熱多也錢氏曰主下而顱不合腎氣未成也雖長必少笑更有目白睛多面㿠白色瘦

者多愁少喜也冊溪用四君子湯合四物湯有熱加黃連酒炒煎服更以帛緊束及以白斂末付之

○小兒吐泥胃氣熱也用軟石膏黃芩陳皮茯苓白朮煎服歸

小兒脫囊（腎囊墮大墜下而不收也或有囊皮脫爛者）木通甘草黃連當歸黃芩煎服囊爛者以野紫蘇葉（面青背紅者是）為末香油調付皮脫而光露者外以青荷葉包之付藥後自生皮

○脫肛（肛門戰勝頭脫下也）用東壁土泡湯先薰後洗

○又方治前証用五倍子為細末付而頻托入之

○又方治前証用鱉頭燒存性香油調付（一云以此物燒烟薰之良久自收）

○小兒癖瘤（一名赤遊風也）此蓋熱毒氣客於腠理搏於血氣發於皮外赤如用也用

生地黃　木通　荊芥（一本有芍藥桃仁）

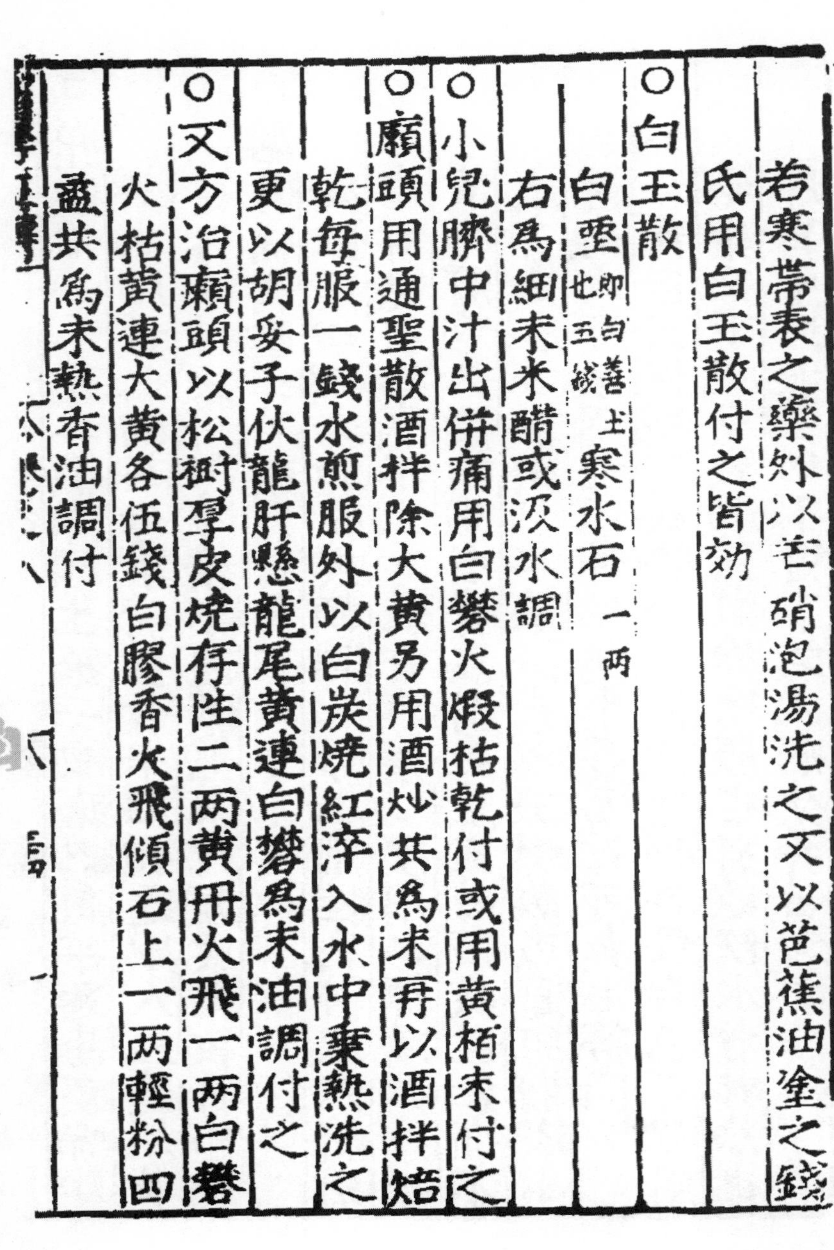

若寒帯表之藥外以芒硝泡湯洗之又以芭蕉油塗之錢氏用白玉散付之皆効

○白玉散

白堊（即白善土也）五錢　寒水石一两

右為細末米醋或汲水調

○小兒臍中汁出併痛用白礬火煆枯乾付或用黃栢末付之

○癩頭用通聖散酒拌除大黃另用酒炒共為末再以酒拌焙乾每服一錢水煎服外以白炭燒紅淬入水中乘熱洗之更以胡荽子伏龍肝懸龍尾黃連白礬為末油調付之

○又方治癩頭以松樹厚皮燒存性二两黃丹火飛一两白礬火枯黃連大黃各伍錢白膠香火飛傾石上一两輕粉四盏共為末熱香油調付

○丹溪治一小兒二歲滿頭生瘡一日瘡忽自平遂患痰喘知其為胎毒也詢其母孕時多食辛熱物遂以人三連翹黄連桔梗陳皮㉕川芎芍藥木通濃煎入竹瀝與之數日而安

○尾骨痛屬陰虛有痰

陰虛用四物湯加炒黄柏酒知母小用桂為引或以前胡木香為引如痛不止加乳香末藥○痰用二陳湯加知母黄柏澤瀉必用前胡木香為引蓋陰虛故痰盛也如痛不止亦加乳香没藥○二法必先以玉燭散或通經散痰小胃丹大下後用之或神祐丸十棗湯皆可與治帶同

小兒弄舌因脾藏有微熱令舌絡微緊時時虛舌舐之勿用冷藥及下之少與瀉黄散徐徐服之有欲飲水者非熱也脾胃中津液少也不可下若大病後弄舌者凶

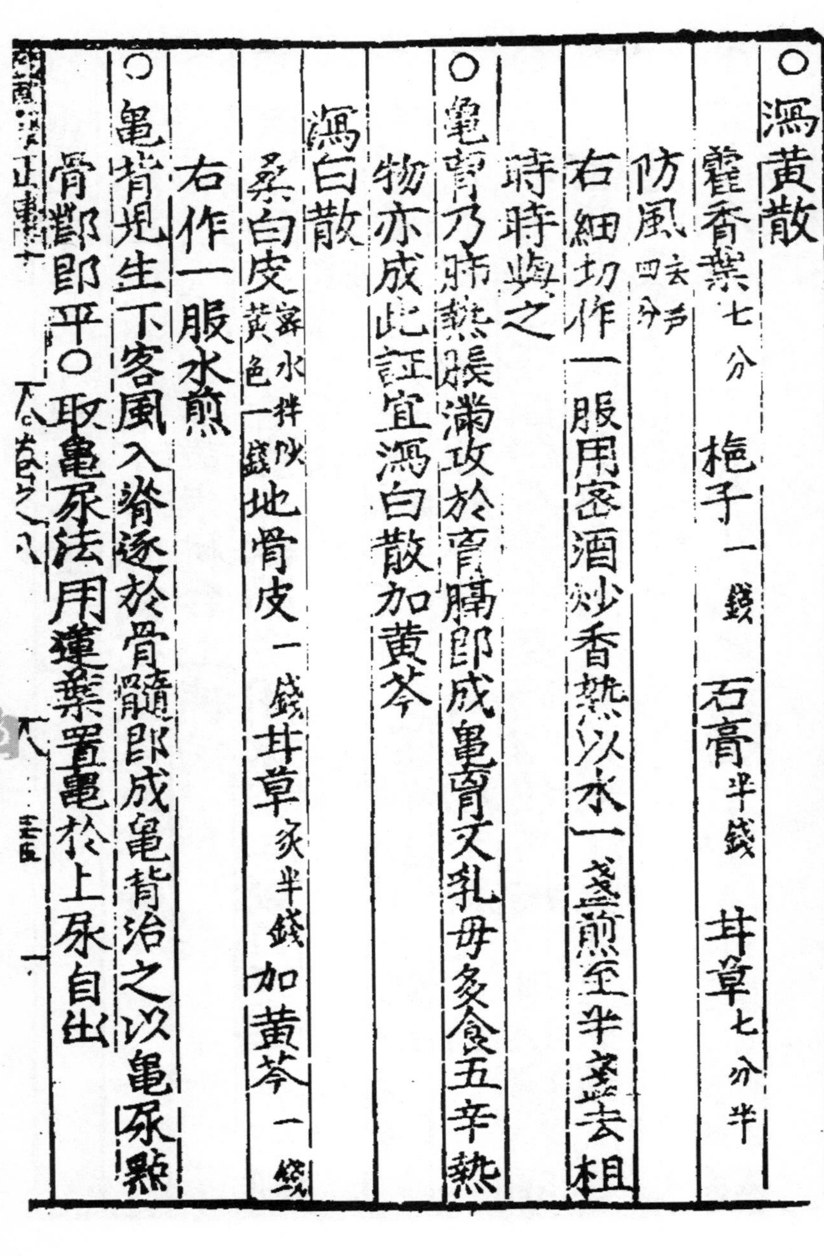

○瀉黃散

藿香葉七分　梔子一錢　石膏半錢　甘草七分半

防風四分去芦

右細切作一服用蜜酒炒香熟以水一盞煎至半盞去柤時時與之

○龜胷乃肺熱脹滿攻於胷膈即成龜胷又乳母多食五辛熱物亦成此証宜瀉白散加黃芩

○瀉白散

桑白皮蜜水拌炒黃色一錢　地骨皮一錢　甘草炙半錢　加黃芩一錢

右作一服水煎

○龜背兒生下客風入脊逐於骨髓即成龜背治之以龜尿點骨節即平○取龜尿法用蓮葉置龜於上尿自出

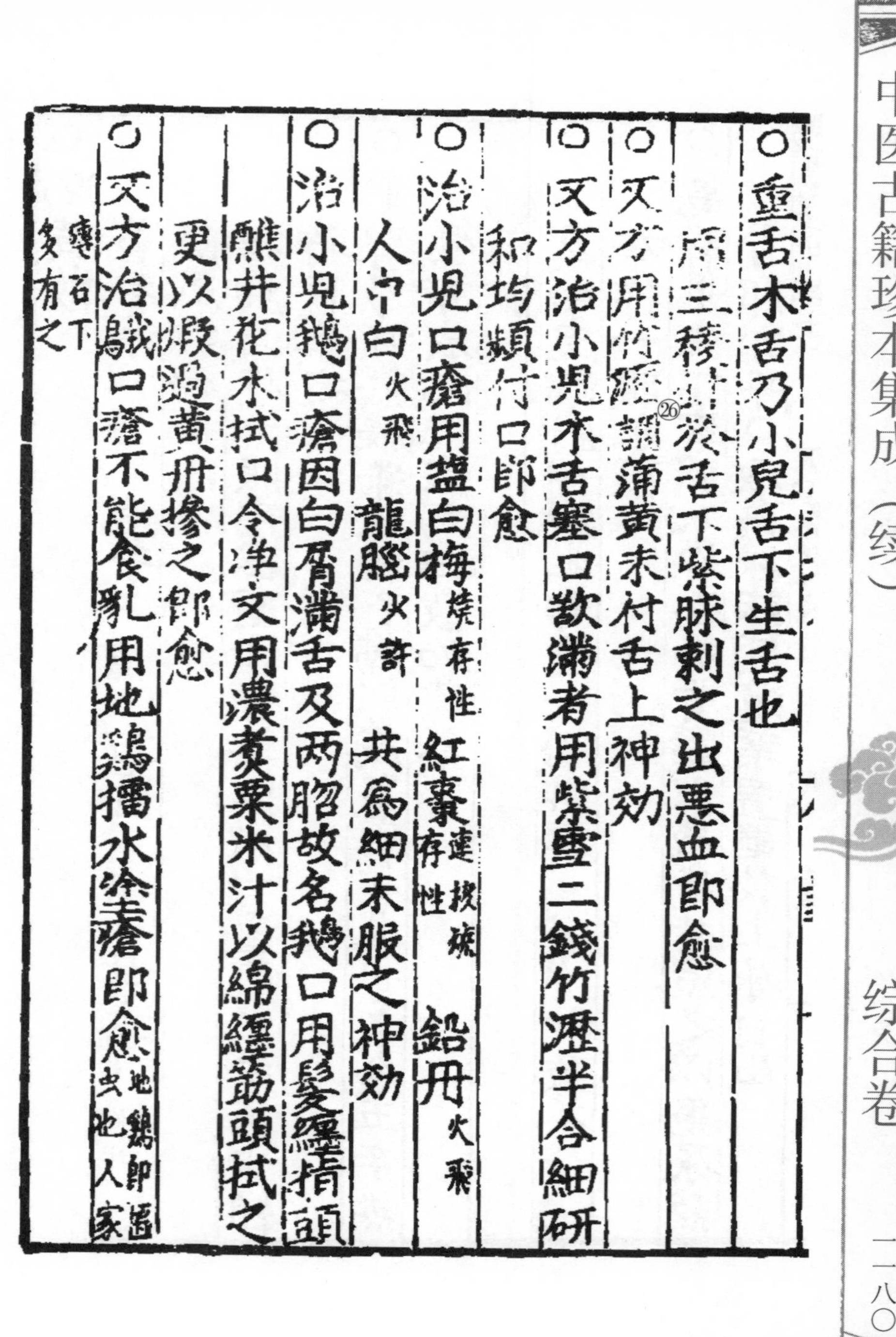

〇重舌木舌乃小兒舌下生舌也
用三稜針於舌下紫脉刺之出惡血即愈
〇又方用竹瀝㉖調蒲黃末付舌上神効
〇又方治小兒木舌塞口欲滿者用紫雪二錢竹瀝半合細研
和均頻付口即愈
〇治小兒口瘡用鹽白梅燒存性　紅棗連核燒存性　鉛丹火飛
人中白火飛　龍腦少許　共爲細末服之神効
〇治小兒鵝口瘡因白屑滿舌及兩脣故名鵝口用髮纏指頭
蘸井花水拭口令凈文用濃煮粟米汁以綿纏筯頭拭之
更以蝦蟆黃丹摻之即愈
〇又方治鵝口瘡不能食乳用地雞擂水塗瘡即愈地雞即區虫也人家
甕石下多有之

○治小兒口瘡瀉心湯用黃連爲細末蜜水調服

○治小兒口瘡用黃栢細辛各等分爲細末付之

○治小兒頦上生瘡痛痒難忍用白楊木枝燒於刀上出瀝付之又治餓口瘡神効

○治小兒走馬牙疳方其効如神

白礬枯　黃丹飛　京棗連核燒存性

共爲末付之

又方治牙疳用白礬置於五倍子内煅過爲末付之

治小兒臍風撮口因臍斷傷風或尿在胞中遂成臍風發熱面赤啼聲不出名曰撮口風

赤脚金頭蜈蚣一條　瞿麥半錢　蝎稍四箇

殭蚕七箇

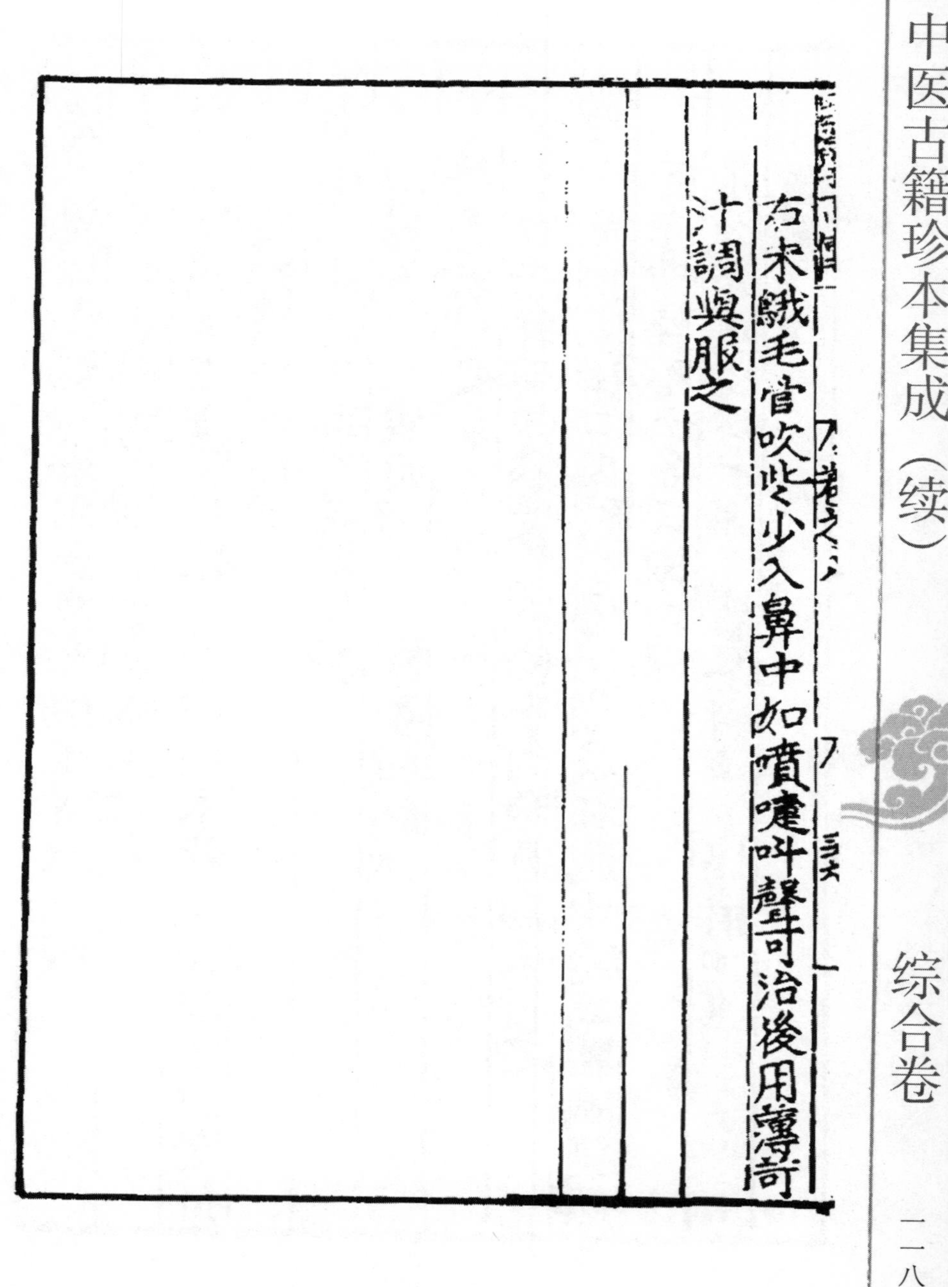

右末鵝毛管吹些少入鼻中如噴嚏吽聲可治後用薄荷汁調與服之

痘疹六

論

內經曰諸痛痒瘡瘍皆屬心火夫小兒痘疹之證最爲酷疾不日之間死生反掌蓋因胎毒藏於命門遇歲火太過熱毒流行之年則痘疹因之而發作矣一發則出於心肝脾肺四藏而腎無留邪者爲吉若初發便作腰痛見點則紫黑者多死蓋毒氣留於腎間而不發越故耳錢氏須有百祥丸大下之法然活者十無一二大抵痘瘡之法多歸重於脾肺二經蓋脾主肌肉而肺主皮毛故遍身爲之斑爛也其爲証也宜發越不宜鬱滯宜紅活凸綻不宜紫黑陷伏瘡出之後醫者當察色詳証以辨表裏虛實用藥其吐瀉不能食爲裏虛不吐瀉能食爲裏實灰白色陷頂多汗爲表虛紅活凸綻無汗爲表實又諸痛爲實諸痒

爲虛外快内痛爲内實外虛外痛内快爲内虛外實裏實而補則結癰毒表實而復用實表之藥則潰爛不結痂也如表虛者瘡易出而難靨表實者瘡難出而易收裏實則出快而輕裏虛則發遲而重表實裏虛則陷伏倒靨裏實表虛則發慢收遲治之之發三日已前未見紅點必用升麻湯三蘇飲之類以發其表務令微汗爲度若未汗如表猶未解雖畧見紅點隱約於肌肉間而升散開發之劑尚未可除凡見出遲發慢者根窠欠紅活者便當憂慮調揖切勿袖手待斃夫古人用藥寒熱迥別主意不同醫者亟宜臆度寒暄推詳運氣而治如陳文中之木香散異功散用丁附姜桂等峻熱之藥而與内經病機不合丹溪箇發彈其誤亦有用得其當者屢獲捷効者劉河間張子和輩悉用芩連大黄等寒凉之劑丹溪亦曰酒炒芩連各解痘毒依

法用之而獲安者亦不少也今之醫者往往不同依陳氏而行者多用熱藥宗劉張而治者多用凉劑是故不偏於熱則偏於寒此刻舟求劍之道也愚按内經有曰寒者熱之熱者寒之微者逆之甚者從之又曰逆者正治從者反治從少從多觀其事也陳氏用從治之法權也劉張用正治之法常也然皆不外乎參朮芪草芎歸茯苓芍藥等補氣血藥為主治焉亦當看時令寒熱緩急施治固不執一見也楊氏曰痘瘡發於肌肉陽明胃氣主之脾土一温胃氣隨暢决無陷伏之患湯氏曰如庖人籠蒸之法但欲其鬆耳滄洲翁吕復折衷衆說着方立論適中用藥寒熱攻補斟酌時宜未嘗執一治也學者能遵守其法而行之庶無一偏之患矣

○丹溪治小兒痘瘡方法凡三十二條

夫小兒痘瘡大抵與傷寒相似發熱煩躁臉赤唇紅身痛頭疼乍寒乍熱噴嚏呵欠喘嗽痰涎始發之時有因傷風傷寒而得有時氣傳染而得有因傷食發熱嘔吐而得有因跌撲驚恐畜血而得或爲目竄驚搐如風之証或口舌咽喉肚腹疼痛或煩躁狂悶昏睡或自汗或下利或發熱或不發熱証候多端卒未易辨必須以耳冷尻冷驗之蓋瘡疹屬陽腎藏無証其耳與尻俱屬腎故腎之所部獨冷又不若視其耳後有紅脉赤縷爲之真如此可以稽驗矣治療之法首尾俱不可妄下但溫之劑兼而濟之解毒和中安表而已虛者益之實者損之寒者溫之熱者清之是爲權度昔人喻云於庖人籠蒸之法但欲其鬆耳蓋毒發於表如苟妄汗則榮衛益虛重令開泄轉增瘡爛由是風邪乘間變証者多矣毒根如裏如苟妄下則內氣益虛毒

不能出而返入焉由是土不勝水變黑歸腎身体振寒耳尻返熱眼合肚脹其瘡黑陷十無一生汗下二說古人深戒以此觀瘡疹証狀雖與傷寒相似而其治法實異傷寒從表入裏瘡疹從裏出表故也解肌之法葛根升麻紫蘇之類可也其或氣實煩躁熱熾大便秘結則與犀角地黃湯或人參敗毒散又或紫草飲多服亦能利之故雖云大便不通者少與大黃尤宜仔細斟酌不可妄用猛浪如小便赤澁者分利小便則熱氣有所滲而出凡熱不可驟遏但輕解之若無熱則瘡又不能發也

○凡痘疹春夏為順秋冬為逆

○凡痘疹分人清濁就形氣上取勇怯

○凡瘡疹但覺身熱証似傷寒疑似未明便當先與惺惺散或參蘇飲熱甚者升麻葛根湯人參散毒散若見紅點便

忌葛根湯恐發得表虛也

○凡痘瘡初欲出時身發熱耳尻冷呵欠咳嗽面赤必是出痘之候便宜服升麻葛根湯加山查大力子其瘡出必稀少而易愈

○凡痘瘡初出時或未出時宜服後藥多者可以少少者可無重者可令輕也方以絲瓜（俗名天蘿）近蒂三寸連皮子燒存性細研砂糖拌乾吃入硃砂尤妙○又方以硃砂一味為細末看兒大小或半錢或一錢蜜水調服亦云多者可少少者可無

○凡痘瘡發熱之時更以惡實子為末蜜調貼顖門免眼瘡之患

○凡痘瘡初出之際須看胸前若稠密急宜服消毒飲加山查黃芩（酒洗）紫草減食者加人參

○凡瘡痘初出之時色白者便當大補氣血參朮芪芎升麻乾

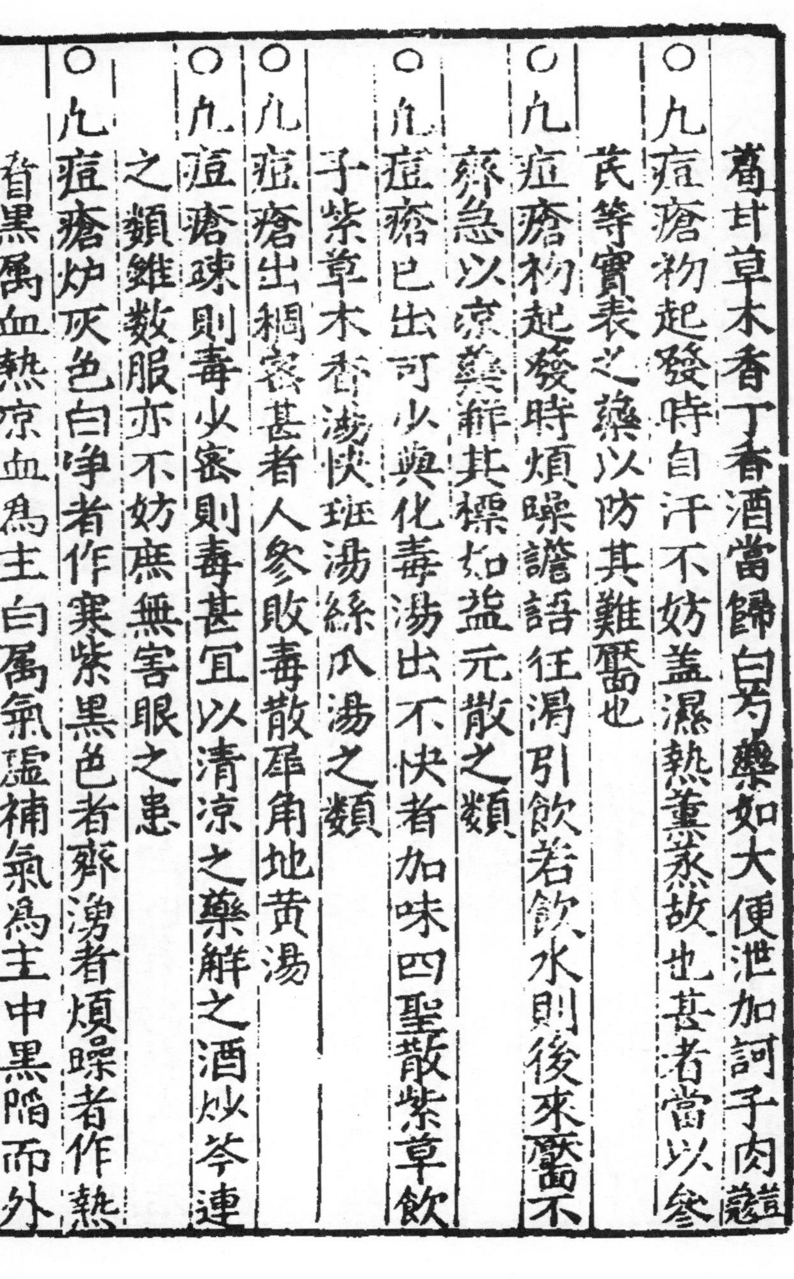
蓟甘草木香丁香酒當歸白芍藥如大便泄加訶子肉豆蔻

○凡痘瘡初起發時自汗不妨蓋濕熱薰蒸故也甚者當以參芪等實表之藥以防其難靨也

○凡痘瘡初起發時煩躁譫語狂渴引飲若飲水則後來靨不齊急以涼藥解其標如益元散之類

○凡痘瘡已出可少與化毒湯出不快者加味四聖散紫草飲子紫草木香湯快斑湯絲瓜湯之類

○凡痘瘡出稠密甚者人參敗毒散犀角地黃湯

○凡痘瘡疎則毒少密則毒甚宜以清涼之藥解之酒炒芩連之類雖數服亦不妨無害眼之患

○凡痘瘡炉灰色白淨者作寒紫黑色者齊湧者煩躁者作熱者黑屬血熱涼血為主白屬氣虛補氣為主中黑陷而外

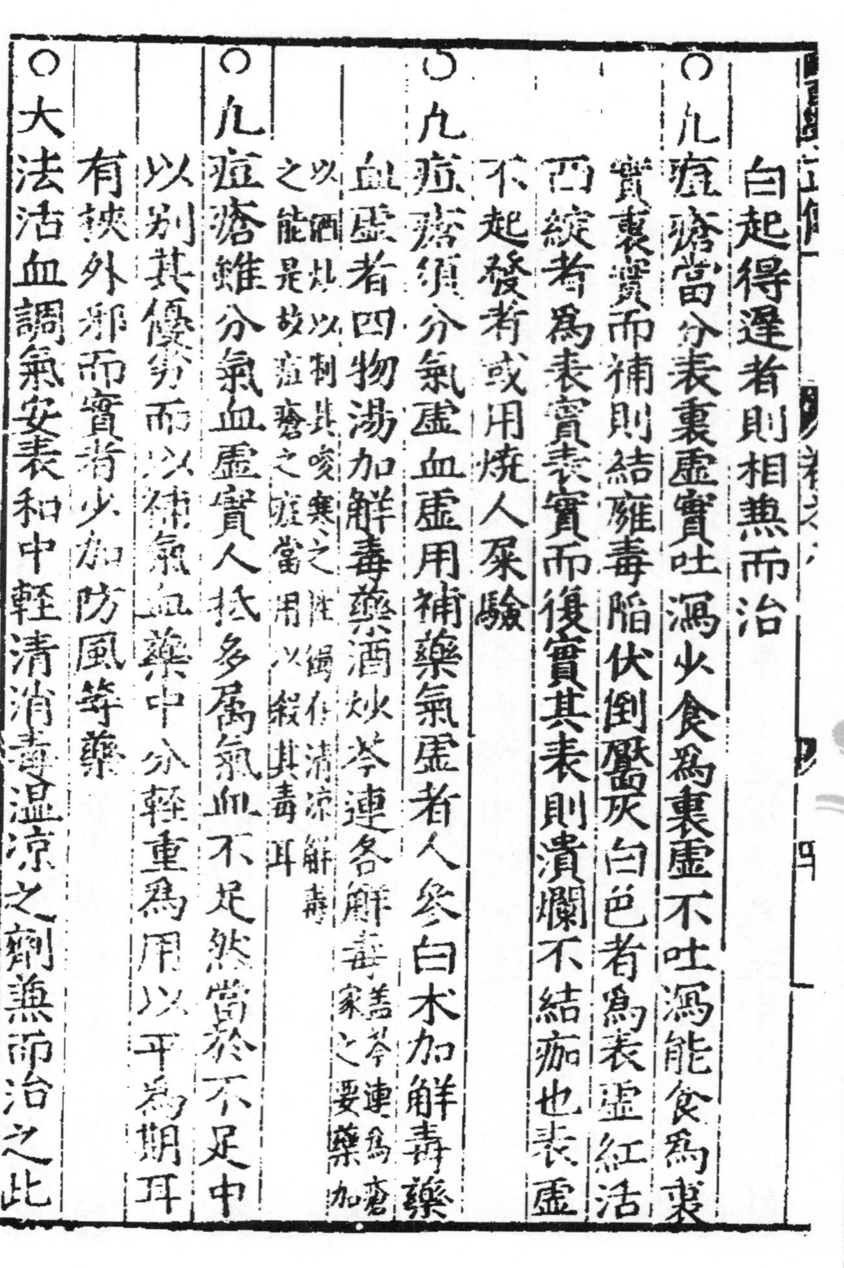

白起得遲者則相熱而治

○凡痘瘡當分表裏虛實吐瀉少食爲裏虛不吐瀉能食爲裏實裏實而補則結癰毒陷伏倒靨灰白色者爲表虛紅活凸綻者爲表實表實而復實其表則潰爛不結痂也表虛不起發者或用燒人屎驗

○凡痘瘡須分氣虛血虛用補藥氣虛者人參白朮加解毒藥血虛者四物湯加解毒藥酒炒芩連各解毒蓋芩連爲瘡家之要藥加以酒炒以制其苦寒之性偶作清涼解毒之能是故痘瘡之症當用以緩其毒耳

○凡痘瘡雖分氣血虛實大抵多爲氣血不足然當於不足中以別其優劣而以補氣血藥中分輕重爲用以平爲期耳有挾外邪而實者少加防風等藥

○大法活血調氣安表和中輕清消毒溫涼之劑漸而治之此

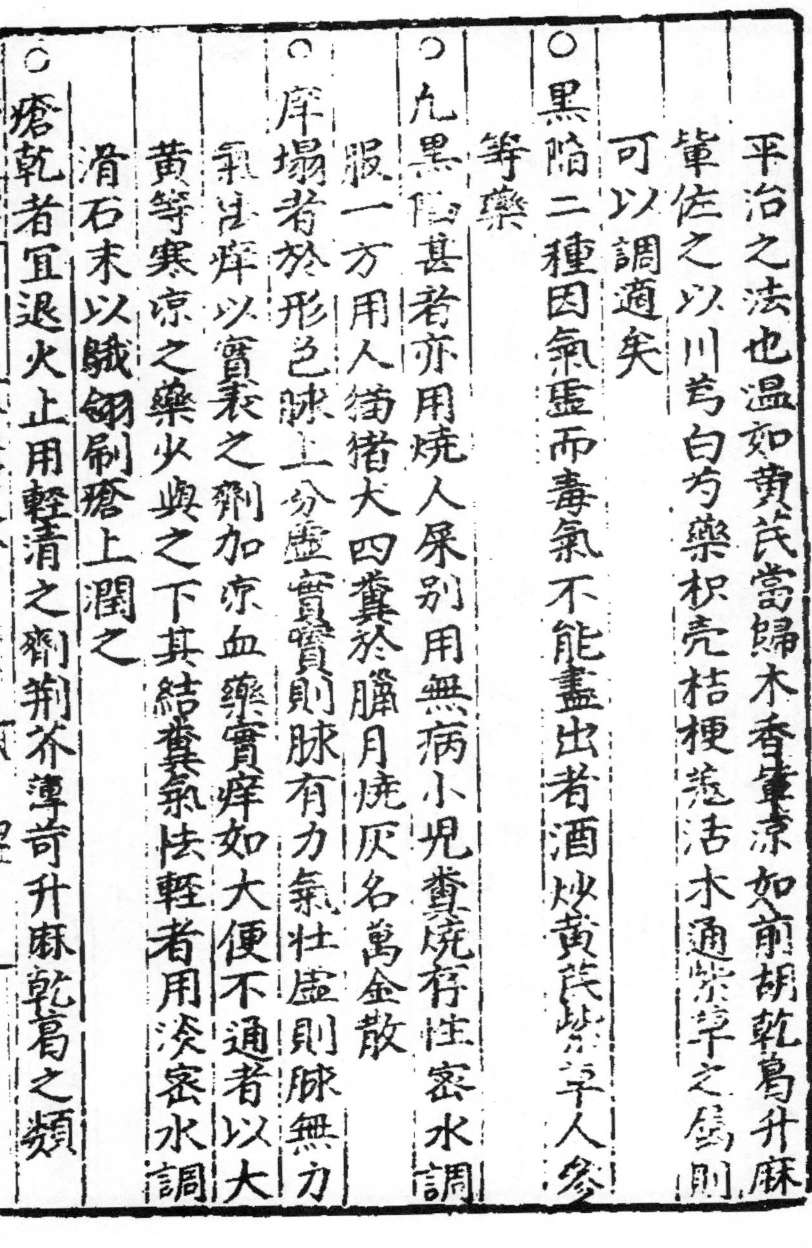
平治之法也温如黄芪當歸木香輩凉如前胡乾葛升麻

輩佐之以川芎白芍藥枳殼桔梗羌活木通紫草之屬則

可以調適矣

○黑陷二種因氣虚而毒氣不能盡出者酒炒黄芪紫草人參

等藥

○九黑陷甚者亦用燒人屎別用無病小兒糞燒存性蜜水調

服一方用人猫猪犬四糞於臘月燒灰名萬金散

○痒塌者於形色脉上分虚實實則脉有力氣壯虚則脉無力

氣怯痒以實表之劑加凉血藥實痒如大便不通者以大

黄等寒凉之藥少與之下其結糞氣怯輕者用淡蜜水調

滑石末以雞翎刷瘡上潤之

○瘡乾者宜退火止用輕清之劑荆芥薄荷升麻乾葛之類

○痿溼者肌表間有溼氣也宜瀉溼藥白芷防風之類蓋風藥能勝溼也

○咽喉痛者如聖散鼠粘子湯

○喘而氣逆㉗者麻黃黃芩湯

○煩渴者甘草散烏梅湯

○下利嘔㉘逆者木香理中湯

○顏色正者以前法平治則安將欲成就脚色淡者宜助血藥用當歸川芎酒芍藥之類或火加紅花以潤血色將成就之際脚色紫者屬熱用凉藥解其毒升麻葛根湯炒芩連及連翹之類甚者必用犀角蓋犀角大解痘毒

○將靨時金白色如痘殼者蓋因初起時飲水多其靨不齊名曰倒靨不好宜服實表之藥不及消息大小便何如大便秘

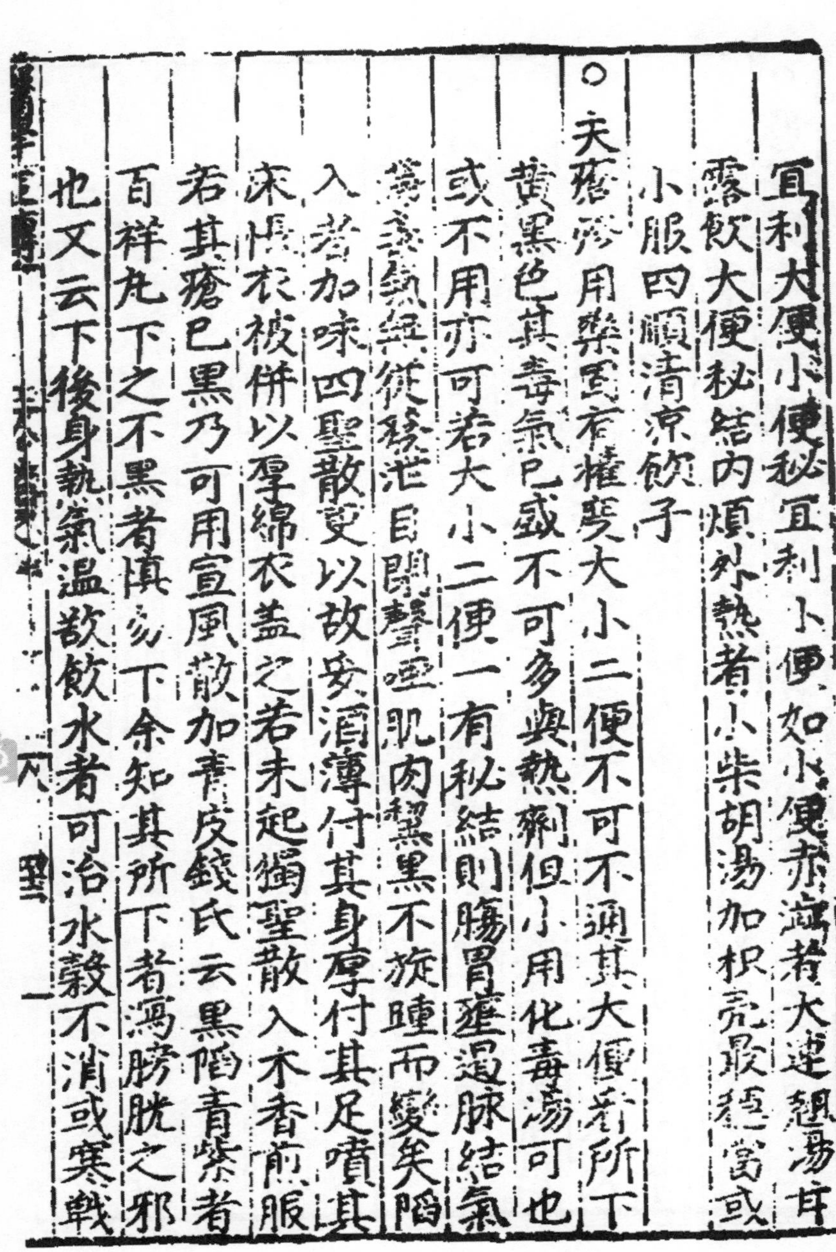

宜利大便小便秘宜利小便如小便赤渴者大連翹湯甘
露飲大便秘結内煩外熱者小柴胡湯加枳殼最穩當或
小服四順清涼飲子
○夫瘡疹用藥固有權變大小二便不可不通其大便所下
黄黑色其毒氣已盛不可多與熱劑但小用化毒湯可也
或不用亦可若大小二便一有秘結則腸胃壅遏脉絡氣
滯毒氣無從發泄目閉聲啞肌肉黧黑不旋踵而變矣陷
入者加味四聖散更以故安酒薄付其身厚付其足噴其
床帳衣被併以厚綿衣蓋之若未起獨聖散入木香煎服
若其瘡已黑乃可用宣風散加青皮錢氏云黑陷青紫者
百祥丸下之不黑者慎勿下余知其所下者瀉膀胱之邪
也又云下後身熱氣溫欲飲水者可治水穀不消或寒戰

醫學正傳 [illegible]

若爲泄，余知其脾強者土可以制水也。百祥丸恐太峻，宜以宣化散代之。瀉後温脾，則用人參、茯苓、白术等分，[illegible]木香、甘草各減半爲妙。蓋瘡發肌肉，陽明王之，脾土一溢，胃氣隨暢，獨不可消勝已泄之腎水乎？此錢氏不刊之叙止也。

○其壞瘡者，一曰内虚泄瀉，二曰外傷風寒，三曰變黑歸腎。

○近時治痘瘡者，悉宗陳文中木香散、異功散，殊不知彼立方之時，以運氣在寒水司天之令，及值嚴冬大寒，爲因氣鬱遏，痘瘡不得起發紅綻，故用辛熱之劑發之，其宜也。今人不分時令寒熱，一槩施治，誤人多矣。或有雖值温熱之時，山野農家貧賤之人，其或偶中一二，不可以爲常法也。

○愚按陳氏木香散、異功散二方，乃素問從治之法，又謂之熱

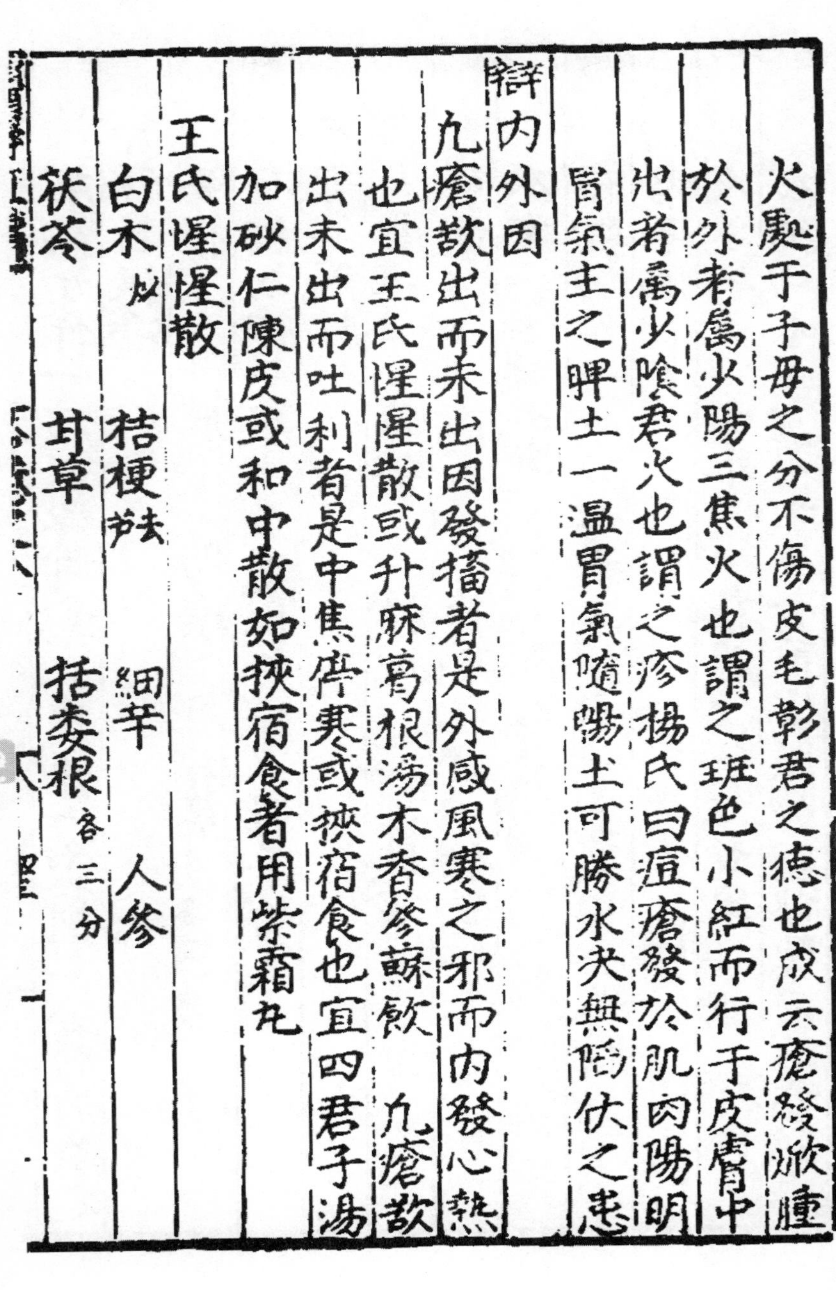

火尅于子母之分不傷皮毛彰君之德也成云瘡發焮腫於外者爲少陽三焦火也謂之斑色小紅而行于皮膚中出者屬少陰君火也謂之疹楊氏曰痘瘡發於肌肉陽明胃氣主之脾土一溫胃氣隨暢土可勝水决無陷伏之患

辯内外因

凡瘡欲出而未出因發搐者是外感風寒之邪而内發心熱也宜王氏惺惺散或升麻葛根湯木香參蘇飲　凡瘡欲出未出而吐利者是中焦停寒或挾宿食也宜四君子湯加砂仁陳皮或和中散如挾宿食者用紫霜丸

王氏惺惺散

白朮炒　桔梗去芦　細辛　人參

茯苓　甘草　栝蔞根各三分

右細切作一服入薄荷葉三片水一盞煎七分時時與之

升麻葛根湯

葛根　升麻　芍藥　甘草炙各一錢

右細切作一服水一盞盞煎七分温服無時

木香參蘇飲

人參三分　蘇葉　桔梗　乾葛

前胡各四分　陳皮　茯苓各半錢　枳殼炒三分半

木香一分半　半夏

右細切作一服加生姜三片水一盞煎七分温服

四君子湯

人參　白术　茯苓各一錢　甘草半錢

右細切水一盞煎六分食前温服加宿砂陳皮名六君子湯

因熱用者也蓋痘瘡熱毒怫鬱于内而不得起發故用丁附木香桂心荳蔻等辛散刼藥之劑一二服刼而開之使鄉之鬱于内者盡因藥氣而發越乎外故痘子陷伏灰白色者皆翕然紅活凸綻而内無遺邪矣切勿過劑如一二服後刼不起者亦不可多與多則反助其毒轉增黑爛咽閉声沉而死近世儒醫悉引内經病機諸痛痒瘡瘍皆屬心火之語以正陳氏之失此知常而不知權之論也故使後學狐疑不决當用而不敢用是以袖手待斃哀哉

○痘瘡初發時五藏形証一

面及腮頰赤噴嚏屬肺　呵欠煩悶屬肝　時發驚悸

○痘瘡五藏形色二

肝藏發水疱疱色如水其形小色微青以液為淚故

肺藏發膿疱色多白以液為涕故膿稠濁如涕其形大

脾藏發疹脾主裹血其色如淺黃或如橘麩其形小如班

心藏發班其色主血故純赤其形小次於水疱

腎藏居下獨不受穢毒故無候但耳尻冷耳若痘瘡黑陷耳及尻反熱者為逆

○班痘所發之源叄

夫嬰兒之胚胚腪也必資胎養以長其形焉緣母失節慎縱欲恣飡感其穢毒之氣藏之藏府迨自孩提遠至童非值寒暄不常之候瘡疹由是而發因其所受淺深而為稀稠焉其原實系於心一云相火之氣所為故入於肺則成膿胞俗名豌豆亦名麻豆以相火秉金故破耿也入于肺則成水疹俗名麩瘡入于脾則成癮疹入于心則成班以

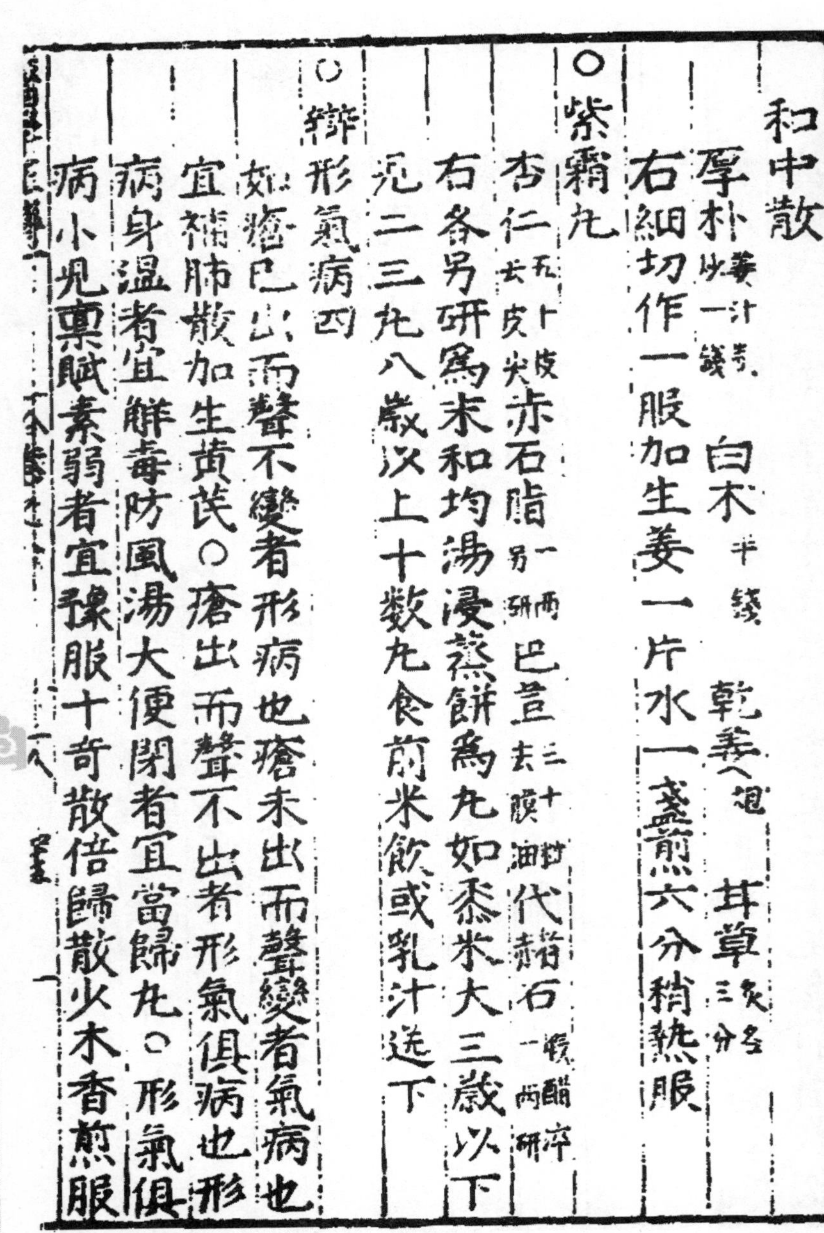
和中散

厚朴（姜汁炒一钱） 白术（半钱） 乾姜（炮） 甘草（炙各三分）

右細切作一服加生姜一片水一盞煎六分稍熱服

○紫霜丸

杏仁（五十枚去皮尖） 赤石脂（一两另研） 巴豆（三十粒去膜油） 代赭石（煅醋淬一两研）

右各另研爲末和均湯浸蒸餅爲丸如黍米大三歲以下丸二三丸八歲以上十數丸食前米飲或乳汁送下

○辨形氣病四

如瘡已出而聲不變者形病也瘡未出而聲變者氣病也宜補肺散加生黄芪○瘡出而聲不出者形氣俱病也形病身温者宜解毒防風湯大便閉者宜當歸丸○形氣俱病小兒禀賦素弱者宜豫服十奇散倍歸散少木香煎服

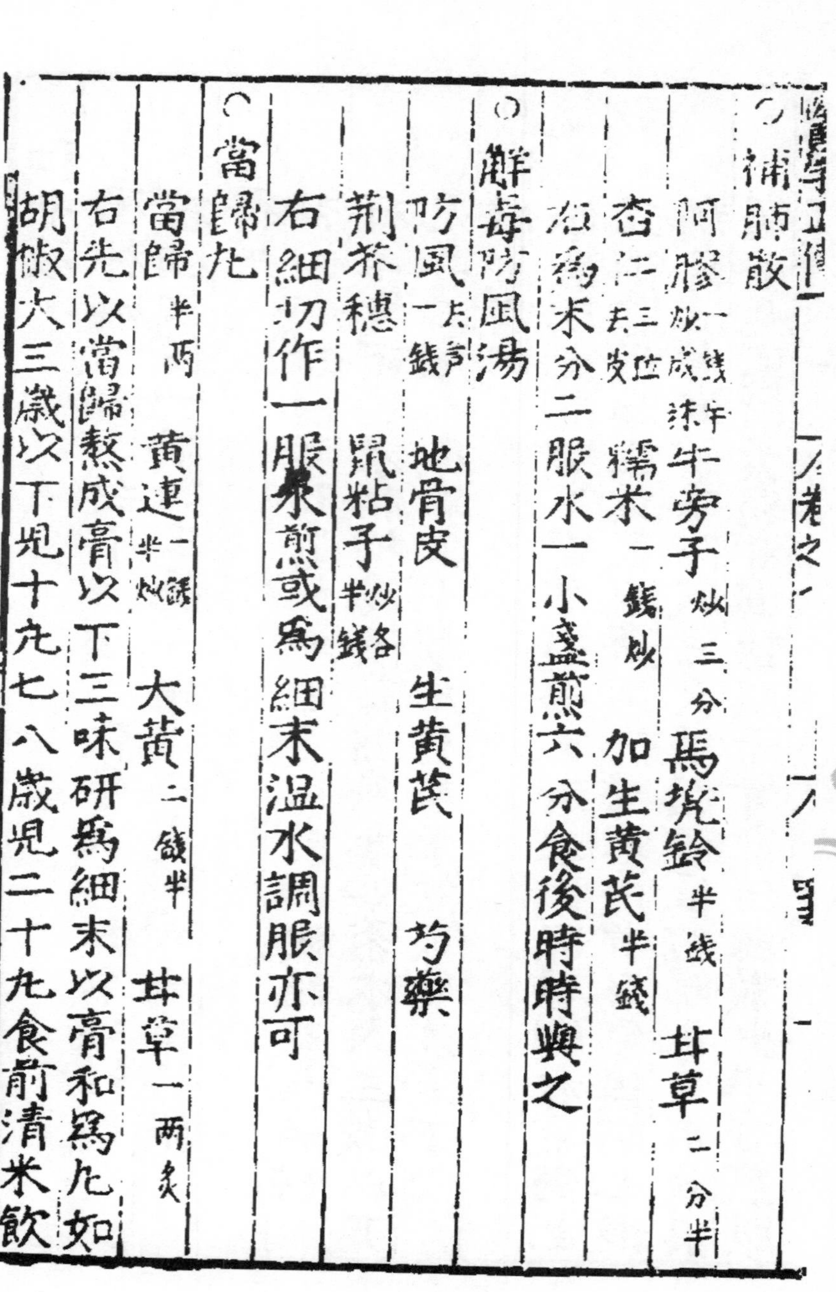

○補肺散

阿膠一錢半炒成珠　牛蒡子炒三分　馬兜鈴半錢　甘草二分半

杏仁三個去皮　糯米一錢炒　加生黃芪半錢

右爲末分二服水一小盞煎六分食後時時與之

○解毒防風湯

防風一錢去芦　地骨皮　生黃芪　芍藥

荊芥穗　鼠粘子炒各半錢

右細切作一服水煎或爲細末温水調服亦可

○當歸丸

當歸半兩　黃連一錢半炒　大黃二錢半　甘草一兩炙

右先以當歸熬成膏以下三味研爲細末以膏和爲丸如

胡椒大三歲以下兒十丸七八歲兒二十丸食前清米飲

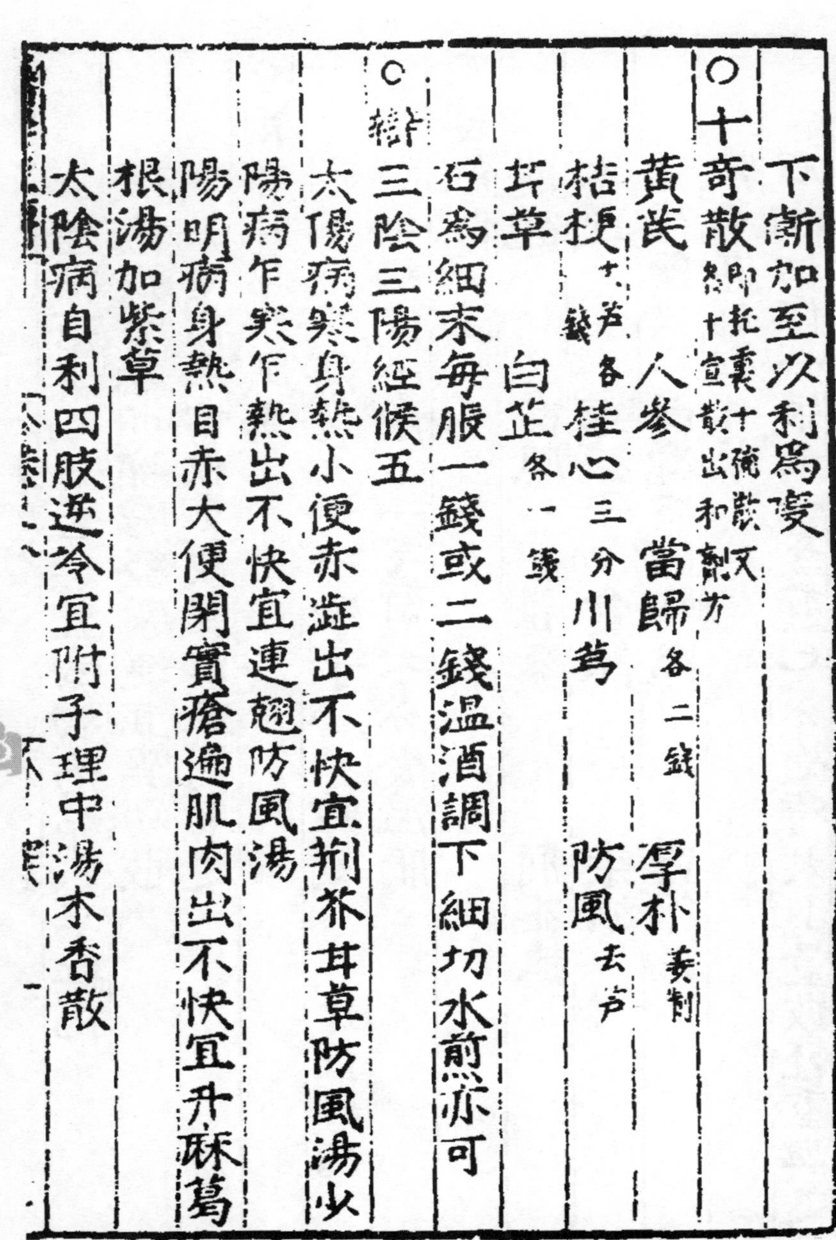
下漸加至以利爲度

○十奇散 即托裏十補散又名十宣散出和劑方

黃芪　人參　當歸各二錢　厚朴姜製

桔梗去芦各一錢　桂心三分　川芎　防風去芦

甘草　白芷各一錢

右爲細末每服一錢或二錢溫酒調下細切水煎亦可

○論三陰三陽經候五

太陽病發身熱小便赤澀出不快宜荆芥甘草防風湯少

陽病乍寒乍熱出不快宜連翹防風湯

陽明病身熱目赤大便閉實瘡遍肌肉出不快宜升麻葛

根湯加紫草

太陰病自利四肢逆冷宜附子理中湯木香散

少陰斑瘡黑陷口舌燥宜四物湯加紫草紅花

厥陰瘡舌卷卵縮時發厥逆宜異功散

三陰瘡法當救裏故宜以温劑助之

○荆芥甘草防風湯

荆芥　薄荷　牛蒡子　防風　甘草炙各六分

右細切作一服水一盞煎六分食温服

○連翹防風湯

連翹　防風　瞿麥　荆芥穗

木通　車錢子　當歸　柴胡

赤芍藥　白滑石　蟬蜕　黄芩

紫草耳各三分　甘草

右細切作一服水一盞煎七分隨時大小量數輕重與之

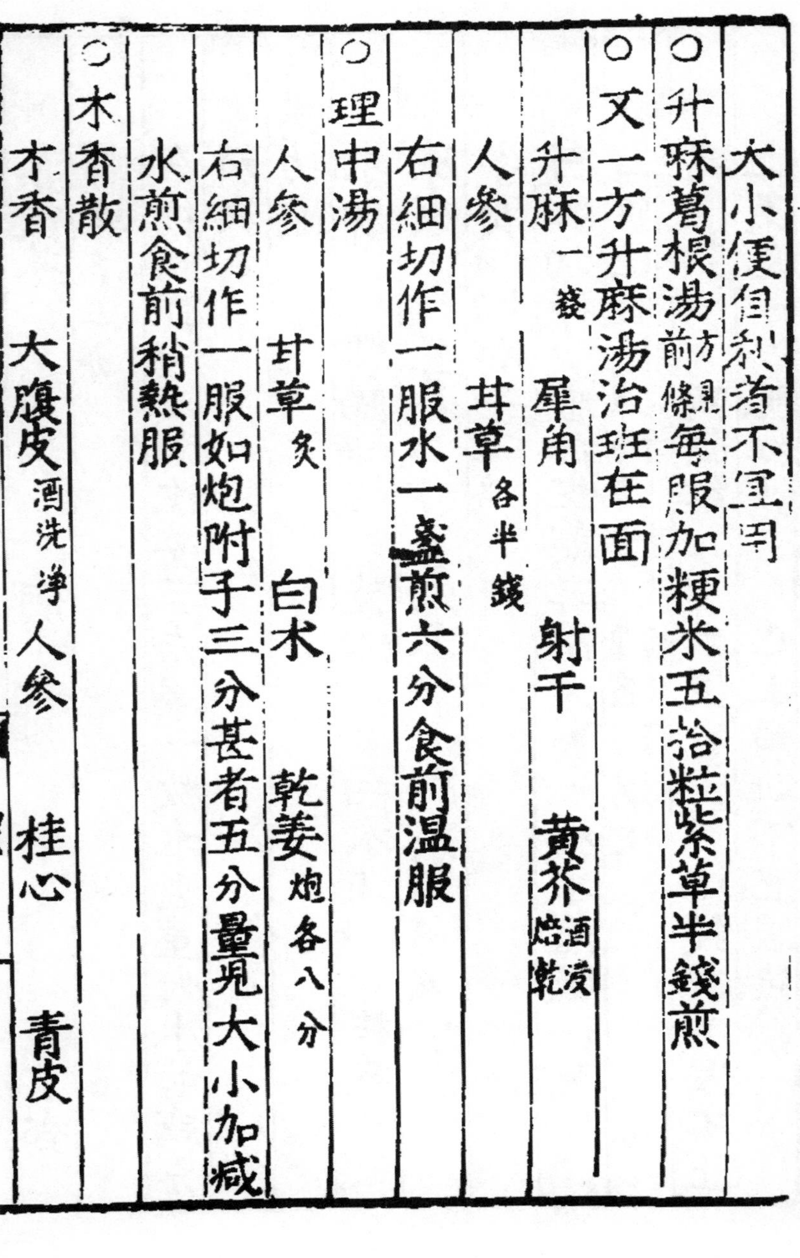

大小便自利者不宜用

○升麻葛根湯方見前條每服加粳米五粒紫草半錢煎

○又一方升麻湯治斑在面

升麻一錢　犀角　射干　黄芩酒浸焙乾

人參　甘草各半錢

右細切作一服水一盞煎六分食前温服

○理中湯

人參　甘草炙　白术　乾姜炮各八分

右細切作一服如炮附子三分甚者五分量兒大小加减

水煎食前稍熱服

○木香散

木香　大腹皮酒洗淨　人參　桂心　青皮

赤茯苓　前胡　訶子煨去核　半夏姜制　丁香

苷草各三分

右細切作一服加生姜三片棗一枚水煎量大小加減分數與之

○巽功散

木香　當歸酒洗去芦　桂心　白术麩炒　茯苓

陳皮　厚朴姜制　人参　肉菓麪裹煨　丁香

半夏湯泡七次　附子泡各三分

右細切作一服加生姜三片大棗一枚水煎服

○辯三陽証治凡痘疹春夏為順當純陽之時也古人治法與傷寒同

足脛熱　兩腮紅　大便秘　小便澁　渴不止

上氣急　脉紅數　已上七証不宜服熱藥

瘡疹一發便密如蠶種布或如糠粃者合清表宜連翹升麻湯或未出而先發搐是兼外感風寒之邪宜茶湯下解毒丸及犀角地黃湯瘡出不快清便自調知其在表當微發散升麻葛根湯若瘡青乾黑陷身不大熱大小便澁滯是熱蓄於內宜煎大黃湯下宣風散若表大熱者不可下黑陷甚者百祥丸○若瘡已發稠密微喘渴欲飲水宜微下之當歸丸及龐氏地黃膏外以黃栢膏塗面佳値盛夏暑熱正熾適瘡火發煩渴大便實者宜玉露散及甘露飲子或昏冒不知人時作搐搦瘡倒靨黑陷者宜豬心龍腦膏

○連翹升麻湯 即升麻葛根湯加連翹一分是也

○犀角地黃湯

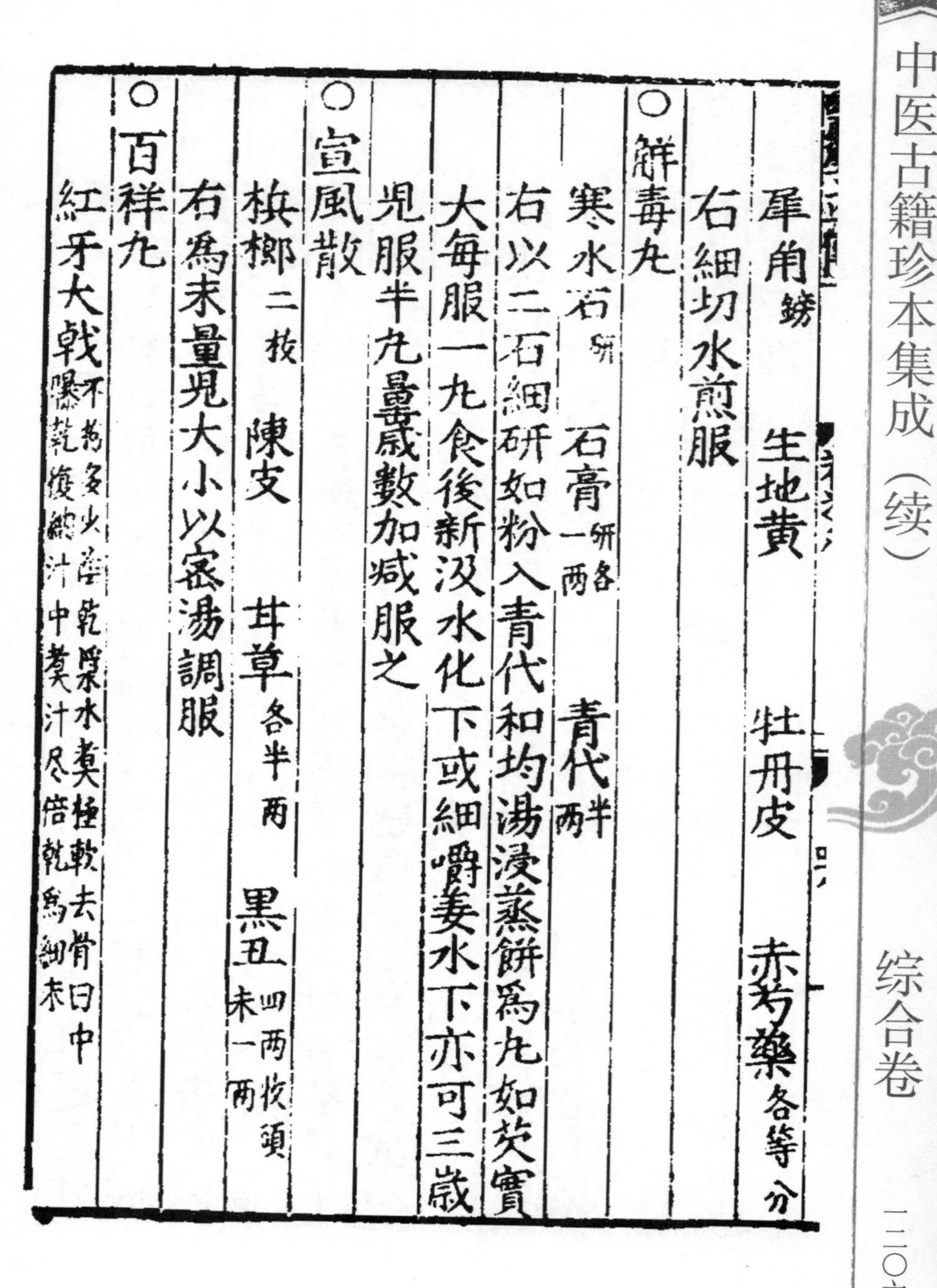

犀角鎊　生地黄　牡丹皮　赤芍藥各等分

右細切水煎服

○解毒丸

寒水石研　石膏各一兩研　青代半兩研

右以二石細研如粉入青代和均湯浸蒸餅爲丸如芡實大每服一丸食後新汲水化下或細嚼薑水下亦可三歲兒服半丸量歲數加減服之

○宣風散

檳榔二枚　陳皮　甘草各半兩　黑丑四兩收頭末一兩

右爲末量兒大小以蜜湯調服

○百祥丸

紅牙大戟不拘多少陰乾用漿水煮極軟去骨日中曝乾復納汁中煑汁盡焙乾爲細末

右一味以湯浸蒸餅為丸如粟米大每服三十丸研芝麻湯下量兒大小加减丸数與之

○龐氏地黄膏

生地黄四两　豆豉半升　雄黄一錢　射香半錢

右以猪膏一斤和均露一宿煎五六沸令三分去一絞去下雄黄射香攪均稍稍飲之毒從皮膚中出即愈

○黄柏膏

黄柏一两去粗皮酒拌炒　菉豆一两去壳　甘草四两

右為細末以生芝麻油調從耳前至眼眶並厚塗之日三二次如用早能令瘡不至面縱有亦稀少

○玉露散方見前吐門

玉海藏云非腎熱相火盛者不宜服此藥利北方

○甘露飲子

生地黄　熟地黄並用酒洗　天門冬　麥門冬

枇杷葉炙去毛　枳殼麸炒黄色　黄芩　石斛去苗子

山茵陳　甘草

右細切作一服水一盞煎六分食後温服

○猪心龍腦膏

梅花腦子一字研

右取新宰猪猪心血一箇爲丸如芡實大每服一丸或半

凡量兒大小與之紫蘇湯下或井花水化下亦可

○辯三陰証治凡瘡發於秋冬爲是當純陰之時也

足脛冷　腹虚脹　糞青色　面晄白

嘔乳食　目睛青　脉沉微　已上七証不

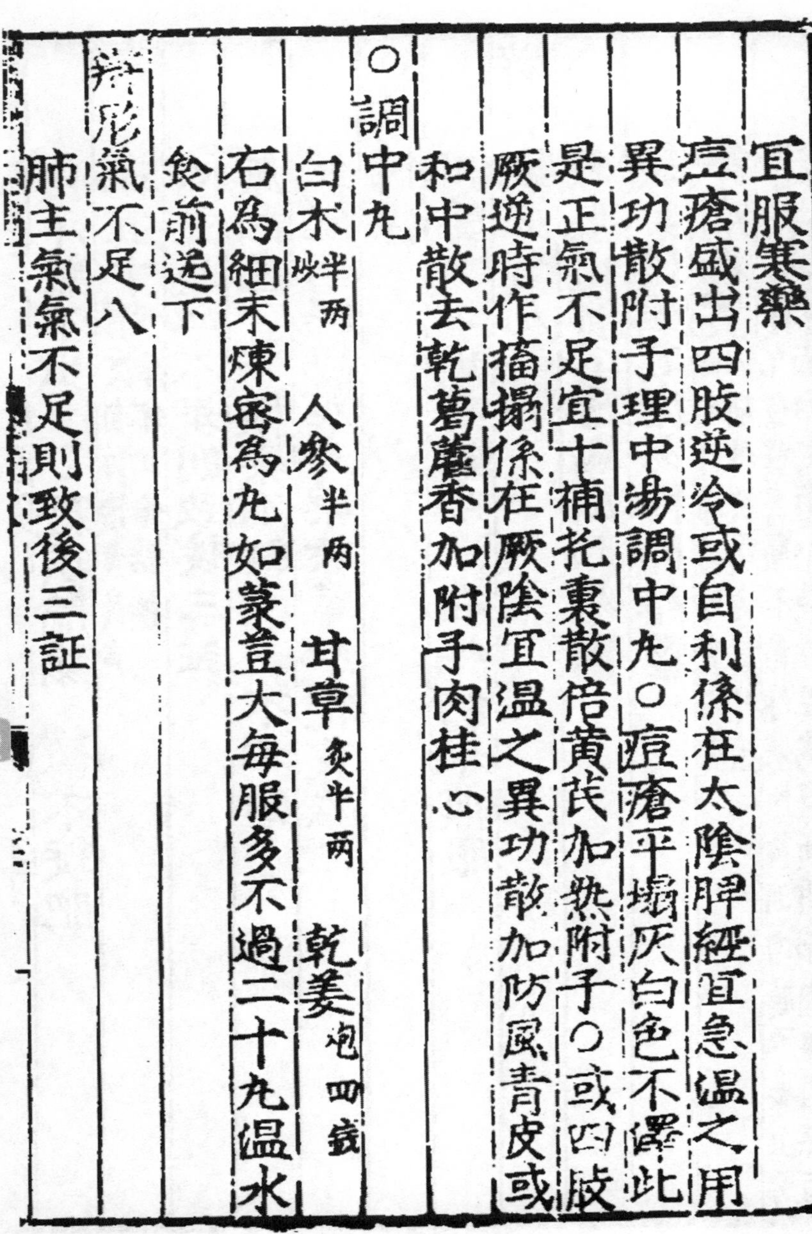

宜服寒藥

痘瘡盛出四肢逆冷或自利係在太陰脾經宜急温之用異功散附子理中湯調中丸○痘瘡平塌灰白色不澤此是正氣不足宜十補托裏散倍黃芪加熱附子○或四肢厥逆時作搐搦係在厥陰宜温之異功散加防風青皮或和中散去乾葛藿香加附子肉桂心

○調中丸

白朮半两炒 人參半两 甘草炙半两 乾姜炮四錢

右為細末煉蜜為丸如菉荳大每服多不過二十丸温水飲前送下

辨形氣不足八

肺主氣氣不足則致後三証

自汗聲不出　瘡頂陷塌　不綻肥

並宜十奇散自汗倍黄芪声不出倍桔梗

心主血血不足則致後三証

灰白色　根窠不紅　不光澤

並宜芎歸湯加芍藥紫草紅花良驗

○芎歸湯

川歸　川芎各二錢半　右細切水煎服

辯表裏虛實九

表裏俱實其瘡難出而易醫

表裏俱虛其瘡易出而難醫

諸痛為實內快外痛為外實內虛內痛外快為內實外虛

諸寒為痛九瘡發身痛不為外寒所折剝肉發瘥宜分而治之果紅點乃見為寒所折而肉体有熱宜

木香參蘇飲輕者消毒飲或葛根升麻加芍藥湯肉瘀痒者宜活血散併均氣散

諸痒為虛　九血氣不足多痒此証所謂諸痒為虛也宜十補托裏散及木香散加丁香官桂胃主肌肉尤宜四君子湯加芎歸木香紫草煎服或患者不能忌口因食毒物與作痒者二物湯百花膏或四君子湯加解毒藥

○消毒飲

牛旁子三錢炒一名鼠粘子一名大力子　荊芥一錢　甘草半錢生用

防風半錢去芦

右細切作一服水煎加生犀角尤妙

○葛根升麻加芍藥湯升麻葛根湯倍芍藥是也

○活血散

白芍藥　右為細末每服一錢温水調下止痛用酒調尤

驗王海藏云四肢出不快加防風一方用赤芍藥

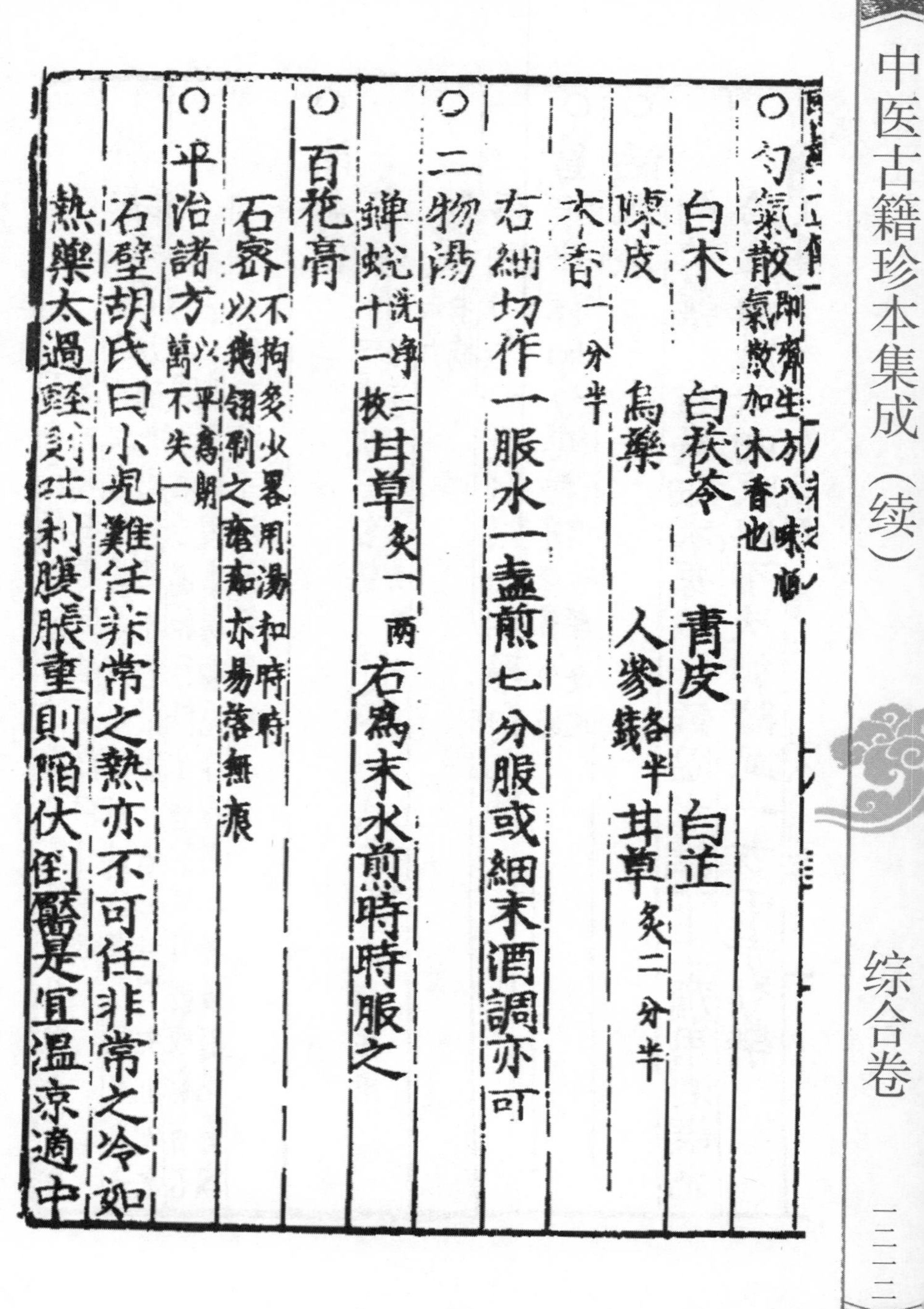

○匀氣散 即濟生方八味順氣散加木香也

白朮 白茯苓 青皮 白芷

陳皮 烏藥 人參各半錢 甘草炙二分半

木香一分半

右細切作一服水一盞煎七分服或細末酒調亦可

○二物湯

蟬蛻洗淨二十一枚 甘草炙一兩 右爲末水煎時時服之

○百花膏

石蜜不拘多少暑用湯和時時以鵝翎刷之瘡痂亦易落無痕

○平治諸方 以平爲期萬不失一

右璧胡氏曰小兒難任非常之熱亦不可任非常之冷如熱藥太過輕則壯利腹脹重則陷伏倒靨是宜温涼適中

可也仁齋楊氏曰諸熱不可驟去宜輕解之蓋痘瘡無熱則不能起發史氏曰比之種豆值天時暄煖則易生

○凡值天時不正鄉隣痘瘡盛發宜服禁方不出方

三豆湯　油飲子　鳳龍膏

○凡初覺痘瘡欲發當先解利與傷寒相類疑似之間兼用解表胡氏云非微汗則表不解解表當於紅斑未見之時宜用

王氏惺惺散　錢氏惺惺散　張氏防風湯

升麻葛根湯　張氏四物解肌湯　參蘇飲

○三豆湯

赤豆　大黑豆　菉豆各一升　甘草三两

又以三豆淘淨用水八升煮豆熟爲度逐日空心任意喫飲汁七日永不出

○油飲子

真麻油一升　逐日飲盡永不出

巳上二方出扁鵲　倉公方

○龍鳳膏

烏鷄卵一箇　地龍一条活者細小者

右以鷄卵開一小竅入地龍在内夾皮紙糊其竅飲鍋上蒸熟去地龍與兒食之每歲立春日食一枚終身不出痘瘡覺隣里有此證流行時食一二枚亦好

○錢氏惺惺散方見前条與王氏同但一方有防風川芎減半

○觧毒防風湯方見前

四物觧肌湯

白芍藥　黄芩　升麻　葛根各七分

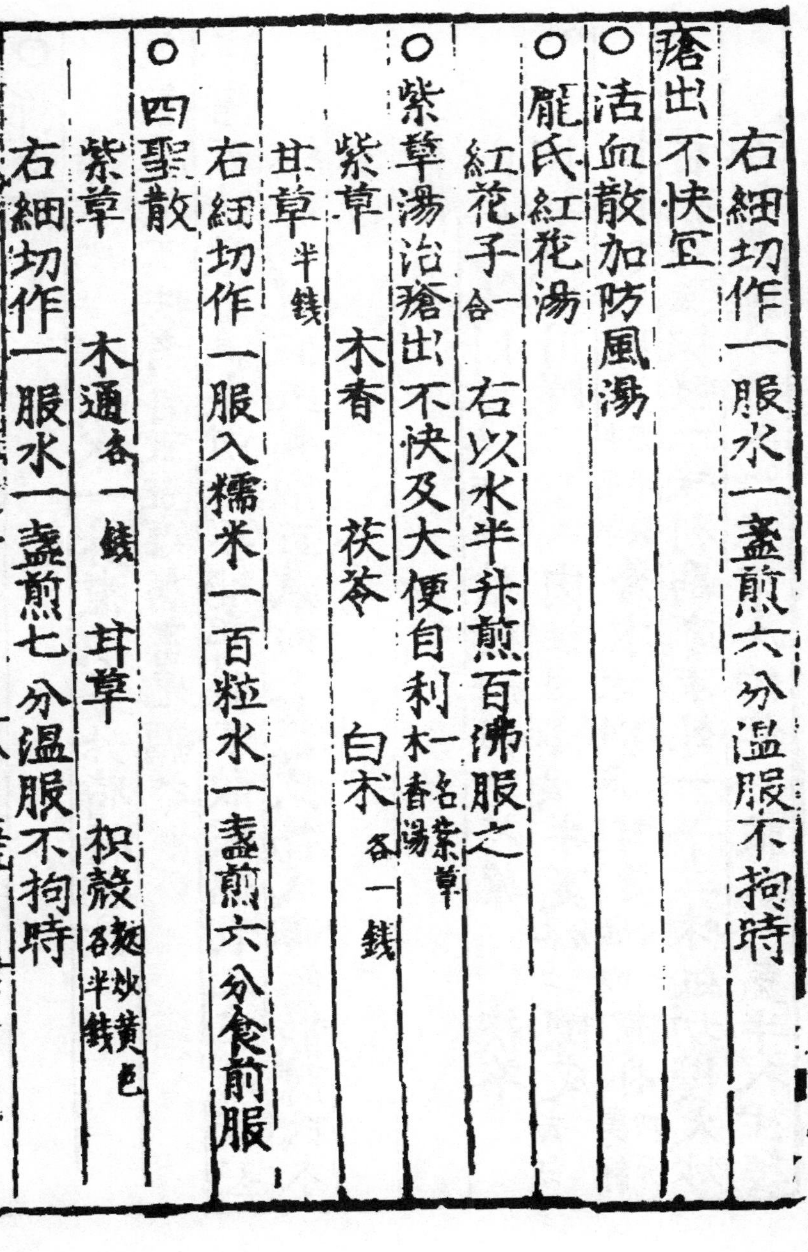
右細切作一服水一盞煎六分温服不拘時

瘡出不快𡧖

○活血散加防風湯

○龍氏紅花湯

紅花子一合　右以水半升煎百沸服之

○紫草湯治瘡出不快及大便自利一名紫草木香湯

紫草　木香　茯苓　白朮各一錢

甘草半錢

右細切作一服入糯米一百粒水一盞煎六分食前服

○四聖散

紫草　木通各一錢　甘草　枳殼麩炒黄色各半錢

右細切作一服水一盞煎七分温服不拘時

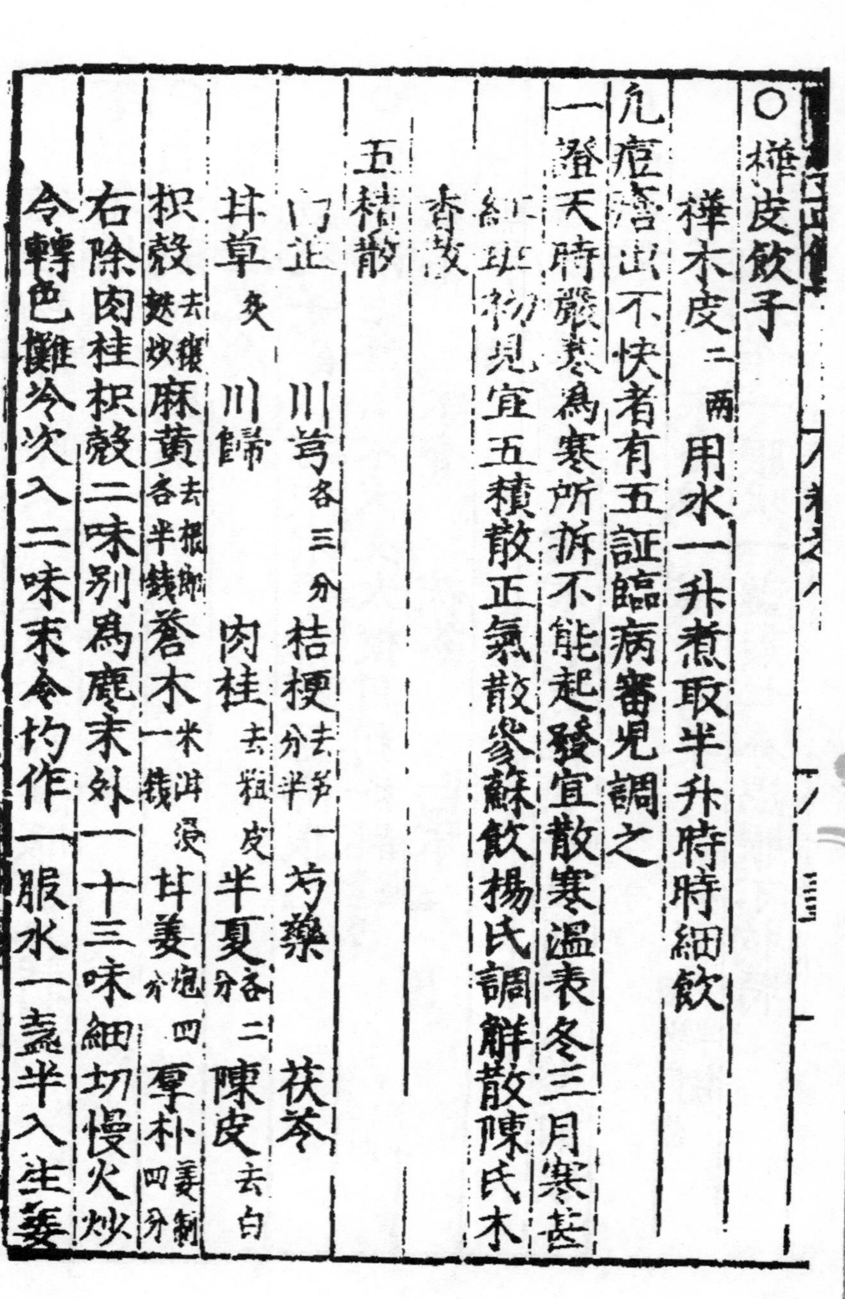

○樺皮飲子

樺木皮二兩 用水一升煮取半升時時細飲

凡瘡瘄出不快者有五証臨病審兒調之

一發天時嚴寒為寒所折不能起發宜散寒溫表冬三月寒甚紅斑初見宜五積散正氣散參蘇飲楊氏調解散陳氏木香散

五積散

白芷 川芎各三分 桔梗去蘆一分半 芍藥 茯苓

甘草炙 川歸 肉桂去粗皮 半夏各二分 陳皮去白

枳殼去穰麩炒 麻黃去根節各半錢 蒼术米泔浸一錢 乾姜炮四分 厚朴姜制四分

右除肉桂枳殼二味別為麁末外一十三味細切慢火炒令轉色攤冷次入二味末令均作一服水一盞半入生姜

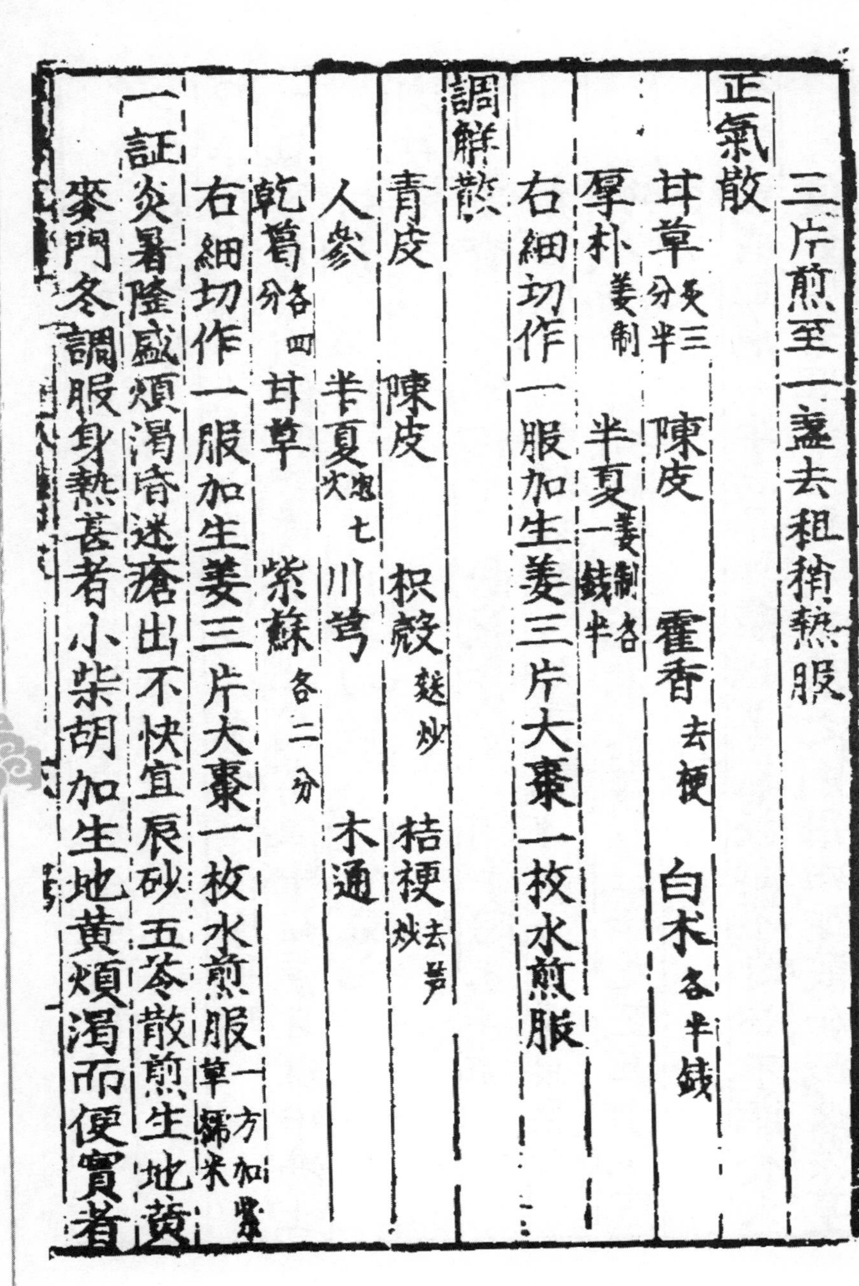
三片煎至一盞去柤稍熱服

正氣散

甘草炙三分半　陳皮　藿香去梗　白朮各半錢

厚朴姜制　半夏姜制各一錢半

右細切作一服加生姜三片大棗一枚水煎服

調解散

青皮　陳皮　枳殼麩炒　桔梗去芦炒

人參　半夏湯泡七次　川芎　木通

乾葛各四分　甘草　紫蘇各二分

右細切作一服加生姜三片大棗一枚水煎服一方加紫草糯米

一証炎暑隆盛煩渴昏迷瘡出不快宜辰砂五苓散煎生地黄

麥門冬調服身熱甚者小柴胡加生地黄煩渴而便實者

白虎加人參湯輕者人參竹葉湯加生地黃煎服

○辰砂五苓散 五苓散加辰砂細研為末是也

○小柴胡湯○人參白虎湯○人參竹葉湯 方俱見傷寒門

一證服涼藥損傷脾胃或胃虛吐利當溫中益氣宜理中湯吐利甚者加附子或陳氏異功散木香散豆蔻丸

肉豆蔻丸

木香　砂仁　白龍骨　訶子肉 各半兩

赤石脂　枯白礬 各七錢半　肉豆蔻 半兩溫麵裹煨熟

右為細末麪糊為丸如黍米大每服三十丸至五十丸煎

異功散 見下

一證或成血疱一半尚是紅點此毒氣發越不透必不能食大便如常者宜[illegible]溫裏半助養之劑用四聖散加減及紫草

木香湯絲瓜湯阮氏萬全散湯氏安斑湯

○四聖散　紫草木香湯方並見前

○絲瓜湯

絲瓜不拘已箇

連皮子燒存性爲末每服一抄時時用米湯調服

此物發荳瘡最妙或以紫草甘草煎湯調服尤佳

○阮氏萬全散治痘瘡出不紅潤

防風　人參　蟬蛻各等分

右細切每服四錢水一盞入薄荷三葉煎六分溫服熱而實者加升麻

○湯氏安斑湯

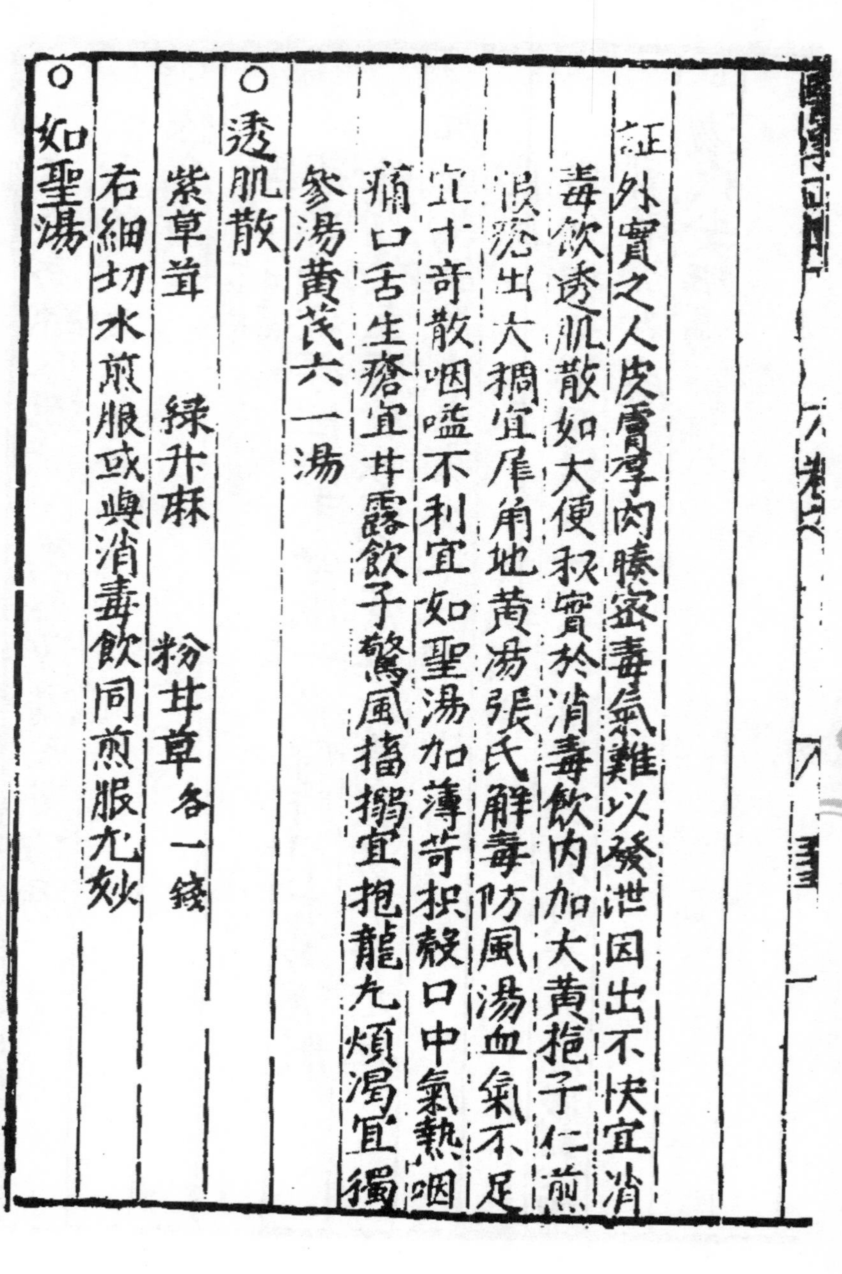

証外實之人皮膚厚肉腠密毒氣難以發泄因出不快宜消毒飲透肌散如大便秘實於消毒飲內加大黃梔子仁煎服痘出大稠宜犀角地黃湯張氏解毒防風湯血氣不足宜十奇散咽嗌不利宜如聖湯加薄荷枳殼口中氣熱咽痛口舌生瘡宜甘露飲子驚風搐搦宜抱龍丸煩渴宜獨參湯黃芪六一湯

○透肌散

紫草茸　綠升麻　粉甘草各一錢

右細切水煎服或與消毒飲同煎服尤妙

○如聖湯

桔梗二錢　甘草一錢　一方加牛蒡子　麥門冬各一錢

右細切水煎時時服之

○抱龍丸見驚風門

辯外証逆順

身体溫煖者順　寒涼者逆

能食大便實者順　不能食大便利者逆

辯外証輕重

輕者作三次出耳中無　大小不一根窠紅活　頭面稀少肥滿光澤

重者一齊並出瀉利而渴　如蚕種布身溫腹脹　灰白色頭溫足冷

辯痘瘡初末形証

微者其邪在腑發為細疹狀如蚊咬所螫點點赤色俗名麩瘡○甚者其邪在藏為痘瘡狀如豌豆根赤頭白完出

濃水俗名痘瘡二三日始見微微欵出於粟如黍或如菉荳或如水珠光澤明淨者佳四日大小不等根窠紅光澤者輕如洞窊陷頂併瀉者者重六日七日瘡形肥紅光澤者輕如身熱氣喘口乾腹脹足指冷者重八日九日長足紅潤瘡臈色者輕如寒戰悶乱腹脹煩渴氣急咬牙者重六至也十日十一日瘡當結靨痂欵落之時將愈十二十三日當靨而不靨者為逆身稍利之以防其餘毒身不壯熱或腹脹或瀉渴用十二味異功散救之

辯不藥而愈

瘡脚稀踈　根窠紅綻　不瀉不渴

乳食不減　四肢温和　身無大熱

已上六証並不須服藥惟宜善加調護須使房室温燠屛

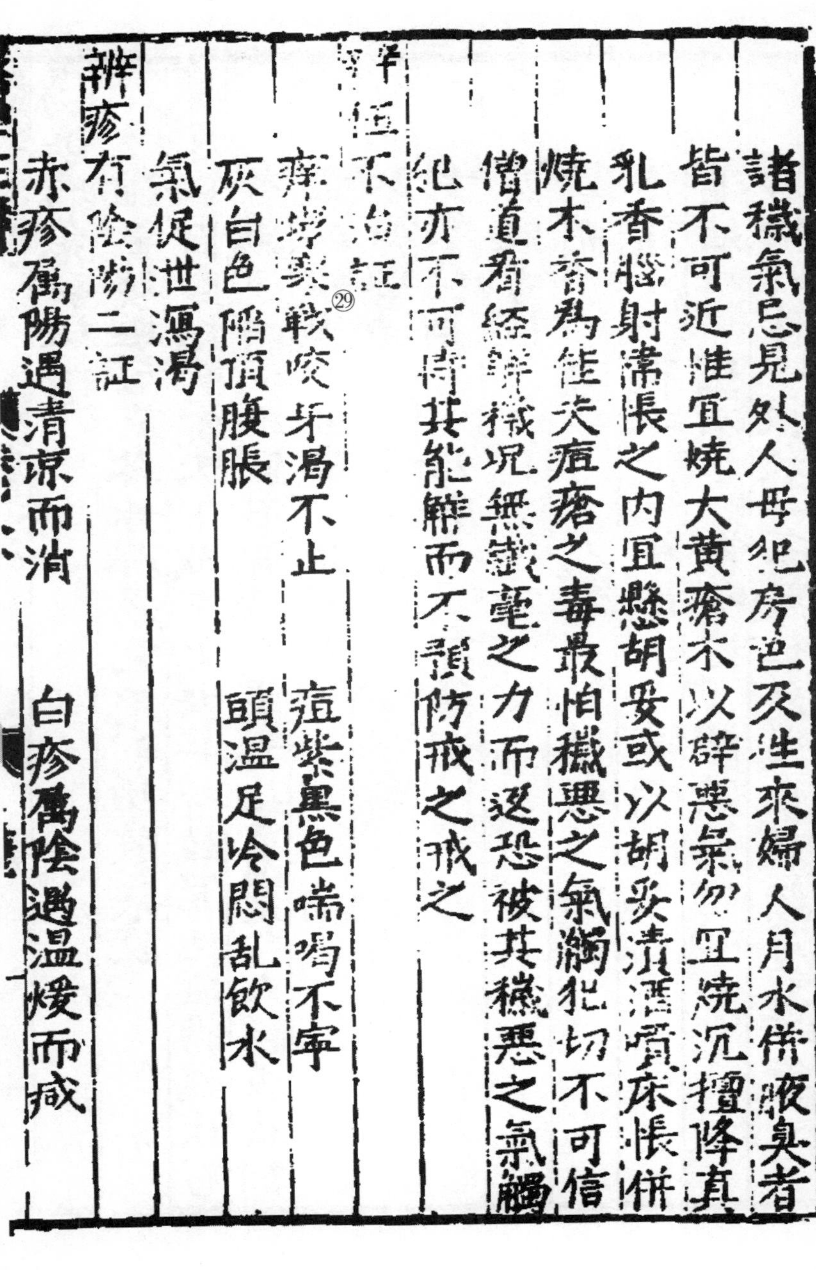

諸穢氣忌見外人毋犯房色及生來婦人月水併腋臭者皆不可近惟宜燒大黄蒼朮以辟惡氣勿宜燒沉檀降真乳香腦射需帳之内宜懸胡荽或以胡荽清酒噴床帳併燒木香爲佳夫痘瘡之毒最怕穢惡之氣觸犯切不可信僧道看經辟穢況無纖毫之力而返恐被其穢惡之氣觸犯亦不可恃其能辟而不預防戒之戒之

辨痘不治証[29]

痒塌寒戰咬牙渇不止　　痘紫黑色喘喝不寧

灰白色陷頂腹脹　　頭温足冷悶乱飲水

氣促泄瀉渇

辨疹有陰陽二証

赤疹爲陽遇清凉而消　　白疹爲陰遇温煖而减

傷寒時氣發斑附

温毒發斑宜玄參升麻湯重用荆防敗毒散

胃爛斑因陰明胃實失下或下之太早所致宜化斑湯龐氏石膏湯○肝熱斑宜石膏湯○陽毒斑胃實之人誤服熱劑

或加以風暑宜陽毒升麻湯

○玄參升麻湯

玄參去蘆洗　升麻　甘草各一錢半

○荆防敗毒散

柴胡　甘草　人參　桔梗

川芎　茯苓　枳殻　前胡

羗活　獨活　荆芥穗　防風各四分

右細切作一服水一盞煎七分温服或加薄荷五葉

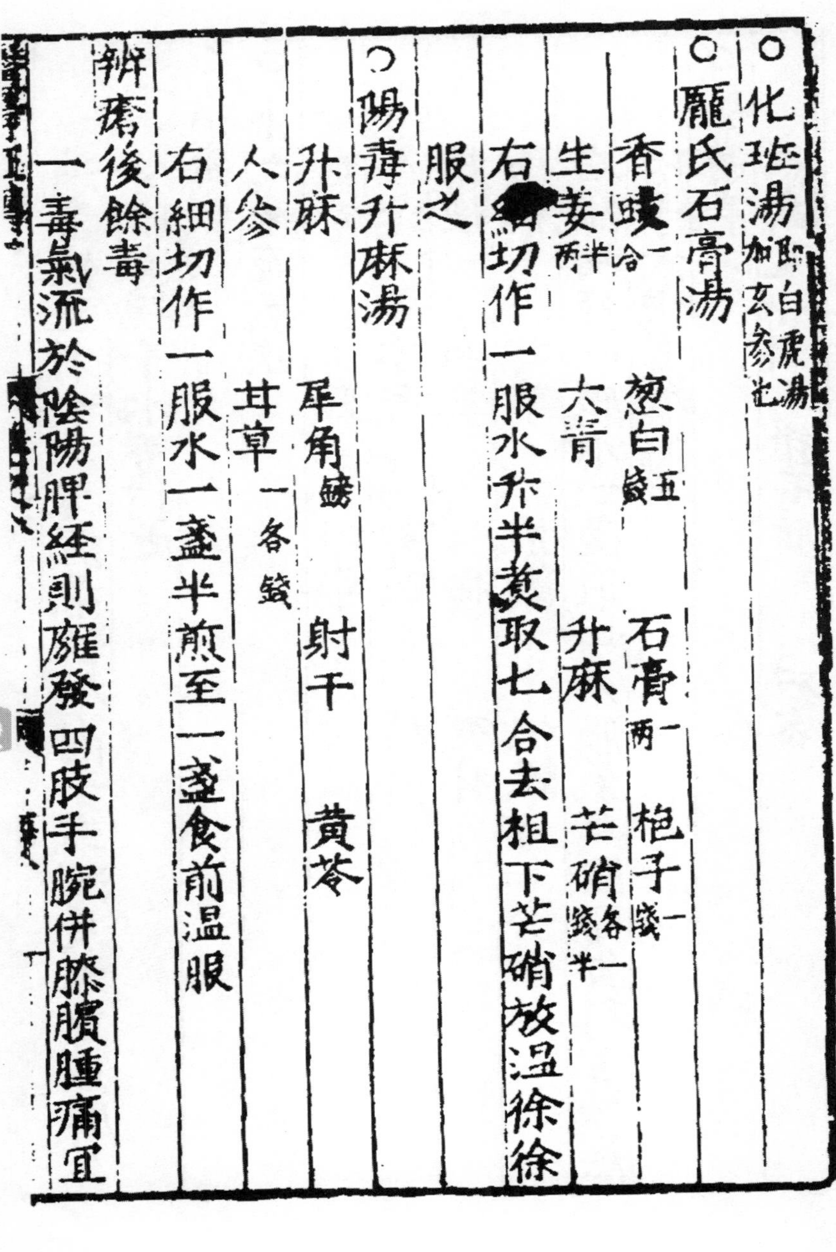

○化斑湯即白虎湯加玄參也

○龐氏石膏湯

香豉一合　葱白五錢　石膏一兩　梔子一錢

生姜半兩　大青　升麻　芒硝各一錢半

右細切作一服水盞半煮取七合去柤下芒硝放温徐徐服之

○陽毒升麻湯

升麻　犀角鎊　射干　黄芩

人參　甘草各一錢

右細切作一服水一盞半煎至一盞食前温服

辨瘡後餘毒

一毒氣流於陰陽脾經則癰發四肢手腕併膝臏腫痛宜

消毒飲重者十六味流氣飲加附子或酒浸大黃煎服又

必勝膏塊手水等付之

○消毒飲 方見前

○十六味流氣飲

川芎 川歸 芍藥 防風

人參 木香 黃芪 桂心

桔梗 白芷 檳榔 厚朴

烏藥 甘草 紫蘇 枳殼各四分

右細切作一服水一盞煎七分服氣血虛而有利者加熟

附子大便實加大黃

○必勝膏

馬齒莧杵汁 豬膏脂 石蜜

右以三味共熬為膏塗腫處

○蜆子水

蜆子不拘多少活者以水養五日旋取此水洗手面近生肉無瘢痕

○一毒氣留于太陰肺經則臑內併手腕腫流爲赤癰毒宜消毒飲如聖湯五福化毒丹雄黃解毒丸利之氣血虛者十補湯加桔梗枳殼犀角煎服咽喉不利或腫痛宜薄荷如聖湯

○五福化毒丹方見諸瘡門

每兩分作十二丸一歲兒一丸分作四服用薄荷水化下瘡餘毒上攻口齒涎血臭氣以生地黃自然汁化一丸用鵝翎刷入口內

○如聖湯方見前

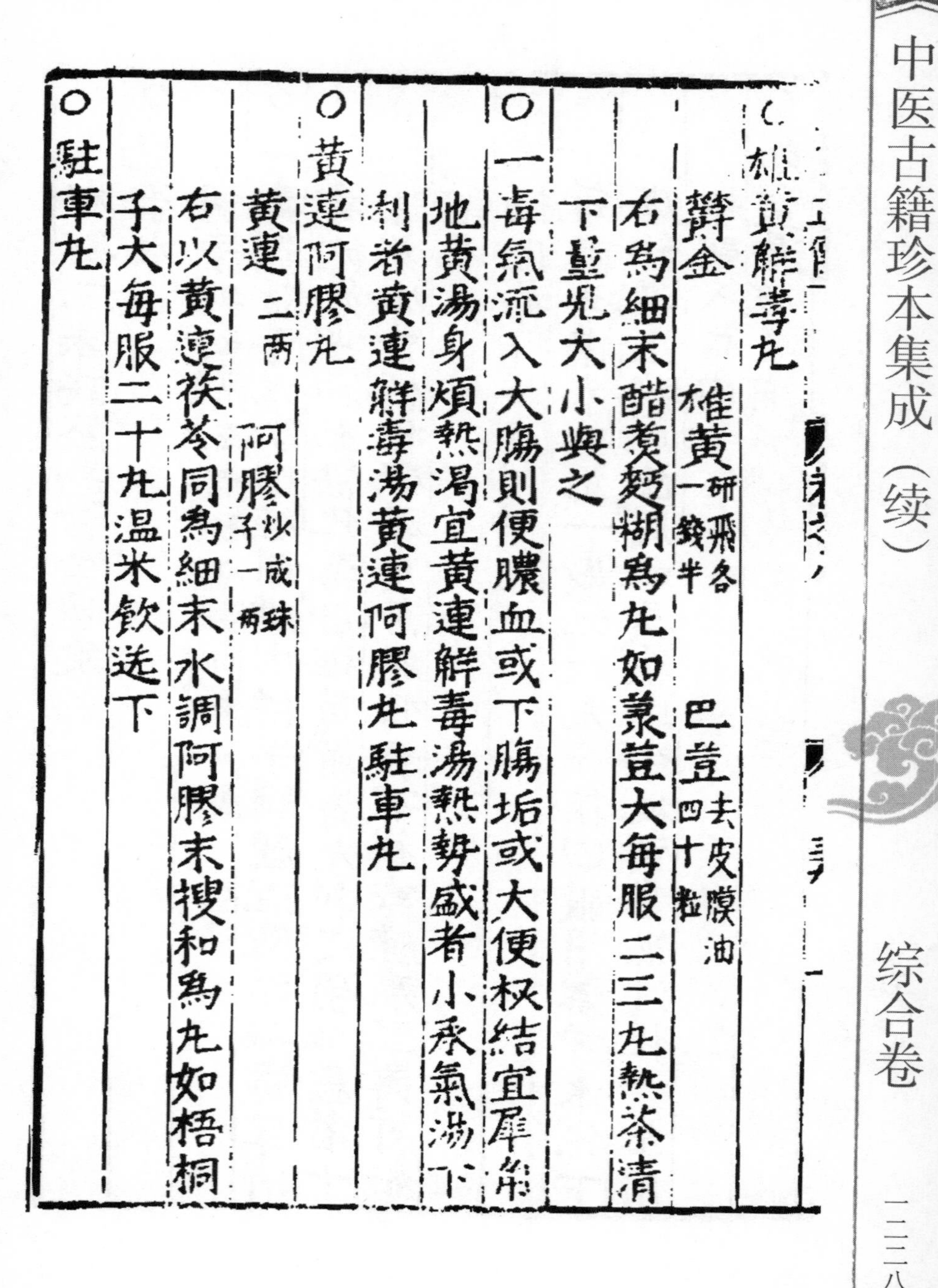

○雄黃解毒丸

鬱金　雄黃研飛各一錢半　巴豆去皮膜油四十粒

右為細末醋煮麪糊為丸如菉豆大每服二三丸熱茶清下量兒大小與之

○一毒氣流入大腸則便膿血或下膓垢或大便秘結宜犀角地黃湯身煩熱渴宜黃連解毒湯熱勢盛者小承氣湯下利者黃連解毒湯黃連阿膠丸駐車丸

○黃連阿膠丸

黃連二兩　阿膠炒成珠子一兩

右以黃連茯苓同為細末水調阿膠末搜和為丸如梧桐子大每服二十丸溫米飲送下

○駐車丸

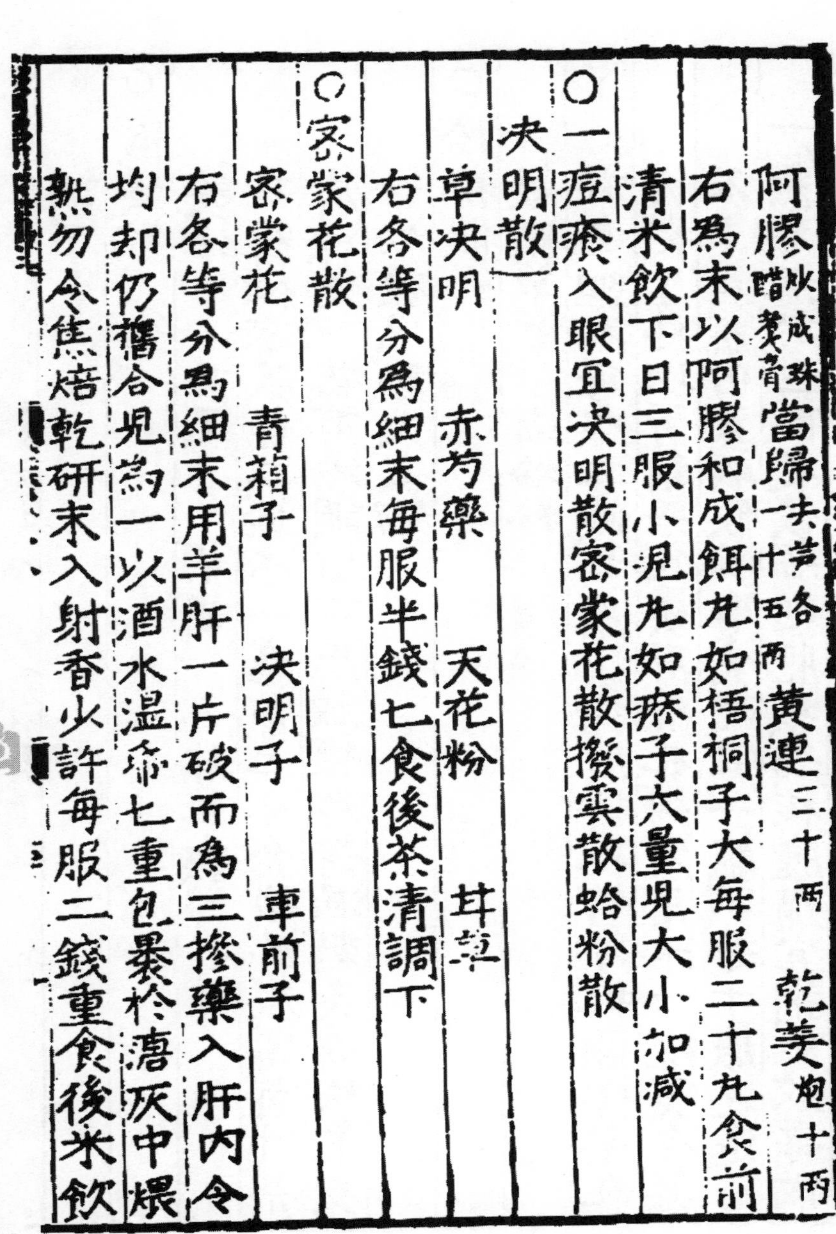

阿膠炒成珠醋炙膏當歸去芦各一十五兩黃連三十兩乾姜炮十兩
右為末以阿膠和成餌丸如梧桐子大每服二十丸食前
清米飲下日三服小兒丸如麻子大量兒大小加減
○一痘瘡入眼宜決明散密蒙花散撥雲散蛤粉散

決明散

草決明　赤芍藥　天花粉　甘草
右各等分為細末每服半錢七食後茶清調下

○密蒙花散

密蒙花　青葙子　決明子　車前子
右各等分為細末用羊肝一片破而為三摻藥入肝內令
均却仍舊合兒爲一以酒水濕紙七重包裹於溏灰中煨
熟勿令焦焙乾研末入射香少許每服二錢重食後米飲

調下

○撥雲散

羗活　防風　柴胡　甘草炙各等分

右爲細末服每二錢水一盞煎七分食後卧服薄荷汁茶清或菊花苗煎湯調皆可忌蔵盐鮓醬濕麪炙煿炊氣及一切發風動火之物

○蛤粉散

穀精草　海蛤粉各等分

右爲細末每服二錢七用豮猪肝許以竹刀批開摻藥在内捲了外以青箭箬包裹麻線札縛定用水一碗煮令熟入小口瓶内薰眼候温取食之日一服不過十服遂退

一熱毒流於三陽之後經則腮項結核腫痛宜荆防敗毒散

云瘡疹有熱則易出一出遍及於肌膚。張氏奐曰痘子氣均則出快蓋血隨氣行氣逆則血滯。王氏疹者脾所生脾虛時肝乘之木能勝土熱動心神而生驚。錢氏曰肝風心火二藏交爭而致搐又曰痘疹未形而先搐大忌涼心蓋瘡屬心心主血心寒則血不能行痘欲出而不可得也切須慎之大抵治驚推平肝利小便均氣最妙仁齋湯氏曰大熱當利小便宜五苓散導赤散小熱當解毒宜消毒飲四聖散

○陷伏倒靨黑陷

一証變壞歸腎黑陷宜錢氏百祥丸宣風散

一証外感風寒所致冬時宜五積散減麻黃加桂心紫草春時不換金正氣散加川芎白芷防風或風邪所襲宜消風

十补汤 疮挂服消毒饮，倍加忍冬藤煎服

○荆防败毒散　十补托里散（即十奇散也）　消毒饮（方并见前）

祖传经验效方　凡痘后不问痈毒发于何经，初起红肿时，却用黑豆、赤豆、绿豆三豆，以酸醋浸研浆，时时以鹅翎刷之，随手退去，其效如神。

一小儿痘后二十日不大便，其粪燥作痛，垂死，曾用大黄、芒硝、枳壳、巴豆等药及用蜜导法及服香油一碗，许俱不通。愚令一婢以真麻油含口内，用小竹筒一筒纳谷道中，吹油入肠内，须臾即通，真良法也。

古人极治痘疮要法

王氏指迷云：痘疮亦时气之一端。一人受正传染，其饮又

散加紫草兼服

一証乳食所傷内氣壅遏宜楊氏調觧散或四君子湯加縮砂木香川芎紫草大便自利宜附子理中湯

一証或因父母不謹犯房事月水及乳母腋氣穢濁諸忤所致宜阮氏辟穢丹焚而薰之仍以胡荽酒噀幃帳及懸胡荽於床帳中甚者以胡荽湯化下蘇合香丸兼塗薰亦妙

聖制再甦散神効

一証毒氣入裏黑陷宜猪尾膏神驗

○不換金正氣散

厚朴姜制　藿香去梗　甘草　半夏湯泡七次去皮臍

蒼朮半泔浸　陳皮各半錢

右細切作一服加生姜三片棗二枚水一盞煎七分服

○辟穢丹

蒼朮　北細辛　甘松　川芎　乳香另研

降真香

右爲細末烈火焚之　今世俗例以黄茶燒烟薰之最好

○再甦散治痘瘡觸　毒氣入内

明白礬　地龍去土炒各一兩

右爲末每服半錢用猪尾血一橡斗許用新汲水少許調

下不拘時

○猪尾膏即前龍腦膏錢氏用小猪猪尾取血研用之

凡痘瘡膿汁不乾蓋瘡出太盛表虚難靨以致膿水粘衣着席

溫痛不能轉側宜白龍散敗草散等附之

○白龍散

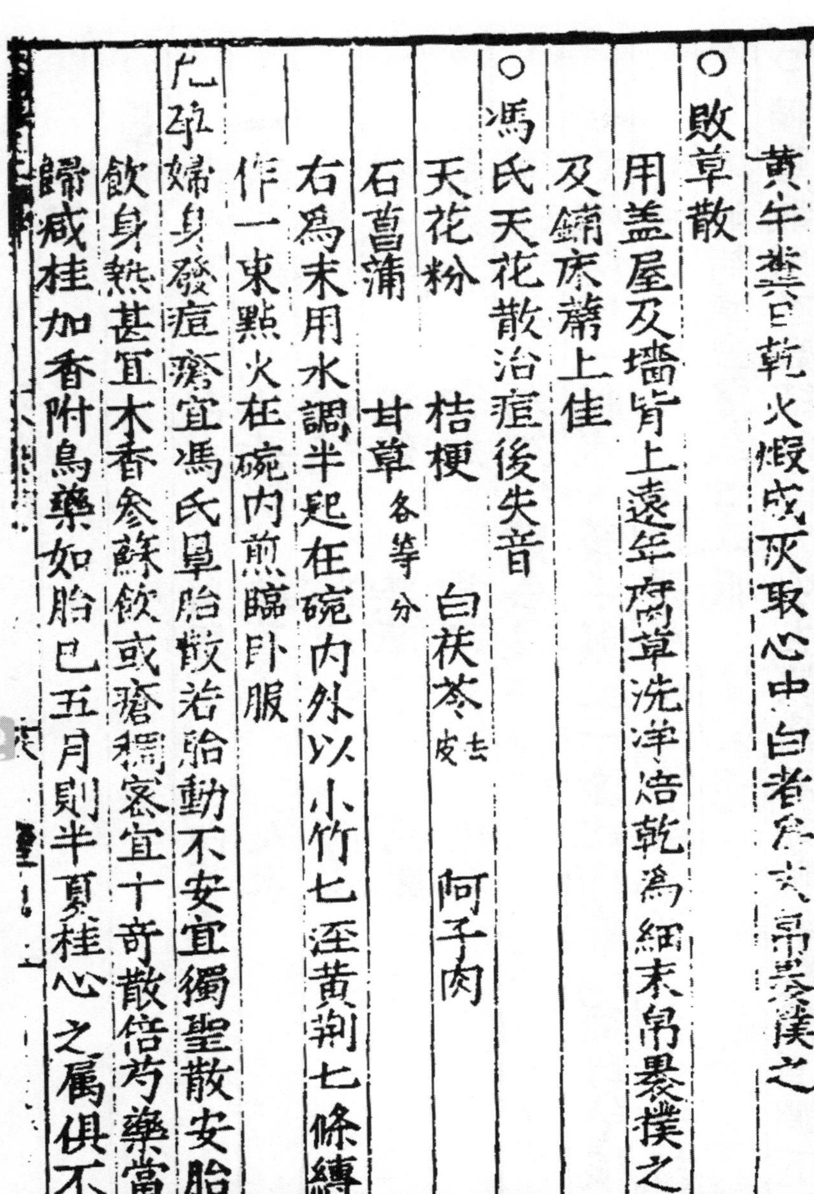
黄牛糞曰乾火煅成灰取心中白者為末帛裹撲之

○敗草散

用蓋屋及墻背上遠年腐草洗淨焙乾為細末帛裹撲之

及鋪床薦上佳

○馮氏天花散治痘後失音

天花粉　桔梗　白茯苓去皮　阿子肉

石菖蒲　甘草各等分

右為末用水調半匙在碗内外以小竹七莖黄荆七條縛

作一束點火在碗内煎臨卧服

凡孕婦身發痘瘡宜馮氏罩胎散若胎動不安宜獨聖散安胎

飲身熱甚宜木香參蘇飲或瘡稠密宜十奇散倍芎藥當

歸減桂加香附烏藥如胎已五月則半夏桂心之屬俱不

以禁

○罩胎散

赤茯苓　白术　川歸　白芍藥

赤芍藥　北柴胡　乾葛　人參

桔梗　條芩　防風　陳皮

荊芥　枳殼　柴草　阿膠

糯米　白芷　甘草　川芎

縮砂　大熱加鬱金各三分

右細切作一服水一盞半煎至一盞乾柹蒂七箇野苧根七寸甜瓜蒂一箇用銀器煎以荷葉鮮定熬至八分去柤仍用荷葉蓋覆空心溫服

○獨聖散用連殼縮砂慢火炒去殼為末每服半匙熱酒調下

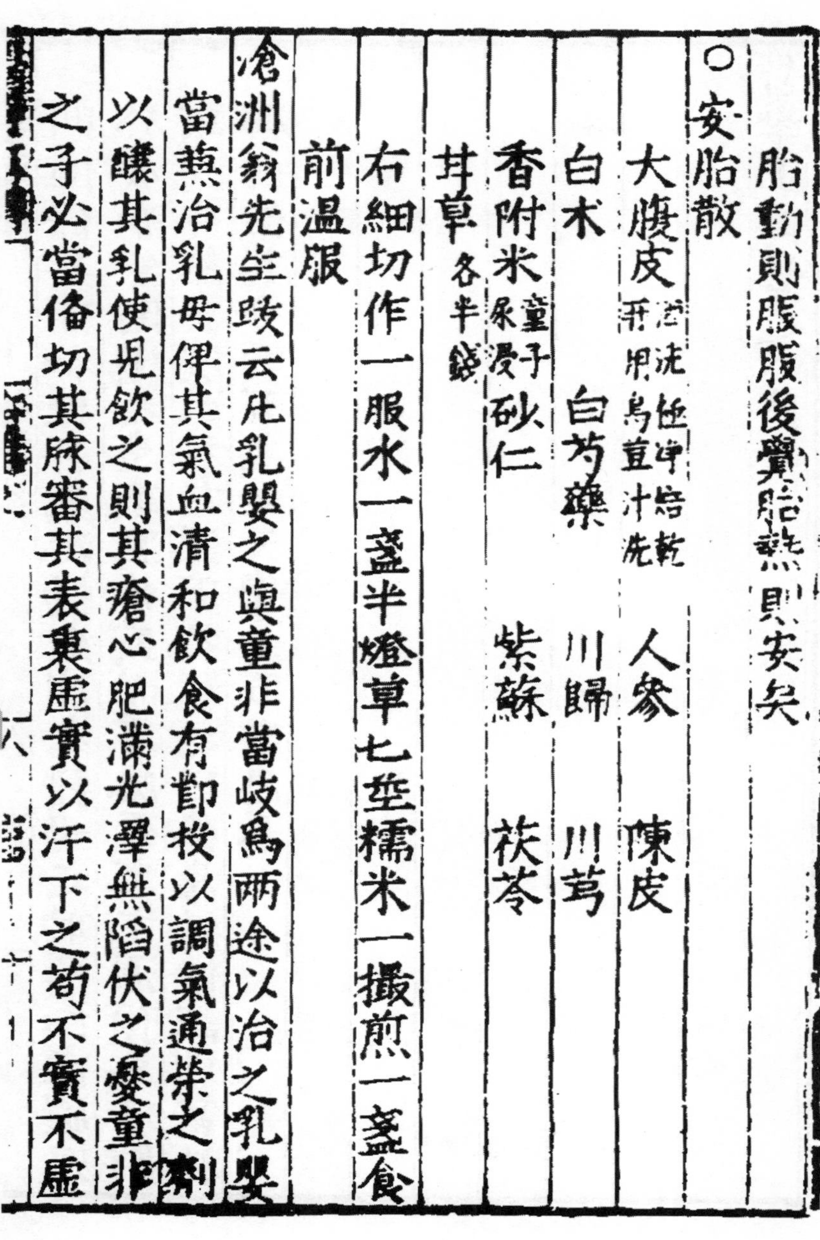
胎動則服服後覺胎熱則安矣

○安胎散

大腹皮（酒洗焙乾 再用烏豆汁洗）　人參　陳皮

白朮　白芍藥　川歸　川芎

香附米（童子尿浸）　砂仁　紫蘇　茯苓

甘草（各半錢）

右細切作一服水一盞半燈草七莖糯米一撮煎一盞食前溫服

滄洲翁先生跋云凡乳嬰之與童非當岐爲兩途以治之乳嬰當兼治乳母俾其氣血清和飲食有節投以調氣通榮之劑以釀其乳使兒飲之則其瘡心肥滿光澤無陷伏之變童非之子必當倫切其脈審其表裏虛實以汗下之苟不實不虛

則但保其冲和使脾氣流暢則肺金藉母之助易如灌膿速於成痂無倒塌之患或至壯盛而膚腠孚密尤須預為汗解或大便結與洩泄者尤宜下之利之庶無患也餘証則當於藥内倍其分两百無一失學者宜致思焉

醫學正傳卷之八終

校注

①□□□：底本此处模糊不清，据吴江本当作『龙胆汤』。

②□：底本此处模糊不清，据吴江本当作『丸』。

③□□□：底本此处模糊不清，据吴江本当作『大青膏』。

④齓（chèn）：同『龀』。指幼童。

⑤髫（tiáo）：指幼年。

⑥□□□□：底本此处模糊不清，据吴江本当作『惊积难治』。

⑦□□□□：底本此处模糊不清，据吴江本当作『脉如乱虫』。

⑧□□□□：底本此处模糊不清，据吴江本当作『凡脉微细』。

⑨□□□□：底本此处模糊不清，据吴江本当作『忽见眉间』。

⑩□□□□：底本此处模糊不清，据吴江本当作『疳癥膈气』。

⑪□□□□：底本此处模糊不清，据吴江本当作『乱纹交错』。

⑫□□：底本此处模糊不清，据吴江本当作『赤纹』。

⑬□□□□□：底本此处模糊不清，据吴江本当作『脾胃中伏热』。

⑭□□：底本此处模糊不清，据吴江本当作『劳役』。

⑮□□□□□：底本此处模糊不清，据吴江本当作『成慢惊之证』。

⑯□□□□：底本此处模糊不清，据吴江本当作『从后来者』。

⑰□□□□□：底本此处模糊不清，据吴江本当作『八分面裹煨』。

⑱□□□：底本此处模糊不清，据吴江本当作『镇惊丸』。

⑲□□：底本此处模糊不清，据吴江本当作『发搐』。

⑳□□□□□□：底本此处模糊不清，据吴江本当作『甘露饮治心胃热』。

㉑□□□□：底本此处模糊不清，据吴江本当作『又治热气』。

㉒□□□：底本此处模糊不清，据吴江本当作『白饼子』。

㉓□□□□□：底本此处模糊不清，据吴江本当作『又名玉饼子』。

㉔□□□□□□：底本此处模糊不清，据吴江本当作『五痫皆当随脏』。

㉕□□□□：底本此处模糊不清，据吴江本当作『甘草陈皮』。

㉖□□□□：底本此处模糊不清，据吴江本当作『用竹沥调』。

㉗□□□□□：底本此处模糊不清，据吴江本当作『喘满气壅者』。

㉘□□□□：底本此处模糊不清，据吴江本当作『下利呕逆』。

㉙□□□□：底本此处模糊不清，据吴江本当作『痒塌寒战』。

醫學正傳後叙

恒德老人虞公天民侍御虞君惟明之 叔祖也幼有大志弗售于時尋以醫名所著書若干卷門分彙別其言多出於金匱玉函岐伯華陀百家咀其英而合于一也侍御君屬予叙予從之而識其後曰醫之爲道若是矣乎若是矣乎舉其一則功及於一人惠流於一物而已克其極博

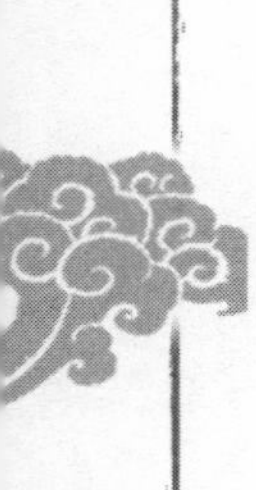

其傳則所謂排診定軀殼酌四時攝元氣
有贊化之一焉醫若是其弗可易講也審藥餌
之投辨陰陽之性則陽可不亢陰可不涸可解沉
痾可伐宿癥可以輕身可以延年否則吾未見
不顛沛而隕越也醫若是其弗可不精也今夫
持一方以療一病者病之淺者也醫終一身而
或有未諳之病者醫之淺者也醫莫精於王

叔和王燾孫思邈之流而其方亦有所未備窮崖邃谷之僻或有口耳之秘而可以接數年弗瘳之痛者此則病無定名藥無定餌醫若是其弗可不學學若是其弗可不博也考人之書上自黃帝内經下逮呂復宗彥脩之流莫不品題而次第之苟非有得於私淑之餘亦安能如珠之貫宛然如呈諸左也若

是其博矣三焦回診六門之說表裏陰陽浮沉之辨既詳且悉至於急流順流千里半天春雨秋露之水性各別此則醫家之所罕言者也若是其精矣病有總論有條目藥或具數方方或採數書書非出於一日功殆收之垂白則其學之之初又若是其難也功歲而業精業精而名著名著而書出書出而業傳

不有聞其名未獲其人而願拜其書者乎豈待矣不有遲其書而求其術者乎術得矣不有試其術而願齊其名者乎曰術得矣術不可不慎也書得矣書不可不曲而暢之旁而通之也病有類燥而濕藥有藏陰於陽者術不可不慎也不求其術可也求其心而已矣藥可以主可以伐生有可以害人者或可以弭害也神而

明之存乎其人書不可不曲而暢之旁而通之也苟習其書可也求諸吾心而已矣以吾之心求老人之心也老人之心與吾之心一也老人之心與王叔和王燾孫思邈之流之心一也醫之道本諸心醫之道若是其未可以易言也醫之道其庶幾可以得也

嘉靖辛卯仲春之吉吴郡將詒識

醫學正傳後再叙

天有六氣曰陰曰陽曰風曰雨曰晦曰明淫則為菑有寒疾熱疾末疾腹疾惑疾心疾而人之氣血流注有循有經有至有抵有會有過有行有達而又有所謂三百六十有五之絡六百四十有七之隧六醫非淺於其學者之所能盡其秘也今天下之言醫者衆矣安得有如至靈默契陰陽之太少明決六脉二經之周流變化

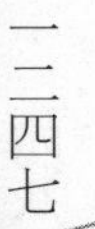

者而興之論素問諸經方藥之宜攻補之功虛實之變鍼灸之法耶蓋嘗思其人不可作矣以醫名多以名醫名少也醫學正傳侍御東崖虞公叔祖恒德老人所著也觀其書可以知其人矣東崖即其書校之侍御枳田蔣公序之予喜其書而閱之以爲得其人矣閱之且久以爲非恒德老人所著也老人之志欲自附於名家之後故其書集諸家之成而會之一者也夫天下

之事皆可以試其能而醫則有不可以自用其明者自羲農至今不知歷幾千百代及幾人之手而其書始大行皆相祖述傳習增減異同殆未有自售其能者故曰醫不三世不服其藥是書也使其盡出於恒德老人之手則發揮出於胸臆湯液持以已見予未敢以為盡然也惟其參之諸家之秘而斷之以聰明之真則所以撥氣機佐陰陽疏脉絡者皆有所受而立言垂後

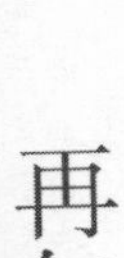

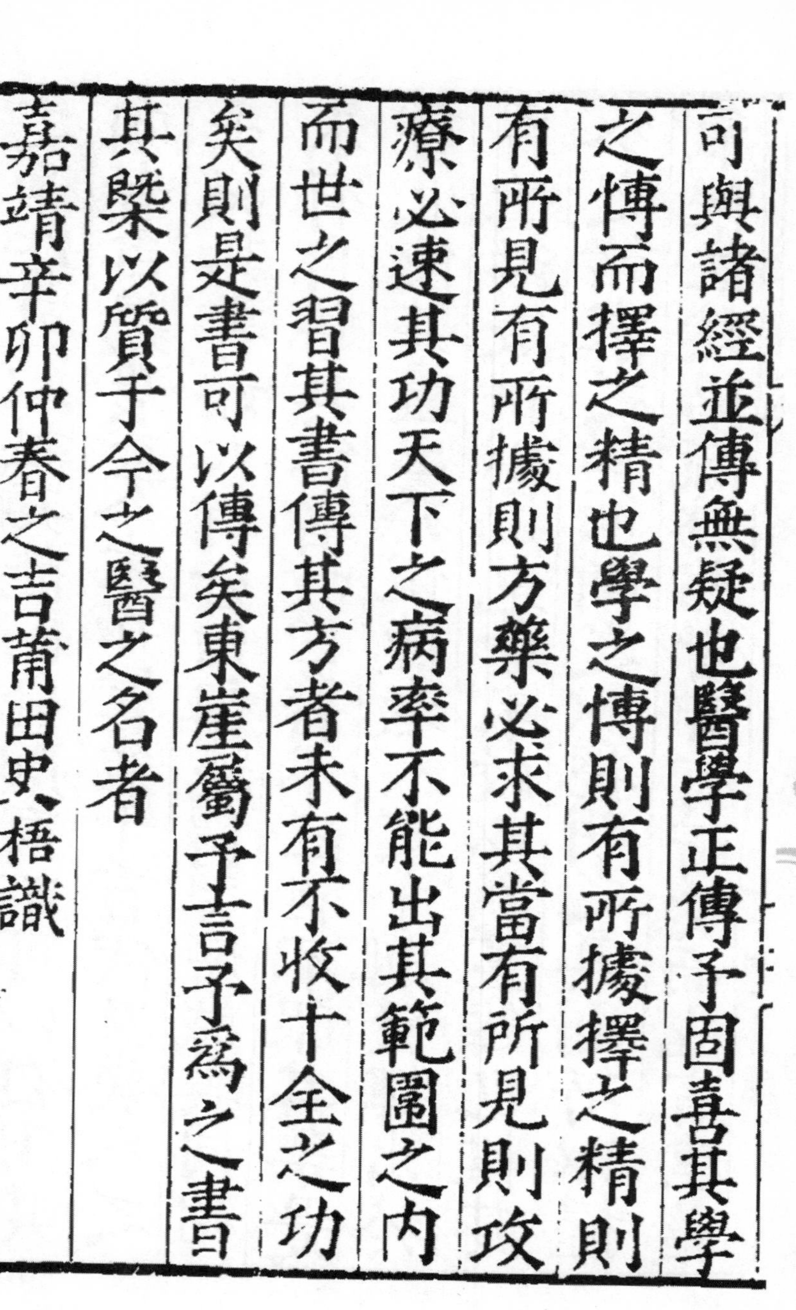
可與諸經並傳無疑也醫學正傳予固喜其學之博而擇之精也學之博則有所據擇之精則有所見有所據則方藥必求其當有所見則攻療必速其功天下之病率不能出其範圍之内而世之習其書傳其方者未有不收十全之功矣則是書可以傳矣東崖屬予言予爲之書其槩以質于今之醫之名者

嘉靖辛卯仲春之吉莆田史梧識

图书在版编目（CIP）数据

中医古籍珍本集成 : 续. 综合卷. 医学正传 / 周仲瑛, 于文明主编. -- 长沙 : 湖南科学技术出版社, 2014.12

ISBN 978-7-5357-8471-1

Ⅰ. ①中… Ⅱ. ①周… ②于… Ⅲ. ①中国医药学—古籍—汇编②中国医药学—中国—明代 Ⅳ. ①R2-52

中国版本图书馆 CIP 数据核字(2014)第 299263 号

中医古籍珍本集成（续）【综合卷】

医学正传

总 策 划：王国强

总 主 编：周仲瑛　于文明

责任编辑：黄一九　王　李

出版发行：湖南科学技术出版社

社　　址：长沙市湘雅路 276 号

http://www.hnstp.com

湖南科学技术出版社天猫旗舰店网址：

http://hnkjcbs.tmall.com

印　　刷：长沙超峰印刷有限公司

（印装质量问题请直接与本厂联系）

厂　　址：宁乡县金洲新区泉洲北路 100 号

邮　　编：410600

出版日期：2014 年 12 月第 1 版第 1 次

开　　本：880mm×1230mm　1/32

印　　张：40.75

书　　号：ISBN 978-7-5357-8471-1

定　　价：258.00 元（全二册）